黄帝内经

校点与译释

王照科　于学斌

田洪涛　编著

山东科学技术出版社

图书在版编目（CIP）数据

黄帝内经校点与译释/王照科，于学斌，田洪涛编
著．—济南：山东科学技术出版社，2017.6（2021.1 重印）
ISBN 978 - 7 - 5331 - 8911 - 2

Ⅰ．①黄… Ⅱ．①王… ②于… ③田… Ⅲ．①《内
经》—注释 ②《内经》—译文 Ⅳ．①R221

中国版本图书馆 CIP 数据核字（2017）第 112117 号

黄帝内经校点与译释

王照科　　于学斌　　田洪涛　编著

主管单位：山东出版传媒股份有限公司
出 版 者：山东科学技术出版社
　　　　　地址：济南市玉函路 16 号
　　　　　邮编：250002　电话：(0531)82098088
　　　　　网址：www. lkj. com. cn
　　　　　电子邮件：sdkj@ sdpress. com. cn
发 行 者：山东科学技术出版社
　　　　　地址：济南市玉函路 16 号
　　　　　邮编：250002　电话：(0531)82098071
印 刷 者：北京时尚印佳彩色印刷有限公司
　　　　　地址：北京市丰台区杨树庄103号乙
　　　　　邮编：100070　电话：(010) 68812775

开本：710mm×1000mm　1/16
印张：33.25
字数：627 千
印数：1 - 1000
版次：2021 年 1 月第 1 版 第 2 次印刷

ISBN 978 - 7 - 5331 - 8911 - 2
定价：132.00 元

凡　例

一、本书以人民卫生出版社 1988 年版《古今图书集成·医部全录（点校本）》（清·陈梦雷等编）其中的第一册医经注释（上），第二册医经注释（下）（《扁鹊难经》除外），两部医经《黄帝内经·素问》和《黄帝内经·灵枢》为底本。

二、本书以中国中医药出版社 2013 年版王玉兴主编《黄帝内经三家注》为参校本，参照底本全部重新标点，对文中引述语，同底本和参校本一样，不加双引号，文中加括号之处，是需要特别注意之处。

三、本书根据《内经》经旨，将《素问》编为二十四卷，《灵枢》编为十二卷。

四、本书校正部分，在底本和参校本中出现的校正，一律不再出校，出校部分由"①②"和"1、2"两种序号标出。

五、本书为方便广大读者理解对照经文，将经文与译释文用阿拉伯数字逐段对应。

六、本书为方便广大读者理解对照经文，在每篇译释文前都有本篇《篇目纲要》。

七、编译和注释部分，主要汇集隋代杨上善、唐代王冰、宋代林亿、元代滑寿、明代马莳和张介宾、清代张志聪等《黄帝内经》注释大家的注释，个别地方也采用底本里全元起、卢良侯、王子律、姚士英等人的见解，结合本人对《黄帝内经》经旨的理解和平时的临床经验连缀成文，对其中需要阐明的专用术语和医理，用按语和"（ ）"的形式在文中出现，以便读者理解上下文意。

八、本书正文、校文、译释文都采用简化字，个别文字因电脑字库没有，用电脑造字程序按原字直接造上去，个别文字还因用简化字可能造成对经旨的误解，仍然沿用繁体字。

前　言

　　《黄帝内经》是我国第一部系统的医学典籍,是中医基础理论的鼻祖。千百年来,中国历代医学先贤穷其毕生,研究、实践其中的医理、医术,拯救了一代又一代饱受疾病折磨的先民,不断丰富着中医理论和实践的宝库,造就了一代又一代令后学景仰的医学先哲。他们把中医理论、医术与自然界、社会和日常生活有机地结合在一起,代代相传,发扬光大,形成了中华民族独特的中医文化,极大地丰富了中国传统文化的内涵,使之与国画、陶瓷、京剧并称为四大国粹,且为四大国粹之首,在人类文明史上大放异彩。

　　在人类日益注重身心健康的当下,中医文化已普遍为全世界所接受。中医文化必将以其独特的风采,展现给世人,造福于人类。人类必将会在养生、治疗等方面一步一步地依照《黄帝内经》的经旨,强化与天地自然和谐相处、人与人之间和谐相处的大同理念,努力构建和维护天地人合一的理想的生存环境。

　　《黄帝内经》一书文字古奥,体系庞大,对一般中医爱好者来说,阅读理解颇费周折,加之当代人对古文字、中国古典天文、历法、术、数等知识掌握有限,因此,对《黄帝内经》及其注释等内容的理解会有一定的难度。有关对《黄帝内经》的注释有多种版本流行,主要有西晋·皇甫谧的《黄帝三部针灸甲乙经》,梁·全远起的《注黄帝素问》,隋·杨上善《内经太素》,唐·启元子王冰《素问注》,北宋·林亿、高保衡等的《重广补注黄帝内经素问序》《新校正黄帝针灸甲乙经序》,元·滑寿的《读素问钞》,明·马莳的《素问注证发微》《灵枢注证发微》,明·张景岳的《类经》,清·张志聪的《黄帝内经素问集注》《黄帝内经灵枢集注》。为方便广大中医爱好者学习,本书以人民卫生出版社 1988 年版《古今图书集成·医部全录》第一册(上)、第二册(下),《素问》《灵枢》为底本,以中国中医药出版社 2013 年版王玉兴主编的《黄帝内经三家注》为参校本,对《黄帝内经》加以系统地校正、编译和注释,书名为《黄帝内经校点与译释》,不当之处,敬请广大读者指正。

王照科

2013 年 11 月于九针堂

目　录

《黄帝内经·灵枢》

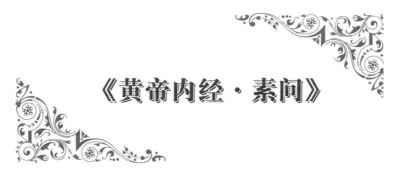

《黄帝内经·素问》

卷 第 一

上古天真论篇第一

1.昔在黄帝,生而神灵,弱而能言,幼而徇齐,长而敦敏,成而登天。

2.乃问于天师曰:余闻上古之人,春秋皆度百岁而动作不衰,今时之人,年半百而动作皆衰者,时世异耶? 人将失之耶?

3.岐伯对曰:上古之人,其知道者,法于阴阳,和于术数,食饮有节,起居有常,不妄作劳,故能形与神俱,而尽终其天年,度百岁乃去。

4.今时之人不然也:以酒为浆,以妄为常,醉以入房,以欲竭其精,以耗散其真,不知持满,不时御神,务快其心,逆于生乐,起居无节,故半百而衰也。

5.夫上古圣人之教下也,皆谓之虚邪贼风,避之有时,恬惔虚无,真气从之,精神内守,病安从来? 是以志闲而少欲,心安而不惧,形劳而不倦,气从以顺,各从其欲,皆得所愿。故美其食,任其服,乐其俗,高下不相慕,其民故曰朴。是以嗜欲不能劳其目,淫邪不能惑其心,愚智贤不肖,不惧于物,故合于道。所以能年皆度百岁而动作不衰者,以其德全不危也。

6.帝曰:人年老而无子者,材力尽耶? 将天数然也?

7.岐伯曰:女子七岁,肾气盛,齿更发长;二七而天癸至,任脉通,太冲脉盛,月事以时下,故有子;三七,肾气平均,故真牙生而长极;四七,筋骨坚,发长极,身体盛壮;五七,阳明脉衰,面始焦,发始堕;六七,三阳脉衰于上,面皆焦,发始白;七七,任脉虚,太冲脉衰少,天癸竭,地道不通,故形坏而无子也。

8.丈夫八岁,肾气实,发长齿更;二八,肾气盛,天癸至,精气溢泻,阴阳和,故能有子;三八,肾气平均,筋骨劲强,故真牙生而长极;四八,筋骨隆盛,肌肉满壮;五八,肾气衰,发堕齿槁;六八,阳气衰竭于上,面焦,发鬓斑白;七八,肝气衰,筋不能动,天癸竭,精少,肾气衰,形体皆极;八八则齿发去。肾者主水,受五脏六腑之精而藏之,故五脏盛,乃能泻。今五脏皆衰,筋骨解堕,天癸尽矣,故发鬓白,身体重,行步不正,而无子耳。

9.帝曰:有其年已老而有子者,何也? 岐伯曰:此其天寿过度,气脉常通,而肾气有余也。此虽有子,男不过尽八八,女不过尽七七,而天地之精气皆竭矣。

10.帝曰:夫道者,年皆百数,能有子乎? 岐伯曰:夫道者,能却老而全形,身年虽寿,能生子也。

11. 黄帝曰:余闻上古有真人者,提挈天地,把握阴阳,呼吸精气,独立守神,肌肉若一,故能寿敝天地,无有终时,此其道生。

12. 中古之时,有至人者,淳德全道,和于阴阳,调于四时,去世离俗,积精全神,游行天地之间,视听八达之外。此盖益其寿命而强者也,亦归于真人。

13. 其次有圣人者,处天地之和,从八风之理,适嗜欲于世俗之间,无恚嗔之心,行不欲离于世,被服章,举不欲观于俗,外不劳形于事,内无思想之患,以恬愉为务,以自得为功,形体不敝,精神不散,亦可以百数。

14. 其次有贤人者,法则天地,象似日月,辨列星辰,逆从阴阳,分别四时,将从上古合同于道,亦可使益寿而有极时。

【篇目纲要】

本篇共十四节。天,为自然;真,为原始、本原;道,为自然变化的规律;德,为自然变化规律的表现形式;阴,为暗,为阳的对应方;阳,为高、为明,为阴的对应方;术,为取法阴阳的方法和技艺;数,为阴阳变化之数。本篇阐释了道者、上古真人、中古至人、圣人、贤人能长寿康健的原因,并介绍了女七男八的生理和数理。

【译释】

1. 先前,黄帝在出生之时,神灵异常,很小就能说话,幼年就疾速超群,长大诚信通达,成年登天成仙。

2. 于是就问讯天师:我听说上古人年龄都超过百岁,行动起来没有衰减,现在的人年龄才五十,行动却都衰减下来,是时世不一样了吗? 还是人类快要消失了呢?

3. 岐伯回答说:上古那些通晓天道的人,取法阴阳,和合术数,饮食有节制,起居有常规,不过分劳作,所以能够形神相随,完全依他们的天年终结一生,超过百岁才离去。

4. 现在的人不一样了,把酒当成浆水,把妄想当成常规,酒醉入房享乐,因而真精枯竭,真元耗散,不知道守持盈满,没有时刻调神,却务必快乐心志,违背养生之乐,起居没有节制,所以五十岁就衰退了。

5. 上古圣人教导下民,都说是虚邪贼风,要时时躲避,内心恬淡虚无,真气调顺,内守精神,疾病就无从发生。因此,志意安闲就会减少欲望,内心安静就会无所畏惧,形体劳累却不会倦怠,真气从生并且畅顺,各随所愿,都能够有所满足,所以饮食甜美,穿着随便,风俗享乐,高下互不羡慕,这样的人叫质朴;因此,嗜欲不能劳伤他们的心志,愚智贤不肖不怕外物,所以与道相合。因而他们都能够年龄超过百岁,行动起来也不衰减,就是因为他们德行完备没有受到伤害。

6. 黄帝说:人年老没有生育,是身体衰竭的原因? 还是天然的缘故?

7. 岐伯说：女子七岁，肾气盛，开始换牙，头发茂密；十四岁，月经初潮，任脉畅通，太冲脉盛大，月经按时来潮，所以可以生育；二十一岁，肾气平均，真牙长出，并且生长完毕；二十八岁，筋骨坚固，头发生长完毕，身体强壮；三十五岁，阳明脉衰减，面部开始憔悴，头发开始坠落；四十二岁，太阳脉从上衰减，面部完全憔悴，头发开始变白；四十九岁，任脉虚，太冲脉衰退减少，月经断绝，地道不通畅，所以形体衰败并且没有生育。

8. 男子八岁，肾气充实，头发长密，牙齿更换；十六岁，肾气盈盛，精水产生，精气充溢外泻，阴阳气和，所以可以生育；二十四岁，肾气平均，筋力柔强，所以真牙长出，生长完毕；二十八岁，筋骨大盛，肌肉满壮；四十岁，肾气衰减，头发坠落，牙齿枯槁；四十八岁，阳气从上衰竭，面部憔悴，发鬓白；五十六岁，肝气衰减，筋不能动，精水竭绝，精少，肾气衰减，形疲体愈；六十四岁，齿落发掉。肾主水，贮藏五脏六腑之精，所以五脏旺盛，才能施泻。现在五脏都衰减，筋懈骨松，精水竭尽，所以发鬓白，身体沉重，走路不稳并且没有生育。

9. 黄帝说：那些年纪已老反而有生育的人，是何原因呢？岐伯说：这是他天寿过度，气血不断，并且肾气有余。但这即使有生育，男子不会超过六十四岁，女子不会超过四十九岁，因为天地之精气都枯竭了。

10. 黄帝说：得道之人年龄都过百岁，能有生育吗？岐伯说：得道之人能够却老而保全形体，身年即使长寿，也能够生育。

11. 黄帝说：我听说上古有真人，提挈天地，把握阴阳，呼吸精气，独立守神，肌肉若一，所以能够寿尽天地，没有终始，这就是得道。

12. 中古之时，有至人，德行淳朴，道行完备，和同阴阳，调适四时，去世离俗，积精全神，游行天地之间，视听八达之外。这大概是既增大寿命又强固身体的原因，也归属于真人。

13. 其次有圣人，处天地之和，顺八风之理，调适嗜欲与世俗相和，没有恚嗔之心，行为不远离世俗，穿着适宜，举动不为世俗所观，外不被世事所累，内无思想之患，把恬淡愉快作为要务，把怡然自得作为大功，形体不疲愈，精神不散失，也可以寿过百岁。

14. 其次有贤人，取法天地，像日月一样，辨列星辰位次，递顺阴阳，分别四时之序，顺同上古，和同于道，也可增益其寿到达极限。

四气调神大论篇第二

1. 春三月,此谓发陈,天地俱生,万物以荣,夜卧早起,广步于庭,被发缓形,以使志生,生而勿杀,予而勿夺,赏而勿罚,此春气之应,养生之道也。逆之则伤肝,夏为寒变,奉长者少。

2. 夏三月,此谓蕃秀,天地气交,万物华实,夜卧早起,无厌于日,使志无怒,使华英成秀,使气得泄,若所爱在外,此夏气之应,养长之道也。逆之则伤心,秋为痎疟,奉收者少,冬至重病。

3. 秋三月,此谓容平,天气以急,地气以明,早卧早起,与鸡俱兴,使志安宁,以缓秋刑,收敛神气,使秋气平,无外其志,使肺气清,此秋气之应,养收之道也。逆之则伤肺,冬为飧泄,奉藏者少。

4. 冬三月,此谓闭藏,水冰地坼,无扰乎阳,早卧晚起,必待日光,使志若伏若匿,若有私意,若已有得,去寒就温,无泄皮肤,使气亟夺,此冬气之应,养藏之道也。逆之则伤肾,春为痿厥,奉生者少。

5. 天气,清净光明者也,藏德不止,故不下也。天明则日月不明,邪害空窍,阳气者闭塞,地气者冒明,云雾不精,则上应白露不下。交通不表,万物命故不施,不施则名木多死。恶气不发,风雨不节,白露不下,则菀槁不荣。贼风数至,暴雨数起,天地四时不相保,与道相失,则未央绝灭。惟圣人从之,故身无奇病,万物不失,生气不竭。

6. 逆春气,则少阳不生,肝气内变。逆夏气,则太阳不长,心气内洞。逆秋气,则太阴不收,肺气焦满。逆冬气,则少阴不藏,肾气独沉。

7. 夫四时阴阳者,万物之根本也。所以圣人春夏养阳,秋冬养阴,以从其根,故与万物浮沉于生长之门。逆其根,则伐其本,坏其真矣。故阴阳四时者,万物之终始也,死生之本也,逆之则灾害生,从之则苛疾不起,是谓得道。道者,圣人行之,愚者佩之。从阴阳则生,逆之则死,从之则治,逆之则乱。反顺为逆,是谓内格。

8. 是故圣人不治已病治未病,不治已乱治未乱,此之谓也。夫病已成而后药之,乱已成而后治之,譬犹渴而穿井,斗而铸锥,不亦晚乎!

【篇目纲要】

本篇共八节。阐释四时自然规律,人之五脏藏神,脾主四时,人之生活起居,应合天地四时,否则,逆之伤五神脏,危及生命健康,治疗应以预防为主。

【译释】

1. 春季三个月，叫作发陈。天气温，地气发，万物因之陈其姿容。夜卧早起，广步于庭，披发缓形，用这些方法促使志意发生，发生不杀，给予不夺，赏赐不罚，这就是顺应春气养生之道。逆春气就伤肝，到夏季成为寒变之病，因为迎夏长之令减少。

2. 夏季三个月，叫作蕃秀。天气和地气交感，万物开花结果。夜卧早起，不要厌弃日晒，使心志畅快不怒，使华英成秀，使气能够泄出，对外界事物有浓厚兴趣，这就是夏气顺应养长之道。逆夏气就损伤心脏，到秋天就成痎疟之病，因为迎收之令减少。

3. 秋季三个月，叫作容平。天气因之而急切，地气因之而明彻，早卧早起，和鸡一样作息，用这种方法使心志安宁，缓解秋刑，收敛神气，使秋气匀平，使心志内敛无外，使肺气清。这就是秋气顺应养收之道。逆秋气伤肺，到冬季就成为飧泄之病，因为迎藏之令减少。

4. 冬季三个月，叫闭藏。水冰地裂，不可烦扰阳气，早卧晚起，一定等待日光，使心志若伏若匿，好像有私意，好像已有所得，远离寒气，就近温暖，不要泄露皮肤，使阳气大夺。这就是冬季顺应养藏之道。逆冬气就伤肾，到春季变成痿厥之病，因为迎生之令减少。

5. 天气是清静光明的。藏德不停，所以不在下方。天明，日月就不明，邪气就会乘虚伤害空窍，阳气闭塞，地气冒名，云雾不精，就会在上顺应白露不下。交通不能表万物之命，万物之命所以不能施生生之理，不施生生之理，名木就会多有死亡；乘恶之气不能发散，风雨不能有节，白露不下降，菀槁之物就不会荣茂；贼风数至，暴雨数起，天地四时不能相互保持平衡，和天道相分离，万物生长不到一半就会灭绝。只是圣人顺从这种现状，所以身体没有大病，与万物不相分离，生生之气没有穷尽。

6. 逆春气，少阳之气就不能生发，肝气内生病变；逆夏气，太阳之气就不能养长，心气内生洞病之变；逆秋气，太阴之气就会不收，肺气焦满；逆冬气，少阴之气就会不藏，肾气独沉。

7. 四时阴阳是万物的根本。所以圣人春夏调养三阳，秋冬调养三阴，以此来顺从根本，所以和万物一道开始升降生长。逆其根源，就是伐其本身，败坏真元之气。所以阴阳四时是万物的终始，死生的根本，逆四时之气，就会发生灾害，顺四时之气，就疴疾不生，这就是得道。道，圣人得而循行，愚人只是佩服而已。顺从阴阳之道则生，忤逆阴阳之道则死；顺从阴阳之道就气化，忤逆阴阳之道就气乱，反顺为逆，叫作内格。

8. 所以圣人不医治已病，治未病，不医治已乱，而医治未乱，就是这意思。病已生成而后用药,乱已生成而后医治,就好比干渴了钻井,打仗了铸锥,不是晚了吗?

生气通天论篇第三

1. 黄帝曰:夫自古通天者,生之本,本于阴阳。天地之间,六合之内,其气九州、九窍、五脏、十二节,皆通乎天气。其生五,其气三,数犯此者,则邪气伤人,此寿命之本也。苍天之气,清净则志意治,顺之则阳气固,虽有贼邪,弗能害也。此因时之序。故圣人传精神,服天气而通神明,失之则内闭九窍,外壅肌肉,卫气散解,此谓自伤,气之削也。

2. 阳气者,若天与日,失其所则折寿而不彰。故天运当以日光明。是故阳因而上,卫外者也。因于寒,欲如运枢,起居如惊,神气乃浮。因于暑,汗烦则喘喝,静则多言,体若燔炭,汗出而散。因于湿,首如裹,湿热不攘,大筋软短,小筋弛长,软短为拘,弛长为痿;因于气,为肿,四维相代,阳气乃竭。

3. 阳气者,烦劳则张,精绝,辟积于夏,使人煎厥。目盲不可以视,耳闭不可以听,溃溃乎若坏都,汩汩乎不可止。

4. 阳气者,大怒则形气绝,而血菀于上,使人薄厥。有伤于筋,纵其若不容。汗出偏沮,使人偏枯。汗出见湿,乃生痤痈。膏粱之变,足生大丁,受如持虚。劳汗当风,寒薄为皶,郁乃痤。

5. 阳气者,精则养神,柔则养筋。开阖不得,寒气从之,乃生大偻。陷脉为瘘,留连肉腠,俞气化薄,传为善畏,及为惊骇。营气不从,逆于肉理,乃生痈肿。魄汗未尽,形弱而气烁,穴俞以闭,发为风疟。故风者,百病之始也,清净则肉腠闭拒,虽有大风苛毒,弗之能害,此因时之序也。故病久则传化,上下不并,良医弗为。故阳蓄积病死,而阳气当隔。隔者当泻,不亟正治,粗乃败之。

6. 故阳气者,一日而主外,平旦人气生,日中而阳气隆,日西而阳气已虚,气门乃闭。是故暮而收拒,无扰筋骨,无见雾露,反此三时,形乃困薄。

7. 岐伯曰:阴者,藏精而起亟也;阳者,卫外而为固也。阴不胜其阳,则脉流薄疾,并乃狂;阳不胜其阴,则五脏气争,九窍不通。是以圣人陈阴阳,筋脉和同,骨髓坚固,气血皆从。如是则内外调和,邪不能害,耳目聪明,气立如故。

8. 风客淫气,精乃亡,邪伤肝也。因而饱食,筋脉横解,肠澼为痔。因而大饮,则气逆。因而强力,肾气乃伤,高骨乃坏。凡阴阳之要,阳密乃固,两者不和,若春无秋,若冬无夏。因而和之,是谓圣度。故阳强不能密,阴气乃绝。阴平阳秘,精神乃治;阴阳离决,精气乃绝。

9. 因于露风,乃生寒热。是以春伤于风,邪气流连,乃为洞泄。夏伤于暑,秋为痎疟。秋伤于湿,上逆而咳,发为痿厥。冬伤于寒,春必病温。四时之气,更伤五脏。

10. 阴之所生,本在五味,阴之五宫,伤在五味。是故味过于酸,肝气以津,脾气乃绝。味过于咸,大骨气劳,短肌,心气抑。味过于甘,心气喘满,色黑,肾气不衡。味过于苦,脾气不濡,胃气乃厚。味过于辛,筋脉沮弛,精神乃央。是故谨和五味,骨正筋柔,气血以流,腠理以密,如是则气骨以精。谨道如法,长有天命。

【篇目纲要】

本篇共十节。与生俱来之气为生气,分为阴阳,即营卫二气,为人健康寿命之本。本篇阐释阴阳之气受损的情形及临床表现,强调人与阴阳之间的相互作用。

【译释】

1. 黄帝说:自古通天气是生命的本源,本源在于阴阳。天地之间,六合之内,九州、九窍、五脏、十二节之气,都与天气相通。天气化生五行,气成三阴三阳,数犯这些,邪气就伤人,这就是寿命的本源。苍天之气清静,志意就合顺,顺从她,阳气就坚固。即使有贼邪,也不能加害,这就是因时之序而调养。所以圣人传运精神,服食天气而通神明,失守就内闭九窍,外塞肌肉,卫气解散,这叫自伤,真气削减。

2. 阳气就像天和太阳一样,离开所在之处,就会折寿而不彰显。所以天运应当因太阳而光明。因此,阳气因之在上,捍卫外表。因伤寒气,就像运转门枢,起居如受惊吓,神气就上浮;因伤暑气,汗多烦躁就喘喝,安静就多言;体热像燔炭一样,出汗就会散解;因伤湿气,头如裹,湿热不攘除,大筋软短,小筋弛长,软短拘挛不伸,弛长痿弱无力;因伤气,就发肿,四肢相互替代,阳气就会衰竭。

3. 人身之阳气,烦劳则弛散于外,精气竭绝,聚积到夏季,使人厥逆,致使目盲不可以视,耳聋不可以听,就像都城溃坏,大水流淌不止。

4. 人身之阳气,大怒就会形气竭绝,血都结在上,致使人厥逆。筋有损伤,就会痉挛。汗出半身沮湿,致使人偏枯。汗出见湿,就会生痤痱。膏粱所变之热毒,足以生成大疔,有如持虚器而受之。劳汗当风,寒湿迫于皮肤之间,就会成为皶,郁结成痤。

5. 人身之阳气,内化精微,就养人之神,外化柔和,就养人之筋。开阖失宜,寒气顺袭,就会生成大偻之病。邪气陷于脉中,就会发为鼠瘘之病。留聚连结肉腠,腧穴之气变化依迫,传发为善畏及惊骇之疾。营气不顺,逆行肉理,就会生痈肿之疾。表汗未尽,形体虚弱,邪气化热而消烁,腧穴因之而闭塞,发病为风疟之症。所以,风是百病的开端,人顺苍天清静之气,肌肉腠理就密闭,抗拒外邪,即使有大风苛毒,也不能加害,这是顺四时之序而调养的缘故。所以疾病久长,就相传变化,上下阴阳之气不相交并,良医也不能医治。所以阳气蓄积发病致死,阳气当隔塞不通,隔塞不通应用通泻法,如不急用此正治之法,粗工轻侮,就会败事。

6. 人身之阳气,白天主外,平晓人气生,日中阳气隆盛,日落阳气虚,气门就关闭。因此,暮时收敛阳气以拒虚邪,不扰乱筋骨,不见雾露,反此三时而动,形体就会为邪所困而窘迫。

7. 岐伯说:人身之阴,藏五脏之精,动起而急应;人身之阳,卫营气之外而为固。阴虚不胜其阳,脉气流行迫急,合并就成狂证;阳虚不胜其阴,五脏之气相争,九窍不通畅。因此圣人能够敷陈营卫脏腑阴阳,筋柔和,脉气化同,骨坚髓固,气血皆顺。这样,内外阴阳就会调和,邪气不能加害,耳聪目明,升降出入,气立如故。

8. 风邪客居,淫伤正气,精气就消亡,风邪伤肝。由于饱食,胃肠之脉横满而懈,肠澼积为痔;由于过量饮酒,就会气逆上奔;由于强力入房,就会损伤肾气,高骨就会坏而不用。凡是阴阳之要法,阳密不泄,乃坚固,阴阳不和,就好像有春无秋,有冬无夏。因而调和,就是圣人法度。所以阳自强而不密闭,阴气就会绝竭。阴阳和平,阳气密闭,精神就会日益和顺;阴阳二气分离竭决,精气就会消亡。

9. 由于受阴邪、阳邪所伤,就会生寒热之疾。因此,春季被风邪所伤,邪气流连不去,就会生洞泄之病;夏季被暑邪所伤,到秋就会生痎疟之症;秋季被湿邪所伤,就会上逆生咳嗽和痿厥之疾;冬季被寒邪所伤,到春季一定会有温病之患。四时之邪气,相互更替,损伤人之五脏。

10. 人体之阴所生之源,本源在五味,阴所寄存的五宫,怕受五味所伤。因此,味过于酸,肝气多津,脾气就会竭绝;味过于咸,骨气劳伤,肌肉短缩,心气抑郁;味过于甘,心气喘满,色黑,肾气不平;味过于苦,脾气不濡,胃气就厚实;味过于辛,筋脉弛懈,精神就会至半而废。因此,谨和五味,骨正筋柔,气血因之畅通,腠理因之密固。这样,气骨就会精养,谨守道如法,就会长有天命。

金匮真言论篇第四

1. 黄帝问曰:天有八风,经有五风,何谓? 岐伯对曰:八风发邪,以为经风,触五脏,邪气发病。所谓得四时之胜者,春胜长夏,长夏胜冬,冬胜夏,夏胜秋,秋胜春,所谓四时之胜也。

2. 东风生于春,病在肝,俞在颈项;南风生于夏,病在心,俞在胸胁;西风生于秋,病在肺,俞在肩背;北风生于冬,病在肾,俞在腰股;中央为土,病在脾,俞在脊。故春气者,病在头;夏气者,病在脏;秋气者,病在肩背;冬气者,病在四肢。故春善病鼽衄,仲夏善病胸胁,长夏善病洞泄寒中,秋善病风疟,冬善病痹厥。故冬不按跷,春不鼽衄,春不病颈项,仲夏不病胸胁,长夏不病洞泄寒中,秋不病风疟,冬不病痹厥,飧泄而汗出也。夫精者,身之本也。故藏于精者,春不病温。夏暑汗不出者,秋成风疟。此平人脉法也。

3. 故曰:阴中有阴,阳中有阳。平旦至日中,天之阳,阳中之阳也;日中至黄昏,天之阳,阳中之阴也;合夜至鸡鸣,天之阴,阴中之阴也;鸡鸣至平旦,天之阴,阴中之阳也。故人亦应之。夫言人之阴阳,则外为阳,内为阴;言人身之阴阳,则背为阳,腹为阴;言人身之脏腑中阴阳,则脏者为阴,腑者为阳。肝、心、脾、肺、肾五脏皆为阴,胆、胃、大肠、小肠、膀胱、三焦六腑皆为阳。所以欲知阴中之阴,阳中之阳者,何也? 为冬病在阴,夏病在阳;春病在阴,秋病在阳,皆视其所在,为施针石也。故背为阳,阳中之阳,心也;背为阳,阳中之阴,肺也;腹为阴,阴中之阴,肾也;腹为阴,阴中之阳,肝也;腹为阴,阴中之至阴,脾也。此皆阴阳表里内外雌雄相输应也,故以应天之阴阳也。

4. 帝曰:五脏应四时,各有收受乎? 岐伯曰:有。东方青色,入通于肝,开窍于目,藏精于肝,其病发惊骇。其味酸,其类草木,其畜鸡,其谷麦,其应四时,上为岁星,是以春气在头也。其音角,其数八,是以知病之在筋也,其臭臊。

5. 南方赤色,入通于心,开窍于耳,藏精于心,故病在五脏。其味苦,其类火,其畜羊,其谷黍,其应四时,上为荧惑星,是以知病之在脉也。其音徵,其数七,其臭焦。

6. 中央黄色,入通于脾,开窍于口,藏精于脾,故病在舌本。其味甘,其类土,其畜牛,其谷稷,其应四时,上为镇星,是以知病之在肉也。其音宫,其数五,其臭香。

7. 西方白色,入通于肺,开窍于鼻,藏精于肺,故病在背,其味辛,其类金,其畜马,其谷稻,其应四时,上为太白星,是以知病之在皮毛也。其音商,其数九,其臭腥。

8. 北方黑色,入通于肾,开窍于二阴,藏精于肾,故病在溪,其味咸,其类水,其畜彘,其谷豆,其应四时,上为辰星,是以知病之在骨也。其音羽,其数六,其臭腐。

9. 故善为脉者,谨察五脏六腑,一逆一从,阴阳表里雌雄之纪,藏之心意,合心于精,非其人勿教,非其真勿授,是谓得道。

【篇目纲要】

　　本篇共九节。阐释人之五脏等人体器官脉象与自然界之气候、万物、物候的对应关系。

【译释】

　　1. 黄帝问:天有八方之风,经有五经之风,是什么意思? 岐伯回答说:八方之风发其邪气，变成五经之风，触伤五脏，邪气发病。所说得四时之胜，就是春胜克长夏，长夏胜克冬，冬胜克夏，夏胜克秋，秋胜克春，这就是所谓的四时胜克。

2. 东风发生于春季，发病在肝经，俞穴在颈项；南风发生在夏季，发病在心经，俞穴在胸胁；西风发生在秋季，发病在肺经，俞穴在肩背；北风发生在冬季，发病在肾经，俞穴在腰股；中央为土，发病在脾经，俞穴在脊背。所以中春之邪气，发病在头；中夏之邪气，发病在脏；中秋之邪气，发病在肩背；中冬之邪气，发病在四肢。所以春季多病鼽衄，仲夏多病胸胁，长夏多病洞泄寒中，秋季多病风疟，冬季多病痹厥。所以冬季不按摩导引阳气，春季不病鼽衄，春季颈项不发病，仲夏胸胁无病，长夏无洞泄寒中之病，秋季就不会有风疟之病，冬季无痹厥之病，是因飧泄汗出。精气是身命之本，所以精藏充足，春季不犯温病；夏季暑汗不出，秋季病成风疟。这是平常人脉法。

3. 所以说：阴中有阴，阳中有阳。平旦到日中，天之阳，是阳中之阳；日中到黄昏，天之阳，是阳中之阴；合夜到鸡鸣，是天之阴，是阴中之阴；鸡鸣到平旦，是天之阴，是阴中之阳。所以人也与之相应。所论阴阳，那就是身外为阳，身内为阴；论处人体的阴阳，那就是后背为阳，前腹为阴；论人体脏腑中阴阳，那就是脏为阴，腑为阳。肝、心、脾、肺、肾五脏都为阴，胆、胃、大肠、小肠、膀胱、三焦、六腑都为阳。所以要知晓阴中之阴，阳中之阳的原因，是为什么呢？是因为冬病在阴经，夏病在阳经，春病在阴经，秋病在阳经，都要看病在何经，为之施行针石。所以后背为阳，阳中之阳，是心；后背为阳，阳中之阴，是肺；腹为阴，阴中之阴，是肾；腹为阴，阴中之阳，是肝；腹为阴，阴中之至阴，是脾。这都是阴阳表里内外雌雄相互呼应，所以用来顺应天之阴阳。

4. 黄帝说：五脏顺应四时，各有所收受吗？岐伯说：有。东方青色，入通于肝，开窍于目，藏精于肝，病发为惊骇。味归酸，类归草木，畜归鸡，谷归麦，对应四时，上为木星，因此，春气在头，五音归角，数归八，因而可知病发在筋，五臭归臊。

5. 南方色赤，入通于心，开窍于耳，藏精于心，所以发病在五脏。味归苦，类归火，畜归羊，谷归黍，对应四时，上为荧惑星，因而可知病发在脉。五音归徵，数归七，五臭归焦。

6. 中央黄色，入通于脾，开窍于口，藏精于脾，所以发病在舌本。味归甘，类归土，畜归牛，谷归稷，对应四时，上应镇星，因而可知病发在肉。五音归宫，数归五，五臭归香。

7. 西方色白，入通于肺，开窍于鼻，藏精于肺，所以发病在背。味归辛，类归金，畜归马，谷归稻，对应四时，上应太白星，因而可知病发在皮毛。五音归商，数归九，五臭归腥。

8. 北方色黑，入通于肾，开窍于二阴，藏精于肾，所以病发在溪。味归咸，类归水,畜归彘,谷归豆,对应四时,上应辰星,因而可知病发在骨。五音归羽,数归六,五臭归腐。

9.所以善于调养经脉,就会谨察五脏六腑,一逆一顺,阴阳表里雌雄之数,藏之于心意,合心于精微之中,不是真诚之人不传教,不是真心之人不授术,这就是得道。

卷 第 二

阴阳应象大论篇第五（上）

1. 黄帝曰：阴阳者,天地之道也,万物之纲纪,变化之父母,生杀之本始,神明之府也。治病必求于本。

2. 故积阳为天,积阴为地。阴静阳躁,阳生阴长,阳杀阴藏,阳化气,阴成形。寒极生热,热极生寒；寒气生浊,热气生清；清气在下,则生飧泄；浊气在上,则生䐜胀。此阴阳反作,病之逆从也。

3. 故清阳为天,浊阴为地；地气上为云,天气下为雨；雨出地气,云出天气。故清阳出上窍,浊阴出下窍；清阳发腠理,浊阴走五脏；清阳实四肢,浊阴归六腑。

4. 水为阴,火为阳,阳为气,阴为味。味归形,形归气,气归精,精归化,精食气,形食味,化生精,气生形。

5. 味伤形,气伤精,精化为气,气伤于味。

6. 阴味出下窍,阳气出上窍。味厚者为阴,薄为阴之阳；气厚者为阳,薄为阳之阴；味厚则泄,薄则通；气薄则发泄,厚则发热。壮火之气衰,少火之气壮,壮火食气,气食少火,壮火散气,少火生气。

7. 气味辛甘发散为阳,酸苦涌泄为阴；阴胜则阳病,阳胜则阴病；阳胜则热,阴胜则寒；重寒则热,重热则寒；寒伤形,热伤气；气伤痛,形伤肿。故先痛而后肿者,气伤形也；先肿而后痛者,形伤气也。

8. 风胜则动,热胜则肿,燥胜则干,寒胜则浮,湿胜则濡泻。

9. 天有四时五行,以生长收藏,以生寒暑燥湿风。人有五脏化五气,以生喜怒悲忧恐。故喜怒伤气,寒暑伤形,暴怒伤阴,暴喜伤阳。厥气上行,满脉去形。喜怒不节,寒暑过度,生乃不固。故重阴必阳,重阳必阴。故曰：冬伤于寒,春必病温；春伤于风,夏生飧泄；夏伤于暑,秋必痎疟；秋伤于湿,冬生咳嗽。

10. 帝曰：余闻上古圣人,论理人形,列别脏腑,端络经脉,会通六合,各从其经；气穴所发,各有处名；溪谷属骨,皆有所起；分部逆从,各有条理；四时阴阳,尽有经纪；外内之应,皆有表里；其信然乎？

11. 岐伯对曰：东方生风,风生木,木生酸,酸生肝,肝生筋,筋生心。肝主目,其在天为玄,在人为道,在地为化；化生五味,道生智,玄生神。神在天为风,在地为木,在体为筋,在脏为肝,在色为苍,在音为角,在声为呼,在变动为握,在窍为目,在味为酸,在志为怒。怒伤肝,悲胜怒;风伤筋,燥胜风;酸伤筋,辛胜酸。

12.南方生热,热生火,火生苦,苦生心,心生血,血生脾。心主舌,其在天为热,在地为火,在体为脉,在脏为心,在色为赤,在音为徵,在声为笑,在变动为忧,在窍为舌,在味为苦,在志为喜。喜伤心,恐胜喜;热伤气,寒胜热;苦伤气,咸胜苦。

13.中央生湿,湿生土,土生甘,甘生脾,脾生肉,肉生肺。脾主口,其在天为湿,在地为土,在体为肉,在脏为脾,在色为黄,在音为宫,在声为歌,在变动为哕,在窍为口,在味为甘,在志为思。思伤脾,怒胜思;湿伤肉,风胜湿;甘伤肉,酸胜甘。

14.西方生燥,燥生金,金生辛,辛生肺,肺生皮毛,皮毛生肾。肺主鼻;其在天为燥,在地为金,在体为皮毛,在脏为肺,在色为白,在音为商,在声为哭,在变动为咳,在窍为鼻,在味为辛,在志为忧。忧伤肺,喜胜忧;热伤皮毛,寒胜热;辛伤皮毛,苦胜辛。

14.北方生寒,寒生水,水生咸,咸生肾,肾生骨髓,髓生肝。肾主耳,其在天为寒,在地为水,在体为骨,在脏为肾,在色为黑,在音为羽,在声为呻,在变动为栗,在窍为耳,在味为咸,在志为恐。恐伤肾,思胜恐;寒伤血,燥胜寒;咸伤血,甘胜咸。

16.故曰:天地者,万物之上下也;阴阳者,血气之男女也;左右者,阴阳之道路也;水火者,阴阳之征兆也;阴阳者,万物之能始也。故曰:阴在内,阳之守也;阳在外,阴之使也。

【篇目纲要】

本篇上下共二十六节。阐释人体之阴阳应自然之阴阳,各有其象,自然之阴阳各有其时、其数、其气候、其物候,人体之阴阳也有与之对应的临床症状和脉象,强调医者要遵循阴阳之道察色按脉,用针刺治疗。

【译释】

1.黄帝说:阴阳是天地之道,万物的纲纪,变化的开端,生杀的本始,神明的府第,治病一定要寻求根本。

2.所以积阳成天,积阴成地。阴安静,阳躁动,阳发生,阴成长,阳杀戮,阴收藏,阳化气,阴成形。寒极生热,热极生寒;寒气生浊,热气生清;清气在下,就会生飧泄之疾;浊气在上,就会生膜胀之疾。这是阴阳反作、发病的逆顺之症。

3.所以清阳是天,浊阴是地。地气上升是云,天气下降是雨;雨出地气,云出天气。所以清阳出上窍,浊阴出下窍;清阳发散腠理,浊阴行走五脏;清阳充实四肢,浊阴归属六腑。

4.水是阴,火是阳。阳是气,阴是味。味归属形,形归属气,气归属精,精归属化,精食养于气,形食养于味,化生养精,气生养形。

5.味能伤形,气能伤精,精化成为气,气损伤于味。

6. 阴味出下窍,阳气出上窍。味厚是阴,薄是阴之阳;气厚是阳,薄是阳之阴;味厚就泄泻,薄就畅通;气薄就发泄,气厚就发热。壮火之气衰减,少火之气盛壮,壮火食养于气,气食养于少火,壮火发散气,少火生发气。

7. 气味辛甘发散是阳,酸苦涌泄是阴。阴胜阳就会发病,阳胜阴也会发病。阳盛就会发热,阴胜就会生寒。重寒就热,重热就寒。寒损伤形,热损伤气;气受损伤就痛,形受损伤就肿。所以先痛后肿,是气伤形;先肿后痛,是形伤气。

8. 风胜则摇动,热胜则红肿,燥胜则干涸,寒胜则上浮,湿胜则濡泻。

9. 天有四时五行,因而生长收藏,因而生寒暑燥湿风。人有五脏化生五气,因而生喜怒悲忧恐。所以喜怒伤气,寒暑伤形。暴怒伤阴,暴喜伤阳。厥气上行,脉暴满离形。喜怒没有节制,寒暑过度,生气就不坚固。所以重阴必定回阳,重阳必定回阴。所以说冬季被寒邪所伤,到春季必生温病;春季被风邪所伤,到夏季生飧泄之疾;夏季被暑邪所伤,到秋季一定生痎疟之疾;秋季被湿邪所伤,到冬季生咳嗽之病。

10. 黄帝说:我听说上古圣人,论理人之形体,排列分别脏腑,正络脉经脉,会通三阴三阳之脉,各顺其经;气穴所发,各有处名;溪谷属骨,都有所起处;分部逆顺,各有条理;四时阴阳,都有经纪;外内对应,都有表里。的确是这样的吗?

11. 岐伯回答说:东方生风,风生木,木生酸,酸生肝,肝生筋,筋生心。肝主目,在天是玄,在人是道,在地是化。化生成五味,道生成智,玄生成神。神在天是风,在地是木,在体是筋,在脏是肝,在色是苍,在音是角,在声是呼,在变动是握,在窍是目,在味是酸,在志是怒。怒伤肝,悲胜怒;风伤筋,燥胜风;酸伤筋,辛胜酸。

12. 南方生热,热生火,火生苦,苦生心,心生血,血生脾;心主舌,在天是热,在地是火,在体是脉,在脏是心,在色是赤,在音是徵,在声是笑,在变动是忧,在窍是舌,在味是苦,在志是喜。喜伤心,恐胜喜;热伤气,寒胜热;苦伤气,咸胜苦。

13. 中央生湿,湿生土,土生甘,甘生脾,脾生肉,肉生肺。脾主口,在天是湿,在地是土,在体是肉,在脏是脾,在色是黄,在音是宫,在声是歌,在变动是哕,在窍是口,在味是甘,在志是思。思伤脾,怒胜思;湿伤肉,风胜湿;甘伤肉,酸胜甘。

14. 西方生燥,燥生金,金生辛,辛生肺,肺生皮毛,皮毛生肾。肺主鼻,在天是燥,在地是金,在体是皮毛,在脏是肺,在色是白,在音是商,在声是哭,在变动是咳,在窍是鼻,在味是辛,在志是忧。忧伤肺,喜胜忧;热伤皮毛,寒胜热;辛伤皮毛,苦胜辛。

15. 北方生寒,寒生水,水生咸,咸生肾,肾生骨髓,髓生肝。肾主耳,在天是寒,在地是水,在体是骨,在脏是肾,在色是黑,在音是羽,在声是呻,在变动是栗,在窍是耳,在味是咸,在志是恐。恐伤肾,思胜恐;寒伤血,燥胜寒;咸伤血,甘胜咸。

16. 所以说:天地是万物的上下,阴阳就是血气的男女,左右就是阴阳的道路,水火就是阴阳的征兆,阴阳就是万物的开端。所以说:阴在内,阳来守护;阳在外,受阴的指使。

阴阳应象大论篇第五(下)

1. 帝曰:法阴阳奈何?岐伯曰:阳胜则身热,腠理闭,喘粗为之俛仰,汗不出而热,齿干以烦冤,腹满,死,能冬不能夏。阴胜则身寒,汗出身常清,数栗而寒,寒则厥,厥则腹满,死,能夏不能冬。此阴阳更胜之变,病之形能也。

2. 帝曰:谓此二者奈何?岐伯曰:能知七损八益,则二者可调,不知用此,则早衰之节也。年四十,而阴气自半也,起居衰矣;年五十,体重,耳目不聪明矣;年六十,阴痿,气大衰,九窍不利,下虚上实,涕泣俱出矣。故曰:知之则强,不知则老,故同出而名异耳。智者察同,愚者察异;愚者不足,智者有余;有余则耳目聪明,身体轻强,老者复壮,壮者益治。是以圣人为无为之事,乐恬淡之能,从欲快志于虚无之守,故寿命无穷,与天地终。此圣人之治身也。

3. 天不足西北,故西北方阴也,而人右耳目不如左明也;地不满东南,故东南方阳也,而人左手足不如右强也。帝曰:何以然?岐伯曰:东方阳也,阳者其精并于上,并于上,则上明而下虚,故使耳目聪明,而手足不便也;西方阴也,阴者其精并于下,并于下,则下盛而上虚,故其耳目不聪明,而手足便也。故俱感于邪,其在上则右甚,在下则左甚,此天地阴阳所不能全也,故邪居之。

4. 故天有精,地有形,天有八纪,地有五里,故能为万物之父母。清阳上天,浊阴归地,是故天地之动静,神明为之纲纪,故能以生长收藏,终而复始。惟贤人上配天以养头,下象地以养足,中傍人事以养五脏。天气通于肺,地气通于嗌,风气通于肝,雷气通于心,谷气通于脾,雨气通于肾。六经为川,肠胃为海,九窍为水注之气。以天地为之阴阳,阳之汗,以天地之雨名之;阳之气,以天地之疾风名之。暴气象雷,逆气象阳。故治不法天之纪,不用地之理,则灾害至矣。

5. 故邪风之至,疾如风雨,故善治者治皮毛,其次治肌肤,其次治筋脉,其次治六腑,其次治五脏。治五脏者,半死半生也。故天之邪气,感则害人五脏;水谷之寒热,感则害于六腑;地之湿气,感则害皮肉筋脉。

6. 故善用针者,从阴引阳,从阳引阴,以右治左,以左治右,以我知彼,以表知里,以观过与不及之理,见微得过,用之不殆。

7. 善诊者,察色按脉,先别阴阳,审清浊,而知部分;视喘息,听音声,而知所苦;观权衡规矩,而知病所主;按尺寸,观浮沉滑涩,而知病所生。以治无过,以诊则不失矣。

8. 故曰:病之始起也,可刺而已;其盛,可待衰而已。故因其轻而扬之,因其重而减之,因其衰而彰之。

9. 形不足者,温之以气;精不足者,补之以味。

10. 其高者,因而越之;其下者,引而竭之;中满者,泻之于内;其有邪者,渍形以为汗;其在皮者,汗而发之;其慓悍者,按而收之;其实者,散而泻之。审其阴阳,以别柔刚,阳病治阴,阴病治阳,定其血气,各守其乡,血实宜决之,气虚宜掣引之。

【译释】

1. 黄帝说:怎样取法阴阳? 岐伯说:阳胜就会身热,腠理闭塞,呼吸喘粗,因之俯仰,汗不出而发热,牙齿干而烦闷,腹胀满而死,耐冬不耐夏;阴胜就会身寒,汗出身体经常清凉,不断寒粟,寒就厥冷,厥逆就腹满胀而死,耐夏不耐冬。这就是阴胜阳胜的变化所引起疾病的形态变化。

2. 黄帝说:怎样调治这两种症状? 岐伯说:能知晓七损八益,这两种症状就可以调治,不晓知运用此法,就是早衰之时。年龄四十岁,阴气自行减半,起居衰减;年龄五十岁,身体沉重,耳不聪,目不明;年龄六十岁,阴事痿,肾气大衰,九窍不利,下虚上实,涕泣一块流出。所以说,知晓就会强健,不知晓就会衰老,所以这两者同时产生,但名称各异。智者体察相同,愚者体察差异。愚者精气不足,智者精气有余;精气有余就耳聪目明,身体轻捷强健,老者复壮,壮者更壮。因而圣人做无为之事,享乐恬淡的生活状态,固守虚无,顺从欲望,快乐心志,所以寿命绵长,和天地同寿。这就是圣人的养生之道。

3. 天西北不足,所以西北方属阴,人的右耳右眼不如左边聪明;地不满东南,所以东南方属阳,人的左手足不如右手足强。黄帝说:为什么会这样? 岐伯说:东方是阳,阳者精气上升并于上,精并于上就会上明下虚,所以使耳聪目明,手足不灵便。西方是阴,阴者精并于下,精并于下就会下盛上虚,所以耳不聪,目不明,手足反而灵便。所以同样是感犯邪气,如果在上部,身体右边就会严重,如果在下部,身体左边就会严重,这是天地阴阳也有所不周全,所以邪气居存。

4. 所以天有精气,地有形体,天有八节之纪,地有五行化育之里,所以能成为万物的父母。清阳上升归天,浊阴下降归地,因此,天地动静之变,神明是纲纪,所以能因之生长收藏,终而复始。只是贤人上合天以养头,下象地以养足,中傍人事以之养五脏。天气和肺相通,地气和嗌相通,风气和肝相通,雷气和心相通,谷气和脾相通,雨气和肾相通。六经是川,肠胃是海,九窍是水注之气。把天地作为阴阳,阳之汗,用天地之雨命名;阳之气,用天地之疾风命名。暴气鼓击,像雷霆,逆气上升,像阳气。所以医治疾病,不取法天纪,不顺用地理,灾害就会降临。

5. 所以邪风来袭,快如风雨。因而善于医治,就医治皮毛,其次医治肌肤,其次医治筋脉,其次医治六腑,其次医治五脏。医治五脏,生死各半。因而天之邪气,感犯就伤人五脏;水谷之寒热,感犯就伤皮肉筋脉。

6. 所以善于用针,从阴引阳,从阳引阴,用右治左,用左治右,凭我知彼,凭表知里,用此来体察过和不及的道理,见微知过,用之不尽。

7. 善于诊治,察色按脉,首先别知阴阳,审辨清浊,知晓部分;察视喘息,聆听音声,晓知所苦;察看轻重上下,知晓疾病所生之处;切按尺寸,查脉之浮沉滑涩,从而诊知疾病所生之处。用这种方法医治就不会有差错,用这种方法诊断就不会有过失。

8. 所以说疾病刚发生,可以用针刺治愈,发病严重,可以等待疾病衰减治愈。所以疾病轻微,就用宣泄之疗法,疾病严重,就以攻泻疗法,因疾病衰退而治疗,使真气彰明。

9. 外形不足,温补分肉之气;内精不足,温补五味。

10. 病气高,因之向上引泄而过;病气在下,因之向下引泄而竭;胸腹中满,从内施泻;有表邪,渍汗形体;疾邪在表皮,用汗法发散;病邪慓悍,按摩发散病邪,收敛真气;医治实证,就发散或施泻法。审辨阴阳,以之分别柔弱刚强,阳病从阴医治,阴病从阳医治,安定血气,各守其处,血实应当决渎,气虚应当导引。

阴阳离合论篇第六

1. 黄帝问曰:余闻天为阳,地为阴,日为阳,月为阴,大小月三百六十日成一岁,人亦应之。今三阴三阳,不应阴阳,其故何也?岐伯对曰:阴阳者,数之可十,推之可百;数之可千,推之可万;万之大,不可胜数,然其要一也。

2. 天覆地载,万物方生,未出地者命曰阴处,名曰阴中之阴;则出地者,命曰阴中之阳。阳予之正,阴为之主。故生因春,长因夏,收因秋,藏因冬。失常则天地四塞。阴阳之变,其在人者,亦数之可数。

3. 帝曰:愿闻三阴三阳之离合也。岐伯曰:圣人南面而立,前曰广明,后曰太冲,太冲之地,名曰少阴,少阴之上,名曰太阳,太阳根起于至阴,结于命门,名曰阴中之阳。中身而上,名曰广明,广明之下,名曰太阴,太阴之前,名曰阳明,阳明根起于厉兑,名曰阴中之阳。厥阴之表,名曰少阳,少阳根起于窍阴,名曰阴中之少阳。是故三阳之离合也,太阳为开,阳明为阖,少阳为枢。三经者,不得相失也,搏而勿浮,命曰一阳。

4. 帝曰:愿闻三阴。岐伯曰:外者为阳,内者为阴,然则中为阴,其冲在下,名曰太阴,太阴根起于隐白,名曰阴中之阴;太阴之后,名曰少阴,少阴根起于涌泉,名曰阴中之少阴;少阴之前,名曰厥阴,厥阴根起于大敦,阴之绝阳,名曰阴之绝阴。是故三阴之离合也,太阴为开,厥阴为阖,少阴为枢。三经者,不得相失也,搏而勿沉,名曰一阴。

5. 阴阳𩂱𩂱,积传为一周,气里形表而为相成也。

【篇目纲要】

本篇共五节。概述天地阴阳之数、所处、四时所主,指明人之三阴三阳的属性和在脉象上的临床表现。

【译释】

1. 黄帝问:我听说天为阳,地为阴;日为阳,月为阴;大小月三百六十日成一年,人也与之相对应。现在三阴三阳和阴阳不相对应,这是什么原因?岐伯回答说:阴阳数之可十,推之可百,数之可千,推之可万,万之大,不可胜数,然而,其要道为一。

2. 天覆地载,万物刚发生,没有露出地面,叫作处于阴中;露出地面,叫作阴中之阳。阳施正气,万物方生,阴为主持,群形乃成。所以春生夏长,秋收冬藏,四时失常,天地之气就会为之四塞。阴阳变化,应在人体上,也是数之可数。

3. 黄帝说:愿听一听三阴三阳离合的情形。岐伯说:圣人面南站立,前面叫光明,后面叫太冲;太冲之地,名叫少阴;少阴之上,名叫太阳;太阳根起于至阴穴,终结于精明穴,名叫阴中之阳;半身以上,名叫广明;广明以下,名叫太阴;太阴之前,名叫阳明;阳明根起于厉兑穴,名叫阴中之阳;厥阴之表,名叫少阳,少阳根起于窍阴穴,名叫阴中之少阳。因此,三阳离合的情形是:太阳为开,阳明为阖,少阳为枢。三经不能相离,搏击于手而不过浮,叫作一阳。

4. 黄帝说:愿听一下三阴经的情形。岐伯说:外为阳,内为阴,但是人身之中半为阴,冲脉在下,名叫太阴,太阴根起隐白穴,名叫阴中之阴;太阴之后,名叫少阴,少阴根起涌泉穴,名叫阴中之少阴;少阴之前,名叫厥阴,厥阴根起大敦穴,名叫阴之绝阴。因此,三阴经之离合,太阴为开,厥阴为阖,少阴为枢。三经不能相离,搏击不能过沉,名叫一阴。

5. 阴阳之气搏动不已,相积流传为一周,气里形表相合相成。

阴阳别论篇第七

1. 黄帝问曰:人有四经十二从,何谓?岐伯对曰:四经应四时,十二从应十二月,十二月应十二脉。

2.脉有阴阳,知阳者知阴,知阴者知阳。凡阳有五,五五二十五阳。所谓阴者,真脏也,见则为败,败必死也;所谓阳者,胃脘之阳也;别于阳者,知病处也;别于阴者,知死生之期。三阳在头,三阴在手,所谓一也。别于阳者,知病忌时;别于阴者,知死生之期。谨熟阴阳,无与众谋。

3.所谓阴阳者,去者为阴,至者为阳;静者为阴,动者为阳;迟者为阴,数者为阳。

4.凡持真脉之脏脉者,肝至悬绝急,十八日死;心至悬绝,九日死;肺至悬绝,十二日死;肾至悬绝,七日死;脾至悬绝,四日死。

5.曰二阳之病发心脾,有不得隐曲,女子不月;其传为风消,其传为息贲者,死不治。

6.曰三阳为病,发寒热,下为痈肿,及为痿厥,腨痛;其传为索泽,其传为颓疝。

7.曰一阳发病,少气,善咳,善泄;其传为心掣,其传为膈。

8.二阳一阴发病,主惊骇背痛,善噫善欠,名曰风厥。

9.二阴一阳发病,善胀,心满善气。

10.三阳三阴发病,为偏枯痿易,四肢不举。

11.鼓一阳曰钩,鼓一阴曰毛,鼓阳胜急曰弦,鼓阳至而绝曰石,阴阳相过曰溜。

12.阴争于内,阳扰于外,魄汗未藏,四逆而起,起则熏肺,使人喘鸣。阴之所生,和本曰和。是故刚与刚,阳气破散,阴气乃消亡。淖则刚柔不和,经气乃绝。

13.死阴之属,不过三日而死;生阳之属,不过四日而死。所谓生阳死阴者,肝之心,谓之生阳;心之肺,谓之死阴;肺之肾,谓之重阴;肾之脾,谓之辟阴,死不治。

14.结阳者,肿四肢。结阴者,便血一升,再结二升,三结三升。阴阳结斜,多阴少阳曰石水,少腹肿。二阳结谓之消,三阳结谓之膈,三阴结谓之水,一阴一阳结,谓之喉痹。

15.阴搏阳别,谓之有子。阴阳虚,肠澼,死。阳加于阴谓之汗。阴虚阳搏谓之崩。

16.三阴俱搏,二十日夜半死。二阴俱搏,十三日夕时死。一阴俱搏,十日死。三阴①俱搏且鼓,三日死。三阴三阳俱搏,心腹满,发尽不得隐曲,五日死。二阳俱搏,其病温,死不治,不过十日死。

校:①阴:应为"阳"。

【篇目纲要】

本篇共十六节。概述人体经脉总数纲要,春夏秋冬为四纲脉,手足三阴三阳脉应十二月,各种脉象的临床之证。

【译释】

1. 黄帝问道:人有四经脉十二从脉,是什么意思?岐伯回答说:四经脉对应春夏秋冬四时,十二从脉对应十二月,十二月对应手足三阴三阳十二经脉。

2. 脉有阴阳,知晓阳就知晓阴,知晓阴就知晓阳。凡是阳有五,五五二十五阳。所谓阴,就是指真脏之阴,见真脏之阴就败,败一定死;所谓阳,就是指胃脘之阳。分别阳,能晓知疾病所在;分别阴,能晓知死生的日期。三阳在头,三阴在手,上下动如引绳如一。能够分别阳,就会知晓疾病所处和忌时;能够分别阴,就会知晓死生之期。谨熟知分别阴阳之法,不用和众人谋议。

3. 所谓的阴阳就是:去者为阴,到者为阳;静者为阴,动者为阳;迟者为阴,数者为阳。

4. 凡持真脏之脉,肝脉来悬绝益急,十八日死;心脉来悬绝,九日死;肺脉来悬绝,十二日死;肾脉来悬绝,七日死;脾脉悬绝,四日死。

5. 二阳阳明发病,是指病发心脾,会有不能隐蔽委曲之事,女子月经断绝;其病传为风热消削大肠之症,甚则传入肺,成喘息上贲之症,死不可治。

6. 太阳发病,上发寒热之疾,下成痈肿和痿厥腨痛之症;发病则皮肤润泽之气散尽,甚则成颓疝之疾。

7. 一阳发病,气少,善咳善泄;病传为心热而掣痛,甚则膈塞不通。

8. 阳明厥阴发病,病主惊骇,引肩背,善噫善欠,名叫风厥。

9. 少阴少阳发病的症状:善胀,心满,善太息。

10. 太阳太阴发病的症状:半身不遂,肢体痿废不能如常,四肢不可举动。

11. 一阳鼓动叫钩脉,一阴鼓动叫毛脉,阳气鼓动势微急叫弦脉,阳气鼓动势绝叫石脉,阴阳不分胜负,脉滑叫溜脉。

12. 阴气内争,阳气外扰,魄汗外流不藏,四脏之阴并逆而起,起则上熏肺,使人喘急喉鸣。阴之所生,与其本质阴脉相符叫和。因此,刚与刚结不与阴和,阳气破散,阴气就消亡。阴与阴和则刚柔不和,经气就会灭绝。

13. 五脏相克之传,不超过三日而死。五脏相生之传,不过四日而死。所谓的生阳死阴,就是肝传心叫生阳,心传肺叫死阴,肺传肾叫重阴,肾传脾叫辟阴,死不可治。

14. 阳经结,四肢肿。阴经结,便血一升,再结二升,三结三升。阴经阳经为邪所结,阴多阳少叫石水,少腹肿。阳明结,叫作消;太阳结,叫作膈;三阴结,叫作水。厥阴少阳结,叫作喉痹。

15. 尺脉寸脉搏击手指感觉不同,说明怀孕。尺寸俱虚,澼积肠内,就会死。尺部见阳脉,就会自汗。尺脉虚,寸脉搏击,就会崩漏。

16. 太阴脉一起搏击,二十日夜半死亡;少阴脉一起搏击,十三日夕时死亡;厥阴脉一起搏击,十日死;太阳脉一起搏击而鼓动,三日死;太阴太阳一起搏击,心腹满,不能尽隐曲之事,五日死;阳明一起搏击,发病温疾,死不可治,不过十日死。

卷 第 三

灵兰秘典论篇第八

1. 黄帝问曰:愿闻十二脏之相使,贵贱何如? 岐伯曰:悉乎哉问也,请遂言之。心者,君主之官也,神明出焉;肺者,相傅之官,治节出焉;肝者,将军之官,谋虑出焉;胆者,中正之官,决断出焉;膻中者,臣使之官,喜乐出焉;脾胃者,仓廪之官,五味出焉;大肠者,传道之官,变化出焉;小肠者,受盛之官,化物出焉;肾者,作强之官,伎巧出焉;三焦者,决渎之官,水道出焉;膀胱者,州都之官,津液藏焉,气化则能出矣。凡此十二官者,不得相失也。故主明则下安,以此养生则寿,殁世不殆,以为天下则大昌。主不明则十二官危,使道闭塞而不通,形乃大伤,以此养生则殃,以为天下者,其宗大危,戒之戒之!

2. 至道在微,变化无穷,孰知其原! 窘乎哉! 消者瞿瞿,孰知其要;闵闵之当,孰者为良;恍惚之数,生于毫厘,毫厘之数,起于度量,千之万之,可以益大,推之大之,其形乃制。黄帝曰:善哉! 余闻精光之道,大圣之业,而宣明大道,非斋戒择吉日不敢受也。黄帝乃择吉日良兆,而藏灵兰之室,以传保焉。

【篇目纲要】

本篇共两节。概述人之十二脏腑的脏象、功能及其关系。

【译释】

1. 黄帝问道:愿听一听十二脏腑相为传使,何贵何贱? 岐伯说:心是君主之官,神明从里面产生;肺是相傅之官,治节从里面产生;肝是将军之官,谋虑从里面产生;胆是中正之官,决断从里面产生;膻中是臣使之官,喜乐从里面产生;脾胃是仓廪之官,五味从里面产生;大肠是传道之官,变化从里面产生;小肠是受盛之官,化物从里面产生;肾是作强之官,伎巧从里面产生;膀胱是州都之官,津液藏在里面,气化就能流出。凡是这十二官,不能相失。所以君主圣明则下民安泰,用此养生就长寿,终身不殆,用此治理天下,就会昌盛。君主不明,十二官危险,各经传输之道闭塞不通,形体就会大伤,用以养生,就会生灾殃,用此治理天下,宗庙有很大危险,戒之戒之!

2. 至道微妙,变化无穷,谁知晓其本原? 难啊! 精神日消,瞿然莫审其故,谁知晓有要妙? 忧恼之情切当,谁知道玄哲之良? 恍惚之数,生于毫厘,毫厘之数,起于度量,千之万之,可以益大,推之大之,其形就正。黄帝说:好啊!我听到了正心明德之道,大圣之业,但宣明大道,非斋戒择吉日不敢接受。于是黄帝就择吉日良兆,收藏到灵兰之室,以备下传保存。

六节藏象论篇第九

1.黄帝问曰:余闻天以六六之节,以成一岁,人以九九制会,计人亦有三百六十五节,以为天地久矣,不知其所谓也?岐伯对曰:昭乎哉问也!请遂言之。夫六六之节,九九制会者,所以正天之度,气之数也。天度者,所以制日月之行也;气数者,所以纪化生之用也。天为阳,地为阴;日为阳,月为阴。行有分纪,周有道理,日行一度,月行十三度而有奇焉。故大小月三百六十五日而成岁,积气余而盈闰矣。立端于始,表正于中,推余于终,而天度毕矣。帝曰:余已闻天度矣,愿闻气数何以合之?岐伯曰:天以六六为节,地以九九制会,天有十日,日六竟而周甲,甲六复而终岁,三百六十日法也。夫自古通天者,生之本,本于阴阳,其气九州九窍,皆通乎天气。故其生五,其气三,三而成天,三而成地,三而成人,三而三之,合则为九。九分为九野,九野为九脏。故形脏四,神脏五,合为九脏以应之也。

2.帝曰:余已闻六六九九之会也,夫子言积气盈闰,愿闻何谓气?请夫子发蒙解惑焉!岐伯曰:此上帝所秘,先师传之也。帝曰:请遂言之!岐伯曰:五日谓之候,三候谓之气,六气谓之时,四时谓之岁,而各从其主治焉。五运相袭,而皆治之,终期之日,周而复始,时立气布,如环无端,候亦同法。故曰不知年之所加,气之盛衰,虚实之所起,不可以为工矣。

3.帝曰:五运之始,如环无端,其太过不及何如?岐伯曰:五气更立,各有所胜,盛虚之变,此其常也。帝曰:平气何如?岐伯曰:无过者也。帝曰:太过不及奈何?岐伯曰:在经有也。

4.帝曰:何谓所胜?岐伯曰:春胜长夏,长夏胜冬,冬胜夏,夏胜秋,秋胜春,所谓得五行时之胜,各以气命其脏。帝曰:何以知其胜?岐伯曰:求其至也,皆归始春,未至而至,此谓太过,则薄所不胜,而乘所胜也,命曰气淫。不分邪僻内生,工不能禁。至而不至,此谓不及,则所胜妄行,而所生受病,所不胜薄之也,命曰气迫。所谓求其至者,气至之时也。谨候其时,气可与期,失时反候,五治不分,邪僻内生,工不能禁也。

5.帝曰:有不袭乎?岐伯曰:苍天之气,不得无常也。气之不袭,是谓非常,非常则变矣。帝曰:非常而变奈何?岐伯曰:变至则病,所胜则微,所不胜则甚,因而重感于邪,则死矣。故非其时则微,当其时则甚也。

6.帝曰:善。余闻气合而有形,因变以正名。天地之运,阴阳之化,其于万物,孰少孰多,可得闻乎? 岐伯曰:悉哉问也! 天至广不可度,地至大不可量,大神灵问,请陈其方。草生五色,五色之变,不可胜视。草生五味,五味之美,不可胜极。嗜欲不同,各有所通。天食人以五气,地食人以五味。五气入鼻,藏于心肺,上使五色修明,音声能彰。五味入口,藏于肠胃,胃有所藏,以养五气,气和而生,津液相成,神乃自生。

7.帝曰:脏象何如? 岐伯曰:心者,生之本,神之变也;其华在面,其充在血脉,为阳中之太阳,通于夏气。肺者,气之本,魄之处也;其华在毛,其充在皮,为阳中之太阴,通于秋气。肾者,主蛰,封藏之本,精之处也;其华在发,其充在骨,为阴中之少阴,通于冬气。肝者,罢极之本,魂之居也;其华在爪,其充在筋,以生血气,其味酸,其色苍,此为阳中之少阳,通于春气。脾、胃、大肠、小肠、三焦、膀胱者,仓廪之本,营之居也,名曰器,能化糟粕,转味而入出者也;其华在唇四白,其充在肌,其味甘,其色黄,此至阴之类,通于土气。凡十一脏,取决于胆也。

8.故人迎一盛病在少阳,二盛病在太阳,三盛病在阳明,四盛已上为格阳;寸口一盛病在厥阴,二盛病在少阴,三盛病在太阴,四盛已上为关阴;人迎与寸口俱盛,四倍已上为关格;关格之脉赢,不能极于天地之精气,则死矣。

【篇目纲要】

本篇共八节。阐释一岁之中天度、气候之数,太过和不及、五气更立、四时所胜、气之常与变的自然现象与人之五脏六腑,四时、五色、五味及脉象的对应关系。

【译释】

1.黄帝问道:我听说天道凭六六为节限来形成一岁之度,人凭九九裁制会通其妙,人身关节共计也有三百六十五节,成为人之天地是恒久的了,不了解这是什么意思? 岐伯回答说:问得太昭明了! 请听我陈述这个问题。六六之节、九九制会是用来校正天度和气之数的。天度是节制日月之行的,气数是用来记录化生之用的。天是阳,地是阴;日是阳,月是阴。天地日月运行各有分纪,循天周旋,各有道理,太阳运行一度,月亮运行十三度有奇。所以大小月三百六十五日成一年之数,积余气而满润。立端以正其始,立表以正其中,推余以终其岁,天度才可完备。黄帝说:我听完天度了,愿听一听气数是怎样与之相合的? 岐伯说:天凭六六为节限,地凭九九裁制会通,天有十干,十干六终而周甲于始,甲六复而完一年三百六十日,这是定法。自古与天相合,是生命的本源,本源就在阴阳,阴阳之气是九州、九窍,都和天气相通。因而阴阳所生有五,成气有三阴三阳,三而成天,三而成地,三而成人,三三相合就成为九。九分为九野,九野为九脏。所以形脏有四,神脏有五,合成九脏与之相对应。

2.黄帝说:我听完六六九九会通之意了,夫子所说的积气盈闰,是怎样的情况?请夫子开我眼界,解我心中疑惑!岐伯说:这是上古帝君所秘藏,我的先师传下来的。黄帝说:请尽量说一说吧!岐伯说:五天叫一候,三候叫一气,六气叫一时,四时叫一岁,各从其所主之气,作为治令。五运相互承袭,都有所治令,一周之日终结,就会循环往复,重新开始,岁时确立,天地之气就随之而布,像圆环一样没有开端,候也是这个法则。所以说不知晓年忌所加,运气盛衰,虚实所起,不可以成为良工。

3.黄帝说:五运更替,如环无端,太过和不及是怎么回事?岐伯说:五气相互更替确立,各有所胜克,盛虚的变化,这是恒久的。黄帝说:平气是怎么回事?岐伯说:没有太过之气。黄帝说:太过不及是怎么回事?岐伯说:经书上有所论述。

4.黄帝说:所胜是什么意思?岐伯说:春胜克长夏,长夏胜克冬,冬胜克夏,夏胜克秋,秋胜克春,所说的五行的胜克,是各用气命名其脏。黄帝说:怎样知晓五行胜克?岐伯说:寻求气至,都从立春开始,立春之气不该到而到,这叫太过,克我者气薄就会不胜所克,我克者就会乘其所胜,叫作气淫。不分辨邪僻内生,良工也不能禁止。气该至而不至,这叫不及,我克者之气就会妄行,生我者之气就会发病,克我者之气就会薄侮,叫作气迫。所谓寻求立春之气到,就是立春之气来到的时刻。认真等候立春之气来到的时刻,立春之气如期而至,否则错失时机,如反其候,五运之治就会盛衰不分,邪僻从内而生,良工也不能禁止。

5.黄帝说:有不相互承袭的情况吗?岐伯说:苍天之气,不能够没有常候。气不相互承袭,叫作不正常,不正常就是变异。黄帝说:不正常就是变异是什么状况?岐伯说:变异就发病,所胜克发病就轻微,所不胜克发病就严重,因而反复感染邪气,就难免不死。因此,邪不得时令就病发轻微,邪得时令就病发严重。

6.黄帝说:好。我听说气合才有万物之形,形变才有万物之名。天地运作,阴阳变化,对于万物,谁多谁少,可以听一听吗?岐伯说:问得真全面啊!天至广不可揣度,地至大不可衡量,大神灵问,请陈其方。草生五色,有五色之变,不可胜视;草生五味,五味之美,不可胜尽;嗜欲不同,各有所变通;天以五气养人,地以五味养人;五气入鼻,藏在心肺,上使五色修洁分明,声音彰著;五味入口,藏于肠胃,胃有所藏,用来生养五气,五气化和,津液乃生,神气自生。

7.黄帝说:脏象是怎么回事?岐伯说:心是生命的根本,神气变化的本源;神表色在面部,血充在经脉,是阳中之太阳,和夏气相通。肺是气的根本,魄的处所;肺气表色在毛,魄气充在皮部,是阳中的太阴,和秋气相通。肾是蛰伏封藏的根本,是精的处所;肾气表色在头发,肾气充在骨髓,是阴中的少阴,与冬气相通。肝是耐受疲劳的根本,魂的居处;肝气表色在爪,肝气充在筋,因生血气,味酸,色苍,是阳中的少阳,和春气相通。脾、胃、大肠、小肠、三焦、膀胱,是仓廪的根本,营气的居所,名叫器,能化糟粕,转味入养五脏,输出腐秽于二阴;其气表色在唇四白,其充在肌肉,味甘,色黄,是属太阴一类,和土气相通。总共十一脏,取决于胆。

8. 所以人迎一盛,病发少阳;二盛,病发太阳;三盛,病发阳明;四盛以上为格阳。寸口一盛,病发厥阴;二盛,病发少阴;三盛,病发太阴;四盛以上为关阴;人迎和寸口都盛,四倍以上,为关格。关格之脉盈满过盛,不能尽天地之精气,就会死亡。

五脏生成篇第十

1. 心之合脉也,其荣色也,其主肾也。肺之合皮也,其荣毛也,其主心也。肝之合筋也,其荣爪也,其主肺也。脾之合肉也,其荣唇也,其主肝也。肾之合骨也,其荣发也,其主脾也。

2. 是故多食咸,则脉凝泣而色变;多食苦,则皮槁而毛拔;多食辛,则筋急而爪枯;多食酸,则肉胝而唇揭;多食甘,则骨痛而发落。此五味之所伤也。

3. 故心欲苦,肺欲辛,肝欲酸,脾欲甘,肾欲咸,此五味之所合也。

4. 五脏之气,故色见青如草兹者,死;黄如枳实者,死;黑如炲者,死;赤如衃血者,死;白如枯骨者,死。此五色之见死也。青如翠羽者,生;赤如鸡冠者,生;黄如蟹腹者,生;白如豕膏者,生;黑如乌羽者,生。此五色之见生也。

5. 生于心,如以缟裹朱;生于肺,如以缟裹红;生于肝,如以缟裹绀;生于脾,如以缟裹栝楼实;生于肾,如以缟裹紫。此五脏所生之外荣也。

6. 色味当五脏:白当肺,辛;赤当心,苦;青当肝,酸;黄当脾,甘;黑当肾,咸。故白当皮,赤当脉,青当筋,黄当肉,黑当骨。

7. 诸脉者,皆属于目;诸髓者,皆属于脑;诸筋者,皆属于节;诸血者,皆属于心;诸气者,皆属于肺。此四肢八溪之朝夕也。

8. 故人卧,血归于肝,肝受血而能视,足受血而能步,掌受血而能握,指受血而能摄。卧出而风吹之,血凝于肤者为痹,凝于脉者为泣,凝于足者为厥。此三者,血行而不得反其空,故为痹厥也。

9. 人有大谷十二分,小溪三百五十四名,少十二俞,此皆卫气之所留止,邪气之所客也,针石缘而去之。诊病之始,五决为纪,欲知其始,先建其母。所谓五决者,五脉也。

10. 是以头痛巅疾,下虚上实,过在足少阴、巨阳,甚则入肾;徇蒙招尤,目瞑耳聋,下实上虚,过在足少阳、厥阴,甚则入肝;腹满䐜胀,支鬲胠胁,下厥上冒,过在足太阴、阳明;咳嗽上气,厥在胸中,过在手阳明、太阴;心烦头痛,病在鬲中,过在手巨阳、少阴。

11. 夫脉之大小滑涩浮沉,可以指别;五脏之象,可以类推;五脏相音,可以意识;五色微诊,可以目察。能合色脉,可以万全。赤脉之至也,喘而坚,诊曰,有积气在中,时害于食,名曰心痹,得之外疾,思虑而心虚,故邪从之;白脉之至也,喘而浮,上虚下实,惊,有积气在胸中,喘而虚,名曰肺痹,寒热,得之醉而使内也;青脉之至也,长而左右弹,有积气在心下支胠,名曰肝痹,得之寒湿,与疝同法,腰痛,足清,头痛;黄脉之至也,大而虚,有积气在腹中,有厥气,名曰厥疝,女子同法,得之疾使四肢,汗出当风;黑脉之至也,上坚而大,有积气在小腹与阴,名曰肾痹,得之沐浴清水而卧。

12. 凡相五色之奇脉,面黄目青,面黄目赤,面黄目白,面黄目黑者,皆不死也。面青目赤,面赤目白,面青目黑,面黑目白,面赤目青,皆死也。

【篇目纲要】

本篇共十二节。一至八节概述五脏、五合、五荣、五主、五味所伤、五味所合、五色死生,五脏所生之外荣,色味与脏器的关系。血液与人之生活状态环境的临床病变。九至十二节阐释色脉与临床症状之间的对应关系。

【译释】

1. 心与脉相合,其荣是色,其主是肾;肺与皮相合,其荣是毛,其主是心;肝与筋相合,其荣是爪,其主是肺;脾与肉相合,其荣在唇,其主是肝;肾与骨相合,其荣在头发,其主是脾。

2. 因此,多吃盐,脉就会凝泣而色变;多吃苦,表皮就会枯槁而毛拔;多吃辛,就会筋急而爪枯;多吃酸,就会肉胝而唇皮揭;多食甘,就会骨痛而头发脱落。这就是五味所伤的情形。

3. 所以心喜苦,肺喜辛,肝喜酸,脾喜甘,肾喜咸,这就是五味所合。

4. 五脏之气:色见青如草兹就会死,黄如枳实就会死,黑如炲煤就会死,赤如衃血就会死,白如枯骨就会死。这就是五色出现死亡的情形。色青如翠羽,就会活;色赤如鸡冠,就会活;色黄如蟹腹,就会活;色白如豕膏,就会活;色黑如乌羽,就会活。这就是五色出现活下来的情形。

5. 心生真色,像用白绢裹朱;肺生真色,像用白绢裹红;肝生真色,像用白绢裹绀;脾生真色,像用白绢裹栝楼实;肾生真色,像用白绢裹紫。这是五脏所生真色的外表美色。

6. 色味应五脏:白色应肺、味辛,赤色应心、味苦,青色应肝、味酸,黄色应脾、味甘,黑色应肾、味咸。所以白应皮肤,赤应血脉,青应筋,黄应肉,黑应骨。

7. 诸脉都归属目,诸髓都归属脑,诸筋都归属节,诸血都归属心,诸气都归属肺。这是四肢八关节朝夕运行的情形。

8. 所以人卧躺,血归属肝,肝受血才能视,足受血才能行,掌受血才能握,指受血才能摄。起床被风所吹,血凝皮肤,成痹证;血凝脉,成血行不利之证;血凝足,为厥证。这三种情形,血行不能够反流空窍之中,所以生成痹厥之疾。

9. 人有大谷十二分处,小溪三百五十四穴,少十二俞,这都是卫气所留止,邪气所客居之处,针砭其处,邪气缘脉而去。诊断疾病之始,审别五脏之脉,为决生死之纲纪,要知晓疾病的开端,先确立五脏相乘之母。所谓五决,就是五脉。

10. 因此,头痛癫疾,下虚上实,有过之脉,在足少阴、足太阳,严重就会入肾;突然眼前昏黑,目瞑耳聋,下实上虚,有过之脉在足少阳、足厥阴,严重就会入肝;满腹气胀,支鬲胠胁,气从下上逆,上焦昏冒,有过之脉在足太阴、足阳明;咳嗽上气,厥在胸中,有过之脉在手阳明、手太阴;心烦头痛,病在鬲中,有过之脉在手太阳、手少阴。

11. 脉之大小滑涩浮沉,可凭手指分辨;五脏之象,可凭类相推演,五脏相合之声音,可凭意识而知晓;五色精微之诊,可凭眼睛观察。色脉相合,可以万全无忧。诊得心脉,喘而坚,可诊断有积气在中,当时被食所害,名叫心痹,得病外感邪气,内因思虑而心虚,故邪气乘虚而留于内;诊得肺脉,喘而浮,上虚下实,阳虚惊骇,有积气在胸中,脉喘而虚,名叫肺痹,外有寒热,此疾得之于醉而入房;诊得肝脉,脉弦长而左右弹指,有积气在心下支肢,名叫肝痹,病得寒湿伤阳,病症与疝病相同,腰痛、足冷、头痛;诊得脾脉,脉大而虚,有积气在腹中,有厥气,名叫厥疝,女子也有此症,此疾得之四肢汗出当风;诊得肾脉,尺之上坚而大,有积气在小腹和阴部,名叫肾痹,此疾因沐浴冷水而卧。

12. 大凡相五色之奇脉,面黄目青、面黄目赤、面黄目白、面黄目黑者,都不会死;面青目赤、面赤目白、面青目黑、面黑目白、面赤目青,都会死。

五脏别论篇第十一

1. 黄帝问曰:余闻方士,或以脑髓为脏,或以肠胃为脏,或以为腑。敢谓更相反,皆自谓是,不知其道,愿闻其说。岐伯对曰:脑、髓、骨、脉、胆、女子胞,此六者,地气之所生也,皆藏于阴而象于地,故藏而不泻,名曰奇恒之腑。夫胃、大肠、小肠、三焦、膀胱,此五者,天气之所生也,其气象天,故泻而不藏,此受五脏浊气,名曰传化之腑,此不能久留,输泻者也。魄门亦为五脏使,水谷不得久藏。

2.所谓五脏者,藏精气而不泻也,故满而不能实;六腑者,传化物而不藏,故实而不能满也。所以然者,水谷入口,则胃实而肠虚;食下,则肠实而胃虚。故曰实而不满,满而不实也。

3.帝曰:气口何以独为五脏主?岐伯曰:胃者,水谷之海,六腑之大源也。五味入口,藏于胃,以养五脏气,气口亦太阴也。是以五脏六腑之气味,皆出于胃,变见于气口。故五气入鼻,藏于心肺,心肺有病,而鼻为之不利也。

4.凡治病必察其下,适其脉,观其志意,与其病也。拘于鬼神者,不可与言至德;恶于针石者,不可与言至巧。病不许治者,病必不治,治之无功矣。

【篇目纲要】

本篇共四节。先论奇恒之腑与传化之腑的功能,后论脏腑的功能,指明医家治病应遵循的原则。

【译释】

1.黄帝问道:我听方士说,有把脑髓当成脏的,有把肠胃当成脏的,有当成腑的。说法相反,都自以为是。不晓知其道,愿听一下这种说法。岐伯回答说:脑、髓、骨、脉、胆、女子胞,这六个器官,是地气所生,都藏于阴处像地,所以内藏而不外泻,名叫奇恒之腑。胃、大肠、小肠、三焦、膀胱,这五个器官,是天气所生,气像天,所以外泻不藏,这是因受五脏浊气,名叫传化之腑。这不能久留诸物,有则输泻,魄门也是五脏之使,水谷不能久藏。

2.所谓五脏,内藏精气而不外泻,所以应满而不应实;六腑传化诸物而不内藏,所以应实而不应满。之所以这样,是因为水谷入口,就会胃实而肠虚;食物传下,就会肠实而胃虚。所以说,实而不满,满而不实。

3.黄帝说:气口凭什么单独是五脏的主宰?岐伯说:胃是水谷之海,是六腑的大源。五味入口,藏于胃,生养五脏之气,气口也就是太阴。因此五脏六腑的气味,都从胃出,变化在气口可见。所以五气入鼻,藏在心肺,心肺有病,鼻窍就会因之不利。

4.大凡治病,一定要观察病人大小二便,是否和脉相调适,观察其志意与其病症的状况。被鬼神所拘,不可以与之讲大德;厌恶针石,不可以与之讲至巧之妙。病不允许治疗,病一定不可治,治了也不会成功。

卷 第 四

异法方宜论篇第十二

1. 黄帝问曰：医之治病也，一病而治各不同，皆愈，何也？岐伯对曰：地势使然也。

2. 故东方之域，天地之所始生也，鱼盐之地，海滨傍水，其民食鱼而嗜咸，皆安其处，美其食。鱼者使人热中，盐者胜血，故其民皆黑色疏理，其病皆为痈疡，其治宜砭石。故砭石者，亦从东方来。

3. 西方者，金玉之域，砂石之处，天地之所收引也。其民陵居而多风，水土刚强，其民不衣而褐荐，其民华食而脂肥，故邪不能伤其形体，其病生于内，其治宜毒药。故毒药者，亦从西方来。

4. 北方者，天地所闭藏之域也。其地高陵居，风寒冰冽，其民乐野处而乳食，脏寒生满病，其治宜灸焫。故灸焫者，亦从北方来。

5. 南方者，天地所长养，阳之所盛处也。其地下，水土弱，雾露之所聚也，其民嗜酸而食胕，故其民皆致理而赤色，其病挛痹，其治宜微针。故九针者，亦从南方来。

6. 中央者，其地平以湿，天地之所以生万物也众。其民食杂而不劳，故其病多痿厥寒热，其治宜导引按跷。故导引按跷者，亦从中央出也。

7. 故圣人杂合以治，各得其所宜，故治所以异而病皆愈者，得病之情，知治之大体也。

【篇目纲要】

本篇共七节。概述砭石、毒药、灸焫、九针、按跷五术的产生渊源。

【译释】

1. 黄帝问道：医工治病，同一种病治法各不相同，都可治好，是什么原因？岐伯回答说：地理位置不一样。

2. 所以东方之地，天地之气开始发生，是鱼盐之地，海滨傍水，那里的百姓吃鱼、嗜咸，都安其居，美其食。鱼使人热中，盐胜血，所以那里的百姓都皮肤色黑而腠理疏松，发病多是痈疡之症，治疗宜用砭石。所以砭石之针，也随着从东方产生。

3. 西方是金玉之地，砂石之处，天地之气降收之处。那里的百姓依山陵而居，故多风,水土刚强,那里的百姓不事服饰。饮食鲜美,所以多脂肥,邪气不能伤害他们的形体,他们病从内生,医治应该使用毒药。所以毒药之法,也随着从西方产生。

4. 北方是天地闭藏之地。那里地势更高,居处如陵,风寒冰冽,那里的百姓喜欢野外乳食,因脏寒而生胀满之病,医治他们应该用灸焫之法。所以灸焫之法,也随着从北方产生。

5. 南方是天地长养、阳气所盛之处。那里地势低下,水多土弱,雾露聚集,那里的百姓嗜吃酸味、食腐食,所以人们都腠理致密,颜色发红,他们病发挛痹之症,医治应该用微针。所以九针,也随着从南方产生。

6. 中央地势平坦而湿润,天地所生万物众多。那里百姓饮食纷杂,不辛劳,所以他们多发痿厥寒热之症,医治应该用导引按摩之术。所以导引按摩之术,也随着从中央产生。

7. 所以圣人杂合百术医治百病,各随其病症施法医治,所以医治之法不同,百病都可痊愈,能够掌握病情,就可知晓医治的大概之法。

移精变气论篇第十三

1. 黄帝问曰:余闻古之治病,惟其移精变气,可祝由而已。今世治病,毒药治其内,针石治其外,或愈或不愈,何也? 岐伯对曰:往古人居禽兽之间,动作以避寒,阴居以避暑,内无眷慕之累,外无伸宦之形,此恬淡之世,邪不能深入也。故毒药不能治其内,针石不能治其外,故可移精祝由而已。当今之世不然,忧患缘其内,若①形伤其外,又失四时之从,逆寒暑之宜,贼风数至,虚邪朝夕,内至五脏骨髓,外伤空窍肌肤,所以小病必甚,大病必死,故祝由不能已也。

2. 帝曰:善。余欲临病人,观死生,决嫌疑,欲知其要,如日月光,可得闻乎? 岐伯曰:色脉者,上帝之所贵也,先师之所传也。上古使僦贷季,理色脉而通神明,合之金木水火土四时八风六合,不离其常,变化相移,以观其妙,以知其要,欲知其要,则色脉是矣。色以应日,脉以应月,常求其要,则其要也。夫色之变化,以应四时之脉,此上帝之所贵,以合于神明也。所以远死而近生,生道以长,命曰圣王。

3. 中古之治病,至而治之,汤液十日,以去八风五痹之病。十日不已,治以草苏草荄之枝,本末为助,标本已得,邪气乃服。

4. 暮世之治病也则不然,治不本四时,不知日月,不审逆从。病形已成,乃欲微针治其外,汤液治其内,粗工凶凶,以为可攻,故病未已,新病复起。

5. 帝曰:愿闻要道。岐伯曰:治之要极,无失色脉,用之不惑,治之大则。逆从倒行,标本不得,亡神失国,去故就新,乃得真人。帝曰:余闻其要于夫子矣,夫子言不离色脉,此余之所知也。岐伯曰:治之极于一。帝曰:何谓一? 岐伯曰:一者因得之。帝曰:奈何? 岐伯曰:闭户塞牖,系之病者,数问其情,以从其意,得神者昌,失神者亡。帝曰:善。

校:①若:应为"苦"。

【篇目纲要】

本篇共五节。阐释祝由的起源与发展,指出色脉、汤液的发展变化,强调色脉在临床上的现实意义。

【译释】

1. 黄帝问道:我听说古代治病,只要移精变气,就可祝由治愈。现在医治疾病,毒药医治内,针石医治外,有的病愈,有的病不愈,是什么原因? 岐伯回答说:上古之人生存于禽兽之间,动作为了避寒,阴居为了避暑,内心无眷慕之累,外表无伸宦之形,在这恬淡质朴之世,外邪不能深入。所以毒药不能医治其内,针石不能医治其外,所以可以移精祝由治愈。当今之世不这样,忧患因其内,苦形伤其外,又失四时之顺,逆寒暑之气,贼邪之风数至,虚邪之气朝夕相侵,内入五脏骨髓,外伤空窍肌肤,所以小病一定严重,大病一定会死,所以祝由不能够治愈。

2. 黄帝说:好。我在诊察病人时,观察死生,决定死生之疑难,想要知晓要领,像日月一样显明,可以听一听吗? 岐伯说:色脉是上古先帝所重视,先师所传授。上古让僦贷季调理色脉而通神明,与金木水火土五行相合,与四时八风六合相符,不离恒常,变化相移,因观其奥妙,因知晓其要领,想要晓知其要领,就是色脉。色对应太阳,脉对应月亮,不断寻求其中的要领,就是要领的法则。色脉的变化,与四时之脉相对应,这是上古先帝所珍贵,因为与神明相合。所以远死近生,生道因而久长,名叫圣王。

3. 中古医治疾病,疾病发生才医治,用汤药十天,祛除八风五痹之疾。十天不愈,加用草叶、草根、草枝医治,本末辅助,标本想得,邪气就会平服而去。

4. 暮世医治疾病就不一样,医治不以四时为本,不晓知日月之变,不审明逆顺之行。疾病已经生成,才微针医治其外,汤液医治其内,粗工冒昧,认为其病可攻,旧病没愈,新病又起。

5. 黄帝说:愿听一听要道所在。岐伯说:医治的要领,不要脱离色脉,运用起来没有疑惑,这是医治的大法。逆顺反行,标本不相得,亡神失形,除去旧习之陋,进纳日新之功,就能得真人之道。黄帝说:我听完夫子所说的要领了。夫子说不离色脉,这是我所知晓的。岐伯说:医治的极限是得一。黄帝说:什么是一? 岐伯说:一就是因问而得之。黄帝说:是怎么回事? 岐伯说:关门堵窗,心系病人,多问病情,顺从其意,得神就生,失神就死。黄帝说:好。

汤液醪醴论篇第十四

1.黄帝问曰:为五谷汤液及醪醴奈何?岐伯对曰:必以稻米,炊之稻薪。稻米者完,稻薪者坚。帝曰:何以然?岐伯曰:此得天地之和,高下之宜,故能至完,伐取得时,故能至坚也。

2.帝曰:上古圣人作汤液醪醴,为而不用何也?岐伯曰:自古圣人之作汤液醪醴者,以为备耳。夫上古作汤液,故为而弗服也。中古之世,道德稍衰,邪气时至,服之万全。帝曰:今之世不必已何也?岐伯曰:当今之世,必齐毒药攻其中,镵石针艾治其外也。

3.帝曰:形弊血尽而功不立者何?岐伯曰:神不使也。帝曰:何谓神不使?岐伯曰:针石,道也。精神不进,志意不治,故病不可愈。今精坏神去,荣卫不可复收,何者?嗜欲无穷而忧患不止,精气弛坏,荣泣卫除,故神去之而病不愈也。

4.帝曰:夫病之始生也,极微极精,必先入结于皮肤。今良工皆称曰病成,名曰逆,则针石不能治,良药不能及也。今良工皆得其法,守其数,亲戚兄弟远近,音声日闻于耳,五色日见于目,而病不愈者,亦何暇不早乎?岐伯曰:病为本,工为标,标本不得,邪气不服,此之谓也。

5.帝曰:其有不从毫毛而生,五脏阳已竭也,津液充郭,其魄独居,精孤于内,气耗于外,形不可与衣相保,此四极急而动中,是气拒于内,而形施于外,治之奈何?岐伯曰:平治于权衡,去宛陈莝,微动四极,温衣,缪刺其处,以复其形。开鬼门,洁净府,精以时服,五阳已布,疏涤五脏。故精自生,形自盛,骨肉相保,巨气乃平。帝曰:善。

【篇目纲要】

本篇共五节。论述制作汤液及醪醴的目的和作用。是内经第一方,医者与病者的标本关系及临床治疗方法。

【译释】

1.黄帝问道:怎样制作汤液和醪醴?岐伯回答说:一定用稻米,用稻草烧煮。稻米完全,稻草坚劲。黄帝说:为什么会这样?岐伯说:这是因为稻米得天地之和气,高下之相宜,所以能够达到完备的木性,伐取稻薪得时,所以能够达到坚劲的状态。

2.黄帝说:上古圣人做汤液醪醴,做成却不用,是为什么?岐伯说:上古圣人制作汤液醪醴,是为了备用罢了。上古圣人制作汤液,做成却不服用。中古之世,道德稍稍衰落,邪气不时而至,服用了可以万全。黄帝说:当今之世服用了不一定痊愈是为什么?岐伯说:当今之世,必定用毒药之剂攻其体内,镵石针艾医治其体外。

3. 黄帝说:皮肉筋骨血脉都已疏通,却不奏功效是什么原因?岐伯说:病者没有神的缘故。黄帝曰:什么是没有神?岐伯说:针石是医道。精神欲其进而不进,志意欲其治而不治,所以疾病不可治愈。现在精坏神离,荣卫不可复收,是为什么?是因为嗜欲无穷,忧患不节,精气弛坏,荣泣卫除,所以神离身,疾病不可治愈。

4. 黄帝说:疾病开始发生,浅轻未深,专一未乱,一定先入结在皮肤表层。今之良工都说疾病生成,名叫逆症,若不及时医治,则针石也不能疗治其外,良药也不能疗治其内。现在良工都得其审症之法,守其数,亲戚兄弟,无论远近,每天都可听见声音,每天都能望见五色,得病却医治不愈,为什么不提前医治呢?岐伯说:病是本,医工是标,标本不相得,邪气不平服,就是这个意思。

5. 黄帝说:疾病有不从毫毛皮肤外生,五脏阳气已竭尽,津液充溢皮肤,肺神独居,孤精在内,阳气耗散于外,形体软弱,不可与衣相保,四肢胀急,中气喘促,邪气入内,与正气相拒,肿胀之形施张于外。怎么医治?岐伯说:要像操持权衡一样察视脉之浮沉,如去淤积陈草,微动四肢以导引,温暖其衣以流通,缪刺其处,以复其形体。开鬼门,以发其汗,洁净府,以利其水,使五脏之精,逐渐因时平服,五脏之阳气,逐渐因之而宣布,五脏得以疏涤。所以邪气去而精自生,形自盛,骨肉相保,太阳之气就会平服。黄帝说:好。

玉版论要篇第十五

1. 黄帝问曰:余闻《揆度》《奇恒》,所指不同,用之奈何?岐伯对曰:《揆度》者,度病之浅深也;《奇恒》者,言奇病也。请言道之至数,《五色》《脉变》《揆度》《奇恒》,道在于一。神转不回,回则不转,乃失其机。至数之要,迫近以微,著之玉版,命曰合玉机。

2. 容色见上下左右,各在其要。其色见浅者,汤液主治,十日已。其见深者,必齐主治,二十一日已。其见大深者,醪酒主治,百日已。色夭面脱,不治,百日尽已。脉短气绝死,病温虚甚死。色见上下左右,各在其要。上为逆,下为从。女子右为逆,左为从。男子左为逆,右为从。易,重阳死,重阴死。阴阳反他,治在权衡相夺,《奇恒》事也,《揆度》事也。

3. 搏脉痹躄,寒热之交。脉孤为消气,虚泄为夺血。孤为逆,虚为从。行《奇恒》之法,以太阴始。行所不胜曰逆,逆则死;行所胜曰从,从则活。八风四时之胜,终而复始,逆行一过,不复可数。论要毕矣。

【篇目纲要】

本篇共三节。主要阐述揆度奇恒、色脉、男女、左右之间的临床对应关系。

【译释】

1. 黄帝问道:我听说度病之浅深,异于恒常,指示多有不同,怎样得其要领? 岐伯回答说:《揆度》就是度疾病浅深,《奇恒》就是说的奇病。请论一下道的至数。五脏之脉变见于色,度疾病浅深和奇病,要道在一,也就是五脏之神。五脏之神受气转而不回,如逆传其所胜,就回则不转,就会失去相生旋转之机。五脏经气相通,阴阳并合,至切近而微,著之玉版,叫合同于玉机。

2. 见五色在明堂上下左右,各在其要处。其色见浅,用汤液医治,十日可愈;其色见深,一定用药剂医治,二十一日可愈;其色大深,用醪酒医治,一百天可愈;颜色沉夭,面肉已脱,不可医治,百日尽则气易数已,脉短气绝,就会死亡;温病之疾,严重虚弱,就会死。色见上下左右,各有逆顺之要。其色上行为逆,下行为顺。女子右为逆,左为顺。男子左为逆,右为顺。如果变易,男子重阳就会死,女子重阴就会死。阴阳反作,医治在于权衡相夺,是奇于恒常之事,当度病之深浅,随宜而疗治。

3. 脉阴阳相搏,为臂足痹躄寒热之症。脉孤是消气,虚泄是夺血,孤为逆,虚为顺。凡揆度奇恒之法,从太阴之脉开始。脉见克我者为逆,逆就会死;脉见我克者为顺,顺就会活。八风之至,随四时所胜,终而复始,气令失常,逆行一过,不再可数,天人至数之论的要领就是这些。

诊要经终论篇第十六

1. 黄帝问曰:诊要何如? 岐伯对曰:正月二月,天气始方,地气始发,人气在肝。三月四月,天气正方,地气定发,人气在脾。五月六月,天气盛,地气高,人气在头。七月八月,阴气始杀,人气在肺。九月十月,阴气始冰,地气始闭,人气在心。十一月十二月,冰复,地气合,人气在肾。

2. 故春刺散俞,及与分理,血出而止,甚者传气,间者环也。夏刺络俞,见血而止,尽气闭环,痛病必下。秋刺皮肤,循理,上下同法,神变而止。冬刺俞窍于分理,甚者直下,间者散下。

3. 春夏秋冬,各有所刺,法其所在。春刺夏分,脉乱气微,入淫骨髓,病不能愈,令人不嗜食,又且少气。春刺秋分,筋挛,逆气环为咳嗽,病不愈,令人时惊,又且哭。春刺冬分,邪气著藏,令人胀,病不愈,又且欲言语。

4.夏刺春分,病不愈,令人解堕。夏刺秋分,病不愈,令人心中欲无言,惕惕如人将捕之。夏刺冬分,病不愈,令人少气,时欲怒。

5.秋刺春分,病不已,令人惕然欲有所为,起而忘之。秋刺夏分,病不已,令人益嗜卧,又且善梦。秋刺冬分,病不已,令人洒洒时寒。

6.冬刺春分,病不已,令人欲卧不能眠,眠而有见。冬刺夏分,病不愈,气上发为诸痹。冬刺秋分,病不已,令人善渴。

7.凡刺胸腹者,必避五脏。中心者环死,中脾者五日死,中肾者七日死,中肺者五日死,中鬲者皆为伤中,其病虽愈,不过一岁必死。刺避五脏者,知逆从也。所谓从者,鬲与脾肾之处,不知者反之。刺胸腹者,必以布憿著之,乃从单布上刺,刺之不愈复刺。刺针必肃,刺肿摇针,经刺勿摇,此刺之道也。

8.帝曰:愿闻十二经脉之终奈何?岐伯曰:太阳之脉,其终也戴眼反折瘈疭,其色白,绝汗乃出,出则死矣。

9.少阳终者,耳聋,百节皆纵,目睘绝系,绝系一日半死,其死也色先青白,乃死矣。

10.阳明终者,口目动作,善惊妄言,色黄,其上下经盛,不仁则终矣。

11.少阴终者,面黑齿长而垢,腹胀闭,上下不通而终矣。

12.太阴终者,腹胀闭不得息,善噫善呕,呕则逆,逆则面赤,不逆则上下不通,不通则面黑皮毛焦而终矣。

13.厥阴终者,中热嗌干,善溺心烦,甚则舌卷卵上缩而终矣。此十二经之所败也。

【篇目纲要】

本篇共十三节。一、二节阐述人气在四时十二月与五脏的对应关系,指明四时刺法。三至六节指明四时误刺的临床症状。第七节讲述针刺胸腹之道。八至十三节阐释十二经终结的各种临床表现。

【译释】

1.黄帝问:怎样诊度奇恒之要?岐伯回答说:正月二月,天气始正,地之万物发生,人气在肝;三月四月,天地之气正盛,人气在脾;五月六月,天气盛,地气高,人气在头;七月八月,阴气开始肃杀,人气在肺;九月十月,阴气始冰,地气开始闭藏,人气在心;十一月十二月,冰复凝,地气闭合,人气在骨。

2.所以春刺经俞和纹理,血出而止针,严重就会传其所胜,间脏传其所生,间脏病气就会随经脉循环而去;夏刺络穴,见血止针,邪气已尽,周时穴闭,痛病一定自然而下;秋刺皮肤,循皮肤之分理,上下同法,候其神变于未刺之先而止针;冬刺肾与膀胱之俞窍分理,病重就直下其针深取之,疾病间脏而传,就散布其针浅刺之。春夏秋冬,各有所刺之处,取法人气之所在施刺而已。

3. 春刺夏分,伤心脉,脉乱气微,下淫骨髓,疾病不能痊愈,令人不嗜食而少气;春刺秋分,伤肝,筋挛,逆气周及于肺,成为咳嗽;疾病不痊愈,令人不时受惊,肺主悲,故哭;春刺冬分,反导其血气内著,令人腹胀,病不痊愈,喜欢言语。

4. 夏刺春分,疾病不痊愈,令人筋力懈惰;夏刺秋分,疾病不愈,令人心中不想说话,恐如人将捕之;夏刺冬分,病不痊愈,令人少气,不时发怒。

5. 秋刺春分,病不痊愈,令人惕然而惊,喜有所为,起而忘却;秋刺夏分,疾病不愈,令人嗜卧,心虚而神不安,令人喜梦;秋刺冬分,疾病不痊愈,令人洒洒寒栗。

6. 冬刺春分,病不痊愈,令人卧不能眠,眠有怪异之物出现;冬刺夏分,病不痊愈,脉气伤发为诸痹;冬刺秋分,病不痊愈,令人善渴。

7. 凡是针刺胸腹,必当避开五脏。刺中心脏,周环一日之时死;刺中脾脏,五日死;刺中肾脏,七日死;刺中肺脏,五日死;刺中膈就是伤中,病即使痊愈,不超过一年,一定会死。针刺当避五脏,就是晓知逆顺。所谓顺,就是膈连胸胁四周,脾居于中,肾著于脊,不知晓、不避为反。针刺胸腹,必须用布幑著之而后刺,必护心腹,慎风寒,刺后不痊愈,就可再刺。针刺必须谨肃,刺肿摇大针窍,刺经勿摇,这就是针刺之道。

8. 黄帝说:愿听一下十二经脉气尽是怎样的情形? 岐伯说:太阳脉气终,戴眼、反折、瘛疭,面色白,绝汗出,就是津液外亡,津液外脱,血就会内亡而死。

9. 少阳脉气终,耳聋,全身骨节弛缓,眼睛惊视如系绝,眼系绝,不可旋转,一日半死;死时面色先见青白。

10. 阳明脉气尽,嘴和眼动作歪斜,骂詈妄言,面色黄,手足阳明之经都躁动而盛,麻木不仁,就会气终。

11. 少阴脉气终,面色黑,齿长有垢,腹胀闭,心肾上下隔绝而气终。

12. 太阴脉气终,足太阴终,腹胀、闭塞,手太阴气终,呼吸不得喘息,善噫善呕,呕就会上逆,上逆就会面赤,不上逆就上下不通,不通就会面黑,皮毛焦而气终。

13. 厥阴气终,中热嗌干,数溺心烦,严重就舌如卷卵上缩而气终。这就是十二经气尽而败的情形。

卷 第 五

脉要精微论篇第十七

1. 黄帝问曰：诊法何如？岐伯对曰：诊法常以平旦，阴气未动，阳气未散，饮食未进，经脉未盛，络脉调匀，气血未乱，故乃可诊有过之脉。

2. 切脉动静，而视精明，察五色，观五脏有余不足，六腑强弱，形之盛衰，以此参伍，决死生之分。

3. 夫脉者，血之府也。长则气治，短则气病，数则烦心，大则病进，上盛则气高，下盛则气胀，代则气衰，细则气少，涩则心痛，浑浑革革至如涌泉，病进而色弊。绵绵其去如弦绝，死。

4. 夫精明五色者，气之华也。赤欲如白裹朱，不欲如赭；白欲如鹅羽，不欲如盐；青欲如苍璧之泽，不欲如蓝；黄欲如罗裹雄黄，不欲如黄土；黑欲如重漆色，不欲如地苍。五色精微象见矣，其寿不久也。夫精明者，所以视万物，别白黑，审短长。以长为短，以白为黑，如是则精衰矣。

5. 五脏者，中之守也。中盛脏满，气胜伤恐者，声如从室中言，是中气之湿也。言而微，终日乃复言者，此夺气也。衣被不敛，言语善恶，不避亲疏者，此神明之乱也。仓廪不藏者，是门户不要也。水泉不止者，是膀胱不藏也。得守者生，失守者死。

6. 夫五脏者，身之强也。头者，精明之府，头倾视深，精神将夺矣。背者，胸中之府，背曲肩随，府将坏矣。腰者，肾之府，转摇不能，肾将惫矣。膝者，筋之府，屈伸不能，行则偻附，筋将惫矣。骨者，髓之府，不能久立，行则振掉，骨将惫矣。得强则生，失强则死。

7. 岐伯曰：反四时者，有余为精，不足为消。应太过，不足为精；应不足，有余为消。阴阳不相应，病名曰关格。

8. 帝曰：脉其四时动奈何？知病之所在奈何？知病之所变奈何？知病乍在内奈何？知病乍在外奈何？请问此五者可得闻乎？岐伯曰：请言其与天运转大也。万物之外，六合之内，天地之变，阴阳之应，彼春之暖，为夏之暑，彼秋之忿，为冬之怒，四变之动，脉与之上下。以春应中规，夏应中矩，秋应中衡，冬应中权。是故冬至四十五日，阳气微上，阴气微下。夏至四十五日，阴气微上，阳气微下。阴阳有时，与脉为期，期而相失，知脉所分，分之有期，故知死时。微妙在脉，不可不察，察之有纪,从阴阳始,始之有经,从五行生,生之有度,四时为宜。补泻勿失,与天地如一,得一之情,以知死生。是故声合五音,色合五行,脉合阴阳。

9.是知阴盛则梦涉大水恐惧,阳盛则梦大火燔灼,阴阳懼①盛则梦相杀毁伤;上盛则梦飞,下盛则梦堕;其饱则梦予,甚饥则梦取;肝气盛则梦怒,肺气盛则梦哭;短虫多则梦聚众,长虫多则梦相击毁伤。

10.是故持脉有道,虚静为保。春日浮,如鱼之游在波;夏日在肤,泛泛乎万物有余;秋日下肤,蛰虫将去;冬日在骨,蛰虫周密,君子居室。故曰,知内者,按而纪之;知外者,终而始之。此六者,持脉之大法。

11.心脉搏坚而长,当病舌卷不能言;其软而散者,当消环自已。

12.肺脉搏坚而长,当病唾血;其耎而散者,当病灌汗,至令不复散发也。

13.肝脉搏坚而长,色不青,当病坠若搏,因血在胁下,令人喘逆;其耎而散色泽者,当病溢饮。溢饮者,渴暴多饮,而易入肌皮肠胃之外也。

14.胃脉搏坚而长,其色赤,当病折髀;其耎而散者,当病食痹。

15.脾脉搏坚而长,其色黄,当病少气;其耎而散,色不泽者,当病足胻肿,若水状也。

16.肾脉搏坚而长,其色黄而赤者,当病折腰;其耎而散者,当病少血,至令不复也。

17.帝曰:诊得心脉而急,此为何病?病形何如?岐伯曰:病名心疝,少腹当有形也。帝曰:何以言之?岐伯曰:心为牡脏,小肠为之使,故曰少腹当有形也。

18.帝曰:诊得胃脉,病形何如?岐伯曰:胃脉实则胀,虚则泄。帝曰:病成而变何谓?岐伯曰:风成为寒热,瘅成为消中,厥成为巅疾,久风为飧泄,脉风成为疬。病之变化,不可胜数。

19.帝曰:诸痈肿筋挛骨痛,此皆安生?岐伯曰:此寒气之肿,八风之变也。帝曰:治之奈何?岐伯曰:此四时之病,以其胜治之愈也。

20.帝曰:有故病五脏发动,因伤脉色,各何以知其久暴至之病乎?岐伯曰:悉乎哉问也!征其脉小色不夺者,新病也;征其脉不夺其色夺者,此久病也;征其脉与五色俱夺者,此久病也;征其脉与五色俱不夺者,新病也。

21.肝与肾脉并至,其色苍赤,当病毁伤,不见血,已见血,湿若中水也。

22.尺内两傍,则季胁也,尺外以候肾,尺里以候腹。中附上,左外以候肝,内以候鬲;右外以候胃,内以候脾。上附上,右外以候肺,内以候胸中;左外以候心,内以候膻中。前以候前,后以候后。上竟上者,胸喉中事也;下竟下者,少腹腰股膝胫足中事也。

23.粗大者,阴不足阳有余,为热中也。

24.来疾去徐,上实下虚,为厥巅疾。

25. 来徐去疾,上虚下实,为恶风也。故中恶风者,阳气受也。

26. 有脉俱沉细数者,少阴厥也。

27. 沉细数散者,寒热也。

28. 浮而散者,为眴仆。

29. 诸浮不躁者皆在阳,则为热;其有躁者在手,诸细而沉者皆在阴,则为骨痛;其有静者在足。

30. 数动一代者,病在阳之脉也,泄及便脓血。

31. 诸过者切之,涩者阳气有余也,滑者阴气有余也。阳气有余,为身热无汗;阴气有余,为身寒多汗;阴阳有余,则无汗而寒。

32. 推而外之,内而不外,有心腹积也;推而内之,外而不内,身有热也。

33. 推而上之,上而不下,腰足清也;推而下之,下而不上,头项痛也。

34. 按之至骨,脉气少者,腰脊痛而身有痹也。

校:①"懼"应为"俱"。

【篇目纲要】

本篇共三十四节。一至六节阐释诊法应注意的方方面面。七至九节阐释四时之脉有余不足的临床症状与阴阳五色五音之间的对应关系。十至三十四节分别阐释持脉之道和临床色脉所对应的症状。

【译释】

1. 黄帝问道:诊脉之法是什么？岐伯回答说:诊脉之法经常在早晨,营气没有动作,卫气没有散乱,饮食没有进口,经脉没有盛壮,络脉调匀,气血不乱,所以就可以诊察有过之脉。

2. 按索脉之阴阳,诊察眼之神气,察视面之五色生克,观五脏有余不足,六腑强弱,形体盛衰,以此参伍比照,决断生死分别。

3. 脉是血府。脉长气就冲和,脉短气就不足,脉数就烦心,脉大病加重,上盛就气高,下盛就气胀,脉代就气衰,脉细就气少,脉涩痛,至数不明弦坚如涌泉出而不返,病情加重,色加憔弊。脉微微似有,或断如弦绝,就会死。

4. 精明五色,是气的精华。赤喜如帛裹朱,不喜如赭色;白色喜如鹅羽,不喜如盐之色;青喜如苍璧之泽,不喜如蓝之色;黄喜如罗裹雄黄,不喜如黄土之色;黑喜如重漆之色,不喜如地苍之色。五色精微之败象出现,寿命不会久长。精明就是用来察视万物,分别白黑,审知短长的。把长当成短,把白看成黑,这样就是精衰神散。

5. 五脏是中气五神安守之所。腹中盛,脏气胀满,气盛伤恐,发声如从室中所言,这是中气之湿所致。言微音细,声断不接续,言而复言,这是正气被夺。衣被不知敛束,言语善恶不避亲疏,这是神明昏乱。脾胃不藏,这是因为门户不能禁要。水泉下注不止,这是因为膀胱不能闭藏。五脏得守则生,失守如上则死。

6.五脏藏神,为身强之主。头是精明之府,头偏倾,目陷无光,精神将要被夺;后背是胸中之府,背曲肩随而乘,胸臆将坏;腰是肾之府,转摇不随,肾脏将病;膝是筋之府,屈伸不随,肝脏将病;骨是髓之府,不能久站,行走就会摇摆,骨将生病。得五神之强则活,失五神之强则死。

7.岐伯说:脉与四时相反,有余为精胜,不足为消损。脉与四时相应太过,不足为精胜;脉与四时相应不及,有余为消损。阴阳经脉各不相应,病名叫关格。

8.黄帝说:脉四时动作是怎么回事?怎样晓知疾病之所在?怎样晓知疾病之所变?怎样知晓疾病发生在内部?怎样知晓疾病发生在外部?请问可以讲一讲这五个方面吗?岐伯说:让我讲一讲人体阴阳升降与天道运转之大相合的情形。万物之外,六合之内,天地之变,阴阳之应,彼春之暖,为夏之暑,彼秋之忿,为冬之怒。四变之动,脉随其与之上下。因为与春相应合乎规,与夏相应合乎矩,与秋相应合乎衡,与冬相应合乎权。所以冬至四十五天,阳气微上,阴气微下;夏至四十五天,阴气微上,阳气微下。阴阳有四时之变,脉与之相应合有四时之期,脉与四时之应期相分期,晓知脉衰王之期,就可知死生之时。微妙在脉,不可不体察,察脉有纲纪,从阴阳开始,本始有经脉,从五行产生,五行所生各有法度,四时生王各有其宜。不足当补,有余当泻,与天地之道如一,得此一者之情,因而可以晓知此生;所以声合五音,色合五行,脉和阴阳。

9.因此可以晓知阴盛就会梦涉大水恐惧,阳盛就会梦大火燔灼,阴阳齐盛就会梦相杀毁伤;身体上盛就会梦飞,身体下盛就会梦坠;饱甚就梦给予,饥甚就梦索取;肝气盛就梦发怒,肺气盛就梦悲哭;短虫多久梦聚集,长虫多久梦相击毁伤。

10.因此持脉有法,虚心凝静是准确诊断脉象的保证。春季脉浮,如鱼游在水波之间;夏季在皮肤,脉气泛泛大盛像万物有余;秋季在皮肤下,像是蛰虫即将离去;冬季在骨,像蛰虫深藏周密,君子居室不出。所以说晓知脉气在内,按切为之纲纪,晓知脉气在外,以五色终而复始。这六个方面是持脉的大法。

11.心脉搏坚而长,当发舌卷不能言语之症;脉软而散,当经气如环一周,火王自行消散。

12.肺脉搏坚且长,当病发唾血之疾;脉软而散,当病发灌汗之疾,至令肺气不复通调而发散。

13.肝脉搏坚而长,面色不青,当病坠若搏,因血在胁下,令人喘逆;脉软而散,面色浮泽,当病发溢饮。溢饮就是大渴暴饮,易入肌皮之中、肠胃之外。

14.胃脉搏坚而长,面色赤,当发病痛髀如折;脉软而散,当发病即气逆之食痹之症。

15. 脾脉搏坚而长,面色发黄,当病发少气之症;脉软而散,色不润泽,当病发胻若水之症。

16. 肾脉搏坚而长,面色发黄、发赤,当病发腰痛如折;脉软而散,当病发少血,至令不复化赤为血之症。

17. 黄帝说:诊得心脉紧急,这是什么病? 岐伯说:病名叫心疝,少腹应当有形。黄帝说:凭什么这么说? 岐伯说:心是牡脏,小肠为心之使,所以说少腹应当有形。

18. 黄帝说:诊得胃脉的病形是什么情况? 岐伯回答说:胃脉实就胀满,虚就下泄。黄帝说:病已形成却变成他病是什么情形? 岐伯说:风变为寒热之症,湿热变成消中,气逆变成癫疾,久风变成飧泄之症,风客于脉,久而不去则肌肉败坏为疠。疾病变化,不可胜数。

19. 黄帝说:各种痈肿筋挛骨痛之疾,都是怎么生成的? 岐伯说:这是寒气之肿,八风所变而成。黄帝说:怎么医治? 岐伯说:这是四时之病,用五行气味之胜治之则愈。

20. 黄帝说:有旧病因五脏发送而伤脉色,各凭什么晓知久病不是暴至之病? 岐伯回答说:问得全面啊! 症状不明显并且脉小,气色不夺,是新病;症状和脉气不夺,面色夺,这是久病。症状、脉气和面色全夺,这是久病;症状、脉气和面色都不夺,是新病。

21. 肝脉、肾脉并至,面色苍赤,当病发毁伤不见血之因,已见血泄,是湿气和水在腹中。

22. 尺泽内两旁是季肋,尺外候肾,尺里候腹。左关脉外候肝,内候膈;右关脉外候胃,内候脾。右寸脉外候肺,内候胸中;左寸脉外候心,内候膻中。前因之候前,后因之候后。上尽于上,胸喉中之事;下尽于下,少腹腰股膝胫足中之事。

23. 脉洪大是阴不足,阳有余,是热中之疾。

24. 脉来疾去徐,是上实下虚,寒厥癫疾之症。

25. 脉来徐去疾,是上虚下实,恶风之症。所以恶风中人,阳气受之。

26. 脉来沉细数,是少阴阳厥之疾。

27. 脉来沉细数散,是寒热之症。

28. 脉来浮散,为头眩仆倒之兆。

29. 脉浮不躁在足阳经,就发热;脉躁在手阳经,脉细而沉都在阴经,就发骨痛之疾;脉安静在足阴经。

30. 脉数动一代,病在阳之脉,病发溏泄及便脓血之症。

31. 切按因诸邪所伤而成有过之脉,脉涩阳气有余,脉滑阴气有余。阳气有余,成身热无汗之疾;阴气有余,成身寒多汗之疾;阴阳有余,就会无汗而身寒。

32. 向外按脉,脉偏盛向内而不外,邪在心腹之间而成积;向内按脉,脉偏盛向外而不内,邪在外而身有热。

33.向上按脉,脉上盛不下,腰足清冷;向下按脉,脉下盛不上,头顶疼痛。

34.按脉至骨,脉气少,腰脊痛,身有寒痹。

平人气象论篇第十八

1.黄帝问曰:平人何如? 岐伯对曰:人一呼脉再动,一吸脉亦再动,呼吸定息脉五动,闰以太息,命曰平人。平人者,不病也。常以不病调病人,医不病,故为病人平息以调之为法。

2.人一呼脉一动,一吸脉一动,曰少气。

3.人一呼脉三动,一吸脉三动而躁,尺热曰病温;尺不热,脉滑曰病风;脉涩曰痹。

4.人一呼吸脉四动以上曰死,脉绝不至曰死,乍疏乍数曰死。平人之常气禀于胃,胃者平人之常气也。人无胃气曰逆,逆者死。

5.春胃微弦曰平,弦多胃少曰肝病,但弦无胃曰死,胃而有毛曰秋病,毛甚曰今病。脏真散于肝,肝藏筋膜之气也。

6.夏胃微钩曰平,钩多胃少曰心病,但钩无胃曰死,胃而有石曰冬病,石甚曰今病。脏真通于心,心藏血脉之气也。

7.长夏胃微软弱曰平,弱多胃少曰脾病,但代无胃曰死。软弱有石曰冬病,弱甚曰今病。脏真濡于脾,脾藏肌肉之气也。

8.秋胃微毛曰平,毛多胃少曰肺病,但毛无胃曰死。毛而有弦曰春病,弦甚曰今病。脏真高于肺,以行荣卫阴阳也。

9.冬胃微石曰平,石多胃少曰肾病,但石无胃曰死。石而有钩曰夏病,钩甚曰今病。脏真下于肾,肾藏骨髓之气也。

10.胃之大络,名曰虚里,贯鬲络肺,出于左乳下,其动应衣,脉宗气也。盛喘数绝者,则病在中;结而横,有积矣;绝不至曰死。乳之下,其动应衣,宗气泄也。

11.欲知寸口太过与不及,寸口之脉中手短者,曰头痛;寸口脉中手长者,曰足胫痛;寸口脉中手促上击者,曰肩背痛;寸口脉沉而坚者,曰病在中;寸口脉浮而盛者,曰病在外;寸口脉沉而弱,曰寒热及疝瘕少腹痛;寸口脉沉而横,曰胁下有积,腹中有横积痛;寸口脉沉而喘,曰寒热。脉盛滑坚者,曰病在外;脉小实而坚者,曰病在内。脉小弱以涩,谓之久病;脉滑浮而疾者,谓之新病。脉急者,曰疝瘕少腹痛;脉滑曰风;脉涩曰痹;缓而滑曰热中;盛而紧曰胀。

12.脉从阴阳,病易已;脉逆阴阳,病难已。

13.脉得四时之顺,曰病无他;脉反四时及不间脏,曰难已。

14.臂多青脉,曰脱血。尺脉缓涩,谓之解㑊安卧。尺热脉盛,谓之脱血。尺涩脉滑,谓之多汗。尺寒脉细,谓之后泄。脉尺粗常热者,谓之热中。

15.肝见庚辛死,心见壬癸死,脾见甲乙死,肺见丙丁死,肾见戊己死,是谓真脏见皆死。

16.颈脉动喘疾咳,曰水。目裹微肿,如卧蚕起之状,曰水。溺黄赤安卧者,黄疸。已食如饥者,胃疸。面肿曰风。足胫肿曰水。目黄者,曰黄疸。

17.妇人手少阴脉动甚者,妊子也。

18.脉有逆从四时,未有脏形,春夏而脉瘦,秋冬而脉浮大,命曰逆四时也。

19.风热而脉静,泄而脱血脉实,病在中脉虚,病在外脉涩坚者,皆难治,命曰反四时也。

20.人以水谷为本,故人绝水谷则死,脉无胃气亦死。所谓无胃气者,但得真脏脉,不得胃气也。所谓脉不得胃气者,肝不弦,肾不石也。

21.太阳脉至,洪大以长;少阳脉至,乍数乍疏,乍短乍长;阳明脉至,浮大而短。

22.夫平心脉来,累累如连珠,如循琅玕,曰心平,夏以胃气为本。病心脉来,喘喘连属,其中微曲,曰心病。死心脉来,前曲后居,如操带钩,曰心死。

23.平肺脉来,厌厌聂聂,如落榆荚,曰肺平,秋以胃气为本。病肺脉来,不上不下,如循鸡羽,曰肺病。死肺脉来,如物之浮,如风吹毛,曰肺死。

24.平肝脉来,软弱招招,如揭长竿末梢,曰肝平,春以胃气为本。病肝脉来,盈实而滑,如循长竿,曰肝病。死肝脉来,急益劲,如新张弓弦,曰肝死。

25.平脾脉来,和柔相离,如鸡践地,曰脾平,长夏以胃气为本。病脾脉来,实而盈数,如鸡举足,曰脾病。死脾脉来,锐坚如乌之喙,如鸟之距,如屋之漏,如水之流,曰脾死。

26.平肾脉来,喘喘累累如钩,按之而坚,曰肾平,冬以胃气为本。病肾脉来,如引葛,按之益坚,曰肾病。死肾脉来,发如夺索,辟辟如弹石,曰肾死。

【篇目纲要】

本篇共二十六节。阐释平人和病人脉象、气象的临床症状。

【译释】

1.黄帝问:平人是什么脉象?岐伯回答说:人一呼脉动二次,一吸脉也动二次,呼吸定息,脉动五次,闰以太息,名叫平人之脉。平人就是无病。通常依据无病之人的身体状况调治病人,医者无病,所以可为病人按无病之法来调息。

2.人一呼脉一动,一吸脉一动,叫少气。

3.人一呼脉三动,一吸脉三动而躁,尺脉热叫病温;尺脉不热,脉滑叫病风;脉涩叫痹。

4.人一呼吸四动以上叫死脉,脉绝不来叫死脉,乍疏乍数叫死脉。平人的常气受于胃,人无胃气叫逆,逆就会死。

5.春季胃脉微弦是平脉,弦多胃脉少是肝病,只有弦脉没有胃脉是死脉。胃脉有毛是秋病,毛甚是今病。肝气像阳之散发,肝藏筋膜之气。

6.夏季胃脉微钩是平脉,钩多胃脉少是心病,只有钩脉无胃脉是死脉。胃脉有石是冬病,石甚是今病。心脏像阳气之炎盛,心藏血脉之气。

7.长夏胃脉微软弱是平脉,弱多胃脉少是脾病,只有代脉没有胃脉是死脉。脉软弱有石是冬病,弱甚是今病。脏真之气濡于脾,脾藏肌肉之气。

8.秋季胃脉微毛是平脉,毛多胃脉少是肺病,只有毛脉无胃脉是死脉。毛中有弦是春病,弦甚是今病。脏真之气高于肺,而行营卫阴阳。

9.冬季胃脉微石是平脉,石脉多胃脉少是肾病,只有石脉无胃脉是死脉。石脉中见钩脉是夏病,钩甚是今病。脏真之气下于肾,肾藏骨髓之气。

10.胃之大络名是虚里,贯膈络肺,出于左乳下,其动应于衣。是经脉的宗气。大喘数急断绝,疾病在中;脉结腹中有积居;脉绝不至是死脉。左乳下虚里脉动应衣,是宗气泄溢。

11.想要知晓寸口脉太过和不及的情形:寸口脉中手短是头痛,寸口脉中手长是足胫痛,寸口脉中手促上击是肩背痛,寸口脉沉而坚是病在中,寸口脉浮而盛是病在外,寸口脉沉而弱是寒热之疾和疝瘕少腹痛。寸口脉沉而横,是胁下有积,腹中有横积痛。寸口脉沉而喘,是寒热之症。脉盛滑坚是病在外,脉小实而坚是病在内。脉小弱且涩是久病,脉滑浮且疾是新病。脉急是疝瘕少腹痛,脉滑是风,脉涩是痹,缓而滑是热中,盛且紧是胀。

12.脉顺阴阳,病容易痊愈;脉逆阴阳,病难以痊愈。

13.脉得四时之顺,是没有别的疾病;脉与四时相反又不间脏,疾病难以痊愈。

14.臂内多青脉,是脱血;尺脉缓涩,懒惰安卧;安卧脉盛,是阴虚脱血之症;尺肤涩尺脉滑,是多汗之症;尺肤寒尺脉细,是脾肾虚寒后泄之症;脉之尺部皮肤粗且常热,是热中之症。

15.真肝脉见庚辛日死,真心脉见壬癸日死,真脾脉见甲乙日死,真肺脉见丙丁日死,真肾脉见戊己日死。这就是说真脏脉见都得死。

16.颈阳明人迎动脉动,喘急疾咳,是水气上逆之疾;目下微肿,如卧蚕起之状,是水气涉及脾胃之疾;尿黄赤安卧,是黄疸之疾;阳受风邪,面肿是风疾;足胫肿是阴受湿邪之疾;目黄是黄疸之疾。

17. 妇人手少阴脉内盛动甚,是怀孕之兆。

18. 脉有逆顺四时,没有真脏脉形,但春夏脉瘦,秋冬脉浮大,叫脉逆四时。

19. 风热脉当躁而反静,泄而脱血,当脉虚却反实,病邪在内,当脉实却反虚,病气在外,当脉虚滑却反涩坚,都难医治,名叫反四时。

20. 人以水谷为本,所以人绝水谷就会死亡,脉无脉气也会死亡。所谓无胃气就是只得真脏脉,不得胃气。所谓脉不得胃气,就是肝不弦、肾不石。

21. 太阳脉至,洪大且长;少阳脉至,乍数乍疏,乍短乍长;阳明脉至,浮大且短。

22. 平心脉来,累累如连珠,如循琅玕,是心脉之平常之脉,夏季以胃气为本。病心脉来,喘喘连属,钩多胃少,是心病;死心脉来,前钩后直,如操带钩,是心脉死。

23. 平肺脉来,厌厌聂聂,如众苗齐秀,如落榆荚,轻浮和缓,是肺脉之平常之脉,秋以胃气为本;病肺脉来,不上不下,往来涩滞,如循鸡羽,是肺病;死肺脉来,如物之浮,空虚无根,如风吹毛,是肺脉死。

24. 平肝脉来,和缓弦长,如高举长杆末梢,是肝脉平脉,春以胃气为本;病肝脉来,满实而滑,弦之太过,如循长杆,是肝病;死肝脉来,劲急如新张弓弦,是肝脉死。

25. 平脾脉来,雍容不迫,匀净分明,如鸡践地,是脾脉平脉,长夏以胃气为本;病脾脉来,实而盈数,强急不和,如鸡举足,轻疾不缓,是脾病;死脾脉来,坚锐不柔,如乌之喙,如鸟之距,如屋之漏,点滴无序,如水之流,去而不返,是脾脉死。

26. 平肾脉来,喘喘累累如心之钩,按之坚石且和,是肾脉平脉,冬以胃气为本;病肾脉来,脉如引葛,坚搏牵连,按之益坚,石多不和,是肾病;死肾脉来,发如夺索,犹蛇逃走,辟辟如弹石,急促且坚,是肾脉死。

卷 第 六

玉机真脏论篇第十九

1. 黄帝问曰:春脉如弦,何如而弦? 岐伯对曰:春脉者,肝也,东方木也,万物之所以始生也,故其气来,耎弱轻虚而滑,端直以长,故曰弦,反此者病。帝曰:何如而反? 岐伯曰:其气来实而强,此谓太过,病在外,其气来不实而微,此谓不及,病在中。帝曰:春脉太过与不及,其病皆何如? 岐伯曰:太过则令人善忘,忽忽眩冒而巅疾;其不及则令人胸痛引背,下则两胁胠满。

2. 帝曰:善。夏脉如钩,何如而钩? 岐伯曰:夏脉者心也,南方火也,万物之所以盛长也,故其气来盛去衰,故曰钩,反此者病。帝曰:何如而反? 岐伯曰:其气来盛去亦盛,此谓太过,病在外;其气来不盛去反盛,此谓不及,病在中。帝曰:夏脉太过与不及,其病皆何如? 岐伯曰:太过则令人身热而肤痛,为浸淫;其不及,则令人烦心,上见咳唾,下为气泄。

3. 帝曰:善。秋脉如浮,何如而浮? 岐伯曰:秋脉者肺也,西方金也,万物之所以收成也,故其气来,轻虚以浮,来急去散,故曰浮,反此者病。帝曰:何如而反? 岐伯曰:其气来,毛而中央坚,两傍虚,此谓太过,病在外;其气来,毛而微,此谓不及,病在中。帝曰:秋脉太过与不及,其病皆何如? 岐伯曰:太过则令人逆气而背痛,愠愠然;其不及则令人喘,呼吸少气而咳,上气见血,下闻病音。

4. 帝曰:善。冬脉如营,何如而营? 岐伯曰:冬脉者肾也,北方水也,万物之所以合藏也,故其气来沉以搏,故曰营,反此者病。帝曰:何如而反? 岐伯曰:其气来如弹石者,此谓太过,病在外;其去如数者,此谓不及,病在中。帝曰:冬脉太过与不及,其病皆何如? 岐伯曰:太过则令人解㑊,脊脉痛而少气,不欲言;其不及,则令人心悬如病饥,䏚中清,脊中痛,少腹满,小便变赤黄。帝曰:善。

5. 帝曰:四时之序,逆从之变异也,然脾脉独何主? 岐伯曰:脾脉者土也,孤脏以灌四傍者也。帝曰:然则脾善恶,可得见之乎? 岐伯曰:善者不可得见,恶者可见。帝曰:恶者何如可见? 岐伯曰:其来如水之流者,此谓太过,病在外;如乌之喙者,此谓不及,病在中。帝曰:夫子言脾为孤脏,中央土以灌四傍,其太过与不及,其病皆何如? 岐伯曰:太过则令人四肢不举,其不及,则令人九窍不通,名曰重强。

6. 帝瞿然而起,再拜而稽首曰:善。吾得脉之大要,天下至数,五色脉变,揆度奇恒,道在于一。神转不回,回则不转,乃失其机。至数之要,迫近以微,著之玉版,藏之于府,每旦读之,名曰玉机。

7.五脏受气于其所生,传之于其所胜,气舍于其所生,死于其所不胜。病之且死,必先传行至其所不胜,病乃死,此言气之逆行也,故死。肝受气于心,传之于脾,气舍于肾,至肺而死。心受气于脾,传之于肺,气舍于肝,至肾而死。脾受气于肺,传之于肾,气舍于心,至肝而死。肺受气于肾,传之于肝,气舍于脾,至心而死。肾受气于肝,传之于心,气舍于肺,至脾而死。此皆逆死也。一日一夜五分之,此所以占死生之早暮也。

8.黄帝曰:五脏相通,移皆有次,五脏有病,则各传其所胜。不治,法三月若六月,若三日若六日,传五脏而当死。是顺传所胜之次。故曰:别于阳者,知病从来;别于阴者,知死生之期。言知至其所困而死。

9.是故风者百病之长也。今风寒客于人,使人毫毛毕直,皮肤闭而为热,当是之时,可汗而发也。或痹不仁肿痛,当是之时,可汤熨及火灸刺而去之。弗治,病入舍于肺,名曰肺痹,发咳上气。弗治,肺即传而行之肝,病名曰肝痹,一名曰厥,胁痛出食,当是之时,可按若刺耳。弗治,肝传之脾,病名曰脾风,发瘅,腹中热,烦心出黄,当此之时,可按可药可浴。弗治,脾传之肾,病名曰疝瘕,少腹冤热而痛,出白,一名曰蛊,当此之时,可按可药。弗治,肾传之心,病筋脉相引而急,病名曰瘛,当此之时,可灸可药。弗治,满十日,法当死。肾因传之心,心即复反传而行之肺,发寒热,法当三岁死,此病之次也。

10.然其卒发者,不必治于传,或其传化有不以次,不以次入者,忧恐悲喜怒,令不得以其次,故令人有大病矣。因而喜大虚则肾气乘矣,怒则肝气乘矣,悲则肺气乘矣,恐则脾气乘矣,忧则心气乘矣,此其道也。故病有五,五五二十五变,及其传化。传,乘之名也。

11.大骨枯槁,大肉陷下,胸中气满,喘息不便,其气动形,期六月死,真脏脉见,乃予之期日。大骨枯槁,大肉陷下,胸中气满,喘息不便,内痛引肩项,期一月死,真脏见,乃予之期日。大骨枯槁,大肉陷下,胸中气满,喘息不便,内痛引肩项,身热脱肉破䐃,真脏见,十日之内死。大骨枯槁,大肉陷下,肩髓内消,动作益衰,真脏未见,期一岁死,见其真脏,乃予之期日。大骨枯槁,大肉陷下,胸中气满,腹内痛,心中不便,肩项身热,破䐃脱肉,目眶陷,真脏见,目不见人,立死,其见人者,至其所不胜之时则死。

12.急虚身中卒至,五脏绝闭,脉道不通,气不往来,譬于堕溺,不可为期。其脉绝不来,若人一息五六至,其形肉不脱,真脏虽不见,犹死也。

13.真肝脉至,中外急,如循刀刃责责然,如按琴瑟弦,色青白不泽,毛折,乃死。真心脉至,坚而搏,如循薏苡子累累然,色赤黑不泽,毛折,乃死。真肺脉至,大而虚,如以毛羽中人肤,色白赤不泽,毛折,乃死。真肾脉至,搏而绝,如指弹石辟辟然,色黑黄不泽,毛折,乃死。真脾脉至,弱而乍数乍疏,色黄青不泽,毛折,乃死。诸真脏脉见者,皆死不治也。

14. 黄帝曰:见真脏曰死,何也? 岐伯曰:五脏者皆禀气于胃。胃者,五脏之本也。脏气者,不能自致于手太阴,必因于胃气,乃至于手太阴也。故五脏各以其时,自为而至于手太阴也。故邪气胜者,精气衰也,故病甚者,胃气不能与之俱至于手太阴,故真脏之气独见。独见者,病胜脏也,故曰死。帝曰:善。

15. 黄帝曰:凡治病,察其形气色泽,脉之盛衰,病之新故,乃治之,无后其时。形气相得,谓之可治;色泽以浮,谓之易已;脉从四时,谓之可治;脉弱以滑,是有胃气,命曰易治,取之以时。形气相失,谓之难治;色夭不泽,谓之难已;脉实以坚,谓之益甚;脉逆四时,为不可治。必察四难,而明告之。

16. 所谓逆四时者,春得肺脉,夏得肾脉,秋得心脉,冬得脾脉,其至皆悬绝沉涩者,命曰逆四时。未有脏形,于春夏而脉沉涩,秋冬而脉浮大,名曰逆四时也。

17. 病热脉静,泄而脉大,脱血而脉实。病在中,脉实坚;病在外,脉不实坚者,皆难治。

18. 黄帝曰:余闻虚实以决死生,愿闻其情。岐伯曰:五实死,五虚死。帝曰:愿闻五实五虚。岐伯曰:脉盛,皮热,腹胀,前后不通,闷瞀,此谓五实;脉细,皮寒,气少,泄利前后,饮食不入,此谓五虚。帝曰:其时有生者何也? 岐伯曰:浆粥入胃,泄注止,则虚者活;身汗得后利,则实者活。此其候也。

【篇目纲要】

　　本篇共十八节。阐释真脏脉的各种脉象和四时气象、色象在临床上的症状。

【译释】

　　1. 黄帝问:春脉如弓弦,如弓弦是什么情形? 岐伯回答说:春脉是肝脉,是东方木,万物之所以开始发生,所以脉来软弱轻虚而滑,弦中自有和意,端直且长,所以弦,与此相反则病。黄帝问:什么情形是反? 岐伯说:脉来实强,弦脉太过,病发在外;脉来不实且微,弦脉不及,病发在中。黄帝说:春脉太过和不及,是怎样的病情? 岐伯说:太过因邪在胆少阳经,就会令人善忘,忽忽眩冒且发癫疾;不及就会令人胸痛引背,两胁胀满。

　　2. 黄帝说:好。夏脉如钩,如钩是什么情形? 岐伯说:夏脉是心脉,属南方火,万物之所以盛长,所以气来盛去衰,所以脉钩,与此相反则病。黄帝说:怎么是相反? 岐伯说:气来盛去也盛,这是太过,病发在外;气来不盛,去反盛,这是不及,发病在中。黄帝说:夏脉太过和不及,都是怎样的病情? 岐伯说:太过就会令人身热且肤痛,是浸淫流布于形体;不及就会令人心烦,上见咳唾,下为不固且气泄。

　　3. 黄帝说:好。秋脉如浮,如浮是什么情形? 岐伯说:秋脉是肺脉,属西方金,万物之所以收成，所以气来轻虚且浮，来急去散，所以脉浮，与此相反则病。黄帝说：相反是什么情形？岐伯说：气来毛，中央坚，两旁虚，这是太过，病在外；气来毛且微，这是不及，病在中。黄帝说：秋脉太过和不及，病情都是什么情形？岐伯说：太过就会令人气逆且背痛，悲郁不舒；不及就会令人喘咳短气，呼吸少气而咳，阴虚内损，上气见血，喘息则喉间有声。黄帝说：好。

4. 冬脉如营，如营是什么情形？岐伯说：冬脉是肾，属北方水，万物之所以合藏，所以脉来沉且搏，是营聚，与此相反则病。黄帝说：相反是什么情形？岐伯说：气来如弹石是太过，病在外；气去如数是不及，病在中。黄帝说：冬脉太过与不及，发病都是怎样的情形？岐伯说：太过就会令人懈惰安卧，脊脉痛且少气，不愿说话；不及就会令人心悬怵如病饥，季胁下空软之处清冷，脊中痛，少腹胀满，小便不正常。黄帝说：好。

5. 黄帝说：四时之序，逆顺之变不同，但脾脉独主何时？岐伯说：脾脉属土，是孤脏以灌四旁。黄帝说：这样脾脉善恶的情形可以呈现吗？岐伯说：善者不可得见，恶可以见。黄帝说：恶的哪些情形可以呈现？岐伯说：脉来如流水，这是太过，病在外；脉来如鸟之喙，这是不及，病发在中。黄帝说：夫子说脾是孤脏，是中央土并灌注四肢，太过和不及的情形是什么？岐伯说：太过就会令人四肢不举，不及就会令人九窍不通，名叫气不柔和、沉重拘强。

6. 黄帝敬然而起，受道再拜而稽首说：好。我得道脉之大法，天下至理，五色脉变，揆度奇恒，至理在一，五气循环，不愆其期，神转不回，若却而回返，则不能运转，就会失去生机。得至数之要法，切近且微妙，著之玉版以传不朽，藏在府库之内，以志不忘，每朝阅读，名叫玉机。

7. 五脏受病气于己所生，传之于己所克，气舍于生己，死于克己。病之将死，必定先传行，传到己所不胜，病就会死，这说的是气逆行，所以死。肝受气于心，传之于脾，气舍于肾，到肺就死；心受气于脾，传之于肺，气舍于肝，至肾就死；脾受气于肺，传之于肾，气舍于心，至肝而死；肺受气于肾，传之于肝，气舍于脾，至心而死；肾受气于肝，传之于心，气舍于肺，至脾而死。这都是逆死。一日一夜五行之次，有胜有克，这就是所以占卜死生早晚的根据。

8. 黄帝说：五脏相通，移传都有次序，五脏有病，就会各传其所克。若不早治，在法当三个月，六个月，三天，六天，五脏传遍当死，这是顺传所克的次序。所以说：分辨阳外，知病从来，察其根本，知死生之期。说的是晓知至其所困而死。

9. 所以风是百病之长。现在风寒之邪客于人身，使人毫毛毕直，玄府密闭而生热，当是之时，可以发汗而解。或为诸痹，或为不仁，或为肿痛，当是之时，可用汤熨灸刺之法，除去经络之疾。不及时医治，风寒入舍于肺，名叫肺痹，咳则气上；不及时疗治，肺就传行到肝，病名肝痹，另一名称叫逆，胁痛食入腹则出，当时之时，可以按摩导引,可以针刺,则肝邪散厥逆平;不及时医治,肝邪传脾,病名脾风,病发黄瘅,在内则腹中热且烦心,在外则肌体出黄,这个时候,可以按摩导引,可以饮用汤药,可以汤液浴洗以去其内外之热;不及时医治,脾邪传肾,病名叫疝瘕,少腹闷热甚痛,尿出白浊,另一名称叫蛊,这个时候,可以按摩导引,可以饮用汤药;不及时医治,肾邪传心,病发筋脉相引且急,病名叫瘛,这个时候,可以火灸,可以饮用汤药;不及时医治,时满十日,按法当死。因肾邪传心,心即又再反传且行到肺,病发寒热之症,按大法应当三年死,这就是病传所克的次序。

10. 但是仓促发病,没有必要按依次病传之法医治,其中有不按病传次序变化。不按病传次序变化的是忧恐悲喜怒,不按病传次序变化,所以使人有大病。因喜心气大虚,肾气就会乘虚而入,因怒肝气就会乘虚而入,因恐肺气就会乘虚而入,因忧心气就会乘虚而入,这就是病传不依次相传之道。所以病发有五,五五二十五变,以胜克相传化。传是乘虚的别名。

11. 大骨枯槁,大肉陷下,胸中气满,喘息不便,气不归原形体振动,死期不出六个月,真脏脉已见,就以贼克之日定死期;大骨枯槁,大肉陷下,胸中气满,喘息不便,内痛引肩项,死期不出一个月,真脏脉已见,就以贼克之日定死期;大骨枯槁,大肉陷下,胸中气满,喘息不便,内痛引肩项,身热脱肉破䐃,真脏脉已见,死期不出十天;大骨枯槁,大肉陷下,肩髓内消,动作日益衰退,真脏脉没见,死期不出一年,见真脏脉,就是必死之期;大骨枯槁,大肉陷下,胸中气满,腹内痛,心中不便,肩项身热,破䐃脱肉,目眶陷,真脏脉已见,目不见人,立刻死,目可见人,至其所不胜克之时就死。

12. 元气暴伤脉突变,五脏闭绝,脉道不通,气不往来,譬喻从高处坠地,突然落水,不可以预设死之日期。脉绝不来,一息五六至,形不坏,肉不脱,真脏脉不见,也和死了一样。

13. 真肝脉至,内外细,急如循刀刃,如按琴瑟之弦,面色青白不润泽,皮毛折,精气败就死;真心脉至,短实坚强,如循薏苡子,面色赤黑不润泽,皮毛折,精气败就死;真肺脉至,大而虚,如用羽毛扫人皮肤,面色白赤不润泽,皮毛折,精气败就死;真肾脉至,搏指而绝,如指弹石,面色黑黄不润泽,皮毛折,精气败就死;真脾脉至,弱且乍数乍疏,面色青黄不润泽,皮毛折,精气绝就死。各真脏脉已见,都死不可治。

14. 黄帝说:见真脏脉就要死亡是为什么? 岐伯说:五脏都从胃受气。胃气是五脏气之本。脏气不能自行到手太阴经,必须依靠胃气,才可到手太阴经,所以真脏之气单独可见。单独可见,所以叫死。黄帝说:好。

15. 黄帝说:凡是治病先观察形气色脉,脉搏强弱,病之新旧,才可医治,不要前后颠倒。形气相合,可以医治;面色润泽且浮,容易痊愈;脉顺四时,可以医治;脉弱且滑,这是有胃气,容易治愈,按时取穴医治。形气相失,疾病难治,面色晦恶焦枯,叫病难痊愈;脉实且坚,叫病情加重;脉逆四时,是不可医治。必须观察形气色脉四难,明确告知患者。

16.所谓的逆四时,就是春得肺脉,夏得肾脉,秋得心脉,冬得脾脉,脉来都悬绝沉涩,叫作逆四时。没有脏脉之形状,在春夏脉却沉涩,在秋冬脉却浮大,名叫逆四时。

17.病热脉静,下泄脉反大,脱血脉反实。病在中,脉却实坚;病在外,脉不实坚,都难治。

18.黄帝说:我听说虚实可以决定死生,愿听一听是什么情形。岐伯说:五实死,五虚死。黄帝说:愿听一下五实五虚的情形。岐伯说:脉盛,皮热,腹胀,前后不通,闷瞀,这叫五实;脉细,皮寒,气少,泄利前后,饮食不入,这叫五虚。黄帝说:有时有活下来的是为什么?岐伯说:浆粥入胃,泄注停,虚者存活;身汗得,后利,实者存活。这就是突发之病有死有生的情形。

三部九候论篇第二十

1.黄帝问曰:余闻九针于夫子,众多博大,不可胜数。余愿闻要道,以属子孙,传之后世,著之骨髓,藏之肝肺,歃血而受,不敢妄泄,令合天道,必有终始,上应天光星辰历纪,下副四时五行,贵贱更互,冬阴夏阳,以人应之奈何?愿闻其方!岐伯对曰:妙乎哉问也!此天地之至数。

2.帝曰:愿闻天地之至数,合于人形血气,通决死生,为之奈何?岐伯曰:天地之至数,始于一,终于九焉。一者天,二者地,三者人。因而三之,三三者九,以应九野。故人有三部,部有三候,以决死生,以处百病,以调虚实,而除邪疾。

3.帝曰:何谓三部?岐伯曰:有下部,有中部,有上部,部各有三候。三候者,有天有地有人也。必指而导之,乃以为质。上部天,两额之动脉;上部地,两颊之动脉;上部人,耳前之动脉。中部天,手太阴也;中部地,手阳明也;中部人,手少阴也。下部天,足厥阴也;下部地,足少阴也;下部人,足太阴也。故下部之天以候肝,地以候肾,人以候脾胃之气。帝曰:中部之候奈何?岐伯曰:亦有天,亦有地,亦有人。天以候肺,地以候胸中之气,人以候心。帝曰:上部以何候之?岐伯曰:亦有天,亦有地,亦有人。天以候头角之气,地以候口齿之气,人以候耳目之气。三部者各有天,各有地,各有人。三而成天,三而成地,三而成人。三而三之,合则为九,九分为九野,九野为九脏。故神脏五,形脏四,合为九脏。五脏已败,其色必夭,夭必死矣。

4.帝曰:以候奈何? 岐伯曰:必先度其形之肥瘦,以调其气之虚实。实则泻之,虚则补之。必先去其血脉而后调之,无问其病,以平为期。

5.帝曰:决死生奈何? 岐伯曰:形盛脉细,少气不足以息者危。形瘦脉大,胸中多气者死。形气相得者生。参伍不调者病。三部九候皆相失者死。上下左右之脉,相应如参舂者病甚。上下左右相失不可数者死。中部之候虽独调,与众脏相失者死。中部之候相减者死。目内陷者死。

6.帝曰:何以知病之所在? 岐伯曰:察九候独小者病,独大者病,独疾者病,独迟者病,独热者病,独寒者病,独陷下者病。

7.以左手足上去踝五寸按之,右手当踝而弹之,其应过五寸以上,蠕蠕然者不病;其应疾,中手浑浑然者病;中手徐徐然者病;其应上不能至五寸,弹之不应者死。是以脱肉身不去者死。中部乍疏乍数者死。其脉代而钩者,病在络脉。九候之相应也,上下若一,不得相失。一候后则病,二候后则病甚,三候后则病危。所谓后者,应不俱也。察其腑脏,以知死生之期,必先知经脉,然后知病脉。真脏脉见胜者死。

8.足太阳气绝者,其足不可屈伸,死必戴眼。

9.帝曰:冬阴夏阳奈何? 岐伯曰:九候之脉,皆沉细悬绝者,为阴,主冬,故以夜半死。盛躁喘数者为阳,主夏,故以日中死。是故寒热病者,以平旦死。热中及热病者,以日中死,病风者,以日夕死。病水者,以夜半死。其脉乍疏乍数乍迟乍疾者,日乘四季死。

10.形肉已脱,九候虽调,犹死。七诊虽见,九候皆从者不死。所言不死者,风气之病及经月之病,似七诊之病而非也,故言不死。若有七诊之病,其脉候亦败者死矣,必发哕噫。

11.必审问其所始病,与今之所方病,而后各切循其脉,视其经络浮沉,以上下逆从循之。其脉疾者不病,其脉迟者病,脉不往来者死,皮肤著者死。

12.帝曰:其可治者奈何? 岐伯曰:经病者治其经,孙络病者治其孙络血,血病身有痛者治其经络。其病者在奇邪,奇邪之脉则缪刺之。留瘦不移,节而刺之。上实下虚,切而从之,索其结络脉,刺出其血,以见通之。

13.瞳子高者太阳不足,戴眼者太阳已绝。此决死生之要,不可不察也。

14.手指及手外踝上五指留针。

【篇目纲要】

本篇共十四节。三部九候乃中医诊断之大法,阐明以人体器官、五色、五音、五味、五行、五脏与之对应来诊断疾病是中医的基本诊断方法。

【译释】

1. 黄帝问道：我从夫子那里听九针之论众多博大，不可胜数。我愿听一听要法，把它托付给子孙，流传后世，著之骨髓，藏之肝肺，歃血而受，不敢妄泄，使合天道，必有终始，上应天光星辰历纪，下配四时五行，贵贱更替互变，冬阴夏阳，和人相对应如何？愿听一听处方！岐伯回答说：问得妙啊！这是天地的至极之数。

2. 黄帝说：愿听一听天地的至极之数，和人之形体相合，血气相通，决定生死，是怎样运作的？岐伯说：天地至极之数，从一开始，到九结束。一是天，二是地，三是人。因而三之，三三是九，和九野对应。所以人有三部，每部有三候，依此决定死生，依此处置百病，依此调理虚实和消除邪疾。

3. 黄帝说：什么是三部？岐伯说：有下部，有中部，有上部。部各有三候，三候指的是有天、有地、有人。必须受老师传授，才得其真。上部天是两额之动脉，上部地是两颊之动脉，上部人是耳前之动脉。中部天是手太阴，中部地是手阳明，中部人是手少阴。下部天是足厥阴，下部地是足少阴，下部人是足太阴。所以下部之天以候肝，地候肾，人以候脾胃之气。黄帝曰：中部之候是什么情形？岐伯说：也有天，也有地，也有人。天以候肺，地以候肾中之气，人以候心。黄帝说：上部候什么？岐伯说：也有天，也有地，也有人。天以候头角之气，地以候口齿之气，人以候耳目之气。三部各有天，各有地，各有人。三而成天，三而成地，三而成人。三而三之，合则为九，九分为九野，九野为九脏。故神脏五，形脏四，合为九脏。五脏已败，面色必定异常，异常必定死亡。

4. 黄帝说：怎样诊候病情？岐伯说：必须先度患者形体肥瘦，来调理气之虚实。实就施泻，虚就施补。必定先除去血脉瘀血，然后调理。不用问病情迟速，以血气平和为目的。

5. 黄帝说：怎么判决死生？岐伯说：形体盛而脉细，少气不足以息，叶盛根虚而危殆。形体消瘦而脉反大，胸中多气，阴形不足，孤阳无依则死，形气相和则活。脉三五不调是病脉，三部九候都相离失常则死。上下左右之脉，脉象如碓舂不得齐一，病情严重，上下左右脉象乱不可数则死。中部之候即使单独调匀，但与上下部各脏之脉不和则死。中部之候偏少，气衰则死。目内陷太阳脉绝则死。

6. 黄帝说：怎么可以晓知疾病所在？岐伯说：观察九候独小者，就有病；独大者，有病；独疾速者，有病；独迟缓者，有病；独热者，有病；独寒者，有病；独陷下者，有病。

7. 用左手按患者左足踝上五寸太渊穴、三阴交穴，用右手弹患者足踝骨，脉应过五寸以上，脉软滑匀和不病。脉急中手至数混乱有病，脉迟有病。脉应上不能到五寸，弹指不应者死。因此脾胃竭肌肉消，肝肾败筋骨愈而身重者死。中部两手气脉败乱者死。脉代且钩者应夏，病在络脉。九候相互对应，上下若一，不能失调。

一候在后不与八候一致则发病,二候在后不与七候一致则病情严重,三候在后不与六候一致则病情危殆。所谓后者就是相应不同步。观察患者脏腑,依次知晓经脉,然后了解病脉。真脏脉见者,遇胜己之时死。

8. 足太阳气绝,脚不可屈伸,死时必定戴眼。

9. 黄帝说:冬阴夏阳是怎么回事?岐伯说:九候之脉都沉细悬绝是阴,主冬季,所以夜半死;盛躁喘数是阳,主夏,所以日中死。所以寒热病在平旦死,热中和热病在日中死,风病在日落时死,水病在夜半死,脉乍疏乍数乍迟乍疾在日乘四季时死。

10. 脾胃已败,形肉已脱,九候即使调和,也和死了一样。七诊脉虽出现,九候都顺,不会死。所说的不死指的是感风之阳病和脉迟小陷下等阴病,与七诊相似实非,所以说不死。如果有七诊之疾见九候,脉应败乱者必死,一定病发呃逆嗳气。

11. 必须审问患者所病之始和现在病情的状况,然后分别切循其脉,审视经络浮沉,按照上下逆顺循脉。脉强疾有力无病,脉迟气衰有病,阴阳俱脱,脉不往来者死,血液已尽,皮肤着骨者死。

12. 黄帝说:那些可医治的是什么情形?岐伯说:经病医治经脉,孙络发病医治孙络之血。血病身痛,随其经络医治。病不在经而在络之奇邪,奇邪之脉就行缪刺之法。久瘦有病之人,不可顿刺,当于节会之处索而刺之。上实下虚,当切脉而求取,索取所结络脉刺出其血,结滞去络通而痊。

13. 瞳子高是太阳不足,戴眼是太阳气绝。这是判决死生之要法,不可不体察。

14. 手指及手外踝上五指即少泽穴和后溪穴,留针补太阳之气。

卷 第 七

经脉别论篇第二十一

1. 黄帝问曰：人之居处动静勇怯，脉亦为之变乎？岐伯对曰：凡人之惊恐恚劳动静，皆为变也。是以夜行则喘出于肾，淫气病肺。有所堕恐，喘出于肝，淫气害脾。有所惊恐，喘出于肺，淫气伤心。度水跌仆，喘出于肾与骨，当是之时，勇者气行则已，怯者则着而为病也。故曰诊病之道，观人勇怯骨肉皮肤，能知其情，以为诊法也。

2. 故饮食饱甚，汗出于胃。惊而夺精，汗出于心。持重远行，汗出于肾。疾走恐惧，汗出于肝。摇体劳苦，汗出于脾。故春秋冬夏，四时阴阳，生病起于过用，此为常也。

3. 食气入胃，散精于肝，淫气于筋。食气入胃，浊气归心，淫精于脉。脉气流经，经气归于肺，肺朝百脉，输精于皮毛。毛脉合精，行气于腑，腑精神明，留于四脏，气归于权衡。权衡以平，气口成寸，以决死生。饮入于胃，游溢精气，上输于脾，脾气散精，上归于肺，通调水道，下输膀胱。水精四布，五经并行，合于四时五脏阴阳，揆度以为常也。

4. 太阳脏独至，厥喘虚气逆，是阴不足阳有余也，表里当俱泻，取之下俞。阳明脏独至，是阳气重并也，当泻阳补阴，取之下俞。少阳脏独至，是厥气也，跷前卒大，取之下俞。少阳独至者，一阳之过也。太阴脏搏者，用心省真，五脏气少，胃气不平，三阴也，宜治其下俞，补阳泻阴。一阳①独啸，少阳②厥也，阳并于上，四脉争张，气归于肾，宜治其经络，泻阳补阴。一阴至，厥阴之治也，真虚痛心，厥气留薄，发为白汗，调食和药，治在下俞。

5. 帝曰：太阳脏何象？岐伯曰：象三阳而浮也。帝曰：少阳脏何象？岐伯曰：象一阳也，一阳脏者，滑而不实也。帝曰：阳明脏何象？岐伯曰：象大浮也。太阴脏搏，言伏鼓也，二阴搏至，肾沉不浮也。

校：①"一阳"应为"二阴"。②"少阳"应为"少阴"。

【篇目纲要】

本篇共五节。阐释生活起居对人六脉的影响及在临床上的症状。

【译释】

1. 黄帝问道:人居处动静勇怯,脉也因之变化吗?岐伯回答说:大凡人惊恐恚劳动静,脉都为之变化。因此夜行则劳骨伤阴,喘出于肾,阴伤阴胜,气逆为患病苦于肺;有所坠恐,损筋血贼邪乘肝而奔喘,肝气淫则害脾;有所惊恐则神气散乱,肺藏气,故喘出于肺,心藏神,淫气伤心;渡水跌倒伤于骨,肾主骨,喘出于骨。这个时候,勇者壮气助心,正气得行而已,怯者因惊失神,著而成病。因此诊病之道,要先观察人勇怯骨肉皮肤,晓知气有余不足,肾脾肺之情形,作为诊断之法。

2. 所以饮食太饱,胃气满而液泄,汗从胃出;惊则神散,神散则夺其精气,汗从心出;持重远行则伤骨,肾主骨,汗从肾出;疾走伤筋,恐惧伤魂,肝主筋藏魂,汗从肝出;摇体劳苦,则肌肉四肢皆动,汗从脾出。所以春秋冬夏,四时阴阳,勉强过用,必损其真而病,这是常理。

3. 食气之精华入胃,胃散谷精之气入肝,浸淫滋养于筋。食气之精华入胃,谷气归心,浸淫精气于脉。脉气流行于十二经,经气归宗于肺,肺朝百脉,布化精气,输于皮毛。一气一血毛脉合精,行气于腑膻中,腑气盛神明,留于四脏,脏气都得其平而归平衡。阴阳之气变见于气口而寸关尺,因之判定死生。饮食入胃,气化精微,上输运于脾,脾气散精,上如云雾而归于肺,肺能通调水道,下输膀胱。肺行血气,布于四脏,五经并行。外合四时之气,内应五脏阴阳动静,以应法度作为常法。

4. 太阳脏脉独至,为厥逆。喘气,虚气冲逆而上,这是由于阴不足,阳有余,表里当齐泻,取束骨和太溪两穴;阳明脏脉独至,这是阳气并重,当泻足阳明,补足太阴,泻陷谷,补太白二穴;少阳脏脉独至,这是厥气,跷前之脉突然增大,取足临泣穴,少阳独至是一阳而为过。太阴脏脉伏鼓,当用心省察,五脏脉少,胃气不调,是三阴太阴之过,应补足阳明陷谷,泻足太阴太白二穴。二阴独啸,是少阴厥逆而热,阳并于上,心肝脾肺四脉争张,气归于肾,应医治其经络,泻昆仑、飞扬,补复溜、大钟四穴。一阴独至,是足厥阴所主,真气虚,木火相干,心为酸痛,逆气流薄于经,表发白汗,调和药食,针刺太冲穴。

5. 黄帝说:太阳脏是什么脉象?岐伯说:脉象三阳之脉浮于外。黄帝说:少阳脏是什么脉象?岐伯说:脉象半表半里,滑而不实。黄帝说:阳明是什么脉象?岐伯说:像心脉大而浮。太阴脏搏,沉伏而鼓击。二阴搏而独至,肾脉沉而不浮。

脏气法时论篇第二十二

1. 黄帝问曰:合人形以法四时五行而治,何如而从?何如而逆?得失之意,愿闻其事！岐伯对曰：五行者，金木水火土也。更贵更贱，以知死生，以决成败，而定五脏之气，间甚之时，死生之期也。

2.帝曰：愿卒闻之。岐伯曰：肝主春，足厥阴少阳主治，其日甲乙，肝苦急，急食甘以缓之。心主夏，手少阴太阳主治，其日丙丁，心苦缓，急食酸以收之。脾主长夏，足太阴阳明主治，其日戊己，脾苦湿，急食苦以燥之。肺主秋，手太阴阳明主治，其日庚辛，肺苦气上逆，急食苦以泄之。肾主冬，足少阴太阳主治，其日壬癸，肾苦燥，急食辛以润之，开腠理，致津液，通气也。

3.病在肝，愈于夏，夏不愈，甚于秋，秋不死，持于冬，起于春，禁当风。肝病者，愈在丙丁，丙丁不愈，加于庚辛，庚辛不死，持于壬癸，起于甲乙。肝病者，平旦慧，下晡甚，夜半静。肝欲散，急食辛以散之，用辛补之，酸泻之。

4.病在心，愈在长夏，长夏不愈，甚于冬，冬不死，持于春，起于夏，禁温食热衣。心病者，愈在戊己，戊己不愈，加于壬癸，壬癸不死，持于甲乙，起于丙丁。心病者，日中慧，夜半甚，平旦静。心欲耎，急食咸以耎之，用咸补之，甘泻之。

5.病在脾，愈在秋，秋不愈，甚于春，春不死，持于夏，起于长夏，禁温食饱食湿地濡衣。脾病者，愈在庚辛，庚辛不愈，加于甲乙，甲乙不死，持于丙丁，起于戊己。脾病者，日昳慧，日出甚，下晡静。脾欲缓，急食甘以缓之，用苦泻之，甘补之。

6.病在肺，愈在冬，冬不愈，甚于夏，夏不死，持于长夏，起于秋，禁寒饮食寒衣。肺病者，愈在壬癸，壬癸不愈，加于丙丁，丙丁不死，持于戊己，起于庚辛。肺病者，下晡慧，日中甚，夜半静。肺欲收，急食酸以收之，用酸补之，辛泻之。

7.病在肾，愈在春，春不愈，甚于长夏，长夏不死，持于秋，起于冬，禁犯焠㶇热食温炙衣。肾病者，愈在甲乙，甲乙不愈，甚于戊己，戊己不死，持于庚辛，起于壬癸。肾病者，夜半慧，四季甚，下晡静。肾欲坚，急食苦以坚之，用苦补之，咸泻之。

8.夫邪气之客于身也，以胜相加，至其所生而愈，至其所不胜而甚，至于所生而持，自得其位而起。必先定五脏之脉，乃可言间甚之时，死生之期也。

9.肝病者，两胁下痛引少腹，令人善怒。虚则目䀮䀮无所见，耳无所闻，善恐如人将捕之，取其经，厥阴与少阳，气逆则头痛，耳聋不聪，颊肿。取血者。

10.心病者，胸中痛，胁支满，胁下痛，膺背肩甲间痛，两臂内痛，虚则胸腹大，胁下与腰相引而痛。取其经少阴、太阳、舌下血者。其变病，刺郄中血者。

11.脾病者，身重善肌肉痿，足不收，行善瘛，脚下痛。虚则腹满肠鸣，飧泄食不化，取其经太阴、阳明、少阴血者。

12.肺病者，喘咳逆气，肩背痛，汗出，尻阴股膝，髀腨胻足皆痛。虚则少气不能报息，耳聋嗌干，取其经太阴、足太阳之外厥阴内血者。

13.肾病者，腹大胫肿，喘咳身重，寝汗出憎风。虚则胸中痛，大腹小腹痛，清厥意不乐，取其经少阴、太阳血者。

14.肝色青,宜食甘,粳米、牛肉、枣、葵皆甘。心色赤,宜食酸,小豆、犬肉、李、韭皆酸。肺色白,宜食苦,麦、羊肉、杏、薤皆苦。脾色黄,宜食咸,大豆、豕肉、栗、藿皆咸。肾色黑,宜食辛,黄黍、鸡肉、桃、葱皆辛。辛散,酸收,甘缓,苦坚,咸软。毒药攻邪,五谷为养,五果为助,五畜为益,五菜为充,气味合而服之,以补精益气。此五者,有辛酸甘苦咸,各有所利,或散或收,或缓或急,或坚或软,四时五脏,病随五味所宜也。

【篇目纲要】

本篇共十四节。十天干化应地之金木水火土五行,五行应人之五脏,五脏应天之五时,应食之五味,应物之五性,即散、软、缓、收(敛)、坚。人之五脏与天时相应不病,与天时相违则病。

【译释】

1.黄帝问:脏腑阴阳合于人形,取法四时五行而医治,怎样是顺?怎样是逆?反逆为顺,反顺为逆之意,愿听一听是什么情形! 岐伯回答说:五行是金木水火土。当王则贵,当衰则贱,依次晓知死生,依次判决成败,判定五脏之气,轻重之变,就是死生之期。

2.黄帝说:愿完整地听一听。岐伯说:肝主春,足厥阴少阳治同,应甲乙日,肝气急则自伤,反为所苦,急吃甘以缓解。心主夏,手少阴太阳治同,应丙丁日,心苦气缓而散,急吃酸以收敛。脾主长夏,足太阴阳明治同,应戊己日,脾为湿气所苦,急吃苦以燥之。肺主秋,手太阴阳明同治,应庚辛日,肺为气上逆所苦,急吃苦以泄之。肾主冬,足少阴太阳同治,应壬癸日,肾为燥所苦,急吃辛以润之,开腠理,致津液,五脏之气自通。

3.病在肝,痊愈在夏,夏不痊愈,秋季加重,秋季不死,得母气之养,执持于冬,自得其位,复起于春,风气通肝,当禁勿犯。肝病痊愈在丙丁年月日,丙丁年月日不痊愈,到庚辛年月日加重,庚辛年月日不死,执持到壬癸年月日,复起于甲乙年月日。肝病寅卯时爽慧,申酉时加重,亥子时安静。肝要发散,急吃辛来发散,用辛补肝,用酸泻肝。

4.病发在心,痊愈在长夏,长夏不痊愈,冬季加重,冬季不死,执持到春季,复起于夏季,温食热衣助火心躁,当禁用。心病痊愈在戊己年月日,戊己年月日不痊愈,到壬癸年月日加重,壬癸年月日不死,执持到甲乙年月日,复起于丙丁年月日。心病在巳午时爽慧,亥子时加重,寅卯时平静。心要软化,急吃咸来软化,用咸补心,用甘泻心。

5.病发在脾,痊愈在秋季,秋季不痊愈,到春季加重,春季不死,执持到夏季,复起于长夏,温食饱食滞脾气,湿地濡衣阴寒伤脾,当禁用。脾病痊愈在庚辛年月日,庚辛年月日不痊愈,到甲乙年月日加重,甲乙年月日不死,执持到丙丁年月日,复起于戊己年月日。脾病未时爽慧,日出时加重,申时平静。脾要和缓,急吃甘来和缓,用苦泻脾,甘补脾。

6.病发在肺,痊愈在冬季,冬季不痊愈,到夏季加重,夏季不死,执持到长夏,到秋季复起,寒伤肺,当禁寒饮食、寒衣。肺病痊愈在壬癸年月日,壬癸年月日不愈,丙丁年月日加重,丙丁年月日不死,执持于戊己年月日,到庚辛年月日复起。肺病申时爽慧,午时加重,子时平静。肺要收敛,急吃酸来收敛,用酸补肺,辛泻肺。

7.病发在肾,痊愈在春,春季不愈,到长夏加重,长夏不死,执持到秋季,复起于冬季,肾性恶燥,禁食炙煿过热的食物和穿经火烘烤过的衣服。肾病痊愈在甲乙年月日,甲乙年月日不痊愈,到戊己年月日加重,戊己年月日不死,执持到庚辛年月日,到壬癸年月日复起。肾病在子时爽慧,四季辰戌丑未时加重,申时平静。肾要坚,急吃苦来坚,用苦补肾,咸泻肾。

8.内伤外感之邪加身,因贼克病情加重,到己所生痊愈,到克己加重,到生己执持,到自得其位复起。必先判定五脏之脉,才可言病情死生轻重之期。

9.肝病两胁下痛引少腹,使人多怒,虚则目无所见。耳无所闻,多恐惧,像是别人将要捕捉他。取厥阴经脉治肝,取少阳脉治胆。气逆则头痛,耳聋不闻,面颊肿,取经血盛之处泻而痊愈。

10.心病胸中痛,胁部支撑胀满,胁下痛,膺背肩胛间痛,两臂内痛,虚则胸腹大,胁下与腰相引而痛。取心经少阴,小肠经太阳,泻舌下血。有病变,刺泻阴郄穴出血。

11.脾病身重,肌肉痿弱不仁,足不收,行善瘈,脚下痛,脾虚则腹满肠鸣,飧泄食不化。取脾经太阴,胃经阳明,肾经少阴然谷、太溪之血以泄寒实。

12.肺病喘咳逆气,肩背痛,出汗,肺病则肾脉受邪,尻阴股膝腨足都痛,虚则呼吸气短,难以接续,肺太阴之络会于耳中,脉循喉咙,虚则耳聋嗌干。取肺经太阴,足太阳之外足厥阴之内,即足少阴脉有血满异于常者,取而去之以泻其实。

13.肾病腹大胫肿,喘咳身重,寝汗出,表虚憎风,虚则心气熏肺,胸中痛,大腹小胸痛,清冷气逆,志不足,意不乐。取肾经少阴、足太阳经脉络脉血满异常者,去而泻其实。

14.肝色青,应吃甘,粳米、牛肉、枣、葵都性甘。心色赤,应吃酸,小豆、犬肉、李、韭都性酸。肺色白,应吃苦,麦、羊肉、杏、薤都性苦。脾色黄,应吃咸,大豆、豕肉、栗、藿都性咸。肾色黑,应吃辛,黄黍、鸡肉、桃、葱都性辛。辛发散,酸收敛,甘舒缓,苦坚硬,咸松软。用毒药攻邪,五果是辅助,五畜是增益,五菜是补充。气味相和就服用,就会补精益气。这五个方面即辛酸甘苦咸,各有所利,或散或收,或缓或急,或坚或软。四时五脏之病,五味当随所宜。

宣明五气篇第二十三

1. 五味所入:酸入肝,辛入肺,苦入心,咸入肾,甘入脾,是谓五入。

2. 五气所病:心为噫,肺为咳,肝为语,脾为吞,肾为欠为嚏,胃为气逆、为哕为恐,大肠小肠为泄,下焦溢为水,膀胱不利为癃、不约为遗溺,胆为怒,是谓五病。

3. 五精所并:精气并于心则喜,并于肺则悲,并于肝则忧,并于脾则畏,并于肾则恐,是谓五并。虚而相并者也。

4. 五脏所恶:心恶热,肺恶寒,肝恶风,脾恶湿,肾恶燥,是谓五恶。

5. 五脏化液:心为汗,肺为涕,肝为泪,脾为涎,肾为唾,是谓五液。

6. 五味所禁:辛走气,气病无多食辛;咸走血,血病无多食咸;苦走骨,骨病无多食苦;甘走肉,肉病无多食甘;酸走筋,筋病无多食酸。是谓五禁,无令多食。

7. 五病所发:阴病发于骨,阳病发于血,阴病发于肉,阳病发于冬,阴病发于夏,是谓五发。

8. 五邪所乱:邪入于阳则狂,邪入于阴则痹,搏阳则为巅疾,搏阴则为瘖,阳入之阴则静,阴出之阳则怒,是谓五乱。

9. 五邪所见:春得秋脉,夏得冬脉,长夏得春脉,秋得夏脉,冬得长夏脉,名曰阴出之阳,病善怒不治。是谓五邪,皆同命,死不治。

10. 五脏所藏:心藏神,肺藏魄,肝藏魂,脾藏意,肾藏志,是谓五脏所藏。

11. 五脏所主:心主脉,肺主皮,肝主筋,脾主肉,肾主骨,是谓五主。

12. 五劳所伤:久视伤血,久卧伤气,久坐伤肉,久立伤骨,久行伤筋,是谓五劳所伤。

13. 五脉应象:肝脉弦,心脉钩,脾脉代,肺脉毛,肾脉石,是谓五脏之脉。

【篇目纲要】

本篇共十三节。阐释五脏之气在不同生活环境状态下的临床表现。

【译释】

1. 五味所入:酸入肝经,辛入肺经,苦入心经,咸入肾经,甘入脾经。这就是五入。

2. 五气所病:心发病为嗳气,肺发病为咳嗽,肝发病为言语,脾发病为吞,肾发病为呵欠、为喷嚏,胃发病为气逆、为呃逆、为恐惧,大肠小肠发病为泄下,下焦为分注之所,气不化则津液不行,溢于肌肉为水,膀胱不利为癃闭、不约为遗溺,胆病为怒。这就是五病。

3. 五精所并:精气聚于心则喜,聚于肺则悲,聚于肝则忧,聚于脾则畏惧,聚于肾则恐惧,这就是五并。脏气虚而不足,得胜气而相并。

4. 五脏所恶:心恶热,肺恶寒,肝恶风,脾恶湿,肾恶燥。这是五恶。

5. 五脏化液:心化为汗,肺化为涕,肝化为泪,脾化为涎,肾化为唾。这是五液。

6. 五味所禁:辛走气,气病勿多食辛;咸走血,血病勿多食咸;苦走骨,骨病勿多食苦;甘走肉,肉病勿多食甘;酸走筋,筋病勿多食酸。这就是五禁,勿要多食。

7. 五病所发:阴病发于骨,阳病发于血,阴病发于肉,阳病发于冬,阴病发于夏。这就是五发。

8. 五邪所乱:邪入阳分,邪热炽盛,发病为狂;邪入阴分,阴盛则血脉凝涩不通,发病为痹;邪搏于阳,则阳气受伤,病发癫疾;邪搏于阴,则阴气受伤,病声为音哑;阳敛入阴则静,阴邪出之于阳发燥则怒。这就是五乱。

9. 五邪所见:春得秋脉,夏得冬脉,长夏得春脉,秋得夏脉,冬得长夏脉,名叫阴出之阳,真脏脉见,病发善怒,不治。这就是五邪皆同,命死不治。

10. 五脏所藏:心藏神,肺藏魄,肝藏魂,脾藏意,肾藏志。这就是五脏所藏。

11. 五脏所主:心主脉,肺主皮,肝主筋,脾主肉,肾主骨。这是五主。

12. 五劳所伤:久视伤血,久卧伤气,久坐伤肉,久立伤骨,久行伤筋。这就是五劳所伤。

13. 五脉应象:肝脉弦,心脉钩,脾脉代,肺脉毛,肾脉石。这就是五脏之脉象。

血气形志篇第二十四

1. 夫人之常数,太阳常多血少气,少阳常少血多气,阳明常多气多血,少阴常少血多气,厥阴常多血少气,太阴常多气少血,此天之常数。

2. 足太阳与少阴为表里,少阳与厥阴为表里,阳明与太阴为表里,是谓足之阴阳也。手太阳与少阴为表里,少阳与心主为表里,阳明与太阴为表里,是谓手之阴阳也。今知手足阴阳所苦,凡治病必先去其血,乃去其所苦,伺之所欲,然后泻有余,补不足。

3. 欲知背俞,先度其两乳间,中折之,更以他草度去半已,即以两隅相挂也。乃举以度其背,令其一隅居上,齐脊大椎,两隅在下,当其下隅者,肺之俞也。复下一度,心之俞也。复下一度,左角肝之俞也,右角脾之俞也。复下一度,肾之俞也。是谓五脏之俞,灸刺之度也。

4.形乐志苦,病生于脉,治之以灸刺。形乐志乐,病生于肉,治之以针石。形苦志乐,病生于筋,治之以熨引。形苦志苦,病生于咽嗌,治之以甘药。形数惊恐,经络不通,病生于不仁,治之以按摩醪药。是谓五形志也。

5.刺阳明出血气,刺太阳出血恶气,刺少阳出气恶血,刺太阴出气恶血,刺少阴出气恶血,刺厥阴出血恶气也。

【篇目纲要】

本篇共五节。阐明六脉血气多少,表里关系,俞穴灸刺之度和甘药灸刺之法。

【译释】

1.人气血之常数:太阳经常多血少气,少阳经常少血多气,阳明经常多气多血,少阴经常少血多气,厥阴经常多血少气,太阴经常多气少血,这就是天然常数。

2.足太阳和足少阴为表里,足少阳和足厥阴为表里,足阳明和足太阴为表里,这是足之阴阳;手太阳和手少阴为表里,手少阳与手厥阴为表里,手阳明和手太阴为表里,这是手之阴阳。现在晓知手足阴阳所苦,凡治病必须首先泻去瘀血,才可除去所苦,伺察脏气所欲,然后泻有余,补不足。

3.要知晓后背俞穴,先要度量患者两乳之间的距离,度量之法,先用草横量两乳之间,对半相折,再把两长草竖起把短草横置其下,短草是两间长的四分之一,两头相拄成等腰三角形,顶角对准大椎穴,两底角所对就是肺俞穴;再下一度,是心俞穴;再下一度,左角是肝俞穴,右角是脾俞穴;再下一度,是肾俞穴。这就是五脏俞穴,灸刺之尺度。

4.身无劳,心多虑,邪气伤脉而病生,用灸刺之法医治。身无劳,精神愉快,伤脾,病生于肉,用针石医治。形苦筋劳,心无忧虑,病生于筋,用药熨、导引之法医治。形志俱苦劳气,客邪伤气,病发咽喉部,用甘药医治;惊则气乱,恐则气下,形体多次惊恐,则气血散乱,经络不通,病生不仁,用按摩导引行气血,用醪药养正祛邪。这就是人之五行志所病和医治之法。

5.针刺阳明经,出血气;针刺太阳经,出血恶气;针刺少阳经,出气恶血;针刺太阴经,出气恶血;针刺少阴经,出气恶血;针刺厥阴经,出血恶气。

卷 第 八

宝命全形论篇第二十五

1. 黄帝问曰:天覆地载,万物悉备,莫贵于人,人以天地之气生,四时之法成。君王众庶,尽欲全形,形之疾病,莫知其情,留淫日深,著于骨髓,心私虑之。余欲针除其疾病,为之奈何? 岐伯对曰:夫盐之味咸者,其气令器津泄;弦绝者,其音嘶败;木敷者,其叶发;病深者,其声哕。人有此三者,是谓坏府,毒药无治,短针无取,此皆绝皮伤肉,血气争黑。

2. 帝曰:余念其痛,心为之乱惑,反甚其病,不可更代,百姓闻之,以为残贼,为之奈何? 岐伯曰:夫人生于地,悬命于天,天地合气,命之曰人。人能应四时者,天地为之父母。知万物者,谓之天子。天有阴阳,人有十二节;天有寒暑,人有虚实。能经天地阴阳之化者,不失四时;知十二节之理者,圣智不能欺也;能存八动之变者,五胜更立;能达虚实之数者,独出独入,呿吟至微,秋毫在目。

3. 帝曰:人生有形,不离阴阳。天地合气,别为九野,分为四时,月有小大,日有短长。万物并至,不可胜量。虚实呿吟,敢问其方? 岐伯曰:木得金而伐,火得水而灭,土得木而达,金得火而缺,水得土而绝,万物尽然,不可胜竭。故针有悬布天下者五,黔首共余食,莫知之也。一曰治神,二曰知养身,三曰知毒药为真,四曰制砭石小大,五曰知腑脏血气之诊。五法俱立,各有所先。今末世之刺也,虚者实之,满者泄之,此皆众工所共知也。若夫法天则地,随应而动,和之者若响,随之者若影,道无鬼神,独来独往。

4. 帝曰:愿闻其道。岐伯曰:凡刺之真,必先治神,五脏已定,九候已备,后乃存针,众脉不见,众凶弗闻,外内相得,无以形先,可玩往来,乃施于人。人有虚实,五虚勿近,五实勿远,至其当发,间不容瞚。手动若务,针耀而匀,静意视义,观适之变,是谓冥冥,莫知其形,见其乌乌,见其稷稷,从见其飞,不知其谁,伏如横弩,起如发机。

5. 帝曰:何如而虚? 何如而实? 岐伯曰:刺虚者须其实,刺实者须其虚。经气已至,慎守勿失。深浅在志,远近若一。如临深渊,手如握虎,神无营于众物。

【篇目纲要】

　　本篇共五节。人违天地四时之气而病,故命乖而形不全。治病针刺应知五法,明九候,精神若一,如临深渊,手如握虎,神无营于物。

【译释】

1.黄帝问:天覆地载,万物全备,没有比人珍贵的。人依天地之气而生,四时之法而成。君王百姓,都好生恶死,宝命全身,病在皮毛,不知病之脆微,使其留连日久,深入骨髓,内心忧虑。我想要用针医除疾病,怎么针刺?岐伯回答说:盐味咸,性浸淫透物,久在器不固,即肾气有损,二阴不守;弦绝音嘶败,即肺气有损,声音不清;木气散布,凋残之兆,即肝脾已坏,色夭肉枯;病深危则肺亏胃竭而发呃逆之声。人有此三症,就是坏腑,毒药不能治其内,短针不能取其外,病不可为而强施针药,只是绝皮伤肉以败其形,血色争黑以变其色。

2.黄帝说:我心念其病痛,针药无效,心为之惑乱,想用他法医治,又无法可以更替,百姓听说后,一定认为是残贼之害,怎样做才好?岐伯说:人降生于地,命悬于天,天之阳气与地之阴精相合而成人。人能够顺应四时,天地是父母。周知万物,就是天子。天有阴阳,人有十二关节。天有寒暑,人有虚实。能够经常顺应天地阴阳变化而修行,与四时相合不离。晓知十二节之理,圣智也不欺侮而俸行。能够心存八气之变动,五行之更废更立,通达虚实之数,独出死地,独入长生,欠呿吟叹至真微妙之道,秋毫变化深细之理,无不历历目察,治之可否,发无不中。

3.黄帝说:人生有形体,离不开阴阳。天地合气,分为九野,别为四时。月有大小,日有长短。万物齐至,不可估量。虚实欠呿吟叹,请说一下其中是什么道理?岐伯说:木得金而伐,火得水而灭,土得木而通,金得火而缺,水得土而绝,万物都这样,不能外此五行相制。所以针道高悬示人,彰布于天下有五,百姓共知余食,不知真要深在其中。一是治神,二是知晓养身,三是知晓毒药是真,四是制造砭石大小,五是知晓脏腑血气诊候。五法齐备,随症所宜先用。现在是末世之刺,虚则补之,实则泻之,这都是众工所共知。如果取法天地,超出平凡,随应而动,通晓所变,就会如响应声,如影随形,神在我道,没有鬼神,往来只有我神独在。

4.黄帝说:愿听一下针法。岐伯说:刺法的真谛,就是必先以正气为主,再定五脏之属,悉知九候之诊,得虚实所在,然后存意于针而用。病人众病脉候不见于内,诸病声候不闻于外,内外相得为真,不唯形之善恶为候,先知内外相得之理,动而往来,才可施刺法于人。人有虚、有实,虚病不利于针,五虚勿近,实邪最当用针,五实勿远,出针有时机,或迟或速,在气机之倾,不可误在瞬息之间。手转针时专心致一,针形光净上下匀平,静意观察行针过程中病人的气色变化,这就是察有于无之窈冥奥妙之道,血气之变不形于外,气血往来,如鸟之飞翔,都是无中之有,莫测其谁为之主,血气未应,则针伏如横弩,血气已应,则针退如发机。

5.黄帝说:什么是虚?什么是实?岐伯说:刺虚用补法,刺实用泻法。待各经之气已到,然后去针,慎守针法勿失,深浅用心掌控,使之适中,勿过,勿不及,精心专一,就像身临深渊,唯恐坠入,手如握虎,唯恐被伤,神无营于众物,静志观病人,无视左右。

八正神明论篇第二十六

1. 黄帝问曰:用针之服,必有法则焉,今何法何则?岐伯对曰:法天则地,合以天光。帝曰:愿卒闻之。岐伯曰:凡刺之法,必候日月星辰,四时八正之气,气定乃刺之。是故天温日明,则人血淖液而卫气浮,故血易泻,气易行;天寒日阴,则人血凝泣,而卫气沉。月始生,则血气始精,卫气始行;月郭满,则血气实,肌肉坚;月郭空,则肌肉减,经络虚,卫气去,形独居。是以因天时而调血气也。是以天寒无刺,天温无凝。月生无泻,月满无补,月郭空无治,是谓得时而调之。因天之序,盛虚之时,移光定位,正立而待之。故曰月生而泻,是谓脏虚;月满而补,血气扬溢,络有留血,命曰重实;月郭空而治,是谓乱经。阴阳相错,真邪不别,沉以留止,外虚内乱,淫邪乃起。

2. 帝曰:星辰八正何候?岐伯曰:星辰者,所以制日月之行也。八正者,所以候八风之虚邪以时至者也。四时者,所以分春秋冬夏之气所在,以时调之也。八正之虚邪,而避之勿犯也。以身之虚而逢天之虚,两虚相感,其气至骨,入则伤五脏,工候救之,弗能伤也。故曰:天忌不可不知也。

3. 帝曰:善。其法星辰者,余闻之矣,愿闻法往古者。岐伯曰:法往古者,先知《针经》也。验于来今者,先知日之寒温,月之虚盛,以候气之浮沉,而调之于身,观其立有验。观于冥冥者,言形气荣卫之不形于外,而工独知之,以日之寒温,月之虚盛,四时气之浮沉,参伍相合而调之,工常先见之,然而不形于外,故曰观于冥冥焉。通于无穷者,可以传于后世也,是故工之所以异也。然而不形见于外,故俱不能见也。视之无形,尝之无味,故谓冥冥,若神髣髴。

4. 虚邪者,八正之虚邪气也。正邪者,身形若用力,汗出腠理开,逢虚风,其中人也微,故莫知其情,莫见其形。上工救其萌芽,必先见三部九候之气,尽调不败而救之,故曰上工。下工救其已成,救其已败。救其已成者,言不知三部九候之相失,因病而败之也。

5. 知其所在者,知诊三部九候之病脉处而治之,故曰守其门户焉,莫知其情,而见邪形也。

6. 帝曰:余闻补泻,未得其意。岐伯曰:泻必用方。方者,以气方盛也,以月方满也,以日方温也,以身方定也,以息方吸而内针,乃复候其方吸而转针,乃复候其方呼而徐引针,故曰泻必用方,其气乃行焉。补必用员,员者行也,行者移也,刺必中其荣,复以吸排针也。故员与方,非针也。故养神者,必知形之肥瘦,荣卫血气之盛衰。血气者,人之神,不可不谨养。

7.帝曰:妙乎哉论也! 合人形于阴阳四时,虚实之应,冥冥之期,其非夫子孰能通之? 然夫子数言形与神,何谓形? 何谓神? 愿卒闻之! 岐伯曰:请言形,形乎形,目冥冥,问其所病,索之于经,慧然在前,按之不得,不知其情,故曰形。帝曰:何谓神? 岐伯曰:请言神。神乎神,耳不闻,目明心开而志先,慧然独悟,口弗能言,俱视独见,适若昏,昭然独明,若风吹云,故曰神。三部九候为之原,九针之论不必存也。

【篇目纲要】

本篇共七节。阐明四时八正之气对人气血的影响,从而明确基本的针法。

【译释】

1.黄帝问:用针之事,必定有法则,当下的法则是什么? 岐伯回答说:法天则地,合上天日月星辰的行度。黄帝说:愿听详情。岐伯说:大凡刺法,必须观察日月星辰四时八正之气,气正就下针。所以天温日明,阳盛阴衰,人之血气也与之相应,血淖液而易泻,卫气浮而易行;天寒日阴,阴盛阳衰,人血凝泣且卫气沉。月初血气随月初生始精,卫气随血始行;月郭满,则血气充满,肌肉坚盛;月郭空,则肌肉减弱,经脉络脉虚,卫气虚,形骸独在。因此应顺天时来调和血气。所以天寒不要针刺,天温不要凝涩,胜不可行泻,月满不可施补,月郭空不可医治,这就是顺时调治。顺天之时序,虚实之时机,日月之光移,岁时之定位,南面正立,待而察之。所以说:胜行泻,就是脏虚;月满施补,血气扬溢,络有留血,叫作重实;月郭空医治,叫作乱经。阴阳相错,真邪不分,沉且留止,外虚内乱,淫邪得起。

2.黄帝说:星辰八正之气怎样候察? 岐伯说:星辰是用来制度日月之行的。八正是用来候察八风之虚邪按时而至的。四时是用来分春秋冬夏之气所在按时调适的。八方正位之虚邪,避而勿犯。是因为身之虚正逢天之虚,两虚相感,邪气深入至骨而伤五脏,良工候察急救之,邪气不能伤害。所以说天忌不可不知晓。

3.黄帝说:好。取法星辰,我听了,愿听一听取法往古。岐伯说:取法往古,先要知晓《针经》。取验于来今,先要知晓日之寒温,月之虚满,依次候察气之浮沉,来调理形身,观察立有效验。观察形之肥瘦,血气盛衰,营卫之行等窈冥不见于外,良工却独自知晓。根据日之寒温,月之虚盛,四时气之浮沉,知晓参伍相合之妙用,良工经常有先见之明。所以说见于不神而神之冥冥于此,通晓血气之妙无穷,就可以流传后世。所以良工与粗工相异,是因为人都没发现而我独见之,视无形之中于有,尝无味之中于有味,所以说冥冥,若神仿佛。

4.虚邪是八节之虚邪。正邪是八方之正风,身形如果用力,汗出腠理开,逢虚风得入,入中微风,不知其情,不见其形。良工救治早,必定首先察见三部九候之气,尽调不败之形而救治,所以说叫良工。粗工救治病成,救医败形,就是说不晓知三部九候之相离,因病而败形。

5. 知晓病脉之处,知晓诊察病脉出入之所,进行调治,所以说守其门户,情有不知而邪形可见。

6. 黄帝说:我听了补泻之法,不得要领。岐伯说:行泻法必定在气正盛之时。方就是在气正盛时,在月正满时,在日正温时,在身正安时,在息正吸时而进针,再观察正在吸气时转针,再观察正在呼出时而慢慢出针,所以说泻法必定用七正,是邪气行出之法。施补法必定用员活之法。员就是行气,行气就是导其滞,针刺必须刺中营气,再在吸气时出针。所以员与方是针法,不是针形。所以养神就必须晓知形体肥瘦,营卫血气之盛衰。血气是人之神,不可不谨养。

7. 黄帝说:论得神妙啊!人形与阴阳、四时、虚实相应、相合,与冥冥之期相付,不是夫子有谁能够穷微极之妙通?但夫子多次说形和神,什么是形?什么是神?愿听详情!岐伯回答说:请说一下形。只知晓病形之形,不见其精妙之处,是目无所见,问其所病,索脉于经,慧然在眼前,按脉不得,见形却不晓知其情,所以叫形。黄帝说:什么叫神?岐伯说:请说一下神。神就是神,听不见,目明心开而志慧先出,慧然独自开悟,妙不可言,众人都见,我独见,正好像昏昧,眼昭然独能明察,像风吹云卷,所以叫神。三部九候是经脉之本原,九针之论粗而易行,故不必存。

离合真邪论篇第二十七

1. 黄帝问曰:余闻九针九篇,夫子乃因而九之,九九八十一篇,余尽通其意矣。经言气之盛衰,左右倾移,以上调下,以左调右。有余不足,补泻于荥输,余知之矣。此皆荣卫之倾移,虚实之所生,非邪气从外入于经也。余愿闻邪气之在经也,其病人何如?取之奈何?岐伯对曰:夫圣人之起度数,必应于天地,故天有宿度,地有经水,人有经脉。天地温和,则经水安静;天寒地冻,则经水凝泣;天暑地热,则经水沸溢;卒风暴起,则经水波涌而陇起。夫邪之入于脉也,寒则血凝泣,暑则气淖泽,虚邪因而入客,亦如经水之得风也,经之动脉,其至也亦时陇起,其行于脉中循循然,其至寸口中手也,时大时小,大则邪至,小则平,其行无常处,在阴与阳,不可为度,从而察之,三部九候,卒然逢之,早遏其路。吸则内针,无令气忤,静以久留,无令邪布,吸则转针,以得气为故,候呼引针,呼尽乃去,大气皆出,故命曰泻。

2. 帝曰:不足者补之奈何?岐伯曰:必先扪而循之,切而散之,推而按之,弹而怒之,抓而下之,通而取之,外引其门,以闭其神,呼尽内针,静以久留,以气至为故,如待所贵,不知日暮,其气以至,适而自护,候吸引针,气不得出,各在其处,推阖其门,令神气存,大气留止,故命曰补。

3.帝曰:候气奈何?岐伯曰:夫邪去络入于经也,舍于血脉之中,其寒温未相得,如涌波之起也,时来时去,故不常在。故曰方其来也,必按而止之,止而取之,无逢其冲而泻之。真气者,经气也,经气太虚,故曰其来不可逢,此之谓也。故曰候邪不审,大气已过,泻之则真气脱,脱则不复,邪气复至而病益蓄。故曰其往不可追,此之谓也。不可挂以发者,待邪之至时,而发针泻矣。若先若后者血气已尽,其病不可下。故曰知其可取如发机,不知其取如扣椎,故曰知机道者不可挂以发,不知机者扣之不发,此之谓也。帝曰:补泻奈何?岐伯曰:此攻邪也。疾出以去盛血,而复其真气,此邪新客,溶溶未有定处也,推之则前,引之则止,逆而刺之,温血也。刺出其血,其病立已。

4.帝曰:善。然真邪以合,波陇不起,候之奈何?岐伯曰:审扪循三部九候之盛虚而调之,察其左右上下相失及相减者,审其病脏以期之。不知三部者,阴阳不别,天地不分。地以候地,天以候天,人以候人,调之中府,以定三部。故曰:刺不知三部九候病脉之处,虽有大过且至,工不能禁也。诛罚无过,命曰大惑,反乱大经,真不可复,用实为虚,以邪为真。用针无义,反为气贼,夺人正气,以从为逆,荣卫散乱,真气已失,邪独内著,绝人长命,予人夭殃。不知三部九候,故不能久长。因不知合之四时五行,因加相胜,释邪攻正,绝人长命。邪之新客来也,未有定处,推之则前,引之则止,逢而泻之,其病立已。

【篇目纲要】

本篇共四节。阐释真气、邪气与天地的对应离合之象,候气取穴的针刺之法。

【译释】

1.黄帝问:我听了九针九篇,夫子就因而九之,九九八十一篇,我全部通晓其中之意。经书上说气之盛衰,左右倾移,以上调下,以左调右,有余不足,补泻于荥输,我知晓了。这都是营卫阴阳偏盛,虚实之所生,不是邪气从外入于经脉。我愿听一下邪气在经脉,是怎样令人发病的?怎样取穴医治?岐伯回答说:圣人起人身法度,必定和天地相应,所以天有宿度,地有经水,人有经脉。天地温和,经水就安静;天寒地冻,经水就凝泣;天暑地热,经水就沸溢;急风暴起,经水就波涌而隆起。邪气入脉,寒就血凝泣,暑就气淖泽,虚邪因之而入侵客居,也像经水得风一样。经之动脉,至而随时陇起。行于脉中,循循顺呼吸经脉而动;至寸口中手,时大时小,大则邪至,小则平;邪气无常处,阴邪入阴经,阳邪入阳经,变乱难知,不可为度。顺而察审,三部九候,突然相逢,早塞其路。吸则进针,泻其实,勿令反逆,静且久留其针,勿令邪气复布;吸则转针,以得气为度,观察呼出就出针,呼尽拔针,邪气全出,所以叫泻。

2.黄帝说:不足怎么补法?岐伯说:必须先上下扪摸,知病之所在,用指揣切,令邪散不聚,用指揉按,使针道流利,用指弹穴,使之注气而胀满,用左手尖压正穴,右手下针,察审气通而取其病,引病外出,引皮闭门,使神气不出。呼尽气出而进针,安静且久留针,以气至得气为度。如等贵人,勿厌勿忽,不知日暮。气已平调,当慎守勿失,察审吸气时,快速拔针,使正气外泄,令各在其所虚之处,推阖针空,速闭其门,令神气内存,大气留止,所以叫补。

3.黄帝说:怎样察审邪正之气?岐伯说:邪气由浅而深,必定自络入经,居于血脉之中,邪气寒,正气温,寒温不相得而相扰,像涌波之起,善行数变,时来时往,无常居处。所以说邪气方来尚微,可按其处而止之,取而泻之,不要在邪气盛冲之时泻之。真气是经气,真气太虚,是因为真气不实,迎而泻之,所以其来不可逢,说的就是这意思。所以说不能审察虚实,而泻其已祛之邪,反伤真气,邪必定乘虚重袭,病情加重,所以其往不可追召使还,说的就是这意思。不可挂一发就是待邪气来时,拔针泻之,如果提前或迟后拔针,血气已过,病不可下,所以知而取之,必随拔针应之而愈,如发机之易,不知而攻之,像扣椎之难。所以说知机动之微,不可挂以毛发,不知机动之微,扣机不发,就是这意思。黄帝说:怎样补泻?岐伯说:这是攻邪,疾出其邪以去盛血,恢复真气。邪气新入,没有定处,推之可前,引之可止,逆刺温血,邪必随去,病可立止。

4.黄帝说:好。真邪相合,波陇不起,怎么察审?岐伯说:审察扪循三部九候之脉,盛虚可得,虚实可调。察三部九候之左右上下,其脉有相失及相减,审于五脏病之所在,阴阳气候可期。不晓知三部九候,不知脏腑逆顺,不知升降浮沉。地以察地,天以察天,人以察人,调适中腑脏气,可以用来安定三部。所以说:针刺不晓知三部九候病脉之处,即使有大邪之过将至,良工也不能禁止。诛罚无过之脉,叫作大惑,反乱经损真,真气不可恢复,用实为虚,把邪当真。用针不知正理,反为气贼,伤人正气,把顺当成逆,妄刺荣卫,令其散乱,真气泄失,邪独内居,绝人长命,给人妖殃。不晓知三部九候,所以不能长久。不知晓四时五行之气序,因加相胜,不当伐而伐,就会绝人长命。邪气新来客居,没有定处,推之则前,引之则止,逢而泻之,病患立愈。

通评虚实论篇第二十八

1. 黄帝问曰:何谓虚实?岐伯对曰:邪气盛则实,精气夺则虚。

2. 帝曰:虚实何如?岐伯曰:气虚者肺虚也,气逆者足寒也,非其时则生,当其时则死。余脏皆如此。

3. 帝曰:何谓重实?岐伯曰:所谓重实者,言大热病,气热脉满,是谓重实。

4. 帝曰:经络俱实何如?何以治之?岐伯曰:经络皆实,是寸脉急而尺缓也,皆当治之。故曰滑则从,涩则逆也。夫虚实者,皆从其物类始。故五脏骨肉滑利,可以长久也。帝曰:络气不足,经气有余,何如?岐伯曰:络气不足,经气有余者,脉口热而尺寒也。秋冬为逆,春夏为从,治主病者。帝曰:经虚络满何如?岐伯曰:经虚络满者,尺热满脉口寒涩也,此春夏死秋冬生也。帝曰:治此者奈何?岐伯曰:络满经虚,灸阴刺阳;经满络虚,刺阴灸阳。

5. 帝曰:何谓重虚?岐伯曰:脉气上虚尺虚,是为重虚。帝曰:何以治之?岐伯曰:所谓气虚者,言无常也。尺虚者,行步恇然。脉虚者,不象阴也。如此者,滑则生,涩则死也。

6. 帝曰:寒气暴上,脉满而实,何如?岐伯曰:实而滑则生,实而逆则死。

7. 帝曰:脉实满,手足寒,头热,何如?岐伯曰:春秋则生,冬夏则死。

8. 脉浮而涩,涩而身有热者死。

9. 帝曰:其形尽满何如?岐伯曰:其形尽满者,脉急大坚,尺涩而不应也,如是者,故从则生,逆则死。帝曰:何谓从则生,逆则死?岐伯曰:所谓从者,手足温也。所谓逆者,手足寒也。

10. 帝曰:乳子而病热,脉悬小者,何如?岐伯曰:手足温则生,寒则死。帝曰:乳子中风热,喘鸣肩息者,脉何如?岐伯曰:喘鸣肩息者,脉实大也,缓则生,急则死。

11. 帝曰:肠澼便血何如?岐伯曰:身热则死,寒则生。帝曰:肠澼下白沫何如?岐伯曰:脉沉则生,脉浮则死。帝曰:肠澼下脓血何如?岐伯曰:脉悬绝则死,滑大则生。帝曰:肠澼之属,身不热,脉不悬绝何如?岐伯曰:滑大者曰生,悬涩者曰死,以脏期之。

12. 帝曰:癫疾何如?岐伯曰:脉搏大滑,久自已;脉小坚急,死不治。帝曰:癫疾之脉,虚实何如?岐伯曰:虚则可治,实则死。

13. 帝曰:消瘅虚实何如?岐伯曰:脉实大,病久可治;脉悬小坚,病久不可治。

14. 帝曰:形度骨度脉度筋度,何以知其度也?

15. 帝曰:春亟治经络,夏亟治经俞,秋亟治六腑,冬则闭塞,闭塞者,用药而少针石也。所谓少针石者,非痈疽之谓也,痈疽不得顷时回。

16. 痛不知所,按之不应手,乍来乍已,刺手太阴旁三痏与缨脉各二。掖痈大热,刺足少阳五,刺而热不止,刺手心主三,刺手太阴经络者大骨之会各三。暴痈筋纵,随分而痛,魄汗不尽,胞气不足,治在经俞。

17. 腹暴满,按之不下,取手太阳经络者,胃之募也,少阴俞去脊椎三寸傍五,用员利针。

18. 霍乱,刺俞傍五,足阳明及上傍三。

19. 刺痫惊脉五,针手太阴各五,刺经太阳五,刺手少阴经络傍者一,足阳明一,上踝五寸刺三针。

20. 凡治消瘅、仆击、偏枯、痿厥、气满发逆、甘肥贵人,则高粱之疾也。隔塞闭绝,上下不通,则暴忧之病也。暴厥而聋,偏塞闭不通,内气暴薄也。不从内外中风之病,故瘦留着也。蹠跛,寒风湿之病也。

21. 黄帝曰:黄疸暴痛、癫疾厥狂,久逆之所生也。五脏不平,六腑闭塞之所生也。头痛耳鸣,九窍不利,肠胃之所生也。

【篇目纲要】

本篇共二十一节。一至八节阐释虚实的内涵和临床症状。九至二十一节分别阐释形、气、脉的各种临床症状及其病因。

【译释】

1. 黄帝问:什么是虚实?岐伯回答说:邪气盛则实,精气夺则虚。

2. 黄帝说:虚实是什么情形?岐伯说:气虚是肺虚,气逆是足寒。非相贼克之时则生,当相贼克之时则死。余脏都是如此。

3. 黄帝说:什么是脉症皆实?岐伯说:伤寒热病大热叫实,经络盛满叫重实。

4. 经脉络脉都实是什么情形?怎么医治?岐伯说:经脉络脉都实,是寸脉急,尺脉缓,都应当医治,所以说脉滑就是顺,脉涩就是逆。虚和实都顺从物类终始,生则滑利,死则枯涩,所以五脏六腑筋脉骨肉柔弱滑利,可以长生。黄帝说:络气不足,经气有余是什么情形?岐伯说:络气不足,经气有余,是脉口热,尺脉寒,秋冬为逆,春夏为顺,医工当寻其至,应施以针艾。黄帝说:经虚络满是什么情形?岐伯说:经脉虚,络脉满,是尺脉热满,脉口寒涩,这种情形春夏死,秋冬生。黄帝说:这种情形,怎样医治?岐伯说:络满经虚,灸阴经,刺阳经;经满络虚,刺阴经,灸阳经。

5. 黄帝说:什么是重虚?岐伯说:脉气阴阳都虚就重虚。黄帝说:怎样医治?

岐伯说:所谓气虚就是说脉动无常,尺虚就是行步恇然不足,脉虚就是不像太阴之候。像这样的情形,脉滑则生,脉涩则死。

6.黄帝说:寒气急上,脉满而实,是怎样的情形?岐伯说:实而兼滑,得阳脉则生;实而寒温涩,得阴脉则死。

7.黄帝说:脉实满,邪有余,手足寒,阴逆在下,头热,阳邪在上,是什么情形?岐伯说:春秋为阴阳和平之时,得其气和则生;夏冬是阴阳偏胜之时,气逆则死。

8.脉浮身热阳盛,脉涩血虚阴不足,涩而身热,外实内虚,孤阳不守而死。

9.黄帝说:阳实阴虚,四形脏尽满是什么情形?岐伯说:形尽满就是脉急大且坚,阴不足尺脉涩且不应。像这种情形,手足温,顺则生;手足寒,逆则死。黄帝说:什么是顺则生,逆则死?岐伯说:所谓顺就是手足温,所谓逆就是手足寒。

10.黄帝说:婴儿病热,脉悬小,是怎么回事?岐伯说:手足温,气下则活,手足寒,气不下则死。黄帝说:婴儿中风,喘鸣肩息,脉是什么情形?岐伯说:喘鸣肩息,是脉应当实大,大而缓则活,实而急,真脏见则死。

11.黄帝说:肠澼便血是怎么回事?岐伯说:身热血败则死,身寒营气在则活。黄帝说:肠澼下白沫是怎么回事?岐伯说:脉沉阴气犹在则活,脉浮阴尽阳乘则死。黄帝说:肠澼下脓血是怎么回事?岐伯说:脉悬绝即阳气尽绝则死,脉滑大气盛犹温则活。黄帝说:肠澼之类,脉不悬绝是怎么回事?岐伯说:滑大是阳气盛好,则活,悬涩为寒为阳绝,则死,依据五脏之病次,如肝见庚辛、心见壬癸等为死期。

12.黄帝说:癫疾是怎么回事?岐伯说:脉搏大且滑,病久自愈;脉小坚急,肝之真脏脉见,死不可治。黄帝说:癫疾之脉,虚实是怎样的情形?岐伯说:脉虚柔缓,邪气微,可医治;脉实弦急,邪气盛,不可医治则死。

13.黄帝说:消瘅虚实是怎样的情形?岐伯说:脉实大,病虽久可治;脉悬小且坚,血气俱少且坚,病久不可治。

14.黄帝说:形度、骨度、脉度、筋度,怎样知晓这些节度?

15.黄帝说:春宜治各经络穴,夏宜治各经俞穴,秋宜治六腑阳经之穴,冬寒阳气闭塞,脉不易行,当用药,少针石。所说的少针石,不是说痈疽之类,痈疽之疾顷时回转之间,过而不泻,内烂筋骨,穿通脏腑。

16.痈疽已生,不知所在,按之不应手,乍来似有,乍去似无,刺手太阴脉旁三穴,即中府穴、气户穴、库房穴,缨脉即水突、气舍二穴。掖痈大热,刺足少阳渊腋、辄筋二穴。五刺而热不止,刺手心主即天池穴三取之。刺手太阴经络穴列缺穴,大骨之会肩贞穴各三取之。暴痈筋软,随分肉间痛,汗液渗泄不尽,胞气不足,随痛所在,医治各经俞穴。

17. 腹暴满,按之不下,取手太阳经络穴支正穴,胃之募穴中脘穴,足少阴肾俞穴各刺五次,用员利针。

18. 霍乱,邪在中焦,上吐下泻,神志缭乱,刺少阴肾俞旁志室穴,各刺五次,足阳明胃俞穴和上之脾俞之外意舍穴,各刺三次。

19. 刺痫惊脉有五:针手太阴经经渠穴左右各五次,针手太阳经阳谷穴左右各五次,针手少阴经经穴灵台,傍络穴通里左右各一次,足阳明经穴解溪穴左右各一次,上踝五寸足少阳胆经络穴光明穴左右各三次。

20. 凡医治消瘅、仆击、偏枯、痿厥、气满、发逆、甘肥贵人,是多厚味热中伤阳所发之病。隔塞闭绝,上下不通,是因暴忧所生之病。暴厥而聋,偏塞闭不通,是内气之逆,暴有所迫而成。病不从内,外中风寒,热外燔,内消肌肉,皮肤著于筋骨而瘦留。蹠跛是风寒湿气之病。

21. 黄帝说:黄疸、暴痛、癫疾、厥、狂,是气之久逆所生。五脏不平,是六腑闭塞所生。头痛、耳鸣、九窍不利,是肠胃所生。

太阴阳明论篇第二十九

1. 黄帝问曰:太阴阳明为表里,脾胃脉也,生病而异者,何也? 岐伯对曰:阴阳异位,更虚更实,更逆更从,或从内,或从外,所从不同,故病异名也。帝曰:愿闻其异状也。岐伯曰:阳者,天气也,主外;阴者,地气也,主内。故阳道实,阴道虚。故犯贼风虚邪者,阳受之;食饮不节起居不时者,阴受之。阳受之则入六腑,阴受之则入五脏。入六腑则身热不时卧,上为喘呼。入五脏则䐜满闭塞,下为飧泄,久为肠澼。故喉主天气,咽主地气。故阳受风气,阴受湿气。故阴气从足上行至头,而下行循臂至指端;阳气从手上行至头,而下行至足。故曰阳病者上行极而下;阴病者下行极而上。故伤于风者,上先受之;伤于湿者,下先受之。

2. 帝曰:脾病而四肢不用,何也? 岐伯曰:四肢皆禀气于胃,而不得至经,必因于脾,乃得禀也。今脾病不能为胃行其津液,四肢不得禀水谷气,气日以衰,脉道不利,筋骨肌肉,皆无气以生,故不用焉。

3. 帝曰:脾不主时,何也? 岐伯曰:脾者土也,治中央,常以四时长四脏,各十八日寄治,不得独主于时也。脾脏者,常著胃土之精也。土者,生万物而法天地,故上下至头足,不得主时也。

4. 帝曰:脾与胃以膜相连耳,而能为之行其津液,何也? 岐伯曰:足太阴者,三阴也,其脉贯胃属脾络嗌,故太阴为之行气于二^①阴。阳明者,表也,五脏六腑之海也,亦为之行气于三阳。脏腑各因其经而受气于阳明,故为胃行其津液。四肢不得禀水谷气,日以益衰,阴道不利,筋骨肌肉无气以生,故不用焉。

校:①"二"应为"三"。

【篇目纲要】

本篇共四节。阐释足太阴脾、足阳明胃之临床病理。

【译释】

1. 黄帝问:太阴阳明为表里,脾脉、胃脉都属土,生病却不同,是什么原因?岐伯回答说:脾胃阴阳异位,阴阳更虚更实,更逆更从,或从阴内,或从阳外,所从不同,所以发病不一样。黄帝说:愿听一听不一样的情状是什么?岐伯说:胃为阳是天气,主外;脾为阴是地气,主内。因阳邪多有余,阳实,内伤多不足,阴虚。风寒暑湿虚邪外入腠理,六阳脉受之;饮食男女不节,起居失常,六阴受之。阳脉受之入腑,阴脉受之入脏。入六腑则阳气在外身热,不能按时卧睡,上为喘呼。入五脏则气胀肠满,闭塞不通,虚则为下痢肠澼。所以肺为天,喉出肺中之气呼吸,脾为地,咽出脾胃噫气,主地。风从上而下,阳受之,湿从下而上,阴受之。所以阴湿之气从足上行至头,然后下行循臂到指端;阳气从手上行至头,然后下行至足。所以说阳病上行至头转而下行,阴病下行至足转而上行。所以伤于风,上先受之而病;伤于湿,下先受之而病。

2. 黄帝说:脾发病而四肢不为其所用是什么原因?岐伯说:四肢举动必赖胃气以为用,胃气不能自到各经,必通过脾气运行才能够传到四肢。如脾病不能为胃气运化津液,四肢不能够受胃气水谷之滋养,各经脉道日益衰微,则脉不利,筋骨肌肉,都没有胃之精气而滋生,所以不为所用。

3. 黄帝说:为什么脾不主时?岐伯说:脾主土,主治中央,通常在四时为四脏之长,四时季月各十八日寄王主治,不能够单独主时。脾脏恒久地存贮胃土之精。土生万物且取法天地,所以上至头,下至足,无所不至,不能够主一时。

4. 黄帝说:脾和胃以膜相连,却为什么能够替胃行其津液?岐伯说:足太阴是三阴,其脉贯胃属脾络嗌,所以太阴为之行气于三阴。阳明属表,是五脏六腑之海,也为之行气于三阳。脏腑各因其经且从阳明受气,所以脾替胃行其津液。四肢不能够得胃之水谷精气,日益衰弱,阴道不利,筋骨肌肉,无胃气滋养,所以不为所用。

阳明脉解篇第三十

1. 黄帝问曰:足阳明之脉病,恶人与火,闻木音则惕然而惊,钟鼓不为动,闻木音而惊何也?愿闻其故。岐伯曰:阳明者,胃脉也,胃者,土也,故闻木音而惊者,土恶木也。帝曰:善。其恶火何也?岐伯曰:阳明主肉,其脉血气盛,邪客之则热,热甚则恶火。帝曰:其恶人何也?岐伯曰:阳明厥则喘而惋,惋则恶人。

2. 帝曰:或喘而死者,或喘而生者,何也?岐伯曰:厥逆连脏则死,连经则生。

3. 帝曰:善。病甚则弃衣而走,登高而歌,或至不食数日,逾垣上屋,所上之处,皆非其素所能也,病反能者何也?岐伯曰:四肢者,诸阳之本也,阳盛则四肢实,实则能登高也。帝曰:其弃衣而走者何也?岐伯曰:热盛于身,故弃衣欲走也。帝曰:其妄言骂詈,不避亲疏而歌者,何也?岐伯曰:阳盛则使人妄言骂詈,不避亲疏而不欲食,不欲食故妄走也。

【篇目纲要】

本篇共三节。阐释足阳明经发病的病理及临床症状。

【译释】

1. 黄帝问道:足阳明之经发病,厌恶人和火,听到木声就惊吓,钟鼓之声不为所动。为什么听到木头响声会惊吓?愿听一下原因。岐伯说:阳明是胃脉,胃属土,所以听到木头响声而惊吓,是土恶木克。黄帝说:好。厌恶火是为什么?岐伯说:阳明主肉,血气都盛,邪气客侵就发热,太热就恶火。黄帝说:为什么厌恶人?岐伯说:阳明厥逆气喘烦闷,烦闷就恶人之烦扰。

2. 黄帝说:为什么有的发喘而死,有的发喘而活?岐伯说:厥逆连脏,败及三阴则死,厥逆连经,肌表之疾则活。

3. 黄帝说:好。病严重就弃衣而走,登高而歌,有的几日不吃东西,越墙上屋,所上之处,都是平常所不能及之处,为什么发病反而能够这样?岐伯说:四肢是诸阳之本,阳盛四肢就实,实就能登高。黄帝说:为什么弃衣而走?岐伯说:身体大热,所以弃衣而走。黄帝说:为什么说话狂妄、骂詈,歌唱不避亲疏?岐伯说:阳盛就会使人说话狂妄、乱骂人,不避亲疏且不想吃东西。不想吃东西,所以到处乱跑。

卷 第 九

热论篇第三十一

1. 黄帝问曰：今夫热病者，皆伤寒之类也。或愈或死，其死皆以六七日之间，其愈皆以十日以上者，何也？不知其解，愿闻其故。岐伯对曰：巨阳者，诸阳之属也，其脉连于风府，故为诸阳主气也。人之伤于寒也，则为病热，热虽甚不死；其两感于寒而病者，必不免于死。

2. 帝曰：愿闻其状。岐伯曰：伤寒一日，巨阳受之，故头项痛腰脊强。二日阳明受之，阳明主肉，其脉侠鼻络于目，故身热目疼而鼻干，不得卧也。三日少阳受之，少阳主胆，其脉循胁络于耳，故胸胁痛而耳聋。三阳经络皆受其病，而未入于脏者，故可汗而已。四日太阴受之，太阴脉布胃中络于嗌，故腹满而嗌干。五日少阴受之，少阴脉贯肾络于肺，系舌本，故口燥舌干而渴。六日厥阴受之，厥阴脉循阴器而络于肝，故烦满而囊缩。三阴三阳，五脏六腑皆受病，荣卫不行，五脏不通，则死矣。其不两感于寒者，七日巨阳病衰，头痛少愈；八日阳明病衰，身热少愈；九日少阳病衰，耳聋微闻；十日太阴病衰，腹减如故，则思饮食；十一日少阴病衰，渴止不满，舌干已而嚏；十二日厥阴病衰，囊纵少腹微下，大气皆去，病日已矣。

3. 帝曰：治之奈何？岐伯曰：治之各通其脏脉，病日衰已矣。其未满三日者，可汗而已；其满三日者，可泄而已。

4. 帝曰：热病已愈，时有所遗者何也？岐伯曰：诸遗者，热甚而强食之，故有所遗也。若此者，皆病已衰而热有所藏，因其谷气相薄，两热相合，故有所遗也。帝曰：善。治遗奈何？岐伯曰：视其虚实，调其逆从，可使必已矣。

5. 帝曰：病热当何禁之？岐伯曰：病热少愈，食肉则复，多食则遗，此其禁也。

6. 帝曰：其病两感于寒者，其脉应与其病形何如？岐伯曰：两感于寒者，病一日则巨阳与少阴俱病，则头痛口干而烦满；二日则阳明与太阴俱病，则腹满身热，不欲食谵言；三日则少阳与厥阴俱病，则耳聋囊缩而厥，水浆不入，不知人，六日死。帝曰：五脏已伤，六腑不通，荣卫不行，如是之后，三日乃死何也？岐伯曰：阳明者，十二经脉之长也，其血气盛，故不知人，三日其气乃尽，故死矣。

7. 凡病伤寒而成温者，先夏至日者为病温；后夏至日者为病暑。暑当与汗皆出，勿止。

【篇目纲要】

本篇共七节。此篇所论为后世伤寒、温病、暑病名称之始。阐释伤寒病的临床病理变化及治疗方法。

【译释】

1.黄帝问:当今热病,都属伤寒之类。有的痊愈,有的病死,病死都在六七天之间,痊愈都在十天以上,是为什么? 不晓知病理,愿听一听其中的病理。岐伯回答说:太阳是各阳经的宗属,经脉和风府穴相通连,所以统主各阳之气。人被寒邪所伤,就会生病发热,发热即使严重,寒散热退也不会死;两次被寒邪所伤,表里俱伤,一定避免不了死亡。

2.黄帝说:愿听一听临床症状。岐伯说:伤寒一日,太阳先受伤,所以头项痛,腰脊强硬。伤寒二日,阳明受伤,阳明主肌肉,经脉从鼻络目内眦,所以身发热,目痛而且鼻发干,不能够安卧。伤寒三日,少阳受伤,少阳主胆,胆经循胁络于耳,所以胸胁痛且耳聋。三阳经络都受伤发病,但没有入侵五脏,所以可以发汗医治而愈。伤寒四日,太阴受伤,太阴脉布胃中,上膈夹咽,所以腹满且咽干。伤寒五日,少阴受伤,少阴脉从肾上贯肝膈入肺中,系舌本,所以口燥舌干且渴。伤寒六日,厥阴受伤,厥阴经环阴器且属肝络胆,所以烦满囊缩。三阴三阳,五脏六腑都受伤发病,邪盛于外则营卫不行,气竭于内则五脏不通,就会死亡。没有内外两受寒邪之伤,七日太阳病衰退,头痛减轻;八日阳明病衰退,身热减轻;九日少阳衰退,耳聋有所微闻;十日太阴病衰退,腹满已消,恢复正常,就要吃东西;十一日少阴病衰退,口不渴,腹不满,舌不干且有喷嚏;十二日厥阴病衰退,阴囊下纵,少腹微下,大热之气都去,病日益痊愈。

3.黄帝说:怎么医治? 岐伯说:察量热病在何脏之脉,行补泻之法,各通其脏脉,疾病就会日益衰退而愈。不满三日,可发汗痊愈;超过三日,可下泻痊愈。

4.黄帝说:热病已经痊愈,有时邪气衰去不尽,如遗留在人身,是为什么? 岐伯说:内外所遗,是因为太热而多食,谷热与旧热相薄,所以两热合邪,留连不去。像这种情形,都是病气虽衰退,余热却有所藏,因谷气与余热相薄,两热合邪,所以有所遗留。黄帝说:好! 怎么医治遗留之热邪? 岐伯说:察审虚实,调其逆顺,可以使其一定痊愈。

5.黄帝说:热病当禁忌什么? 岐伯说:热病稍有好转,胃气还虚,强吃大肉,肉本性热而难消化,吃大肉则热病复发,多吃则热病遗留,这就是禁忌。

6.黄帝说:足太阳、足少阴都被寒所伤,是什么样的脉象和临床症状? 岐伯说:两伤于寒就是发病一日,太阳和少阴都发病,头痛、口干且烦满;二日就是阳明和太阴一起发病,临床表现就是腹胀满,身发热,不饮食,多言语;三日就是少阳和厥阴都发病,临床表现就是耳聋、囊缩且厥逆,水浆不入口,不知人事,六日就死亡。黄帝说:五脏已受伤,六腑不通畅,营卫不运行,像这样之后,三日就死,是为什么?岐伯说:阳明经,是十二经脉之长,血盛气盛,所以不知人事。三日气就耗尽,所以死亡。

7.大凡发病被寒所伤且成温病,夏至日前,是温病;夏至日后,是暑病。暑病应当发热,出汗不要止汗。

刺热篇第三十二

1.肝热病者,小便先黄,腹痛多卧身热。热争则狂言及惊,胁满痛,手足躁,不得安卧,庚辛甚,甲乙大汗,气逆则庚辛死。刺足厥阴、少阳。其逆则头痛员员,脉引冲头也。

2.心热病者,先不乐,数日乃热。热争则卒心痛,烦闷善呕,头痛面赤无汗,壬癸甚,丙丁大汗,气逆则壬癸死。刺手少阴、太阳。

3.脾热病者,先头重颊痛,烦心颜青,欲呕,身热。热争则腰痛不可用俯仰,腹满泄,两颔痛,甲乙甚,戊己大汗,气逆则甲乙死。刺足太阴、阳明。

4.肺热病者,先淅然厥,起毫毛,恶风寒,舌上黄身热。热争则喘咳,痛走胸膺背,不得太息,头痛不堪,汗出而寒。丙丁甚,庚辛大汗,气逆则丙丁死。刺手太阴、阳明,出血如大豆,立已。

5.肾热病者,先腰痛胻痠,苦渴数饮身热。热争则项痛而强,胻寒且痠,足下热,不欲言,其逆则项痛员员澹澹然。戊己甚,壬癸大汗,气逆则戊己死。刺足少阴、太阳。

6.诸汗者,至其所胜日汗出也。

7.肝热病者,左颊先赤;心热病者,颜先赤;脾热病者,鼻先赤;肺热病者,右颊先赤;肾热病者,颐先赤。病虽未发,见赤色者刺之,名曰治未病。

8.热病从部所起者,至期而已。

9.其刺之反者,三周而已,重逆则死。

10.诸当汗者,至其所胜日,汗大出也。

11.诸治热病,以饮之寒水乃刺之,必寒衣之,居止寒处,身寒而止也。

12.热病先胸胁痛,手足躁,刺足少阳,补足太阴,病甚者为五十九刺。

13.热病始手臂痛者,刺手阳明、太阴而汗出止。

14.热病始于头首者,刺项太阳而汗出止。

15.热病始于足胫者,刺足阳明而汗出止。

16. 热病先身重骨痛,耳聋好瞑,刺足少阴,病甚为五十九刺。

17. 热病先眩冒而热,胸胁满,刺足少阴、少阳。

18. 太阳之脉,色荣颧骨,热病也。荣未夭,曰今且得汗,待时而已。与厥阴脉争见者,死期不过三日,其热病内连肾,少阳之脉色也。

19. 少阳之脉,色荣颊前,热病也。荣未夭,曰今且得汗,待时而已。与少阴脉争见者,死期不过三日。

20. 热病气穴:三椎下间主胸中热,四椎下间主鬲中热,五椎下间主肝热,六椎下间主脾热,七椎下间主肾热,荣在骶也。项上三椎,陷者中也。

21. 颊下逆颧为大瘕,下牙车为腹满,颧后为胁痛,颊上者鬲上也。

【篇目纲要】

本篇共二十一节。一至五节论五脏热病之临床症状和变化之数。六至二十一节分别阐释五脏热病发病之色及部位,汗法之数,刺法之术。

【译释】

1. 肝热病小便先黄,腹痛多卧,身体发热。热入脏,邪正相争,就会肝气乱,狂言而惊,胁胀满且痛,风淫四末,手足躁,木邪乘土则卧不安。庚辛年月日时严重,甲乙年月日时死亡。刺足厥阴肝经,足少阳胆经,逆则头痛员员,脉引冲头。

2. 心热病,神不安治,先不乐,数日后才热。热与心气分争,卒然心痛而烦闷,心火上炎善呕,头痛、面赤,汗为心液,心热液亡无汗。壬癸年月日时严重,丙丁年月日时大汗,气逆则壬癸年月日时死。刺手少阴经、手太阳经。

3. 脾热病先头重,面颊痛,烦心,颜面色青,脾胃受邪欲呕,身体发热。热争于脾则土邪乘肾,腰痛不可俯仰,腹满而泄,两颌痛。甲乙年月日时严重,戊己年月日时大汗,气逆则甲乙年月日时死。刺足太阴经、阳明经。

4. 肺热病先渐然厥起毫毛,恶风寒,舌上黄,身体热。热争于肺,变动为喘为咳,肺为胸脏,背为胸腑,痛走胸与背,不能够太息,气不下行,三阳在上,头痛不堪,热邪在肺,则汗出而寒。丙丁年月日时严重,庚辛年月日时大汗,气逆则丙丁年月日时死。刺手太阴经、阳明经,出血如大豆,即刻痊愈。

5. 肾热病先腰痛,小腿发酸,邪火耗伤肾水,若渴数饮,身体热。热争在表则项痛且强,在里则小腿寒冷酸痛,足下热,不想说话,逆则项痛,头员员阴虚无气不安。戊己年月日时严重,壬癸年月日时大汗,气逆戊己日死。刺足少阴、足太阳。

6. 汗出之日就是到各经气旺之日,汗出病愈。

7. 肝热病左颊先赤;心热病颜先赤;脾热病鼻先赤;肺热病右颊先赤;肾热病颐先赤。病即使没发,见赤色先刺,名叫治未病。

8. 热病从色部所起,到所部气旺之日病愈。

9.病而反治,泻虚补实,如肝病刺脾,脾病刺肾等,病情必定加重,其痊愈反迟,当三遇所胜之日而痊愈。

10.各经气旺之日当发汗,到气旺之日,汗大出。

11.医治热病,先饮寒水,后针刺,穿凉衣服,住冷地方,使身体内外皆凉,热病痊愈。

12.足少阳之脉下胸中,热病先胸胁痛,脾主四末,手足躁扰,针泻足少阳之实,补足太阴之虚,病严重当用五十九刺之法。

13.热病从手臂痛开始,刺手阳明经商阳穴,手太阴经列缺穴取汗病愈。

14.热病从头开始,刺足太阳经天柱穴取汗病愈。

15.热病从足胫开始,刺足阳明经内庭、陷谷二穴。

16.肾主骨,在窍为耳,热病先身重骨痛耳鸣,是热伤真阴,志意昏倦,所以好闭眼,病情严重,当用五十九刺如前。

17.热病先眩冒而热,胸胁满,刺足少阴肾经涌泉穴、然谷穴,足少阳胆经足窍阴穴、侠溪穴。

18.太阳之脉发病,赤色荣于颧骨,是发烧之病。色泽尚未晦暗,其气不深,是近期将得汗,可待气旺之时而愈。太阳脉浮,厥阴脉弦细,两症争见,阴阳都病,死期不超过三天,热病内连肾,见少阳之色脉,木旺水死,木三数。

19.少阳之脉色荣于颧前,是发烧之病。色泽尚未晦暗,其气不深,是近期将得汗,可待气旺之时而愈。少阳之脉弦,少阴之脉沉而微,少阳少阴争见,少阳为传表之终,少阴为传里之始,死期不过三日。

20.热病气穴:三椎下间主胸中热;四椎下间主膈中热;五椎下间主肝热;六椎下间主脾热;七椎下间主肾热。阴气在长强穴。从大椎开始计数陷中。

21.赤色见颊下逆颧上行,是大瘕之疾;赤色见下牙车,为腹满之疾;赤色见颧后,是胁痛之疾;赤色见颧上,是膈上之疾。

评热病论篇第三十三

1.黄帝问曰:有病温者,汗出辄复热,而脉躁疾不为汗衰,狂言不能食,病名为何? 岐伯对曰:病名阴阳交,交者,死也。帝曰:愿闻其说。岐伯曰:人所以汗出者,皆生于谷,谷生于精。今邪气交争于骨肉而得汗者,是邪却而精胜也,精胜则当能食而不复热。复热者,邪气也。汗者,精气也。今汗出而辄复热者,是邪胜也。不能食者,精无俾也。病而留者,其寿可立而倾也。且夫《热论》曰:汗出而脉尚躁盛者死。今脉不与汗相应,此不胜其病也,其死明矣。狂言者是失志,失志者死。今见三死,不见一生,虽愈必死也。

2. 帝曰:有病身热汗出烦满,烦满不为汗解,此为何病? 岐伯曰:汗出而身热者风也,汗出而烦满不解者厥也,病名曰风厥。帝曰:愿卒闻之。岐伯曰:巨阳主气,故先受邪,少阴与其为表里也,得热则上从之,从之则厥也。帝曰:治之奈何? 岐伯曰:表里刺之,饮之服汤。

3. 帝曰:劳风为病何如? 岐伯曰:劳风法在肺下,其为病也,使人强上冥视,唾出若涕,恶风而振寒,此为劳风之病。帝曰:治之奈何? 岐伯曰:以救俯仰,巨阳引精者三日,中年者五日,不精者七日,咳出青黄涕,其状如脓,大如弹丸,从口中若鼻中出,不出则伤肺,伤肺则死也。

4. 帝曰:有病肾风者,面胕痝然壅,害于言,可刺否? 岐伯曰:虚不当刺,不当刺而刺,后五日其气必至。帝曰:其至何如? 岐伯曰:至必少气时热,时热从胸背上至头,汗出手热,口干苦渴,小便黄,目下肿,腹中鸣,身重难以行,月事不来,烦而不能食,不能正偃,正偃则咳,病名曰风水,论在《刺法》中。帝曰:愿闻其说。岐伯曰:邪之所凑,其气必虚。阴虚者,阳必凑之,故少气时热而汗出也。小便黄者,少腹中有热也,不能正偃者,胃中不和也。正偃则咳甚,上迫肺也。诸有水气者,微肿先见于目下也。帝曰:何以言? 岐伯曰:水者,阴也,目下亦阴也,腹者,至阴之所居,故水在腹者,必使目下肿也。真气上逆,故口苦舌干,卧不得正偃,正偃则咳出清水也。诸水病者,故不得卧,卧则惊,惊则咳甚也。腹中鸣者,病本于胃也。薄脾则烦不能食,食不下者,胃脘隔也。身重难以行者,胃脉在足也。月事不来者,胞脉闭也。胞脉者,属心而络于胞中。今气上迫肺心,气不得下通,故月事不来也。帝曰:善。

【篇目纲要】

本篇共四节。第一节论阴阳交之临床病变机理,第二节论风病和厥病临床病理和治疗方法,第三、四节分别阐释劳风和肾风的临床症状和病理。

【译释】

1. 黄帝问:温病汗出往往又发热,但是脉躁疾不因出汗而减衰,狂言不能进食,是什么病名? 岐伯回答说:病名是阴阳交,阳邪交于阴分,阴气不守则死。黄帝说:愿听一听这种说法。岐伯说:人之所以出汗,是因为谷气内盛,谷气外达为汗,今邪气与谷气交争于骨肉之间而得汗,是精胜邪却而得汗。精气胜就应当能够饮食且不再发热,再发热,是邪气。汗是精气。今发汗却往往再发热,是邪气胜。不能吃东西,精气无以所生可使。病气留而不退,病人寿命立至危倾。《热论》中说:汗出脉却还躁盛,就会死。今脉象不与汗相对应,这是精气不胜病气,死是明显的。狂言是失志,神志去则死。今见三死不见一生,即使痊愈,也必定要死。

2.黄帝说:病发身热,汗出烦满,烦满不因汗后而散,这是什么病?岐伯说:汗出却烦满不解是厥病,病名叫风厥。黄帝说:愿详尽地听一听。岐伯说:太阳主气,先受邪气,少阴与其互为表里,表病里应,少阴得热从阳上逆,上逆则厥。黄帝说:怎么医治?岐伯说:泻太阳表邪之热,补少阴之气,合表里而针刺,饮之汤液。

3.黄帝说:劳风病是怎样的临床症状?岐伯说:因劳伤风,上居肺下,发病症状因邪在肺下,喘逆令人好仰,风热上壅,畏风羞明,令人瞑目而视,风热伤阴,津液稠浊,唾出若涕,肺主皮毛,卫气受伤,恶风振寒,这就是劳风之病。黄帝说:怎样医治?岐伯说:先救水邪,止其上溢,不能俯仰。太阳气盛引精上行,三日风从咳散,中年精衰五日,年衰无精七日而散。咳出青黄痰涕而愈,状如脓,大如弹丸,从口中如从鼻中出。不出就伤肺,不免于死。

4.黄帝说:肾风发病,面部瘣然肿起,言语有妨,可否针刺?岐伯说:虚不应当针刺。不当刺却刺,刺后五日,其气必至,合水成之数。黄帝说:气又复至是什么症状?岐伯说:气至必定少气,时热,从胸至头汗出,手热,口热,苦渴,不能正卧,小便黄,目下肿,腹中鸣,体重行走困难,月事不来,必烦而不能饮食,不能正卧,正卧则咳,病名叫风水,论在《刺法》当中。黄帝说:愿听一下论说。岐伯说:邪之所入,其气一定虚弱。阴虚阳邪必定侵入,所以少气,时热且汗出。小便黄是少腹中有热,不能正卧是胃中不和。正卧则咳嗽严重,上迫肺脏。身有水气,目下先微肿。黄帝说:为什么这样说?岐伯说:水是阴,目下也是阴,腹是太阴所居之处,所以水在腹中,必定使目下肿。真气上逆,所以口苦舌干,不能正卧,正卧则咳出清水。有水病所以不能够安卧,卧就惊惧,惊就咳嗽严重。腹中鸣是病根在于胃中无食。迫脾则烦闷不能饮食,食不下咽是因胃脘膈塞。体重行动难,是因为胃脉在足。月事不来,是因为胞络宫中之经脉闭塞。胞脉属心而络于胞中以通月事。今气上迫肺,心气不能下通,所以胞脉闭而月事断。黄帝说:好!

逆调论篇第三十四

1.黄帝问曰:人身非常温也,非常热也,为之热而烦满者何也?岐伯对曰:阴气少而阳气胜,故热而烦满也。

2.帝曰:人身非衣寒也,中非有寒气也,寒从中生者何?岐伯曰:是人多痹气也,阳气少,阴气多,故身寒如从水中出。

3.帝曰:人有四肢热,逢风寒如炙如火者何也?岐伯曰:是人者阴气虚,阳气盛。四肢者阳也,两阳相得而阴气虚少,少水不能灭盛火,而阳独治,独治者不能生长也,独胜而止耳,逢风而如炙如火者,是人当肉烁也。

4.帝曰:人有身寒,汤火不能热,厚衣不能温,然不冻栗,是为何病?岐伯曰:是人者,素肾气胜,以水为事,太阳气衰,肾脂枯不长,一水不能胜两火。肾者水也,而生于骨,肾不生,则髓不能满,故寒甚至骨也。所以不能冻栗者,肝一阳也,心二阳也,肾孤脏也,一水不能胜二火,故不能冻栗,病名曰骨痹,是人当挛节也。

5.帝曰:人之肉苛者,虽近衣絮,犹尚苛也,是谓何疾?岐伯曰:荣气虚,卫气实也。荣气虚则不仁,卫气虚则不用,荣卫俱虚,则不仁且不用,肉如故也,人身与志不相有,曰死。

6.帝曰:人有逆气,不得卧而息有音者,有不得卧而息无音者,有起居如故而息有音者,有得卧、行而喘者,有不得卧、不能行而喘者,有不得卧、卧而喘者,皆何脏使然?愿闻其故。岐伯曰:不得卧而息有音者,是阳明之逆也,足三阳者下行,今逆而上行,故息有音也。阳明者,胃脉也,胃者六腑之海,其气亦下行,阳明逆不得从其道,故不得卧也。《下经》曰:胃不和则卧不安。此之谓也。夫起居如故而息有音者,此肺之络脉逆也,络脉不得随经上下,故留经而不行。络脉之病人也微,故起居如故而息有音也。夫不得卧卧则喘者,是水气之客也。夫水者,循津液而流也,肾者水脏,主津液,主卧与喘也。帝曰:善。

【篇目纲要】

本篇共六节。阴阳偏胜为逆,营卫偏胜、营卫俱虚为逆,肺经络不调为逆,足三阳、足阳明经反行为逆。

【译释】

1.黄帝问:人体无常有温热之病在表,无常有五脏之热在里,却为什么因发热烦闷胀满?岐伯说:阴气少而阳气盛,所以发热且烦闷胀满。

2.黄帝说:人外没穿凉衣服,内没有寒气,为什么寒从中生?岐伯说:这是因为人多有痹气,阳气少,阴气多,所以身冷如从水中出。

3.黄帝说:为什么人四肢发热,如遇风寒,便像被火烤一样?岐伯说:这种病人阴气虚,阳气盛。四肢属阳,两阳相得阴气更加虚弱,水少不能灭盛火,阳气独盛,孤阳不能生长,只能为热。遇风像火烤一样,是阳盛伤阴,令人肌肉消烁。

4.黄帝说:人身寒冷,汤火不能热身,厚衣不能暖体,然而却不觉寒栗,这是什么病?岐伯说:这种人平时肾气盛,性欲旺盛,太阳气衰,伤精则肾脂枯不长,一水不能胜肝心二火。肾属水,生于骨,肾伤不生则骨髓不充,所以寒彻透骨。之所以不能冻栗,是因为有肝火一阳,心火二阳,肾是孤脏,一水不能胜二火,所以不能冻栗,病名叫骨痹,这种人应当肢节拘挛。

5.黄帝说:人肉苛虐,即使穿上衣服,还是冷,毫无知觉,这是什么病?岐伯说:荣气虚,卫气实。荣气虚则不仁,卫气虚则不用,荣卫都虚,就会身用志不应,志为身不亲,肉像平时一样。人体和心志彼此不能相互为用,当死。

6.黄帝说:人气逆有的不能卧床且喘息有声,有的不能卧床且喘息无声,有的起居平常却喘息有声,有的能够卧床却走路气喘,有的不能卧床,不能行走却气喘,有的不能卧床,卧床就气喘,这些症状都是什么脏器主使的?愿听一听原因。岐伯说:不能卧床且喘息有声,是阳明气逆。足之三阳经由头至足下行,今逆而上行,所以喘息有声。足阳明是胃经,胃是六腑之海,其气下行,足阳明经气逆不能够顺经而行,所以不能卧床。《下经》说:胃不和就不能安卧。就是这个意思。起居平常却喘息有声,这是肺经络脉气逆。络脉不能随经脉上下运行,所以停留在经脉中却不运行。络脉致病轻微,所以起居平常却喘息有声。不能卧床,卧床就气喘,这是水气客侵。水顺津液流动,肾是水脏,主津液,主卧床和喘息。黄帝说:好。

卷第十

疟论篇第三十五

1.黄帝问曰:夫痎疟皆生于风,其蓄作有时者,何也? 岐伯对曰:疟之始发也,先起于毫毛,伸欠乃作,寒栗鼓颔,腰脊俱痛。寒去则内外皆热,头痛如破,渴欲冷饮。帝曰:何气使然? 愿闻其道。岐伯曰:阴阳上下交争,虚实更作,阴阳相移也。阳并于阴,则阴实而阳虚,阳明虚则寒栗鼓颔也;巨阳虚则腰背头项痛;三阳俱虚则阴气胜,阴气胜则骨寒而痛;寒生于内,故中外皆寒。阳盛则外热,阴虚则内热,外内皆热,则喘而渴,故欲冷饮也。此皆得之夏伤于暑,热气盛,藏于皮肤之内,肠胃之外,此荣气之所舍也。此令人汗空疏,腠理开,因得秋气,汗出遇风,及得之以浴,水气舍于皮肤之内,与卫气并居。卫气者,昼日行于阳,夜行于阴,此气得阳而外出,得阴而内薄,内外相薄,是以日作。

2.帝曰:其间日而作者何也? 岐伯曰:其气之舍深,内薄于阴,阳气独发,阴邪内著,阴与阳争不得出,是以间日而作也。

3.帝曰:善。其作日晏与其日早者,何气使然? 岐伯曰:邪气客于风府,循膂而下,卫气一日一夜大会于风府,其明日日下一节,故其作也晏,此先客于脊背。每至于风府则腠理开,腠理开则邪气入,邪气入则病作,以此日作稍益晏也。其出于风府,日下一节,二十五日下至骶骨,二十六日入于脊内,注于伏膂之脉,其气上行,九日出于缺盆之中,其气日高,故作日益早也。

4.其间日发者,由邪气内薄于五脏,横连募原也。其道远,其气深,其行迟,不能与卫气俱行,不得皆出,故间日乃作也。

5.帝曰:夫子言卫气每至于风府,腠理乃发,发则邪气入,入则病作。今卫气日下一节,其气之发也,不当风府,其日作者奈何? 岐伯曰:此邪气客于头项循膂而下者也,故虚实不同,邪中异所,则不得当其风府也。故邪中于头项者,气至头项而病;中于背者,气至背而病;中于腰脊者,气至腰脊而病;中于手足者,气至手足而病。卫气之所在,与邪气相合则病作。故风无常府,卫气之所发,必开其腠理,邪气之所合,则其府也。

6.帝曰:善。夫风之与疟也,相似同类,而风独常在,疟得有时而休者何也? 岐伯曰:风气留其处,故常在;疟气随经络沉以内薄,故卫气应乃作。

7.帝曰:疟先寒而后热者,何也? 岐伯曰:夏伤于大暑,其汗大出,腠理开发,因遇夏气凄沧之水寒,藏于腠理皮肤之中,秋伤于风,则病成矣。夫寒者阴气也,风者阳气也,先伤于寒而后伤于风,故先寒而后热也,病以时作,名曰寒疟。帝曰:先热而后寒者何也? 岐伯曰:此先伤于风而后伤于寒,故先热而后寒也,亦以时作,名曰温疟。其但热而不寒者,阴气先绝,阳气独发,则少气烦冤,手足热而欲呕,名曰瘅疟。

8. 帝曰:夫经言有余者泻之,不足者补之。今热为有余,寒为不足。夫疟者之寒,汤火不能温也,及其热,冰水不能寒也,此皆有余不足之类。当此之时,良工不能止,必须其自衰,乃刺之,其故何也? 愿闻其说。岐伯曰:经言无刺熇熇之热,无刺浑浑之脉,无刺漉漉之汗,故为其病逆未可治也。夫疟之始发也,阳气并于阴,当是之时,阳虚而阴盛,外无气,故先寒栗也。阴气逆极,则复出之阳,阳与阴复并于外,则阴虚而阳实,故先热而渴。夫疟气者,并于阳则阳胜,并于阴则阴胜,阴胜则寒,阳胜则热。疟者,风寒之气不常也,病极则复至。病之发也,如火之热,如风雨不可当也。故经言曰:方其盛时,必毁,因其衰也,事必大昌,此之谓也。夫疟之未发也,阴未并阳,阳未并阴,因而调之,真气得安,邪气乃亡。故工不能治其已发,为其气逆也。

9. 帝曰:善。攻之奈何? 早晏何如? 岐伯曰:疟之且发也,阴阳之且移也,必从四末始也。阳已伤,阴从之,故先其时坚束其处,令邪气不得入,阴气不得出,审候见之在孙络盛坚而血者,皆取之,此真往而未得并者也。

10 帝曰:疟不发,其应何如? 岐伯曰:疟气者,必更盛更虚,当气之所在也。病在阳,则热而脉躁;在阴,则寒而脉静;极则阴阳俱衰,卫气相离,故病得休;卫气集,则复病也。

11. 帝曰:时有间二日或至数日发,或渴或不渴,其故何也? 岐伯曰:其间日者,邪气与卫气客于六腑,而有时相失,不能相得,故休数日乃作也。疟者,阴阳更胜也,或甚或不甚,故或渴或不渴。

12. 帝曰:论言夏伤于暑,秋必病疟。今疟不必应者何也? 岐伯曰:此应四时者也。其病异形者,反四时也。其以秋病者寒甚,以冬病者寒不甚,以春病者恶风,以夏病者多汗。

13. 帝曰:夫病温疟与寒疟而皆安舍,舍于何脏? 岐伯曰:温疟者,得之冬中于风,寒气藏于骨髓之中,至春则阳气大发,邪气不能自出,因遇大暑,脑髓烁,肌肉消,腠理发泄,或有所用力,邪气与汗皆出。此病藏于肾,其气先从内出之于外也。如是者,阴虚而阳盛,阳盛则热矣。衰则气复反入,入则阳虚,阳虚则寒矣。故先热而后寒,名曰温疟。

14. 帝曰:瘅疟何如? 岐伯曰:瘅疟者,肺素有热,气盛于身,厥逆上冲,中气实而不外泄,因有所用力,腠理开,风寒舍于皮肤之内,分肉之间而发,发则阳气盛,阳气盛而不衰则病矣。其气不及于阴,故但热而不寒,气内藏于心,而外舍于分肉之间,令人消烁脱肉,故命曰瘅疟。帝曰:善。

【篇目纲要】

本篇共十四节。此篇十四节详论痎疟病源,临床症状及病理分类:温(风)疟、寒疟、瘅疟。

【译释】

1. 黄帝说:痎疟都从风生,邪蓄于经发作按时,是什么原因? 岐伯回答说:疟开始发作,先从毫毛开始,伸张四肢,打呵欠,寒栗鼓动腮颔,腰和脊痛。寒去就内外都热,头痛如破,口渴想喝凉水。黄帝说:是什么气主使的? 愿听一下其中的道理。岐伯回答说:阴阳上下交争,虚实交替发作,阴阳相互转移。阳并于阴就会阴实而阳虚,阳明虚就会寒栗鼓动腮颔,太阳虚就会腰背头项痛,三阳经全虚就会阴气胜,阴气胜就会骨寒且痛,寒从内生,所以里外都寒。阳气虚就会表热,阴气虚就会里热。表里都热,就会发喘且渴,所以想喝凉水。这都是因在夏伤暑而得病,热气盛,藏于皮肤之内,肠胃之外,这是荣气所舍居之处。这使人汗空畅通,腠理大开,因得遇秋气,汗出遇风,或者因洗浴,水气并居皮肤之内,和卫气并居一处。卫气白天行于阳经,夜晚行于阴经,风水之气得阳气外出,得阴气内迫,内外相迫,所以按日发作。

2. 黄帝说:为什么隔一天发作? 岐伯说:邪气舍居深,内迫于阴,阳气独发,阴邪内著行迟,一迟一速,阴阳相拒而争,阴邪不能与卫气一起外出,因此间日发作。

3. 黄帝说:好。发作时晚和时早,是什么气主使? 岐伯说:邪气客居风府,顺脊骨下行,卫气一日一夜大会于风府穴,第二天后每天下一节,自阳就阴,其会渐迟,所以发作晚,这是因邪气先客居在脊背。每到风府穴腠理就开,腠理开,邪气就客侵,邪气侵入,病气就发作,因此每日发作越来越晚。卫气从风府出,每天下一节,二十五天下到骶骨,第二十六天进入脊内,内注于伏膂之脉,邪与卫气上行九天,从缺盆中上出,自阴出阳,邪气日退,其气日益升高,所以发作越来越早。

4. 隔日发作,由于邪气内著五脏之中,横连五脏膜原之腧。道远,邪在阴分,气深,运行迟缓,不能和卫气一起运行,不能和卫气一起出入,所以隔日发作。

5. 黄帝说:夫子说卫气每到风府,腠理就开发,开发邪气就侵入,邪气侵入就病气发作。今卫气每天下行一节,不应当上会风府,怎么每日发作? 岐伯说:这是由于邪气客居头项,顺脊脊下行的缘故。所以虚实不同,邪气所中不同,就不能尽当风府。所以邪中头项,卫气到头项,与邪气相合就发病;中背,气到背就发病;中腰脊,气到腰脊就发病;中手足,气到手足就发病。卫气所在,与邪气相合,就发病。所以风无常府,卫气所发,必定开腠理,卫气和邪气相合,就是风府。

6.黄帝说:好。风和疟相似同类,风却单独常在,疟能够有时休止,是什么原因? 岐伯说:风气着而不移,所以常在;疟气随经络流动,深迫五脏,所以必因卫气之应而发作。

7.黄帝说:疟病先寒后热是什么原因? 岐伯说:夏被大暑之气所伤,体汗大出,腠理开发,因浴水乘凉感风湿之气,风寒之邪藏于腠理皮肤之中,得清秋之气而风袭于外,就会病气发作。寒是阴气,风是阳气。先被寒气所伤,后被风气所伤,所以先寒后热,病按时发作,名叫寒疟。黄帝说:先热后寒是什么原因? 岐伯说:这是先被风伤,后被寒伤的缘故,也是按时发作,名叫温疟。只发热不发寒,阴气先绝,阳气独发,就会少气烦闷,手足发热想呕吐,名叫瘅疟。

8.黄帝说:经书上说,邪气有余就用泻法,正气不足就用补法。今热有余,寒为不足。疟之寒,即使汤火也不能温暖,等到发热,即使冰水也不能清凉,这都属有余、不足之类。这个时候,良工也不能治其寒热,必定等到自行衰退才针刺,这是什么原因? 愿听一听其中的说法。岐伯说:经书上说不要针刺阴阳不明之脉,不要针刺大出之汗,因病发正盛之时,针刺就会忤逆病气,所以不可针刺。疟疾开始发作,阳气并于阴,当这个时候,阳虚而阴盛,表无阳气,所以先寒栗。阴气逆尽,就会再从阳出,阳气和阴气又合并在表,就会阴虚而阳实,所以先发热且口渴。疟气并于阳则阳盛,并于阴则阴盛,阴盛则寒,阳盛则热。疟疾之病风寒之气无常,病发至极则复发如旧,病发如火之热,如风雨不可阻挡。所以经书上说:方其盛时针刺,必致伤真气而毁伤,因其衰止而针刺,则邪气去而事大昌,说的就是这意思。疟疾没有暴发,阴没并阳,阳没并阴,因时调治,真气得安,邪气就会消亡。所以良工不能医治疟疾已发,因为气逆的缘故。

9.黄帝说:好。怎样攻治? 早晚怎样医治? 岐伯说:疟疾将要暴发,阴阳将要移转,必定从四末开始。阳已受伤,阳虚,阴顺阳虚而并入,所以提前坚缚四肢,使邪气不能并入,阴气不能外出,察审孙络坚盛之处,有血则泻,这样真气往行,邪气不能并入。

10.黄帝说:疟疾休止不发,与何气相应? 岐伯说:疟气必定盛虚更替,当求气之所在。疟病在阳,就会发热而脉躁,在阴就会寒栗而脉静,极尽就会阴阳齐衰,与卫气相离,所以疟病休止,卫气至就会再次发病。

11.黄帝说:有时相隔两日或数日暴发,有的口渴,有的不渴,是什么原因? 岐伯说:间日暴发,是邪气和卫气客居在六腑,有时与卫气相失,不能相会,所以休止数日才发作。疟疾时阴阳交替相胜,有时盛甚,有时不甚,所以有时口渴,有时不渴。

12.黄帝说:《生气通天论》和《阴阳应象大论》中说,夏被暑气所伤,秋必痎疟,今疟不一定相应秋,是什么原因? 岐伯说:这是和四时相应。发病临床表现异形,是因四时之气各有相反。因秋盛热之后,新凉束之,阴阳相激,病寒严重,因冬发病,阳伏不与寒争,病寒不严重,因春阳外泄,腠理渐开,余寒未去,病多恶风,因夏气暑热,津液充盈,外泄皮肤而多汗。

13. 黄帝说:病发温疟和寒疟,都舍居在哪,舍居何脏? 岐伯说:温疟得之于冬,被风寒中伤,寒气藏于骨髓之中,到春天阳气大发,邪气不能自行外出,因遇大热之气,脑髓消烁,肌肉消减,腠理发泄,或房事劳伤,邪气和汗一起外泄。病气藏于肾,骨气与肾气相合,病气先从内出之在外。这样,阴虚则阳盛,阳盛就发热。阳衰退则邪气又再反入于内,入里就阳虚阴盛,阳虚就会寒栗。所以先热而后寒,病名叫温疟。

14. 黄帝说:瘅疟是什么样的临床症状? 岐伯说:瘅疟是因肺平时先有热气,阳气盛于体内,厥逆上冲,中气实而不外泄,因有所用力,腠理开发,风寒之气舍居于皮肤之内,在分肉之间而发泄,发泄就阳气盛,阳气盛而不衰就会发病。病气不及于阴,所以只热不寒,病气内藏于心经,外舍居于分肉之间,使人消烁脱肉,所以叫瘅疟。黄帝说:好。

刺疟篇第三十六

1. 足太阳之疟,令人腰痛头重,寒从背起,先寒后热,熇熇暍暍然,热止汗出,难已,刺郄中出血。

2. 足少阳之疟,令人身体解㑊,寒不甚,热不甚,恶见人,见人心惕惕然,热多汗出甚,刺足少阳。

3. 足阳明之疟,令人先寒,洒淅洒淅,寒甚久乃热,热去汗出,喜见日月光火气乃快然,刺足阳明跗上。

4. 足太阴之疟,令人不乐,好太息,不嗜食,多寒热汗出,病至则善呕,呕已乃衰,即取之。

5. 足少阴之疟,令人呕吐甚,多寒热,热多寒少,欲闭户牖而处,其病难已。

6. 足厥阴之疟,令人腰痛少腹满,小便不利如癃状,非癃也,数便,意恐惧,气不足,腹中悒悒,刺足厥阴。

7. 肺疟者,令人心寒,寒甚热,热间善惊,如有所见者,刺手太阴阳明。

8. 心疟者,令人烦心甚,欲得清水,反寒多,不甚热,刺手少阴。

9. 肝疟者,令人色苍苍然,太息,其状若死者,刺足厥阴见血。

10. 脾疟者,令人寒,腹中痛,热则肠中鸣,鸣已汗出,刺足太阴。

11. 肾疟者,令人洒洒然,腰脊痛宛转,大便难,目眴眴然,手足寒,刺足太阳少阴。

12. 胃疟者,令人且病也,善饥而不能食,食而支满腹大,刺足阳明太阴横脉出血。

13. 疟发身方热,刺跗上动脉,开其空,出其血,立寒。

14. 疟方欲寒,刺手阳明太阴,足阳明太阴。

15. 疟脉满大急,刺背俞,用中针,傍五胠俞各一,适肥瘦出其血也。

16. 疟脉小实急,灸胫少阴,刺指井。

17. 疟脉满、大、急,刺背俞,用五胠俞、背俞各一,适行至于血也。

18. 疟脉缓大虚,便宜用药,不宜用针。

19. 凡治疟,先发如食顷乃可以治,过之则失时也。

20. 诸疟而脉不见,刺十指间出血,血去必已,先视身之赤如小豆者,尽取之。

21. 十二疟者,其发各不同时,察其病形,以知其何脉之病也。先其发时如食顷而刺之,一刺则衰,二刺则知,三刺则已。不已,刺舌下两脉出血;不已,刺郄中盛经出血,又刺项已下侠脊者,必已。舌下两脉者,廉泉也。

22. 刺疟者,必先问其病之所先发者,先刺之。先头痛及重者,先刺头上及两额两眉间出血。先项背痛者,先刺之。先腰脊痛者,先刺郄中出血。先手臂痛者,先刺手少阴阳明十指间。先足胫痠痛者,先刺足阳明十指间出血。

23. 风疟,疟发则汗出恶风,刺三阳经背俞之血者。

24. 䯒痠痛甚,按之不可,名曰胕髓病,以镵针针绝骨出血,立已。

25. 身体小痛,刺诸阴之井,无出血,间日一刺。

26. 疟不渴,间日而作,刺足太阳;渴而间日作,刺足少阳。

27. 温疟汗不出,为五十九刺。

【篇目纲要】

本篇共二十七节。一至十二节阐述十二经之疟的临床症状和刺法;十三至十八节阐述疟发脉象及治疗方法、时机;十九至二十八节阐述诸疟临床症状及针刺方法。

【译释】

1. 足太阳之疟,使人腰痛头重,寒从背起,先寒后热,高热不退,热退,汗出不止,针刺委中穴出血。

2. 足少阳之疟,使人不耐烦劳,行迹困倦,体寒不严重,发热也不严重,厌恶见人,肝虚则恐,见人则心惕惕然,热多汗出多,针刺足少阳风池穴、丘墟穴。

3. 足阳明之疟,使人先寒冷,洒淅洒淅,寒甚时久才发热,热去汗出,喜见日月光火气,才快然适志,针足阳明经原穴冲阳穴。

4. 足太阴之疟,脾病则心气不舒而不乐,脾不化上焦痞塞而好太息,不喜吃东西,脾主里而邪不易解,多寒热汗出,脾脉络胃上膈夹咽,病至则善呕,呕止则病衰,就可取井穴大敦穴,荥穴公孙穴。

5. 足少阴之疟,阴邪上冲,使人呕吐严重,阴虚多寒热,热多寒少,阴喜静,想要闭户牖而处,病深难痊愈,刺大钟穴、太溪穴。

6. 足厥阴之疟,使人腰痛,小腹胀满,小便不利如癃闭之状,不一定癃闭,尿频,内心恐惧,肝气不足,腹中不畅,针刺足厥阴肝经太冲穴。

7. 肺疟使人心寒,寒甚复热而心气受伤,善惊如有所见,针刺手太阴经列缺穴,手阳明经合谷穴。

8. 心疟令人心中特别烦热,要想喝凉水缓解,寒气多反不特别热,针刺手少阴经神门穴、少海穴。

9. 肝疟令人面色苍苍然,肝郁气逆太息,其状若死,针取肝经络穴中封穴见血而愈。

10. 脾疟令人体寒,脾脉自股入腹,腹中痛,寒止则热,脾气行,腹中鸣,鸣止则阳气外达而汗出,针刺足太阴经商丘穴。

11. 肾疟使人洒洒寒栗,肾脉贯脊属肾,腰脊痛转侧不利,大便不畅,目视眩动不明,手足厥而寒凉,针刺足太阳经委中穴,足少阴经大钟穴。

12. 胃疟使人发病,善饥而不能食,支满腹大,针刺足阳明厉兑、解溪、三里三穴,足太阴商丘穴点刺出血而愈。

13. 疟发身刚发热,针刺冲阳穴,开空出血,热去立寒。

14. 疟发身刚发寒,针刺补手阳明经商阳穴,足阳明经厉兑穴,泻手太阴经少商穴,足太阴经大敦穴。

15. 疟脉满、大、急,针刺背五俞穴,用中针,五脏俞旁魄户、神堂、魂门、意舍、志室五穴,根据肥瘦决定出血多少。

16. 疟脉小、实、急,灸足少阴经复溜穴,刺足太阳经至阴穴。

17. 疟脉满、大、急,针刺背五俞穴,可行至血出止针。

18. 疟脉缓、大、虚、血虚气实,风又攻之,宜药医以祛其邪,忌针刺。

19. 凡是医治疟疾,在病发之前约一顿饭的时间进行治疗,病发则正邪不分,则失去医治时机。

20. 各种疟疾络脉不见,刺手足十指间出血,血出必痊愈,诸疟将衰退,身上有如赤小豆结起,都要刺出其血。

21. 十二疟,病发各不同时,应候察病形,因知晓何脉发病。预先在发病之前一顿饭的工夫针刺,针一次就病衰,针两次就会有好转,针三次就会痊愈。不痊愈,刺舌下廉泉穴出血;还不痊愈,刺委中穴出血,再刺侠脊大杼穴、谚语穴必定痊愈;舌下两脉是廉泉穴。

22.针刺疟疾,必须先询问病先暴发的情况,先针刺最早之病。先头痛、头重,刺上星穴、百会穴、悬颅穴、攒竹穴出血。先项痛、背痛,刺风池穴、风府穴、大杼穴、神道穴。先腰脊痛,刺委中穴出血。先手臂痛,刺少商穴、商阳穴,手足十指缝即八邪、八缝穴。先足胫痛,刺足阳明经厉兑穴和八缝穴出血。

23.风疟暴发,就会汗出恶风,针刺足三阳经背俞即膀胱俞、胃俞、胆俞三穴出血。

24.胫骨酸痛严重,不可按扶,名叫胕髓病,用镵针针阳辅穴,出血即刻痊愈。

25.身体小痛,针刺各阴经井穴,不要针刺出血,隔一日一刺。

26.疟疾不口渴,隔日发作,刺足太阳经;口渴隔日发作,刺足少阳经。

27.温疟汗不出,用五十九刺之法。

气厥论篇第三十七

1.黄帝问曰:五脏六腑,寒热相移者何? 岐伯对曰:肾移寒于肝①,痈肿少气。脾移寒于肝,痈肿筋挛。肝移寒于心,狂,隔中。心移寒于肺,肺消。肺消者,饮一溲二,死不治。肺移寒于肾,为涌水。涌水者,按腹不坚,水气客于大肠,疾行则鸣濯濯如囊裹浆,水之病也。

2.脾移热于肝,则为惊衄。肝移热于心,则死。心移热于肺,传为鬲消。肺移热于肾,传为柔痉。肾移热于脾,传为虚,肠澼,死,不可治。

3.胞移热于膀胱,则癃、溺血。膀胱移热于小肠,鬲肠不便,上为口糜。小肠移热于大肠,为虙瘕,为沉。大肠移热于胃,善食而瘦,又谓之食亦。胃移热于胆,亦曰食亦。胆移热于脑,则颊鼻渊,鼻渊者,浊涕下不止也,传为衄衊瞑目。故得之气厥也。

校:①"肝"应为"脾"。

【篇目纲要】
本篇共三节。阐述寒热相移的临床症状。
【译释】
1.黄帝问:五脏六腑,寒热怎样相移? 岐伯回答说:肾中寒气转移到脾,寒伤谷气,就会痈肿,少气。脾将寒气转移到肝,就会肉寒痈肿,筋寒拘挛。肝将寒气转移到心,就会热盛神乱而狂,心气隔塞不通。心将寒气转移到肺,肺得寒发热,肺焦为渴,名叫肺消。肺消饮一溲一,可治,饮一溲二,肺大伤,死不可治。肺将寒气转移到肾,肾气有余上奔于肺成涌水。涌水就是按腹不坚,水气客居大肠,快走就会肠中濯濯鸣响,如囊浆壶,是水病。

2. 脾将热气转移到肝,就会惊骇,鼻中出血。肝将热气转移到心,心神不受外邪来犯,就会死。心将热转移到肺,肺得热气,膈热消饮多渴,是为膈消。肺将热气转移到肾,肾得热气,得骨痿强而不举,筋柔缓而无力之柔痿之疾。肾将热气转移到脾,邪热在下,阴火上炎,真阴亏损,传为虚损,肾水挟热反侮脾,成肠澼,死不可治。

3. 胞将热转移到膀胱,就会小便不利为癃闭,严重就会尿血。膀胱将热转移到小肠,就会闭塞肠道,大便不通,上为口腔糜烂之疾。小肠将热转移到大肠,热结不散,留聚于曲折之处,成隐伏秘匿,深沉不易取之疾。大肠将热转移到胃,燥热之气上行,饥而多食且瘦,又叫作食亦。胃将热气转移到胆,木火合邪,不生脾土,也叫食亦。胆将热气转移到脑,就为辛頞鼻渊之病。鼻渊之症,浊涕下流不止。脑热不已,传为衄血蔑鼻之疾,热伤阴血,目无所养而瞑目难开。因逆热之气所得。以上诸病,得之就会气厥。

咳论篇第三十八

1. 黄帝问曰:肺之令人咳,何也? 岐伯对曰:五脏六腑皆令人咳,非独肺也。帝曰:愿闻其状。岐伯曰:皮毛者,肺之合也。皮毛先受邪气,邪气以从其合也。其寒饮食入胃,从肺脉上至于肺则肺寒,肺寒则内外合邪,因而客之则为肺咳。五脏各以其时受病,非其时,各传以与之。人与天地相参,故五脏各以治时感于寒则受病,微则为咳,甚则为泄,为痛。乘秋则肺先受邪,乘春则肝先受之,乘夏则心先受之,乘至阴则脾先受之,乘冬则肾先受之。

2. 帝曰:何以异之? 岐伯曰:肺咳之状,咳而喘息有音,甚则唾血。心咳之状,咳则心痛,喉中介介如梗状,甚则咽肿喉痹。肝咳之状,咳则两胁下痛,甚则不可以转,转则两胠下满。脾咳之状,咳则右胁下痛,阴阴引肩背,甚则不可以动,动则咳剧。肾咳之状,咳则腰背相引而痛,甚则咳涎。

3. 帝曰:六腑之咳奈何? 安所受病? 岐伯曰:五脏之久咳,乃移于六腑。脾咳不已,则胃受之,胃咳之状,咳而呕,呕甚则长虫出。肝咳不已,则胆受之,胆咳之状,咳呕胆汁。肺咳不已,则大肠受之,大肠咳状,咳而遗失。心咳不已,则小肠受之,小肠咳状,咳而失气,气与咳俱失。肾咳不已,则膀胱受之,膀胱咳状,咳而遗溺。久咳不已,则三焦受之,三焦咳状,咳而腹满,不欲食饮。此皆聚于胃,关于肺,使人多涕唾而面浮肿气逆也。

4.帝曰:治之奈何? 岐伯曰:治脏者治其俞,治腑者治其合,浮肿者治其经。帝曰:善。

【篇目纲要】

本篇共四节。阐释五脏六腑之咳的病理、临床症状、治疗方法。

【译释】

1.黄帝问:肺令人咳是为什么? 岐伯回答说:五脏六腑都使人咳,不只是肺。黄帝说:愿听一听临床症状。岐伯说:皮毛与肺相合。皮毛先受邪气,邪气顺从其合。寒饮、寒食入胃,寒气循肺脉上入肺中,就会肺寒,肺寒就会内外寒邪相合,因而寒气客居在肺,肺恶寒,就会发肺咳之疾。五脏各按气旺之时受病,不是气旺之时而病,是因他脏受寒,传来与之。人和天地相参,所以五脏各按气旺之时主治,被寒所伤就会发病,邪微浅在表为咳,严重深而入里,为泄、为痛。乘秋气旺之时,肺先受邪,乘春肝先受邪,乘夏心先受邪,乘长夏脾先受邪,乘冬肾先受邪。

2.黄帝问:不一样的临床症状是什么? 岐伯说:肺咳的症状是咳且喘息有音,严重就咳血。心咳的症状是咳就心痛,喉中梗介,严重就咽肿喉痹。肝咳的症状是咳就两胁下痛,严重就不可以转动,转动就两胁下胀满。脾咳的症状是咳则右胁下痛,阴阴然痛引肩背,严重就不可以动,动就症状加剧。肾咳的症状是咳则腰背相引且痛,严重就咳涎。

3.黄帝说:六腑之咳的临床症状是什么? 怎么受的病? 岐伯说:五脏久咳,就转移到六腑。脾咳不止,那么胃就受病;胃咳症状是咳且呕,呕严重则蛔虫出。肝咳不止,那么胆就受病;胆咳症状是咳呕胆汁。肺咳不止,那么大肠就受病;大肠咳的症状是咳且遗屎。心咳不止,那么小肠就受病;小肠咳的临床症状是咳且失气,气和咳一齐下奔失气。肾咳不止,那么膀胱就受病;膀胱咳的症状是咳且遗尿。久咳不止,那么三焦就受病;三焦咳的症状是咳且腹满,不想饮食。这都因气聚胃中,上开于肺,使人多涕唾且面浮肿气逆。

4.黄帝说:怎样医治? 岐伯说:医治五脏,宜疗治脏经俞穴;医治六腑,宜疗治腑经合穴;医治浮肿,宜疗治经穴。黄帝说:好。

卷第十一

举痛论篇第三十九

1. 黄帝问曰:余闻善言天者,必有验于人;善言古者,必有合于今;善言人者,必有厌于己。如此则道不惑而要数极,所谓明也。今余问于夫子,令言而可知,视而可见,扪而可得,令验于己而发蒙解惑,可得而闻乎? 岐伯再拜稽首对曰:何道之问也?

2. 帝曰:愿闻人之五脏卒痛,何气使然? 岐伯对曰:经脉流行不止,环周不休。寒气入经而稽迟,泣而不行,客于脉外则血少,客于脉中则气不通,故卒然而痛。帝曰:其痛或卒然而止者,或痛甚不休者,或痛甚不可按者,或按之而痛止者,或按之无益者,或喘动应手者,或心与背相引而痛者,或胁肋与少腹相引而痛者,或腹痛引阴股者,或痛宿昔而成积者,或卒然痛死不知人,有少间复生者,或痛而呕者,或腹痛而后泄者,或痛而闭不通者,凡此诸痛,各不同形,别之奈何? 岐伯曰:寒气客于脉外则脉寒,脉寒则缩踡,缩踡则脉绌急,绌急则外引小络,故卒然而痛,得炅则痛立止。因重中于寒,则痛久矣。寒气客于经脉之中,与炅气相薄则脉满,满则痛而不可按也。寒气稽留,炅气从上,则脉充大而血气乱,故痛甚不可按也。寒气客于肠胃之间,膜原之下,血不得散,小络急引故痛,按之则血气散,故按之痛止。寒气客于侠脊之脉则深,按之不能及,故按之无益也。寒气客于冲脉,冲脉起于关元,随腹直上,寒气客则脉不通,脉不通则气因之,故喘动应手矣。寒气客于背俞之脉则脉泣,脉泣则血虚,血虚则痛,其俞注于心,故相引而痛。按之则热气至,热气至则痛止矣。寒气客于厥阴之脉,厥阴之脉者,络阴器系于肝,寒气客于脉中,则血泣脉急,故胁肋与少腹相引痛矣。厥气客于阴股,寒气上及少腹,血泣在下相引,故腹痛引阴股。寒气客于小肠膜原之间,络血之中,血泣不得注于大经,血气稽留不得行,故宿昔而成积矣。寒气客于五脏,厥逆上泄,阴气竭,阳气未入,故卒然痛死不知人,气复反则生矣。寒气客于肠胃,厥逆上出,故痛而呕也。寒气客于小肠,小肠不得成聚,故后泄腹痛矣。热气留于小肠,肠中痛,瘅热焦渴则坚干不得出,故痛而闭不通矣。

3. 帝曰:所谓言而可知者也,视而可见奈何? 岐伯曰:五脏六腑固尽有部,视其五色,黄赤为热,白为寒,青黑为痛,此所谓视而可见者也。

4. 帝曰:扪而可得奈何? 岐伯曰:视其主病之脉,坚而血及陷下者,皆可扪而得也。

5.帝曰:善。余知百病生于气也。怒则气上,喜则气缓,悲则气消,恐则气下,寒则气收,炅则气泄,惊则气乱,劳则气耗,思则气结,九气不同,何病之生?岐伯曰:怒则气逆,甚则呕血及飧泄,故气上矣。喜则气和志达,荣卫通利,故气缓矣。悲则心系急,肺布叶举,而上焦不通,荣卫不散,热气在中,故气消矣。恐则精却,却则上焦闭,闭则气还,还则下焦胀,故气不行矣。寒则腠理闭,气不行,故气收矣。炅则腠理开,荣卫通,汗大泄,故气泄矣。惊则心无所倚,神无所归,虑无所定,故气乱矣。劳则喘息汗出,外内皆越,故气耗矣。思则心有所存,神有所归,正气留而不行,故气结矣。

【篇目纲要】

　　本篇共五节。阐释诸痛临床症状及病理,同时论述预防诸痛的方法。

【译释】

　　1.黄帝问:我听说善于谈论天,必定在人身上有灵验;善于谈论往古,必定在当今有相合之处;善于谈论人,必定有满足自己的需要之处。这样就会晓知要道之数而不惑,就是明达。我现在问夫子,使谈论起来就可知晓(问),观察一下就可看见(望),扪循一下就可得知(切),使先自行体验,然然给人发蒙于耳目,解惑于心腑,这样的医道,可以听一听吗?岐伯又下拜稽首,回答说:您要询问什么医道?

　　2.黄帝说:愿听一下人五脏突然痛,是什么气主使的?岐伯回答说:经脉流行不止,环周不休。寒气入经且稽迟,涩滞不行,客居经脉之外就会血少,客居经脉之中就会气不通,所以突然疼痛。黄帝说:疼痛或突然休止,或疼痛不休,或疼痛严重不可按扶,或按扶痛止,或按扶无用,或喘动应手,或心与背前后相引而痛,或腹痛引阴股,或痛宿昔成积,或突然痛死不晓知人事,有一会又苏醒过来,或痛就呕吐,或腹痛就大便,或痛就大便不通。凡这十四种痛,临床症状各不相同,怎样区别?岐伯说:寒气客居脉外就会脉寒,脉寒就会缩踡,缩踡脉就绌急,绌急就会外引小络,所以突然疼痛,得热疼痛就立刻停止,因中寒太深就会疼痛持久。寒气客居在经脉之中,与热气相迫就会脉满,脉满就疼痛不可按扶。寒气稽留,热气从上,就会脉充大且血气乱,所以疼痛剧烈不可按扶。寒气客居在肠胃之间,膜原之下,血不得散,小络满则急引而痛,按扶则寒气散,所以疼痛休止。寒气客居在侠脊之脉,就会深按不及,所以按扶无用。寒气客居在冲脉,冲脉从关元穴起始,随腹直上,寒气客居就脉不畅通,脉不通则气逆,所以喘动应手。寒气客居于背俞之脉就会脉涩,脉涩血就虚,血虚就痛。背俞注于心,所以前后相引且痛。按扶热气就会到达,热气到痛就休止。寒气客居在厥阴之脉,厥阴之脉络阴气系于肝,寒气客居在脉中,就会血涩脉急,所以胁肋与少腹相引疼痛。厥气客居在阴股,寒气上及少腹,血涩在下相引,所以腹痛引阴股。寒气客居在小肠膜原之间,血络之中,血涩不能注于大经,血气稽留不能行,所以渐久成积。寒气客居在五脏,厥逆上泄,阴气竭绝,阳气没入,所以突然痛死不知人事,阳气入脏就苏醒。寒气客居在肠胃,厥逆上出,所以疼痛且呕。寒气客居在小肠,小肠不能成聚,所以大便腹痛。热气留在小肠,肠中痛,瘅热焦渴,就会大便干燥不能排出,所以疼痛且大便闭塞不通。

3. 黄帝说:所谓说其病就知其处,观其色就见其病,是怎样的情形? 岐伯说:五脏六腑在面上都有分部,观其五色,黄赤二色为热,白色为寒,青黑二色为痛,这就是所谓的视而可见。

4. 黄帝说:怎样是扪而可得? 岐伯说:观察主病之脉,脉坚邪聚,血留络必盛而起,陷下血气不足,都可扪而得之。

5. 黄帝说:好。我知晓百病从气而生。怒则气上,喜则气缓,悲则气消,恐则气下,寒冷则气收,热则气泄,惊则气乱,劳则气耗,思则气结,九气不同,九邪所生什么病? 岐伯说:怒就气逆,严重就呕血和飧泄,所以气上;喜就气和志达,营卫通利,所以气缓;悲就心系急,肺叶举,上焦不通,营卫之气在心肺,聚而不散,神归不移,热气在中,二气消虚;恐则阳精却,上而不下流,却而上焦闭,上气不流行,下焦阴气亦还回不散,还回则下焦胀,所以气不行;寒冷则腠理闭,气不行,所以气收敛于中而不得散;热则腠理开,营卫外通,汗大泄,所以气随汗散而泄;惊则神无所倚,神志散失不归,思虑不定,气血分离而气乱;疲劳过度则喘息汗出,外内皆越出常纪而气耗;思虑不已,系恋不释,神留不散,所以气结。

腹中论篇第四十

1. 黄帝问曰:有病心腹满,旦食则不能暮食,此为何病? 岐伯对曰:名为鼓胀。帝曰:治之奈何? 岐伯曰:治之以鸡矢醴,一剂知,二剂已。帝曰:其时有复发者何也? 岐伯曰:此饮食不节,故时有病也。虽然,其病且已时,故当病气聚于腹也。

2. 帝曰:有病胸胁支满者,妨于食,病至则先闻腥臊臭,出清液,先唾血,四肢清,目眩,时时前后血,病名为何? 何以得之? 岐伯曰:病名血枯,此得之年少时,有所大脱血,若醉入房,中气竭,肝伤,故月事衰少不来也。帝曰:治之奈何? 复以何术? 岐伯曰:以四乌鲗骨一藘茹,二物并合之,丸以雀卵,大如小豆,以五丸为后饭,饮以鲍鱼汁,利肠中及伤肝也。

3. 帝曰:病有少腹盛,上下左右皆有根,此为何病? 可治否? 岐伯曰:病名曰伏梁。帝曰:伏梁何因而得之? 岐伯曰:裹大脓血,居肠胃之外,不可治,治之每切按之致死。帝曰:何以然? 岐伯曰:此下则因阴,必下脓血,上则迫胃脘,生膈,侠胃脘内痛,此久病也,难治。居脐上为逆,居脐下为从,勿动亟夺。论在《刺法》中。

4.帝曰:人有身体髀股胻皆肿,环脐而痛,是为何病? 岐伯曰:病名伏梁,此风根也。其气溢于大肠而著于肓,肓之原在脐下,故环脐而痛也。不可动之,动之为水溺涩之病。

5.帝曰:夫子数言热中消中,不可服膏粱、芳草、石药。石药发癫,芳草发狂。夫热中消中者,皆富贵人也。今禁膏粱,是不合其心,禁芳草石药,是病不愈,愿闻其说。岐伯曰:夫芳草之气美,石药①之气悍,二者其气急疾坚劲,故非缓心和人,不可以服此二者。帝曰:不可以服此二者,何以然? 岐伯曰:夫热气慓悍,药气亦然,二者相遇,恐内伤脾,脾者土也而恶木,服此药者,至甲乙日更论。

6.帝曰:善。有病膺肿、颈痛、胸满、腹胀,此为何病? 何以得之? 岐伯曰:名厥逆。帝曰:治之奈何? 岐伯曰:灸之则瘖,石之则狂,须其气并,乃可治也。帝曰:何以然? 岐伯曰:阳气重上,有余于上,灸之则阳气入阴,入则瘖;石之则阳气虚,虚则狂。须其气并而治之,可使全也。

7.帝曰:善。何以知怀子之且生也? 岐伯曰:身有病而无邪脉也。

8.帝曰:病热而有所痛者,何也? 岐伯曰:病热者,阳脉也,以三阳之动也,人迎一盛少阳,二盛太阳,三盛阳明,入阴也。夫阳入于阴,故病在头与腹,乃膹胀而头痛也。帝曰:善。

校:①"石药",原本作"药石",据《素问·腹中论篇》改。

【篇目纲要】

本篇共八节。阐释鼓胀、血枯、伏梁、厥逆等临床症状及病理、治疗方法。内有第二方鸡屎醴方和第三方四乌贼骨方。

【译释】

1.黄帝问:有病心腹满,早食不能晚食,这是什么病? 岐伯回答说:病名鼓胀。黄帝说:怎么治疗? 岐伯说:用鸡屎醴治疗,一剂见效,两剂痊愈。黄帝说:为什么有时反复发作? 岐伯说:这是饮食不节伤胃,所以病时有复发。即使这样,病将痊愈而又时伤其脾,是因为病气聚于腹中。

2.黄帝说:有病胸胁胀满,妨碍饮食,发病就先闻到腥臊之气,就鼻流清涕,唾血,四肢清冷,气不能周,头目眩晕,前阴后阴不时下血,是什么病? 岐伯说:病名叫血枯,这病得于少年之时有大脱血,如果醉酒入房,气竭绝伤肝,于是月经衰少,不复再来。黄帝说:怎么治疗? 用什么医术恢复? 岐伯说:用四乌贼骨(海螺蛸),一蘆茹(茜草),二物合在一起捣烂,用雀蛋搓成丸,大如小豆,五丸为一剂,先服药,后吃饭，用干鲫鱼汁送服，通肠道，补益肝脏。

3. 黄帝说：病有少腹盛满，上下左右都有根，这是什么病？可不可以治疗？岐伯说：病名叫伏梁。黄帝说：伏梁的病因是什么？岐伯说：因膜里有大脓血，在肠胃之外，四周有根在少腹中，治疗起来，切按病灶就疼痛致死，不可疗治。黄帝说：怎么会这样？岐伯说：因伏梁下迫近阴器，下行必定便下脓血，上行就迫胃脘，病气上出于膈，复侠胃脘，内长其痛，这是久病所致，难疗治。病居脐上为逆，居脐下为顺，不要攻下而数夺胃气。论在《刺法》当中。

4. 黄帝说：有人身体髀股胻都肿，环脐而痛，是什么病？岐伯说：病名伏梁，这是风根寒气。寒气溢于大肠之中，著于脐下肓原，所以环脐而痛。不当妄动攻下，动则反伤其阴成水溺涩之病。

5. 黄帝说：夫子多次说热中、消中，不可以服食膏粱、芳草、石药。石药令人发癫，芳草令人发狂。热中、消中，都是富贵之人。今禁食膏粱厚味，这不合其心意；禁服芳草、石药，病不可愈。愿听一听其中的说法。岐伯说：芳草之气香美，石药之气悍烈，二物之气躁疾刚烈，所以不是性和心缓之人，不可以服此二物。黄帝说：不可以服此二物，是什么原因？岐伯说：热气慓悍，药气也是如此，二者相遇，恐要阳盛伤阴，内伤脾脏。脾属土且恶木贼克，服这些药，至甲乙日木王主治，脾土更伤。

6. 黄帝说：好。有病膺肿、颈痛、胸满、腹胀，这是什么病？怎么得的？岐伯说：病名厥逆。黄帝说：怎么疗治？岐伯说：灸则阳气有余于上，阴不能支，失音为喑，刺之则阳气随之而去，气去则上下都虚，神失其守而狂，必须等阴阳二气自行调和，才可以疗治。黄帝说：为什么这样？岐伯说：阳气并重于上，在上有余，灸则以火济水，阳气乘阴，阳乘阴则喑；刺之则阳气出而虚，内虚不足则狂。必须阴阳二气合并调和，再行疗治，可以保全。

7. 黄帝说：好。怎么知晓怀孕且将生产？岐伯说：身体有病，脉却无病。

8. 黄帝说：病发热且有所痛，是为什么？岐伯说：病发热是阳脉。因三阳脉之动，人迎一盛，少阳脉；二盛，太阳脉；三盛，阳明脉。三盛既毕，则入阴经，阳入于阴，所以阳病在头，阴病在腹，就会气胀且头痛。黄帝说：好。

刺腰痛篇第四十一

1. 足太阳脉令人腰痛，引项脊尻背如重状，刺其郄中，太阳正经出血。春无见血。

2. 少阳令人腰痛，如以针刺其皮中，循循然不可以俯仰，不可以顾，刺少阳成骨之端出血,成骨在膝外廉之骨独起者,夏无见血。

3. 阳明令人腰痛,不可以顾,顾如有见者,善悲,刺阳明于衡前三痏,上下和之出血,秋无见血。

4. 足少阴令人腰痛,痛引脊内廉,刺少阴于内踝上二痏,春无见血。出血太多,不可复也。

5. 厥阴之脉令人腰痛,腰中如张弓弩弦,刺厥阴之脉,在腨踵鱼腹之外,循之累累然,乃刺之。其病令人言默默然不慧,刺之三痏。

6. 解脉令人腰痛,痛引肩,目脘脘然,时遗溲,刺解脉,在膝筋肉分间郄外廉之横脉出血,血变而止。解脉令人腰痛如引带,常如折腰状,善恐,刺解脉,在郄中结络如黍米,刺之,血射以黑,见赤血而已。

7. 同阴之脉令人腰痛,痛如小锤居其中,怫然肿,刺同阴之脉,在外踝上绝骨之端为三痏。

8. 阳维之脉令人腰痛,痛上怫然肿,刺阳维之脉,脉与太阳合腨下间,去地一尺所。

9. 衡络之脉令人腰痛,不可以俯仰,仰则恐仆,得之举重伤腰,衡络绝,恶血归之,刺之在郄阳筋之间,上郄数寸,衡居为二痏,出血。

10. 会阴之脉令人腰痛,痛上漯漯然汗出,汗干令人欲饮,饮已欲走,刺直阳之脉上三痏,在跻上郄下五寸横居,视其盛者出血。

11. 飞阳之脉令人腰痛,痛上怫怫然,甚则悲以恐,刺飞阳之脉,在内踝上二寸,少阴之前,与阴维之会。

12. 昌阳之脉令人腰痛,痛引膺,目脘脘然,甚则反折,舌卷不能言,刺内筋为二痏,在内踝上大筋前太阴后,上踝二寸所。

13. 散脉令人腰痛而热,热甚生烦,腰下如有横木居其中,甚则遗溲,刺散脉,在膝前骨肉分间,络外廉,束脉为三痏。

14. 肉里之脉令人腰痛,不可以咳,咳则筋缩急,刺肉里之脉为二痏,在太阳之外,少阳绝骨之后。

15. 腰痛侠脊而痛至头几几然,目脘脘欲僵仆,刺足太阳郄中出血。

16. 腰痛上寒,刺足太阳、阳明;上热,刺足厥阴;不可以俯仰,刺足少阳;中热而喘,刺足少阴,刺郄中出血。

17. 腰痛上寒不可顾,刺足阳明;上热,刺足太阴;中热而喘,刺足少阴。

18. 大便难,刺足少阴。

19. 少腹满,刺足厥阴。

20. 如折,不可以俯仰,不可举,刺足太阳。

21. 引脊内廉,刺足少阴。

22.腰痛引少腹控䏚,不可以仰。刺腰尻交者,两踝肿上,以月生死为痏数,发针立已,左取右,右取左。

【篇目纲要】

本篇共二十二节。阐释阴阳六经、阴阳维脉、阴跷脉等腰痛病的临床症状及治疗方法。

【译释】

1.足太阳脉令人腰痛,引项脊尻背如负重之状,针刺足太阳正经委中出血。春季不要见血。

2.足少阳令人腰痛,像用针刺其皮中,迟滞不可以俯仰,不能回头,针刺足少阳经成骨出血。成骨在膝外廉之骨独起之处。夏季不要见血。

3.足阳明令人腰痛,不可以回顾,回顾如见鬼怪,善悲,刺足阳明经骺前三里穴,上下巨虚穴出血。秋季不见血。

4.足少阴令人腰痛,痛引脊内廉,刺足少阴经内踝复溜穴。春不见血,出血太多,不可恢复。

5.足厥阴之脉令人腰痛,腰中如张弓弦,刺厥阴之脉,在踹踵鱼腹之外,循之累累然之蠡沟穴,就针刺。这种病令人沉默寡言而精神抑郁不爽,三刺蠡沟穴。

6.足太阳经之散行脉即解脉令人腰痛,痛引肩,脉起在目内眦,目视模糊不清,属膀胱,时遗尿。刺解脉之在膝后腘中横纹两筋间,胬肉高气之处,即郄外廉有血络横见,刺之出血。血色变赤为止。解脉令人腰痛如引带,通常如折腰之状,太阳之脉络肾善恐,刺解脉郄中之委中穴,结络如黍米之状,刺之血射且黑,见赤血而止。

7.足少阳之别,络于厥阴之同阴之脉令人腰痛,痛如小锤居其中,肿突如怒,刺同阴之脉在外踝上绝骨端阳辅穴三次。

8.阳维之脉令人腰痛,痛上肿突如怒,刺阳维之脉,脉与太阳经会合于下分肉间,离地一尺,即承山穴。

9.太阳之外络衡络之脉令人腰痛,不可以俯仰,仰则仆倒,因举重伤腰而得,衡络绝则恶血归之,针刺在血郄上外廉两筋间,上郄数寸并居之殷门穴,委阳、殷门二穴都当出血。

10.任脉会阴令人腰痛,邪在阴分,痛上漯漯然汗出,汗干液亡,令人欲饮,饮多则阴气下溢欲走,针刺直阳之脉上申脉穴、委中穴、承筋穴,在阳跷上委中下五寸横居其中之承筋穴,视血络盛刺出其血。

11.足太阳之络穴飞扬穴,别走少阴,令人腰痛,痛状如嗔愤,加剧则悲且恐,刺飞扬之脉在内踝上五寸少阴之前,与阴维之会之筑宾穴。

12. 足少阴之复溜昌阳之脉令人腰痛,肾脉注胸中,痛引于膺,肾之精为瞳子,目视模糊不清,严重则反折,舌卷不能言,因少阴与太阳合,肾脉循喉咙,刺内筋二穴,在内踝上大筋前复溜穴,太阴后踝上二寸交信穴。

13. 太阴之别散脉令人腰痛且热,发热严重就生烦,腰下如有横木居其中,严重就遗尿,针刺散脉在膝内侧之前辅骨下廉与小腿腓肠肌之间,太阴之络系束之脉地机穴,三刺以祛其痛。

14. 足少阳肉里之脉令人腰痛,痛得不能咳嗽,咳则筋缩急,刺肉里之脉两次,穴在太阳之外,少阳绝骨之后,即阳辅穴。

15. 腰痛侠脊而痛至头,背强欲舒,目视模糊不清,阳盛不能俯,欲僵仆,针刺足太阳委中穴出血。

16. 腰痛上寒,刺足太阳、阳明经以祛阳分寒邪;上体热,刺足厥阴以祛风热;不可以俯仰,足少阳行身之两侧,当刺之;中热且喘,水病无以治火,当刺足少阴涌泉穴,大钟穴,刺筑宾穴出血。

17. 腰痛上寒不可回顾,刺足阳明经阴市穴;上体热,刺足太阴地机穴;中热且喘,刺足少阴涌泉穴、大钟穴。

18. 大便不通难下,刺足少阴涌泉穴。

19. 少腹满,针刺足厥阴太冲穴。

20. 如折,不可以俯仰,不可以举,刺足太阳经束骨穴,京骨、昆仑穴,申脉仆参穴。

21. 引脊内廉,刺足少阴经复溜穴。

22. 腰痛引少腹引季胁空软处,不可以仰。刺腰尻下髎穴,此太阴、厥阴、少阳三脉左右交结于中,两腰踝骨下坚肉,即八髎穴,按月生死为针刺之数,拔针立愈,左痛取右,右痛取左。

卷第十二

风论篇第四十二

1. 黄帝问曰:风之伤人也,或为寒热,或为热中,或为寒中,或为疠风,或为偏枯,或为风也。其病各异,其名不同,或内至五脏六腑,不知其解,愿闻其说。

2. 岐伯对曰:风气藏于皮肤之间,内不得通,外不得泄。风者善行而数变,腠理开则洒然寒,闭则热而闷。其寒也则衰食饮,其热也则消肌肉,故使人怢栗而不能食,名曰寒热。

3. 风气与阳明入胃,循脉而上至目内眦,其人肥则风气不得外泄,则为热中而目黄;人瘦则外泄而寒,则为寒中而泣出。

4. 风气与太阳俱入,行诸脉俞,散于分肉之间,与卫气相干,其道不利,故使肌肉愤䐜而有疡,卫气有所凝而不行,故其肉有不仁也。

5. 疠者,有荣气热胕,其气不清,故使其鼻柱坏而色败,皮肤疡溃,风寒客于脉而不去,名曰疠风,或名曰寒热。

6. 以春甲乙伤于风者为肝风;以夏丙丁伤于风者为心风;以季夏戊己伤于邪者为脾风;以秋庚辛中于邪者为肺风;以冬壬癸中于邪者为肾风。

7. 风中五脏六腑之俞,亦为脏腑之风,各入其门户所中,则为偏风。

8. 风气循风府而上,则为脑风;风入系头,则为目风,眼寒;饮酒中风,则为漏风;入房汗出中风,则为内风;新沐中风,则为首风;久风入中,则为肠风飧泄;外在腠理,则为泄风。故风者百病之长也,至其变化乃为他病也,无常方,然致有风气也。

9. 帝曰:五脏风之形状不同者何? 愿闻其诊及其病能。岐伯曰:肺风之状,多汗恶风,色皏然白,时咳短气,昼日则差,暮则甚,诊在眉上,其色白;心风之状,多汗恶风,焦绝善怒嚇,赤色,病甚则言不可快,诊在口,其色赤;肝风之状,多汗恶风,善悲,色微苍,嗌干善怒,时憎女子,诊在目下,其色青;脾风之状,多汗恶风,身体怠惰,四肢不欲动,色薄微黄,不嗜食,诊在鼻上,其色黄;肾风之状,多汗恶风,面㾓然浮肿,脊痛不能正立,其色炲,隐曲不利,诊在肌上,其色黑。

10. 胃风之状,颈多汗,恶风,食饮不下,隔塞不通,腹善满,失衣则䐜胀,食寒则泄,诊形瘦而腹大。

11. 首风之状,头面多汗恶风,当先风一日则病甚,头痛不可以出内,至其风日则病少愈。漏风之状,或多汗,常不可单衣,食则汗出,甚则身汗,喘息恶风,衣常濡,口干善渴,不能劳事。泄风之状,多汗,汗出泄衣上,口中干,上渍,其风不能劳事,身体尽痛则寒。帝曰:善。

【篇目纲要】

　　本篇共十一节。阐释五脏六腑之风的病理及临床症状。

【译释】

　　1.黄帝问:风伤人或病发寒热,或病发热中,或病发寒中,或病发疠风,或病发偏枯,或病发风病。病发各异,名称不同,或内至五脏六腑,不知晓其病因,愿听一听解说病因。

　　2.岐伯回答说:风寒侵袭肌腠,则玄府闭封,内不能通里,外不能泄出。风性动,善行数变,腠理开,卫气不固,洒然而寒,寒盛腠理闭,阳气内壅,烦热而闷。寒邪伤阳,则胃气不化,饮食减少;热邪伤阴,则津液枯涸,肌肉消瘦。寒热交作,则振寒恹恹不食,病名叫寒热之证。

　　3.风气客侵阳明,内入于胃,胃居中焦,脉上行系于目系,人肥则腠理致密,邪不得泄,留为热中而目黄;人瘦则肌肉疏浅,风寒犯之,则阳气易泄,泄则寒中而泣出。

　　4.风邪由太阳经入,自背而下,行于五脏六腑之俞,散于分肉之间,分肉间是卫气之所,风与卫气相迫,气道涩而不利,风邪抟聚,肌肉肿如气胀而为疮疡,卫气不行则体不仁,凡是痛痒寒热都无知觉。

　　5.疠风是风寒客于血脉,久留不去,荣气化热,皮肤肌肉溃烂,气血不清,阳脉尽上于头,鼻为呼吸之所,鼻柱坏而色恶,皮肤疮疡而溃烂。邪风寒气客于脉中,久留不去,名叫疠风,或名叫寒热之证。

　　6.在春甲乙日被风所伤是肝风;在夏丙丁日被风所伤是心风;在长夏被风邪所伤是脾风;在秋庚辛日被风邪所伤是肺风;在冬壬癸日被风邪所伤是肾风。

　　7.风中五脏六腑之俞,也成脏腑之风,邪气各侵入空穴之处,则为偏病之症。

　　8.风气沿风府而上,就成脑风;风邪自脑户入系于头,就成目风,太阳之脉起于目内眦,故眼寒;饮酒中于风邪,则汗漏不止成漏风;入房汗出中于风邪,则成内风;新沐发,腠理开,被风邪所中,则成首风;久风不散,传变而入肠胃之中,热则为肠风下血,寒则水谷不化而成飧泄、泻痢之疾。所以风先百病而有,是百病之长,至其变化,就成他病,风邪客侵于人,没有常处,皆因风气所致。

　　9.黄帝说:五脏之风临床症状有什么不同?愿听一听诊法和病因。岐伯说:肺风,阳受风气开泄腠理而多汗,伤风恶风,面色白,风邪迫肺,时咳短气,白天卫气在表则病轻,暮则卫气入阴,病情加重,诊察在眉上阙庭之间,肺病白色于此可见。心风,阳受风气开泄腠理而多汗,伤风恶风,唇舌焦燥津液干绝,木火合邪神志溃乱而善怒,或惊吓不安,面色赤,病情加重,则舌根强,言不可快,诊在口,色当赤。肝风,多汗恶风且善悲,面色微苍,足厥阴脉沿喉咙之后上入颃颡而嗌干,肝病善怒,肝为阴中之阳,强则好色,病则妒阴,时憎女子,诊察目下,色当青。脾风,多汗恶风,脾主肌肉四肢,脾病则身体怠惰、四肢不用,面色薄且微黄,脾病不能化而不嗜食,诊察在面王鼻上,色当黄。肾风,多汗恶风,面部浮肿,肾脉贯脊属肾,脊痛不能正立,面色炽黑,二便不利,诊察肌上之皮,色当黑。

10.胃风,颈多汗、恶风,胃主受纳水谷,而风邪居之,食饮不下,膈塞不通,胃脉循腹里,善满,失衣则阳明受寒于外,故气胀。食寒则胃气受伤于内,故泄泻。胃者肉为应,胃病形瘦,腹为胃所居,邪实腹大。

11.首风的临床症状是头面多汗,恶风,风气将发,必定早先一日病情加重,头痛不可以出屋,先至必先衰,至其风日,则病稍减轻。漏风,酒后中风邪,阳气散越而多汗,阳胜身热恶寒,不可以单衣,食入于阴,长气于阳,食则汗出,加重则阳浮于上而喘息,恶风,汗出不止而衣常濡湿,阳盛阴虚,津亡于内,口干善渴,身不能劳。泄风的临床症状是表不固而多汗,汗不止泄衣上,津液涸而口中干,身半以上汗多如渍,液涸血虚,不能劳事,身体尽痛,汗多亡阳则寒。黄帝说:好!

痹论篇第四十三

1.黄帝问曰:痹之安生? 岐伯对曰:风寒湿三气杂至,合而为痹也。其风气胜者为行痹,寒气胜者为痛痹,湿气胜者为著痹也。

2.帝曰:其有五者何也? 岐伯曰:以冬遇此者为骨痹,以春遇此者为筋痹,以夏遇此者为脉痹,以至阴遇此者为肌痹,以秋遇此者为皮痹。

3.帝曰:内舍五脏六腑,何气使然? 岐伯曰:五脏皆有合,病久而不去者,内舍于其合也。故骨痹不已,复感于邪,内舍于肾。筋痹不已,复感于邪,内舍于肝。脉痹不已,复感于邪,内舍于心。肌痹不已,复感于邪,内舍于脾。皮痹不已,复感于邪,内舍于肺。所谓痹者,各以其时,重感于风寒湿之气也。

4.凡痹之客五脏者,肺痹者,烦满喘而呕;心痹者,脉不通,烦则心下鼓,暴上气而喘,嗌干善噫,厥气上则恐;肝痹者,夜卧则惊,多饮数小便,上为引如怀;肾痹者,善胀,尻以代踵,脊以代头;脾痹者,四肢解堕,发咳呕汁,上为大塞。

5.肠痹者,数饮而出不得,中气喘争,时发飧泄。胞痹者,少腹膀胱按之内痛,若沃以汤,涩于小便,上为清涕。

6.阴气者,静则神藏,躁则消亡。饮食自倍,肠胃乃伤。

7.淫气喘息,痹聚在肺;淫气忧思,痹聚在心;淫气遗溺,痹聚在肾;淫气乏竭,痹聚在肝;淫气肌绝,痹聚在脾。诸痹不已,亦益内也。其风气胜者,其人易已也。

8.帝曰:痹,其时有死者,或疼久者,或易已者,其故何也? 岐伯曰:其入脏者死,其留连筋骨间者疼久,其留皮肤间者易已。

9.帝曰:其客于六腑者何也? 岐伯曰:此亦其食饮居处,为其病本也。六腑亦各有俞,风寒湿气中其俞,而食饮应之,循俞而入,各舍其腑也。

10.帝曰:以针治之奈何? 岐伯曰:五脏有俞,六腑有合,循脉之分,各有所发,各随其过,则病瘳也。

11.帝曰:荣卫之气亦令人痹乎? 岐伯曰:荣者,水谷之精气也,和调于五脏,洒陈于六腑,乃能入于脉也,故循脉上下,贯五脏,络六腑也。卫者,水谷之悍气也,其气慓疾滑利,不能入于脉也,故循皮肤之中,分肉之间,熏于肓膜,散于胸腹。逆其气则病,从其气则愈,不与风寒湿气合,故不为痹。

12.帝曰:善。痹,或痛,或不痛,或不仁,或寒,或热,或燥,或湿,其故何也? 岐伯曰:痛者,寒气多也,有寒故痛也。其不痛不仁者,病久入深,荣卫之行涩,经络时疏,故不痛,皮肤不营,故为不仁。其寒者,阳气少,阴气多,与病相益,故寒也。其热者,阳气多,阴气少,病气胜,阳遭阴,故为痹热。其多汗而濡者,此其逢湿甚也,阳气少,阴气盛,两气相感,故汗出而濡也。

13.帝曰:夫痹之为病,不痛何也? 岐伯曰:痹在于骨则重,在于脉则血凝而不流,在于筋则屈不伸,在于肉则不仁,在于皮则寒。故具此五者,则不痛也。凡痹之类,逢寒则急,逢热则纵。帝曰:善。

【篇目纲要】

本篇共十三节。阐释痹之定义、分类、病理、病因、临床症状、针刺方法。

【译释】

1.黄帝问:痹证是怎么生成的? 岐伯说:风寒湿三气杂至,合而为一,病成痹证。风气盛为行痹,寒气盛为痛痹,湿气盛为著痹。

2.黄帝说:为什么痹证有五? 岐伯说:在冬季遇风寒湿三气为骨痹,在春季遇风寒湿三气为筋痹,在夏遇风寒湿三气为脉痹,在脾遇风寒湿三气为肌痹,在秋季遇风寒湿三气为皮痹。

3.黄帝说:痹证内舍五脏六腑,是何气主使? 岐伯说:五脏都有合,外病久而不去,各因其合,内连五脏。所以骨痹不止,再感伤邪气,内舍居在肾;筋痹不愈,再感伤邪气,内舍居在肝;脉痹不愈,再感伤邪气,内舍居在心;肌痹不愈,再感伤邪气,内舍居在脾;皮痹不愈,再感伤邪气,内舍居在肺。所谓痹证,就是各按时节,重复被风寒湿三气所伤。

4.凡痹症客居五脏的临床症状:肺痹烦满喘息且呕;心痹脉上下不通,烦则心下小腹鼓胀,暴则上噫且喘,嗌干善噫,逆气上乘于心则恐畏;肝痹夜卧则惊骇,多饮小便数,上引小腹如怀妊之状;肾痹善胀,阴邪乘胃,尻以代踵,足挛急不能伸,脊以代头,身偻不能直;脾痹四肢懈惰,发咳呕冷水,呕吐清水,上部胸膈闭塞。

5.肠痹下焦之气不化,数饮而水不能出,本末齐病,与中气喘争,清浊不分,时发飧泄;胞痹膀胱气闭,少腹膀胱按之内痛,水闭不行,蓄而为热,若用汤沃,小便涩,膀胱之脉从巅入络脑,上为清涕。

6.阴气即脏气,藏精神魂魄志意,安静则邪不能侵,精神完固而内藏,躁扰妄动,精气耗散,神志消亡,外邪入侵,五脏生痹。六腑受水谷而化物,过用不节,致伤肠胃,六腑之痹生。

7.邪乱之气喘息,痹聚在肺;忧思太过,痹聚在心;遗尿太过,痹聚在肾;渴乏太过,痹聚在肝;肌绝太过,痹聚在脾。诸痹表不愈,也会日益深入体内。风邪盛容易治愈。

8.黄帝说:痹证时有死亡,或久疼不已,或容易瘥愈,是什么原因?岐伯说:邪入脏,伤真阴死;邪流连在筋骨之间,疼久不已;邪留皮肤之间,容易瘥愈。

9.黄帝说:邪客居六腑是什么原因?岐伯说:这也是饮食居处不同,构成发病本源。六腑也各有俞穴,风寒湿气外中于表,饮食内伤于里,表里相应,邪气循俞穴而入,各舍居其腑而成病源。

10.黄帝说:用针怎么治疗?岐伯说:五脏有俞穴,六腑有合穴,循脏腑经脉所行之分,各有所发病之经,随其病之所在而针刺,病就会瘥愈。

11.黄帝说:荣卫之气,也令人发痹证吗?岐伯说:荣气是阴气,是水谷精微所化,调和五脏,洒陈六腑,才能入于经脉,所以循行经脉上下,贯五脏,络六腑。卫气是水谷悍气,即阳气,阳气浮盛且疾,不能入于脉,所以循皮肤之中,分肉之间,熏于腔腹肉理之间,上下空隙之处,散于胸腹。逆其气则病发,从其气则病愈,不与风寒湿三气相合,所以不成痹证。

12.黄帝说:好。痹症或痛,或不痛,或不仁,或寒,或热,或燥,或湿,是什么病因?岐伯说:痛者,寒气多,有寒气所以痛;不痛不仁,是病久,邪气入深,荣卫之行涩且经络时疏,血气衰少,滞逆亦少,所以不痛;荣气虚则不仁,卫气虚则不用;寒是阳气少,阴气多,与病相互补益,所以寒;热是阳气多,阴气少,病气盛,阳气逢遭阴气,所以成痹热之证。多汗且濡湿,这是阴湿之气太过,阳气少,阴气盛,两气相感,所以汗出且濡。

13.黄帝说:痹证发病,不痛是什么病因?岐伯说:痹在于骨则身重,在于脉则血凝且不流,在于筋则屈而不伸,在于肉则不仁,在于皮则寒。所以具备这五项,就不会痛。凡痹证之类,逢寒则皮中如虫行,逢热则纵缓不相就。黄帝说:好。

痿论篇第四十四

1. 黄帝问曰:五脏使人痿,何也? 岐伯对曰:肺主身之皮毛,心主身之血脉,肝主身之筋膜,脾主身之肌肉,肾主身之骨髓。故肺热叶焦,则皮毛虚弱急薄,著则生痿躄也。心气热则下脉厥而上,上则下脉虚,虚则生脉痿,枢折挈,胫纵而不任地也。肝气热则胆泄口苦,筋膜干,筋膜干则筋急而挛,发为筋痿。脾气热则胃干而渴,肌肉不仁,发为肉痿。肾气热则腰脊不举,骨枯而髓减,发为骨痿。

2. 帝曰:何以得之? 岐伯曰:肺者,脏之长也,为心之盖也。有所失亡,所求不得,则发肺鸣,鸣则肺热叶焦。故曰:五脏因肺热叶焦,发为痿躄,此之谓也。悲哀太甚则胞络绝,胞络绝则阳气内动,发则心下崩,数溲血也。故《本病》曰:大经空虚,发为肌痹,传为脉痿。思想无穷,所愿不得,意淫于外,入房太甚,宗筋弛纵,发为筋痿,及为白淫。故《下经》曰:筋痿者,生于肝,使内也。有渐于湿,以水为事,若有所留,居处相湿,肌肉濡渍,痹而不仁,发为肉痿。故《下经》曰:肉痿者,得之湿地也。有所远行劳倦,逢大热而渴,渴则阳气内伐,内伐则热舍于肾。肾者水脏也,今水不胜火,则骨枯而髓虚,故足不任身,发为骨痿。故《下经》曰:骨痿者,生于大热也。

3. 帝曰:何以别之? 岐伯曰:肺热者,色白而毛败;心热者,色赤而络脉溢;肝热者,色苍而爪枯;脾热者,色黄而肉蠕动;肾热者,色黑而齿槁。

4. 帝曰:如夫子言可矣。《论》言治痿者,独取阳明何也? 岐伯曰:阳明者,五脏六腑之海,主润宗筋,宗筋主束骨而利机关也。冲脉者,经脉之海也,主渗灌溪谷,与阳明合于宗筋。阴阳总宗筋之会,会于气街,而阳明为之长,皆属于带脉,而络于督脉。故阳明虚则宗筋纵,带脉不引,故足痿不用也。

5. 帝曰:治之奈何? 岐伯曰:各补其荣而通其俞,调其虚实,和其逆顺,筋脉骨肉,各以其时受月,则病已矣。帝曰:善。

【篇目纲要】

本篇共五节。阐释五脏痿病的临床症状、病因、病理、治疗方法。

【译释】

1. 黄帝问:五脏使人痿弱无力是什么原因?岐伯回答说:肺主身之皮毛,心主身之血脉,肝主身之筋膜,脾主身之肌肉,肾主身之骨髓。所以肺热内令肺叶焦干,外则令皮毛虚弱而急薄,热气留著不去,及于筋脉骨肉,病生痿躄。心气热则下脉厥逆而上,上逆则下虚,虚则生脉痿,枢折不能提挈,足胫纵缓不能履地。肝气热则胆汁溢泄口苦,筋膜受热则血液干燥,拘急而挛,病发筋痿。脾气热则胃干且渴,热畜于内,精气耗伤,肌肉不仁,病发肉痿。肾气热则腰脊不举,骨枯髓减,病发骨痿。

2. 黄帝说:五痿之症是什么病因?岐伯说:肺是五脏之长,是心之盖。肺志不伸,有所失亡,求之不得,则伤肺,出气有声为肺鸣,肺鸣则肺叶焦。所以说五脏之痿,都是因肺气热,肺叶焦,五脏之阴皆不足,发为痿躄,说的就是这意思。悲哀太过,则心系急而胞络绝,胞络绝则上下不交,亢阳内动,逼血下崩,数溲溺血。所以《本病》篇说:血失则大经空虚,无以渗灌肌肉,荣养脉络,发为肌肉顽痹,传为脉痿。思想无穷,所愿不得,意淫于外,入房过频,损伤阴气,宗筋弛纵,发为筋痿,精伤于内,气陷于下,为白淫带浊。所以《下经》说筋痿之症生于肝,肝主筋,使于内入房过频,则伤肝。生活在湿泽之处,从事于卑湿之所,若有所留居,和居所湿气相并,肌肉湿处停居相渍,则痹且不仁,病发肉痿,得于地之湿气。有所远行劳倦,逢大热且渴,渴则阳明之气内伐生热,内外热盛,热舍居肾。肾是水脏,今水不胜火,就会骨枯且髓虚,所以足不任身,病发骨痿之症。所以《下经》说:骨痿生于肾中大热。

3. 黄帝说:怎样分别?岐伯说:肺热色白且毛败;心热色赤且络脉满溢;肝热色苍且爪枯;脾热色黄且如虫之行;肾热色黑且齿槁。

4. 黄帝说:如夫子所言痿病因于脏热,当从五脏所合之皮肉筋骨疗治。《本病论》说治疗痿病,为什么独取阳明?岐伯说:阳明是五脏六腑之海,主润泽宗筋,宗筋为诸筋之会,主束骨且利机关。冲脉是经脉之海,主渗灌溪谷,与阳明会合于宗筋。阴阳总宗筋之会,会合于气街,气街为阳明正脉,所以阳明独为之长,各经都连属于带脉,且支络于督脉。所以阳明虚则宗筋弛纵,带脉不能收引,所以足痿弱不用。

5. 黄帝说:怎样治疗?岐伯说:各补其荥以致其气且行气通俞,调剂虚实,和解逆顺,筋脉骨肉,各按气旺时月受病之日疗治,病就可痊愈。黄帝说:好。

厥论篇第四十五

1. 黄帝问曰:厥之寒热者何也?岐伯对曰:阳气衰于下,则为寒厥;阴气衰于下,则为热厥。

2. 帝曰:热厥之为热也,必起于足下者何也? 岐伯曰:阳气起于足五指之表,阴脉者集于足下而聚于足心,故阳气胜则足下热也。

3. 帝曰:寒厥之为寒也,必从五指而上于膝者何也? 岐伯曰:阴气起于五指之里,集于膝下而聚于膝上,故阴气胜则从五指至膝上寒,其寒也,不从外,皆从内也。

4. 帝曰:寒厥何失而然也? 岐伯曰:前阴者,宗筋之所聚,太阴阳明之所合也。春夏则阳气多而阴气少,秋冬则阴气胜而阳气衰。此人者质壮,以秋冬夺于所用,下气上争不能复,精气溢下,邪气因从之而上也,气因于中,阳气衰,不能渗营其经络,阳气日损,阴气独在,故手足为之寒也。

5. 帝曰:热厥何如而然也? 岐伯曰:酒入于胃,则络脉满而经脉虚。脾主为胃行其津液者也,阴气虚则阳气入,阳气入则胃不和,胃不和则精气竭,精气竭则不营其四肢也。此人必数醉,若饱以入房,气聚于脾中不得散,酒气与谷气相薄,热盛于中,故热遍于身,内热而溺赤也。夫酒气盛而慓悍,肾气日衰,阳气独胜,故手足为之热也。

6. 帝曰:厥或令人腹满,或令人暴不知人,或至半日,远至一日,乃知人者何也? 岐伯曰:阴气盛于上则下虚,下虚则腹胀满;阳气盛于上,则下气重上而邪气逆,逆则阳气乱,阳气乱则不知人也。

7. 帝曰:善。愿闻六经脉之厥状病能也。岐伯曰:巨阳之厥,则肿首头重,足不能行,发为眴仆。阳明之厥,则癫疾欲走呼,腹满不得卧,面赤而热,妄见而妄言。少阳之厥,则暴聋颊肿而热,胁痛,胻不可以运。太阴之厥,则腹满䐜胀,后不利,不欲食,食则呕,不得卧。少阴之厥,则口干溺赤,腹满心痛。厥阴之厥,则少腹肿痛,腹胀,泾溲不利,好卧屈膝,阴缩肿,胻内热。盛则泻之,虚则补之,不盛不虚,以经取之。

8. 太阴厥逆,胻急挛,心痛引腹,治主病者。少阴厥逆,虚满呕变,下泄清,治主病者。厥阴厥逆,挛腰痛,虚满,前闭,谵言,治主病者。三阴俱逆,不得前后,使人手足寒,三日死。太阳厥逆,僵仆,呕血,善衄,治主病者。少阳厥逆,机关不利,机关不利者,腰不可以行,项不可以顾,发肠痈不可治,惊者死。阳明厥逆,喘咳身热,善惊,衄呕血。

9. 手太阴厥逆,虚满而咳,善呕沫,治主病者手心主少阴厥逆,心痛引喉,身热,死不可治。手太阳厥逆,耳聋泣出,项不可以顾,腰不可以俯仰,治主病者。手阳明少阳厥逆,发喉痹,嗌肿痉,治主病者。

【篇目纲要】

本篇共九节。阐释寒厥、热厥的病理、病因、临床症状、治疗方法。

【译释】

1. 黄帝说：什么是寒厥、热厥？岐伯说：阳气衰于下是寒厥，阴气衰于下是热厥。

2. 黄帝说：热厥发热，为什么必定从足下起始？岐伯说：阳气从足五指之表起始，阴脉聚集在足下，会聚在足心，所以阳气盛，足下就会发热。

3. 黄帝说：寒厥发寒，为什么必定从五指上寒到膝？岐伯说：阴气从五指之里起始，云集于膝下，会聚于膝上，所以阴气胜就会从五指上寒至膝。这种寒不从外入，都是内生。

4. 黄帝说：寒厥有何所失而生？岐伯说：前阴是宗筋所聚，太阴阳明会合之所。春夏阳气多而阴气少，秋冬却阴气胜而阳气衰。人形质壮而有所恃，在秋冬阴胜之时，多情欲之用而夺肾中精气，阳气上虚，阴气上争，不能和复，精气越泄越虚，寒邪之气因虚上乘。寒邪之气居中，阳气衰虚，不能渗灌经络以营于身，阳气即卫气日益损减，阴气独在而用，所以手足冷，名叫寒厥。

5. 黄帝说：热厥是怎样生成的？岐伯说：酒为热谷之液，先充络脉，酒入胃，就会络脉满而经脉虚。脾主为胃行其津液，湿热在脾，脾阴虚，阳入独亢，则胃不和，脾胃齐病则精气竭尽，精气竭则不能营其经络四肢。这人必定多次醉酒，如果醉饱入房，气聚在脾，居中不得散，酒气和谷气相迫，热盛于中，所以热遍全身，内热因而尿赤。酒气盛且慓悍，肾气日益衰减，阳气独胜，所以手足因之发热。

6. 黄帝说：厥症或使人腹胀满，或使人突然昏愦，或至半日，长至一日，才苏醒晓知人事，是什么病因？岐伯说：阴气盛于上，则不守于下，则下虚，下虚因而腹胀满；阳气盛于上，则下气并而上行，并则逆，逆则阳气乱，阳气乱则神明失守，突然昏愦不省人事。

7. 黄帝说：好。愿听一听六经之脉厥证的临床症状。岐伯说：太阳之厥，肿首，头重，足不能行，发为眴仆。阳明之厥，癫狂之疾而欲走且呼，脉循腹里，腹满气胀，胃不和，卧不安，不得卧。阳明之脉行于面，面赤而热，阳邪盛则神明乱，妄见妄言。少阳厥，气脉入耳中，下加颊车，暴聋颊肿而热，下胁循胁过季胁，下出膝外廉下外辅骨之前，胁痛，箭不可以运动。太阴之厥，脉入腹属脾络胃，腹满气胀，大便不利，不欲食且食则呕，与胃表里，不得卧。少阴脉从足上阴股内廉，贯脊，属肾络膀胱，络心，上夹舌本，逆则口干尿赤，腹满心痛。厥阴之脉抵少腹夹胃，厥则少腹肿痛且腹胀，脉环阴器，小便不利，肝主筋，罢极而足软好卧屈膝，阴缩而肿，下行足胫内侧，箭内为热。邪气盛则泻之，正气虚则补之，不盛不虚，逆气在经，依经取穴疗治。

8. 太阴厥逆，箭急痉挛，心痛引腹，疗治本经主病俞穴。少阴厥逆，下焦不化而虚满呕变，命门阳气衰，下泄清冷，疗治本经主病俞穴。厥阴厥逆脉络诸筋，拘挛腰痛，肝邪侮土，脉环阴器，虚满且前闭不通，肝藏魂，逆则神魂乱，言语谵妄，疗治本经主病俞穴。三阴经齐逆,大小便不通,使人手足寒冷,三日死。足太阳厥逆,僵仆,呕血,善衄,疗治本经主病俞穴。少阳厥逆,筋不利,机关腰项不利,腰不可以行,项不可以顾,发肠痈,则经气绝,不可疗治,受惊则死。阳明厥逆,因脉循喉咙,主肌肉,故喘咳身热,木发惊骇,为胃所畏,善惊,衄血、呕血。

9. 手太阴之脉起于中焦,循胃口上膈属肺,厥逆则虚满而咳,善呕沫,疗治本经主病俞穴。手心主厥阴之脉起于胸中,出属心包络,手少阴心脉从心系上挟嗌,厥逆则心痛引喉,二经属火,身热,死不可治。手太阳小肠之脉起于小指之端,上行至肩上入缺盆,至目之内外眦入耳中,厥逆则耳聋泣出,项不可以回顾,邪在小肠,连睾系属脊,腰不可以俯仰,疗治本经主病俞穴。手阳明大肠经之脉从缺盆上颈贯颊,手少阳三焦之脉上出缺盆上项,二经厥逆,发喉痹,嗌肿,颈项强直,疗治本经主病俞穴。

卷 第 十 三

病能论篇第四十六

1. 黄帝问曰：人病胃脘痈者，诊当何如？岐伯对曰：诊此者当候胃脉，其脉当沉细，沉细者气逆，逆者人迎甚盛，甚盛则热。人迎者，胃脉也，逆而盛，则热聚于胃口而不行，故胃脘为痈也。

2. 帝曰：善。人有卧而有所不安者，何也？岐伯曰：脏有所伤，及精有所之寄则安，故人不能悬其病也。

3. 帝曰：人之不得偃卧者，何也？岐伯曰：肺者，脏之盖也，肺气盛则脉大，脉大则不得偃卧，论在《奇恒》《阴阳》中。

4. 帝曰：有病厥者，诊右脉沉而紧，左脉浮而迟，不然病主安在？岐伯曰：冬诊之，右脉固当沉紧，此应四时。左脉浮而迟，此逆四时。在左当主病在肾，颇关在肺，当腰痛也。帝曰：何以言之？岐伯曰：少阴脉贯肾络肺，今得肺脉，肾为之病，故肾为腰痛之病也。

5. 帝曰：善。有病颈痈者，或石治之，或针灸治之，而皆已，其真安在？岐伯曰：此同名异等者也。夫痈气之息者，宜以针开除去之。夫气盛血聚者，宜石而泻之。此所谓同病异治也。

6. 帝曰：有病怒狂者，此病安生？岐伯曰：生于阳也。帝曰：阳何以使人狂？岐伯曰：阳气者，因暴折而难决，故善怒也，病名曰阳厥。帝曰：何以知之？岐伯曰：阳明者常动，巨阳、少阳不动，不动而动大疾，此其候也。帝曰：治之奈何？岐伯曰：夺其食即已。夫食入于阴，长气于阳，故夺其食即已。使之服以生铁洛为饮，夫生铁洛者，下气疾也。

7. 帝曰：善。有病身热解㑊，汗出如浴，恶风少气，此为何病？岐伯曰：病名曰酒风。帝曰：治之奈何？岐伯曰：以泽泻、术各十分，麋衔五分，合以三指撮，为后饭。

8. 所谓深之细者，其中手如针也，摩之切之，聚者坚也，博者大也。《上经》者，言气之通天也；《下经》者，言病之变化也；《金匮》者，决死生也；《揆度》者，切度之也；《奇恒》者，言奇病也。所谓奇者，使奇病不得以四时死也。恒者，得以四时死也。所谓揆者，方切求之也，言切求其脉理也。度者，得其病处，以四时度之也。

【篇目纲要】

本篇共八节。阐释七种病的临床症状和病理、脉象、治疗方法。第八节分别阐释深、细、聚三种脉象的切法,介绍四部经书的内容。内有第四方生铁洛饮方,第五方泽泻术麋衔草方。

【译释】

1. 黄帝问:人病胃脘痛,怎样诊断? 岐伯回答说:诊断这种病当候察胃脉,胃脉当沉细,脉沉细则气逆,气逆喉旁人迎盛大,盛大则热。人迎是胃脉,气逆且盛,热聚于胃口且不运行,所以留结胃脘成痈。

2. 黄帝说:好。人生病有卧不安是什么病因? 岐伯说:五脏有所损伤,水谷精气有所安奇则安,所以人不能悬其病处于空中。

3. 黄帝说:人不能仰卧是什么原因? 岐伯说:肺是五脏之盖,肺气盛则脉大,邪盛于肺,仰卧则气促且急,所以不可仰卧,论在《奇恒》《阴阳》两篇之中。

4. 黄帝说:病发厥症,诊右脉沉且紧,左脉浮且迟,不知这是主什么病? 岐伯说:冬季诊右脉本来应当沉紧,这是和四时相应。左脉浮且迟,这是逆四时。在左应当主病在肾,浮为肺脉,颇关在肺,当病腰痛。黄帝说:根据什么这么说? 岐伯说:少阴脉贯肾络肺,今得肺脉,肾为之犯病,所以肾为腰痛之病。

5. 黄帝说:好。病发颈痈,或用砭石疗治,或针灸疗治,都可痊愈,真法何在? 岐伯说:颈痈之名虽同,而症状有所不同,所以疗治应各以所宜。痈气息肉,应该用针开除去掉;气盛血聚,应该用砭石泻除。这就是所谓的同病异治。

6. 黄帝说:病发多怒而狂,这病因是什么? 岐伯说:因阳气逆折使人发狂? 岐伯说:阳气因暴折屈逆而难以流行,所以善怒,病名叫阳厥。黄帝说:怎么知晓的? 岐伯说:阳明有脉常动,太阳、少阳不动,不动者却动,动者却动大而疾,就从这里候察到的。黄帝说:怎样疗治? 岐伯说:不让他吃饭就好了。饮食入阴,长气在阳,所以不让他吃饭就痊愈。让他服饮生铁洛。生铁洛,下气快。

7. 黄帝说:好。病发身热懈惰,汗出如浴,恶风少气,这叫什么病? 岐伯说:病名叫酒风。黄帝说:怎么疗治? 岐伯说:用泽泻、白术各十分,无心草五分,用三指撮合,先服药,后吃饭。

8. 所谓深且细,中手如针细,摩之切之,是诊脉所知。聚者脉坚硬,博者脉洪大。《上经》论述的是人身之气和天气相通;《下经》论述的是疾病变化的临床症状;《金匮》论述的是决定死生之术;《揆度》论述的是奇恒之病。所谓的奇,就是使奇病不能按四时气旺死,恒就是能按四时气旺死。所谓揆就是方将切求病之所在,说的是切求其脉理;度就是揣度其病处,按四时度其得失。

奇病论篇第四十七

1.黄帝问曰:人有重身,九月而喑,此为何也? 岐伯对曰:胞之络脉绝也。帝曰:何以言之? 岐伯曰:胞络者,系于肾,少阴之脉,贯肾系舌本,故不能言。帝曰:治之奈何? 岐伯曰:无治也,当十月复。刺法曰:无损不足益有余,以成其疹,然后调之。所谓无损不足者,身羸瘦,无用镵石也。无益其有余者,腹中有形而泄之,泄之则精出而病独擅中,故曰疹成也。

2.帝曰:病胁下满,气逆,二三岁不已,是为何病? 岐伯曰:病名曰息积,此不妨于食,不可灸刺,积为导引服药,药不能独治也。

3.帝曰:人有身体髀股䯒皆肿,环脐而痛,是为何病? 岐伯曰:病名曰伏梁,此风根也。其气溢于大肠而着于肓,肓之原在脐下,故环脐而痛也。不可动之,动之为水溺涩之病也。

4.帝曰:人有尺脉数甚,筋急而见,此为何病? 岐伯曰:此所谓疹筋,是人腹必急,白色黑色见,则病甚。

5.帝曰:人有病头痛以数岁不已,此安得之? 名为何病? 岐伯曰:当有所犯大寒,内至骨髓,髓者以脑为主,脑逆故令头痛,齿亦痛,病名曰厥逆。帝曰:善。

6.帝曰:有病口甘者,病名为何? 何以得之? 岐伯曰:此五气之溢也,名曰脾瘅。夫五味入口,藏于胃,脾为之行其精气,津液在脾,故令人口甘也,此肥美之所发也,此人必数食甘美而多肥也。肥者令人内热,甘者令人中满,故其气上溢,转为消渴。治之以兰,除陈气也。

7.帝曰:有病口苦,取阳陵泉。口苦者病名为何? 何以得之? 岐伯曰:病名曰胆瘅。夫肝者,中之将也,取决于胆,咽为之使。此人者,数谋虑不决,故胆虚,气上溢而口为之苦。治之以胆募俞,治在《阴阳十二官相使》中。

8.帝曰:有癃者,一日数十溲,此不足也。身热如炭,颈膺如格,人迎躁盛,喘息,气逆,此有余也。太阴脉微细如发者,此不足也。其病安在? 名为何病? 岐伯曰:病在太阴,其盛在胃,颇在肺,病名曰厥,死不治。此所谓得五有余,二不足也。帝曰:何谓五有余,二不足? 岐伯曰:所谓五有余者,五病气之有余也;二不足者,亦病气之不足也。今外得五有余,内得二不足,此其身不表不里,亦正死明矣。

9.帝曰:人生而有病巅疾者,病名曰何? 安所得之? 岐伯曰:病名为胎病,此得之在母腹中,时其母有所大惊,气上而不下,精气并居,故令子发为巅疾也。

10.帝曰:有病痝然如有水状,切其脉大紧,身无痛者,形不瘦,不能食,食少,名为何病？岐伯曰：病生在肾，名为肾风，肾风而不能食，善惊，惊已，心气痿者死，帝曰：善。

【篇目纲要】

本篇共十节。阐释九种临床症状、病名、病理、脉象和治疗方法。介绍第六方医治消渴病的兰草方。

【译释】

1. 黄帝问：妇人怀孕九月却音哑不言，这是为什么？岐伯回答说：是因为胞中络脉被阻绝不通。黄帝问：根据什么这样说？岐伯说：胞中之络，冲任之络，系于肾而上会于咽喉，所以胞中之络脉绝，则不能言。黄帝说：怎样疗治？岐伯说：不用治，当十月胎生，络脉复通，言语则可恢复。刺法说：不要损减不足，增加有余，因成其久病，然后调治。所谓的损不足，就是身体羸瘦，不必用镵石复伤其气。无增加有余就是胎元在胞而刺之，则精气必泄，精泄则胎气伤而病独专于中，所以说可成久病之症。

2. 黄帝说：病发胁下满，气逆行，二三年不痊愈，这是什么病？岐伯说：病名叫息积。气不在胃，不妨于食，灸之则火热内烁，气化为风，刺之则必泻其经，转成虚败，不可灸刺。息积可以导引，使气流通，久以药攻，内消淤积，药不能独治。

3. 黄帝说：人身体髀股都肿，环脐而痛，是什么病？岐伯说：病名伏梁，这是风根。是风邪留溢于大肠之间而著于肓，肓就是肠外之肓膜，肓原出于脐下，所以环脐而痛，不可妄攻以动之，风气流溢于脐下，与水脏水腑相连，动之则小便涩滞不利。

4. 黄帝说：人尺脉太数，筋脉拘急而形色外见，这是什么病？岐伯说：这就是所谓的尺中筋急，筋急则腹急，一定是金风乘肝，面色黑白齐见，见则病情加重。

5. 黄帝说：人发病头痛且数岁不痊愈，这是怎么得的？病名叫什么？岐伯说：当被大寒之气所伤，内至骨髓，髓以脑为主，齿为骨之余，所以脑逆，头痛，齿也痛，病名叫厥逆。黄帝说：好。

6. 黄帝说：人发病口甘，病名叫什么？怎么得的？岐伯说：这是五谷之气上溢，名叫脾瘅。五味入口，藏于胃，脾为之布化精气，津液在脾，脾主甘，因而使人口甘。这是肥美之味令人内热所发，这种人必定经常吃甘美多肥之食。肥令人内热，甘令人中满，所以气上溢，转为消渴之疾。用兰草疗治，除陈积蓄热之气。

7. 黄帝说：人发病口苦，取阳陵泉穴。口苦的病名是什么？怎样得的病？岐伯说：病名叫胆瘅。肝是中正之官，取决于胆，肝胆之脉皆会于咽，咽为之使。人多次谋虑不决，因之胆虚，胆气上溢而口苦。取用胆之募穴日月穴和背部的背俞穴疗治，治法在阴阳十二官相使篇中。

8. 黄帝说:病发小便癃闭,一日数十次,是阳气太盛于外,阴气不足。身热如炭,咽喉胸膺不通如格,人迎脉躁盛,呼吸急促,制节不行,这是阳气有余。太阴脉微细如发,这是阴气不足。病因在哪?是什么病名?岐伯说:病根在太阴经,肺气逆凌于胃,上使人迎躁盛,人迎属胃经,喘息气逆属肺,因而颇在肺,病名叫厥,死不可治。这就是所谓的外五有余,内二不足。黄帝说:什么叫五有余,二不足?所谓五有余,就是五病气有余;二不足,也就是病气不足。今外得五有余,内得二不足,此身病发不表不里,正是厥死之病。

9. 黄帝说:人一出生就有癫疾,是什么病名?怎么得的?岐伯说:病是胎病,这病是在母胎中所得,当时母亲受了很大惊吓,神气上逆而不下,精气、胎气并居,所以使孩子病发癫痫之疾。

10. 黄帝说:病发瘣然浮肿,如有水状,切其脉大而且紧,身体不痛,身形不瘦,不能吃饭,吃也少,这是什么病名?岐伯说:病生在肾,名叫肾风。风生于肾,反克脾土,因而不能食,肾邪犯心,神气失守而善惊,惊后心气痿弱不能恢复,心肾齐败,水火俱困而死。黄帝说:好。

大奇论篇第四十八

1. 肝满、肾满、肺满皆实,即为肿。

2. 肺之雍,喘而两胠满;肝雍,两胠满,卧则惊,不得小便;肾雍,脚下至小腹满,胫有大小,髀骱大跛,易偏枯。

3. 心脉满大,痫瘛筋挛;肝脉小急,痫瘛筋挛。

4. 肝脉骛暴,有所惊骇,脉不至若瘖,不治自已。

5. 肾脉小急,肝脉小急,心脉小急,不鼓皆为瘕。

6. 肾肝并沉为石水,并浮为风水,并虚为死,并小弦欲惊。

7. 肾脉大急沉,肝脉大急沉,皆为疝。

8. 心脉搏滑急为心疝;肺脉沉搏为肺疝。

9. 三阳急为瘕;三阴急为疝。

10. 二阴急为痫厥;二阳急为惊。

11. 脾脉外鼓沉,为肠澼,久自已;肝脉小缓,为肠澼,易治;肾脉小搏沉,为肠澼,下血,血温身热者死。心肝澼亦下血,二脏同病者,可治。其脉小沉涩为肠澼,其身热者死,热见七日死。

12. 胃脉沉鼓涩,胃外鼓大,心脉小坚急,皆鬲偏枯,男子发左,女子发右。不瘖舌转,可治,三十日起,其从者瘖,三岁起;年不满二十者,三岁死。

13.脉至而搏,血衄身热者死。脉来悬钩浮,为常脉。

14.脉至如喘,名曰暴厥。暴厥者,不知与人言,脉至如数,使人暴惊,三四日自已。

15.脉至浮合,浮合如数,一息十至以上,是经气予不足也,微见九十日死。

16.脉至如火薪然,是心精之予夺也,草干而死;脉至如散叶,是肝气予虚也,木叶落而死;脉至如省客,省客者,脉塞而鼓,是肾气予不足也,悬去枣华而死。

17.脉至如丸泥,是胃精予不足也,榆荚落而死;脉至如横格,是胆气予不足也,禾熟而死。

18.脉至如弦缕,是胞精予不足也,病善言,下霜而死,不可治。

19.脉至如交漆,交漆者左右旁至也,微见三十日死。

20.脉至如涌泉,浮鼓肌中,太阳气予不足也,少气味,韭英而死。

21.脉至如颓土之状,按之不得,是肌气予不足也,五色先见黑,白垒发死。

22.脉至如悬雍,悬雍者,浮揣切之益大,是十二俞之予不足也,水凝而死。

23.脉至如偃刀,偃刀者,浮之小急,按之坚大急,五脏菀热,寒热独并于肾也,如此,其人不得坐,立春而死。

24.脉至如丸滑,不直手,不直手者,按之不可得也,是大肠气予不足也,枣叶生而死。

25.脉至如华者,令人善恐,不欲坐卧,行立常听,是小肠气予不足也,季秋而死。

【篇目纲要】

　　本篇共二十五节。分别阐释肝、肾、肺三脏脏满和雍的临床症状,五脏六腑之脉大、小、急、浮、弦、滑、缓、涩、钩、数、微、如火薪然、如散叶、如省客、如泥丸、如横格、如弦缕、如交漆、如涌泉、如颓土、如悬雍、如偃刀、如丸滑、如花等二十四种脉象和临床症状。

【译释】

　　1.肝满、肾满、肺满都是邪气雍实,脉实就浮肿。

　　2.肺雍,喘且两胠胀满;肝雍实,两胠胀满,肝主惊骇,卧则雍,多惊,肝经环阴器,不得小便;肾雍,邪胠下至少腹循本经胀满,小腿或肿或消,髀胻或大,或跛,容易偏枯不用。

　　3.心脉满大,火有余而血涸,病发癫痫拘挛之疾;肝藏血,脉小为血不足,脉急为邪有余,病发癫痫拘挛之疾。

　　4.肝脉急乱,惊骇所致,脉不至而失声,突然受惊,气逆所致,气通则愈,不治自已。

5.肾脉小急,肝脉小急,心脉小急,是阴邪聚于阴分,不鼓则血不流,寒迫内凝为瘕。

6.肾肝在下,肝主风,肾主水,肾肝齐沉,阴中阴病,当病凝结少腹,沉坚在下之石水之疾;肾肝齐浮,阴中阳病,当病游行四体,浮泛于上之风水之疾;肾肝之脉齐虚,肾为五脏之根,肝为发生之主,根本空虚,有表无里,当死;肾肝之脉并小,真阴虚,小而兼弦,木邪胜,气虚胆怯,欲惊。

7.肝肾二脉大为多气少血之候,急沉都属寒,脉急挟肝邪,脉沉在阴分,肝肾之脉络小腹,结于阴器,寒邪客居,当病疝疾。

8.心脉搏滑急,寒挟肝邪乘心,当病心疝;肺脉沉搏,寒挟肝邪乘肺,当病肺疝。

9.手足太阳脉急邪盛,聚而为瘕;手足太阴脉急邪盛,聚而成疝。

10.手足少阴脉急,风寒之邪乘心肾,当病瘛、病厥;手足阳明脉急,风寒之邪乘大肠和胃,当病为惊。

11.脾脉鼓动于臂外,沉为在里,沉寒为肠澼下痢,久当自愈,因邪不太深;肝脉小缓为脾邪乘肝,为肠澼下痢,邪轻易治;肾居下部,脉本沉,如小且搏,是阴气不足而阳邪乘之,病当肠澼下血,血温身热,邪火有余,真阴败丧当死。心生血,肝藏血,二脏之澼也下血,木火同气,同病顺治可治。心肝二脉小且沉涩,病为肠澼。

12.胃脉沉鼓涩,阳不足,胃外鼓大,不当尺寸而鼓击于臂外侧,阴受伤,心脉小坚而急,阴邪胜,胃气伤,心脉病,致上下否隔不通,半身偏枯,男子发左,重阳,女子发右,重阴。言语正常,可以疗治,三十日当有起色;病顺即女左男右,言语不正常,三年有起色;年龄不满二十岁,三年当死。

13.脉至且搏动,又阳虚衄血,身体应冷,却衄血身热,虚为逆应死。脉来悬钩且浮,阴虚,脉象正常。

14.脉至急促如喘,名叫暴厥,即突然昏厥不醒。暴厥,不知与人言语,脉至如果数,脉数为热,热则内动肝心而惊,三四日后自愈,天三生木。

15.脉至如浮波之合,后至推前,泛泛无常,一息十至以上,状如数脉,实经气衰极不足之象,初见此脉象,死期在九十日。

16.脉至火焰之锐,脉去如火灭之速,是心脉无根,心精精气夺,草干阳尽之时应死;脉至如散叶随风,浮泛无根,肝气大虚,木叶落时,金胜木败当死;脉至如省问之客,或去或来,或塞无而止,或鼓而搏,是肾原不固,无所主持,初夏枣花开落之时当死。

17.脉来如泥弹之状,坚强短涩,是胃精中气不足,春深榆荚落时木王土败当死;脉来如横木格于指下,长而且坚,木之真脏见,是胆气不足,禾熟于秋,金王木败当死。

18. 脉来如弦之急,如缕之细,是真元无损,胞精不足,胞脉系肾,肾脉系舌本,胞气不足当静而无言,善言是阴气不藏,虚阳外见,时到霜下,虚阳消败当死不可治。

19. 脉来左右傍至,如沥漆之交,缠绵不清,除见此脉,三十日当死。

20. 脉来如泉之涌,有升无降,浮鼓于肌肉之中,是太阳膀胱之气不足,外实内虚,阴精不足,少气,标衰,少味阴败,到韭英春初,木生水衰之时当死。

21. 脉来如颓土状,虚大无力,按之不得,是脾气不足,五色先见黑色,白蓬藁发,春时当死。

22. 脉来如候间下垂肉乳,悬雍浮短孤悬,有上无下,是十二经俞不足,至冬时水凝而死。

23. 脉来如卧刀之口,浮且小急,按之如刀背,坚大且急,是五脏菀热,阳王阴消,寒热独并于肾,腰为肾府,阴亏不能起坐,立春阳盛阴衰当死。

24. 脉来短小如丸滑,滑小无根,按之不可得,是大肠气不足,初夏枣叶生,火王金衰当死。

25. 脉来如花,轻浮柔弱,使人心气怯且不宁,善恐不想坐卧,行站常听,恐惧多而生疑,是小肠之气不足,火墓于戌,季秋当死。

脉解篇第四十九

1. 太阳所谓肿腰脽痛者,正月太阳寅,寅,太阳也。正月阳气出在上,而阴气盛,阳未得自次也,故肿腰脽痛也。病偏虚为跛者,正月阳气冻解,地气而出也。所谓偏虚者,冬寒颇有不足者,故偏虚为跛也。所谓强上引背者,阳气大上而争,故强上也。所谓耳鸣者,阳气万物盛上而跃,故耳鸣也。所谓甚则狂巅疾者,阳尽在上,而阴气从下,下虚上实,故狂巅疾也。所谓浮为聋者,皆在气也。所谓入中为瘖者,阳盛已衰,故为瘖也。内夺而厥,则为瘖俳,此肾虚也。少阴不至者,厥也。

2. 少阳所谓心胁痛者,言少阳盛也,盛者,心之所表也。九月阳气尽而阴气盛,故心胁痛也。所谓不可反侧者,阴气藏物也,物藏则不动,故不可反侧也。所谓甚则跃者,九月万物尽衰,草木毕落而堕,则气去阳而之阴,气盛而阳之下长,故谓跃。

3. 阳明所谓洒洒振寒者,阳明者午也,五月盛阳之阴也,阳盛而阴气加之,故洒洒振寒也。所谓胫肿而股不收者,是五月盛阳之阴也,阳者衰于五月,而一阴气上,与阳始争,故胫肿而股不收也。所谓上喘而为水者,阴气下而复上,上则邪客于脏腑间,故为水也。所谓胸痛少气者,水气在脏腑也,水者阴气也,阴气在中,故胸痛少气也。所谓甚则厥,恶人与火,闻木音则惕然而惊者,阳气与阴气相薄,水火相恶,故惕然而惊也。所谓欲独闭户牖而处者,阴阳相薄也,阳尽而阴盛,故欲独闭户牖而居。所谓病至则欲乘高而歌,弃衣而走者,阴阳复争,而外并于阳,故使之弃衣而走也。所谓客孙脉则头痛鼻鼽腹肿者,阳明并于上,上者则其孙脉太阴也,故头痛鼻鼽腹肿也。

4. 太阴所谓病胀者,太阴子也,十一月万物气皆藏于中,故曰病胀。所谓上走心为噫者,阴盛而上走于阳明,阳明络属心,故曰上走心为噫也。所谓食则呕者,物盛满而上溢,故呕也。所谓得后与气则快然如衰者,十二月阴气下衰,而阳气且出,故曰得后与气则快然如衰也。

5. 少阴所谓腰痛者,少阴者,肾也,十月万物阳气皆伤,故腰痛也。所谓呕咳上气喘者,阴气在下,阳气在上,诸阳气浮,无所依从,故呕咳上气喘也。所谓色色不能久立久坐,起则目䀮䀮无所见者,万物阴阳不定,未有主也,秋气始至,微霜始下,而方杀万物,阴阳内夺,故目䀮䀮无所见也。所谓少气善怒者,阳气不治,阳气不治,则阳气不得出,肝气当治而未得,故善怒。善怒者,名曰煎厥。所谓恐如人将捕之者,秋气万物未有毕去,阴气少,阳气入,阴阳相薄,故恐也。所谓恶闻食臭者,胃无气,故恶闻食臭也。所谓面黑如地色者,秋气内夺,故变于色也。所谓咳则有血者,阳脉伤也,阳气未盛于上而脉满,满则咳,故血见于鼻也。

6. 厥阴所谓癫疝,妇人少腹肿者,厥阴者,辰也,三月阳中之阴,邪在中,故曰癫疝少腹肿也。所谓腰脊痛不可以俯仰者,三月一振,荣华万物,一俯而不仰也。所谓癫癃疝肤胀者,曰阴亦盛而脉胀不通,故曰癫癃疝也。所谓甚则嗌干热中者,阴阳相薄而热,故嗌干也。

【篇目纲要】

本篇共六节。阐释阴阳六脉病的临床症状,所应时月之数和病理。

【译释】

1. 足太阳病肿腰脽痛,应正月太阳寅,寅是三阳太阳之候。正月三阳虽出,时令尚寒,阴气尚盛,阳气没有次第,阴胜阳,因而肿腰脽痛。病发偏虚成跛,因正月东风解冻,阳气出于地上且尚微,犹有冬寒,应三阳不足于下,足太阳下行之脉,循髀腘下出外踝之后,因而有病或左或右偏虚成跛。太阳之脉下项侠背,如阳气大上而争,则与三阳之气上升相同,所以强上引背。耳鸣是太阳支脉从巅至耳上角,阳邪循经上逆所致。阳邪盛实,病发狂和癫痫之疾,阳邪实于阳经,阳尽在上,而阴气在下,下虚上实,病发狂癫。诊人迎之脉,得太阳脉浮,阳实于上,气壅为聋。声由气发，气属阳，阳盛声大，阳虚声微，阳盛已衰，喑哑不能言。内夺其精，则气夺而厥，声哑于上，体废于下，是元阳大虚，病本在肾。少阴肾脉不至，阴虚无气，阳衰病厥。

2.少阳之脉下胸中，循胁里，心胁痛是因少阳之邪盛，少阳属木，木生火，邪盛本在胆，标在心。九月戌为火墓，阳气尽阴气胜，因而心胁痛。阴邪凝滞，藏伏阳中，喜静恶动，不可反侧，反侧则痛。气盛令人跳跃，是因为九月万物尽衰，草木毕落，天地之气离阳到阴，人应天地也是如此，气胜阴分则所长在下，病发跳跃。

3.阳明洒洒振寒，夏至一阴初生，加以阳极之候，应五月阳明之气，因而洒洒振寒。胫肿而股不收，是因为五月阳盛极而一阴生，阳盛极而衰于五月，一阴生于下而气上升与阳相争，所以胫肿而股不收。上喘而为水，是阴邪自下而上，上客于脏腑之间，乃化为水，水之本在肾，末在肺，标本齐病而上喘。胸痛少气，是水气在脏腑之间，水是阴气，阴邪在中，所以胸痛，阴盛则阳衰，故少气。太过则厥，恶人与火，听到木音则惕然而惊，欲独闭户牖而处，是阴阳相薄。阳气衰尽而阴气盛，阴主静，所以欲独闭户牖而居。病发则欲乘高而歌，弃衣而走，是阴阳之气复争于外，阴寒之邪并于阳，身热多躁，因而使之弃衣而走。寒邪客于孙络则头痛鼻衄腹肿，是阴气上行而并于阳明经之孙络，所以头痛、鼻衄、腹肿。

4.太阴病胀，是因为太阴属子，十一月阴极于子，万物皆藏，太阴之经入腹，邪藏于其中而病胀。上走心为噫，脾络胃，阴邪盛上走阳明，阳明络属心，因而上走心为噫。食则呕，脾胃相表里，胃受水谷，脾不能运，物盛满而上溢，因而呕。大便与失气后则快然如衰，是十二月阳气微上，阴气下衰，阳气即将上出，所以大便与失气后则快然如衰。

5.少阴腰痛，少阴属肾，十月万物阳气皆因阴气盛而伤，腰为肾府，寒邪入肾，因而腰痛。呕咳上气且喘，阳根于阴，阴根于阳，阴中无阳，沉而不升，则孤阳在上，浮而不降，无所依从，因而呕咳上气且喘。不安不能久坐久站，起则眩晕目无所见，万物阳气始下，方杀万物，阴阳内相攻夺，所以眩晕目无所见。少气善怒，是少阳之气尚未得出而治，肝胆互为表里，是当治而未治，因而善怒。善怒名叫煎厥。恐惧如人要抓捕自己，秋气万物没有全部离去，阴气少，藏而未藏，阳邪侵入，阴阳相迫伤肾，因而恐惧。恶闻食臭，是胃无气，肾为胃关，肾中真火不足，不能温养化原，所以胃虚而恶闻食臭。面黑如地色，是因秋气尽而入于内，阳气出而不能大形于外，因而变见于色。咳则有血，是阳脉受伤，阳气未盛于上而脉满，寒邪满则咳，所以咳则血见于口，衄则血见于鼻。

6.厥阴癫疝，妇人少腹肿，厥阴脉循股阴入毛中，环阴器，属辰三月，季春，阴器将尽，阴邪居阳末，所以癫疝少腹肿。腰脊痛不可俯仰，三月阳气振动，荣华万物，但余寒尚在,如阴气胜阳,则俯而不仰且腰脊痛。癞癃疝、䐔胀,说明在阴邪盛,阳气不行,邪客于阴气则为癞癃疝,客于皮肤之中,则脉胀不通。太过则咽喉干且热中,阳邪盛则迫于阴分,厥阴脉络喉入咽,所以咽干。

卷第十四

刺要论篇第五十

1. 黄帝问曰:愿闻刺要。岐伯对曰:病有浮沉,刺有浅深,各至其理,无过其道。过之则内伤,不及则生外壅,壅则邪从之。浅深不得,反为大贼,内动五脏,后生大病。

2. 故曰:病有在毫毛腠理者,有在皮肤者,有在肌肉者,有在脉者,有在筋者,有在骨者,有在髓者。

3. 是故刺毫毛腠理无伤皮,皮伤则内动肺,肺动则秋病温疟,泝泝然寒栗。

4. 刺皮无伤肉,肉伤则内动脾,脾动则七十二日,四季之月,病腹胀烦不嗜食。

5. 刺肉无伤脉,脉伤则内动心,心动则夏病心痛。

6. 刺脉无伤筋,筋伤则内动肝,肝动则春病热而筋弛。

7. 刺筋无伤骨,骨伤则内动肾,肾动则冬病胀,腰痛。

8. 刺骨无伤髓,髓伤则销铄䯒酸,体解㑊然不去也。

【篇目纲要】

本篇共八节。阐释用针要根据临床病情的需要,正确行针,深浅得当,如果针刺过当,身体就会应时数而发病。

【译释】

1. 黄帝问:愿听一听针刺要法。岐伯回答说:病有浮沉,刺有深浅,各按皮肤肌肉之文理行针,随病浮沉进针,不可过与不及。过深则内伤,不及则生外壅,壅则邪气随虚而从之。浅深不得法,反成大害,内动五脏,后生大病。

2. 所以说:病有的生在腠理毫毛之处,有的生在皮肤之表,有的生在肌肉里,有的生在脉中,有的生在骨头上,有的长在骨髓里。

3. 因此,刺毫毛腠理不能伤皮,皮伤则内动肺,肺动则秋病温疟,泝泝然寒栗。

4. 刺皮不可伤肉,肉伤则内动脾,脾主肉旺四季各主十八日,脾动则七十二日,四季季月,病发腹胀烦满,不嗜食。

5. 刺肉不能伤脉,心主脉、应夏,脉伤则内动心,心动则夏病心痛。

6. 刺脉不可伤筋,肝主筋、应春,筋伤则内动肝,肝动则春病热且筋弛。

7. 刺筋无伤骨,肾主骨、应冬,骨伤则内动肾,肾动则冬病胀满,腰痛。

8.刺骨无伤髓,髓伤则干枯销铄胻酸,身体懈怠、困弱,阴虚则气虚,气虚则不能举动。

刺齐论篇第五十一

1.黄帝问曰:愿闻刺浅深之分。岐伯对曰:刺骨者无伤筋,刺筋者无伤肉,刺肉者无伤脉,刺脉者无伤皮,刺皮者无伤肉,刺肉者无伤筋,刺筋者无伤骨。

2.帝曰:余未知其所谓,愿闻其解。岐伯曰:刺骨无伤筋者,针至筋而去,不及骨也;刺筋无伤肉者,至肉而去,不及筋也;刺肉无伤脉者,至脉而去,不及肉也;刺脉无伤皮者,至皮而去,不及脉也。

3.所谓刺皮无伤肉者,病在皮中,针入皮中,无伤肉也。刺肉无伤筋者,过肉中筋也;刺筋无伤骨者,过筋中骨也。此之谓反也。

【篇目纲要】

本篇共三节。阐释人体要害部位,指明针刺过当所引起的临床症状和病变之数,针刺禁忌。

【译释】

1.黄帝问:愿听一听针刺皮肉筋骨浅深之分位。岐伯回答说:刺骨不可伤筋,刺筋不要伤肉,刺肉不能伤脉,刺脉不要伤皮,刺皮不要伤肉,刺肉不能伤筋,刺筋不能伤骨。

2.黄帝说:我不知其中的含义,愿听一听分解。岐伯说:刺骨不伤筋就是针到筋去针,不到骨;刺筋不伤肉就是针至肉而去针,不到筋;刺肉不伤脉就是针到脉而去针,不到肉;刺脉不伤皮,至皮而去针,不及于脉。

3.刺皮不伤肉是病在皮中,针入皮中,不伤肉,过则伤脾气。刺肉不伤筋,过肉中筋,则伤肝气;刺筋不伤骨,过筋中骨,则伤肾气。这些都称为违反正常针刺原则。

刺禁论篇第五十二

1.黄帝问曰:愿闻禁数。岐伯对曰:脏有要害,不可不察。肝生于左,肺脏于右,心部于表,肾治于里,脾为之使,胃为之市,鬲肓之上,中有父母,七节之旁,中有小心。从之有福,逆之有咎。

2. 刺中心,一日死,其动为噫;刺中肝,五日死,其动为语;刺中肾,六日死,其动为嚏;刺中肺,三日死,其动为咳;刺中脾,十日死,其动为吞。

3. 刺中胆,一日半死,其动为呕。

4. 刺跗上中大脉,血出不止死。

5. 刺面中溜脉,不幸为盲。

6. 刺头中脑户,入脑,立死。

7. 刺舌下中脉太过,血出不止为瘖。

8. 刺郄中大脉,令人仆,脱色。

9. 刺气街,中脉,血不出,为肿,鼠仆。

11. 刺脊间中髓,为伛。

12. 刺乳上,中乳房,为肿,根蚀。

13. 刺缺盆中,内陷,气泄,令人喘、咳逆。

14. 刺手鱼腹内陷,为肿。

15. 无刺大醉,令人气乱;无刺大怒,令人气逆。无刺大劳人,无刺新饱人,无刺大饥人,无刺大渴人,无刺大惊人。

16. 刺阴股中大脉,血出不止,死。

17. 刺客主人,内陷中脉,为内漏,为聋。

18. 刺膝髌,出液,为跛。

19. 刺臂太阴脉,出血多,立死。

20. 刺足少阴脉,重虚出血,为舌难以言。

21. 刺膺中陷,中肺,为喘逆仰息。

22. 刺肘中,内陷,气归之,为不屈伸。

23. 刺阴股下三寸,内陷,令人遗溺。

24. 刺腋下胁间,内陷,令人咳。

25. 刺少腹中膀胱,溺出,令人少腹满。

26. 刺腨肠,内陷,为肿。

27. 刺匡上陷骨中脉,为漏,为盲。

28. 刺关节中,液出,不得屈伸。

【篇目纲要】

本篇共二十八节。阐释人体要害部位,指明针刺过当所引起的临床症状和病变之数,针刺禁忌。

【译释】

1. 黄帝说:愿听一下禁刺之处有几处。岐伯回答说:五脏之气所在,各有所要,各有所害,不可不详察。肝气生在左边,肺气藏在右边,心气布于表,肾气治于里,脾气旺于四季,主运行水谷之精气以溉五脏为使,胃纳水谷,无物不容为市,膈肓之上,心肺所居,心为阳主血,肺为阴主气,营卫于身为父母,七节之旁,相火命门之处,真阳所在有小心。顺其气有福,逆其真有害。

2. 刺中心,一日死,心气为噫,噫发气绝;刺中肝,五日死,肝在气为语,其动为语;刺中肾,六日死,肾气为嚏,其动为嚏;刺中肺,三日死,肺在气为咳,其动为咳;刺中脾,十日死,脾在气为吞,其动为吞。

3. 刺中胆一日半死,胆在气为呕,其动为呕。

4. 刺足跗上冲阳穴,胃经之原穴,胃为五脏六腑水谷气血之海,血出不止则死。

5. 刺面,中手太阳任脉交会之溜脉,不幸为盲。

6. 刺督脉脑户穴,刺深入脑,立死。

7. 刺舌下任脉廉泉穴太过,血出不止为喑哑不能言语。

8. 刺足跗下浮浅散见之络中脉深,血不出为肿。

9. 刺足太阳委中穴中大脉,令人仆倒,面色如脱去。

10. 刺足阳明气街穴,不中穴而旁中其脉,血不出,为肿于鼠蹊。

11. 刺脊太深,误中脊髓,伤腰背骨中之精气,令人踡屈伛偻。

12. 刺乳上之穴而误中乳房,气结不散,留而为肿,肿则必溃,乳根皆蚀难愈。

13. 刺缺盆过深,刺中内陷之脉,致伤脏气,使人作喘、咳逆。

14. 刺手鱼腹太深内陷,必定反致邪气而为肿。

15. 不刺大醉之人,刺之令气更乱;不刺大怒之人,刺之令气更逆。不刺大劳之人,刺之令气更耗;不刺新饱之人,刺之令气更泄;不刺大饥之人,刺之令气更虚;不刺大渴之人,刺之亡其阴;不刺大惊之人,刺之令气散。

16. 刺阴股箕门、血海二穴,血出不止则死。

17. 刺足少阳经上关穴,刺之太深,内陷中脉,脓生耳底,内漏耳聋。

18. 刺膝之下而出其液,液泄筋枯而跛。

19. 刺手太阴,出血多而营卫绝,气散立死。

20. 刺足少阴脉,肾既虚而复刺出血,重虚舌难以言。

21. 刺胸中太深中肺,肺气上泄,为喘为逆,仰首而息。

22. 刺肘中手太阴尺泽穴、厥阴曲泽穴,深刺内陷,必损其气,气泄而不能屈伸。

23. 刺阴股下三寸足厥阴五里穴,刺深内陷,令人遗尿不禁。

24. 刺腋下胁间,刺深内陷,中其肺脏,令人咳。

25. 刺少腹中膀胱,则气泄尿出,于外为小腹满。

26.腿肚肉厚气深,不易行散,刺深内陷为肿。

27.刺眶上深陷骨中,中目系之脉,流泪不止为漏,目无所视为肓。

28.刺关节液出筋枯,诸筋皆会于节,筋枯不能屈伸。

刺志论篇第五十三

1.黄帝问曰:愿闻虚实之要。岐伯对曰:气实形实,气虚形虚,此其常也,反此者病;谷盛气盛,谷虚气虚,此其常也,反此者病;脉实血实,脉虚血虚,此其常也,反此者病。

2.帝曰:如何而反? 岐伯曰:气盛身寒,此谓反也;气虚身热,此谓反也。谷入多而气少,此谓反也;谷不入而气多,此谓反也。脉盛血少,此谓反也;脉少血多,此谓反也。

3.气盛身寒,得之伤寒;气虚身热,得之伤暑。谷入多而气少者,得之有所脱血,湿居下也;谷入少而气多者,邪在胃及与肺也。脉小血多者,饮中热也;脉大血少者、脉有风气,水浆不入,此之谓也。

4.夫实者,气入也;虚者,气出也。气实者,热也;气虚者,寒也。入实者,右手开针空也;入虚者,左手闭针空也。

【篇目纲要】

本篇共四节。阐释气、形、脉之虚实寒热的临床症状、病理、针刺方法。

【译释】

1.黄帝问:愿听一听虚实要法。岐伯回答说:气实形实,气虚形虚,这是平常之候,反此则病;谷盛则气盛,谷虚则气虚,这是平常之候,反此则病;脉实则血实,脉虚则血虚,这是平常之候,反此则病。

2.黄帝说:什么样的临床症状是反? 岐伯说:气盛身寒,这就叫反;气虚身热,这就叫反。谷入多但气少,这就叫反;谷不入但气多,这就叫反;脉盛血少,这就叫反。脉少血多,这就叫反。

3.气盛身寒,寒伤形,得之伤寒;气虚身热,暑伤气,得之伤暑。谷入多胃热消谷,脱血亡阴,湿居下,脾肾不足而阴虚,阴虚无气,谷入多但无气;谷少但气多,是邪在胃而不能食,因而谷入少,邪在肺则喘息满,因而气多。脉小血多,必或酒或饮,中于热而动;脉大血少,风为阳邪居脉中,因而脉大,浆水不入脉,因而血少。

4.脉实是气入充满于脉;脉虚是气出漏泄于中。气实为阳实,故热;气虚为阳虚,故寒。入实即刺实,用右手持针,摇大针空;入虚即补虚,出针后用左手推合针空。

针解篇第五十四

1. 黄帝问曰:愿闻九针之解,虚实之道。岐伯对曰:刺虚则实之者,针下热也,气实乃热也。满而泄之者,针下寒也,气虚乃寒也。菀陈则除之者,出恶血也。邪盛则虚之者,出针勿按。徐而疾则实者,徐出针而疾按之;疾而徐则虚者,疾出针而徐按之。言实与虚者,寒温气多少也。若有若无者,疾不可知也。察后与先者,知病先后也。为虚与实者,工勿失其法。若得若失者,离其法也。虚实之要,九针最妙者,为其各有所宜也。补泻之时者,与气开阖相合也。九针之名,各不同形者,针穷其所当补泻也。刺实须其虚者,留针,阴气隆至,乃去针也;刺虚须其实者,阳气隆至,针下热乃去针也。经气已至,慎守勿失者,勿变更也。深浅在志者,知病之内外也。近远如一者,浅深其候等也。如临深渊者,不敢堕也;手如握虎者,欲其壮也。神无营于众物者,静志观病人,无左右视也。义无邪下者,欲端以正也。必正其神,欲瞻病人目,制其神,令气易行也。

2. 所谓三里者,下膝三寸也;所谓跗上者,举膝分易见也;巨虚者,跷足䯒独陷者;下廉者,陷下者也。

3. 帝曰:余闻九针上应天地四时阴阳,愿闻其方,令可传于后世以为常也。岐伯曰:夫一天、二地、三人、四时、五音、六律、七星、八风、九野,身形亦应之,针各有所宜,故曰九针。人皮应天,人肉应地,人脉应人,人筋应时,人声应音,人阴阳合气应律,人齿面目应星,人出入气应风,人九窍三百六十五络应野。故一针皮,二针肉,三针脉,四针筋,五针骨,六针调阴阳,七针益精,八针除风,九针通九窍,除三百六十五节气,此之谓各有所主也。人心意应八风,人气应天,人发齿耳目五声应五音六律,人阴阳脉血气应地,人肝目应之九。

4. 九窍三百六十五。

5. 人一以观动静天二以候五色七星应之以候发母泽五音一以候宫商角徵羽六律有余不足应之二地一以候高下有余九野一节俞应之以候闭节三人变一分人候齿泄多血少十分角之变五分以候缓急六分不足三分寒关节第九分四时人寒温燥湿四时一应之以候相反一四方各作解。

【篇目纲要】

本篇共五节。阐释行针补泻的手法,详解九针应天地人之象。

【译释】

1.黄帝问:愿听一听九针之法,虚实之道。岐伯回答说:刺虚则实之,就是针下热,气实才热。满而泄之就针下寒,气虚才寒。菀陈则除之,就是刺出恶血。邪盛则虚之,就是出针勿按,使邪气发泄。徐而疾则实,就是针下得气而慢出针,快按针空则真气不泄,补则实。疾而徐则虚,就是针已及病气而快出针,缓按针空,则邪气去,泻则虚。论实与虚,就是寒为虚,温为实,气少为虚,气多为实。若有若无,就是针下得气之有无虚实,确实不容易知晓,速不可知,所以像无,明察心知,所以像有。察后与先,就是知晓疾病标本先后。为虚为实,就是虚当补,实当泻,医工勿失补泻要法。若得若失,就是粗工妄为,脱离补泻要法。虚实之要,九针最妙,就是九针之用,各有所宜。补泻之时,就是针下气来谓开,可迎而泻之,针下气去为阖,可随而补之,针与气开合相合。九针之名各不同形,就是长短锋颖不等,各随其疗而用之。刺实须其虚,就是留针使针下寒,阴气大至才可拔针;刺虚须其实,就是留针使针下热,阳气大至才可拔针。经气已至,慎守勿失,就是针下得气,必须谨守,勿变别法,反招损伤。深浅在志,就是知晓病在内宜深刺,病在外宜浅刺。近远如一,就是深者取气远,浅者取气近,远近不同,以得气为候就是如一同等。如临深渊,就是气候补泻,不敢堕慢,失补泻之法。手如握虎,就是持针坚而有力。神无营于众物,就是神静志专观察病人,无左右视而乱神。义无邪下,就是正针直刺,无针左右。必正其神,就是正病人之神,医工必瞻其目,制彼精神,令无散越,气为神使,气脉易行。

2.足三里穴正在膝下三寸;冲阳穴举膝分其穴易见;巨虚上、下廉二穴,当跷足取穴,在骭骨外侧独陷之中;下廉穴,在独陷之下。

3.黄帝说:我听说九针上应天地四时阴阳,愿听一下所应之处,使之可以传于后世,以为常法。岐伯说:一天、二地、三人、四时、五音、六律、七星、八风、九野,身形亦与之相应,针各有所宜,所以叫九针。人皮应天,人肉应地,人脉应人,人筋应时,人声应音,人阴阳合气应律,即六阴六阳合天气,人齿面目应星,人出气入气应风,人九窍三百六十五络应野。因而一针皮,二针肉,三针脉,四针筋,五针骨,六针调阴阳,七针增益精气,八针消除风邪,九针通九窍除三百六十五节气,这就叫九针之用各有所宜。人之心意多变,天之八风无常,因而相应,气属阳而运行不息,人气应之,人发齿生长,耳目清通,五声应同,因而应五音六律,人阴阳脉之血气,行于肉中,就像经水行于大地,人肝气通目,木生数三,三而三之数九。

4.九窍三百六十五穴。

5.此一百一十六字,义理不详,不敢译释。

长刺节论篇第五十五

1. 刺家不诊,听病者言。

2. 在头,头疾痛,为藏针之,刺至骨病已,上无伤骨肉及皮,皮者道也。

3. 阴刺①,入一傍四处,治寒热。深专者,刺大脏,迫脏刺背,背俞也,刺之迫脏,脏会,腹中寒热去而止。与刺之要,发针而浅出血。

4. 治腐肿者,刺腐上,视痈小大深浅刺,刺大者多血,小者深之,必端内针为故止。

5. 病在少腹有积,刺皮腯以下,至少腹而止,刺侠脊两旁四椎间,刺两髂髎、季胁肋间,导腹中气,热下已。

6. 病在少腹,腹痛,不得大小便,病名曰疝,得之寒。刺少腹两股间,刺腰髁骨间,刺而多之,尽炅病已。

7. 病在筋,筋挛节痛不可以行,名曰筋痹。刺筋上为故,刺分肉间,不可中骨也。病起筋炅,病已止。

8. 病在肌肤,肌肤尽痛,名曰肌痹,伤于寒湿。刺大分小分,多发针而深之,以热为故,无伤筋骨,伤筋骨,痈发若变。诸分尽热,病已止。

9. 病在骨,骨重不可举,骨髓酸痛,寒气至,名曰骨痹。深者刺无伤脉肉,为故其道大分小分。骨热,病已止。

10. 病在诸阳脉,且寒且热,诸分且寒且热,名曰狂。刺之虚脉,视分尽热,病已止。

11. 病初发,岁一发;不治,月一发;不治,月四五发,名曰癫病。刺诸分诸脉,其无寒者,以针调之,病已止。

12. 病风且寒且热,炅汗出,一日数过,先刺诸分理络脉。汗出且寒且热,三日一刺,百日而已。

13. 病大风,骨节重,须眉堕,名曰大风。刺肌肉,为故汗出百日;刺骨髓,汗出百日。凡二百日,须眉生而止针。

校:①应为“扬刺”。

【篇目纲要】

本篇共十三节。阐释身体得病的几种临床症状,病因,指明治疗的针刺方法。

【译释】

1.善于针刺，不用诊脉，只听病者之言即可。

2.病在头，头痛病深，当深刺至骨分，病当痊愈，不可妄施补泻，谬伤骨肉皮分之气，皮肉是入针之道。

3.扬刺是直入一针，旁四针，疗治寒热之病。气深且博大，当刺五脏拒之，迫取大脏之气，当刺背，五脏之俞在背，刺背俞近脏，背俞是脏气之所会，腹中寒热去而止针。凡刺背俞要法，不宜出血太多，要浅刺少出其血。

4.疗治痈肿，刺痛上，大为阳毒患浅，小为阴毒患深，当察小大分浅深而刺，刺大痛多出血，刺小痛正直进针深取，刺痛之法尽此为法。

5.病在少腹有积，刺足厥阴章门穴、期门穴，至少腹而止，刺足阳明天枢穴、归来穴，足太阴府舍穴、冲门穴，足少阴气穴，四满穴，刺夹脊两傍四椎间心俞穴，刺两髂髎居髎穴，季胁肋间京门穴，引导腹中热气，下入少腹病愈。

6.病在少腹，腹痛，二便不通，病名叫疝，因寒气所致。当刺少腹，去肝肾之寒，刺两股间，去阳明、太阴之邪，刺腰踝间大骨足太阳经，多取穴而刺之，等少腹全热，病则痊愈。

7.病痛在筋，筋挛诸节皆痛，不可以行走，名叫筋痹。因病在筋上，刺筋上，刺其痛处筋肉分理之间，刺筋不可中骨。筋热气至，病愈止针。

8.病在肌肤，肌肤尽痛，名叫肌痹，因寒湿之邪所伤。刺大肉、小肉之间，病邪在肌肉，其气散漫，必须多发针且深刺，直到诸分尽热，阳气至，阴邪退，不能伤及筋骨之部位，伤筋骨之部，就变成痈。各分肉间尽热，病愈。

9.病在骨，骨重酸痛难举，骨髓酸痛，肾主骨，寒水主气，名叫骨痹。骨痹之邪最深，当直取，不可在脉分、肉分妄泄其真气。骨间气热，病愈止针。

10.病在诸阳脉，且寒且热，经脉分肉间且寒且热，名叫狂，是阳邪乱其血气，热极则寒。刺泻盛脉使之虚，察针下诸分全热，病愈止针。

11.病初发，岁一发;不疗治，月一发;气道深远，有旧病根，不治，一月四五次发病，是暴病，来速去也速，名叫癫痫病。发病已过，刺诸分、诸脉，大补最寒之脉，无寒之脉，用针调理，病愈止针。

12.病发风伤之疾，且寒且热，热汗出，一日病发数次，刺诸分腠络脉。汗出且寒且热，三日一刺，百日病愈。

13.病大风之疾，骨节重，须眉落，名叫大风。浅者遍腠理，因而当刺肌肉，泄阳分之毒，汗出百日;刺深须取骨髓，泄阴分之毒，汗出百日。共二百日，风毒去尽，营卫气复，须发重生，病愈止针。

卷 第 十 五

皮部论篇第五十六

1. 黄帝问曰:余闻皮有分部,脉有经纪,筋有结络,骨有度量。其所主病各异,别其分部,左右上下,阴阳所在,病之始终,愿闻其道。岐伯对曰:欲知皮部以经脉为纪者,诸经皆然。

2. 阳明之阳,名曰害蜚,上下同法,视其部中有浮络者,皆阳明之络也。其色多青则痛,多黑则痹,黄赤则热,多白则寒,五色皆见则寒热也。络盛则入客于经,阳主外,阴主内。少阳之阳,名曰枢持,上下同法,视其部中有浮络者,皆少阳之络也。络盛则入客于经,故在阳者主内,在阴者主出,以渗于内,诸经皆然。太阳之阳,名曰关枢,上下同法,视其部中有浮络者,皆太阳之络也。络盛则入客于经。

3. 少阴之阴,名曰枢儒,上下同法,视其部中有浮络者,皆少阴之络也。络盛则入客于经,其入经也,从阳部注于经;其出者,从阴内注于骨。心主之阴,名曰害肩,上下同法,视其部中有浮络者,皆心主之络也。络盛则入客于经。太阴之阴,名曰关蛰,上下同法,视其部中有浮络者,皆太阴之络也。络盛则入客于经。凡十经络脉者,皮之部也。

4. 是故百病之始生也,必先于皮毛;邪中之则腠理开,开则入客于络脉;留而不去,传入于经;留而不去,传入于腑,廪于肠胃。邪之始入于皮也,泝然起毫毛,开腠理;其入于络也,则络脉盛,色变;其入客于经也,则感虚乃陷下;其留于筋骨之间,寒多则筋挛骨痛,热多则筋弛骨消,肉烁䐃破,毛直而败。

5. 帝曰:夫子言皮之十二部,其生病皆何如?岐伯曰:皮者,脉之部也。邪客于皮则腠理开,开则邪入,客于络脉,络脉满则注于经脉,经脉满则入舍于脏腑也。故皮者有分部,不与而生大病也。帝曰:善。

【篇目纲要】

本篇共五节。阐释十二经之经络之色与临床病理。

【译释】

1. 黄帝说:我听说人身皮肤之外,上下前后,各有其位,脉有经络,筋有结络,骨有度量。所主病各有不同,左右上下,有阴有阳,病之始终,愿听一下病理。岐伯回答说:要知晓皮之分部,当依据所见之络脉分别,十二经都是这样。

2.阳明之阳为盛阳午,如万物之飞动,阳盛阴加,有害于飞,名叫害蜚,手足阳明经上下部中有浮络,都是阳明之络。其色多青就痛,多黑是痹症,黄赤是热症,多白是寒症,五色全见是寒热之症。络盛则循络入经,阳主外,阴主内。少阳之阳,名叫枢持,居三阳表里之间,如枢之运,持其出入之机,手足少阳同法,二经部中有浮络见于外,都是少阳之络。络脉盛则邪必入客于经,因而在阳主内,即自阳分入内,在阴主出,即出于经而渗于脏,这是邪气出入之序,各经都是如此。太阳之阳,名叫关枢,因太阳卫固阳气而约束于外,手足太阳二经,上下同法,察二经部中有浮络,都是太阳之络。络脉盛则邪气循入客居经脉。

3.少阴之阴,少阴为三阴开合之枢,阴气柔顺,名叫枢儒,手足少阴二经上下同法,察二经部中有浮络,都是少阴之络。络脉盛,邪气循络入客于经,邪入经从阳部注入经,出从阴内注于骨。手厥阴之阴,阴之极,阳主运,阴主载,阴盛之极,其气必伤,肩为任、为载,因而名叫害肩,下为足厥阴,二经上下同法,察二经部中有浮络,都是心主之络。络脉盛,邪气循经入客于经。太阴之阴,名叫关蛰,阴主藏而太阴卫之,太阴为开,手足太阴二经上下同法,察二经部中有浮络,都是太阴之络。络脉盛邪气则入客于经。凡是十二经络脉,都属皮部。

4.因此百病始生,必定先在皮毛;中病邪则腠理开,开则入客于络脉;阴邪留连不去,传入经脉,阳邪留连不去,传入六腑,聚于肠胃。病邪开始侵入皮部,寒慄且毫毛竖起,腠理开;邪入络脉,络脉就会色变,异于常色;邪气入客于经脉,就会因血少脉陷下;循经留于筋骨之间,寒邪多则筋骨痛,热邪盛则筋弛骨消,肌肉因热而溃,因液不足,皮毛枯槁。

5.黄帝说:夫子论皮十二部,生病的临床症状都是什么?岐伯说:皮在十二经脉各有分部。病邪客侵于皮则腠理开,开则邪气入,客居在络脉,络脉满则注于经脉,经脉满则入舍于脏腑。所以皮有分部,如不预先疗治,就会变生大病。黄帝说:好。

经络论篇第五十七

黄帝问曰:夫络脉之见也,其五色各异,青黄赤白黑不同,其故何也?岐伯对曰:经有常色,而络无常变也。帝曰:经之常色何如?岐伯曰:心赤,肺白,肝青,脾黄,肾黑,皆亦应其经脉之色也。帝曰:络之阴阳,亦应其经乎?岐伯曰:阴络之色应其经,阳络之色变无常,随四时而行也。寒多则凝泣,凝泣则青黑;热多则淖泽,淖泽则黄赤。此皆常色,谓之无病。五色具见者,谓之寒热。帝曰:善。

【篇目纲要】

本篇共一节。阐释五脏经脉与其阳络、阴络之色的特点。

【译释】

黄帝问:络脉外见,五色各不相同,青、黄、赤、白、黑不相同,是什么缘故?岐伯回答说:经有五行之分,所以有常色,络兼阴阳之应,所以无常变。黄帝说:经脉的常色是什么?岐伯说:心赤,肺白,肝青,脾黄,肾黑,都和经脉之色相应。黄帝说:络脉有阴阳,也和经脉相应吗?岐伯说:阴络之色和经脉相应,阳络之色变化无常,随四时而变化。寒气多则凝泣,凝泣则青黑;热气多则淖泽湿润,湿润则黄赤。这都是常色,没有病。一时中五色齐见,是寒热之症。黄帝说:好。

气穴论篇第五十八

1. 黄帝问曰:余闻气穴三百六十五,以应一岁,未知其所,愿卒闻之。岐伯稽首再拜对曰:窘乎哉问也!其非圣帝,孰能穷其道焉?因请溢意,尽言其处。帝捧手逡巡而却曰:夫子之开余道也,目未见其处,耳未闻其数,而目以明,耳以聪矣。岐伯曰:此所谓圣人易语,良马易御也。帝曰:余非圣人之易语也。世言真数开人意,今余所访问者真数,发蒙解惑未足以论也。然余愿闻夫子溢志尽言其处,令解其意,请藏之金匮,不敢复出。

2. 岐伯再拜而起曰:臣请言之。背与心相控而痛,所治天突与十椎及上纪。上纪者,胃脘也;下纪者,关元也。背胸邪系阴阳左右,如此其病前后痛涩,胸胁痛而不得息,不得卧,上气短气,偏痛,脉满起。斜出尻脉,络胸胁,支心贯膈,上肩加天突,斜下肩交十椎下。

3. 脏俞五十穴,腑俞七十二穴,热俞五十九穴,水俞五十七穴,头上五行,行五,五五二十五穴,中𦛗两旁各五,凡十穴,大椎上两旁各一,凡二穴,目瞳子、浮白二穴,两髀厌分中二穴,犊鼻二穴,耳中多所闻二穴,眉本二穴,完骨二穴,项中央一穴,枕骨二穴,上关二穴,大迎二穴,下关二穴,天柱二穴,巨虚上下廉四穴,曲牙二穴,天突一穴,天府二穴,天牖二穴,扶突二穴,天窗二穴,肩解二穴,关元一穴,委阳二穴,肩贞二穴,瘖门一穴,齐一穴,胸俞十二穴,背俞二穴,膺俞十二穴,分肉二穴,踝上横二穴,阴阳跷四穴,水俞在诸分,热俞在气穴,寒热俞在两骸,厌中二穴,大禁二十五,在天府下五寸,凡三百六十五穴,针之所由行也。

4. 黄帝曰:余已知气穴之处,游针之居,愿闻孙络溪谷,亦有所应乎? 岐伯曰:孙络三百六十五穴会,亦以应一岁,以溢奇邪,以通荣卫。荣卫稽留,卫散荣溢,气竭血着,外为发热,内为少气。疾泻无怠,以通荣卫,见而泻之,无问所会。

5. 帝曰:善。愿闻溪谷之会也。岐伯曰:肉之大会为谷,肉之小会为溪。肉分之间,溪谷之会,以行荣卫,以会大气。邪溢气壅,脉热肉败,荣卫不行,必将为脓。内销骨髓,外破大腘,留于节凑,必将为败。积寒留舍,荣卫不居,卷肉缩筋,肋肘不得伸,内为骨痹,外为不仁,命曰不足,大寒留于溪谷也。溪谷三百六十五穴会,亦应一岁。其小痹淫溢,循脉往来,微针所及,与法相同。

6. 帝乃辟左右而起,再拜曰:今日发蒙解惑,藏之金匮,不敢复出。乃藏之金兰之室,署曰气穴所在。岐伯曰:孙络之脉别经者,其血盛而当泻者,亦三百六十五脉,并注于络,传注十二脉络,非独十四脉络也。内解泻于中者,十脉。

【篇目纲要】

本篇共六节。详明周身俞穴之数,溪谷穴会与营卫的临床生理病理。

【译释】

1. 黄帝问:我听说气穴三百六十五个和一岁的天数相应合,不知晓其所在,愿详尽地听一听。岐伯稽首再拜回答说:问的详尽且难啊! 不是圣帝谁还能穷尽其道呢? 因而请让我畅达心意,详尽地论证其处。黄帝捧手逡巡回退说:夫子启蒙我的医道,眼未见其处,耳未听其数,但目明耳聪。岐伯说:这是因为圣人听声知情无所不达,容易交流,良马通人性,容易驾驭。黄帝说:我不像圣人那样容易交流。世论格物穷理之数开解人意,现在我所访求的就是格物穷理之数,发蒙解惑,不足以论说。但我愿听一听夫子畅达心意,详尽地论说其处,令我详解其意,藏之金匮,不敢复出。

2. 岐伯再拜而起说:我请求论说一下。背和心相控而痛,所疗治之处在天突穴和十椎督脉中枢穴、任脉中脘穴。上纪是胃中脘穴。下纪是关元穴。背胸之邪系阴阳左右,病发任督二脉前后痛涩,胸胁痛不得喘息,不能安卧,上气,短气,偏痛,脉满起。在下斜出尻脉,在上络胸胁,支心贯膈,上肩加天突,左右斜下肩,交十椎下。

3. 脏俞五十六,腑俞七十二穴,热俞五十九穴,水俞五十七穴,头上五行,每行五穴,五五二十五穴,中脊两旁各五穴,共十穴,大椎上两旁各一穴,共二穴,目中瞳子、浮白二穴,两髀压分即环跳穴二穴,犊鼻二穴,耳中听宫二穴,眉本攒竹二穴,完骨两穴,项中央风府一穴,头窍阴二穴,上关二穴,大迎二穴,下关二穴,天柱二穴,巨虚上下廉四穴,颊车二穴,天突一穴,天府二穴,天牖二穴,扶突二穴,天窗二穴,肩井二穴,关元二穴,委阳二穴,肩贞二穴,哑门一穴,脐中神阙一穴,胸俞十二穴,背俞大杼穴二穴,膺俞十二穴,分肉阳辅二穴,踝上交信二穴,阴跷照海二穴,阳跷申脉二穴,水俞在肉之分理间,热俞在气穴,寒热俞在足少阳阳关穴,压中阳陵泉二穴,大禁二十五,在天府下五寸五里穴,共三百六十五穴,是针刺所由行之所。

4. 黄帝说:我已经知晓气穴之处,游针之所,愿听一听孙络溪谷,也有所对应吗?岐伯说:孙络与三百六十五穴气会,也与一年天数相对应,以溢通奇邪营卫之气。荣卫稽留,卫散荣溢,气竭血著,邪气在外则发热,正气稽留则内少气。当急泻无怠慢,以通荣卫,见血留色变之处,即刺泻出血,不问其穴会之所在。

5. 黄帝说:好。愿听一听溪谷之会。岐伯说:肉大会为谷,肉小会为溪。分肉相合之间,溪谷之会,因之形营卫,因之会大气。邪溢气壅,脉热肉败,则荣卫不行,必成痈脓破肉之疾。内销骨髓,外破大䐃,留聚于节凑,必定败亡。积寒留舍于溪谷,阴寒则荣卫之气不能居,卷肉缩筋,肘不能伸,内成骨痹,外病不仁,名叫不足,都因阳气不足而寒气之邪得留于溪谷。溪谷三百六十五穴会,也和一岁之数相合。小痹邪在孙络未深,顺脉往来,可用微针疗治,法则相同。

6. 黄帝于是退左右侍从而起,再拜说:今日发蒙解惑,藏之于金匮之室,不敢再出。于是收藏到金兰之室,署名气穴所在。岐伯说:孙络之脉别行于经,血盛当泻,也有三百六十五脉,并注入大络,传注入十二脉络,不单独注入十四脉络。内散泻五脏之中,左右各五脉,共十脉。

气府论篇第五十九

1. 足太阳脉气所发者七十八穴:两眉头各一,入发至项三寸半,旁五,相去三寸。其浮气在皮中者,凡五行,行五,五五二十五。项中大筋两旁各一,风府两旁各一,侠背以下至尻尾二十一节,十五间各一,五脏之俞各五,六腑之俞各六,委中以下至足小指旁各六俞。

2. 足少阳脉气所发者六十二穴:两角上各二,直目上发际内各五,耳前角上各一,耳前角下各一,锐发下各一,客主人各一,耳后陷中各一,下关各一,耳下牙车之后各一,缺盆各一,腋下三寸,胁下至胠八间各一,髀枢中旁各一,膝以下至足小指次指各六俞。

3. 足阳明脉气所发者六十八穴:额颅发际旁各三,面䪼骨空各一,大迎之骨空各一,人迎各一,缺盆外骨空各一,膺中骨间各一,侠鸠尾之外,当乳下三寸,侠胃脘各五,侠齐广三寸各三,下齐二寸侠之各三,气街动脉各一,伏菟上各一,三里以下至足中指各八俞,分之所在穴空。

4.手太阳脉气所发者三十六穴:目内眦各一,目外各一,颧骨下各一,耳郭上各一,耳中各一,巨骨穴各一,曲腋上骨穴各一,柱骨上陷者各一,上天窗四寸各一,肩解各一,肩解下三寸各一,肘以下至手小指本各六俞。

5.手阳明脉气所发者二十二穴:鼻空外廉项上各二,大迎骨空各一,柱骨之会各一,髃骨之会各一,肘以下至手大指、次指本各六俞。

6.手少阳脉气所发者三十二穴:颧骨下各一,眉后各一,角上各一,下完骨后各一,项中足太阳之前各一,侠扶突各一,肩贞各一,肩贞下三寸分间各一,肘以下至手小指、次指本各六俞。

7.督脉气所发者二十八穴:项中央二,发际后中八,面中三,大椎以下至尻尾及旁十五穴。至骶下凡二十一节,脊椎法也。

8.任脉之气所发者二十八穴:喉中央二,膺中骨陷中各一,鸠尾下三寸,胃脘五寸,胃脘以下至横骨六寸半一,腹脉法也。下阴别一,目下各一,下唇一,龈交一。

9.冲脉气所发者二十二穴:侠鸠尾外各半寸至脐一寸,侠脐下旁各五分至横骨寸一,腹脉法也。

10.足少阴舌下。

11.厥阴毛中急脉各一。

12.手少阴各一。

13.阴阳跷各一。

14.手足诸鱼际脉气所发者。

15.凡三百六十五穴也。

【篇目纲要】

本篇共十五节。腧主纳藏,"马莳曰:气腧者,各经脉气交会之腧也。"本篇主要阐释手足三阳经,任督二脉,冲脉、阴阳跷脉等穴位之数。

【译释】

1.足太阳脉气所发七十八穴:两眉头各一,入发至顶三寸半,百会居中,前后共五穴,左右共五行,自百会前至囟会,后至强间,左右至少阳经穴,相离各三寸。脉气浮于头顶,共五行,每行五穴,五五二十五穴。项中大筋两旁各一穴,即天柱穴,风府两旁各一穴,即风池穴,侠背以下至尻尾二十一节,十五间各一穴,五脏之俞各五穴,六腑之俞各六穴,委中以下至足小指旁各六穴。

2.足少阳脉气所发六十二穴:两耳角上各两穴,即天冲、曲鬓两穴,直目上发际内左右各五穴,耳前角上各一穴,耳前角下各一穴,锐发下各一穴,上关各一穴,翳风各一穴,下关各一穴,耳下颊车两穴,缺盆各一穴,自渊腋下胁至胠八间各一穴,髀中旁各一穴,即居髎、环跳穴,膝以下至足小指次指各六穴。

3.足阳明脉气所发六十八穴:额颅发际旁各三穴,面鼽骨空各一穴,大迎之骨空各一穴,人迎各一穴,缺盆外骨空各一穴,膺中骨间各一穴,侠鸠尾之外当乳下三寸侠胃脘各五穴,侠脐广三寸各三穴,下脐二寸左右各三穴,气街动脉各一穴,伏兔各一穴,三里以下至足中指各八穴,分而各行往指间穴空之处。

4.手太阳脉气所发三十六穴:目内眦各一穴,目外眦左右各一穴,颧髎左右各一穴,角孙二穴,听宫左右二穴,巨骨左右二穴,臑俞左右二穴,肩井左右二穴,天窗、头窍阴左右共四穴,秉风左右二穴,天宗左右二穴,肘以下至手小指端左右各六穴。

5.手阳明脉气所发二十二穴:迎香、扶突左右各二穴,大迎左右各一穴,天鼎左右各一穴,肩髃左右各一穴,肘以下至食指指端左右各六穴。

6.手少阳脉气所发三十二穴:颧髎左右各一穴,丝竹空左右各一穴,颔厌左右各一穴,天牖左右各一穴,风池左右各一穴,天窗左右各一穴,肩贞左右各一穴,肩贞下三寸分间左右各三穴即肩髎、臑会、消泺,肘以下至无名指端左右各六穴。

7.督脉气所发二十八穴:项中央风府、哑门二穴,前发际以至于后,中行共八穴,面中素髎、水沟、兑端三穴,大椎以下至鸠尾及旁十五穴。至骶下共二十一节,脊椎之各椎之法,加项骨三节,以应二十四节气。

8.任脉之气所发二十八穴:喉中央廉泉、天突二穴,胸中骨下陷中共六穴,鸠尾穴下至曲骨穴隔一寸一穴共十四穴,是腹中央各穴之法。下阴会阴一穴,目下承泣左右各一穴,下唇承浆一穴,龈交一穴。

9.冲脉气所发二十二穴:侠鸠尾外各半寸到脐每隔一寸一穴左右各六穴,侠脐下两旁各五分到曲骨每隔一寸一穴左右各五穴,是腹脉冲脉穴位之法。

10.足少阴舌下廉泉二穴。

11.厥阴毛中急脉左右各一穴。

12.手少阴阴郄穴左右各一穴。

13.阴跷交信穴左右各一穴,阳跷附阳穴左右各一穴。

14.手鱼际肺之脉气所发,足之鱼际脾之脉气所发。

15.总共三百六十五穴。

卷 第 十 六

骨空论篇第六十

1. 黄帝问曰:余闻风者百病之始也,以针治之奈何?岐伯对曰:风从外入,令人振寒,汗出头痛,身重恶寒。治在风府,调其阴阳,不足则补,有余则泻。大风颈项痛,刺风府,风府在上椎。

2. 大风汗出,灸谚语。谚语在背下侠脊旁三寸所,厌之,令病者呼谚语,谚语应手。

3. 从风、憎风,刺眉头。

4. 失枕,在肩上横骨间。

5. 折使揄臂齐肘正,灸脊中。

6. 络季胁引少腹而痛胀,刺谚语。

7. 腰痛不可以转摇,急引阴卵,刺八髎与痛上。八髎在腰尻分间。

8. 鼠瘘寒热,还刺寒府,寒府在附膝外解营。取膝上外者使之拜,取足心者使之跪。

9. 任脉者,起于中极之下,以上毛际,循腹里上关元,至咽喉,上颐循面入目。

10. 冲脉者,起于气街,并少阴之经,侠齐上行,至胸中而散。

11. 任脉为病,男子内结七疝,女子带下瘕聚。

12. 冲脉为病,逆气里急。

13. 督脉为病,脊强反折。

14. 督脉者,起于少腹以下骨中央,女子入系廷孔,其孔,溺孔之端也。其络循阴器,合篡间,绕篡后,别绕臀,至少阴,与巨阳中络者合少阴上股内后廉,贯脊属肾。与太阳起于目内眦,上额交巅上入络脑,还出别下项,循肩髆内,侠脊抵腰中,入循膂络肾,其男子循茎下至篡,与女子等。其少腹直上者,贯齐中央,上贯心,入喉,上颐环唇,上系两目之下中央。此生病,从少腹上冲心,而痛不得前后,为冲疝;其女子不孕,癃痔,遗溺,嗌干。督脉生病治督脉,治在骨上,甚者在齐下营。

15. 其上气有音者,治其喉中央,在缺盆中者。其病上冲喉者,治其渐,渐者上侠颐也。

16. 蹇膝,伸不屈,治其楗。坐而膝痛,治其机。立而暑解,治其骸关。膝痛,痛及拇指,治其腘。坐而膝痛如物隐者,治其关。膝痛不可屈伸,治其背内。连骺若折,治阳明中俞髎,若别,治巨阳少阴荣。淫泺胫痠,不能久立,治少阳之维,在外上五寸。辅骨上,横骨下为楗,侠髋为机,膝解为骸关,侠膝之骨为连骸,骸下为辅,辅上为腘,腘上为关,头横骨为枕。

17. 水俞五十七穴者:尻上五行,行五;伏菟上两行,行五,左右各一行,行五;踝上各一行,行六穴。

18. 髓空在脑后三分,在颅际锐骨之下,一在龂基下,一在项后中复骨下,一在脊骨上空在风府上。脊骨下空在尻骨下空。数髓空在面侠鼻,或骨空在口下当两肩。两髆骨空,在髆中之阳。臂骨空在臂阳,去踝四寸,两骨空之间。股骨上空在股阳,出上膝四寸。骱骨空在辅骨之上端。股际骨空在毛中动下。尻骨空在髀骨之后,相去四寸。扁骨有渗理凑,无髓孔,易髓无空。

19. 灸寒热之法:先灸项大椎,以年为壮数;次灸橛骨,以年为壮数,视背俞陷者灸之;举臂肩上陷者灸之;两季胁之间灸之;外踝上,绝骨之端灸之;足小指次指间灸之;腨下陷脉灸之;外踝后灸之;缺盆骨上,切之坚痛如筋者灸之;膺中陷骨间灸之;掌束骨下灸之;齐下关元三寸灸之;毛际动脉灸之;膝下三寸分间灸之;足阳明跗上动脉灸之;巅上一灸之。犬所啮之处,灸之三壮,即以犬伤病法灸之。凡当灸二十九处。伤食,灸之不已者,必视其经之过于阳者,数刺其俞而药之。

【篇目纲要】

本篇共十九节。阐释由风引起的各种病症的临床症状及治疗方法,几种临床症状的刺法、灸法,任督二脉冲脉的起止循行及发病的临床症状,水俞穴位之数。

【译释】

1. 黄帝问:我听说风是百病的开端,用针怎么疗治?岐伯回答说:风从外入,使人振寒,汗出头痛,身重恶寒。疗治风府穴,调理阴阳,不足则补,有余则泻。大风所伤,颈项痛,刺风府穴,风府穴在项上入发际同身寸一寸宛宛中。

2. 大风汗出,灸噫嘻。噫嘻穴在背下侠脊旁三寸所,用手按压,令病人呼噫嘻之声,则应手而动。

3. 风起而病发,叫从风憎风,刺攒竹穴。

4. 失枕风入项,刺肩外俞穴、肩井穴。

5. 屈折手臂,自摇其臂,横齐肘端之腰阳关穴,是灸刺之处。

6. 络季胁引少腹且痛胀,刺噫嘻穴。

7. 腰痛不可以转摇,急引睾丸,刺八髎穴及痛处。八髎穴在腰尻分间。

8. 鼠瘘寒热即瘰疬,刺膝阳关穴,阳关穴在膝外侧足少阳经。取穴弯腰,取涌泉穴让病人跪。

9. 任脉起于中极之下,从毛际循腹里上关元,到咽喉,上颐沿面入目。

10. 冲脉起于足阳明气冲穴,并足少阴之经,侠脐上行,到胸中而散。

11. 任脉发病,男子内结七疝,女子带下瘕聚。

12. 冲脉发病,隔塞逆气,胸腹里急。

13. 督脉发病,脊强反折且屈身不利。

14. 督脉起于少腹胞宫,下行于腰横骨围之中央,女子入系廷孔窈漏,孔在尿口之端。络沿阴器,合前阴后阴两间,复分而行,绕篡之后,别络绕臀到股内后廉少阴之分,与太阳中络合少阴股内上廉,贯脊属肾。并太阳起于目内眦,上额至巅相交,入络脑,还出别为两行下项,沿肩脊络肾,男子循阴茎下至篡,和女子相同。少腹直上贯脐中央,上贯心,入喉,上颐环唇,上系两目之下中央承泣穴。生病从少腹上冲心,且痛不能大小便,是冲疝之症;女子不孕,癃痔,遗尿,喉干。督脉生病疗治督脉,疗治曲骨穴,严重疗治脐下阴交穴。

15. 气喘急喉中有声,疗治喉中央任脉天突穴。气喘满而上冲于喉,疗治足阳明经侠颐之大迎穴。

16. 膝痛而举动艰难,能伸不能屈,疗治足阳明经髀关穴。坐而膝痛,疗治环跳穴。因站立暑热之中而肢体解散不收,疗治足少阳之阳关穴。膝痛,痛及小姆指,当疗治委中穴。坐而膝痛如物在内,当疗治足太阳膀胱经承扶穴。膝痛不可屈伸,当疗治大杼穴。连骱若折,当疗治足阳明经之陷谷穴,若再别求治法,当疗治足太阳之荥穴通谷穴,足少阳之荥穴然谷穴。滑精遗沥,小腿酸痛无力,不能久立,疗治足少阳之络穴光明穴,在外踝上五寸。膝辅骨上,前阴横骨下是股骨,侠臀之外,即楗股上运动之机是环跳穴处,膝之节解为骸关,侠膝高骨是连骸,因与骸骨内外相连,骸下高骨是内外辅骨,辅骨上膝后曲处为腘,即委中穴,腘上关节动处是骸关,脑后横骨为枕骨。

17. 水俞五十七穴:尻上五行,每行五穴;伏兔上两行,足阳明脉气所发,每行五穴,左右各一行,每行五穴;踝上各一行,每行六穴。

18. 风府穴在脑后入发际一寸,龈基穴在下齿缝中即颐下正中骨隙,哑门穴在项后复骨下,脑户穴在风府上。长强穴在尻骨下空。数处髓空在面侠鼻,即承泣穴、巨髎穴、颧髎穴、睛明穴、丝竹空穴、瞳子髎穴、迎香穴,骨空在口下当两肩,即足阳明经大迎穴。两肩髃骨空,即手阳明经肩髃穴。三阳络穴在离手踝四寸两骨之间臂外侧。股骨上空,即足阳明经伏兔穴,在上膝四寸。骱骨空,即挟鼻穴,在辅骨上端。股际骨空,即冲门穴在毛中动下。尻骨空即八髎穴,在髀骨之后,相隔四寸。扁骨只有血脉渗灌之理凑,但内无髓,只要是扁骨因血脉渗灌理凑,无髓也无空。

19. 灸寒热之法:先灸项下大椎穴,按年龄定壮数;次灸尾椎之橛骨,按年龄定壮数,候察背俞经气不足陷下之处灸之;举臂取手阳明经肩髃穴灸之;外踝上,绝骨之端足少阳阳辅穴灸之;足小指次指间足少阳侠溪穴灸之;腨下陷脉足太阳承山穴灸之;外踝之后,足太阳昆仑穴灸之;缺盆骨上,随切之坚痛如筋则灸之;膺中陷骨间任脉之天突穴灸之;掌束骨下手少阳阳池穴灸之;脐下关元穴三寸灸之;毛际动脉足阳明气冲穴灸之;膝下三寸分间足阳明三里穴灸之;足阳明跗上动脉冲阳穴灸之;巅上督脉之百会穴灸之。狗所咬伤之处,灸三壮,即用狗伤病法灸。凡是应当用灸法共二十九处。伤食,灸不愈,必须看经脉过于盛者,刺泻阳邪,且用药调和。

水热穴论篇第六十一

1. 黄帝问曰:少阴何以主肾? 肾何以主水? 岐伯对曰:肾者,至阴也。至阴者,盛水也。肺者,太阴也。少阴者,冬脉也。故其本在肾,其末在肺,皆积水也。帝曰:肾何以能聚水而生病? 岐伯曰:肾者,胃之关也,关门不利,故聚水而从其类也。上下溢于皮肤,故为胕肿。胕肿者,聚水而生病也。帝曰:诸水皆生于肾乎? 岐伯曰:肾者,牝脏也,地气上者,属于肾而生水液也,故曰至阴。勇而劳甚则肾汗出,肾汗出逢于风,内不得入于脏腑,外不得越于皮肤,客于玄府,行于皮里,传为胕肿,本之于肾,名曰风水。所谓玄府者,汗空也。

2. 帝曰:水俞五十七处者,是何主也? 岐伯曰:肾俞五十七穴,积阴之所聚也,水所从出入也。尻上五行,行五者,此肾俞。故水病下为胕肿,大腹,上为喘呼,不得卧者,标本俱病。故肺为喘呼,肾为水肿,肺为逆不得卧,分为相输俱受者,水气之所留也。伏菟上各二行,行五者,此肾之街也。三阴之所交结于脚也。踝上各一行,行六者,此肾脉之下行也,名曰太冲。凡五十七穴者,皆脏之阴络,水之所客也。

3. 帝曰:春取络脉分肉,何也? 岐伯曰:春者木始治,肝气始生,肝气急,其风疾,经脉常深,其气少,不能深入,故取络脉分肉间。

4. 帝曰:夏取盛经分腠,何也? 岐伯曰:夏者火始治,心气始长,脉瘦气弱,阳气留溢,热熏分腠,内至于经,故取盛经分腠。绝肤而病去者,邪居浅也。所谓盛经者,阳脉也。

5. 帝曰:秋取经俞,何也? 岐伯曰:秋者金始治,肺将收杀,金将胜火,阳气在合,阴气初胜,湿气及体,阴气未盛,未能深入,故取俞以泻阴邪,取合以虚阳邪,阳气始衰,故取于合。

6. 帝曰:冬取井荥,何也? 岐伯曰:冬者水始治,肾方闭,阳经衰少,阴气坚盛,巨阳伏沉,阳脉乃去,故取井以下阴逆,取荥以实阳气。故曰:冬取井荥,春不鼽衄,此之谓也。

7.帝曰:夫子言治热病五十九俞,余论其意,未能领别其处,愿闻其处,因闻其意。岐伯曰:头上五行,行五者,以越诸阳之热逆也。大杼、膺俞、缺盆、背俞,此八者,以泻胸中之热也;气街、三里、巨虚上下廉,此八者,以泻胃中之热也;云门、髃骨、委中、髓空,此八者,以泻四肢之热也;五脏俞旁五,此十者,以泻五脏之热也。凡此五十九穴者,皆热之左右也。帝曰:人伤于寒而传为热,何也?岐伯曰:夫寒盛,则生热也。

【篇目纲要】

本篇共七节。阐释水病的临床病理;五十七水俞穴位的分布和功用;四时取穴的生理病理依据;治热病五十九俞穴的分布和功用。

【译释】

1.黄帝问:少阴凭什么主肾?岐伯说:肾属至阴。至阴属盛水。肺属太阴。少阴属冬脉。因而水病本在肾,末在肺,金水相生,母子同气,都能积水。黄帝说:肾为什么能够聚水而生病?岐伯说:肾是胃之关,关是门户要会之处,关门不通利,就会聚水而从其类。向下肾因聚水,向上肺气应之,溢于皮肤,因而胕肿。胕肿就是聚水而生病。黄帝说:各种水病都生于肾吗?岐伯说:肾属牝脏,阴气上升,以阴从阴而生水液,所以叫至阴。腰脊用力过度,肾上腠开汗出,肾汗出,邪风因入,内不能入于脏腑,外不能泄于皮肤,客居于玄府,运行于皮里,传为胕肿,本在肾,名叫风水。玄府就是汗孔。

2.黄帝说:水俞五十七穴,是主什么的?岐伯说:肾俞五十七穴,是积阴之所聚,水所从出入。尻上五行,每行五穴,都在下焦主水,都是肾俞。水之本在肾,标在肺,所以水病在下胕肿,大腹,在上喘呼,不能卧床,是标本齐病。肺主气,水在上则气不化,肺为喘呼,肾主水,水在下则湿不分,肾为水肿,但病水之症必自下而升,上及于肺,病情加剧,肺为逆不能卧,水能分行诸气,相为输应而一起受病,因水气同类,水病则气应,气病则水应,留而不行,所以一起受病。足阳明经伏兔穴上左右各两行,每行五穴,都是水气往来之道路,是肾之街。肝、脾、肾三阴经所交,都一起结交于脚。脚踝上各一行,每行六穴,这是肾经下行之道,肾之大络并冲脉下行于足,合而盛大,名叫太冲。共五十七穴,都是脏之阴络,为阴气之所行,水客舍之处。

3.黄帝说:春取络脉分肉是为什么?岐伯说:春木旺是主治之时,肝气始旺,肝气性急疾,风木之邪急疾,经脉常深,风邪之气不能深入,所以当取络脉和分肉之间。

4.黄帝说:夏取盛经分腠是为什么?岐伯回答说:夏火旺主治之时,心气始长,心主血脉,阳气独盛,脉瘦气弱,阳浮于外,热熏分腠,气在盛经孙络之间,因而针取盛经分凑。绝其肤腠之邪,不使内入于经而病去的原因,是因为邪居肤腠之浅处。

盛经就是阳脉。

5. 黄帝说：秋取经俞是为什么？岐伯说：秋金旺主治之时，肺令主收杀，其时金将胜火，阳气还在各经之合，阳气初衰，阴气初胜，寒湿之气及体，阴气未深，还在阳分，所以取经俞以泻阴邪，阳气始衰，邪将收敛，取合穴以使阳邪虚衰，阳气开始衰虚，因而取合穴。

6. 黄帝说：冬取井荣，是为什么？岐伯说：冬水旺主治之时，肾气闭藏，阳气衰少，阴寒之气坚盛于外，足太阳之气沉伏在骨，阳脉离阳而归伏于内，因而当取井穴以下阴逆之气，取荣穴以实沉伏之阳。因而顺时令冬取井穴、荣穴，春不鼽衄，就是这个意思。

7. 黄帝说：夫子论疗治热病五十九俞，我分辨其意义，没有领会分别其处，愿听一听泻热之穴，顺便听一听各处之意义。岐伯说：头上五行，每行五穴，可散越诸阳热气之逆于上。大杼、膺俞、缺盆、背俞（风门），这左右共八穴，在胸之前后，可泻胸中之热；气街、三里、巨虚上下廉，这左右八穴，都是足阳明之穴，可泻胃中之热；云门、髃骨、委中、腰俞，这八穴，可泻四肢之热；五脏俞左右两旁各五穴，这十穴，可以泻五脏之热。共五十九穴，都是热病左右之俞穴。黄帝说：人被寒伤，却变传成病，是为什么？岐伯说：寒邪外束，阳气内郁，传而成热，所以寒盛则生热。

卷 第 十 七

调经论篇第六十二

1. 黄帝问曰:余闻刺法言,有余泻之,不足补之。何谓有余?何谓不足?岐伯对曰:有余有五,不足亦有五。帝欲何问?帝曰:愿尽闻之。岐伯曰:神有余有不足,气有余有不足,血有余有不足,形有余有不足,志有余有不足。凡此十者,其气不等也。

2. 帝曰:人有精气津液,四肢九窍,五脏十六部,三百六十五节,乃生百病。百病之生,皆有虚实。今夫子乃言有余有五,不足亦有五,何以生之乎?岐伯曰:皆生于五脏也。夫心藏神,肺藏气,肝藏血,脾藏肉,肾藏志,而此成形。志意通,内连骨髓,而成身形五脏。五脏之道,皆出于经隧,以行血气,血气不和,百病乃变化而生,是故守经隧焉。

3. 帝曰:神有余不足何如?岐伯曰:神有余则笑不休,神不足则悲。血气未并,五脏安定,邪客于形,洒淅起于毫毛,未入于经络也,故命曰神之微。帝曰:补泻奈何?岐伯曰:神有余,则泻其小络之血,出血勿之深斥,无中其大经,神气乃平;神不足者,视其虚络,按而致之,刺而利之,无出其血,无泄其气,以通其经,神气乃平。帝曰:刺微奈何?岐伯曰:按摩勿释,著针勿斥,移气于不足,神气乃得复。

4. 帝曰:善。气有余不足,奈何?岐伯曰:气有余则喘咳上气,不足则息利少气。血气未并,五脏安定,皮肤微病,命曰白气微泄。帝曰:补泻奈何?岐伯曰:气有余则泻其经隧,无伤其经,无出其血,无泄其气;不足则补其经隧,无出其气。帝曰:刺微奈何?岐伯曰:按摩勿释,出针视之,曰我将深之,适人必革,精气自伏,邪气散乱,无所休息,气泄腠理,真气乃相得。

5. 帝曰:善。血有余不足,奈何?岐伯曰:血有余则怒,不足则恐。血气未并,五脏安定,孙络水溢,则经有留血。帝曰:补泻奈何?岐伯曰:血有余,则泻其盛经,出其血;不足,则视其虚经,内针其脉中,久留而视脉大疾,出其针,无令血泄。帝曰:刺留血奈何?岐伯曰:视其血络,刺出其血,无令恶血得入于经,以成其疾。

6. 帝曰:善。形有余不足奈何?岐伯曰:形有余则腹胀,泾溲不利,不足则四肢不用。血气未并,五脏安定,肌肉蠕动,命曰微风。帝曰:补泻奈何?岐伯曰:形有余则泻其阳经,不足则补其阳络。帝曰:刺微奈何?岐伯曰:取分肉间,无中其经,无伤其络,卫气得复,邪气乃索。

7.帝曰:善。志有余不足,奈何?岐伯曰:志有余则腹胀飧泄,不足则厥。血气未并,五脏安定,骨节有动。帝曰:补泻奈何?岐伯曰:志有余则泻然筋血者,不足则补其复溜。帝曰:刺未并奈何?岐伯曰:即取之,无中其经,邪所乃能立虚。

8.帝曰:善。余已闻虚实之形,不知其何以生?岐伯曰:气血以并,阴阳相倾,气乱于卫,血逆于经,血气离居,一实一虚。血并于阴,气并于阳,故为惊狂;血并于阳,气并于阴,乃为炅中;血并于上,气并于下,心烦惋善怒;血并于下,气并于上,乱而喜忘。

9.帝曰:血并于阴,气并于阳,如是血气离居,何者为实?何者为虚?岐伯曰:血气者,喜温而恶寒,寒则泣不能流,温则消而去之。是故气之所并为血虚,血之所并为气虚。帝曰:人之所有者,血与气耳。今夫子乃言血并为虚,气并为虚,是无实乎?岐伯曰:有者为实,无者为虚。故气并则无血,血并则无气。今血气相失,故为虚焉。络之与孙脉,俱输于经,血与气并,则为实焉。血之与气,并走于上,则为大厥,厥则暴死,气复反则生,不反则死。

10.帝曰:实者何道从来?虚者何道从去?虚实之要,愿闻其故。岐伯曰:夫阴与阳,皆有俞会,阳注于阴,阴满之外,阴阳匀平,以充其形,九候若一,命曰平人。

11.夫邪之生也,或生于阴,或生于阳。其生于阳者,得之风雨寒暑;其生于阴者,得之饮食居处,阴阳喜怒。

12.帝曰:风雨之伤人奈何?岐伯曰:风雨之伤人也,先客于皮肤,传入于孙脉,孙脉满则传入于络脉,络脉满则输于大经脉。血气与邪并客于分腠之间,其脉坚大,故曰实。实者,外坚充满,不可按之,按之则痛。帝曰:寒湿之伤人奈何?岐伯曰:寒湿之中人也,皮肤不收,肌肉坚紧,营血泣,卫气去,故曰虚。虚者,聂辟,气不足,按之则气足以温之,故快然而不痛。

13.帝曰:善。阴之生实奈何?岐伯曰:喜怒不节,则阴气上逆,上逆则下虚,下虚则阳气走之,故曰实矣。帝曰:阴之生虚奈何?岐伯曰:喜则气下,悲则气消,消则脉虚空。因寒饮食,寒气熏满,则血泣气去,故曰虚矣。

14.帝曰:经言阳虚则外寒,阴虚则内热;阳盛则外热,阴盛则内寒。余已闻之矣,不知其所由然也。岐伯曰:阳受气于上焦,以温皮肤分肉之间。令寒气在外,则上焦不通,上焦不通,则寒气独留于外,故寒栗。帝曰:阴虚生内热奈何?岐伯曰:有所劳倦,形气衰少,谷气不盛,上焦不行,下脘不通,胃气热,热气熏胸中,故内热。帝曰:阳盛生外热奈何?岐伯曰:上焦不通利,则皮肤致密,腠理闭塞,玄府不通,卫气不得泄越,故外热。帝曰:阴盛生内寒奈何?岐伯曰:厥气上逆,寒气积于胸中而不泻,不泻则温气去,寒独留,则血凝泣,凝则脉不通,其脉盛大以涩,故中寒。

15.帝曰:阴与阳并,血气以并,病形以成,刺之奈何?岐伯曰:刺此者,取之经隧,取血于营,取气于卫,用形哉,因四时多少高下。帝曰:血气以并,病形以成,阴阳相倾,补泻奈何?岐伯曰:泻实者,气盛乃内针,针与气俱内,以开其门,如利其户;针与气俱出,精气不伤,邪气乃下,外门不闭,以出其疾,摇大其道,如利其路,是谓大泻,必切而出,大气乃屈。帝曰:补虚奈何?岐伯曰:持针勿置,以定其意,候呼内针,气出针入,针空四塞,精无从去,方实而疾出针,气入针出,热不得还,闭塞其门,邪气布散,精气乃得存,动气候时,近气不失,远气乃来,是谓追之。

16.帝曰:夫子言虚实者有十,生于五脏,五脏五脉耳。夫十二经脉,皆生其病,今夫子独言五脏,夫十二经脉者,皆络三百六十五节,节有病,必被经脉,经脉之病,皆有虚实,何以合之?岐伯曰:五脏者,故得六腑与为表里,经络支节,各生虚实,其病所居,随而调之。病在脉,调之血;病在血,调之络;病在气,调之卫;病在肉,调之分肉;病在筋,调之筋;病在骨,调之骨;燔针劫刺其下及与急者;病在骨,焠针药熨;病不知所痛,两跻为上;身形有痛,九候莫病,则缪刺之;痛在于左而右脉病者,巨刺之。必谨察其九候,针道备矣。

【篇目纲要】

本篇共十六节。阐释五有余五不足的临床生理、病理根源、补泻针刺、按摩治疗方法;指明阴阳虚实的内涵和相互转化病因病理,调理阴阳虚实的补泻手法。

【译释】

1.黄帝问:我听说刺法有有余泻之,不足补之的说法。什么是有余?什么是不足?岐伯回答说:有余有五种临床情形,不足也有五种临床情形。您要问哪种?黄帝说:愿全部听一听。岐伯说:神有余、有不足,气有有余、有不足,血有有余、有不足,形有有余、有不足,志有有余、有不足。共有十种临床情形,随气慢衍,变化无穷而不等。

2.黄帝说:人有精、气、津、液,四肢九窍,五脏十六部,三百六十五节,是神气所出入,是百病所从生。百病所生,都有虚实。今夫子论有余有五,不足也有五,是怎么生成的?岐伯回答说:都是五脏生成的。心藏神,肺藏气,肝藏血,脾藏肉,肾藏志,因成此形体。五神藏于五脏而为之主,因而志意通调,内连骨髓,以成身形五脏,互相为用。五脏之道,都出于十二经络之隧,以行营卫血气,血气不和,百病还生血气之中,所以当守经隧以调血气,除百病。

3.黄帝说:神有余不足是什么样的临床情形?岐伯说:神有余则笑不休止,神不足则阳衰阴惨乘之,多忧而悲。血气没有与邪相合而并,五脏安定,邪客于形,就会寒意起始于毫毛,不到经络,浮浅微邪在脉之表,神微病,因而命叫神之微。黄帝说:怎样补泻?岐伯说:神有余就泻孙络出血,不要深刺,不要中经,神气自平;神不足,审视虚络,先按摩而致气,然后刺补不足以行其濡,不宜出血,不宜泄气,只通其经,神气自平。黄帝说:怎样刺微邪?岐伯说:按摩勿释,散其外邪,著针于病处,不深推伤内,使病人神气内朝于针,移其人神气,令自充足,则微病自去,神气就能恢复。

4.黄帝说:好。气有余不足的临床症状是什么?岐伯说:肺气实则喘咳,胸盈仰息,肺气不足则息利少气。血气没有与邪相并,五脏安定,微邪客之,命叫白气微泄。黄帝说:怎样补泻?岐伯说:气有余,就泻其经隧之邪,不要深刺中其大经,不要出血,不宜泻其正气;气不足就补其经隧,不令气泄于外。黄帝说:怎样刺微邪?岐伯说:先行按摩之法,使皮肤之气流行,然后出针让病人看我要深刺,病人必定恐惧而精神内伏,刺时浅刺,邪气散乱,无所止息且泄于外,真气得复而平。

5.黄帝说:好。血有余不足的临床症状是什么?岐伯说:肝藏血,肝气有余则怒,肝气虚则恐。血没并于气,气没并于血,五脏安定,孙络被湿所胜,其水泛溢,则大经之内必有留止之血。黄帝说:怎样补泻?岐伯说:血有余则盛经满溢,当泻而出其血;不足则察其经之虚者,针补其经,久留针候气,视其脉已大,拔针,不要血泄。黄帝说:怎样刺血络留血?岐伯说:察视血络,刺出其血,不使恶血入经,自可免恶血入经之患.

6.黄帝说:好。形有余不足的临床症状是什么?岐伯说:脾主形,脾湿盛则气壅不行,腹胀且泾溲不利,脾也主四肢,虚则四肢不用。血没与气并,气没与血并,五脏安定,脾受微邪而蠕动,命叫微风。黄帝说:怎样补泻?岐伯说:脾有余则泻脾之阳邪,即足阳明经,虚则补脾之阳气,即足阳明经。黄帝说:怎样刺脾经微邪?岐伯说:邪在肌肉,当刺分肉,不可深刺中经,不可伤其络脉,卫气恢复,邪气也就散尽而病愈。

7.黄帝说:好。志有余不足的临床症状是什么?岐伯说:肾主志,肾实则寒气在腹而成腹胀飧泄之疾,虚则阴虚阳胜而为厥逆上冲之症。血没并于气,气没并于血,五脏安定,肾主骨,肾受微邪在骨节间有鼓动之状。黄帝说:怎样补泻?岐伯说:肾有余则泻然谷穴之血,不足则补复溜穴。黄帝说:怎样刺微病?岐伯说:就其邪居之所取穴,不用中其经穴,邪自能去且可立虚病愈。

8.黄帝说:好。我已听完虚实的临床症状,不知这是怎样生成的?岐伯说:血气相并,阴阳偏胜而相倾,气为阳而乱于卫,血为阴,逆于经,阴阳不和而血气离居,实者偏实,虚者偏虚。血并于阴则重阴,气并于阳则重阳,重阴则癫,重阳则狂,病发惊狂;血并于阳,则阴在表,气并于阴则阳在里,就会发内热闷中之疾;血并于上,则阴在上,阴邪抑心,气并于下则阳在下,火动于肝,就会病发心烦闷气怒之病;血并于下,则阴气不升,气并于上则阳气不降,就会阴阳离散,神乱喜忘。

9.黄帝说:血并于阴,气并于阳,像这样血气离居,怎样是实?怎样是虚?岐伯说:血和气喜温而恶寒,寒则凝涩而留滞,温则消散而运行。因而血并于气则血虚,气并于血则气虚。黄帝说:人之所有,只有血和气。今夫子说血并于气血虚,气并于血气虚,没有实吗?岐伯说:有就是实,无就是虚。因而血并于气则无血,气并于血则无气。今血气相失,不相济,所以虚。络脉与孙脉,都输血气于大经,血和气并,大经就实。血和气并走于上,则上实下虚而阴脱成大厥暴疾,大厥则暴死,如气极而返,阴必渐回可复苏,一去不返则死。

10. 黄帝说:血气实从何道而来入经?血气虚从何道而去离经?虚实之要法,愿听一听原因。岐伯说:阴经阳经都有俞穴、会穴,阳注于阴,就会从经归脏,如足阳明从丰隆之穴,别走足太阴,足太阴从公孙穴,别走足阳明,所以阴满之外,自脏到经,阴阳血气均匀,充实形体,九候如一,命叫平人。

11. 病邪生成,或内生于阴,或外生于阳。外生于阳,得之于风雨寒暑;内生于阴,得之于饮食居处,阴阳喜怒。

12. 黄帝说:风雨二邪是怎么伤人的?岐伯说:风雨伤人,是因人饥饿,虚汗出,腠理开发,风雨邪气先客居皮肤,次入大经之脉。血气与邪气一起客居于分凑之间,所客之脉坚而且大,所以脉实。实就是外坚且满,中有留邪,不可按,按则实邪相拒,疼痛加剧。黄帝说;寒湿之邪怎样伤人?岐伯说:寒湿之邪伤人,必伤卫气,皮肤不收为纵缓,肌肉坚紧为消瘦,营血涩于脉中,卫气去于脉外,所以为虚。虚就是言语轻小,足弱不能行,气不足,按之则温,可致气而阳聚阴散,所以可快然而痛止。

13. 黄帝说:好。阴之内伤是怎样生成的?岐伯说:人有喜怒不能自节,怒则阴气上,阴气上则上逆,上逆则下虚,下虚则阳气乘之,所以为实。黄帝说:阴之内伤生虚是怎样生成的?岐伯说:喜则气缓,营卫之行通利而气下,悲则心系急,肺布叶举,两焦不通,营卫不行,热气在中,正气消散,经络空虚。因寒饮、寒食,寒气熏脏,则脏之血涩,其气移去,所以虚。

14. 黄帝说:《经》书上说阳虚则外寒,阴虚则内热;阳盛则外热,阴盛则内寒。我已听完了,不知晓其病因是什么。岐伯说:阳从上焦受气,来温皮肤分肉之间。寒气在外,阻遏阳道,则上焦不通,上焦不通,则寒气独留在外,卫气不温于表,阳虚必外寒果。黄帝说:为什么阴虚生内热?岐伯说:劳倦不慎,形气衰少,伤脾阴,谷气不盛则上焦不行,上不行则下脘不通,胃腑郁热,熏于胸中,所以阴虚生内热。黄帝说:为什么阳盛生外热?岐伯说:上焦之气主阳分,外伤寒邪,则上焦不通利,肌表闭塞,卫气郁聚,因而外热。黄帝说:为什么阴盛内生寒?岐伯说:寒厥之气上逆,或寒气伤脏,或食饮寒凉,寒留胸中不泻,阳气去,寒气独留而经脉凝滞不通,经脉受阻,则盛大且涩,因而中寒。

15. 黄帝说:阴和阳并,血并于气,气并于血,病已形成,怎样针刺?岐伯说:针刺这种临床症状,取大经别走之道,刺阴气,取血于营,刺阳气,取气于卫,人之形体有长短肥瘦大小不同,天之四时有寒暑温凉不一,因而行针时必用人之形,因天之序,作为针之多少高下的依据。黄帝说:血并于气,气并于血,病形已成,阴阳偏盛相倾,怎样补泻?岐伯说:气实邪盛须泻,趁病人吸气进针,针和气齐入,用此针法,开其门,利其户;趁病人呼出一起出针,精气不伤,邪气和针一起外泻而去,针空不闭,是为出其病邪,摇大其道,就像通利其路,这叫大泻,必须切中其疾而后出针,则大邪之气可以伏屈。黄帝说:怎样补虚?岐伯说:持针勿刺于肉中,先须安神定意,候审呼气时进针,气出针入,使针空四塞,不泄正气,候气正实就快速出针,针下热,正气入,出针后针下热气聚而不退,热不得还,闭塞针空,邪气自然布散消亡,精气独存,等待真气如候所贵,不但补近气不失,而且远气也可来团聚,这就是追而济之的补法。

16.黄帝说:夫子论神志血气肉虚实有十,生于五脏,也就是五脏脉。十二经脉,都各自生病,今夫子只论五脏,十二经脉,各生枝节,所以都络三百六十五节,节有病,必定波及经脉,筋骨血脉内外相通,经脉之病有虚有实,为什么都与五脏相合?岐伯说:内有五脏,外有六腑,内外互为表里,经络各生枝节,各生虚实,病有所居,随其所在皆可调之。病在脉,脉为血府,脉实血实,脉虚血虚,调血即可;孙络外溢则经有留血,因而病在血,调络脉即愈;卫主阳气,病在气,调卫即愈;病在肉,随病所在而调取分肉之间即愈;病在筋,察其缓急,熨刺之;病在骨,其气深,必焠针刺之,用辛热之药熨而散之;病不知所痛,阴阳两跷脉都当针取;身形体有痛,但大经九候无病,病不在经而在络,当用缪刺之法;痛在左,右脉发病,刺经穴为巨刺。病在血气、经络、筋骨、分肉之间,总不出三部九候之外,察得其详而无失,针道就详尽了。

卷 第 十 八

缪刺论篇第六十三

1. 黄帝问曰:余闻缪刺,未得其意,何谓缪刺? 岐伯对曰:夫邪之客于形也,必先舍于皮毛;留而不去,入舍于孙脉;留而不去,入舍于络脉;留而不去,入舍于经脉,内连五脏,散于肠胃,阴阳俱感,五脏乃伤。此邪之从皮毛而入,极于五脏之次也,如此,则治其经焉。今邪客于皮毛,入舍于孙络,留而不去,闭塞不通,不得入于经,流溢于大络,而生奇病也。夫邪客大络者,左注右,右注左,上下左右,与经相干,而布于四末,其病无常处,不入于经俞,命曰缪刺。帝曰:愿闻缪刺,以左取右,以右取左,奈何? 其与巨刺,何以别之? 岐伯曰:邪客于经,左盛则右病,右盛则左病,亦有移易者,左病未已,而右脉先病,如此者,必巨刺之,必中其经,非络脉也。故络病者,其痛与经脉缪处,故命曰缪刺。

2. 帝曰:愿闻缪刺奈何? 取之何如? 岐伯曰:邪客于足少阴之络,令人卒心痛,暴胀,胸胁支满,无积者,刺然骨之前出血,如食顷而已。不已,左取右,右取左。病新发者,取五日已。

3. 邪客于手少阳之络,令人喉痹舌卷,口干心烦,臂外廉痛,手不及头,刺手中指次指爪甲上,去端如韭叶,各一痏。壮者立已,老者有顷已。左取右,右取左。此新病,数日已。

4. 邪客于足厥阴之络,令人卒疝暴痛,刺足大指爪甲上与肉交者各一痏。男子立已,女子有顷已。左取右,右取左。

5. 邪客于足太阳之络,令人头项肩痛,刺足小指爪甲上与肉交者各一痏,立已。不已,刺外踝下三痏。左取右,右取左,如食顷已。

6. 邪客于手阳明之络,令人气满胸中,喘息而支胠,胸中热,刺手大指次指爪甲上,去端如韭叶,各一痏。左取右,右取左,如食顷已。

7. 邪客于臂掌之间,不可得屈,刺其踝后,先以指按之,痛乃刺之,以月死生为数,月生一日一痏,二日二痏,十五日十五痏,十六日十四痏。

8. 邪客于足阳跷之脉,令人目痛,从内眦始,刺外踝之下半寸所,各二痏。左刺右,右刺左,如行十里顷而已。

9. 人有所堕坠,恶血留内,腹中满胀,不得前后,先饮利药,此上伤厥阴之脉,下伤少阴之络,刺足内踝之下,然骨之前,血脉出血,刺足跗上动脉。不已,刺三毛上各一痏,见血立已。左刺右,右刺左。善悲惊不乐,刺如右方。

10. 邪客于手阳明之络,令人耳聋,时不闻音,刺手大指次指爪甲上,去端如韭叶,各一痏,立闻。不已,刺中指爪甲上与肉交者,立闻。其不时闻者,不可刺也。耳中生风者,亦刺之如此数。左刺右,右刺左。

11. 凡痹往来,行无常处者,在分肉间,痛而刺之,以月死生为数。用针者,随气盛衰,以为痏数,针过其日数,则脱气,不及日数则气不泻。左刺右,右刺左,病已止。不已,复刺之如法。月生一日一痏,二日二痏,渐多之;十五日十五痏,十六日十四痏,渐少之。

12. 邪客于足阳明之经,令人鼽衄上齿寒,刺足中指次指爪甲上与肉交者,各一痏。左刺右,右刺左。

13. 邪客于足少阳之络,令人胁痛不得息,咳而汗出,刺足小指次指爪甲上与肉交者,各一痏,不得息立已,汗出立止。咳者温衣饮食,一日已。左刺右,右刺左,病立已。不已,复刺如法。

14. 邪客于足少阴之络,令人嗌痛,不可内食,无故善怒,气上走贲上,刺足下中央之脉各三痏,凡六刺,立已。左刺右,右刺左。嗌中肿,不能内,唾时不能出唾者,刺然骨之前,出血立已。左刺右,右刺左。

15. 邪客于足太阴之络,令人腰痛,引少腹控䏚,不可以仰息,刺腰尻之解,两胛之上,是腰俞,以月死生为痏数,发针立已。左刺右,右刺左,

16. 邪客于足太阳之络,令人拘挛背急,引胁而痛,刺之从项始数脊椎侠脊,疾按之应手如痛,刺之傍三痏,立已。

17. 邪客于足少阳之络,令人留于枢中痛,髀不可举,刺枢中以毫针,寒则久留针,以月死生为数,立已。

18. 治诸经刺之,所过者不病,则缪刺之。

19. 耳聋,刺手阳明;不已,刺其通脉出耳前者。

20. 齿龋,刺手阳明;不已,刺其脉入齿中者,立已。

21. 邪客于五脏之间,其病也,脉引而痛,时来时止。视其病,缪刺之于手足爪甲上,视其脉,出其血,间日一刺,一刺不已,五刺已。

22. 缪传引上齿,齿唇寒痛,视其手背脉血者去之,足阳明中指爪甲上一痏,手大指次指爪甲上各一痏,立已。左取右,右取左。

23. 邪客于手足少阴、太阴、足阳明之络,此五络皆会于耳中,上络左角,五络俱竭,令人身脉皆动,而形无知也,其状若尸,或曰尸厥。刺其足大指内侧爪甲上,去端如韭叶,后刺足心,后刺足中指爪甲上各一痏,后刺手大指内侧,去端如韭叶,后刺手心主少阴锐骨之端各一痏,立已。不已,以竹管吹其两耳,鬄其左角之发方一寸,燔治,饮以美酒一杯,不能饮者灌之,立已。

24. 凡刺之数，先视其经脉，切而从之，审其虚实而调之。不调者，经刺之；有痛而经不病者，缪刺之。因视其皮部有血络者，尽取之，此缪刺之数也。

【篇目纲要】

本篇共二十四节。阐释缪刺定义、病理的临床特征、人身经脉、经络、器官感邪发病的临床症状、缪刺的针法、取穴的穴位、穴位之数。内有第七方左角发燔治尸厥方。

【译释】

1. 黄帝问：我听说有缪刺之法，没能明白其内涵，什么是缪刺？岐伯回答说：邪气客于形体，必定首先舍居于皮毛；留滞不去，内入舍于孙脉；留滞不去，内入舍于络脉；留滞不去，内入舍于经脉，经脉内连五脏，散布于肠胃，阴阳全都感伤外邪，五脏就会受伤，这是邪从皮毛外入，到达五脏的次序，这种情形当疗治其经。今邪客于皮毛，入舍于孙络，滞留不去，闭塞不通，不能深入于经脉，却流溢大络成奇邪，而生奇病。病邪客居大络，左注右，右注左，上下左右相注，与经相干，布于四末而气无常处，不入于经俞，名叫缪刺。黄帝说：愿听一听缪刺之法，病左取右穴，病右取左穴，是怎样的取法？这与巨刺是怎样区别的？岐伯说：邪气客居于经脉，左边脉盛，则右边生病，右边脉盛，则左边生病，也有互相移易的情形，左病没有痊愈，右脉先发病，这种临床情形，必须巨刺大经，必中大经脉，不是络脉。因而络脉之病，病痛和经脉相异，络浅经深，络横经直，所以名叫缪刺。

2. 黄帝说：愿听一听缪刺是怎样的临床症状？怎样取穴？岐伯说：邪气客于足少阴之络脉，即大钟穴，使人突然心痛，暴胀，胸胁支满，如内无积聚，刺然谷穴出血，如一顿饭的工夫即愈。不愈，左痛取右，右痛取左。病新发，疗治五次就痊愈。

3. 邪气客于手少阳之络，即外关穴，使人喉痹舌卷，口干心烦，臂外廉痛，手举不到头，刺无名指爪甲上，离指如韭叶即关冲穴，各一次，体壮立刻痊愈，老弱一会就愈。左病取右，右病取左。新发病，几日即愈。

4. 邪气客于足厥阴之络，即蠡沟穴，使人突然病疝暴痛，当刺肝经井穴大敦穴左右各一次，男子立愈，女子过一会就好。左痛取右，右痛取左。

5. 邪气客于足太阳之络，即飞扬穴，使人头项肩痛，刺足小指至阴穴，左右各一次，立愈。不愈，刺足外踝金门穴三次。左痛取右，右痛取左，一顿饭的工夫即愈。

6. 邪气客于手阳明之络，即偏历穴，使人气满胸中，喘息且支胠胸热，刺食指商阳穴，离指端如韭叶，左右各一次。左痛取右，右痛取左，一顿饭工夫即愈。

7. 邪气客于手厥阴之络，即内关穴，手臂不可屈伸，刺手踝后通里穴，先用手按，痛就刺，按月死生为数，初一到十五一日加一次，十六到三十一日减一次。

8. 邪气客于足阳跷之脉，使人目痛从目内眦睛明穴开始，刺外踝之下半寸所，即申脉穴,各二次。左痛刺右,右痛刺左,如走十里路的功夫即愈。

9. 人有所坠落,恶血滞留于内,腹中满胀,不能大小便,先饮破血之剂,通利二便,这是上伤厥阴之脉,下伤少阴之络,刺足内踝之下之太冲穴,然谷穴出血,足跗上动脉冲阳穴。如不愈,左右刺大敦穴各一次,见血立愈。善悲,善惊且不乐,如右方刺然谷穴、冲阳穴。

10. 邪气客于手阳明之络,即偏历穴,使人耳聋,有时可听,有时听不到,刺商阳穴,左右各一次,立刻听到。如还听不到,刺中冲穴,立刻听到。时而可听,时而听不到,不可针刺,属内伤之聋症。耳鸣如生风,也如这种刺法,左鸣取右,右鸣取左。

11. 痹邪往来,行无常处,在于肌腠分肉之间,痛则用针刺之,按月死生为数,初一到十五,每日加一次,十六到三十每日减一次。用针当随气盛衰,作为痏数,针刺超过日数,就会脱气,不到日数则气不泻。左痛刺右,右痛刺左,病愈止针。不愈,再按前法针刺。月生一日一次,二日二次,逐渐增多;十五日十五次,十六日十四次,逐渐减少。

12. 邪气客于足阳明之经,使人鼽衄上齿寒冷,刺厉兑穴各一次。左痛刺右,右痛刺左。

13. 邪气客于足少阳之络,即光明穴,使人胁痛不得喘息,汗出上逆于肺则咳,当刺足少阳胆经井穴窍阴穴各一次,不得息之症立愈,汗出之症立止。咳则当穿温衣,吃温食,一天即愈。左痛刺右,右痛刺左,病立愈。不愈,按前法再刺。

14. 邪客于足少阴之络,即大钟穴,使人嗌痛,不可下咽,无故善怒,气上走于贲门之上,刺少阴井穴涌泉穴,左右各三痏,共六刺,立愈。左痛刺右,右痛刺左。嗌中痛,不能下咽,唾时不能出唾,刺然谷穴,出血立愈。左痛刺右,右痛刺左。

15. 邪气客于足太阴之络,即公孙穴,使人腰痛,引少腹控季胁空软处,不可仰息,刺腰尻之两胂上,即督脉腰俞穴之傍,按月死生为痏数,拔针立愈。左痛刺右,右痛刺左。

16. 邪气客于足太阳之络,使人拘挛背急,引胁而痛,针刺不拘俞穴,自项大椎为始,从下数其脊椎,或开一寸半,或开三寸,侠脊处疾按之,应手而痛,即刺之,脊之两傍各刺三痏,病当自愈。

17. 邪气客于足少阳之络,即光明穴,邪留于髀枢中,痛髀不可举,用毫针刺环跳穴,寒则久留针,按月死生为数,立愈。

18. 疗治十二经所过之处,不痛则病在络,因而缪刺之。

19. 耳聋,当刺手阳明商阳穴;不愈,刺其通脉出耳前之处,即足少阳听会穴。

20. 齿龋,刺手阳明之井穴商阳穴;不已,刺其脉入齿中之颈中动脉(按:颈中之脉络入齿,临床证明不误),立愈。

21. 邪气客于五脏之间,必各引其经而痛,时痛时止。察视病处,各取手足井穴而缪刺之，察视左右病脉所在，有血络，尽出其淤血，隔一日一刺，一刺不愈，五刺即愈。

22.病在下齿，缪传上齿痛，上齿属足阳明，下齿属手阳明，当察视手阳明之络，有瘀血先去之，足阳明厉兑穴刺一痏，手阳明商阳穴刺一痏，立愈。左痛取右，右痛取左。

23.邪气客于手足少阴、太阴、足阳明之络，这五络都会于耳中，上络左额之角，五络齐竭，阴阳离散，使人筋惕肉瞤，上下离竭，厥逆气乱，昏愦无知，壮如死尸，叫尸厥。刺足太阴之井穴隐白穴，后刺涌泉穴，后刺厉兑穴，左右各一痏，后刺少商穴，左右各一痏，后刺中冲穴，手少阴经之神门穴左右各一痏，立愈。不愈，用竹管吹其两耳，剃其左角之发一方寸，烧灰，饮美酒一杯，不能饮则灌下，立愈。

24.凡针刺之术数，先察视经脉，从而切之，审其虚实而调之。调之而不调，然后刺其经脉，叫经刺；有痛但经不病，则病有异处，当缪刺之。视其皮部有血络，当尽取其血，这就是缪刺之术。

四时刺逆从论篇第六十四

1.厥阴有余，病阴痹；不足，病生热痹；滑则病狐疝风；涩则病少腹积气。少阴有余，病皮痹隐疹；不足，病肺痹；滑则病肺风疝；涩则病积溲血。太阴有余，病肉痹寒中；不足，病脾痹；滑则病脾风疝；涩则病积，心腹时满。

2.阳明有余，病脉痹，身时热；不足，病心痹；滑则病心风疝；涩则病积，时善惊。太阳有余，病骨痹身重；不足，病肾痹；滑则病肾风疝；涩则病积，时善巅疾。少阳有余，病筋痹胁满；不足，病肝痹；滑则病肝风疝；涩则病积，时筋急目痛。

3.是故春气在经脉，夏气在孙络，长夏气在肌肉，秋气在皮肤，冬气在骨髓中。帝曰：余愿闻其故。岐伯曰：春者，天气始开，地气始泄，冻解冰释，水行经通，故人气在脉。夏者，经满气溢，入孙络受血，皮肤充实。长夏者，经络皆盛，内溢肌中。秋者，天气始收，腠理闭塞，皮肤引急。冬者盖藏，血气在中，内着骨髓，通于五脏。是故邪气者，常随四时之气血而入客也，至其变化不可为度，然必从其经气，僻除其邪，除其邪，则乱气不生。

4.帝曰：逆四时而生乱气奈何？岐伯曰：春刺络脉，血气外溢，令人少气；春刺肌肉，血气环逆，令人上气；春刺筋骨，血气内着，令人腹胀。夏刺经脉，血气乃竭，令人解㑊；夏刺肌肉，血气内却，令人善恐；夏刺筋骨，血气上逆，令人善怒。秋刺经脉，血气上逆，令人善忘；秋刺络脉，气不外行，令人卧不欲动；秋刺筋骨，血气内散,令人寒栗。冬刺经脉,血气皆脱,令人目不明;冬刺络脉,内气外泄,留为大痹;冬刺肌肉,阳气竭绝,令人善忘。凡此四时刺者,大逆之病,不可不从也,反之,则生乱气相淫病焉。故刺不知四时之经,病之所生,以从为逆,正气内乱,与精相薄,必审九候,正气不乱,精气不转。

5. 帝曰:善。刺五脏,中心一日死,其动为噫;中肝五日死,其动为语;中肺三日死,其动为咳;中肾六日死,其动为嚏欠;中脾十日死,其动为吞。刺伤人五脏必死,其动则依其脏之所变候,知其死也。

【篇目纲要】

本篇共五节。阐释三阴三阳经之虚实,脉之滑涩的临床症状;四时之气在人体的分布于变化;违四时之气而针刺过当的临床症状。

【译释】

1. 厥阴风木之气有余,则邪并于肝,肝经之脉结于阴分,病成阴痹;厥阴之气不足,则阳邪胜阴,病生热痹;脉滑为阳邪有余,疝在厥阴,出入上下无常,与孤相类,病名狐疝风;涩为气虚,为血滞,病为少腹积气。少阴有余,君火之邪气盛,克贼肺金,肺主皮毛,病发皮痹隐疹;火不足则金无所畏,燥邪独盛,病发肺痹;滑则君火为邪,乘肺病发肺风疝;涩则心血不足,经滞为积聚,血乱为溲血。太阴有余,湿邪有余,病发肉痹;寒湿在脾,病寒中,不足则脾弱,脾气不行为脾痹;滑则土邪有余,病浮肿重坠之湿疾;涩则脾弱,病脾积,心腹时满。

2. 阳明燥金有余,血脉虚而阴水弱,病发脉痹,身时而发热;肺气不足则火胜为邪,病成心痹;滑则燥热生风,病成心风疝;涩则胃虚且滞,病积,风木乘土,时而发惊。太阳寒水之邪有余,病成骨痹、身重;不足则肾气弱,病成肾痹;脉滑则风寒挟邪,病成肾风疝;脉涩气滞,病成肾积,时上冲头,病成癫疾之症。少阳相火之气有余,少阳主筋,脉行胁肋,病成筋痹胁满;脉气不足,则肝脏气虚,病成肝痹;脉滑则风热合邪而成肝风疝,病在筋;脉涩则血滞,病成肝积,肝主筋,开窍于目,时而筋急目痛。

3. 因此,春时天地气动,水泉流行,人气在经脉,夏时气盛,溢入孙络而充皮肤,人气在孙络,长夏土胜之时,经络皆盛,人气在肌肉,秋气始收,腠理始闭,人气在皮肤,冬气伏藏,内通五脏,人气在骨髓中。黄帝说:我愿听一听临床病理。岐伯说:春时天气始开,地气始泄,冻解冰释,水行经通,所以人气在脉;夏时经满气盛,血气入孙络,充皮肤;长夏时经络皆盛,溢入肌肉;秋时,天气始收,腠理闭塞,皮肤引急;冬时伏藏,血气在中,内入骨髓,通于五脏。因此,邪气常随四时之血气变迁而入客,病邪变化不可以揣度,但必须察病气,从经气,辟除其邪,除其邪气,则气调而乱气不生。

4.黄帝说:逆四时误刺而致乱气的临床症状是什么? 岐伯说:春刺络脉,刺夏分络脉,夏气未至先夺于外,令血气外溢且少气血;春刺肌肉,即刺长夏脾分,春本木旺,重伤脾元,血气环周皆逆,不相运行,病成喘满上气;春刺筋骨冬肾,春气发越,因伤其阴,血气内著,令人腹胀。夏刺经脉,血气内竭,令人形迹困倦;夏刺肌肉脾分,长夏未至而先夺其气,血气却弱,令人善恐;夏刺冬分,阴虚于内,阳胜于外,令人血气逆而善怒。秋时误刺经脉则心气虚,血气上逆,令人善忘;秋刺夏分络脉,秋时收敛,气已离络而复刺之,则气虚不能卫外而行,阳虚令人卧不欲动;秋刺冬分筋骨,秋气未至筋骨而深刺之,则血气内散且中气虚,令人寒栗。冬刺夏分经脉,诸脉皆属于目,预先夺脉气,血气俱脱,令人目不明;冬刺络脉,阳气伏藏之时,误刺阳分,阳气外泄,阳虚阴盛,留为大痹;冬刺肌肉脾分长夏之气,阳气竭绝,阳虚神衰,令人善忘。失四时之刺,则成大逆之病,不可不从时气,如果反而强刺,就必定生乱气,相淫为病。所以针刺不晓知四时之经病所在、所生,把从当作逆而误刺,就会正气内乱,与精气相迫,必须审明九候各部,正气才不致散乱,精气也不致转变。

5.黄帝说:好。刺五脏,中心一天死,其变为噫;中肝五日死,其变为语;中肺三日死,其变为咳;中肾六日死,其变为嚏欠;中脾十日死,其变为吞。误刺伤人五脏必死,其变依据所伤五脏之所变候审,即晓知其死期。

标本病传论篇第六十五

1.黄帝问曰:病有标本,刺有逆从,奈何? 岐伯对曰:凡刺之方,必别阴阳,前后相应,逆从得施,标本相移。故曰:有其在标而求之于标,有其在本而求之于本,有其在本而求之于标,有其在标而求之于本。故治有取标而得者,有取本而得者,有逆取而得者,有从取而得者。故知逆与从,正行无间;知标本者,万举万当;不知标本,是谓妄行。

2.夫阴阳逆从标本之为道也,小而大,言一而知百病之害。少而多,浅而博,可以言一而知百也。以浅而知深,察近而知远。言标与本,易而勿及。治反为逆,治得为从。先病而后逆者治其本,先逆而后病者治其本;先寒而后生病者治其本,先病而后生寒者治其本;先热而后生病者治其本,先热而后生中满者治其标;先病而后泄者治其本,先泄而后生他病者治其本。必且调之,乃治其他病。先病而后生中满者治其标,先中满而后烦心者治其本。人有客气,有同气。小大不利治其标,小大利治其本。病发而有余,本而标之,先治其本,后治其标;病发而不足,标而本之,先治其标,后治其本。谨察间甚,以意调之,间者并行,甚者独行。先小大不利而后生病者,治其本。

3.夫病传者,心病先心痛,一日而咳,三日胁支痛,五日闭塞不通,身痛体重。三日不已,死。冬夜半,夏日中。

4.肺病喘咳,三日而胁支满痛,一日身重体痛,五日而胀。十日不已,死。冬日入,夏日出。

5.肝病头目眩,胁支满,三日体重身痛,五日而胀,三日腰脊少腹痛,胫痠。三日不已,死。冬日入,夏早食。

6.脾病身痛体重,一日而胀,二日少腹腰脊痛,胫痠,三日背膂筋痛,小便闭。十日不已,死。冬人定,夏晏食。

7.肾病少腹腰脊痛,骱痠,三日背膂筋痛,小便闭,三日腹胀,三日两胁支痛。三日不已,死。冬大晨,夏晏晡。

8.胃病胀满,五日少腹腰脊痛,骱痠,三日背膂筋痛,小便闭,五日身体重。六日不已,死。冬夜半后,夏日昳。

9.膀胱病小便闭,五日少腹胀,腰脊痛,骱痠,一日腹胀,一日身体痛。二日不已,死。冬鸡鸣,夏下晡。

10.诸病以次是相传,如是者,皆有死期,不可刺。间一脏止,及至三四脏者,乃可刺也。

【篇目纲要】

本篇共十节。张志聪曰:标本者六气所化,病传者五脏相传。此篇阐释阴阳标本逆从的临床施治顺序,五脏病传的临床症状、病变之数、之时。

【译释】

1.黄帝问:病有标本,针刺有逆顺,是怎样的情形?岐伯回答说:凡刺之处,必须分别阴阳,取其前则后应,取其后则前应,或逆或从,得施其法,在标在本可相移易。所以说有病在标而求之于标,有在本而求之于本,有在本而求之于标,有在标而求之于本,标本不可不知,疗治各有所宜。因而疗治有取标而愈,有取本而愈,有逆取而愈,有顺取而愈。知晓逆与顺,正行无问;知晓标与本,万举万当;不知晓标本,就是妄行。

2.阴阳逆顺标本之法,所举则小,获利则大,言少可以贯多,举浅可以料大,言一而知晓百病之害。看似浅近,而晓知深远,察近可以知远。标与本言之虽易,但实不可及。疗治相反为逆,相得为从。先发病却后逆,疗治其本,先逆而变生后病,疗治其本;先寒而后生病,疗治其本,先病而后生寒,疗治其本;先热而后生病,疗治其本,先热而后生中满,疗治其标;先发病而后泄,疗治其本,先泄而后生他病,疗治其本。必须先调治中满和大小便不利之症,才可疗治其他之病。先病而后生中满,疗治其标,先中满而后烦心,疗治其本。人有往来无常之客气,有岁岁相同四时之主气,也叫同气。大小便不利,疗治其标,大小便利,疗治其本。病发有余,先治其本,后治其标;病发之气不足,先治其标,后治其本。谨慎候审病之轻重,病浅可兼治并行,病重单独疗治。先大小便不利而后生他病,疗治其本。先病为本,后病为标。

3.病传之症,心病先心痛,心病传肺,一日至肺则咳,肺复传肝,三日胁支痛,肝木传脾,五日脾病则不能运化,闭塞不通,身痛体重。再过三日传肾不愈,五脏俱伤即死。冬夜半子时,夏日中午时。

4.肺主息,病则喘咳,三日而传至肝,胁支满痛,一日至脾身重体痛,五日自脏至腑,传至胃而腹胀。十日不愈,胃复传肾,五行生成之数已尽,必死。冬日入于申时,夏日出于寅时。

5.肝病头痛目眩,胁支满,三日传脾,体重身痛,五日至胃而胀,三日至肾,腰脊少腹痛,小腿酸。三日不愈,死。冬日入酉时,夏早食卯时。

6.脾病身痛体重,一日至胃而胀,二日至肾,少腹腰脊痛,小腿酸,三日至膂膀胱而筋痛,小便闭塞不通。十日复传心,不愈则死。冬人定申时,夏晏食寅后。

7.肾病少腹腰脊痛,小腿酸,三日至膂膀胱,筋痛,小便闭,三日至小肠而腹胀,三日而上至心,两胁支痛。三日不愈即死。冬寅后大明之时,夏申后向昏之时。

8.胃病胀满,五日至肾,少腹腰脊痛,小腿酸,三日至膂膀胱,筋痛,小便闭,五日至心,身体重。六日不愈即死。冬夜半子时后,夏末正时。

9.膀胱病,小便闭,五日至肾,少腹胀,腰脊痛,小腿酸,一日至小肠而腹胀,一日至心,身体痛。二日不愈即死。冬鸡鸣丑正之分,夏下晡申后之时。

10.诸病依次相移传如此,都有死期,不可针刺。间隔一脏不更传即止,以及隔三四脏,才可针刺,治之则愈。

卷第十九

天元纪大论篇第六十六

1. 黄帝问曰:天有五行,御五位,以生寒暑燥湿风;人有五脏,化五气,以生喜怒忧思恐。论言五运相袭,而皆治之,终期之日,周而复始,予已知之矣。愿闻其与三阴三阳之候,奈何合之?鬼臾区稽首再拜对曰:昭乎哉问也!夫五运阴阳者,天地之道也,万物之纲纪,变化之父母,生杀之本始,神明之府也,可不通乎?故物生谓之化,物极谓之变,阴阳不测谓之神,神用无方谓之圣。夫变化之为用也,在天为元,在人为道,在地为化,化生五味,道生智,元生神。神在天为风,在地为木;在天为热,在地为火;在天为湿,在地为土;在天为燥,在地为金;在天为寒,在地为水。故在天为气,在地成形,形气相感而化生万物矣。然天地者,万物之上下也;左右者,阴阳之道路也;水火者,阴阳之征兆也;金木者,生成之终始也。气有多少,形有盛衰,上下相召而损益彰矣。帝曰:愿闻五运之主时也何如?鬼臾区曰:五气运行,各终期日,非独主时也。帝曰:请闻其所谓也。鬼臾区曰:臣积考《太始天元册》文曰,太虚寥廓,肇基化元,万物资始,五运终天,布气真灵,总统坤元,九星悬朗,七曜周旋,曰阴曰阳,曰柔曰刚,幽显既位,寒暑弛张,生生化化,品物咸章。臣斯十世,此之谓也。

2. 帝曰:善。何谓气有多少,形有盛衰?鬼臾区曰:阴阳之气,各有多少,故曰三阴三阳也。形有盛衰,谓五行之治,各有太过不及也。故其始也,有余而往,不足随之;不足而往,有余从之。知迎知随,气可与期。应天为天符,承岁为岁直,三合为治。

3. 帝曰:上下相召奈何?鬼臾区曰:寒暑燥湿风火,天之阴阳也,三阴三阳上奉之。木火土金水火,地之阴阳也,生长化收藏下应之。天以阳生阴长,地以阳杀阴藏。天有阴阳,地亦有阴阳。木火土金水火,地之阴阳也,生长化收藏,故阳中有阴,阴中有阳。所以欲知天地之阴阳者,应天之气,动而不息,故五岁而右迁;应地之气,静而守位,故六期而环会。动静相召,上下相临,阴阳相错,而变由生也。帝曰:上下周纪,其有数乎?鬼臾区曰:天以六为节,地以五为制。周天气者,六期为一备;终地纪者,五岁为一周。君火以明,相火以位。五六相合,而七百二十气,为一纪,凡三十岁,千四百四十气,凡六十岁,而为一周,不及太过,斯皆见矣。

4. 帝曰:夫子之言,下终天气,下毕地纪,可谓悉矣。余愿闻而藏之,上以治民,下以治身,使百姓昭著,上下和亲,德泽下流,子孙无忧,传之后世,无有终时,可得闻乎?鬼臾区曰:至数之机,迫迮以微,其来可见,其往可追,敬之者昌,慢之者亡,无道行私,必得天殃,谨奉天道,请言真要。帝曰:善言始者,必会于终。善言近者,必知其远。是则至数极而道不惑,所谓明矣。愿夫子推而次之,令有条理,简而不匮,久而不绝,易用难忘,为之纲纪。至数之要,愿尽闻之。鬼臾区曰:昭乎哉问!明乎哉道!如鼓之应桴,响之应声也。臣闻之:甲己之岁,土运统之;乙庚之岁,金运统之;丙辛之岁,水运统之;丁壬之岁,木运统之;戊癸之岁,火运统之。帝曰:其于三阴三阳合之奈何?鬼臾区曰:子午之岁,上见少阴;丑未之岁,上见太阴;寅申之岁,上见少阳;卯酉之岁,上见阳明;辰戌之岁,上见太阳;巳亥之岁,上见厥阴。少阴所谓标也,厥阴所谓终也。厥阴之上,风气主之;少阴之上,热气主之;太阴之上,湿气主之;少阳之上,相火主之;阳明之上,燥气主之;太阳之上,寒气主之。所谓本也,是谓六元。帝曰:光乎哉道!明乎哉论!请着之玉版,藏之金匮,署曰天元纪。

【篇目纲要】

本篇共四节。阐释人之三阴三阳与天地之五运六气的变化对应关系,标本关系,上下关系,动静关系,节制关系,天干地支与五运六气统属关系。

【译释】

1.黄帝问:天有五行,临御五方,因生寒暑燥湿风;人有五脏,变化五气,因生喜怒忧思恐。《六节藏象论》说五运相袭,且都主治一年之运,终期之日,周而复始,我已知晓。愿听一听五运和三阴三阳之候,是怎样相合的?鬼臾区稽首再拜,回答说:问的详明啊!五运阴阳是天地之道,万物的纲纪,变化的父母,生杀的本始,是神明之府,可不通晓吗?因而物生是阴阳所化,物极是阴阳所变,阴阳不测叫作神,神之为用,变化不测,应物不穷,叫作圣。变化的功用,在天玄远,变化无穷,在人是妙用之道,在地为化生,化以生物,物则有味,化则生五味,道生智妙用,玄远幽深不测则神存而生。神在天成风,在地成木;在天是热,在地是火;在天是湿,在地是土;在天是燥,在地是金;在天是寒,在地是水。所以在天为气,在地成形,形气相感,阴阳相合,则化生万物。这样,天地就是万物之上下;左右就是阴阳之道路,即左为阳主升南行,右为阴主降北行;水火是阴阳寒暑变化之征兆;金木是收敛、发生之终始,金主秋,收敛,木主春,发生。在天之气有多少,在地之形有盛衰,上下气形相感,升降相因,气运太过、不及、胜复、微甚之变,所呈现的损益之变也就彰显了。黄帝说:愿听一听五运是怎样主四时之令的?鬼臾区说:五气运行,各主期年,不是只主四时之气令。黄帝说:请让我听一听这里面的含义。鬼臾区说:我研习考究《太始天元册》,文中说太虚真气,无所不至,万物禀其气而始生始化,五运终天,天运周而复始运行不已,布天元真灵之气,常司地气化生之道,九星即天蓬、天芮、天冲、天辅、天禽、天心、天任、天柱、天英高悬明朗,七曜即日、月五星七者如纬,周旋于天,有迟有速,有顺有逆,天道叫阴阳,地道叫柔刚,昼夜幽显各得其序,寒暑弛张,阴阳四季,不失其宜,生生不息,化化无穷,有情有识,无情无识,彰显、蔽匿之品物流行,昭著天地之间。到我这一代十世了,一直研习考究此文,不敢懈怠。

2.黄帝说:好。什么是气有多少,形有盛衰?鬼臾区说:阴阳之气有多、有少,随其升降,分为三别,叫作厥阴、少阴、太阴、少阳、阳明、太阳,三阴三阳。形有盛、有衰,叫金、木、水、火、土五行之治,各有太过、不及之运。因而气运开始太过有余,则不及随之;不及不足,则太过迎之。知晓迎随之义,则岁气可以期待,天和可以自保。应天与天相合,叫作天符,承奉年岁与之相会为岁直,也叫岁会,天气、运气、年辰相合叫作三合,天符、岁会相合,这种情形,叫三合为治。

3.黄帝说:上天之阴阳与地下之阴阳相召的情形是什么?鬼臾区说:寒暑燥湿风火,六气化于天为天之阴阳,厥阴奉风气,少阴奉火气,太阴奉湿气,少阳奉暑气,阳明奉燥气,太阳奉寒气,三阴三阳上奉天之六气。木初气,火二气,相火三气,土四气,金五气,水终气,是地之阴阳,生长是天之道,藏杀是地之道,天阳主生、升,阳生阴长,地阴主杀、降,阳杀阴藏。天阳有阴,故能下降,地阴有阳,故能升腾。木、火、土、金、水、火,是地之阴阳,主生、长、化、收、藏之变,所以阳中有阴,阴中有阳。所以要晓知天地之阴阳,五行之应天之气,以天加地而六甲周旋,动而不息,因而甲乙丙丁戊终五运之一周,己庚辛壬癸又终五运之一周,所以五年而右迁;六气应地支承天气,静而守位,所以六期而环会。天动地静相召,上御下临,阴阳相错,变化由此而生。黄帝说:天地上下周纪,有定数吗?鬼臾区说:天数五,五阴五阳十干,地数六,六阴六阳十二支。天干之五必得地支之六以为节,地支之六,必得天干之五以为制。六甲成而岁气备。周天之气,六年一环会,为一备;终地纪,五年为一周,终而复始。君火在上、在外,应离卦,故明,相火在下,阳在内,应坎卦,故相火以位。天以六年为备,地以五年为周。五六相合,即六个五为三十年,五个六也是三十年,共七百二十气,为一纪;总共三十年,一千四百四十气,共六十年而成一周;岁运不及、太过,于此皆可见到。

4.黄帝说:夫子之论,上终天气,下毕地纪,可以说是详尽了。我愿听后贮藏起来,以治民为上,以治身为下,使百姓昭著皆知,上下和亲,德泽下流,子孙无忧,流传后世,永久不绝,可以听一听吗?鬼臾区说:五六天地相合至数之机,精微切近,无物不然,其来可以察至而见,其往可以求数而追,至数之微,安危所系,敬之者昌,悔慢则亡,无道行私,逆天妄为,必得天殃,谨奉天道,请论至真之要道。黄帝说:善言开端,必定会通终结。善言近前,必定知晓遥远。因此至数尽而道不乱,这就是明。愿夫子推演次序,使之有条有理,简要而不匮乏,久远而不断绝,易用而难以忘怀,作为纲纪。至数之要法,愿详尽地听一听。鬼臾区说:问得详明啊!至数之要法详明啊!就像鼓之应鼓槌,响之应声一样。我听说甲己之年,土运统治;乙庚之年,金运统治;丙辛之年,水运统治;丁壬之年,木运统治;戊癸之年,火运统治。黄帝说:这和三阴三阳六气是怎样相合的?鬼臾区说:子午之年,上见少阴君火;丑未之年,上见太阴湿土;寅申之年,上见少阳相火;卯酉之年,上见阳明燥金;辰戌之年,上见太阳寒水;巳亥之年,上见厥阴风木。少阴是首端,厥阴是终结。厥阴之上,风气主治;少阴之上,热气主治;太阴之上,湿气主治;少阳之上,相火主治;阳明之上,燥气主治;太阳之上,寒气主治。这就是本,天真元气,分为六化,以统坤元生成之用,六化不同,本其所生,则正是真元天之一气,所以叫六元。黄帝说:光明之法啊!通明之论啊!请著之玉版,藏之金匮,署名叫天元纪。

五运行大论篇第六十七

1. 黄帝坐明堂,始正天纲,临观八极,考建五常,请天师而问之曰:论言天地之动静,神明为之纪,阴阳之升降,寒暑彰其兆。予闻五运之数于夫子,夫子之所言,正五气之各主岁尔。首甲定运,予因论之。鬼臾区曰:土主甲己,金主乙庚,水主丙辛,木主丁壬,火主戊癸。子午之上,少阴主之;丑未之上,太阴主之;寅申之上,少阳主之;卯酉之上,阳明主之;辰戌之上,太阳主之;巳亥之上,厥阴主之。不合阴阳,其故何也?岐伯曰:是明道也,此天地之阴阳也。夫数之可数者,人中之阴阳也,然所合数之可得者也。夫阴阳者,数之可十,推之可百,数之可千,推之可万。天地阴阳者,不以数推,以象之谓也。帝曰:愿闻其所始也。岐伯曰:昭乎哉问也!臣览《太始天元册》文,丹天之气,经于牛女戊分;黅天之气,经于心尾己分;苍天之气,经于危室柳鬼;素天之气,经于亢氐昴毕;元天之气,经于张翼娄胃。所谓戊己分者,奎壁角轸,则天地之门户也。夫候之所始,道之所生,不可不通也。

2. 帝曰:善。《论》言:天地者,万物之上下,左右者,阴阳之道路,未知其所谓也。岐伯曰:所谓上下者,岁上下见阴阳之所在也。左右者,诸上见厥阴,左少阴,右太阳;见少阴,左太阴,右厥阴;见太阴,左少阳,右少阴;见少阳,左阳明,右太阴;见阳明,左太阳,右少阳;见太阳,左厥阴,右阳明。所谓面北而定其位,言其见也。帝曰:何谓下?岐伯曰:厥阴在上,则少阳在下,左阳明,右太阴;少阴在上,则阳明在下,左太阳,右少阳;太阴在上,则太阳在下,左厥阴,右阳明;少阳在上,则厥阴在下,左少阴,右太阳;阳明在上,则少阴在下,左太阴,右厥阴;太阳在上,则太阴在下,左少阳,右少阴。所谓面南而命其位,言其见也。上下相遘,寒暑相临,气相得则和,不相得则病。帝曰:气相得而病者,何也? 岐伯曰:以下临上,不当位也。帝曰:动静何如? 岐伯曰:上者右行,下者左行,左右周天,余而复会也。帝曰:予闻鬼臾区曰,应地者静。今夫子乃言下者左行,不知其所谓也。愿闻何以生之乎? 岐伯曰:天地动静,五行迁复,虽鬼臾区其上候而已,犹不能遍明。夫变化之用,天垂象,地成形,七曜纬虚,五行丽地。地者,所以载生成之形类也。虚者,所以列应天之精气也。形精之动,犹根本之与枝叶也。仰观其象,虽远可知也。帝曰:地之为下否乎? 岐伯曰:地为人之下,太虚之中者也。帝曰:冯乎? 岐伯曰:大气举之也。燥以干之,暑以蒸之,风以动之,湿以润之,寒以坚之,火以温之。故风寒在下,燥热在上,湿气在中,火游行其间,寒暑六入,故令虚而化生也。故燥胜则地干,暑胜则地热,风胜则地动,湿胜则地泥,寒胜则地裂,火胜则地固矣。

3. 帝曰:天地之气,何以候之? 岐伯曰:天地之气,胜复之作,不形于诊也。《脉法》曰:天地之变,无以脉诊,此之谓也。帝曰:间气何如? 岐伯曰:随气所在,期于左右。帝曰:期之奈何? 岐伯曰:从其气则和,逢其气则病。不当其位者病,迭移其位者病,失守其位者危,尺寸反者死,阴阳交者死。先立其年,以知其气,左右应见,然后乃可以言死生之逆顺。

4. 南政司天脉歌

南政司天北在泉,厥阴右寸不虚言。太阴左寸休能应,少阴两寸尽沉潜。

5. 北政司天脉歌

北政司天南在泉,厥阴左尺却空闲。太阴右尺不相应,少阴两尺尽皆残。

6. 南北二政司天在泉脉宜应否歌诀

子午南少北卯酉,两手沉寸口。

子午北少南卯酉,两手尺欠有。

丑未南太北辰戌,左手寸不出。

丑未北太南辰戌,右尺脉无力。

已亥南厥北寅申,右寸脉潜形。

已亥北厥南寅申,左尺定无根。

7. 帝曰:寒暑燥湿风火,在人合之奈何? 其于万物,何以生化? 岐伯曰:东方生风,风生木,木生酸,酸生肝,肝生筋,筋生心。其在天为元,在人为道,在地为化,化生五味。道生智,元生神,化生气。神在天为风,在地为木,在体为筋,在气为柔,在脏为肝。其性为暄,其德为和,其用为动,其色为苍,其化为荣,其虫毛,其政为散,其令宣发,其变摧拉,其眚为陨,其味为酸,其志为怒。怒伤肝,悲胜怒;风伤肝,燥胜风;酸伤筋,辛胜酸。南方生热,热生火,火生苦,苦生心,心生血,血生脾。其在天为热,在地为火,在体为脉,在气为息,在脏为心。其性为暑,其德为显,其用为躁,其色为赤,其化为茂,其虫羽,其政为明,其令郁蒸,其变炎烁,其眚燔炳,其味为苦,其志为喜。喜伤心,恐胜喜;热伤气,寒胜热;苦伤气,咸胜苦。中央生湿,湿生土,土生甘,甘生脾,脾生肉,肉生肺。其在天为湿,在地为土,在体为肉,在气为充,在脏为脾。其性静兼,其德为濡,其用为化,其色为黄,其化为盈,其虫倮,其政为谧,其令云雨,其变动注,其眚淫溃,其味为甘,其志为思。思伤脾,怒胜思;湿伤肉,风胜湿;甘伤脾,酸胜甘。西方生燥,燥生金,金生辛,辛生肺,肺生皮毛,皮毛生肾。其在天为燥,在地为金,在体为皮毛,在气为成,在脏为肺。其性为凉,其德为清,其用为固,其色为白,其化为敛,其虫介,其政为劲,其令雾露,其变肃杀,其眚苍落,其味为辛,其志为忧。忧伤肺,喜胜忧;热伤皮毛,寒胜热,辛伤皮毛,苦胜辛。北方生寒,寒生水,水生咸,咸生肾,肾生骨髓,髓生肝。其在天为寒,在地为水,在体为骨,在气为坚,在脏为肾。其性为凛,其德为寒,其用为藏,其色为黑,其化为肃,其虫鳞,其政为静,其令霰雪,其变凝冽,其眚冰雹,其味为咸,其志为恐。恐伤肾,思胜恐;寒伤血,燥胜寒;咸伤血,甘胜咸。五气更立,各有所先,非其位则邪,当其位则正。帝曰:病之生变何如? 岐伯曰:气相得则微,不相得则甚。帝曰:主岁何如? 岐伯曰:气有余,则制己所胜而侮所不胜;其不及,则己所不胜侮而乘之,己所胜轻而侮之,侮反受邪。侮而受邪,寡于畏也。帝曰:善。

【篇目纲要】

本篇共七节。阐释天干化五运,十二支化六气,天之五色之气在二十八宿的定位;十二支化六气司天在泉上下左右的运行规律及位次;人脉应五运六气的变化规律;六气、五行、四时、五脏、五味、五色、五虫、五志的德、化、政、令、性、变、眚、胜、伤、用、生等属性。

【译释】

1. 黄帝坐明堂,布正宫,开始正斗纲之建,临观八极之理,察五行气运之常,请天师而问:《阴阳应象大论》和《气交变大论》中说,天地之动静,以日月星斗为纪,以日月为纪,以星斗定位,阴阳之升降,寒暑彰兆其变。我从夫子您那听过五运之数,夫子所论,正是五运之气各主一岁罢了。首甲定其运,我因已论于《六节藏象论》中了。鬼臾区说:黄气横于甲己主土,白气横于乙庚主金,黑气横于丙辛主水,青气横于丁壬主木,赤气横于戊癸主火。子午之上,少阴主治;丑未之上,太阴主治;寅申之上,少阳主治;卯酉之上,阳明主治;辰戌之上,太阳主治;巳亥之上,厥阴主治。似不与阴阳相合,是什么原因? 岐伯说:这是昭然显明之道,这是天地之阴阳。浅近可数,是人之阴阳,是人所易知的。阴阳数之可十,推之可百,数之可千,推演可万。天地之阴阳不可以用数来推演,用象来形容。黄帝说:愿听一听天地阴阳之所始。岐伯说:问的昭明啊! 我披览《太始天元册》一文,丹天之气,经于牛女戊分野;黅天之气,经于心尾己分野;苍天之气,经于危室柳鬼分野;素天之气,经于亢氏昴毕分野；玄天之气，经于张翼娄胃分野。所谓的戊己分野，就是奎壁角轸四宿分野所在，是天门和地户。五天五气之始，各有其色，各有分野所在，候察所始，可知道之所生，不可不通晓。

2. 黄帝说：好。《天元纪大论》和《阴阳应象大论》中说天地是万物上下之南北，左右是阴阳东西之道路，不知晓是什么含义。岐伯说：所谓上下就是一年上司天，下在泉三阴三阳迭见之所在。左右就是厥阴司天在上，面北左少阴，右太阳；少阴司天在上，左太阴，右厥阴；太阴司天在上，左少阳，右少阴；少阳司天在上，左阳明，右太阴；阳明司天在上，左太阳，右少阳；太阳司天在上，左厥阴，右阳明。这就是面北而定其位，论其所见。黄帝说：什么是下？岐伯说：厥阴司天在上，则少阳在泉在下，左阳明，右太阴；少阴司天在上，则阳明在泉在下，左太阳，右少阳；太阴司天在上，则太阳在泉在下，左厥阴，右阳明；少阳司天在上，则厥阴在泉在下，左少阴，右太阳；阳明司天在上，则少阴在泉在下，右厥阴，左太阴；太阳司天在上，则太阴在泉在下，左少阳，右少阴。这就是面南而命其位，论其所见。司天在上，五运在中，在泉在下，三气之交，上下相遘而寒暑相临，所遇之气彼此相生、相得而安，彼此相克，不相得而病。黄帝说：气类相同，本为相得，也不免于病是什么原因？岐伯说：是以下临上，不当其位，如土临火，水临木之类。黄帝说：司天在泉之气是怎样迁转的？岐伯说：司天之气自东而西右行，以降于地，在泉之气自西而东左转，以升于天，五六相合、积余气而复会其始。黄帝说：我听鬼臾区说，六气应地支承天气静而守位。今夫子却论在泉之气左行，不知晓是什么意思。愿听一听是怎样产生的？岐伯说：天动地静，五行迁复，即使鬼臾区之上至于十世，只能占候其天之动象，地之静形，还不能够遍明天地阴阳之运动，在天则无形而垂象，在地则有迹而成形，日月七星经纬于太虚之间，绕地而环转，五方五气之所生，成形而彰著于地。地所以承载生成之物类。虚所以列应天之精气运于外。地下在泉之气旋转，就像根本不动而枝叶动摇，但根本与枝叶又息息相通。仰观天象，见日月五星绕地右转，道虽幽远，可得而知。黄帝说：地转不居为下吗？岐伯说：地在人之下，居太虚之中。黄帝说：地在太虚之中而不坠，有什么依凭？岐伯说：太虚大气举之，无所依凭。地在太虚之中，燥则干性生，暑则蒸性生，风则动性生，湿则润性生，寒则坚性生，火则温性生。因而风寒在下，风居东，寒居北，燥热在上，燥居西而热居南，湿气居中央，火在未入之前在湿上，已入之后在湿下，游行于上下之间，寒暑往来之六气，入于地中，因而令有形之地，受无形之虚气，生化万物丽地彰著。因此燥胜则地干，暑胜则地热，风胜则地动，湿胜则地泥，寒胜则地裂，火胜则地固。

3. 黄帝说：怎样候察天地之气？岐伯说：天地之气，胜复之作，统贯六位，难以诊察。脉法曰：天地之变，依气不依位，不当以脉真知，就是这意思。黄帝说：间气是怎样的情形？岐伯说：随气所在，气在左则左应，气在右则右应。黄帝说：怎样候脉？岐伯说：气至脉不至，从其气则和，气至脉不至，脉至气不至，违其气则病。应左而右，应右而左，应上而下，应下而上，不当其位则病，应见而不见，却更移易于他位则病，克贼之脉见，而本位失守则危殆，少阴脉上下尺寸相反则死，只在子、午、卯、酉之年有，少阴脉左右相反，阴阳交则死，只在寅、申、巳、亥、辰、戌、丑、未八年有。先确立其年之南政、北政，司天在泉左右间应见之气，就可知少阴君主之所在，脉当不应，才可以论死生逆顺之症。

4. 南政司天脉歌

南政司天北在泉，厥阴右寸不虚言。太阴左寸休能应，少阴两寸尽沉潜。

5. 北政司天脉歌

北政司天南在泉，厥阴左尺却空闲。太阴右尺不相应，少阴两尺尽皆残。

6. 南北二政司天在泉脉宜应否歌诀

子午南少北卯酉，两手沉寸口。

子午北少南卯酉，两手尺欠有。

丑未南太北辰戌，左手寸不出。

丑未北太南辰戌，右尺脉无力。

巳亥南厥北寅申，右寸脉潜形。

巳亥北厥南寅申，左尺定无根。

7. 黄帝说：寒暑燥湿风火六气，在人身表里之化生的临床生理和病理是什么？其对于万物是怎样的生化情形？岐伯说：东方日之初，风为教化之始，天之使，所以发号施令。东方生风，阳升风鼓，草木敷荣，风生木，万物味酸，皆从木气生化，酸味入胃，生养于肝，肝脏布化，生成筋膜，自筋流化，乃入于心。因而治肝可以补心。天时丑终，东方白，寅初，天色反黑，太虚皆暗，因而其在天为玄象，在人为生养政化之正理之道，在地为生化，生化则五味之物成。知正则不疑于事，虑远则不涉于危，行正理之道，理符于智，神用无方，深微莫测，迹见形隐，物鲜可期，玄冥之中，神明拮据隐而不见，玄生神明。飞走蚑行，鳞介毛倮羽，五类变化，内属神机，虽为五味所该，但其生禀则异，所以化生气，即气由化生，物因气化。神在天为风，在地为木，在体为筋，在气为柔，在脏为肝。肝为阴中之阳，应春之气，其性暄和，春阳布和，其德和，风摇而动，振拉摧拔，无风则万类皆静，风之功用为动，有形之类，乘木之化，外色皆见浅青之色，其化物色荣美，万物发生，如毛在皮，其政为发散生气于万物，其令宣扬升发，其变损折败坏，其灾大风暴起，草偃木坠，其味为酸，肝志为怒，所以威物。物之用极皆自伤，怒伤肝，忧发伤意，悲发伤魂而怒止；风自木生，燥为金化，风木伤肝制之以燥，燥胜风；酸泻肝气而伤筋，酸味余，以辛胜之。南方阳盛所生，为相火、君火之政出之处，生热之所，热甚之气，火运盛明而生，苦从火化，热生苦，苦入于胃，化入于心，自心化已，布化生血，自血流化，生养脾。南方在天暄暑郁蒸，炎赫沸腾,上则热化于天,下则热行于地,在体脉络流行,在气血气和平气息匀调,在脏心主血脉。火之性为热,火德显明,火性燥动为其功用,火色赭丹,火之化万物茂盛,羽虫飞扬,象火之形,得火之气,火政明耀彰显,无所蔽匿,火令盛热、气如蒸,火之变炎烁焦枯,火之灾焚烧,火之味苦,心志悦乐。喜发于心而伤心,恐至则喜乐皆泯;天热气伏不见,人热则气促急喘,寒胜则热退,阴盛则阳衰;苦因燥而伤气,火苦之盛,制以水咸。中央生湿,湿气内蕴,土体乃全,物之味甘,始自土之生化,甘味入脾,自脾脏布化,长生脂肉,自肉流化,生养肺脏。中央在天柔润重泽为湿,在地敦静安镇,聚散复形,物品以生为土,在体覆盖筋骨,气发其间为肉,在气万象充盈,在脏形象马蹄,内包胃脘,象土之形为脾。土属至阴性静,土养万物,性兼寒热暄凉之气,土德濡润泽物,土之功用风化、热化、燥化、寒化等万化所归,物乘土化,呈黅黄之色,土化所及,万物盈满,其虫倮露皮革而无毛介,其政安静宁谧,其令云雨湿蒸,其变风雨动注,其灾霖淫溃溃,其味物味甘淡,其志思以成务。思劳于智,过则伤脾,怒则不思,忿而忘祸;湿甚制之以风;甘过伤脾,甘过制之以酸。西方阳气已降,阴气复升,气爽风动而生燥,气劲风切,金鸣声远而生金,物有辛味,金化所成,辛物入胃,气入于肺,自肺脏布化,生养皮毛,流化生气,入于肾脏。西方在天雾露清劲而燥,在地从革坚刚为金,在体为柔韧包裹,渗泄津液之皮毛,在气物乘金化而坚成,在脏为肺。金性清凉,金德清肃,金之功用坚固,金色为白,金化流行,物体坚敛,金虫皮甲坚固,金政风气刚劲,金令凉生雾露,金变凋残肃杀,金灾青苍毁败,金味辛辣,金志忧愁。愁郁气闭塞不行而伤肺,神悦则喜,喜则不忧;火气薄烁而热则物焦干,热伤皮毛,因阴消阳,寒胜热;辛热太过则伤皮毛,苦味胜辛。北方阳气伏,阴气升,政布大行而寒气生,寒资阴化,水所由生,物之味咸始自水化,咸物入胃,先归于肾,肾脏布化,生养骨髓,骨髓流化生气,入于肝脏。其在天凝惨冰雪为寒,在地或流入地中,或漂荡没溺为水,在体强干坚劲为骨,在气为坚,柔软之物,遇寒则坚,在脏为肾。其性为寒,凛冽战栗,其德寒冷凄沧,其用闭藏生气,其色玄黑,其化肃然静定,其虫鳞潜就下,其政澄澈清净,其令天地闭塞,其变寒凝严冽,其灾不时冰雹,其味咸,其志恐以远祸,恐甚动中而伤肾,思见祸机无忧恐;寒甚血凝伤血;味过咸,咽干引饮而伤血,渴饮甘泉,咽干自已。五行之气,化有不同,天干所临,是成五运,地支所司,是为六气,五运六气,都有客主之分,岁时变迁,五气更立,各有所先,以主岁气,位之不当则气邪而乱,正当其位则气正而调。黄帝说:病发生变是怎样的临床症状?岐伯说:上下之气彼此相生,则气和而病微,彼此相克,则气乖而病重。黄帝说:五运六气各有所主之岁的情形是什么?岐伯说:气有余则克制己所胜之气,反侮克己之气,气不足则克己之气妄行乘之,己克之气乘虚反侮,恃己之强,肆行暴侮,有胜必复,反受其邪。五行之气,各有相制,畏其所制,乃能守位,寡于畏则肆无忌惮,势极必衰,反受其邪。黄帝说:好。

六微旨大论篇第六十八

1.黄帝问曰:呜呼远哉,天之道也!如迎浮云,若视深渊,视深渊尚可测,迎浮云莫知其极。夫子数言谨奉天道,予闻而藏之,心私异之,不知其所谓也。愿夫子溢志尽言其事,令终不灭,久而不绝。天之道可得闻乎?岐伯稽首再拜,对曰:明乎哉问,天之道也!此因天之序,盛衰之时也。帝曰:愿闻天道六六之节盛衰何也?岐伯曰:上下有位,左右有纪。故少阳之右,阳明治之;阳明之右,太阳治之;太阳之右,厥阴治之;厥阴之右,少阴治之;少阴之右,太阴治之;太阴之右,少阳治之。此所谓气之标,盖南面而待之也。故曰,因天之序,盛衰之时,移光定位,正立而待之,此之谓也。少阳之上,火气治之,中见厥阴;阳明之上,燥气治之,中见太阴;太阳之上,寒气治之,中见少阴;厥阴之上,风气治之,中见少阳;少阴之上,热气治之,中见太阳;太阳之上,湿气治之,中见阳明。所谓本也,本之下,中之见也,见之下,气之标也。本标不同,气应异象。帝曰:其有至而至,有至而不至,有至而太过,何也?岐伯曰:至而至者和;至而不至,来气不及也;未至而至,来气有余也。帝曰:至而不至,未至而至,何如?岐伯曰:应则顺,否则逆,逆则变生,变生则病。帝曰:善。请言其应。岐伯曰:物,生其应也;气,脉其应也。

2.帝曰:善。愿闻地理之应六节气位何如?岐伯曰:显明之右,君火之位也。君火之右,退行一步,相火治之;复行一步,土气治之;复行一步,金气治之;复行一步,水气治之;复行一步,木气治之;复行一步,君火治之。相火之下,水气承之;水位之下,土气承之;土位之下,风气承之;风位之下,金气承之;金位之下,火气承之;君火之下,阴精承之。帝曰:何也?岐伯曰:亢则害,承乃制,制则生化,外列盛衰,害则败乱,生化大病。帝曰:盛衰何如?岐伯曰:非其位则邪,当其位则正,邪则变甚,正则微。帝曰:何谓当位?岐伯曰:木运临卯,火运临午,土运临四季,金运临酉,水运临子。所谓岁会,气之平也。帝曰:非其位何如?岐伯曰:岁不与会也。帝曰:土运之岁,上见太阴;火运之岁,上见少阳少阴;金运之岁,上见阳明;木运之岁,上见厥阴;水运之岁,上见太阳,奈何?岐伯曰:天与之会也。故《天元册》曰天符。帝曰:天符岁会何如?岐伯曰:太一天符之会也。帝曰:其贵贱何如?岐伯曰:天符为执法,岁会为行令,太一天符为贵人。帝曰:邪之中也奈何?岐伯曰:中执法者,其病速而危;中行令者,其病徐而持;中贵人者,其病暴而死。帝曰:位之易也何如?岐伯曰:君位臣则顺,臣位君则逆。逆则其病近,其害速;顺则其病远,其害微。所谓二火也。帝曰:善。愿闻其步何如?岐伯曰:所谓步者,六十度而有奇,故二十四步,积盈百刻而成日也。

3.帝曰:六气应五行之变何如?岐伯曰:位有终始,气有初中上下不同,求之亦异也。帝曰:求之奈何?岐伯曰:天气始于甲,地气始于子,子甲相合,命曰岁立,谨候其时,气可与期。帝曰:愿闻其岁,六气始终,早晏何如?岐伯曰:明乎哉问也!甲子之岁,初之气,天数始于水下一刻,终于八十七刻半;二之气,始于八十七刻六分,终于七十五刻;三之气,始于七十六刻,终于六十二刻半;四之气,始于六十二刻六分,终于五十刻;五之气,始于五十一刻,终于三十七刻半;六之气,始于三十七刻六分,终于二十五刻。所谓初六,天之数也。乙丑岁,初之气,天数始于二十六刻,终于一十二刻半;二之气,始于一十二刻六分,终于水下百刻;三之气,始于一刻,终于八十七刻半;四之气,始于八十七刻六分,终于七十五刻;五之气,始于七十六刻,终于六十二刻半;六之气,始于六十二刻六分,终于五十刻。所谓六二,天之数也。丙寅岁,初之气,天数始于五十一刻,终于三十七刻半;二之气,始于三十七刻六分,终于二十五刻;三之气,始于二十六刻,终于一十二刻半;四之气,始于一十二刻六分,终于水下百刻;五之气,始于一刻,终于八十七刻半;六之气,始于八十七刻六分,终于七十五刻。所谓六三,天之数也。丁卯岁,初之气,天数始于七十六刻,终于六十二刻半;二之气,始于六十二刻六分,终于五十刻;三之气,始于五十一刻,终于三十七刻半;四之气,始于三十七刻六分,终于二十五刻;五之气,始于二十六刻,终于一十二刻半;六之气,始于一十二刻六分,终于水下百刻。所谓六四,天之数也。次戊辰岁,初之气,复始于一刻,常如是无已,周而复始。帝曰:愿闻其岁候何如?岐伯曰:悉乎哉问也!日行一周,天气始于一刻;日行再周,天气始于二十六刻;日行三周,天气始于五十一刻;日行四周,天气始于七十六刻;日行五周,天气复始于一刻。所谓一纪也。是故寅午戌岁气会同,卯未亥岁气会同,辰申子岁气会同,巳酉丑岁气会同,终而复始。帝曰:愿闻其用也。岐伯曰:言天者求之本,言地者求之位,言人者求之气交。帝曰:何谓气交?岐伯曰:上下之位,气交之中,人之居也。故曰:天枢之上,天气主之;天枢之下,地气主之;气交之分,人气从之。万物由之,此之谓也。帝曰:何谓初中?岐伯曰:初凡三十度而有奇,中气同法。帝曰:初中何也?岐伯曰:所以分天地也。帝曰:愿卒闻之!岐伯曰:初者地气也,中者天气也。帝曰:其升降何如?岐伯曰:气之升降,天地之更用也。帝曰:愿闻其用何如?岐伯曰:升已而降,降者谓天;降已而升,升者谓地。天气下降,气流于地;地气上升,气腾于天。故高下相召,升降相因,而变作矣。

4.帝曰:善。寒湿相遘,燥热相临,风火相值,其有间乎?岐伯曰:气有胜复,胜复之作,有德有化,有用有变,变则邪气居之。帝曰:何谓邪乎?岐伯曰:夫物之生从于化,物之极由乎变,变化之相薄,成败之所由也。故气有往复,用有迟速,四者之有,而化而变,风之来也。帝曰:迟速往复,风所由生,而化而变,故因盛衰之变耳。成败倚伏游乎中,何也?岐伯曰:成败倚伏生乎动,动而不已,则变作矣。帝曰:有期乎?岐伯曰:不生不化,静之期也。帝曰:不生化乎?岐伯曰:出入废则神机化灭,升降息则气立孤危。故非出入,则无以生长壮老已;非升降,则无以生长化收藏。是以升降出入,无器不有。故器者生化之宇,器散则分之,生化息矣。故无不出入,无不升降,化有小大,期有近远,四者之有,而贵常守,反常则灾害至矣。故曰,无形无患,此之谓也。帝曰:善。有不生不化乎?岐伯曰:悉乎哉问也!与道合同,惟真人也。帝曰:善。

【篇目纲要】

本篇共四节。阐释天之六气上下之位,左右之纪,标本之治,太过不及之象;五运应六气天符岁会之数与人生病的对应关系;岁气会同,升降相因,胜复变化出入规律。

【译释】

1. 黄帝问:幽远啊!天道,如迎漂泊而合散之浮云,莫诣其边涯,如视静莹而澄澈之深渊,视深渊可测其深浅,迎浮云不可测知其去留边际。夫子多次论谨奉天道,我听后珍藏,内心私下感到奇异,不晓知其中深意,使其永久不灭,长流不绝。可以听一听天道运行的法理吗?岐伯稽首再拜,回答说:垂询天道运行的法理真是详明啊!因天道之序变更,所以盛衰之时也变。黄帝说:愿听一听天道六六之节盛衰的气象是什么样的情形?岐伯说:上司天,下在泉有位,四间气在岁之左右。因而少阳之右,阳明主治;阳明之右,太阳主治;太阳之右,厥阴主治;厥阴之右,少阴主治;少阴之右,太阴主治;太阴之右,少阳主治。这就是六六之节,三阴三阳以六气为本,六气以三阴三阳为标,是面南观气的序位。所以说,因天道之序变更,气王为盛,气退为衰,由日光之移,日光移而后位次定,南面正立而待,其时更气易,皆于日光而可见,说的就是这意思。少阳之上,火气主治,三阴三阳,各有表里,其气相通,各有互根之中气,中见厥阴;阳明之上,燥气主治,中见太阴;太阳之上,寒气主治,中见少阴;厥阴之上,风气主治,中见少阳;少阴之上,热气主治,中见太阳;太阴之上,湿气主治,中见阳明。所说的本就是这个含义,三阴三阳本元之气下,是所见之中气,所见三阴三阳中气之下,是六气之标。本标不同,气应异象。黄帝说:六气治岁各有其时,有按时而至,有应至而不至,有至而太早,是什么原因?岐伯说:如期而至,和平之应,为平年;应至而不至,来气不及;时未至而气先至,来气有余太过。黄帝说:时至而气不至,时未至而气至,是怎样的气象?岐伯说:当期为应,愆期为否,应则顺,生化之气正,否则逆,胜复之变生,天地变生,万物发病。黄帝说:好。请论其应天时。岐伯说:万物生荣是天时之应,脉至有常是天气之应。

2. 黄帝说:好。愿听一听地理之应六气所主之位的气象是什么?岐伯说:显明为日出之所,卯正之中,天地平分之处。显明之右,意指自斗建卯中,以至巳中,步居东南,为天之右间,主二之气,在春分后六十日有奇,君火治令之位。君火之右,退于君火之右一步,自斗建巳中以至未中,步居正南,位值司天,主三之气,在小满后六十日有奇,相火治令;复行一步,相火之右,自未中以至酉中,步居西南,为天之左间,主四之气,在大暑后六十日有奇,湿土治令之位;又行一步,湿土之右,自酉中以至亥中,步居西北,为地之右间,主五之气,在秋分后六十日有奇,燥金治令之位,又行一步,燥金之右,自亥中以至丑中,布居正北,位当在泉,主终之气,在小雪后六十日有奇,寒水治令;又行一步,寒水之右,自丑中以至卯中,步居东北,为地之左间,主初之气,在大寒后六十日有奇,风木治令之位。又行一步,又行于显明之右,君火之位,这就是主气六步之一周。相火之下,水气承之,热盛水承,条蔓柔弱,凑润衍溢,水象可见;水位之下,土气承之,寒甚物坚,水冰流涸,土象斯见,承下明了;土位之下,风气承之,疾风之后,时雨乃零,是时湿为风吹,化而为雨;风位之下,金气承之,风动气清,万物皆燥,金承木下,其象昭然;金位之下,火气承之,锻金生热,火流金,乘火之上,理彰无妄;君火之下,阴精承之,君火之位,大热不行,因阴精承制其下。黄帝说:为什么?岐伯说:盛极则强弱相残,害其所胜,承其下者,必从而制之,盛有制则无亢害,生化出乎自然,循序当位,外列盛衰,害则败乱失常,不生化正气而为邪气,乃成大病。黄帝说:盛衰之变的气象是什么?岐伯说:位不当则气邪,气相得当其位则气正,不当其位,邪气变化甚大,当其位,变化甚微。黄帝说:什么是当位?岐伯说:以木运临卯位,即丁卯年,以火运临午位,即戊午年,以土运临四季,即甲辰、甲戌、己丑、己未年,金运临酉,即乙酉年,水运临子,即丙子年。岁运与年支同气,叫岁会,其气平,共八年。黄帝说:不当其位的气象是什么?岐伯说:岁运不与地支相会,气有不平。黄帝说:土运之岁上见太阴,己丑、己未年;火运之岁上见少阳、少阴,戊寅、戊申、戊子、戊午年;金运之岁,上见阳明,乙卯、乙酉岁;木运之年,上见厥阴,丁巳、丁亥年;水运之岁,上见太阳,丙戌、丙辰年。此十二年,岁运和司天同气,又是什么气象?岐伯说:天与气运相会。所以《天元册》叫天符。黄帝说:既为天符,又为岁会,是什么?岐伯说:是太一天符之会,即己丑、己未、戊午、乙酉四年。太乙即太一,至尊无二之称。黄帝说:贵贱之位是怎样排列的?岐伯说:天符为执法,位于上,犹执政,岁会为行令,位于下,犹诸司,太乙天符为贵人,统乎上下,犹君主。黄帝说:因非常之邪不时相加中伤会怎样?岐伯说:中执法者,犯司天之气,天为生之本,其病速而危殆;中行令者,犯地支之气,害稍次之,病徐而持;中贵人者,冲犯天地之气,病暴而死。黄帝说:位置变易会怎样?岐伯说:君在臣位即君在上,臣在下则顺,如以少阴之客气,加于少阳之主气之上,臣在君位,即臣上君下则逆,如以少阳之客气,加于少阴之主气之上。逆则病期近且害也快;顺则病期远且害也微。以此二火为言。黄帝说:好。愿听一听六步之数是怎样的位序？岐伯说：所谓六步之数，就是一日一度，周岁共三百六十五日二十五刻，六步平均每步六十日又八十七刻半因说有奇，因而二十步合四年之步，积二十四个八十七刻半，共二千一百刻，为二十一天。用四年全数相合，共一千四百六十一日，积满百刻，合成四年之全日，三合会同之气数，于此可见。

3. 黄帝说：六气是怎样应五行之变的？岐伯说：地位有上下左右之终始，天气有升降初中，以天之气而加于地之位，上下相错，互有差异，上下不同，求之也异。黄帝说：怎样求之？岐伯说：天气有十干而始于甲，地气有十二支而始于子，子甲相合，干支合而六十年之岁气立，岁气立则有时可候，有气可期。黄帝说：愿听一听年岁六气之终始，早晚的交司时刻是怎样的？岐伯说：问的详明啊！甲子年，初之气，即六气之首，地之左间气，始于水下一刻，漏水百刻之首，寅初刻，终于八十七刻半；二之气，始于八十七刻六分，终于七十五刻；三之气，始于七十六刻，终于六十二刻半；四之气，始于六十二刻六分，终于五十刻；五之气，始于五十一刻，终于三十七刻半；六之气，始于三十七刻六分，终于二十五刻. 初六，是甲子年为首之六气，以天之气数加于地之步数，叫天之数。乙丑岁，初之气，天数始于二十六刻，终于一十二刻半；二之气，始于一十二刻六分，终于水下百刻；三之气，始于一刻，终于八十七刻半；四之气，始于八十七刻六分，终于七十五刻；五之气，始于七十六刻，终于六十二刻半；六之气，始于六十二刻六分，终于五十刻。丑次于子，叫六二，天之气数。丙寅年，初之气，天数始于五十一刻，终于三十七刻半；二之气，始于三十七刻六分，终于二十五刻；三之气，始于二十六刻，终于一十二刻半；四之气，始于一十二刻六分，终于水下百刻；五之气，始于一刻，终于八十七刻半；六之气，始于八十七刻六分，终于七十五刻。寅次于丑，叫六三，天之气数。丁卯年，天数始于七十六刻，终于六十二刻半；二之气，始于六十二刻六分，终于五十刻；三之气，始于五十一刻，终于三十七刻半；四之气，始于三十七刻六分，终于二十五刻；五之气，始于二十六刻，终于一十二刻半；六之气，始于一十二刻六分，终于水下百刻。卯次于寅，叫六四，天气之数。次戊辰年，初之气又始于一刻，恒久如此不变，六十年气数周流，都如前之四年，气复如初，周而复始。愿听一听怎样候察岁气？岐伯说：问的详尽啊！日行一周于天，即甲子年，天之气开始于水下一刻；日行二周于天，即乙丑年，天气从水下二十六刻开始；日行三周于天，即丙寅年，天气从水下五十一刻开始；日行四周于天，即丁卯年，天气从水下七十六刻开始；日行五周于天，天气又从水下一刻开始。这就是一纪。法以四年为一纪，一纪尽，天气又从一刻开始，就是《天元纪大论》中所说的终地之纪的"纪"。所以，寅午戌三年岁气会同，卯未亥三年岁气会同，辰申子三年，岁气会同，巳酉丑三年，岁气会同，周而复始。黄帝说：愿听一听六气上下升降之用。岐伯说：论天气，寒暑燥湿风火，求其本质盛衰，上可知晓；论地气，木火土金水火，求其位置六步终始，下可知晓；论人气，求其天气下降，地气升腾之上下气交之中。黄帝说:什么是气交? 岐伯说:天气下降,地气上升,一升一降,气交于中,人居其中,生化变易。所以说人之天枢穴之上,天气主治;天枢穴之下,地气主治;三分折算,上分应天,下分应地,中分应气交。天地之气交合之际,所遇寒暑燥湿风火胜复之变化,人气从之,万物生化,全部因之合散。黄帝说:什么是初气、中气? 岐伯说:一步之数共六十日又八十七刻半,平均两分之,前半步始于初,叫初气,共三十日四十三刻又四分刻之三,后半步始于中,叫中气,其数如初,故曰同法。黄帝说:初中之气的作用是什么? 岐伯说:所以用来分别天地阴阳之气的。黄帝说:愿详尽地听一听! 岐伯说:凡一气之度必有前后,有前后则前阳后阴,阳主进,自下而上,所以初为地之气,阴主退,自上而下,所以中为天之气。黄帝说:天地之气是怎样升降的? 岐伯说:天无地之升,则不能降,地无天之降,则不能升,所以天地更相为用。黄帝说:愿听一听是怎样更相为用的? 岐伯说:生出于地,升无所升,则升极而降,地以天为用,降者为天;降出于天,降无所降,则降极而升,天以地为用,所以升者为地。天气下降,气流于地;地气上升,气腾于天。这是天运循环之道,阳必召阴,阴必召阳,这是阴阳配合之理。所以高下相召,则有升降,有升降,则强弱相因,而变化丛生。

4.黄帝说:好。寒暑燥湿风火六气,升降相遭、相临、相值之交接之处,有没有空隙之处? 岐伯说:六气都有胜复,胜复之作,正则为循环当位之胜复,所以有德、有化、有用,有变,变则为亢害承制之胜复,邪气居位。黄帝说:什么是邪气? 岐伯说:物之生,随从化,物之极,由极而变,变化相迫于物,生由化而成,其气进,败由变而致,其气退。气有进退往复,用有迟速盛衰,四者俱备,为化为变,从乎化则正风来,从乎变则邪风至,人受之,则安危系之。黄帝说:迟速往复,风由所生,而化而变,是因气之盛衰之变的缘故。成败倚伏游行于变化之中,是为什么呢? 岐伯说:成败倚伏,生于形气相感,形气相感不停止,则变化就会由之而作。黄帝说:有不生不化之期吗? 岐伯说:阳动阴静,一消一长,各有其期,上文说成败倚伏生乎动,即动之期,动极必变,而至于不生不化,即静之期。天地以春夏为动,秋冬为静,人以生为动,死为静。黄帝说:有不生不化的情形吗? 岐伯说:凡血气之动物,以神之存亡,决定于饮食呼吸之出入,出入废则神机化灭而动者息灭,草木金石之类,生气根于形外,以气为荣枯之主,叫气立,气之盛衰,由于阴阳升降,升降息则气立孤危,物之植生气于形外者败。物之长短,本来各有其数,但禀赋出于天,自作由乎我,各有其因。所以没有呼吸出入,动物就没有生长壮老之始终,没有阴阳之升降,植物就不会生长化收藏之盛衰。因此,升降出入,无器不有,器,即形。宇,即天地四方,形所以存神,也所以宇气,凡物之成形者都叫器,生化出于其中,叫生化之宇,形气散散,则出入升降无所依凭,各相离分而生化息,这是天地万物合一之道。所以万物之众,无不出入,无不升降,化有大小,大如天地之广,小如秋毫之微,期有远近,天如蜉蝣朝暮之短,寿如彭聃百千之长,升降出入四者之有,贵在守其所固有,动静反于常道,灾害就要降临。物有是形,则有是患,外苦六气所侵,劳伤所累,内惧情欲所系,得失所牵,所以人有终身之忧,都是此形为患,但天地虽大,能役有形而不能役无形,阴阳虽妙,能化有气而不能化无气,假使无形,何患之有?无形无患,就是这意思。黄帝说:好。有不生不化的吗?岐伯说:问的详尽啊!不生不化,不生也不死,逃阴阳,免生化,无始无终,与太虚自然之道相合,只有真人寿敝天地,无有终时。

卷第二十

气交变大论篇第六十九

1. 黄帝问曰:五运更治,上应天期,阴阳往复,寒暑迎随,真邪相薄,内外分离,六经波荡,五气倾移,太过不及,专胜兼并,愿言其始,而有常名。可得闻乎?岐伯稽首再拜,对曰:昭乎哉问也!是明道也!此上帝所贵,先师传之,臣虽不敏,往闻其旨。帝曰:余闻得其人不教,是谓失道,传非其人,慢泄天宝。余诚菲德,未足以受至道,然而众子哀其不终,愿夫子保于无穷,流于无极,余司其事,则而行之,奈何?岐伯曰:请遂言之也。《上经》曰:夫道者,上知天文,下知地理,中知人事,可以长久,此之谓也。帝曰:何谓也?岐伯曰:本气位也。位天者,天文也;位地者,地理也;通于人气之变化者,人事也。故太过者先天,不及者后天,所谓治化而人应之也。

2. 帝曰:五运之化,太过何如?岐伯曰:岁木太过,风气流行,脾土受邪,民病飧泄,食减体重,烦冤肠鸣,腹支满,上应岁星。甚则忽忽善怒,眩冒巅疾。化气不政,生气独治,云物飞动,草木不宁,甚而摇落,反胁痛而吐甚,冲阳绝者,死不治,上应太白星。岁火太过,炎暑流行,金肺受邪,民病疟,少气咳喘,血溢血泄注下,嗌燥,耳聋,中热,肩背热,上应荧惑星。甚则胸中痛,胁支满,胁痛,膺背肩胛间痛,两臂内痛,身热骨痛,而为浸淫。收气不行,长气独明,雨水霜寒,上应辰星。上临少阴少阳,火燔炳,水泉涸,物焦槁,病反谵妄狂越,咳喘息鸣,下甚血溢泄不已,太渊绝者死不治,上应荧惑星。岁土太过,雨湿流行,肾水受邪,民病腹痛,清厥,意不乐,体重烦冤,上应镇星。甚则肌肉萎,足萎不收,行善瘛,脚下痛,饮发,中满,食减,四肢不举。变生得位,藏气伏,化气独治之,泉涌河衍,涸泽生鱼,风雨大至,土崩溃,鳞见于陆,病腹满溏泄,肠鸣反下,甚而太谿绝者,死不治,上应岁星。岁金太过,燥气流行,肝木受邪,民病两胁下少腹痛,目赤痛,眦疡,耳无所闻。肃杀而甚,则体重烦冤,胸痛引背,两胁满,且痛引少腹,上应太白星。甚则喘咳逆气,肩背痛,尻阴股膝髀腨胻足皆病,上应荧惑星。收气峻,生气下,草木敛,苍干凋陨,病反暴痛胠胁,不可反侧,咳逆甚而血溢,太冲绝者,死不治,上应太白星。岁水太过,寒气流行,邪害心火,民病身热,烦心,躁悸,阴厥,上下中寒,谵妄,心痛,寒气早至,上应辰星。甚则腹大胫肿,喘咳,寝汗出,憎风,大雨至,埃雾朦郁,上应镇星。上临太阳,雨冰雪霜不时降,湿气变物,病反腹满,肠鸣,溏泄,食不化,渴而妄冒,神门绝者,死不治,上应荧惑、辰星。

3.帝曰:善。其不及何如? 岐伯曰:悉乎哉问也! 岁木不及,燥乃大行,生气失应,草木晚荣,肃杀而甚,则刚木辟著,柔萎苍干,上应太白星。民病中清,胠胁痛,少腹痛,肠鸣,溏泄,凉雨时至,上应太白星,其谷苍。上临阳明,生气失政,草木再荣,化气乃急,上应太白、镇星,其主苍早。复则炎暑流火,湿性燥,柔脆草木焦槁,下体再生,华实齐化,病寒热、疮疡、痱胗、痈痤,上应荧惑、太白,其谷白坚。白露早降,收杀气行,寒雨害物,虫食甘黄,脾土受邪,赤气后化,心气晚治,上胜肺金,白气乃屈,其谷不成,咳而鼽,上应荧惑、太白星。岁火不及,寒乃大行,长政不用,物荣而下,凝惨而甚,则阳气不化,乃折荣美,上应辰星。民病胸中痛,胁支满,两胁痛,膺背肩胛间及两臂内痛,郁冒朦昧,心痛暴瘖,胸腹大,胁下与腰背相引而痛,甚则屈不能伸,髋髀如别,上应荧惑、辰星,其谷丹。复则埃郁,大雨且至,黑气乃辱,病鹜溏腹满,食饮不下,寒中肠鸣,泄注腹痛,暴挛痿痹,足不任身,上应镇星、辰星,元谷不成。岁土不及,风乃大行,化气不令,草木茂荣,飘扬而甚,秀而不实,上应岁星。民病飧泄霍乱,体重腹痛,筋骨繇复,肌肉瞤酸,善怒,藏气举事,蛰虫早附,咸病寒中,上应岁星、镇星,其谷黅。复则收政严峻,名木苍凋,胸胁暴痛,下引少腹,善太息,虫食甘黄,气客于脾,黅谷乃减,民食少失味,苍谷乃损,上应太白、岁星。上临厥阴,流水不冰,蛰虫来见,藏气不用,白乃不复,上应岁星,民乃康。岁金不及,炎火乃行,生气乃用,长气专胜,庶物以茂,燥烁以行,上应荧惑星。民病肩背瞀重,鼽嚏血便注下,收气乃后,上应太白星,其谷坚芒。复则寒雨暴至,乃零冰雹霜雪杀物,阴厥且格,阳反上行,头脑户痛,延及脑顶发热,上应辰星,丹谷不成,民病口疮,甚则心痛。岁水不及,湿乃大行,长气反用,其化乃速,暑雨数至,上应镇星。民病腹满身重,濡泄,寒疡流水,腰股痛发,腘腨股膝不便,烦冤,足痿,清厥,足下痛,甚则跗肿,藏气不政,肾气不衡,上应辰星,其谷秬。上临太阴,则大寒数举,蛰虫早藏,地积坚冰,阳光不治,民病寒疾于下,甚则腹满浮肿,上应镇星,其主黅谷。复则大风暴发,草偃木零,生长不鲜,面色时变,筋骨并辟,肉瞤瘛,目视䀮䀮,物疏璺,肌肉胗发,气并膈中,痛于心腹,黄气乃损,其谷不登,上应岁星。

4.帝曰:善。愿闻其时也。岐伯曰:悉乎哉问也! 木不及,春有鸣条律畅之化,则秋有雾露清凉之政;春有惨凄残贼之胜,则夏有炎暑燔烁之复。其眚东,其脏肝,其病内舍胠胁,外在关节。火不及,夏有炳明光显之化,则冬有严肃霜寒之政;夏有惨凄凝冽之胜,则不时有埃昏大雨之复。其眚南,其脏心,其病内舍膺胁,外在经络。土不及,四维有埃云润泽之化,则春有鸣条鼓折之政;四维发振拉飘腾之变,则秋有肃杀霖霆之复。其眚四维,其脏脾,其病内舍心腹,外在肌肉四肢。金不及,夏有光显郁蒸之令,则冬有严凝整肃之应;夏有炎烁燔燎之变,则秋有冰雹霜雪之复。其眚西,其脏肺,其病内舍膺胁肩背,外在皮毛。水不及,四维有湍润埃云之化,则不时有和风生发之应;四维发埃昏骤注之变,则不时有飘荡振拉之复。其眚北,其脏肾,其病内舍腰脊骨髓,外在谿谷腨膝。夫五运之政,犹权衡也,高者抑之,下者举之,化者应之,变者复之,此生长化成收藏之理,气之常也,失常则天地四塞矣。故曰,天地之动静,神明为之纪,阴阳之往复,寒暑彰其兆,此之谓也。

5.帝曰:夫子之言五气之变,四时之应,可谓悉矣。夫气之动乱,触遇而作,发无常会,卒然灾合,何以期之? 岐伯曰:夫气之动变固不常在,而德化政令灾变,不同其候也。帝曰:何谓也? 岐伯曰:东方生风,风生木,其德敷和,其化生荣,其政舒启,其令风,其变振发,其灾散落。南方生热,热生火,其德彰显,其化蕃茂,其政明曜,其令热,其变销烁,其灾燔焫。中央生湿,湿生土,其德溽蒸,其化丰备,其政安静,其令湿,其变骤注,其灾霖溃。西方生燥,燥生金,其德清洁,其化紧敛,其政劲切,其令燥,其变肃杀,其灾苍陨。北方生寒,寒生水,其德凄沧,其化清谧,其政凝肃,其令寒,其变溧冽,其灾冰雪霜雹。是以察其动也,有德有化,有政有令,有变有灾,而物由之,而人应之也。

6.帝曰:夫子之言岁候,其太过不及,而上应五星。今夫德化政令灾眚变易,非常而有也,卒然而动,其亦为之变乎? 岐伯曰:承天而行之,故无妄动、无不应也。卒然而动者,气之交变也,其不应焉。故曰,应常不应卒,此之谓也。帝曰:其应奈何? 岐伯曰:各从其气化也。帝曰:其行之徐疾逆顺何如? 岐伯曰:以道留久,逆守而小,是谓省下;以道而去,去而速来,曲而过之,是谓省遗过也;久留而环,或离或附,是谓议灾与其德也。应近则小,应远则大。芒而大倍常之一,其化甚大常之二,其眚即也;小常之一,其化减小;常之二,是谓临视,省下之过;与其德也。德者福之,过者伐之。是以象之见也,高而远则小,下而近则大,故大则喜怒迩,小则祸福远。岁运太过,则运星北越,运气相得,则各行其道。故岁运太过,畏星失色而兼其母,不及则色兼其所不胜。肖者瞿瞿,莫知其妙,闵闵之当,孰者为良,妄行无征,示畏侯王。帝曰:其灾应何如? 岐伯曰:亦各从其化也。故时至有盛衰,凌犯有逆顺,留守有多少,形见有善恶,宿属有胜负,征应有吉凶矣。帝曰:其善恶何谓也? 岐伯曰:有喜有怒,有忧有丧,有泽有燥,此象之常也,必谨察之。帝曰:六者高下异乎? 岐伯曰:象见高下,其应一也,故人亦应之。

7.帝曰:善。其德化政令之动静损益,皆何如? 岐伯曰:夫德化政令灾变,不能相加也。胜复盛衰,不能相多也。往来小大,不能相过也。用之升降,不能相无也。各从其动而复之耳。

8.帝曰:其病生何如? 岐伯曰:德化者气之祥,政令者气之章,变易者复之纪,灾眚者伤之始。气相胜者和,不相胜者病,重感于邪则甚也。

9.帝曰:善。所谓精光之论,大圣之业,宣明大道,通于无穷,究于无极也。余闻之,善言天者,必应于人;善言古者,必验于今;善言气者,必彰于物;善言应者,同天地之化;善言化言变者,通神明之理。非夫子孰能言至道欤?乃择良兆,而藏之灵室,每旦读之,命曰《气交变》,非斋戒不敢发,慎传也。

【篇目纲要】

本篇共九节。阐释五运之太过不及,六气之应、之变,天象、气象、物候之应、之变,民病的临床症状。

【译释】

1.黄帝问:五运更替,应天之气,动而不息,阴阳应地之气往复,寒暑迎随,静而守位,正邪相干,表里不相保,三阴三阳六经波荡,五气倾移,因太过,运有转胜,因不及,气有兼并,愿论其开端,纪运气之名义,可以听一听吗?岐伯稽首再拜,回答说:问的昭明啊!这是显明之道啊!这是上古先帝所珍贵,先师僦贷季所流传,我虽不敏慧,先前曾去谛听其旨诣。黄帝说:我听说得其人不教,叫失道,传授非其人,则慢泄天宝,失天之道。我的确无德,不足以接受至道,但是我悯念苍生之苦,愿夫子永保至道无穷无尽,流传久远,我掌管其事,遵道而行,您看如何?岐伯说:请让我论天之至道。《上经》上说:道即万物之所由,大无不包,细无不入,上知晓天文,下通晓地理,中晓理人事,合同于道,永保天年,可以长久,就是这意思。黄帝说:是怎样含义?岐伯说:天地人三才气位,各有所本。位天者为天文,如阴阳星辰、风雨寒暑之类;位地者为地理,如方宜水土、草木昆虫类;通于人气之变化者为人事,如表里血气,安危病治之类。运太过,气先天时而至,运不及,气后天时而至,这就是天之治化运于上,人之安危应于下。

2.黄帝说:五运之化,气运有余,是什么样的情形?岐伯说:六壬岁,木气太过,木化风,风气流行,木胜则克土,脾脏受邪,水谷不化而飨泄,脾虚不运而食减,脾主肌肉,气衰而体重,脾脉从胃别上膈注心中而心烦、抑郁不伸,中气不足,肠为之苦鸣,木强肝逆而胁痛支满,上应木星,星明而专其令。凌犯太甚,则木胜肝强而善怒,脉随督脉而会于巅,病发眩冒巅疾。化气即土气,土气不能布政于万物,生气即木气,则木之生气独治,风不务德,太虚之中云雾飞动,草木不宁,木胜不已,金则承之,甚则草木摇落,肝逆胁痛,木邪伤胃而吐甚,冲阳胃脉因木亢而绝,死不可治,上应太白金星,木胜而金制之,太白星光芒以应其气。六戊年,岁火太过,火之化暑而流行,火胜克金,肺脏受邪,火邪伤阴,寒热交争而为疟,壮火食气,少气,火乘肺金,逼血妄行,咳喘,血上溢于口鼻,下泄于二便,火性急速,水注泄下,嗌燥、耳聋,中热,肩背热,都是火炎上焦,火气胜,荧惑星明而当令。甚则循心经及手心主所行之处,胸中痛、胁支满、胁痛、膺背肩胛间痛,两臂内痛,身热骨痛,热流周身为浸淫。收气为金气,长气为火气,火盛金衰,收气不行而长气独明,火不务德,水则承之,雨水霜寒,火亢而水制之,上应辰星,即水星光芒以应其气。戊年都是火运太过,又遇子午,上临少阴君火,遇寅申,上临少阳相火,都是天符,其热别于其他之年,火当燔炳,水泉当干涸,物当焦枯,民病上为谵妄狂越,咳喘息鸣,下为血溢血泄不已,肺脉太渊因火亢而绝,死不治,盛衰上应荧惑星,即火星。六甲年岁土运太过,土化湿,雨湿流行,土胜克水,肾脏受邪,民病大小腹痛,清厥,意不乐,身重,心烦而抑郁不舒,上应镇星,即土星明耀而主其令。土邪有余木气承之,脾经自病,肌肉萎,足萎不收,行善瘛,脚下痛,水饮发,中满,饮食减少,四肢不举。土无定位,变生得位,藏气即水气,化气即土气,土胜则藏气即水气伏衰,化气即土气独治,土不务德,湿令大行,泉涌河衍,涸泽生鱼,湿土太过,风木承之,风雨大至,土崩溃,木气之复,鳞见于陆,土湿自伤,脾不能制,腹满肠鸣,飨泄食不化,土亢克水,肾脉太溪绝,死不可治,上应岁星,即木星光芒以应其气。六庚之岁,金运太过,金胜克木,燥气流行,肝脏受邪,肝胆经气所及,两胁少腹耳目皆痛,金气太过则肃杀太过,体重心烦,抑郁不舒,胸痛引背,两胁满,痛引少腹,金气胜,上应太白金星,明耀而当其令。金邪有余,火气承之,肺经自病,喘咳气逆,肩背痛,尻阴股膝髀腨胻足都痛,上应火星荧惑星光芒而应其气。收气为金气,生气为木气,金盛木衰,收气峻速,生气下而不伸,草木多敛而苍干凋陨,金伤肝,病反暴痛胠胁,不可反侧,火复于肺,咳逆甚而血溢,肝脉太冲脉绝,死不可治,上应太白金星。六丙之年,水运太过,水化寒,水盛克火,寒气流行,心脏受邪,民病身热,烦心,燥悸,阴厥,上下中都寒,谵妄,心痛,寒气早至,上应辰星,即水星明亮而主其令。水邪有余,肾脏自病,腹大胫肿,喘咳,寝汗出,憎风,水盛不已土气承之,大雨至,埃雾朦郁,上应镇星光芒而应其气。上临太阳司天,是为天符,雨冰雪霜不时而降,湿气变物,脾虚则腹满,肠鸣溏泄,食不化,水邪侮火,心失其职,为渴而妄冒,心脉神门绝,死不可治,上应荧惑星减耀,辰星明朗。

3. 黄帝说:好。岁运不及是怎样的情形?岐伯说:问的详备啊!木运不及,即六丁之年,金运乘之,燥气大行,生气不能应时,草木晚荣,金气胜,肃杀太过,刚木碎裂如劈著,柔木色青黑而凋枯,上应太白金星光芒而主其气。金气乘木,肝犯病,民病中清冷,胠胁痛,少腹痛,木不生火,脾寒,肠鸣溏泄,金气清肃,凉雨时至,上应太白金星之明,其谷苍色。上临阳明,丁卯、丁酉之年,金气亢甚,生气失政,因木气既衰,得火旺时,土无所制,化气乃急,草木夏秋再荣,上应太白金星,镇星光芒闪耀,其下主于物,苍者早凋。子复母仇,木衰金亢,火复之,炎暑流火,湿性之物皆燥,柔脆草木枝叶焦枯,下体再生发新枝,早花草实而齐化,病发寒热、疮疡、痱胗、痈痤,上应荧惑星光芒,太白金星减明,其谷白坚,秀而不实。阳明上临,金气清肃,白露早降,收杀气行,寒雨害物,金胜火衰,土必弱,虫食味甘色黄之物,在人脾土受邪,金胜不已而火复之,赤气之物后时而化,人之心火晚盛,上克肺金,凡白色属金之物,气乃屈,稻谷不成,咳而鼻塞,上应荧惑星明,太白星暗。六癸之年,火运不及,水来乘之,寒乃大行,长政不用,物不能茂盛于上,只荣于下,凝惨阳衰,阳气不化,乃折荣美,上应辰星当明。火不足则阴邪盛而心气伤,民病当胸中痛,胁支满,两胁痛,膺背肩胛间及两臂内痛,目无所见而蒙昧不明,心痛暴喑,胸腹大,胁下与腰背相引而痛,严重则屈不能伸,臀股之间若有所别而不为用,上应荧惑减明,辰星增耀,丹色之谷应气不成。火衰水亢,土气复之,土化湿,反侵肾脏,气候埃郁大雨,水气屈辱,民病腹满,食欲不下,寒中肠鸣注泄,腹痛,暴痹足不任身,上应镇星明润,辰星减芒,玄色之谷应气不成。六己之年,土运不及,木气乘之,风气大行,化气失令,木专其政,草木茂荣,但发生在木,成实在土,木胜不务德,土气不充,秀而不实,上应岁星增芒。肝强则脾弱,民病飧泄霍乱,身重腹痛,筋骨摇动,肌肉跳酸,善怒。土气不及,寒水无畏,脏气举事,蛰虫早附,都病发寒中,上应岁星增芒,镇星减耀,黄色之谷应气令不成实。土衰木亢,金气来复,收气峻而名木凋,民病胸胁暴痛,下引少腹,善太息,虫食味甘色黄之物,气客于脾,黄色之谷不成,土衰脾弱,民食少,滋味失,苍谷不成,上应太白金星增芒,岁星减耀。上临厥阴司天,流水不冰,蛰虫来见,火司于地,水之脏气不用,金之白气不复,岁星得专其令,民康无病。六乙之年,金运不及,火运乘之,炎火乃行,金不胜木,生气用,庶物繁茂,长气胜,燥烁行,上应荧惑星明。金受火邪,民病肩背闷重,闭塞流涕,嚏且血便注下,火先胜,收气乃后,上应太白星减明,坚芒之谷不成,以应气令。金衰火亢,水气来复,气象则寒雨暴至,冰雹霜雪,灾伤万物,寒胜于下,阴厥格阳而反上行,头脑户痛,延及脑顶发热,上应辰星明耀,丹色之谷不成,民病口疮,甚则心痛。六辛之年,岁水不及,土运乘之,湿乃大行,水衰则火土同化,长气反用,其化乃速,暑雨数至,上应镇星光芒。土湿太过,伤及肾阴,民病腹满体重,濡泄,阴蚀阴疽流水,腰股痛发,腘腨股膝不便,烦闷抑郁,足痿,寒厥,足下痛,严重则浮肿。脏气不衡,肾气水衰,上应辰星不明,黑色之谷不成。上临辛丑、辛未年太阴司天,太阳在泉,气候大寒数起,蛰虫早藏,地积坚冰,阳光不治,民病寒疾于下,严重则腹满浮肿,土胜肾气上,上应镇星增明,黄色之谷成实。水衰土亢,木气来复,气候则大风爆发,草偃木落,生长失时,都不鲜明,在人面色时变,筋骨拘挛,肉动瘈,目视不明,物因风化破裂,肌肉风疹,肝气在中,痛于心腹,木胜所致,黄气损,属土之谷不成,上应岁星当光芒。

4.黄帝说:好。愿听一听不及之年政化胜复之时。岐伯说:问的详备啊!木运不及,金当来克,无克则木不伤,春有鸣条律畅之化,至秋金也不复,有清凉雾露之政,此为气和;金气来克,春有惨凄残贼之胜,木生火,火来克金,夏有炎暑燔烁之复。灾眚当见于东方,在人之脏应肝,病当内在肤胁,外在关节。火运不及,若水不侮火,夏有炳明光显之化,水不复则冬有严肃霜寒之政;若水来乘火,则夏有惨悽凝冽之胜,火生土,土克水则不时有埃昏大雨之复。灾眚南,在人脏则心,病内舍膺胁,外在经络。土运不及,若木不侮土,则四方有埃云润泽之化,木也无复,则春有鸣条鼓折之政;木来乘土,则四方发振拉飘腾之变,金复木则秋有肃杀霖霆之象。灾眚四方,在人脏脾,病内舍心腹,外在肌肉四肢。金运不及,火当胜之,如火不克金,夏有光显郁蒸之令,水不复火,则冬有严凝整肃之应;如火气乘金,则夏有炎烁燔燎之变,水来复火,则秋有冰雹霜雪之复。灾眚四方,在人脏肺,其病内舍膺胁肩背,外在皮毛。水运不及,土当胜之,如土不克水,则四季有湍润埃云之化,木不复土,则不时有和风生发之应;如土来乘水,则四季发埃昏骤注之变,木来复土,则不时有飘荡振拉之复。灾眚北方,在人脏肾,病内舍腰脊骨髓,外在溪谷踹膝。天地阴阳之道,也如权衡之平,不能少有损益,高而亢则必有所抑,卑而下则必有所举,正而为化,则必有所应;邪而为变,则必有所复,这是生长化收藏,都不失其物理之常,失常则天地高下四方闭塞。所以说应天之气,动而不息,应地之气,静而守位,神明为之纪,则九星悬朗,七曜周旋,阴阳寒暑之往复,有兆可知,天地阴阳之道如此而已。

5. 夫子论五气之变,四时之应,可以说是详备无遗。气动之乱,随遇而变,德化政令灾变之候,各有不同,根据什么来观察?岐伯说:气之动变本来就无常,四时德化政令灾变,不同其时。黄帝说:是怎样的情形?岐伯说:东方生风,风生木,木德布和,木化生荣,木政舒启,木令风,木变振发,木灾散落。南方生热,热生火,火德彰显,火化蕃茂,火政明耀,火令热,火变销铄,火灾燔炳。中央生湿,湿生土,土德溽蒸,土化丰备,土政安静,土令湿,土变骤注,土灾霖溃。西方生燥,燥生金,金德清洁,金化紧敛,金政劲切,金令燥,金变肃杀,金灾苍陨。北方生寒,寒生水,水德凄沧,水化清谧,水政凝肃,水令寒,水变凛冽,水灾冰雪霜雹。因此,观察其动,有德化政令之和气,有灾变之乘气,施化出于天地,人物应之,得其和则为生为成,遇其乘则为灾为害。

6. 黄帝说:夫子论岁运,太过不及,上应五星。今德化政令灾眚变易,不是经常的自然现象。但突然发生,五星也为之生变吗?岐伯说:五星承天而行,岁候承天运,气不妄动,五星之见,动无不应。突然而动,不关天运,随遇为变,五星不应。所以说,五星应常不应卒,就是这道理。黄帝说:是怎样应的?岐伯说:各从其化,岁星之化应风,荧惑之化应火,镇星之化应湿,太白星之化应燥,辰星之化应寒。黄帝说:五星运行徐疾逆顺是怎样的情形?岐伯说:顺行稽留延久,逆行不进而守其度,这叫察其分野君民之有德有过;按道而去,去而又速来,委曲逡巡而过其度,这是省察有未尽,而又省察其所遗过失;久留而回环旋绕,或离或附,这是议灾与德。所应者近而微,其星则小,所应者远而甚,其星则大。光芒比平常大一倍,气化盛;比平常大二倍,灾眚即至;比平常小一倍,气化衰减;比平常小二倍,则不及太甚;叫作临视,即观察,省下之过与其德。省察其宿属分野之下,有德者,赐之以福,有过者伐之以灾,这是用象示见,高而远,其象小,下而近,其象大,大则近,喜之应也近,小则远,祸福之应也远。岁运太过,则运星越出应行之度而近于北,运气无强弱胜负之气,各守其当行之道。所以岁运太过,所制之星失色而兼现母色,岁运不及则色兼其所相制,如木运不及兼白色,火运不及兼黑色,土运不及兼苍色,金运不及兼赤色,水运不及兼黄色。天道难穷,谈非容易,想要取法,瞿瞿多顾,都不能够晓知其妙,对于闵闵之才,能当忧世之任者,有谁是良才?要知天之道,难得其人,但往往有妄行之徒,用无征兆之说,以示畏侯王,言而不应,反惑其敬畏修德之心,如此人等,不仅于事无补,而且足以误事误人。黄帝说:星宿之变是怎样应灾祸的?岐伯说:也是各从岁气所化。岁时更至有盛有衰,五星之运,当其时则盛,非其时则衰,退而东行凌犯者,星迟于天,为顺,灾轻,进而西行凌犯者,星速于天,为逆,灾重,留守日多则灾深,留守日少则灾浅,形见有喜润之色为善,形见有怒燥忧丧之色为恶,二十八宿和十二辰位,各有五行所属之异,凡五星所临,太过逢王,不及逢衰,灾祸更加深重,太过得制,不及得助,其灾必轻,即胜负,五星之为德为化者吉,为灾为变者凶,都是征应。黄帝说:其善恶是什么意思?岐伯说:五星之见有喜有怒,有忧有丧,有泽有燥,这是星象之常,必须谨察。黄帝说:五星和月亮六者高下不同吗?岐伯说:观象睹色,高下虽异,气应则一,人天一色。

7. 黄帝说:好。五运德化政令之动静损益都是怎样的情形?岐伯说:天地动静,阴阳往复,以德报德,以化报化,政令灾眚动复也是如此,不能相陵。胜微复微,胜甚复甚,不能相多。胜复日数,气数多少一样,不能相过。五行之用,先者退而后者进,迭为升降,升降失则气化息,不能相无。五运之政,如权衡,动有盛衰,复有微甚,各从其动而应。

8. 黄帝说:灾变眚伤所致之病是怎样的情形?岐伯说:岁年有德有化,是气之祥和,有政有令,是气之彰著,变易是报复之纪,灾眚是民病所伤之始。人气与岁气相当,比和无病,不相当,邪正相干而病生,重感于邪,如有余逢王,不足被伤,则盛者更盛,虚者更虚,病情必定加重。

9. 黄帝说:好。论天地神明之理,圣人周知万物,宣明大道,通于无穷,究于无极。我听说,善论天,必定有应验于人;善论古,必定有应验于今;善论气,必定彰昭于物;善论应验,必同天地之造化;善论化论变,必与神明之运相为契合,通于神明之理。不是夫子您,还有谁能够论至道之法呢?于是就选择好时机,藏之灵兰之密室,每早阅读,命名为《气交变》,不斋戒不敢开启,慎重传习。

五常政大论篇第七十（上）

1. 黄帝问曰：太虚寥廓，五运迴薄，衰盛不同，损益相从。愿闻平气何如而名？何如而纪也？岐伯对曰：昭乎哉问也！木曰敷和，火曰升明，土曰备化，金曰审平，水曰静顺。帝曰：其不及奈何？岐伯曰：木曰委和，火曰伏明，土曰卑监，金曰从革，水曰涸流。帝曰：太过何谓？岐伯曰：木曰发生，火曰赫曦，土曰敦阜，金曰坚成，水曰流衍。

2. 帝曰：三气之纪，愿闻其候。岐伯曰：悉乎哉问也！敷和之纪，木德周行，阳舒阴布，五化宣平，其气端，其性随，其用曲直，其化生荣，其类草木，其政发散，其候温和，其令风，其脏肝，肝其畏清，其主目，其谷麻，其果李，其实核，其应春，其虫毛，其畜犬，其色苍，其养筋，其病里急支满，其味酸，其音角，其物中坚，其数八。升明之纪，正阳而治，德施周普，五化均衡，其气高，其性速，其用燔灼，其化蕃茂，其类火，其政明曜，其候炎暑，其令热，其脏心，心其畏寒，其主舌，其谷麦，其果杏，其实络，其应夏，其虫羽，其畜马，其色赤，其养血，其病瞤瘛，其味苦，其音征，其物脉，其数七。备化之纪，气协天休，德流四政，五化齐修，其气平，其性顺，其用高下，其化丰满，其类土，其政安静，其候溽蒸，其令湿，其脏脾，脾其畏风，其主口，其谷稷，其果枣，其实肉，其应长夏，其虫倮，其畜牛，其色黄，其养肉，其病否，其味甘，其音宫，其物肤，其数五。审平之纪，收而不争，杀而无犯，五化宣明，其气洁，其性刚，其用散落，其化坚敛，其类金，其政劲肃，其候清切，其令燥，其脏肺，肺其畏热，其主鼻，其谷稻，其果桃，其实壳，其应秋，其虫介，其畜鸡，其色白，其养皮毛，其病咳，其味辛，其音商，其物外坚，其数九。静顺之纪，藏而勿害，治而善下，五化咸整，其气明，其性下，其用沃衍，其化凝坚，其类水，其政流演，其候凝肃，其令寒，其脏肾，肾其畏湿，其主二阴，其谷豆，其果栗，其实濡，其应冬，其虫鳞，其畜彘，其色黑，其养骨髓，其病厥，其味咸，其音羽，其物濡，其数六。故生而勿杀，长而勿罚，化而勿制，收而勿害，藏而勿抑，是谓平气。

3. 委和之纪，是谓胜生，生气不政，化气乃扬，长气不①平，收令乃早，凉雨时降，风云并兴，草木晚荣，苍干凋落，物秀而实，肤肉内充，其气敛，其用聚，其动緛戾拘缓，其发惊骇，其脏肝，其果枣李，其实核壳，其谷稷稻，其味酸辛，其色白苍，其畜犬鸡，其虫毛介，其主雾露凄沧，其声角商，其病摇动注恐，从金化也。少角与判商同，上角与正角同，上商与正商同。其病肢废痈肿疮疡，其甘虫，邪伤肝也。上宫与正宫同。萧飋肃杀，则炎赫沸腾，眚于三，所谓复也。其主飞蠹蛆雉，乃为雷霆。伏明之纪,是谓胜长,长气不宣,藏气反布,收气自政,化令乃衡,寒清数举,暑令乃薄,承化物生,生而不长,成实而稚,遇化已老,阳气屈伏,蛰虫早藏,其气郁,其用暴,其动彰伏变易,其发痛,其脏心,其果栗桃,其实络濡,其谷豆稻,其味苦咸,其色元丹,其畜马彘,其虫羽鳞,其主冰雪霜寒,其声徵羽,其病昏惑悲忘,从水化也。少徵与少羽同,上商与正商同,邪伤心也。凝惨凓冽,则暴雨霖霍,眚于九,其主骤注雷霆震惊,沉黔淫雨。卑监之纪,是谓减化,化气不令,生政独彰,长气整,雨乃愆,收气平,风寒并兴,草木荣美,秀而不实,成而粃也,其气散,其用静定,其动疡涌分溃痈肿,其发濡滞,其脏脾,其果李栗,其实濡核,其谷豆麻,其味酸甘,其色苍黄,其畜牛犬,其虫倮毛,其主飘怒振发,其声宫角,其病留满否塞,从木化也。少宫与少角同,上宫与正宫同,上角与正角同,其病飧泄,邪伤脾也。振拉飘扬,则苍干散落,其眚四维,其主败折虎狼,清气乃用,生政乃辱。从革之纪,是谓折收,收气乃后,生气乃扬,长化合德,火政乃宣,庶类以蕃,其气扬,其用躁切,其动铿禁瞀厥,其发咳喘,其脏肺,其果李杏,其实壳络,其谷麻麦,其味苦辛,其色白丹,其畜鸡羊,其虫介羽,其主明曜炎烁,其声商徵,其病嚏欬鼽衄,从火化也。少商与少徵同,上商与正商同,上角与正角同,邪伤肺也。炎光赫烈,则冰雪霜雹,眚于七,其主鳞伏彘鼠,藏气早至,乃生大寒。涸流之纪,是谓反阳,藏令不举,化气乃昌,长气宣布,蛰虫不藏,土润水泉减,草木条茂,荣秀满盛,其气滞,其用渗泄,其动坚止,其发燥槁,其脏肾,其果枣杏,其实濡肉,其谷黍稷,其味甘咸,其色黅元,其畜彘牛,其虫鳞倮,其主埃郁昏翳,其声羽宫,其病痿厥坚下,从上化也。少羽与少宫同,上宫与正宫同。其病癃闭,邪伤肾也。埃昏骤雨,则振拉摧拔,眚于一,其主毛显狐狢,变化不藏,故乘危而行,不速而至,暴疟无德,灾反及之,微者复微,甚者复甚,气之常也。

4. 发生之纪,是谓启陈。土疏泄,苍气达,阳和布化,阴气乃随,生气淳化,万物以荣,其化生,其气美,其政散,其令条舒,其动掉眩巅疾,其德鸣靡启坼,其变振拉摧拔,其谷麻稻,其畜鸡犬,其果李桃,其色青黄白,其味酸甘辛,其象春,其经足厥阴少阳,其脏肝脾,其虫毛介,其物中坚外坚,其病怒。太角与上商同。上徵则其气逆,其病吐利。不务其德,则收气复,秋气劲切,甚则肃杀,清气大至,草木凋零,邪乃伤肝。赫曦之纪,是谓蕃茂,阴气内化,阳气外荣,炎暑施化,物得以昌,其化长,其气高,其政动,其令明②显,其动炎灼妄扰,其德暄暑郁蒸,其变炎烈沸腾,其谷麦豆,其畜羊彘,其果杏栗,其色赤白元,其味苦辛咸,其象夏,其经手少阴太阳、手厥阴少阳,其脏心肺,其虫羽鳞,其物脉濡,其病笑疟,疮疡,血流,狂妄,目赤。上羽与正徵同。其收齐,其病痓,上徵而收气后也。暴烈其政,藏气乃复,时见凝惨,甚则雨水霜雹切寒,邪伤心也。敦阜之纪,是谓广化,厚德清静,顺长以盈,至阴内实,物化充成,烟埃朦郁,见于厚土,大雨时行,湿气乃用,燥政乃辟,其化圆,其气丰,其政静,其令周备,其动濡积并稸,其德柔润重淖,其变震惊,飘骤崩溃,其谷稷麻,其畜牛犬,其果枣李,其色黅元苍,其味甘咸酸,其象长夏,其经足太阴阳明,其脏脾肾,其虫倮毛,其物肌核,其病腹满,四肢不举,大风迅至,邪伤脾也。坚成之纪,是谓收引,天气洁,地气明,阳气随阴治化,燥行其政,物以司成,收气繁布,化治不终,其化成,其气削,其政肃,其令锐切,其动暴折疡疰,其德雾露萧飔,其变肃杀凋零,其谷稻黍,其畜鸡马,其果桃杏,其色白青丹,其味辛酸苦,其象秋,其经手太阴阳明,其脏肺肝,其虫介羽,其物壳络,其病喘喝,胸凭仰息。上徵与正商同。其生齐,其病咳。政暴变,则名木不荣,柔脆焦首,长气斯救,大火流,炎烁且至,蔓将槁,邪伤肺也。流衍之纪,是谓封藏,寒司物化,天地严凝,藏政以布,长令不扬,其化凛,其气坚,其政谧,其令流注,其动漂泄沃涌,其德凝惨寒雰,其变冰雪霜雹,其谷豆稷,其畜彘牛,其果栗枣,其色黑丹黅,其味咸苦甘,其象冬,其经足少阴太阳,其脏肾心,其虫鳞倮,其物濡满,其病胀。上羽而长气不化也。政过则化气大举,而埃昏气交,大雨时降,邪伤肾也。故曰:不恒其德,则所胜来复;政恒其德,则所胜同化,此之谓也。

5.帝曰:天不足西北,左寒而右凉;地不满东南,右热而左温。其故何也?岐伯曰:阴阳之气,高下之理,太少之异也。东南方,阳也,阳者其精降于下,故右热而左温。西北方,阴也,阴者其精奉于上,故左寒而右凉。是以地有高下,气有温凉。高者气寒,下者气热。故适寒凉者胀,温热者疮。下之则胀已,汗之则疮已。此腠理开闭之常,太少之异耳。帝曰:其于寿夭何如?岐伯曰:阴精所奉其人寿,阳精所降其人夭。帝曰:善。其病也,治之奈何?岐伯曰:西北之气,散而寒之;东南之气,收而温之,所谓同病异治也。故曰,气寒气凉,治以寒凉,行水渍之;气温气热,治以温热,强其内守。必同其气,可使平也,假者反之。帝曰:善。一州之气,生化寿夭不同,其故何也?岐伯曰:高下之理,地势使然也。崇高则阴气治之,污下则阳气治之。阳胜者先天,阴胜者后天。此地理之常,生化之道也。帝曰:其有寿夭乎?岐伯曰:高者其气寿,下者其气夭,地之小大异也。小者小异,大者大异。故治病者,必明天道地理,阴阳更胜,气之先后,人之寿夭,生化之期,乃可以知人之形气矣。

6.帝曰:善。其岁有不病,而脏气不应不用者,何也?岐伯曰:天气制之,气有所从也。帝曰:愿卒闻之!岐伯曰:少阳司天,火气下临,肺气上从,白起金用,草木眚,火见燔焫,革金且耗,大暑以行,咳嚏,衄衊,鼻窒,口疡,寒热胕肿。风行于地,尘沙飞扬,心痛胃脘痛,厥逆膈不通,其主暴速。阳明司天,燥气下临,肝气上从苍起,木用而立,土乃眚,凄沧数至,木伐草萎,胁痛目赤,掉振鼓栗,筋痿不能久立。暴热至,土乃暑,阳气郁发,小便变,寒热如疟,甚则心痛,火行于槁,流水不冰,蛰虫乃见。太阳司天,寒气下临,心气上从,而火且明,丹起金乃眚,寒清时举,胜则水冰,火气高明,心热烦,嗌干,善渴,鼽嚏,喜悲数欠;热气妄行,寒乃复,霜不时降,善忘,甚则心痛。土乃润,水丰衍,寒客至,沉阴化,湿气变物,水饮内稸,中满不食,皮瘈肉苛,筋脉不利,甚则胕肿,身后痈。厥阴司天,风气下临,脾气上从,而土且隆,黄起水乃眚,土用革,体重,肌肉萎,食减口爽,风行太虚,云物摇动,目转耳鸣。火纵其暴,地乃暑,大热消烁,赤沃下,蛰虫数见,流水不冰,其发机速。少阴司天,热气下临,肺气上从,白起金用,草木眚,喘呕寒热,嚏,鼽,衄,鼻窒,大暑流行,甚则疮疡燔灼,金烁石流;地乃燥溃,凄沧数至,胁痛善太息,肃杀行,草木变。太阴司天,湿气下临,肾气上从,黑起水变,埃冒云雨,胸中不利,阴痿气大衰,而不起不用,当其时,反腰脽痛,动转不便也,厥逆。地乃藏阴,大寒且至,蛰虫早附,心下痞痛,地裂冰坚,少腹痛,时害于食,乘金则止水,增味乃咸,行水减也。

校:①"不"为"自"。②明,应为"鸣"。

【篇目纲要】

本篇共六节。阐释五运平气、太过、不及之年的气候、物候、民病的临床症状。

【译释】

1. 黄帝问:太虚玄远,五运循环,盛衰有所不同,损益相从。愿听一听平气是用什名? 怎样为纪的? 岐伯回答说:问的详明啊! 木叫敷和,敷布其和气,火叫升明,火升而明显,土岁平气叫备化,土以化物为德,化及群品而周备,金岁平气,名叫审平,气到金而平定,其气祥审,水岁平气,叫静顺,水性本顺,其气沉静。黄帝说:岁运不及是用什么名为纪的? 岐伯说:木叫委和,委屈少用,火叫伏明,屈伏不申,土叫卑监,下监万物之生化,金叫从革,从顺革易,坚成万物,水叫涸流,水少流注干涸。黄帝说:太过用什么为名为纪? 岐伯说:木叫发生,宜发生气,万物以荣,火叫赫曦,日光盛明,土叫敦阜,土余高厚,金叫坚成,气爽风助,坚成庶务,水叫流衍,水盛泮衍洋溢。

2. 黄帝说:平运、太过、不及三气之年,愿听一听其气候和物候。岐伯说:问的周详啊! 木之平运叫敷和,木德周行,阳气舒而阴气布,凡生、长、化、收、藏之五化,其气正,其性随和,其用曲直,其化生荣,其类草木,其政发散,其候温和,其令行以和风,其脏肝,肝畏金令清,其主目,肝之窍,其谷麻,麻之色苍,其果李,味酸,其实核,诸核属木,其应春,四时之中,春化同,木王之时,其虫毛,木化宣行,毛虫生,毛直如木,气类同,其畜犬,其色青翠,其养筋,其病里急支满,肝病之症,其味酸,木之所化,其音角,属木,声在清浊之间,其物中坚,象土中有木,其数八,木之成数。火之平运叫升明,火平运之年,火主南方叫正阳,阳气无所不至叫周普,生、长、化、收、藏五化均衡,火主生,其气高,火性急,其性速,其用燔灼,火长气盛,其化蕃茂,五行之气与火同类,其类火,德合高明,其政明曜,其气候为炎暑,火之化热,其令热,其脏心,属火,寒为水令,心其畏寒,火以烛幽,舌申明之,其主舌,其谷麦,麦色赤,其果杏,味苦,其实络,实中之系,脉络之类,其应夏,四时之夏气同,火王之时,其虫羽,羽翔而升,属于火,其畜马,快健躁疾,得火性,其色赤,属火,其养血,心主血,火性动,其病瞋瘛,其味苦,火之化,其音徵,属火,声次清,其物脉,脉之所至,阳气所及,其数七,火之成数。土之平运叫备化,顺承天化而济其美,德流四政,土德分助四方,以赞成金木水火之政,生长化收藏,五政齐修,土之气象,平而厚,其性顺万物之性,各成其化,其用或高或下,其化丰满万物,五行之化,土类同,其政安静,土厚而安静,其气候湿热,长夏之候,其脏脾,属土,脾畏木令风,其主口,脾之窍,其谷稷,色黄,其果枣,味甘,其实肉,土主肉,其应长夏六月,土生于火,长在夏中,既长而王,故叫长夏,其虫倮,赤体,其畜牛,其性和缓,其功稼穑,得土之气,其养肉,厚而静,其病拥碍不通,其味甘,土所化,其音宫,其声下而浊,其物禀备化之气,多肌肉,其数五,正土不虚加。审平之纪,即金之平运之年,金气平则收而不争,杀而无犯,金气清肃,生长化收藏五化宣明,金之气洁白莹明,金之性刚劲锋利,金之用散落万物,金之化收敛坚强,其类属金,金之政急速而严,金之候清切,即秋之候,金之令干燥,其脏金,肺畏火令热,肺之主鼻,肺之窍,其谷稻,其果桃,味辛,其实物之皮壳都坚,其应秋,其虫外被坚甲,其畜鸡,性好斗,其色白属金,其养皮毛,肺之所主,其病咳,肺金之病,其味辛,金之化,其音商,其声次浊,其物外坚,甲壳之类,其数九,金之成数。水之平运静顺之年,水气平则藏而勿害,治而善下,五化得水而后齐成整,水为天一之气,外暗而内明,流湿就卑,水之性,水之用非净事,故沫生而流溢,水之布化,万物凝坚,其类水,水政井泉不竭,川流不息,其候冬,寒气凝肃,其令寒,水之化,其脏肾,属水,肾畏湿,土之令湿,其主前后二阴,肾之窍,其谷豆,色黑,其果栗,味咸,其实濡,中有津液,其应冬,四时之化,其虫鳞,水化生,其畜彘,其性善下,色多黑,其养骨髓,气深肾水所注,其病凌上,倒行不顺,阴气之逆,其味咸,其音羽,声高而清,其物水化丰治,庶物濡润,其数六,水之成数。所以木之生气治令,则收气不能纵其杀,火之长气治令,则藏气不能纵其罚,土之化气治令,则生气不能纵其制,金之收气治令,则长气不能纵其害,水之藏气治令,则化气不能纵其抑。此皆因天气平,地气正,五化之气不相胜克,所以叫平气。

3. 六丁木运不及委和之年,生气不政,收气胜之,叫胜生,木气衰,生气不政,土气无制,化气乃扬,火无所生,长自平,木衰金胜,收气乃早,凉为金化,风为木化,云雨为湿化,木不及,兼土金之化,凉雨时降,风云并兴,木不及,草木晚荣,金胜木,苍干凋落,岁生虽晚,成者满实,土化气速,肤肉肉充,木兼金,收气胜,其气敛,其用聚,不布散,其动缩短斜曲拘急不收,其发大屈卒伸,惊骇之象,其脏肝,其果枣李,枣土果,李当桃,金果,其实核壳,核应木,壳应金,其谷稷稻,稷应土,稻应金,其味酸辛,木兼金化,其色白兼苍,金胜木,其畜犬鸡,其虫毛介,其主金化,雾露凄沧,其声角商,木从金,其病摇动,筋之病,注恐,肝胆之病,木运不及,化从金。少角与半商同,上角与正角同,上商与正商同。(按:五音因六气而定,太过为"太",但只有太角,其余四运以下临上,位不当;不及为"少";不及上见司天为"上";平年为"正"。)木被金刑,经筋受病,风淫末疾,溪谷关节多有壅滞,其病肢废痈肿疮疡,味甘易生虫,木气不及,邪伤在肝。上宫与正宫同。金复木,萧瑟肃杀,火复金,炎赫沸腾,灾眚三宫东方震宫,金克木,子报母仇。金主为火,火虫飞蠹蛆雉,木郁极而火达,太虚迅雷霹雳。火运不及之年,伏明之纪,即六癸之年,长气不宣,藏气胜之,是谓胜长,金无所畏,收气自行其政,土无所生,化令平衡,阴盛阳衰,寒清数举,火气不用,暑令乃弱,物承土化而生,因土无火生,物虽生不长,长气不宣,物之成实者惟稚而短,遇土化之令,气已老,阳气屈伏,不施于物,蛰虫早藏,阳不升则郁,火性急,郁而不伸,出必暴速,火不及则彰伏不常,多变易,寒胜则痛,其脏心,火运不及,水果栗,金果桃,二果半成,其实络濡,应火和水,其谷豆、稻半成,豆属水,稻属金,其味苦衰咸胜,其色玄盛丹衰,其畜马彘,其虫羽鳞,水胜火,其主冰雪霜寒,其声徵羽,其病阴冒阳火,昏惑不治,心气不足,善悲善忘,火少从水化。上商与正商同,火不及,邪伤心。水胜火,凝惨凓冽,土之复,暴雨霖霪,灾眚九宫离宫,南方,土复水,其主聚注雷霆震惊,阴云蔽日,久雨不晴。土运不及之年,即卑监之纪,六己之年,化气不令,是谓减化,土气不足,木专其政,生政独彰,火土无犯,长气整,土德衰,雨愆期,金无所生,收气平,土衰而木肆其暴,水无所畏,风寒并兴,生政独彰,草木荣美,化气不满,秀而不实,成而秕恶,土从风化,飘扬而散,土政本静,气衰则化不及物,其用静定,土脏病则为涌吐,肉理病则为疮疡溃烂痈肿,土不制水,其发濡滞,其脏脾,土不及,则木果李,水果栗丰成,其实中有汁、有核,其谷豆属水,麻属木,其味酸胜甘衰,其色苍多黄少,其畜牛犬,其畜倮属土,毛属木,木盛主飘怒振发,其声宫从角,土不足而脾不运,其病留满痞塞,土不及,从木之化。少宫与少角同,上宫与正宫同,上角与正角同,脾土衰,其病飧泄,木邪伤脾。木胜振拉飘扬,金复木,则苍干散落,灾眚四隅土位,木主金,金变木折,虎狼多刑伤,清金之气用,生政木气乃屈。金运不及之年,从革之纪,即六乙之年,收气减折,是为折收,金之收气延后,木之生气布扬而盛,金衰火乘之,火王土得所助,长化合德,火政宣行,庶类蕃盛,火之气用,升扬躁急,其动铿然而咳,二阴禁止,闷而上逆,其发咳喘,其脏肺,其果李、杏丰成,金运不及,其实壳络,属金属火,其谷麻、麦丰成,金不及,其味苦盛辛衰,其色丹多白少,其畜鸡羊,其虫介从羽,其主火明耀炎烁,其声从徵,其病嚏咳鼽衄,金从火化。少商与少徵同,上商与正商同,上角与正角同,火邪伤肺。火盛炎光赫烈,水复火,冰雪霜雹,灾眚七宫,西方兑宫,其主鳞伏彘鼠,水复之化,藏气早至,天生大寒。水运不及之年,涸流之纪,即六辛之年,阳反用事,是谓反阳,水衰,藏气不令,土胜,化气乃昌,火无所畏,长气宣布,蛰虫不藏,土胜水,土润水泉减,长化之气,丰而厚,草木条茂,荣秀满盛,从于土,其气滞,水不畜,其用渗泄,土邪留滞则坚止为癥,阴虚则其发燥槁,其脏肾,其果枣属土,杏火果,二果丰成,其实濡肉,水衰土盛,其谷黍属火,稷属土,其味甘胜咸,其色黑少黄多,其畜彘衰牛旺,其虫鳞从倮,其主埃郁昏翳,土胜水,其声羽从宫,阳明实而少阴虚,其病痿厥坚下,水不及从土之化。少羽同少宫,上宫与正宫同,肾气不化,其病癃闭,土邪伤肾。土胜水,埃昏骤雨,木复土,振拉摧拔,灾眚一宫,北方坎宫,木复之气行,其主毛虫狐貉,变化不藏,乘此孤危而行,不召而至,暴虐无德,子来报复,灾反及之,微者复微,甚者复甚,五气之平常之象。

4. 木运太过之年,发生之纪,即六壬之年,布散阳和,发生万物之象,木气动,生气达,土体疏泄而通,木气达,阳和布化,阳气日进,阴气日退,木气有余,能淳化以荣万物,其化发生,其气宣化荣美,其政布散生荣,无所不至,其令修长畅达,其动颤摇旋转,头眩癫疾,其德鸣靡启坼,风气所生,其变振拉摧拔,其谷麻、稻,木化齐金,其畜鸡犬,其果李桃,李齐桃,木齐金,其色青加于黄白,自正,其味酸甘辛,木土金,其象春,如春之气,布散阳和,春化同,其经足厥阴肝,足少阳胆,其脏肝胜脾,其虫毛介齐育,其物中坚外坚,木金齐化,其病怒。木有余,太角与上商同。上徵则其气逆,少阴君火、少阳相火二火司天,子居母上,其病吐利。木恃太过,不务其德,则金必复之,乘秋令秋气劲切,甚则肃杀,清气大至,草木凋零,邪气伤肝。火运太过之年,赫曦之纪,即六戊之年,阳盛则万物俱盛,是谓蕃茂,阴降于下,阳升于上,炎暑施化,物得以昌,阳主进,其化长,火主升,其气高,阳主动,其政动,火之声壮,火之光明,其令鸣显,其动炎灼妄扰,热化所行,其德暄暑郁蒸,火气太过,热极之变,其变炎烈沸腾,其谷麦豆,属水属火,麦齐豆,其畜羊彘,火畜,水畜,其果杏栗,火果,水果,其色赤白玄三色盛衰减,其味苦辛咸,火金水三味化齐成,热曛昏火,其象夏化同,其经手少阴太阳,手厥阴少阳,皆应火,其脏心胜肺,其虫羽齐鳞化,其物脉濡,脉为火,濡为水,火盛,其病笑疟,疮疡,血流,狂妄,目赤。上羽与正徵同。火即务德,金不受伤,收令齐备,水火相激,口噤如痫,肢体拘强,二火司天,火盛金衰,收气后。火不务德,暴烈其政,金气受伤,藏气水必报复,时见凝惨,甚则雨水霜雹切寒,寒邪伤心。土运太过之年,敦阜之纪,即六甲之年,土之化气,广被于物,故曰广化,土德至厚,土性至静,顺火之长气,化政以盈,土生于火,至厚至静叫至阴内实,万物之化,无不赖土,物化充成,土本厚,尤厚者在山川,烟埃朦郁,见于山川,土之化湿,大雨时行,湿气行则燥气辟,其化周遍丰圆,其气充盈,其政厚重安静,土王四时而充万物,其令周备,湿则多濡,静则积蓄,其变动濡积并稸,静而柔润,厚德常存,其德柔润重淖,其变震惊飘骤,雷霆暴风,山崩土溃,随水流注,其谷稷麻,土齐木化,其畜牛犬齐育,其果枣李,土齐木化,其色黄加黑苍,土胜水而齐木,其味甘咸酸,土胜水而齐木,其象长夏,云雨昏暝埃,长夏化同,其经足太阴脾经,足阳明胃经,土之应其脏脾生肾,其虫倮毛齐化,其物肌核,土木之化,土邪有余,则濡积壅滞,其病腹满,四肢不举。大风迅至,木复土,木邪伤脾。坚成之纪,金运太过之年,即六庚之年,金胜则收气大行,是谓收引,金气清,天气洁,地气明,阳气顺阴而生化,燥行其政,气化乃坚,司万物之成,金之收气盛而早布,土之化气不得终其令,其化收、成,其气削,其政肃,其用不屈,劲而急,金气有余,其动暴折,皮肤疡疰,其德雾露肃瑟,清肃之化,其变肃杀凋零,杀令行,其谷稻黍,金火齐化,其畜鸡马,金火二畜孕育齐,其果桃杏,金齐火实,其色白加于青丹,金有余,克木齐火,其味心酸苦,辛入于酸苦齐化,其象秋,气爽清洁,其经手太阴阳明,其脏肺胜肝,其虫介齐羽化,其物壳络,介齐羽化,肺金邪实,其病喘喝,胸凭仰息。上徵与正商同。上火制金,生气与之齐化,火乘金肺,其病咳,金不务德则生气抑,名木不荣,草头焦死,火气来复,火流炎烁至,柔条禾脆之类焦头干死,火邪伤肺。水运太过之年,流衍之纪,即六丙之年,水盛则阴气大行,天地闭而万物藏,是谓封藏,阴气盛,寒司物化,天地严凝,藏气用则长气化止,令不发扬,水胜火,其化凛冽坚凝,其气坚,寒胜,其政安静,其令流注,水之性,其动漂泄沃涌,其德寒化,凝惨寒雾,其变冰雪霜雹,其谷豆稷,水齐土化,其畜彘齐牛育,其果栗齐枣实,其色黑加于丹黄,其味咸入于苦甘,水化齐,其象冬,寒气霜雪冰,冬化同,其经足少阴肾经,足太阳膀胱经,其脏肾胜心,其虫鳞倮齐育,其物濡满,水齐土化,其病胀满,上羽太阳寒水司天,火之长气不能布化。暴寒数举是谓政过,土气来复,化气火举,埃昏气交,大雨时降,土邪伤肾。所以说:政恃己有余不恒其德,侮彼不胜,则所胜必起而报之,政恒其理,安其常,处其顺,则所胜者也与之,同气而齐化,就是这意思。

5.黄帝说:天不足西北,西北为天门,地不足东南,东南为地户。此背乾面巽而言,乾居西北,则左为北,右为西,左寒右凉,巽居东南,左为东,右为南,左温右热,四季之气与之相应。是什么原因?岐伯说:地形西北方高,东南方下,山河疆域各有大小,太少阴阳之气有不齐,寒热温凉,也各随其地而异。东南方居阳,阳气自上而降下,东方温而南方热,阳始于东南盛于南。西北方居阴,阴气自下而奉上,西北方高,西方凉而北方寒,阴始于西而盛于北。所以地有高下,气有温凉。高者气寒,下者气热。所以到寒凉之地,腠理闭密气多不达,因而内胀,到温热之地,腠理多开;阳邪易入,因而多生疮疡。胀在里,下之则愈;疮在表,汗之则愈。这是腠理开闭之常,寒热重则病重,轻则病轻,有太少之不同。黄帝说:土地之气和人的寿夭有什么关系?岐伯说:阴精所奉之地,阳气坚固,人多寿,指崇高之地;阳精所降之地,阳气易泄,人多夭,指污下之处。黄帝说:好。如果发病,怎样疗治?岐伯说:西北气寒,气固于外,热郁于内,宜散其外寒,清其内热;东南气热,气泄于外,寒生于中,宜收其外泄,温其中寒,这就是病相同,医治不同。所以说西北气寒气凉,人多吃热而内火盛,宜用寒凉医治,行水渍之法,即用汤液浸渍以散其外寒;东南气温气热,人多吃凉而内寒生,宜用温热医治,必其内守,使阳气不泄,坚固中气。天地之气有阴升阳降,治病也有阴阳升降,用合气宜,同其气而病可平,但西北未必无假热,东南未必无假寒,假则反治。黄帝说:好。一州之地,生化寿夭不同,是什么原因?岐伯说:一州之地,非如天下之广,也有生化寿夭之不同,因地势有高下。高则阳气升而治之,阴性迟,因而物之荣枯都后天而至,污下则阳气降而治之。阳性速,物之成败都先天而至。阳胜先天,阴胜后天。这是地理之常,生化之道。黄帝说:有寿夭之情形吗?岐伯说:高者阴胜后天,其气寿,下者阳胜先天,其气夭,地之远近高下大小不同。小者小差异小,大者差异大。因而治病必须明确天道和地理,即知晓运气之变,方士之宜,明白阴阳更胜,气之先后,人之寿夭,生化之期,可以因形察人之外,因气知人之内。

6.黄帝说:好。岁运当病却有的不病,脏气当应却有的不应,是什么原因?岐伯说:司天之气制之,则从乎天气,所以有不应岁的情形出现。黄帝说:愿详尽地听一听!岐伯说:寅申年,少阳相火司天,火气下临,金之所畏,肺气上从,金动则白色起而金为火用,草木受灾,火见燔炳,革易金性,且至于耗,金叫从革就是这意思,大暑得流行,为病则咳嚏,衄蔑,鼻塞,口疡,金寒火热,为寒热胕肿。少阳司天,则厥阴在泉,故风行在地,尘沙飞扬,风胜病在厥阴,厥阴之脉,挟胃属肝贯膈,病心痛、胃脘痛,厥逆膈不通,其化急速,其主暴速。阳明司天,卯酉之年,燥气下临,木之所畏,肝气应而从上,苍色起,木为金用,土必受伤,金盛而凄沧数至,木伐草萎,胁痛目赤,掉振鼓慄,筋痿不能久立,而病在肝。阳明司天,则少阴君火在泉,热行于地,土乃热,阳气郁发,小便变,寒热如疟,严重则心痛,火就燥,行于槁,流水不冰,蛰虫乃现。太阳司天,辰戌之年,寒气下临,火之所畏,心气应而上从,火应则明,丹色起,金乃灾,水胜为寒,寒清时举,胜则水冰,火气高明,火应则热,病心热烦,嗌干,善渴,衄嚏,善悲数欠;热气妄行,寒乃复,霜不时而降,善忘,甚则心痛。太阳司天,则湿土在泉,湿行于地,土乃润,水丰衍,寒气客至,深阴化湿,气变物,水饮内积,中满不食,皮痹而重,肉不仁不用,筋脉不利,严重则胕肿,身后臀背起痈疮。厥阴司天,巳亥之年,风气下临,土之所畏脾气应而上从,土应则气隆,黄色起而水乃灾,但土被木制,土用受革,脾经为病,身体重,肌肉萎,食减口爽,风行太虚,云物摇动,目转耳鸣,火纵其暴,不务其德,地乃热,大热消烁。厥阴司天,则少阳在泉,相火下行,赤沃下行,霖雨多热,受赤气,蛰虫数见,流水不冰,相火之发,暴而速,其发机速。少阴司天,子午之年,火气下临,金之所畏,肺气上从,白色起而金为火用,草木受灾,病喘呕寒热,嚏,衄蔑,鼻塞,大暑流行,严重则疮疡燔灼,金烁石流,地乃燥。少阴司天,则阳明在泉,燥行于地,则凄沧数至,病则胁痛善太息,肃杀行,草木变。太阴湿土司天,丑未之年,湿土下临,水之所畏,肾气应而上从,黑色起而水变,埃冒云雨,心火受制,胸中不利,土胜水必伤,阴痿气大衰,不起不用,当土王之时,反腰脽痛,动转不便,厥逆;太阴司天则太阳在泉,寒行于地,地乃藏阴,大寒且至,蛰虫早附,寒水制火,心下否痛,地裂冰坚,少腹痛,时害于食,乘金则止水,增味乃咸,因行水减少。

五常政大论篇第七十（下）

1.帝曰：岁有胎孕不育，治之不全，何气使然？岐伯曰：六气五类，有相胜制也。同者盛之，异者衰之，此天地之道，生化之常也。故厥阴司天，毛虫静，羽虫育，介虫不成；在泉，毛虫育，倮虫耗，羽虫不育。少阴司天，羽虫静，介虫育，毛虫不成；在泉，羽虫育，介虫耗不育。太阴司天，倮虫静，鳞虫育，羽虫不成；在泉，倮虫育，鳞虫不成。少阳司天，羽虫静，毛虫育，倮虫不成；在泉，羽虫育，介虫耗，毛虫不育。阳明司天，介虫静，羽虫育，介虫不成；在泉，介虫育，毛虫耗，羽虫不成。太阳司天，鳞虫静，倮虫育；在泉，鳞虫耗，倮虫不育①。诸乘所不成之运，则甚也。故气主有所制，岁立有所生。地气制己胜，天气制胜己，天制色，地制形，五类衰盛，各随其气之所宜也。故有胎孕不育，治之不全，此气之常也，所谓中根也。根于外者亦五，故生化之别，有五气、五味、五色、五类、五宜也。帝曰：何谓也？岐伯曰：根于中者，命曰神机，神去则机息；根于外者，命曰气立，气止则化绝。故各有制，各有胜，各有生，各有成。故曰：不知年之所加，气之同异，不足以言生化，此之谓也。

2.帝曰：气始而生化，气散而有形，气布而蕃育，气终而象变，其致一也。然而五味所资，生化有薄厚，成熟有多少，终始不同，其故何也？岐伯曰：地气制之也，非天不生，地不长也。帝曰：愿闻其道。岐伯曰：寒热燥湿，不同其化也。故少阳在泉，寒毒不生，其味辛，其治苦酸，其谷苍丹。阳明在泉，湿毒不生，其味酸，其气湿，其治辛苦甘，其谷丹素。太阳在泉，热毒不生，其味苦，其治淡咸，其谷黅秬。厥阴在泉，清毒不生，其味甘，其治酸苦，其谷苍赤，其气专，其味正。少阴在泉，寒毒不生，其味辛，其治辛苦甘，其谷白丹。太阴在泉，燥毒不生，其味咸，其气热，其治甘咸，其谷黅秬。化淳则咸守，气专则辛化而俱治。故曰：补上下者从之，治上下者逆之，以所在寒热盛衰而调之。故曰：上取下取，内取外取，以求其过。能毒者以厚药，不胜毒者以薄药，此之谓也。气反者，病在上，取之下；病在下，取之上；病在中，旁取之。治热以寒，温而行之；治寒以热，凉而行之；治温以清，冷而行之；治清以温，热而行之。故消之削之，吐之下之，补之泻之，久新同法。

3.帝曰：病在中而不实不坚，且聚且散，奈何？岐伯曰：悉乎哉问也！无积者，求其脏，虚则补之，药以祛之，食以随之，行水渍之，和其中外，可使毕已。

4.帝曰：有毒无毒，服有约乎？岐伯曰：病有久新，方有大小，有毒无毒，固宜常制矣。大毒治病，十去其六；常毒治病，十去其七；小毒治病，十去其八，无毒治病，十去其九。谷肉果菜,食养尽之,无使过之,伤其正也。不尽,行复如法,必先岁气,无伐天和。无盛盛,无虚虚,而遗人夭殃。无致邪,无失正,绝人长命。

5.帝曰:其久病者,有气从不康,病去而瘠,奈何? 岐伯曰:昭乎哉,圣人之问也! 化不可代,时不可违。夫经络以通,血气以从,复其不足,与聚齐同,养之和之,静以待时,谨守其气,无使倾移,其形乃彰,生气以长,命曰圣王。故《大要》曰:无代化,无违时,必养必和,待其来复,此之谓也。帝曰:善。

校:①王冰说此处当为"鳞虫育,羽虫耗,倮虫不育"。

【译释】

1.黄帝说:岁有胎孕不育,治岁之气不全,是什么造成的? 岐伯说:五行所化之五类,司天在泉之六气,各有相生相制。气相同则气盛,气不同则气衰,这是天地运行之道,生化之常。因而巳亥之年厥阴司天,少阳相火在泉,毛虫同天之气而安静无损,羽虫同地之气而多育,火制金之化,介虫不成;寅申之年,厥阴风木在泉,少阳相火司天,毛虫同地气多育,木克土,倮虫耗,木郁于下,火失其生,羽虫生而不育。少阴君火司天,阳明燥金在泉,羽虫同天气而静无损,介虫同地气而多育,金制木之化,毛虫胎孕不成;卯酉之年,少阴君火在泉,阳明燥金司天,羽虫同地气而多育,火制金之化,介虫耗而不育。丑未之岁,太阴湿土司天,太阳寒水在泉,倮虫同天气而静无损,鳞虫同地气而多育,水制火化,羽虫不成;辰戌之岁,太阴湿土在泉,太阳寒水司天,倮虫同地气而多育,土制水化,鳞虫孕育不成。寅申之年,少阳相火司天,羽虫同天气而静无损,毛虫同在泉厥阴风木之地气而多育,木制土化,倮虫不成;巳亥之年,少阳相火在泉,羽虫同地气而多育,火制金化,介虫耗,木气衰退,毛虫不育。卯酉之年,阳明燥金司天,介虫同天气而静无损,羽虫同在泉之少阳相火之气而多育,火制金化,介虫孕而不成;子午之年,阳明在泉,介虫同地气而多育,金制木化,毛虫耗损,金火之气不和,羽虫不成。辰戌之年,太阳寒水司天,鳞虫同天气而安静,倮虫同在泉之丑未湿土而多育;太阳寒水在泉,鳞虫同其气而多育,水制化火,羽虫耗,水土相克,倮虫不育。以气乘运,不成尤其严重,木乘木运,倮虫不成,火乘火运,介虫不成,土乘土运,鳞虫不成,金乘金运,毛虫不成,水乘水运,羽虫不成。因而六气主天地,天干地支相合,岁立于中运,盛衰相制,化生所由于此。地气以己之胜,制彼之不胜,如以我之金,制彼之木;司天之气能制胜己,如丁丑、丁未之年,木运不及,上见太阴,土齐木化,上宫和正宫同。色化于气,其象虚,虚本于天,形成为质,其体实,实出于地,因而司天之气制五色,在泉之气制五形。毛、羽、倮、介、鳞五类盛衰,各随其气之所宜。因而胎孕有不育,治化有不全,都是岁气之常,凡动物有血气心知之属,生气之本,都藏于五内,以神气为主,所以叫中根。凡植物之无知之属,其生成之本,全由外气所化,以皮谷为命,所以叫根于外,也有五类,即五味、五色之属,因而生化别,有五气、五味、五色、五类、五宜之分,于万物中互有所宜。黄帝说:有什么内涵?岐伯说:以神为主,知觉运动,即神机所发,所以叫神机,因而神去则机也随之而息;物之根于外,必假外气以成立,其生长收藏,即气化之所立,因而气止则化也随之而绝。所以动物之神去即死,植物之皮剥即死,生化之根,动植有别。因而各有制,各有胜,各有生,各有成。所以说:不知晓年之所加,气之同异,不足以论生化,就是这意思。

2. 黄帝说:气肇其生机而有生化,气散于万物而有形,气布其茂盛而蕃育,气终于成功而象变,万物始终散布,本同一气。但五味所资由,生化有薄厚,成熟有多少,终始不同,是什么原因?岐伯说:是在泉之地气由其所成,不是天不生,气少则少,地不长。黄帝说:愿听一听其法则。岐伯说:寒热燥湿四气,不同其化。巳亥之年,少阳相火在泉,毒是五行暴烈之气,各有所化,火在地中,寒毒之物不生,火气制金,味辛之物应之,少阳之上,厥阴主之,下火上木,其治苦酸,其谷苍丹。苦丹属火,地气所化,酸苍属木,天气所生。子午之年,阳明燥金在泉,燥在地中,湿毒之物不生,金克木,味酸之物应之,燥胜湿,气湿之物应之,阳明之上,少阴主之,下金上火,其治辛苦甘,其谷丹白,辛白属金,地气所化,苦丹属火,天气所生,甘属土,火金间味。丑未之年,太阳寒水在泉,寒在地中,热毒之物不生,水克火,味苦之物应之,太阳之上,太阴主之,上土下水,其治淡咸,其谷黅秬。淡黅属土,天之所生,咸秬属水,地之所化。寅申之年,厥阴风木在泉,风行地中,与清殊性,清毒之物不生,木克土,味甘之物应之,厥阴之上,少阳主之,上火下木,其治酸苦,其谷苍赤,苦赤属火,天之所生,酸苍属木,地之所生,厥阴在泉,少阳司天,上阳下阴,木火相合,其气化专一,味也纯正,其他岁气,上下各有胜治,气不专一,都兼间味。卯酉之年,少阴君火在泉,热在地中,寒毒之物不生,火克金,味辛之物应之,少阴之上,阳明主之,上金下火,其治辛苦甘,其谷白丹。辛白属金,天之所化,苦丹属火,地之所生,甘属土,为火之子,金之母,能调和于两者之间。太阴在泉,辰戌之年,湿在地中,燥毒之物不生,土克水,味咸之物应之,湿不远寒,气热之物不成,太阴之上,太阳主之,下湿上寒,其治甘咸,其谷黅秬。咸秬属水,天气所生,甘黅属土,地气所主。六气只有太阴属土,太阴司地,土得位,其化淳厚;五味只有咸属水,其性善泄,淳土制之,庶得其守,土居土位叫气专,土盛生金,与辛化俱治。所以说:补上之司天之气不足,下之在泉之气从同气味,疗治上之司天气有余,下之在泉之气逆其气味,当按病之所在,随气寒热盛衰之宜而调之。所以说:察病在上还是在下,在表还是在里,在这四者中求其过之所在,因其强弱,施以厚薄之治。耐毒者,用厚药疗治,不耐毒者,用味薄之药疗治,就是这意思。气反者,即本在此而标在彼,病即反,治也反,病在上,取之下;病在下,取之上;病在中,傍取之,即病生于内而经连于外,或刺或灸,或熨或按,随其所在。疗治热病,用寒法,温而行之;疗治寒病,用热法,凉而行之;

疗治温病,用清法,冷而行之;疗治清病,用温法,热而行之。消以去滞,削以攻坚,上实宜吐,下实宜下,补因正气不足,泻因邪气有余,此中用有缓急,治有先后,病之久新同其法则。

3.黄帝说:病在中且不实不坚,且聚且散,怎样疗治?岐伯说:问的详备啊!积是有形之病,有积在中,坚实不散,帝所问无积可知,病在中为脏虚,虚则补之,药以去其病,食以养其气,行水渍之,以通其经,中外和调,则病可愈。

4.黄帝说:有毒无毒,服食有度吗?岐伯说:病有久病新病,方有大方小方,有毒无毒,病重者宜大,病轻者宜小,无毒者宜多,有毒者宜少,这是常制之约度。大毒之药性烈多伤,治病十去其六;常毒之药之性减大毒之性一等,治病十去其七;小毒之药之性和,为伤少,治病十去其八;无毒之药性虽平和,久而多之,则气有偏胜,治病十去其九。病有余未尽,当用谷肉果菜饮食之类,培养正气,余邪可自尽。余病不尽,可再行前法以渐初,至度而止,不可过度,过则伤正气。五运有纪,六气有序,四时有令,阴阳有节,治病必先晓知岁气变迁,不可触犯岁气,伐天和。不要实其实,虚其虚,遗人夭殃。不可实实而致邪,不可虚虚而失正,深戒伐天和,否则,绝人长命。

5.黄帝说:久病有气已顺而身不康,病已去而形瘠瘦,是什么原因?岐伯说:圣人问的昭明啊!造化之道,衰王各有不同,如木从春化,火从夏化等,五运六气各有所主,都不可以相替代,人之脏气,也随以为衰王,要恢复脏气之亏,非因时气不可,时不可违。

卷第二十一

六元正纪大论篇第七十一（上之上）

1. 黄帝问曰:六化六变,胜复淫治,甘苦辛咸酸淡先后,余知之矣。夫五运之化,或从天气,或逆天气,或从天气而逆地气,或从地气而逆天气,或相得,或不相得,余未能明其事。欲通天之纪,从地之理,和其运,调其化,使上下合德,无相夺伦,天地升降,不失其宜,五运宣行,勿乖其政,调之正味从逆,奈何? 岐伯稽首再拜,对曰:昭乎哉问也! 此天地之纲纪,变化之渊源,非圣帝孰能穷其至理欤? 臣虽不敏,请陈其道,令终不灭,久而不易。帝曰:愿夫子推而次之,从其类序,分其部主,别其宗司,昭其气数,明其正化,可得闻乎? 岐伯曰:先立其年,以明其气,金木水火土,运行之数,寒暑燥湿风火,临御之化。则天道可见,民气可调,阴阳卷舒,近而无惑,数之可数者,请遂言之。

2. 帝曰:太阳之政奈何? 岐伯曰:辰戌之纪也。

3. 太阳太角太阴壬辰壬戌其运风,其化鸣紊启坼,其变振拉摧拔,其病眩掉目瞑。

4. 太角少徵 太宫 少商 太羽

5. 太阳 太徵 太阴 戊辰 戊戌同正徵 其运热,其化暄暑郁燠,其变炎烈沸腾,其病热郁。

6. 太徵_戊 少宫_己 太商_庚 少羽_{辛终} 少角_{丁初}

7. 太阳 太宫 甲辰岁会 甲戌岁会 其运阴埃,其化柔润重泽,其变震惊飘骤,其病湿下重。

8. 太宫_甲 少商_乙 太羽_{丙终} 太角_{壬初} 少徵_癸

9. 太阳 太商 太阴 庚辰 庚戌 其运凉,其化雾露萧,其变肃杀凋零,其病燥背瞀胸满。

10. 太商_庚 少羽_{辛终} 少角_{丁初} 太徵_戊 少宫_己

11. 太阳 太羽 太阴 丙辰天符 其运寒,其化凝惨凛冽,其变冰雪霜雹,其病大寒,留于豁谷。

12. 太羽_{丙终} 太角_{壬初} 少徵_癸 太宫_甲 少商_乙

13. 凡此太阳司天之政,气化运行先天,天气肃,地气静,寒临太虚,阳气不令,水土合德,上应辰星镇星。其谷元黅,其政肃,其令徐,寒政大举,泽无阳焰,则火发待时,少阳中治,时雨乃涯,止极雨散,还于太阴,云朝北极,湿化乃布,泽流万物,寒敷于上,雷动于下,寒湿之气,持于气交,民病寒湿,发肌肉萎,足痿不收,濡泻血溢。初之气,地气迁,气乃大温,草乃早荣,民乃厉,温病乃作,身热头痛呕吐,肌腠疮疡。二之气,大凉反至,民乃惨,草乃遇寒,火气遂抑,民病气郁中满,寒乃始。三之气,天政布,寒气行,雨乃降,民病寒,反热中,痈疽注下,心热瞀闷,不治者死。四之气,风湿交争,风化为雨,乃长乃化乃成,民病大热少气,肌肉萎,足痿,注下赤白。五之气,阳复化,草乃长,乃化乃成,民乃舒。终之气,地气正,湿令行,阴凝太虚,埃昏郊野,民乃惨凄,寒风以至,反者孕乃死。故岁宜苦以燥之温之,必折其郁气,先资其化源,抑其运气,扶其不胜,无使暴过而生其疾,食岁谷以全其真,避虚邪以安其正,适气同异,多少制之。同寒湿者,燥热化,异寒湿者,燥湿化,故同者多之,异者少之。用寒远寒,用凉远凉,用温远温,用热远热,食宜同法,有假者反常,反是者病,所谓时也。

14. 帝曰:善。阳明之政奈何?岐伯曰:卯酉之纪也。

15. 阳明　少角　少阴　清热胜复同,同正商,丁卯岁会　丁酉　其运风清热。

16. 少角_{初正}　太徵　少宫　太商　少羽_终

17. 阳明　少徵　少阴　寒雨胜复同　同正商　癸卯　癸酉　其运热寒雨。

18. 少徵　太宫　少商　太羽_终　太角_初

19. 阳明　少宫　少阴　风凉胜复同　己卯　己酉　其运雨风凉。

20. 少宫　太商　少羽_终　太徵

21. 阳明　少商　少阴　热寒胜复同　同正商　乙卯天符　乙酉岁会　太乙天符　其运凉热寒。

22. 少商　太羽_终　太角_初　少徵　太宫

23. 阳明　少羽　少阴　雨风胜复同　辛卯少宫同　辛酉　辛卯　其运寒雨风。

24. 少羽终　少角_初　太徵　少宫　太商

25. 凡此阳明司天之政,气化运行后天,天气急,地气明,阳专其令,炎暑大行,物燥以坚,淳风乃治,风燥横逆,流于气交,多阳少阴,云趋雨府,湿化乃敷,燥极而泽。其谷白丹,间谷命太者,其耗白甲品羽,金火合德,上应太白荧惑,其政切,其令暴,蛰虫乃见,流水不冰。民病咳嗌塞,寒热发,暴振栗癃闭,清先而劲,毛虫乃死,热后而暴,介虫乃殃,其发暴,胜复之作,扰而大乱,清热之气,持于气交。初之气,地气迁,阴始凝,气始肃,水乃冰,寒雨化,其病中热胀,面目浮肿,善眠,鼽衄,嚏欠,呕,小便黄赤,甚则淋。二之气,阳乃布,民乃舒,物乃生荣,厉大至,民善暴死。三之气,天政布,凉乃行,燥热交合,燥极而泽,民病寒热。四之气,寒雨降,病暴仆,振栗,谵妄,少气,嗌干引饮,及为心痛、痈肿疮疡、疟寒之疾,骨痿血便。五之气,春令反行,草迺生荣,民气和。终之气,阳气布,候反温,蛰虫来见,流水不冰,民乃康平,其病温。故食岁谷以安其气,食间谷以去其邪,岁宜以咸以苦以辛,汗之、清之、散之,安其运气,无使受邪,折其郁气,资其化源。以寒热轻重少多其制,同热者多天化,同清者多地化。用凉远凉,用热远热,用寒远寒,用温远温,食宜同法,有假者反之,此其道也。反是者,乱天地之经,扰阴阳之纪也。帝曰:善。

【篇目纲要】

　　本篇共一百三十二节。此篇分四大节,阐释天之六气上司天,下在泉,各主半年,其余四气为司天在泉之左右间气纪步;五运之地气运化于中,五六相合,三十年为一纪,六十年一周,各有其气候、物候、民病的临床症状,各有其德、化、政、令、高、下、前、后、中、外、胜、复、变、常、虚、实之应,治疗运气之病的处方,五运六气所应之数,所应之音。六元正纪就是五运六气六十年一周纪运纪岁之正。

【译释】

　　1.黄帝问:司天在泉,各有六气之化,各有胜制之六变,五运之气也复其岁,有相胜制而治之不全,甘苦辛咸酸淡,五味所资,生化有厚薄,成熟有多少,先后各有制、各有胜、各有生、各有成,我知晓了。五运之化,或从天气,或逆天气,或从天气而逆地气,或从地气而逆天气,或相从相得,或相逆不相得,我没有晓明其事。想要与天之纪相通,与地之理相从,与五运相和,与五化相调,使上下合德,不相互夺伦,天地升降,不失其宜,不乖其政,调其正味从逆,怎样来调?岐伯稽首再拜,回答说:问的昭明啊!这是天地之纲纪,即天地万物都不外乎六元之化,变化之渊源,不是圣帝谁还能够穷其至理呢?我虽然不聪敏,请让我陈述其理。使之永远不灭,恒久不变。黄帝说:愿夫子推演排序,类分六元,序其先后,分其部主,即天地左右,主气静,客气动,各有分部以主岁时,别其宗司,即统者为宗,分者为司,昭其气数,即五行之化,各有其气,也各有其数,明其正化,即当其位为正,非其位为邪,可以听一听吗?岐伯说:先立其年以明其气,干支相合,如甲子、乙丑等,年辰立则岁气明,金木水火土运行之数,寒暑燥湿风火临御之化,即司天上临在泉下御五运六气之化,天道可见,民气可调,阴阳卷舒,近而无惑,数之可数,请求详尽地论说以下。

　　2.黄帝说:太阳之政是什么?岐伯说:是辰戌之年。

　　3.太阳　太角　太阴　壬辰　壬戌其运风,风为木化,其化鸣紊启坼,其变振拉摧拔,木运太过,金令承之,其病头摇目不开眵。

　　4.太角_{初正}　少徵　太宫　少商　太羽_终　这就是本年五运之序,都按次序相生。

　　5.太阳　太徵　太阴　戊辰　戊戌同正徵　其运热,其化暄暑郁燠,其变炎烈沸腾,其病热郁。本年火运太过,得寒水司天制之,火得其平,所以说同正徵,戊年火运正化,其变则火运太过,其病热郁。

6. 太徵　少宫　太商　少羽_终　少角_初

7. 太阳　太宫　太阴　甲辰岁会　甲戌岁会其运阴埃,柔润重泽,都是中运湿土之正化,土运太过则风木承之,因有此变、此病。本年土运太过,起于太宫,但是少徵生太宫,太角生少徵,所以土运以太角为初运。

8. 太宫_甲　少商_乙　太羽_{丙终}　太角_{壬初}　少徵_癸

9. 太阳　太商　太阴　庚辰　庚戌　庚年金运正化,其运凉,金运肃杀,万物凋零,火气承金,即阳杀之象,金气太过,病燥,肺金受病,背闷瞀而胸胀满。

10. 太商_庚　少羽_{辛终}　少角_{丁初}　太徵_戊　少宫_己

11. 太阳　太羽　太阴　丙辰天符　丙辰天符 丙年水运正化,其运寒,其化凝惨凛冽,水运太过,土气承之,其变冰雪霜雹,其病大寒,留于筋骨肢节之会之溪谷。

12. 太羽_{丙终}　太角_{壬初}　少徵_癸　太宫_甲　少商_乙

13. 凡此太阳司天之政,常先天时而至,生长化收藏,气化运行皆早,太阳寒水司天,太阴湿土在泉,天气肃,地气静,寒临太虚,阳气不令,水土合德,辰星镇星当先后明。其谷玄应司天,黅应在泉,其政肃,寒之气,其令徐,阴之性,寒政大举,泽无阳炎,寒盛火郁,郁极必发,待王时而至,少阳中治,三之主气,因相火王时,寒水之客胜其主,时雨乃涯,岁半之后,地气主之,自三气止极,雨散之后,交于四气,在泉用事,太阴居位,因而云朝北极,湿化布散,土德彰显,泽流万物,司天寒数于上,火郁发,雷动于下,上寒下湿,相持于气交之中,民病寒湿,发肌肉萎,足萎不收,濡泻,火郁血溢。本年初之气,少阳用事,上年在泉之气,至此迁易,上年终气是君火,今之初气是相火,二火之交,气乃大温,草乃早荣,客气相火,主气风木,风火相搏,民病皮赤斑疹,温病发作,身热头痛呕吐,肌凑疮疡。二之气,阳明燥金用事,大凉至而火气郁,民乃惨,草乃遇寒,火气受抑,民病气郁中满,寒气始来近人,阳气不行。三之气即司天之气,天政布,太阳寒水用事,寒气行,雨乃降,民病伤于寒,寒水侮阳,则火应之而热中,痛疽注下,心热瞀闷,如不疗治,则阳绝而死。四之气,厥阴客气用事,加于太阴主气,因而风湿交争而风化为雨,木得土化,乃长乃化乃成,厥阴木气,值大暑之时,木能生火,民病大热,因客胜主,脾土受伤,少气且肌肉萎,足萎,注下赤白。五之气,少阴君火用事,岁半之后,地气主之,因太阴在泉而得君火之化,阳复化,草乃长、乃化、乃成,民也舒而无病。终之气,太阴湿土在泉,地气正,湿令行,阴凝太虚,埃昏郊野,民情喜阳恶阴而惨凄,因湿令而寒风至,风能胜湿所以叫反,人为倮虫,从土化,所以孕乃死。风木非时相加,土化当不育。以上十年,都是寒水司天,湿土在泉,湿宜燥之,寒宜温之,味苦从火化,治寒用热,必须泻有余而折其郁气,补不足而资其化源,抑制其太过之五运六气,如太角岁脾不胜,太徵岁肺不胜,寒水司天则心火不胜,太阴在泉则肾水不胜,不胜则扶之,不让气暴过而生疾病,吃岁谷以全真气,因岁谷得岁气最厚,回避冲后来之虚邪以安其正,斟酌司天在泉之气的异同,因其同异之多少而为制以治之。如太宫、太商、太羽岁同寒湿,当用燥热所化之物,燥以治湿,热以治寒,如太徵、太角,岁运与寒湿相异,则或从气之寒湿而用燥热之化,或从运之风热而用寒湿之化,当各因其异同多少以制之。气运同则气盛,非多不足以制之,异者则气微,当少用以调之。用寒药,当远岁气之寒,用凉药,当远岁气之凉,用温药,当远岁气之温,用热药,当远岁气之热,饮食居处之宜,都与用药同法而当察岁气,气有假借而与常相反,如夏行冬令,冬行夏令,春秋也如此,因违时而当病,这就是所谓的时气,主气不足,客气胜之。

14.黄帝说:好。阳明之政德情形是什么?岐伯说:是卯酉之年。

15.阳明　少角　少阴。丁年岁木不及,司天燥金胜之,金兼木化,反得其政,委和之纪,上商与正商同,即清热胜复同,丁卯岁会。丁酉风为中运少角之气,清为胜风之气,热为复清之气,即其运风清热。

16.少角_{初正}　太徵　少宫　太商　少羽_终　这可是丁卯、丁酉年以木为首,丁主少角为初正,主运初中五步。

17.阳明　少徵　少阴　寒雨胜复同,同正商。癸卯同岁会 癸酉同岁会其运热寒雨。癸年火运不及,司天燥金,金得其政,伏明之纪,上商与正商同,热为少徵运,寒为胜气,雨为复气。

18.少徵　太宫　少商　太羽_终　太角_初　此癸卯癸酉年主运五步,始于太角,终于太羽。

19.阳明　少宫　少阴　风凉胜复同。己卯 己酉 其运雨风凉。阳明燥金司天,己未少宫,少阴君火在泉,木胜土为风,金复木为凉,雨少宫之气,风胜气,凉复气。

20.少宫　太商　少羽_终　少角_初　太徵　这是己卯、己酉年主运五步,始于少角,终于少羽。

21.阳明　少商　少阴　热寒胜复同,同正商　乙卯天符　乙酉岁会　太乙天符　其运凉热寒。乙年金运不及,得阳明司天之助,即从革之纪,上商与正商同,凉为少商之气,热为胜气,寒为复气。

22.少商　太羽_终　太角_初　少徵　太宫　这是乙卯　乙酉二年主运五步,初起太角,终于太羽。

23.阳明　少羽　少阴　雨风胜复同。辛卯少宫同辛酉 辛卯 其运寒雨风。阳明燥金司天,中运水运少羽不及,少阴君火在泉。雨胜气,风复气;寒运气,雨胜气,风复气。

24.少羽_终　少角_初　太徵　少宫　太商　这是辛酉 辛卯二年五运主时之气。

25.凡此阳明司天之政,共卯酉十年,司天六气之化,岁气不足,气化运行后天,燥金司天，天气急，君火在泉，地气明，阳明司天，金气不足，火必乘之，阳专其令，炎暑大行，物燥且坚，木也无畏，淳风乃治，金木之气并行，风燥横逆岁运，流于气交之际，火气胜，多阳少阴，云趋雨府，湿化乃敷，燥气盛极，化为雨泽，这是火土合气于气交。其谷白丹，白应司天，丹应在泉，正气所化为岁谷，间气所化之谷为间谷，命太即天赋有余，金气不及，火胜之，白甲之虫金气所化，当耗伤，品羽之虫，火气所化，火胜水复，品羽之虫当耗伤，上金下火合德，太白、荧惑二星当明，金切火暴，其政切，其令暴，蛰虫乃坚，流水不冰。民病咳嗌塞，寒热发暴，振慄癃闭，司天金气在先而劲切，木承其害而毛虫乃死，在泉热气在后而暴，金受其害而介虫灾殃。胜而行杀，羽者已亡，复者后来，强者又死，扰而大乱，清热之气，相持于三气与四气气交之际。初之气，太阴地气迁正用事，时寒气湿而阴凝，燥金司天而气肃，水乃冰，寒雨湿土所化，主气风，客气湿，风为阳，湿为阴，风湿为患，脾肾受伤，病中热，胀，面目浮肿、善眠、鼽衄、嚏、欠、呕、小便黄赤，甚则淋。二之气，相火用事于春分之后，阳气乃布，民乃舒，物乃生，主气君火，客气相火，二火交织，荣厉大至，臣位于君，民善暴死。三之气，司天阳明之气用事，天政布，凉乃行，主气相火当令，燥热交合，到三气与四气相交之际，主气太阴，客气太阳，燥极而泽，民病疟疾寒热之病。四之气，太阳寒水用事于湿土王时，寒雨降，太阳寒水临在泉君火，水火相犯病暴仆，振慄，谵妄，少气，嗌干引饮及为心痛，痈肿疮疡，疟寒之疾，骨痿，血便，都是心肾二经之病。五之气，厥阴风木用事，得在泉君火之温，春令反行，草乃生荣，民气和。终之气，在泉少阴君火用事，阳气布，气候反温，蛰虫来见，流水不冰，民乃康平，其病温，火之化。因而吃正气所化之岁谷来安其气，吃间气所生之间谷来去其邪，岁应以咸从水化，治在泉之君火，苦从火化，治司天之燥金，辛从金化，本年火盛金衰，同司天之气以求其平，燥金司天，岁半之前，气过于敛，宜汗之、散之，君火在泉，岁半之后，气过于热，宜清之，顺其运气而安治，本年燥金司天则木郁，君火在泉则金郁，勿使受邪，泻其余气，补其不足。本年上清下热，其气不同，按寒多，则多用其热以温之，热多，则多用其寒以清之的方法平其气，运与在泉君火同热者，多用司天阳明清肃之化来疗治，运与司天阳明同清者，当多用在泉少阴温热之化来疗治，即同热者多天化，同清者多地化。用凉远凉，用热远热，用寒远寒，用温远温，饮食应与上法相同，气有假借与平常相反，当反而治之，这是疗治阳明司天，少阴在泉所生之病的方法。如不知以上方法却反其用，是乱天地之经，扰阴阳之纪。黄帝说：好。

六元正纪大论篇第七十一（上之下）

1. 帝曰：少阳之政奈何？岐伯曰：寅申之纪也。

2. 少阳　太角　厥阴　壬寅　壬申　其运风鼓，其化鸣紊启坼，其变振拉摧拔，其病掉眩，支胁，惊骇。

3. 太角_{初正}　少徵　太宫　少商　太羽_终

4. 少阳　太徵　厥阴　戊寅天符　戊申天符　其运暑，其化暄嚣郁燠，其变炎烈沸腾，其病上热郁血溢，血泄心痛。

5. 太徵　少宫　太商　少羽_终　少角_初

6. 少阳　太宫　厥阴　甲寅　甲申　其运阴雨，其化柔润重泽，其变震惊飘骤，其病体重，胕肿，痞饮。

7. 太宫　少商　太羽_终　太角_初　少徵

8. 少阳　太商　厥阴　庚寅　庚申　同正商　其运凉，其化雾露清切，其变肃杀凋零，其病肩背胸中。

9. 太商　少羽_终　太徵　少宫

10. 少阳　太羽　厥阴　丙寅　丙申　其运寒肃，其化凝惨凛冽，其变冰雪霜雹，其病寒浮肿。

11. 太羽_终　太角_初　少徵　太宫　少商

12. 凡此少阳司天之政，气化运行先天，天气正，地气扰，风乃暴举，木偃沙飞，炎火乃流，阴行阳化，雨乃时应，火木同德，上应荧惑岁星。其谷丹苍，其政严，其令扰，故风热参布，云物沸腾，太阴横流，寒乃时至，凉雨并起。民病寒中，外发疮疡，内为泄满，故圣人遇之，和而不争。往复之作，民病寒热疟泄，聋瞑呕吐，上怫肿色变。初之气，地气迁，风胜乃摇，寒乃去，候乃大温，草木早荣。寒来不杀，温病乃起，其病气怫于上，血溢目赤，咳逆头痛，血崩胁满，肤腠中疮。二之气，火反郁，白埃四起，云趋雨府，风不胜湿，雨乃零，民乃康。其病热郁于上，咳逆呕吐，疮发于中，胸嗌不利，头痛身热，昏愦脓疮。三之气，天政布，炎暑至，少阳临上，雨乃涯。民病热中聋瞑，血溢脓疮，咳呕鼽衄，渴嚏欠喉痹，目赤，善暴死。四之气，凉乃至，炎暑间化，白露降，民气和平。其病满身重。五之气，阳乃去，寒乃来，雨乃降，气门乃闭，刚木早凋。民避寒邪，君子周密。终之气，地气正，风乃至，万物反生，霜雾以行。其病关闭不禁，心痛阳气不藏而咳。抑其运气，赞所不胜，必折其郁气，先取化源，暴过不生，苛疾不起。故岁宜咸宜辛宜酸，渗之泄之，渍之发之，观气寒温以调其过。同风热者多寒化,异风热者少寒化。用热远热,用温远温,用寒远寒,用凉远凉,食宜同法,此其道也。有假者反之,反是者病之阶也。

13. 帝曰:善。太阴之政奈何? 岐伯曰:丑未之纪也。

14. 太阴　少角　太阳　清热胜复同　同正宫　丁丑　丁未　其运风清热。

15. 少角_{初正}　太徵　少宫　太商　少羽_终

16. 太阴　少徵　太阳　寒雨胜复同　癸丑　癸未　其运热寒雨。

17. 少徵　太宫　少商　太羽_终　太角_初

18. 太阴　少宫　太阳　风清胜复同　同正宫　己丑　太乙天符　己未太乙天符　其运雨风清。

19. 少宫　太商　少羽_终　少角_正　太徵

20. 太阴　少商　太阳　热寒胜复同　乙丑　乙未　其运凉热寒。

21. 少商　太羽终　太角初　少徵　太宫

22. 太阴　少羽　太阳　雨风胜复同　同正宫

23. 辛丑　辛未　其运寒雨风。

24. 少羽_终　少角_初　太徵　少宫　太商

25 凡此太阴司天之政,气化运行后天,阴专其政,阳气退避,大风时起,天气下降,地气上腾,原野昏霧,白埃四起,云奔南极,寒雨数至,物成于差夏。民病寒湿,腹满,身膜愤,胕肿,痞逆,寒厥,拘急。湿寒合德,黄黑埃昏,流行气交,上应镇星辰星。其政肃,其令寂,其谷黔元,故阴凝于上,寒积于下,寒水胜火,则为冰雹,阳光不治,杀气迺行,故有余宜高,不及宜下,有余宜晚,不及宜早,土之利,气之化也,民气亦从之。间谷命其太也。初之气,地气迁,寒乃去,春气至,风乃来,生布万物以荣,民气条舒,风湿相薄,雨乃后。民病血溢,筋络拘强,关节不利,身重筋痿。二之气,大火正,物承化,民乃和,其病温厉大行,远近咸若,湿蒸相薄,雨乃时降。三之气,天政布,湿气降,地气腾,雨乃时降,寒乃随之。感于寒湿,则民病身重,胕肿,胸腹满。四之气,畏火临,溽蒸化,地气腾,天气否隔,寒风晓暮,蒸热相薄,草木凝烟,湿化不流,则白露阴布,以成秋令。民病腠理热,血暴溢,疟,心腹满热,胪胀,甚则胕肿。五之气,惨令已行,寒露下,霜乃早降,草木黄落,寒气及体,君子周密,民病皮腠。终之气,寒大举,湿大化,霜乃积,阴乃凝,水坚冰,阳光不治。感于寒,则病人关节禁固,腰脽痛,寒湿持于气交而为疾也。必折其郁气,而取化源,益其岁气,无使邪胜,食岁谷以全其真,食间谷以保其精。故岁宜以苦燥之温之,甚者发之泄之。不发不泄,则湿气外溢,肉溃皮拆而水血交流。必赞其阳火,令御甚寒,从气异同,少多其判也。同寒者以热化,同湿者以燥化,异者少之,同者多之。用凉远凉,用寒远寒,用温远温,用热远热,食宜同法。假者反之,此其道也,反是者病也。

26. 帝曰:善。少阴之政奈何? 岐伯曰:子午之纪也。

27. 少阴　太角　阳明　壬子　壬午　其运风鼓,其化鸣紊启坼,其变振拉摧拔,其病支满。

28. 太角_{初正}　少徵　太宫　少商　太羽_终

29. 少阴　太徵　阳明　戊子天符　戊午太乙天符　其运炎暑,其化暄曜郁燠,其变炎烈沸腾,其病上热血溢。

30. 太徵　少宫　太商　少羽_终　少角_初

31. 少阴　太宫　阳明　甲子　甲午　其运阴雨,其化柔顺时雨,其变震惊飘骤,其病中满身重。

32. 太宫　少商　太羽_终　太角_初　少徵

33. 少阴　太商　阳明　庚子　庚午　同正商　其运凉劲,其化雾露萧飋,其变肃杀凋零,其病下清。

34. 太商　少羽_终　少角_初　太徵　少宫

35. 少阴　太羽　阳明　丙子岁会　丙午　其运寒,其化凝惨凓冽,其变冰雪霜雹,其病寒下。

36. 太羽_终　太角_初　少徵　太宫　少商

37. 凡此少阴司天之政,气化运行先天,地气肃,天气明,寒交暑,热加燥,云驰雨府,湿化迺行,时雨乃降,金火合德,上应荧惑太白。其政明,其令切,其谷丹白,水火寒热,持于气交而为病始也。热病生于上,清病生于下,寒热凌犯而争于中。民病咳喘,血溢血泄,鼽嚏,目赤,眦疡,寒厥入胃,心痛腰痛,腹大,嗌干肿上。初之气,地气迁,燥^①将去,寒乃始,蛰复藏,水乃冰,霜复降,风乃至,阳气郁,民反周密,关节禁固,腰脽痛,炎暑将起,中外疮疡。二之气,阳气布,风迺行,春气以正,万物应荣,寒气时至,民眦^②和。其病淋,目瞑目赤,气郁于上而热。三之气,天政布,大火行,庶类蕃鲜,寒气时至。民病气厥心痛,寒热更作,咳喘目赤。四之气,溽暑至,大雨时行,寒热互至,民病寒热,嗌干,黄瘅,鼽衄,饮发。五之气,畏火临,暑反至,阳乃化,万物乃生乃长荣,民乃康,其病温。终之气,燥令行,余火内格,肿于上,咳喘,甚则血溢。寒气数举,则霿雾翳,病生皮腠,内舍于胁,下连少腹而作寒中,地将易也。必抑其运气,资其岁胜,折其郁发,先取化源,无使暴过而生其病也。食岁谷以全真气,食间谷以避虚邪,岁宜咸以软之,而调其上,甚则以苦发之,以酸收之,而安其下,甚则以苦泄之,适气同异而多少之。同天气者,以寒清化;同地气者,以温热化。用热远热,用凉远凉,用温远温,用寒远寒,食宜同法。有假则反,此其道也,反是者病作矣。

38. 帝曰:善。厥阴之政奈何? 岐伯曰:巳亥之纪也。

39. 厥阴　少角　少阳　清热胜复同　同正角　丁巳天符　丁亥天符　其运风清热。

40. 少角_初　太徵　少宫　太商　少羽_终

41. 厥阴　少徵　少阳　寒雨胜复同　癸巳　癸亥　其运热寒雨。

42. 少徵　太宫　少商　太羽_终　太角_初

43. 厥阴　少宫　少阳　风清胜复同　同正角　己巳　己亥　其运雨风清。

44. 少宫　太商　少羽_终　少角_初　太徵

45. 厥阴　少商　少阳　热寒胜复同　同正角　乙巳　乙亥　其运凉热寒。

46. 少商_乙　太羽_终　太角_初　少徵_癸　太宫_甲

47. 厥阴　少羽　少阳　雨风胜复同　辛巳　辛亥　其运寒雨风。

48. 少羽_{辛终}　少角_{丁初}　太徵_戊　少宫_己　太商_庚

49. 凡此厥阴司天之政,气化运行后天,诸同正岁,气化运行同天,天气扰,地气正,风生高远,炎热从之,云趋雨府,湿化乃行,风火同德,上应岁星荧惑。其政挠,其令速,其谷苍丹,间谷言太者,其耗文角品羽。风燥火热,胜复更作,蛰虫来见,流水不冰,热病行于下,风病行于上,风燥胜复形于中。初之气,寒始肃,杀气方至,民病寒于右之下。二之气,寒不去,华雪水冰,杀气施化,霜乃降,名草上焦,寒雨数至,阳复化,民病热于中。三之气,天政布,风乃时举,民病泣出,耳鸣,掉眩。四之气,溽暑湿热相薄,争于左之上,民病黄瘅而为胕肿。五之气,燥湿更胜,沉阴乃布,寒气及体,风雨乃行。终之气,畏火司令,阳乃火化,蛰虫出见,流水不冰,地气大发,草乃生,人乃舒,其病温厉。必折其郁气,资其化源,赞其运气,无使邪胜,岁宜以辛调上,以咸调下,畏火之气,无妄犯之。用温远温,用热远热,用凉远凉,用寒远寒,食宜同法。有假反常,此之道也,反是者病。帝曰:善。

校:①燥,当为"热",少阳之气至此已尽。②眦,当为"乃"。

【译释】

1. 黄帝说:少阳之政是怎样的情形?岐伯说:是寅申之年。

2. 司天少阳中运太角之年,子居母上,其气逆,厥阴在泉,壬寅 壬申 壬年太角正化,其运风火合势而风鼓,其化鸣紊启坼,其变振拉摧拔,其病摇眩支胁痛,惊骇。

3. 太角_{初正}　少徵　太宫　少商　太羽_终　这是壬申、壬寅二年,主运五步。

4. 少阳　太徵　厥阴　戊寅天符　戊申天符　中运太徵　火运太过,其运炎暑,其化火盛燠,其变炎烈沸腾,其病相火司天上热郁血溢,血泄心痛。

5. 太徵　少宫　太商　少羽_终　少角_初　这是戊寅、戊申二年主时之运。

6. 少阳　太宫　厥阴　甲寅　甲申　甲年太宫之正化,其运阴雨,其化柔润重泽,其变太阴所至,雷霆骤注烈风,其病体重,胕肿,痞饮。

7. 太宫　少商　太羽_终　太角_初　少徵　这是甲寅 甲申二年主时之运。

8. 少阳　太商　厥阴　庚寅　庚申　同正商　这二年金运太过,遇相火司天制之,全得其平,坚成之纪,上徵与正徵同,其化雾露清切,其变肃杀凋零,金邪在肺,其病肩背胸中。

9.太商　少羽终　少角初　太徵　少宫　这是庚寅、庚申二年五步主时之运。

10.少阳　太羽　厥阴　丙寅　丙申　丙年水运太过,其运寒肃,太羽正化,其化凝惨凛冽,其变冰雪霜雹,水邪在肾,其病寒浮肿。

11.太羽终　太角初　少徵　太宫　少商。

12.凡此少阳司天之政,即寅申年六气之化,气化运行先天时而至,少阳司天,天气正,厥阴在泉,地气摇动,风乃暴举,木倒沙飞,木生火,炎火乃流,太阴湿土,主二之气,与少阳并行于岁半之前,阴行阳化,雨乃时应,火木同气、同德,上应荧惑星当明。其谷丹苍,丹上应司天,苍下应在泉,其政严,其令扰,云物沸腾,太阴横流,火盛寒水来复,寒乃应时而至,凉雨并寒而起。火盛于外,民病寒中,外热,故为疮疡,内寒因而泄满,圣人调摄得中,使水火气和,不致相争。热盛寒复,水火交争,民病寒热疟泄,聋瞑呕吐,上心郁不舒肿而色变。初之气,君火用事,兼相火司天,上年地气迁易,风胜乃摇,寒乃去,气候大温,草木早荣,寒来不杀,温病乃起,病气怫于上,血溢目赤,咳逆头痛,血崩胁满,肤腠中疮。二之气,太阴湿土用事,主气君火反郁,白埃四起,云趋雨府,风不胜湿,雨乃零,主客相生,民乃康。湿热所化,其病热郁于上,咳逆呕吐,疮发于中,胸嗌不利,头痛身热,昏愤脓疮。三之气,司天布化,客主之气都属少阳,相火专令,炎暑至,少阳临上,雨乃涯。民病热中聋瞑,血溢脓疮,咳呕衄衊,渴嚏欠喉痹,目赤,善暴死。四之气,燥金之壳,加于湿土之主,凉气至,炎暑间化而时作时止,白露降,土金相生而民气和平。燥胜肺自病,胸中满,湿胜脾自病,身体重。五之气,寒水之客加于燥金之主,水寒金敛,阳乃去离,阴寒乃来,雨乃降,汗空乃闭,刚木早凋。民避寒邪,金肃水寒,君子周密。终之气,厥阴在泉,风木用事,主气以寒水生之,地得其正,风乃至,万物反生,霜雾以行。时当闭藏,但风木动之,风为阳,因而民病关闭不禁,心痛阳气不藏而咳。本年相火司天则金郁,风木在泉则土郁。泻相火风木之运气,补肺金、脾土之不足,先补不足,暴过才能不生,苛疾不起,因而寅申十年,相火司天,风木在泉,咸从水化,能胜火,辛从金化,能胜木,酸从木化,顺木火之性,渗之泄之,以去二便之实,渍之发之,以去腠理之邪,当观察气至寒温盛衰,调其有过。大运有与在泉同风化,司天同热化,当多用寒化之品疗治,与司天在泉热风之化不同,当少用寒化之品疗治。用热远热,用温远温,用寒远寒,用凉远凉,饮食也与此法相同,这是疗治之法。气有假借与常相反,是因与时相违,病必生成。

13.黄帝说:好。太阴之政是怎样的情形? 岐伯说:是丑未之年。

14.太阴　少角　太阳　此二年木运不及,土得其政,是委和之纪,清热胜复同,木不及,清胜之,热复制,太阴司天,上宫同正宫,丁丑、丁未之年,其运风清热。

15. 少角_{初正}　太徵　少宫　太商　少羽_终　这是丁丑、丁未二年主时五步之运。

16. 太阴　少徵　太阳　此二年火运不及,寒水胜之,湿土复制,寒雨胜复同,是癸丑、癸未二年,其运热寒雨。

17. 少徵　太宫　少商　太羽_终　太角_初　这是癸丑、癸未二年主时五步之运。

18. 太阴　少宫　太阳　这二年土运不及,木运胜之,金运复之,风清胜复同,太阴司天,上宫同正宫,己丑太乙天符　己未太乙天符　其运雨风清。

19. 少宫　太商　少羽_终　少角_初　太徵　这是己丑、己未二年五步主时之运。

20. 太阴　少商　太阳　这二年金运不及,火运胜之,水运复之,热寒胜复同,乙丑　乙未　其运凉热寒。

21. 少商　太羽_终　太角_初　少徵　太宫　这是乙丑、乙未二年五步主时之运。

22. 太阴　少羽　太阳　这二年水运不及,湿土胜之,风木复之,其运雨风胜复同,太阴司天,上宫同正宫。

23. 辛丑　辛未二年,其运寒雨风。

24. 少羽_终　少角_初　太徵　少宫　太商　这是辛丑　辛未二年五步主时之运。

25. 凡此丑未太阴司天之岁,因运气不及,六气之化后天,太阴司天以湿,太阳在泉以寒,阴专其政,阳气退避,土不及风胜之,大风时起,天湿之气下降,地寒之气上腾,原野昏霿,白埃四起,司天主南,太阴居之,故而云奔南极,寒雨数至,雨湿多见于南方。夏尽入秋,谓之差夏,主气当湿土之时,客气值少阳之令,土气稍温,因而物成。寒湿成邪,民病寒湿腹满,身体膜愤,胕肿,痞逆,寒厥,拘急。湿寒合德,黄黑埃昏,流行气交之际,上应镇星、辰星当明。寒之政肃,湿之令寂,其谷黔元,土水所化,太阴司天,阴凝于上,太阴在泉,寒积于下,寒水胜火,则为冰雹,阳光不治,杀气乃行,岁谷间谷,色味坚脆,各有气盛气衰之别,丑未之年,寒政太过,因而谷气有余,宜高宜晚,因其胜寒,谷气不及,宜下宜早,因其不能胜寒,土之利是气之所化,民气也应如此。因间气大,间谷命太。初之气,客主之气,都是厥阴风木用事,地气迁易,寒乃离去,春气至,风乃来,生布万物且荣,民气条舒,因湿土司天,故风湿相薄,风胜湿,雨乃后时而至。风病在筋,湿病在肉,民病血溢,筋络拘强,关节不利,身重筋痿。二之气,客主之气,都是少阴君火用事,故而大火气正,物承其化,民乃和,火盛气热,其病温厉大行,远近都是如此,因太阴湿土司天,时雨应期而降。三之气,湿土司天用事,因而湿气降,地气寒水升而为雨应时而降,太阳在泉,寒乃随之。寒凝湿滞为邪,民病身体重,胕肿,胸腹满。四之气,少阳相火用事,其气尤烈,因而畏火临上,客气相火,主气湿土,火土合气溽蒸上腾,天气痞隔,但太阳在泉,寒风随发于朝暮,湿遇火,蒸热相薄,湿化不流,草木凝烟,白露阴布,以成秋令,民病滕理热,血暴溢,疟疾,心腹满热,胪胀,甚则胕肿。五之气,客主之气都是阳明燥金用事,惨令已行,寒露下,霜乃早降,草木黄落,寒气及体,君子周密,同气相求,民病皮滕。终之气,在泉客主之气,都是太阳寒水用事,寒大举,湿大化,霜乃积,阴乃凝,水坚冰,阳光不治。寒为邪,则病人关节禁固,腰椎痛,寒湿相持气交之际而为病。疗治此病,必须泻有余之气,补不足之气,增益岁气不使邪胜,吃岁谷以保全天真之气,吃间谷以保全其精,以去其邪。因而岁应苦从火化,燥以治湿,温以治寒,严重则发散可以逐寒,渗泄可以去湿。不发不泄,则湿气外溢,肉溃皮拆而水血交流。必须补其阳火,使之抵御大寒,顺岁运之异同,少多稍从和平以疗治。同寒当用热化疗治,同湿当用燥化疗治,不同则量小,相同则量多。用凉远凉,用寒远寒,用温远温,用热远热,饮食也随其同法。气有假借与常相反,则以主气不足临气胜之,借其寒热温凉,以资四正之气,非反借之法,则与时相违,病必生成。

26.黄帝说:少阴之政是怎样的情形?岐伯说:是子午之年。

27.少阴　太角　阳明　壬子　壬午　这二年木运太过,其运风鼓,其化鸣紊启坼,其变振拉摧拔,木邪盛,其病支满。

28.太角_{初正}　少徵　太宫　少商　太羽_终　这是壬子、壬午二年五步主时之运。

29.少阴　太徵　阳明　戊子天符　戊午太乙天符　这二年火运太过,其运炎暑,其化喧曜郁燠,其变炎烈沸腾,因其上临少阴,太徵正化,火邪盛,其病上热血溢。

30.太徵　少宫　太商　少羽_终　少角_初　这是戊午、戊子二年五步主时之运。

31.少阴　太宫　阳明　甲子　甲午　这二年土运太过,其运阴雨,其化柔顺时雨,其变震惊飘骤,土邪太过,其病中满身体重。

32.太宫　少商　太羽_终　太角_初　少徵　这是甲子、甲午二年五步主时之运。

33.少阴　太商　阳明　庚子　庚午　这二年金运太过,受司天君火所制,同正商,其运劲凉,其化雾露萧瑟,其变萧杀凋零,金邪太过,其病下清。

34.太商　少羽_终　少角_初　太徵　少宫　这是庚子、庚午二年五步主时之运。

35.少阴　太羽　阳明　丙子岁会　丙午　这二年水运太过,其运寒,其化凝惨慄冽,君火司天,其变冰雪霜雹,水邪太过,其病寒下。

36.太羽_终　太角_初　少徵　太宫　少商

37.凡此少阴司天之政,运气太过,六气所化先应天时而至,阳明在泉,地气肃杀,君火司天,天气明,金寒而燥,火暑而热,以下临上叫交,以上临下叫加,寒交暑,热加燥,云驰雨府,燥极而泽,湿化乃行,时雨乃降,金火合德,上应荧惑星、太白星当明亮。君火司天,其政当明,燥金在泉,其令当切,其谷应天当丹,应地当白,水火寒热,水复火,热复寒,持于气交当中,成疾病之始。君火司天,热病生于上,燥金在泉,清病生于下,寒热凌犯而争于中。民病咳喘血溢,血泄,鼽嚏,目赤,眦疡,寒厥入胃,心痛腰痛,腹大,嗌干肿上。初之气,地气迁易,太阳用事,热去寒始,蛰虫复藏,水乃冰,霜复降,风乃至,阳气郁,因寒水之气客于春前,寒邪胜,民反周密,关节禁固,腰椎痛,君火司天,炎暑将起,中外疮疡。二之气,风木之客,加于君火之主,阳气布,风乃行,春气正,万物荣,司天君火未盛,寒气时至,民乃和,其病淋,目瞑目赤,气郁于上而热。三之气,客气君火司天,加于相火之主,天政布,大火行,庶类蕃鲜,火极水复,热极寒生,寒气时至,君火胜,民病气厥心痛,寒热更作,咳喘目赤。四之气,客主之气皆湿土用事,溽暑至,大雨时行,寒热互至,民病寒热,嗌干,黄疸,鼽衄,饮发。五之气,主气阳明燥金,客气少阳相火,火克金,因而畏火临上,暑反至,时当秋收而阳气化,万物乃生,乃长,乃荣,民乃康,其病温。终之气,燥金之客,加于寒水之主,金气收,燥令行,余火内格,肿于上,咳喘,甚则血溢。寒气数举,金水之化则霜雾翳,病生皮肤,内舍于胁,下连少腹而作寒中,因在泉之金性寒,在泉之气终,地将变易。疗治此病,必抑其运气,资其岁胜,少阴司天则金郁,阳明在泉则木郁,泻其郁发,先补不足,不使气暴过而生其病。吃岁谷以保全真气,吃间谷以避虚邪,咸从水化,岁宜咸以软之,以调上之君火,严重则用苦发之,苦可散火,用酸收之,可以补金,而安其下,严重则用苦泄之,根据气之同异而决定用量大小。同天气,宜用寒清之品疗治;同地气,宜用温热之品疗治。用热远热,用凉远凉,用温远温,用寒远寒,饮食应与此法相同。气有假借与常相反,则以主气不足临气胜之,借其寒热温凉,以资四正之气,非假反借之法,则与时相违而病成。

38.黄帝说:好。厥阴之政是怎样的情形?岐伯说:是巳亥之年。

39.厥阴 少角 少阳 这是木运不及之年,金胜之,其运清热胜复同,厥阴司天同正角,丁巳天符 丁亥天符 其运风清热,因相火在泉。

40.少角初 太徵 少宫 太商 少羽终 这是丁巳、丁亥二年五步主时之运。

41.厥阴 少徵 少阳 火运不及,寒气胜之,其运寒雨胜复同,癸巳、癸亥其运热寒雨。

42.少徵 太宫 少商 太羽终 太角初 这是癸巳、癸亥二年五步主时之运。

43.厥阴 少宫 少阳 土运不及,风木胜之,燥金复之,风清胜复同,同正角 己巳 己亥 其运雨风清。

44.少宫 太商 少羽终 少角初 太徵 这是己巳、己亥二年五步主时之运。

45.厥阴 少商 少阳 金运不及,火来胜之,水复之,热寒胜复同,厥阴司天,同正角 乙巳 乙亥 其运凉热寒。

46.少商 太羽终 太角初 少徵 太宫 这是乙巳、乙亥二年五步主时之运。

47.厥阴 少羽 少阳 水运不及,湿土胜之,风木复之,雨风胜复同,辛巳

辛亥　其运寒雨风。

48.少羽_终　少角_初　太徵　少宫　太商

49.凡此厥阴司天之政,气化运行后天时而至,同正岁化生成与天二十四气迟速同,无先后,其气正,生长化收藏都与天气相合,运行同天,风木司天,天气扰,相火在泉,土得温养,地气正,木在上,风生高远,火在下,炎热从之,上气得温,云趋雨府,湿化乃行,木生火,风火同德,上应岁星、荧惑星当明。风木司天,其政扰,相火在泉,其令速,其谷苍应天木,谷丹应泉火,间气大,间谷叫太,其耗文角品羽,指感司天在泉之气而生育之虫,不能生聚而耗散。风胜燥复,燥胜热复,胜复交替变作,蛰虫来见,流水不冰,相火在泉,热病行于下,风木司天,风病行于上,风燥胜复形于中。初之气,燥金用事,寒始肃,金主杀,杀气方至,金位西方,金王伤肝,寒始于右之下。二之气,太阳寒水用事,因而寒不去,华雪水冰,杀气施化,霜乃降,名草上焦,寒雨数至,但寒水之客加于君火之主,气应而阳复化,内热外寒,民病热于中。三之气,厥阴司天用事,天政布,风乃时举,风邪胜则民病泣出,耳鸣,掉眩。四之气,因君火之客气加于太阴之主气,属天之左间气,溽暑湿热相薄,争于左之上,民病黄疸而为胕肿。五之气,客气湿土,主气燥金,燥湿更胜,沉阴乃布,寒气及体,风雨乃行。终之气,相火在泉用事,畏火司令,阳遇火化,蛰虫出现,流水不冰,地气大发,草乃生,人乃舒,时寒气热,民病温厉。疗治此等病症,必须泻其有余,补其不足,扶其运气,勿使邪胜。辛从金化,用以调节上之风木,咸从水化,用以调节下之相火,不可妄犯,因相火虚实难辨,所以叫畏火。用温远温,用热远热,用凉远凉,用寒远寒,饮食应同此法。气有假借与常相反,则以主气不足,临气胜之,借其寒热温凉,以资四正之气,非假反借之法,就是与时相违而病成。

六元正纪大论篇第七十一(下之上)

1.帝曰:夫子之言,可谓悉矣,然何以明其应乎? 岐伯曰:昭乎哉问也! 夫六气者,行有次,止有位,故常以正月朔日平旦视之,赌其位而知其所在矣。运有余,其至先,运不及,其至后,此天之道,气之常也。运非有余,非不足,是谓正岁,其至当其时也。

2.帝曰:胜复之气,其常在也,灾眚时至,候也奈何? 岐伯曰:非气化者,是谓灾也。

3.帝曰:天地之数,终始奈何? 岐伯曰:悉乎哉问也! 是明道也。数之始,起于上而终于下。岁半之前,天气主之;岁半之后,地气主之;上下交互,气交主之,岁纪毕矣。故曰:位明气月可知乎,所谓气也。

4.帝曰:余司其事,则而行之,不合其数,何也?岐伯曰:气用有多少,化洽有盛衰,衰盛多少,同其化也。帝曰:愿闻同化何如?岐伯曰:风温春化同,热曛昏火夏化同,胜与复同,燥清烟露秋化同,云雨昏暝埃长夏化同,寒气霜雪冰冬化同。此天地五运六气之化,更用盛衰之常也。

5.帝曰:五运行同天化者,命曰天符,余知之矣。愿闻同地化者,何谓也?岐伯曰:太过而同天化者三,不及而同天化者亦三;太过而同地化者三,不及而同地化者亦三,此凡二十四岁也。帝曰:愿闻其所谓也。岐伯曰:甲辰、甲戌、太宫,下加太阴;壬寅、壬申、太角,下加厥阴;庚子、庚午、太商,下加阳明。如是者三。癸巳、癸亥、少征,下加少阳;辛丑、辛未、少羽,下加太阳;癸卯、癸酉、少征,下加少阴。如是者三。戊子、戊午、太征,上临少阴;戊寅、戊申、太征,上临少阳;丙辰、丙戌、太羽,上临太阳。如是者三。丁巳、丁亥、少角,上临厥阴;乙卯、乙酉、少商,上临阳明;己丑、己未、少宫,上临太阴。如是者三。除此二十四岁,则不加不临也。

6.帝曰:加者何谓?岐伯曰:太过而加同天符,不及而加同岁会也。帝曰:临者何谓?岐伯曰:太过不及,皆曰天符,而变行有多少,病形有微甚,生死有早晏耳。

7.帝曰:夫子言用寒远寒,用热远热,余未知其然也,愿闻何谓远?岐伯曰:热无犯热,寒无犯寒,从者和,逆者病,不可不敬畏而远之,所谓时兴六位也。帝曰:温凉何如?岐伯曰:司气以热,用热无犯;司气以寒,用寒无犯;司气以凉,用凉无犯;司气以温,用温无犯。间气同其主无犯,异其主则小犯之,是谓四畏,必谨察之。帝曰:善。其犯者何如?岐伯曰:天气反时,则可依时,及胜其主则可犯,以平为期而不可过,是谓邪气反胜者。故曰:无失天信,无逆气宜,无翼其胜,无赞其复,是谓至治。

8.帝曰:善。五运气行,主岁之纪,其有常数乎?岐伯曰:臣请次之。

9.甲子　甲午岁

上少阴火　中太宫土运　下阳明金　热化二,雨化五,燥化四,所谓正化日也。其化上咸寒,中苦热,下酸热,所谓药食宜也。

10.乙丑　乙未岁

上太阴土　中少商金运　下太阳水　热化寒化胜复同,所谓邪气化日也。灾七宫,湿化五,清化四,寒化六,所谓正化日也。其化上苦热,中酸和,下甘热,所谓药食宜也。

11.丙寅　丙申岁

上少阳相火　中太羽水运　下厥阴木　火化二,寒化六,风化三,所谓正化日也。其化上咸寒,中咸温,下辛温,所谓药食宜也。

12.丁卯　丁酉岁

上阳明金　中少角木运　下少阴火　清化热化胜复同,所谓邪气化日也。灾三宫,燥化九,风化三,热化七,所谓正化日也。其化上苦小温,中辛和,下咸寒,所谓药食宜也。

13.戊辰　戊戌岁

上太阳水　中太徵火运　下太阴土　寒化六,热化七,湿化五,所谓正化日也。其化上苦温,中甘和,甘温,所谓药食宜也。

14.己巳　己亥

岁上厥阴木　中少宫土运　下少阳相火　风化清化胜复同,所谓邪气化日也。灾五宫,风化三,湿化五,火化七,所谓正化日也。其化上辛凉,中甘和,下咸寒,所谓药食宜也。

15.庚午同天符　庚子岁同天符

上少阴火　中太商金运　下阳明金　热化七,清化九,燥化九,所谓正化日也。其化上咸寒,中辛温酸温,所谓药食宜也。

16.辛未同岁会　辛丑岁同岁会

上太阴土　中少羽水运　下太阳水　雨化风化胜复同,所谓邪气化日也。灾一宫,雨化五,寒化一,所谓正化日也。其化上苦热,中苦和,下苦热,所谓药食宜也。

17.壬申同天符　壬寅岁同天符

上少阳相火　中太角木运　下厥阴木火化二,风化八,所谓正化日也。其化上咸寒,中酸和,下辛凉,所谓药食宜也。

18.癸酉同岁会　癸卯同岁会

上阳明金　中少徵火运　下少阴火　寒化雨化胜复同,所谓邪气化日也。灾九宫,燥化九,热化二,所谓正化日也。其化上苦小温,中咸温,下咸寒,所谓药食宜也。

19.甲戌岁会同天符　甲辰岁岁会同天符

上太阳水　中太宫土运　下太阴土　寒化六,湿化五,所谓正化日也。其化上苦热,中苦温。下苦温,所谓药食宜也。

20.乙亥　乙巳岁

上厥阴木　中少商金运　下少阳相火　热化寒化胜复同,邪气化日也。灾七宫,风化八,清化四,火化二,正化度也。其化上辛凉,中酸和,下咸寒,所谓药食宜也。

21.丙子岁会　丙午岁

上少阴火　中太羽水运　下阳明金　热化二,寒化六,清化四,正化度也。其化上咸寒,中咸热,下酸温,所谓药食宜也。

22. 丁丑　丁未岁

上太阴土　中少角木运　下太阳水　清化热化胜复同,邪气化度也。灾三宫,雨化五,风化三,寒化一,正化度也。其化上苦温,中辛温,下甘热,所谓药食宜也。

23. 戊寅天符　戊申天符

上少阳相火　中太徵火运　下厥阴木　火化七,风化三,正化度也。其化上咸寒,中甘和,下辛凉,所谓药食宜也。

24. 己卯　己酉岁

上阳明金　中少宫土运　下少阴火　风化清化胜复同,邪气化度也。灾五宫,清化九,雨化五,热化七,正化度也。其化上苦小温,中甘和,下咸寒,所谓药食宜也。

25. 庚辰　庚戌岁

上太阳水　中太商金运　下太阴土　寒化一,清化九,雨化五,正化度也。其化上苦热,中辛温,下甘热,所谓药食宜也。

26. 辛巳　辛亥岁

上厥阴木　中少羽水运　下少阳相火　雨化风化胜复同,邪气化度也。灾一宫,风化三,寒化一,火化七,正化度也。其化上辛凉,中苦和,下咸寒,所谓药食宜也。

27. 壬午　壬子岁

上少阴火　中太角木运　下阳明金　热化二,风化八,清化四,正化度也。其化上咸寒,中酸凉,下酸温,所谓药食宜也。

28. 癸未　癸丑岁

上太阴土　中少徵火运　下太阳水　寒化雨化胜复同,邪气化度也。灾九宫,雨化五,火化二,寒化一,正化度也。其化上苦温,中咸温,下甘热,所谓药食宜也。

29. 甲申　甲寅岁

上少阳相火　中太宫土运　下厥阴木　火化二,雨化五,风化八,正化度也。其化上咸寒,中咸和,下辛凉,所谓药食宜也。

30. 乙酉太乙天符　乙卯岁天符

上阳明金　中少商金运　下少阴火　热化寒化胜复同,邪气化度也。灾七宫,燥化四,清化四,热化二,正化度也。其化上苦小温,中苦和,下咸寒,所谓药食宜也。

31. 丙戌天符　丙辰岁天符

上太阳水　中太羽水运　下太阴土　寒化六,雨化五,正化度也。其化上苦热,中咸温,下甘热,所谓药食宜也。

32. 丁亥天符　丁巳岁天符

上厥阴木　中少角木运　下少阳相火　清化热化胜复同,邪气化度也。灾三宫,风化三,火化七,正化度也。其化上辛凉,中辛和,下咸寒,所谓药食宜也。

33.戊子天符　戊午岁太乙天符

上少阴火　中太徵火　运下阳明金　热化七,清化九,正化度也。其化上咸寒,中甘寒,下酸温,所谓药食宜也。

34.己丑太乙天符　己未岁太乙天符

上太阴土　中少宫土运　下太阳水　风化清化胜复同,邪气化度也。灾五宫,雨化五,寒化一,正化度也。其化上苦热,中甘和,下甘热,所谓药食宜也。

35.庚寅庚申岁

上少阳相火　中太商金运　下厥阴木　火化七,清化九,风化三,正化度也。其化上咸寒,中辛温,辛凉,所谓药食宜也。

36.辛卯辛酉岁

上阳明金　中少羽水运　下少阴火　雨化风化胜复同,邪气化度也。灾一宫,清化九,寒化一,热化七,正化度也。其化上苦小温,中苦和,下咸寒,所谓药食宜也。

37.壬辰壬戌岁

上太阳水　中太角木运　下太阴土　寒化六,风化八,雨化五,正化度也。其化上苦温,中酸温,下甘温,所谓药食宜也。

38.癸巳同岁会　癸亥岁同岁会

上厥阴木　中少徵火运　下少阳相火　寒化雨化胜复同,邪气化度也。灾九宫,风化八,火化二,正化度也。其化上辛凉,中咸和,下咸寒,所谓药食宜也。

39.凡此定期之纪,胜复正化,皆有常数,不可不察。故知其要者,一言而终,不知其要,流散无穷,此之谓也。帝曰:善。

【译释】

1.黄帝说:夫子之论,可以说是完备了,但怎样明确其应验呢?岐伯说:问的昭明啊!主客六气各有次序,也各有方位,要明其应验,当在正月朔日即初一平旦察视,察其阴阳晦明、寒温风气之位而岁候可以晓知。运有余,气先节候而至,这是天道,气之常候,运没有有余,没有不足,这叫和平之年,气至应时不差。

2.黄帝说:胜复之气,本来常有,灾眚不时而至,怎样可以候知?岐伯说:当其位则为正化,非其位则为邪化,无气化则位不当,位不当则邪成灾。

3.司天在泉各有所主之数,怎样终结,怎样开端?岐伯说:问的详备啊!这是显明之道。所主之数起始于上之司天,终结于地之在泉。岁半大寒日之前,司天之气所主;岁半之后,即大暑日之后,地气所主;天气地气互合为用,气交三气四气之际,天地气交之时所主,岁纪完备。所以说上下左右之位既明,气之有六,月有十二,终始移易之数,可以晓知其所在,叫天气。

4. 黄帝说:我主管运气,依法则司察,上中下运气之数,推其岁候,有不能相合的情形,是什么原因?岐伯说:一年之上下左右、主客运气必有所合,如以多合多,则盛者愈盛,以少合少,则衰者愈衰,因而盛衰之化,各有所从,各同其化。黄帝说:愿听一听是怎样同化的?岐伯说:风温为木气,和春化相同,热曛昏火为火气,与夏化相同,初气终三气,胜之常,四气尽终气,复之常,即胜与复同,燥清烟露为金气,与秋化相同,云雨昏暝埃为土气,与长夏化相同,寒气霜雪冰为水气,与冬化相同。这是天地五运六气之化,更用则化有盛衰常变的情形。

5. 黄帝说:五运即中运同司天之化,命叫天符,我知晓了。愿听一听中运同地化在泉是怎样的情形?岐伯说:太过与天同化有三,不及而同天化也有三;太过而与地同化有三,不及而同地化也有三。这种情形,共二十四年。黄帝说:愿听一听其中的含义。岐伯说:甲辰、甲戌太宫,以在上之中运太宫加于下之在泉太阴;壬寅、壬申、太角,以上之中运太角,下加在泉厥阴;庚子、庚午、太商,上之中运太商下加在泉阳明。如此太阴、厥阴、阳明三种情形,共六年,为同天符。癸巳、癸亥、少徵,中运少徵下加在泉少阳;辛丑、辛未、少羽,中运少羽下加在泉太阳;癸卯、癸酉、少徵,中运少徵下加在泉少阴。如此少阳、太阳、少阴三种情形,共六年。戊子、戊午、太徵,中运太徵上临司天少阴;戊寅、戊申、太徵,中运太徵上临司天少阳;丙辰、丙戌、太羽,中运太羽上临司天太阳。如此少阴、少阳、太阳三种情形,共六年。丁巳、丁亥、少角,中运少角上临司天厥阴;乙卯、乙酉、少商,中运少商上临司天阳明;己丑、己未、少宫,中运少宫上临司天太阴。如此厥阴、阳明、太阴三种情形,共六年。六十年中,除此二十四年之外,无同气之加临。

6. 黄帝说:加是什么含义?岐伯说:太过六年下加在泉,叫同天符,不及六年下加在泉,叫同岁会,但变行有多少,因其气之盛衰,病形有微、有甚,生死有早、有晚。

7. 黄帝说:夫子论用寒远寒,用热远热,我不晓知其是什么含义,愿听一听远是什么意思?岐伯说:热无犯热,寒无犯寒,从者相和,逆者发病,不可不敬畏而避忌无犯,这就是四时客气六步,主客之气,皆敬畏,不犯为顺从,犯则为忤逆。黄帝说:温凉怎样对待?岐伯说:司天司地之气热,用热无犯;司天司地之气寒,用寒无犯;司天司地之气凉,用凉无犯;司天司地之气温,用温无犯。左右四间气和主气一样,都不可犯,主客之气相异,其气分,其邪不一,可因其势而小犯之,这叫寒热温凉四畏,必须谨慎候察。黄帝说:好。有不得已而犯之怎么办?岐伯说:客气不合主时之气,可以依主气,因主气循环有常,客气显微无定,客气太过胜主气,则可以热犯热,以凉犯凉,以寒犯寒,以温犯温而从其变,即从治之法,达到气平则止,但不可过,过则病生而伤正气,叫邪气反胜,如应寒反热,应热反寒,应温反凉,应凉反温。所以说:客主之气运,至必应时,是天之信,不可失时,寒热温凉,用之必当,为气之宜,不可忤逆,胜为邪气胜,翼为助其邪,知而勿犯,是至妙之治。

8.黄帝说:好。五运气行,主岁之纪,有恒久之数吗?岐伯说:我请求按次序论述。

9.甲子　甲午年

上少阴君火司天　中运太宫土　下阳明燥金在泉　对化从标成数,正化从本生数,热化二宫,雨化五宫,燥化四宫,是正化日,运统一岁,即火、土、金正化从生数。其化上君火司天,宜用咸寒药食,中运湿土,宜用苦热药食,下燥金在泉,宜用酸热药食,这就是甲子、甲午二年宜用药食。

10.乙丑　乙未年

上太阴湿土司天,中运少商金,下在泉太阳寒水,热化寒化胜复相同,因胜而复,是邪气所化之日。灾七宫兑,金运不及,火运乘之,湿化中宫五,清化四,金之生数,寒化六,水之成数,正化无复,就是正化日。其化上司天湿土,宜用苦热药食,中运少商金,宜用酸和药食,下在泉寒水,宜用甘热药食,这是乙丑、乙未年宜用药食。

11.丙寅　丙申年

上少阳相火司天　中运太羽寒水　下在泉厥阴风木　火化二,火之生数,寒化六,水之成数,风化三,木之生数,正化无复,就是正化日。其化上相火司天,宜咸寒药食,中运寒水,宜咸温药食,下在泉风木,宜辛温药食,这是丙寅、丙申年宜用药食。

12.丁卯　丁酉年

上阳明燥金司天　中运少角风木　下在泉少阴君火　清化热化胜复相同,因胜而复,是邪气所化之日。灾三宫震,燥化九,金之成数,风化三,木之生数,热化七,火之成数,正化无复,就是正化日。其化上燥金司天,宜苦小温药食,中运风木,宜辛和药食,下在泉君火,宜咸寒药食,这是丁卯、丁酉年宜用药食。

13.戊辰　戊戌年

上太阳寒水司天　中运太徵火　下在泉太阴湿土　寒化六,水之成数,热化七,火之成数,湿化五,土之生数,正化无复,就是正化日。其化上司天寒水,宜用苦温药食,中太徵火,宜用甘和药食,下在泉太阴土,宜用甘温药食,这是戊辰、戊戌年宜用药食。

14.己巳　己亥年

上厥阴风木司天　中运少宫土运　下少阳相火在泉　风化清化胜复同,因胜而复,是邪气所化之日。灾中五宫,风化三,木之生数,湿化五,土之生数,火化七,火之成数,正化无复,是正化之日。其化上司天风木,宜辛凉药食,中运少宫土,宜甘和药食,下在泉相火,宜咸寒药食,这是己巳、己亥年宜用药食。

15.庚午同天符　庚子同天符

上少阴君火司天　中运太商金　下在泉阳明金　热化七　火之成数　清化九燥化九　金之成数,正化无复,是正化之日。其化上司天君火,宜咸寒药食,中运燥金,宜辛温药食,下在泉阳明燥金,宜酸温药食,这是庚午、庚子年宜用药食。

16. 辛未同岁会　辛丑同岁会

上太阴湿土司天,中运少羽水　下在泉太阳寒水雨化风化胜复相同,因胜而复,是邪气所化之日。灾一宫坎,雨化五,土之生数,寒化一,水之生数,正化无复,就是正化日。其化上司天太阴,宜苦热药食,中运寒水,宜苦和药食,下在泉太阳,宜苦热药食,这是辛未、辛丑年宜用药食。

17. 壬申同天符　壬寅年同天符

上少阳相火司天　中运太角木　下在泉厥阴阴木　火化二,火之生数　风化八,木之成数　正化无复　就是正化日。其化上司天相火,宜咸寒药食,中运太角,宜酸和药食,下在泉风木,宜辛凉药食,这是壬申、壬寅年,宜用药食。

18. 癸酉同岁会　癸卯同岁会

上司天阳明燥金　中运少徵火　下在泉少阴君火　寒化雨化胜复同,因胜而复,是邪气所化之日。灾九宫离,燥化九,金之成数,热化二,火之生数,正化无复,是为正化之日。其化上司天阳明,宜苦小温药食,中运少徵,宜咸温药食,下在泉君火,宜咸寒药食,这是癸酉、癸卯年宜用药食。

19. 甲戌岁会同天符　甲辰年岁会同天符

上司天太阳寒水　中运太宫土　下在泉太阴土　寒化六,水之成数,湿化五,土之生数,正化无复,是正化日。其化上司天寒水,宜苦热药食,中运太宫土,宜苦温药食,下在泉湿土,宜苦温药食,这是甲戌、甲辰年宜用药食。

20. 乙亥　乙巳年

上厥阴木司天,中运少商金　下少阳相火在泉　热化寒化胜复同,因胜而复是邪气所化之日。灾七宫兑,风化八,木之成数,清化四,金之生数,火化二,火之生数,是正化之时度。其化上司天厥阴,宜辛凉药食,中运少商,宜酸和药食,下在泉少阳,宜咸寒药食,这是乙亥、乙巳年宜用药食。

21. 丙子岁会　丙午年

上少阴君火司天　中运太羽寒水　下阳明燥金在泉,热化二,火之生数,寒化六,水之成数,清化四,金之生数,正化无复,是正化之时度。其化上君火司天,宜咸寒药食,中运太羽水,宜咸热药食,下阳明在泉,宜酸温药食,是丙子、丙午年宜用药食。

22. 丁丑　丁未年

上太阴司天　中运少角木　下太阳在泉　清化热化胜复相同,因胜而复,邪气化之时度。灾三宫震,雨化五,土之生数,风化三,木之生数,寒化一,水之生数,是正化之时度。其化上太阴司天,宜苦温药食,中运少角木,宜辛温药食,下太阳在泉,宜甘热药食。

23. 戊寅天符　戊申年天符

上少阳相火司天　中运太徵火　下厥阴风木在泉　火化七,火之成数,风化三,木之生数,是正化之时度。其化上少阳司天,宜咸寒药食,中运太徵火,宜甘和药食,下厥阴在泉,宜辛凉药食,这是戊寅、戊申年宜用药食。

24. 己卯　己酉年

上阳明燥金司天,中运少宫土　下少阴君火在泉　风化清化胜复相同,因胜而复,是邪气化之时度。灾中宫五宫,清化九,金之成数,雨化五,土之生数,热化七,火之成数,是正化之时度。其化上阳明司天,宜苦小温药食,中少宫土,宜甘和药食,下少阴在泉,宜咸寒药食,这是乙卯、乙酉年宜用药食。

25. 庚辰　庚戌年

上太阳寒水司天　中运太商金　下太阴土在泉　寒化一,水之生数,清化九,金之成数,雨化五,土之生数,是正化之时度。其化上太阳寒水司天,宜苦热药食,中运太商金,宜辛温药食,下太阴土在泉,宜甘热药食,这是庚辰、庚戌年宜用药食。

26. 辛巳　辛亥年

上厥阴木司天　中运少羽水　下少阳相火在泉　雨化风化胜复相同,因胜而复,是邪气化之时度。灾一宫坎,风化三,木之生数,寒化一,水之生数,火化七,火之成数,正化无复,是正化之时度。其化上厥阴司天,宜辛凉药食,中运少羽水,宜苦和药食,下在泉少阳相火,宜咸寒药食,这是辛巳、辛亥年宜用药食。

27. 壬午　壬子年

上少阴君火司天　中运太角木　下阳明燥金在泉　热化二,火之生数,风化八,木之成数,清化四,金之生数,正化无复,是正化之时度。其化上司天君火,宜咸寒药食,中运太角木,宜酸凉药食,下在泉阳明,宜酸温药食,这是壬午、壬子年宜用药食。

28. 癸未　癸丑年

上太阴土司天　中运少徵火　下太阳寒水在泉　寒化雨化胜复相同,因胜而复,是邪气化之时度。灾九宫离,雨化五,水之生数,火化二,火之生数,寒化一,水之生数,正化无复,是正化之时度。其化司天太阴,宜苦温药食,中运火,宜咸温药食,下在泉太阳,宜甘热药食,这是癸未、癸丑年宜用药食。

29. 甲申　甲寅年

上少阳相火司天　中运太宫土　下厥阴风木在泉　火化二,火之生数,雨化五,土之生数,风化八,木之成数,正化无复,是正化之时度。其化上少阳司天,宜咸寒药食,中运太宫土,宜咸和药食,下厥阴在泉,宜辛凉药食,这是甲申、甲寅年宜用药食。

30. 乙酉天符　乙卯年天符

上阳明金司天　中运少商金　下少阴君火在泉　热化寒化胜复相同,因胜而复,是邪气化之时度。灾七宫兑,燥化四,清化四,金之生数,热化二,火之生数,正化无复,是正化之时度。其化上司天阳明,宜苦小温药食,中运少商金,宜苦和药食,下在泉君火,宜咸寒药食,这是乙酉、乙卯年宜用药食。

31. 丙戌天符　丙辰年天符

上太阳寒水司天　中太羽水运　下太阴土在泉　寒化六,水之成数,雨化五,土之生数,正化无复,是正化之时度。其化太阳司天,宜苦热药食,中运水,宜咸温药食,下在泉太阴,宜甘热药食,这是丙戌、丙辰年宜用药食。

32. 丁亥天符　丁巳年天符

上厥阴木司天　中运少角木　下少阳相火在泉　清化热化胜复相同,因胜而复,是邪气化之时度。灾三宫震,风化三,木之生数,火化七,火之成数,是正化之时度。其化上厥阴司天,宜辛凉药食,中运少角木,宜辛和药食,下少阳相火,宜咸寒药食,这是丁亥、丁巳年宜用药食。

33. 戊子天符　戊午年天符

上少阴火司天　中运太徵火　下阳明金在泉　热化七,火之成数,清化九,金之成数,正化无复,是正化之时度。其化上少阴火司天,宜咸寒药食,下阳明金在泉,宜酸温药食,这是戊子、戊午年宜用药食。

34. 己丑太乙天符　己未太乙天符

上太阴土司天　中运少宫土　下太阳水在泉　风化清化胜复同,因胜而复,是邪气化之时度。灾中五宫,雨化五,土之生数,寒化一,水之生数,正化无复,是正化之时度。其化上太阴土司天,宜苦热药食,中运土,宜甘和药食,下太阳水,宜甘热药食,这是己丑、己未年宜用药食。

35. 庚寅　庚申年

上少阳相火司天,中运太商金　下厥阴木在泉　火化七,火之成数,清化九,金之成数,风化三,木之生数,正化无复,是正化之时度。其化少阳司天,宜咸寒药食,中运金,宜辛温药食,下厥阴在泉,宜辛凉药食,这是庚寅、庚申年宜用药食。

36. 辛卯　辛酉年

上阳明司天　中运少羽水　下少阴火在泉　雨化风化胜复相同,因胜而复,是邪气化之时度。灾一宫坎,清化九,金之成数,寒化一,水之生数,热化七,火之成数,是正化之时度。其化上阳明司天,宜苦小温药食,中运水,宜苦和药食,下少阴君火,宜咸寒药食,这是辛卯、辛酉年宜用药食。

37. 壬辰　壬戌年

上太阳水司天　中运太角木　下太阴土在泉　寒化六,水之成数,风化八,木之成数,雨化五,土之生数,正化无复,是正化之时度。其化上太阳司天,宜苦温药食,中运木,宜酸温药食,下太阴土在泉,宜甘温药食,这是壬辰、壬戌年宜用药食。

38.癸巳同岁会　癸亥同岁会

上厥阴木司天　中运少徵火　下少阳相火在泉　寒化雨化胜复相同,因胜而复是邪气化之时度。灾九宫离,风化八,木之成数,火化二,火之生数,是正化之时度。其化上厥阴司天,宜辛凉药食,中运少徵火,宜咸和药食,下在泉少阳相火,宜咸寒药食,这是癸巳、癸亥年宜用药食。

39.凡此定期之纪,胜复正化,都有常数,不可不候察。所以知其要领,一言而尽,不知要领,流散无穷,就是这意思。黄帝说:好。

六元正纪大论篇第七十一(下之下)

1.帝曰:五运之气,亦复岁乎?岐伯曰:郁极乃发,待时而作也。帝曰:请问其所谓也。岐伯曰:五常之气,太过不及,其发异也。帝曰:愿卒闻之。岐伯曰:太过者暴,不及者徐,暴者为病甚,徐者为病持。

2.帝曰:太过不及,其数何如?岐伯曰:太过者其数成,不及者其数生,土常以生也。

3.帝曰:其发也何如?岐伯曰:土郁之发,岩谷震惊,雷殷气交,埃昏黄黑,化为白气,飘骤高深,击石飞空,洪水乃从,川流漫衍,田牧土驹。化气乃敷,善为时雨,始生始长,始化始成。故民病心腹胀,肠鸣而为数后,甚则心痛胁䐜,呕吐霍乱,饮发注下,胕肿身重。云奔雨府,霞拥朝阳,山泽埃昏,其乃发也。以其四气,云横天山,浮游生灭,怫之先兆。

4.金郁之发,天洁地明,风清气切,大凉乃举,草树浮烟,燥气以行,霜雾数起,杀气来至,草木苍干,金乃有声。故民病咳逆,心胁满,引少腹善暴痛,不可反侧,嗌干,面陈色恶。山泽焦枯,土凝霜卤,怫乃发也。其气五。夜零白露,林莽声凄,怫之兆也。

5.水郁之发,阳气乃辟,阴气暴举,大寒乃至,川泽严凝。寒雾结为霜雪,甚则黄黑昏翳,流行气交,乃为霜杀,水乃见祥。故民病寒客心痛,腰脽痛,大关节不利,屈伸不便,善厥逆,痞坚腹满。阳光不治,空积沉阴,白埃昏暝,而乃发也。其气二火前后。太虚深元,气犹麻散,微见而隐,色黑微黄,怫之先兆也。

6.木郁之发,太虚埃昏,云物以扰,大风乃至,屋发折木,木有变。故民病胃脘当心而痛,上支两胁,鬲咽不通,食饮不下,甚则耳鸣眩转,目不识人,善暴僵仆。太虚苍埃,天山一色,或气浊色,黄黑郁若,横云不起,雨而乃发也,其气无常。长川草偃,柔叶呈阴,松吟高山,虎啸岩岫,怫之先兆也。

7. 火郁之发,太虚曛翳,大明不彰,炎火行,大暑至,山泽燔燎,材木流津,广厦腾烟,土浮霜卤,止水乃减,蔓草焦黄,风行惑言,湿化乃后。故民病少气,疮疡痈肿,胁腹胸背,面目四肢䐜愤胪胀,疡疿呕逆,瘛疭骨痛,节乃有动,注下,温疟,腹中暴痛,血溢流注,精液乃少,目赤心热,甚则瞀闷懊忱,善暴死。刻终大温,汗濡玄府,其乃发也。其气四。动复则静,阳极反阴,湿令乃化乃成。华发水凝,山川冰雪,焰阳午泽,怫之先兆也。有怫之应而后报也,皆观其极而乃发也。木发无时,水随火也。谨候其时,病可与期,失时反岁,五气不行,生化收藏,政无恒也。

8. 帝曰:水发而雹雪,土发而飘骤,木发而毁折,金发而清明,火发而曛昧,何气使然? 岐伯曰:气有多少,发有微甚,微者当其气,甚者兼其下,征其下气而见可知也。

9. 帝曰:善。五气之发,不当位者,何也? 岐伯曰:命其差。帝曰:差有数乎? 岐伯曰:后皆三十度而有奇也。

10. 帝曰:气至而先后者何? 岐伯曰:运太过则其至先,运不及则其至后,此候之常也。帝曰:当时而至者,何也? 岐伯曰:非太过,非不及,则至当时,非是者眚也。帝曰:善。气有非时而化者,何也? 岐伯曰:太过者当其时,不及者归其己胜也。

11. 帝曰:四时之气,至有早晏高下左右,其候何如? 岐伯曰:行有逆顺,至有迟速,故太过者化先天,不及者化后天。帝曰:愿闻其行何谓也? 岐伯曰:春气西行,夏气北行,秋气东行,冬气南行。故春气始于下,秋气始于上,夏气始于中,冬气始于标;春气始于左,秋气始于右,冬气始于后,夏气始于前。此四时正化之常。故至高之地,冬气常在,至下之地,春气常在,必谨察之。帝曰:善。

12. 黄帝问曰:五运六气之应见,六化之正,六变之纪,何如? 岐伯对曰:夫六气正纪,有化有变,有胜有复,有用有病,不同其候,帝欲何乎? 帝曰:愿尽闻之。岐伯曰:请遂言之。夫气之所至也,厥阴所至为和平,少阴所至为暄,太阴所至为埃溽,少阳所至为炎暑,阳明所至为清劲,太阳所至为寒雾,时化之常也。厥阴所至为风府,为璺启;少阴所至为火府,为舒荣;太阴所至为雨府,为员盈;少阳所至为热府,为行出;阳明所至为司杀府,为庚苍;太阳所至为寒府,为归藏,司化之常也。厥阴所至为生,为风摇;少阴所至为荣,为形见;太阴所至为化,为云雨;少阳所至为长,为蕃鲜;阳明所至为收,为雾露;太阳所至为藏,为周密,气化之常也。厥阴所至为风生,终为肃;少阴所至为热生,中为寒;太阴所至为湿生,终为注雨;少阳所至为火生,终为蒸溽;阳明所至为燥生,终为凉;太阳所至为寒生,中为温,德化之常也。厥阴所至为毛化,少阴所至为羽化,太阴所至为倮化,少阳所至为羽化,阳明所至为介化,太阳所至为鳞化,德化之常也。厥阴所至为生化,少阴所至为荣化,太阴所至为濡化,少阳所至为茂化,阳明所至为坚化,太阳所至为藏化,布政之常也。厥阴所至为飘怒大凉,少阴所至为大暄寒,太阴所至为雷霆骤注烈风,少阳所至为飘风燔燎霜凝,阳明所至为散落温,太阳所至为寒雪冰雹白埃,气变之常也。厥阴所至为挠动,为迎随;少阴所至为高明焰,为曛;太阴所至为沉阴,为白埃,为晦暝;少阳所至为光显,为彤云,为曛;阳明所至为烟埃,为霜,为劲切,为凄鸣;太阳所至为刚固,为坚芒,为立,令行之常也。厥阴所至为里急;少阴所至为疡胗身热;太阴所至为积饮否隔;少阳所至为嚏呕,为疮疡;阳明所至为浮虚;太阳所至为屈伸不利;病之常也。厥阴所至为支痛;少阴所至为惊惑、恶寒、战栗、谵妄;太阴所至为稸满;少阳所至为惊躁,瞀昧,暴病;阳明所至为鼽,尻阴股膝髀腨骺足病;太阳所至为腰痛,病之常也。厥阴所至为软戾;少阴所至为悲妄衄蔑;太阴所至为中满霍乱吐下;少阳所至为喉痹,耳鸣呕涌;阳明所至为胁痛皱揭;太阳所至为寝汗,痉病之常也。厥阴所至为胁痛呕泄,少阴所至为语笑,太阴所至为重胕肿,少阳所至为暴注,瞤瘛,暴死,阳明所至为鼽嚏,太阳所至为流泄禁止,病之常也。凡此十二变者,报德以德,报化以化,报政以政,报令以令。气高则高,气下则下,气后则后,气前则前,气中则中,气外则外,位之常也。故风胜则动,热胜则肿,燥胜则干,寒胜则浮,湿胜则濡泄、甚则水闭胕肿,随气所在,以言其变耳。帝曰:愿闻其用也。岐伯曰:夫六气之用,各归不胜而为化。故太阴雨化,施于太阳;太阳寒化,施于少阴;少阴热化,施于阳明;阳明燥化,施于厥阴;厥阴风化,施于太阴。各命其所在以征之也。帝曰:自得其位何如? 岐伯曰:自得其位常化也。帝曰:愿闻所在也。岐伯曰:命其位而方月可知也。

13. 帝曰:六位之气,盈虚何如? 岐伯曰:太少异也,太者之至徐而常,少者暴而亡。

14. 帝曰:天地之气,盈虚如何? 岐伯曰:天气不足,地气随之;地气不足,天气从之,运居其中而常先也。恶所不胜,归所同和,随运归从而生其病也。故上胜则天气降而下,下胜则地气迁而上,多少而差其分,微者小差,甚者大差,甚位易气交,易则大变生而病作矣。《大要》曰:甚纪五分,微纪七分,其差可见,此之谓也。

15. 帝曰:善。论言热无犯热,寒无犯寒。余欲不远寒,不远热,奈何? 岐伯曰:悉乎哉问也! 发表不远热,攻里不远寒。帝曰:不发不攻,而犯寒犯热何如? 岐伯曰:寒热内贼,其病益甚。帝曰:愿闻无病者何如? 岐伯曰:无者生之,有者甚之。帝曰:生者何如? 岐伯曰:不远热则热至,不远寒则寒至。寒至则坚否、腹满、痛急、下利之病生矣。热至则身热、吐下、霍乱、痈疽、疮疡、瞀郁、注下、瞤瘛、肿胀、呕、鼽衄、头痛、骨节变、肉痛、血溢、血泄、淋闭之病生矣。帝曰:治之奈何? 岐伯曰:时必顺之,犯者治以胜也。

16. 黄帝问曰:妇人重身,毒之何如?岐伯曰:有故无殒,亦无殒也。帝曰:愿闻其故,何谓也?岐伯曰:积大聚,其可犯也,衰其大半而止,过者死。

17. 帝曰:善。郁之甚者,治之奈何?岐伯曰:木郁达之,火郁发之,土郁夺之,金郁泄之,水郁折之,然调其气,过者折之,以其畏也,所谓泻之。

18. 帝曰:假者何如?岐伯曰:有假其气,则无禁也。所谓主气不足,客气胜也。

19. 帝曰:至哉圣人之道!天地大化运行之节,临御之纪,阴阳之政,寒暑之令,非夫子孰能通之!请藏之灵兰之室,署曰《六元正纪》非斋戒不敢示,慎传也。

【译释】

1. 黄帝说:五运之气,也如六气之胜复而岁见吗?岐伯说:五运被胜太甚,其郁必极,郁极必复,其发各有时。黄帝说:请问其中的含义。岐伯说:五常制运气,有太过和不及,其发不同,岁太过其发早,岁不及其发晚。黄帝说:愿听一听详情。岐伯说:太过者其气暴,不及者其气徐,气暴发病严重,气徐发病相持延久。

2. 黄帝说:太过不及,其常化行之数是什么?岐伯说:太过气盛,其数成,不及气微,其数生,土气长生于四季,不待于成,常以生数。

3. 黄帝说:五运气郁暴发是怎样的情形?岐伯说:土郁暴发,土深之处震惊,雷盛于三气四气交接之间,埃昏黄黑,化为湿蒸之白气,飘风骤注,冲决高深,岩崩石走,洪水从之而出,川流漫衍,湮没郊野,洪水之后,余石魋然,如群驹散牧于四野。土之化气乃布,因时而雨,润泽草木而成,始生始长,始化始成。因而民病心腹胀且,肠鸣,湿在下焦,数后下利,心为湿胜,故心痛,肝为湿侮,故胁膜而胀,呕吐而心目缭乱,痰饮病发,大便暴泄,湿气伤肉,跗肿身重。云奔太阴湿聚之处,彩霞拥朝阳而现,山泽埃昏而浊。是土郁暴发之四之气之时,大则云横天山,小者浮游生灭,湿化出现,土郁将发,先兆胎彰。

4. 金郁之发,金气清明急切,天洁地明,风清气切,大凉至,寒气乃举,草树浮烟,显金之敛气,金风至则燥气行,阴气凝则霜雾起,杀气之霜雾来至,物不胜杀而草木苍干,金气劲而秋声发。肺病而燥,咳逆嗌干,金气胜而伤肝,心胁满引少腹,善暴痛,不可反侧,金气肃杀,面色陈而恶。燥气行,山泽焦枯,土面凝白,卤结为霜,这是金郁暴发。其气为金之五气。夜濡白露,晓听林莽风凄,是金郁欲发之先兆。

5. 水郁之发,寒化大行,阳气乃避,阴气暴举,大寒乃至,川泽严凝。寒气如雾,结为霜雪,甚则黄黑昏翳,水位土郁而发,二色并见于气交,乃为霜杀,水乃呈现吉凶之兆。火畏水,所以民病寒客心痛,寒入肾,腰椎痛,寒则气血滞,筋脉急,因而大关节不利,屈伸不便,阴气胜,阴气不行,因而善厥逆,痞坚腹满。水郁发之际,阳光不治,沉阴积于空中,白埃之气,为之昏暝。其气君火之二气,相火之三气,自春分二月中而尽于小暑六月节,共一百二十日,都是二火所主,水本旺于冬,其气郁,发于火令之时,阴乘阳,方其始时,太虚深远黑黯,气似散麻,色黑微黄,每在寅后卯时候之,这是水气怫郁之先兆。

6. 木郁之发,风气大行,埃昏云扰、发屋折木,皆木之为变。风木肝邪发病,胃脘当心而痛,鬲咽不通,饮食不下,上支两胁,肝气自逆,肝经循喉咙,入颃颡,连目系,上会于巅,耳鸣眩转,目不识人,风木坚强,最伤胃气,令人善暴僵仆。太虚苍埃,天山一色,气如尘如云,黄黑郁若,风胜湿,云虽横而不起雨,风气之至,动变不定,其发无常期。长川之草,无风而自低,白杨之叶,无风而叶皆见背呈阴,山行之候,以松虎期之,原行以麻黄为候,秋冬以梧桐蝉叶候之。见此都是木郁将发之兆。

7. 火郁之发,热化大行,太虚曛翳昏昧,大明反而不彰,炎火行,大暑至,阳气火光,山泽燔燎,材木汁溶流津,广厦腾烟,土浮霜卤,蓄积之水减少,蔓草焦黄,风行惑言,热极风生,风热交炽而人言惑乱,湿化乃后而雨不至。民病少气,疮疡痈肿,火能腐物,阳邪有余,胁腹胸背、面目四肢膜愤胪胀,火气上冲,疡痹呕逆,火伤筋,瘈疭抽掣,火伤骨,骨痛难支,火伏于节,节乃有动,火在肠胃则注下,火在少阳则温疟,火实于腹则腹暴痛,火入于血分则血溢注下,火烁阴分则精液少,火入肝则目赤,火入心则心热,火炎上则瞀闷,火郁膻中则懊憹,火性急速,败绝真阴则暴死。百刻之终,日之刻数始于寅初,终于丑末,此阴极之时,一日之气,此时最凉,刻终大温,汗濡玄府,他热可知,火本旺于夏,其气郁,发于未申之四气。上文说湿化乃后,至此则火王生土,因而动复则静,阳极反阴,土气得行,湿令复至,万物得以化成。群华之发,君火二气之候,华发而水凝冰雪,见火气之郁,在南面之泽见焰阳之气,是火郁将发之先兆。凡应有先兆,报必随之,都要观察物极则变,郁极乃发。土金火之郁发,各有其时,只有风木善行数变,其气无常,木发无时,水能胜火,水随火。应谨候时气,则病气可与期,失时气,则五气之行不能知,生化收藏之常政也无从晓察。

8. 黄帝说:水发而雹雪,土发而飘聚,木发而毁折,金发而清明,火发而曛昧,是什么气造成的?岐伯说:气有多少,太过不及,发有微甚,郁微则发微,郁甚则发甚,微者当其气,本气之见,甚者兼其下,承气兼见,如水位之下,土气承之,土位之下,木气承之等。因而水发之微者为寒,甚者为雹雪,是兼乎土,雹雪之体如土;土发之微者为湿,甚者为飘聚,是兼乎木,风主飘聚;木发之微者为风,甚者为毁折,是兼乎金,金主杀伐;金发之微者为燥。甚者为清明,是兼乎火,火主光明;火发之微者为热,甚者为曛昧,是兼乎水,水主昏昧。是取证于下承之气,而郁发之微甚就可以知晓。

9. 黄帝说:好。五气之发,不应其时是什么原因?岐伯说:气有盛衰,则至有先后,因而叫命其差,即不当其位。黄帝说:不当其位有日数吗?岐伯说:自始及终,早至先十五天又四十三刻七分半,后至者后十五天又四十三刻七分半。

10.黄帝说:气至有早有晚是为什么?岐伯说:岁运太过则气至早,岁运不及则气至迟,这是气候的常态。黄帝说:应期而至是为什么?岐伯说:没有太过,没有不及,则应期而至,如果应早反迟,应迟反早,都会成灾害。黄帝说:好。气有不应时而化,是为什么?岐伯说:太过气盛,当其时,不及气衰,归其己胜。

11.黄帝说:四时之气,至有早晚高下左右,怎样候察?岐伯说:气行有逆顺,顺则春气西行,夏气北行,秋气东行,冬气南行,逆者相反。气至不及则迟,气至太过则速,因而太过者气化先天,不及者气化后天。黄帝说:愿听一听其行是怎样的说法?岐伯说:春气西行,夏气北行,秋气东行,冬气南行。因而春气发生,自下而升始于下;秋气收敛,自上而降始于上;夏气长成,盛在气交始于中;冬气伏藏,由盛而杀,始于万物盛长之表;木气自东而西,春气始于左,金气自西而东,秋气始于右,水气自北而南,冬气始于后,火气自南而北,夏气始于前。这是四时之气正化之常态。因而高山之巅,夏有冰雪,冬气常在,卑下之地,冬有草生,春气常在,必须谨慎体察。黄帝说:好!

12.黄帝问:五运六气之应见,六化之正,六变之纪,是怎样的情形?岐伯回答说:六气应化之纪,有化有复,有胜有复,有用有病,不同其候,帝想要听什么?黄帝说:愿全部听一听。岐伯说:我请求全部论说一遍。气所至,初气厥阴所至,木之所化叫和平。二之气少阴君火所至,君火之所化叫喧,四之气太阴所至,土之化叫埃溽,三之气少阳相火所至,相火之所化叫炎暑,五之气阳明所至,金之所化叫清劲,终之气太阳所至,水之化叫寒雾,是时化之常态。厥阴所至是风府,是豐启;少阴所至是火府,是舒荣;太阴所至是雨府,是员盈,物得土气而后充实;少阳所至为热府,阳气盛极,尽达于外,物得而全形,为行出;阳明所至是司杀府,物得发生之化,遇金气而更易,是庚苍;太阳所至是寒府,寒水用事,物得其气而归藏;是司化之常态。厥阴所至为生,为风摇,木之化;少阴所至为荣,为形见,火之化;太阴所至为化,土能化生万物,云雨为其气;少阳所至为长,阳气大盛,物长而蕃鲜;阳明所至为收,金所化为雾露;太阳所至为藏,水所化为周密,是气化之常态。厥阴所至为风生,终为肃清,风位之下,金气承之;少阴所至为热生,少阴之上,热气治之,中见太阳,中为寒;太阴所至为湿生,土位之下,风气承之,太阴湿生而终为注雨;少阴所至为火生,相火之下,水气承之,终为蒸溽;阳明所至为燥生,金位之下,火气承之,阳明凉生而终为燥;太阳所至为寒生,太阳之上,寒气治之,中见少阴,中为温;是德化之常态。厥阴所至为毛化,少阴所至为羽化,太阴所至为倮化,少阳所至为羽化,阳明所至为介化,太阳所至为鳞化,风生毛形,热生翮形,湿生倮形,火生羽形,燥生介形,寒生鳞形,是德化之常态。厥阴所至为生化,万物始生,温化布;少阴所至为荣化,物荣而秀,暄化布;太阴所至为濡化,物滋而泽,湿化布;少阳所至为茂化,物茂而繁,热化布;阳明所至为坚化,物坚而敛,金化布,太阳所至为藏化,物隐而藏,水化布。是布政之常态。厥阴所至为飘怒大凉,因下承之金气;少阴所至为大暄寒,因下阴精承之;太阴所至为雷霆骤注烈风,因下木气承之;少阳所至为飘风燔燎霜凝,因下水气承之;阳明所至为散落温,因下火气承之;太阳所至为寒雪冰雹白埃,因下土气承之,这是气变之常态。厥阴所至为挠动,为迎随,风木之性;少阴所至为高明焰,为曛,赤黄色;太阴所至为沉阴,为白埃,为晦暝,昏黑之色;少阳所至为光显,流光,为彤云,赤云,为曛;阳明所至为烟埃,为霜,为劲切,为悽鸣,皆金之肃杀之气;太阳所至为刚固,为坚芒,为立,皆水气寒凝之令,是令行之常态。厥阴所至为里急,风木用事则病在筋而里急;少阴所至为疡胗身热;太阴所至为积饮否隔,湿土用事则脾多湿滞而积饮否隔;少阳所至为嚏呕,相火炎上,为疮痏,热伤皮肤;阳明所至为浮虚,皮毛为金之合;太阳所至为屈伸不利,寒水用事则病在骨,是病之常态。厥阴所至为支痛,厥阴主肝,两胁支为痛;少阴所至为惊惑、恶寒、战栗、谵妄,少阴主心,热极反兼寒化,阴亢伤阴;太阴所至为稸满,病在中焦脾;少阳所至为惊躁、瞀昧、暴病,少阳主胆而火乘之,火外阳而内阴,相火急疾;阳明所至为鼽,尻阴股膝髀腨胻足病,胃经起于鼻,会于气街,总于宗筋,以下于足;太阳所至为腰痛,太阳之脉挟背抵腰中,是病之常态。厥阴所至为软戾,木病在筋,肢体软缩,乖戾不支;少阴所至为悲妄衄衊,火并于心而病于肺,火逼血而妄行;太阴所至为中满霍乱吐下,土湿伤脾;少阳所至为喉痹耳鸣呕涌,相火上炎;阳明所至为胁痛皱揭,燥金用事则肝木受伤而胁痛,皮燥而甲错皱揭;太阳所至为寝汗痉,寒水用事而寝汗出,支体强直、筋急反戾为痉,阳寒凝滞而阳气不行,是病之常态。厥阴所至为胁痛呕泄,木自病,肝乘脾;少阴所至为语笑,心藏神,神有余则笑不休;太阴所至为重、胕肿,土气湿滞,身重肉浮而肿;少阳所至为暴注瞤瘛暴死,相火乘金,大肠受之,为暴注而下,乘脾则肌肉瞤动,乘肝则肢体筋脉抽瘛,相火急暴,因而暴死;阳明所至而鼽嚏,金气寒肃而敛;太阳所至为流泄禁止,寒气下行,能为泻利,叫流泄,阴寒凝结,阳气不化,能使二便不通,汗窍不解,叫禁止,是病之常态。凡此十二胜复变病之候,各因其所至之气而为之报,报德以德,报化以化,报政以政,报令以令。气至有高下前后中外之异,则所报气下则下,气后则后,气前则前,气中则中,气外则外,是位次之常态。因而风善行而数变,风胜则动,热胜气则为丹熛,胜血则为痈脓,胜骨肉则为胕肿;燥胜于外则皮肤皲拆,胜于内则精血枯涸,胜于气和津液,则肉干而而皮着于骨;寒胜则阳不足而腹满身浮;湿胜则水闭胕肿而濡泄,以上各症,无不随气所在,来论其病变。黄帝说:愿听一听施其化气之用。岐伯说:六气之用,必须从可克者而施其化。因而太阴雨化,土克水,施于太阳;太阳寒化,水克火,施于少阴;少阴热化,火克金,施于阳明;阳明燥化,金克木,施于厥阴,厥阴风火,木克土,施于太阴。各命其方月而各有微妙存在。黄帝说:六气所临,施化于本位之方月,无彼此相犯,是怎样的情形?岐伯说:自得其位是常化之态。黄帝说:愿听一听所在之位次。岐伯说:命其名位而方隅时月便可晓知。

13. 黄帝说:六位之气,盈虚是怎样的情形?岐伯说:太过之年和不及之年不一样,六阳年气盈太过,气至徐而常,来徐而长;六阴年气虚,气至暴而亡,来疾而短。

14. 黄帝说:司天在泉之气,太过不及是怎样的情形?岐伯说:司天之气不足,在泉之气随之;在泉之气不足,司天之气从之,岁运居上下之中,气交之分,天气欲降,运必先之而降,地气欲升,运必先之而升。中运恶所不胜,归所同和,如以木运而遇燥金司其天地,是为不胜则恶之,遇水火司其天地,是为同和则归之,不胜者受其制,和同者助其胜,皆能为病,随运归从而生其病。因而上司天之气有余则气降而下,下在泉之气有余则气迁而上,胜多则迁降多,胜少则迁降少,多少之应,有多寡之差异,微者小差、小变,多者大差、大变,甚则上下之位,变易于气交之际,运居其中而常先之而变,因而变易则大变生,民病且发作。《大要》中说:甚纪五分,即太过之年在天之纪居五分,五分直降于下,在地之纪居五分,而五分反迁于上,胜气居其半。不及之年之微纪,在天之纪居七分,三分交于地,在地之纪仍七分,而三分交于天,胜止十之三,这是天地太过不及之数,有大差小差之分,就是这意思。

15. 黄帝说:好。论中说热不可犯热,寒不可犯寒。我要不远寒,不远热,怎样去疗治?岐伯说:问的周全啊!中于表者多寒邪,因而发表之治不能远热,夏月也是如此,郁于里者多热邪,攻里之治,不能远寒,冬月也是如此。黄帝说:不因发表而犯热,不因攻里而犯寒,却误用寒误用热而病,是怎样的情形?岐伯说:以水济水,以火济火,则寒热内贼而病情加重。黄帝说:愿听一听没病是怎样的情形?岐伯说:无病而犯寒热,则生寒生热,有病而犯寒热,则寒热之症加重。黄帝说:生寒生热是怎样的情形?岐伯说:不远热则热至,不远寒则寒至。寒至则阳衰不能运化而食已不饥,吐利腥秽,痛急。热至则火灼诸经,身热、吐下、霍乱、痈疽、疮疡、瞀郁、注下、眴瘛、肿胀、呕、鼽衄、头痛、骨节痛、肉痛、血溢、血泄、淋闭之症生。黄帝说:怎样疗治?岐伯说:疗治应当顺时,如有所犯,当用所胜疗治。如犯热以咸寒,犯寒以甘热疗治。

16. 黄帝问:妇人有身孕,用峻利之药是怎样的情形?岐伯说:有大积大聚之病,用峻利之药孕妇和胎气都可无伤。黄帝说:愿听一听原因,为什么这么说?岐伯说:身虽孕,却有大积大聚,不用峻利之药不能攻,攻也无害,因而可犯,应该衰其大半,便当停止用药,若或过用,则病未必尽而胎已受伤,多会致死。

17. 黄帝说:好。五郁之病严重,怎样疗治?岐伯说:木郁之病,风之属,脏应肝胆,经在胁肋,主在筋爪,伤在脾胃、在血分,疗治当使在表疏其经,在里疏其脏,使气得以通行畅达;火郁之病,阳热之属,脏应心主、小肠、三焦,主在络脉,伤在阴分,火之所居,有结聚敛伏,不宜蔽遏,治当因其势而解之、散之、升之、扬之,如开其窗,如揭其被;土郁之病,湿滞之属,脏应脾胃,主在肌肉四肢,伤在胸腹,土畏壅滞,凡滞在上,则夺上,吐之则可,滞在中,则夺中,伐之则可,滞在下,则夺下,泻之则可;金郁之病,为敛为闭,为燥为塞,脏应肺与大肠,主在皮毛声息,伤在气分,疗治当或解其表,或破其气,或通其便,凡在表在里、在上在下都可叫作泄;水郁之病,是为寒为水之类,水之本在肾,水之标在肺,伤在阳分,反克在脾胃,水性善流,宜防泛溢,疗治当用折之之法,如养气可以化水,治在肺,实土可以制水,治在脾,壮火可以胜水,治在命门,自强可以帅水,治在肾,分利可以泄水,治在膀胱。如是用五法以去其郁,郁去则自然匀调,邪聚气实太过之病,用泻法折之,如木以酸泻,火以甘泻,土以苦泻,金以辛泻,水以咸泻,是即治以所畏泻之。

18.黄帝说:气有假借,应寒反热,应热反寒,是怎样的情形?岐伯说:气有假借,当以假借,当以假疗治,可以热犯热,以寒犯寒而无禁,温凉也如同法。五脏应四时之主气不足,六气阴阳多变之客气胜之。

19.黄帝说:至高啊!圣人之道!天地大化运行之节,临御之纪,阴阳之政,寒暑之令,非夫子谁能贯通呢!请珍藏灵兰之室,署名叫《六元正纪》,不斋戒不敢出示,谨慎传颂。

刺法论七十二(亡)

本病论七十三(亡)

卷第二十二

至真要大论篇第七十四（上）

1. 黄帝问曰：五气交合，盈虚更作，余知之矣。六气分治，司天地者，其至何如？岐伯再拜对曰：明乎哉问也！天地之大纪，人神之通应也。帝曰：愿闻上合昭昭，下合冥冥，奈何？岐伯曰：此道之所生，工之所疑也。帝曰：愿闻其道也。岐伯曰：厥阴司天，其化以风；少阴司天，其化以热；太阴司天，其化以湿；少阳司天，其化以火；阳明司天，其化以燥；太阳司天，其化以寒。以所临脏位，命其病者也。帝曰：地化奈何？岐伯曰：司天同候，间气皆然。帝曰：间气何谓？岐伯曰：司左右者，是谓间气也。帝曰：何以异之？岐伯曰：主岁者纪岁，间气者纪步也。

2. 帝曰：善。岁主奈何？岐伯曰：厥阴司天为风化，在泉为酸化，司气为苍化，间气为动化。少阴司天为热化，在泉为苦化，不司气化，居气为灼化。太阴司天为湿化，在泉为甘化，司气为黅化，间气为柔化。少阳司天为火化，在泉为苦化，司气为丹化，间气为明化。阳明司天为燥化，在泉为辛化，司气为素化，间气为清化。太阳司天为寒化，在泉为咸化，司气为元化，间气为藏化。故治病者，必明六化，分治五味，五色所生，五脏所宜，乃可以言盈虚病生之绪也。

3. 帝曰：厥阴在泉而酸化，先余知之矣。风化之行也，何如？岐伯曰：风行于地，所谓本也，余气同法。本乎天者，天之气也；本乎地者，地之气也。天地合气，六节分而万物生矣。故曰：谨候气宜，无失病机，此之谓也。

4. 帝曰：其主病何如？岐伯曰：司岁备物，则无遗主矣。帝曰：先岁物何也？岐伯曰：天地之专精也。帝曰：司气者何如？岐伯曰：司气者主岁同，然有余不足也。帝曰：非司岁物，何谓也？岐伯曰：散也，故质同而异等也，气味有薄厚，性用有躁静，治保有多少，力化有浅深，此之谓也。

5. 帝曰：岁主脏害何谓？岐伯曰：以所不胜命之，则其要也。帝曰：治之奈何？岐伯曰：上淫于下，所胜平之；外淫于内，所胜治之。

6. 帝曰：善。平气何如？岐伯曰：谨察阴阳所在而调之，以平为期。正者正治，反者反治。

7. 帝曰：夫子言察阴阳所在而调之，论言人迎与寸口相应，若引绳小大齐等，命曰平。阴之所在，寸口何如？岐伯曰：视岁南北，可知之矣。帝曰：愿卒闻之。岐伯曰：北政之岁，少阴在泉，则寸口不应；厥阴在泉，则右不应；太阴在泉，则左不应。

南政之岁,少阴司天,则寸口不应;厥阴司天,则右不应;太阴司天,则左不应。诸不应者,反其诊则见矣。帝曰:尺候何如? 岐伯曰:北政之岁,三阴在下,则寸不应;三阴在上,则尺不应。南政之岁,三阴在天,则寸不应;三阴在泉,则尺不应。左右同。故曰:知其要者,一言而终,不知其要,流散无穷,此之谓也。

8. 帝曰:善。天地之气,内淫而病,何如? 岐伯曰:岁厥阴在泉,风淫所胜,则地气不明,平野味,草乃早秀。民病洒洒振寒,善伸数欠,心痛支满,两胁里急,饮食不下,鬲咽不通,食则呕,腹胀善噫,得后与气,则快然如衰,身体皆重。岁少阴在泉,热淫所胜,皆焰浮川泽,阴处反明。民病腹中常鸣,气上冲胸,喘不能久立,寒热,皮肤痛,目瞑,齿痛,颇肿,恶寒发热如疟,少腹中痛,腹大,蛰虫不藏。岁太阴在泉,草乃早荣,湿淫所胜,皆埃昏岩谷,黄反见黑,至阴之交。民病饮积,心痛,耳聋浑浑焞焞,嗌肿喉痹,阴病见血,少腹痛肿,不得小便,病冲头痛,目似脱,项似拔,腰似折,髀不可以屈,腘如结,腨如别。岁少阳在泉,火淫所胜,则焰明郊野,寒热更至。民病注泄赤白,少腹痛,溺赤,甚则血便,少阴同候。岁阳明在泉,燥淫所胜,则霿雾清暝。民病喜呕,呕有苦,善太息,心胁痛,不能反侧,甚则嗌干面尘,身无膏泽,足外反热。岁太阳在泉,寒淫所胜,则凝肃惨栗。民病少腹控睾,引腰脊上冲心痛,血见,嗌痛,颔肿。帝曰:善。治之奈何? 岐伯曰:诸气在泉,风淫于内,治以辛凉,佐以苦甘,以甘缓之,以辛散之。热淫于内,治以咸寒,佐以甘苦,以酸收之,以苦发之。湿淫于内,治以苦热,佐以酸淡,以苦燥之,以淡泄之。火淫于内,治以咸冷,佐以苦辛,以酸收之,以苦发之。燥淫于内,治以苦温,佐以甘辛,以苦下之。寒淫于内,治以甘热,佐以苦辛,以咸泻之,以辛润之,以苦坚之。

9. 帝曰:善。天气之变何如? 岐伯曰:厥阴司天,风淫所胜,则太虚埃昏,云物以扰,寒生春气,流水不冰。民病胃脘当心而痛,上支两胁,鬲咽不通,饮食不下,舌本强,食则呕,冷泄,腹胀,溏泄,瘕,水闭,蛰虫不出,病本于脾。冲阳绝,死不治。少阴司天,热淫所胜,怫热至,火行其政。民病胸中烦热,嗌干,右胠满,皮肤痛,寒热,咳喘,大雨且至,唾血,血泄,鼽衄,嚏呕,溺色变,甚则疮疡,胕肿,肩背臂臑,及缺盆中痛,心痛,肺䐜,腹大满膨膨而喘咳,病本于肺。尺泽绝,死不治。太阴司天,湿淫所胜,则沉阴且布,雨变枯槁。胕肿骨痛,阴痹,阴痹者,按之不得,腰脊头项痛,时眩,大便难,阴气不用,饥不欲食,咳唾则有血,心如悬。病本于肾,太谿绝,死不治。少阳司天,火淫所胜,则温气流行,金政不平。民病头痛,发热恶寒而疟,热上皮肤痛,色变黄赤,传而为水,身面胕肿,腹满,仰息,泄注赤白,疮疡,咳吐血,烦心,胸中热,甚则鼽衄。病本于肺,天府绝,死不治。阳明司天,燥淫所胜,则木乃晚荣,草乃晚生。筋骨内变,民病左胠胁痛,寒清于中,感而疟,大凉革候,咳,腹中鸣,注泄,鹜溏,名木敛,生菀于下,草焦上首,心胁暴痛,不可反侧,嗌干,面尘,腰痛,丈夫癫疝,妇人少腹痛,目眜眦,疡疮,痤痈,蛰虫来见。病本于肝,太冲绝,死不治。太阳司天,寒淫所胜,则寒气反至,水且冰。血变于中,发为痈疡,民病厥心痛,呕血,血泄,鼽衄,善悲,时眩仆运,火炎烈,雨暴乃雹,胸腹满,手热,肘挛,腋肿,心澹澹大动,胸胁胃脘不安,面赤目黄,善噫,嗌干,甚则色炲,渴而欲饮,病本于心。神门绝,死不治。所谓动气知其脏也。帝曰:善。治之奈何? 岐伯曰:司天之气,风淫所胜,平以辛凉,佐以苦甘,以甘缓之,以酸泻之。热淫所胜,平以咸寒,佐以苦甘,以酸收之。湿淫所胜,平以苦热,佐以酸辛,以苦燥之,以淡泄之。湿上甚而热,治以苦温,佐以甘辛,以汗为故而止。火淫所胜,平以酸冷,佐以苦甘,以酸收之,以苦发之,以酸复之。热淫同。燥淫所胜,平以苦温,佐以咸辛,以苦下之。寒淫所胜,平以辛热,佐以甘苦,以咸泻之。

10.帝曰:善。邪气反胜,治之奈何? 岐伯曰:风司于地,清反胜之,治以酸温,佐以苦甘,以辛平之。热司于地,寒反胜之,治以甘热,佐以苦辛,以咸平之。湿司于地,热反胜之,治以苦冷,佐以咸甘,以苦平之。火司于地,寒反胜之,治以甘热,佐以苦辛,以咸平之。燥司于地,热反胜之,治以平寒,佐以苦甘,以酸平之,以和为利。寒司于地,热反胜之,治以咸冷,佐以甘辛,以苦平之。

11.帝曰:其司天邪胜何如? 岐伯曰:风化于天,清反胜之,治以酸温,佐以甘苦。热化于天,寒反胜之,治以甘温,佐以苦酸辛。湿化于天,热反胜之,治以苦寒,佐以苦酸。火化于天,寒反胜之,治以甘热,佐以苦辛。燥化于天,热反胜之,治以辛寒,佐以苦甘。寒化于天,热反胜之,治以咸冷,佐以苦辛。

12.帝曰:六气相胜奈何? 岐伯曰:厥阴之胜,耳鸣头眩,愦愦欲吐,胃鬲如寒,大风数举,倮虫不滋,胠胁气并,化而为热,小便黄赤,胃脘当心而痛,上支两胁,肠鸣飧泄,少腹痛,注下赤白,甚则呕吐,鬲咽不通。少阴之胜,心下热善饥,齐下反动,气游三焦,炎暑至,木乃津,草乃萎,呕逆躁烦,腹满痛,溏泄,传为赤沃。太阴之胜,火气内郁,疮疡于中,流散于外,病在胠胁,甚则心痛,热格,头痛,喉痹,项强,独胜则湿气内郁,寒迫下焦,痛留顶互引眉间,胃满,雨数至,燥化乃见,少腹满,腰脽重强,内不便,善注泄,足下温,头重,足胫胕肿,饮发于中,胕肿于上。少阳之胜,热客于胃,烦心心痛,目赤欲呕,呕酸善饥,耳痛溺赤,善惊谵妄,暴热消烁,草萎水涸,介虫乃屈,少腹痛,下沃赤白。阳明之胜,清发于中,左胠胁痛溏泄,内为嗌塞,外为癫疝,大凉肃杀,华英改容,毛虫乃殃,胸中不便,嗌塞而咳。太阳之胜,凝溧且至,非时水冰,羽乃后化,痔疟发,寒厥入胃,则内生心痛,阴中乃疡,隐曲不利,互引阴股,筋肉拘苛,血脉凝泣,络满色变,或为血泄,皮肤否肿,腹满食减,热反上行,头项囟顶脑户中痛,目如脱,寒入下焦,传为濡泻。帝曰:治之奈何? 岐伯曰:厥阴之胜,治以甘清,佐以苦辛,以酸泻之。少阴之胜,治以辛寒,佐以苦咸,以甘泻之。太阴之胜,治以咸热,佐以辛甘,以苦泻之。少阳之胜,治以辛寒,佐以甘咸,以甘泻之。

阳明之胜,治以酸温,佐以辛甘,以苦泻之。太阳之胜,治以甘热,佐以辛酸,以咸泻之。

13.帝曰:六气之复何如?岐伯曰:悉乎哉问也!厥阴之腹,少腹坚满,里急暴痛,偃木飞沙,倮虫不荣,厥心痛,汗发,呕吐,饮食不入,入而复出,筋骨掉眩,清厥,甚则入脾,食痹而吐。冲阳绝,死不治。少阴之复,燠热内作,烦躁,鼽嚏,少腹绞痛,火见燔焫,嗌燥,分注时止,气动于左,上行于右,咳,皮肤痛,暴瘖,心痛,郁冒不知人,乃洒淅恶寒,振栗谵妄,寒已而热,渴而欲饮,少气骨痿,隔肠不便,外为浮肿哕噫,赤气后化,流水不冰,热气大行,介虫不复,病痱胕疮疡,痈疽痤痔,甚则入肺,咳而鼻渊。天府绝,死不治。太阴之复,湿变乃举,体重中满,食饮不化,阴气上厥,胸中不便,饮发于中,咳喘有声,大雨时行,鳞见于陆,头顶痛重,而掉瘈尤甚,呕而密默,唾吐清液,甚则入肾,窍泻无度。太谿绝,死不治。少阳之复,大热将至,枯燥燔爇,介虫乃耗,惊瘈咳衄,心热烦躁,便数憎风,厥气上行,面如浮埃,目乃瞤瘈,火气内发,上为口糜,呕逆,血溢血泄,发而为疟,恶寒鼓栗,寒极反热,嗌络焦槁,渴引水浆,色变黄赤,少气脉萎,化而为水,传为胕肿,甚则入肺,咳而血泄。尺泽绝,死不治。阳明之复,清气大举,森木苍干,毛虫乃厉,病生胠胁,气归于左,善太息,甚则心痛否满,腹胀而泄,呕苦咳哕,烦心,病在鬲中,头痛,甚则入肝,惊骇筋挛。太冲绝,死不治。太阳之复,厥气上行,水凝雨冰,羽虫乃死,心胃生寒,胸膈不利,心痛否满,头痛善悲,时眩仆,食减,腰脽反痛,屈伸不便,地裂冰坚,阳光不治,少腹控睾,引腰脊上冲心,唾出清水,及为哕噫,甚则入心,善忘善悲。神门绝,死不治。帝曰:善。治之奈何?岐伯曰:厥阴之复,治以酸寒,佐以甘辛,以酸泻之,以甘缓之。少阴之复,治以咸寒,佐以苦辛,以甘泻之,以酸收之,辛苦发之,以咸软之。太阴之复,治以苦热,佐以酸辛,以苦泻之,燥之,泄之。少阳之复,治以咸冷,佐以苦辛,以咸软之,以酸收之,辛苦发之,发不远热,无犯温凉,少阴同法。阳明之复,治以辛温,佐以苦甘,以苦泄之,以苦下之,以酸补之。太阳之复,治以咸热,佐以甘辛,以苦坚之。

14.治诸胜复:寒者热之,热者寒之,温要清之,清者温之,散者收之,抑者散之,燥者润之,急者缓之,坚者软之,脆者坚之,衰者补之,强者泻之。各安其气,必清必静,则病气衰去,归其所宗,此治之大体也。帝曰:善。

【篇目纲要】

本篇共三十六节。阐释六气在天为气、为色,在地为味为形,天之六气相胜相复,五运之客气、主气相胜之数,阴阳虚实之变,民病临床症状、气候、物候、脉象、对症治疗方法,奇偶之方的用法,标本之治疗法则。至真就是五运六气临正,客主之气主时出现的气候、物候、民病之临床症状,至要就是对症治疗的各种方法。

【译释】

1. 五行之气主岁,岁有多少,盈虚交替发作,我知晓了。六气分治,散生大虚,三之气司天,终之气监地,天地生化,是为大纪,其至是怎样的情形?岐伯再拜回答说:问的详明啊!天地变化之纪,人神运动之机,内外虽殊,其应则一。黄帝说:愿听一听上合天道之明显,下合造化之隐微,是怎样的情形?岐伯说:道之所生,其生惟一,工不知要,流散无穷,因而多疑。黄帝说:愿听一听六气变化的规律。岐伯说:厥阴风木司天,其化以风,即和气升阳,发生万物;少阴司天,其化以热,即炎蒸郁燠,庶类蕃茂;太阴湿土司天,其化以湿,即云雨滋泽,津液充实;少阳相火司天,其化以火,即炎暑赫烈,阳气盛极;阳明燥金司天,其化以燥,即清明干肃,万物坚刚;太阳寒水司天,其化以寒,即阴凝凛冽,万物闭藏。是先依据六气所临,与脏相得则和,不相得则病。黄帝说:地化是怎样的情形?岐伯说:与司天之化一样,间气也是如此。黄帝说:间气是什么?岐伯说:六气分主六步,上叫司天,下叫在泉,余四者叫间气,在上为司天左间,司天右间,在下为在泉左间,在泉右间。黄帝说:有什么不同?岐伯说:主岁者纪岁,司天主岁半之前,在泉主岁半之后,间气纪步,岁有六步,各主六十日八十七刻半。

2. 黄帝说:好。六气上下左右气化是怎样的情形?岐伯说:厥阴木气司天为风化,飘怒摇动,云物飞扬,寅申之年厥阴木气在泉,则味为酸化,丁壬之年木运司气,色化青苍,厥阴所临之位,风化行则群物鼓动。子午之年少阴君火司天为热化,为阳光明耀,温养万物,卯酉之年,少阴君火在泉,物以苦生,君不主运,不司气化,君之所居无往不尊,居间灼化而光明。丑未之年,太阴司天为湿化,为埃郁蒙昧,云雨润湿,辰戌之年,太阴在泉味为甘化,甲己之年,土运司气,则色化黅黄,太阴所临之位,湿化行则庶物柔软。寅申之年,少阳相火司天为火化,为炎光赫烈,燔灼焦然,巳亥之年,少阳在泉,则味为苦化,戊癸之年,火运司气,色化丹赤,少阳所临之位,火化行则庶物明灿。卯酉之年,阳明燥金司天,为燥化,为清凉劲切,雾露萧瑟,子午之年,阳明在泉,则味为辛化,乙庚之年金运司气,则色化素白,阳明所临之位,燥化行则清凉至。辰戌之年,太阳寒水司天为寒化,为严肃栗冽,阴惨坚凝,丑未之年,太阳在泉,则味为咸化,丙辛之年,水运司气则色化玄黑,太阳所临之位,寒化行则万物闭藏。因而疗治疾病必须寻求根本,必须明确六化,必须分清五味主治,必须明察五色之形,必须明辨五脏宜否,才可以论盈虚病生之端绪,疗治也可无过失。

3. 黄帝说:厥阴在泉而酸化,我早先知晓,风化之行于地是怎么回事?岐伯说:有风化而后有酸化,是风为酸化之本,其他各气偕同此义。六气在天,即为天之气,六气在地,即为地之气,上下之位不同,气化之本则一致。天气下降,地气上升,会于气交而合气,由此六节气分,而万物化生无穷。所以说谨慎候察本于天地之六气,不可错失六气应于人身之病机,就是这含义。

4.黄帝说:药物主病的情形怎样? 岐伯说:天地之气每年各有不同,因司气而备药物,则主病之药就会没有遗漏,如木司岁备酸物,火司岁备苦物,土司岁备甘物,金司岁备辛物,岁物备则五味之用全。黄帝说:为什么要先备岁物? 岐伯说:岁物得天地精专之化,气全力厚,所以应备所当先。黄帝说:五运太过不及司气的情形怎样? 岐伯说:五运之司气和司天在泉之主岁,所主一致,但五太之运为有余,五少之运为不及,物性之禀有厚薄。黄帝说:不是主岁之物是什么东西? 岐伯说:是散见四方之物,六气之序,不司天地,则司四间,物生之应,当随气散见四方而各有所禀。天地之气变无常,物生之体质虽同,但性用之厚薄则不同。气有薄厚,性用有躁静,治病保真之药食,或宜多用,或宜少用,力化有浅深,就是这含义。近世药物炮制的理论根据于此。

5.黄帝说:天有岁气,人有脏气,岁主有害于五脏是怎样的情形? 岐伯说:用所不胜命名,是脏害之要,如木气淫则脾不胜,火气淫则肺不胜等。黄帝说:怎样疗治? 岐伯说:上天以六气而人下病六经,外淫于内,地以五味而内销伤五宫,疗治预防当各以所胜平治。

6.黄帝说:好。平气是怎样的情形? 岐伯说:脉有阴阳,气味有阴阳,经络藏象有阴阳,不知阴阳所在,以反为正,以逆为从,则危殆,因而应谨察而调之,以平为标准,勿可太过不及。阳经、阳证得阳脉,阴经、阴证得阴脉,是正症,应正治,当以寒治热、以热治寒,与此相反,是反病,疗治当与此相反。

7.黄帝说:夫子论察阴阳所在而调之,《灵枢·禁服篇》中说人迎与寸口相应,人迎在头,寸口在手,阴阳相应,大小齐等为平。少阴所在,脉沉不应于寸口,是怎么回事? 岐伯说:视岁南北之政,可以知晓,甲己二岁为南政,其余八年为北政,南政居南而定其上下左右,人之脉则南应于寸,北应于尺,北政居北而定其上下左右,因而北应于寸而南应于尺。黄帝说:愿全面地听一听。岐伯说:北政之岁,其气居北以定上下,尺主司天,寸主在泉,因而少阴在泉居北之中,两手寸口不应,乙丁辛癸卯酉之年与之相应;北政厥阴在泉,少阴在右寸,不应,丙戊庚壬寅申之年与之相应;北政太阴在泉,少阴在左寸而不应,丙戊庚壬辰戌之年与之相应。南政之岁,其气居南以定上下,寸主司天,尺主在泉,因而少阴司天居南之中,两手寸口不应,甲子、甲午年与之相应;南政厥阴司天,少阴在右寸而不应,己巳、己亥年与之相应。南政太阴司天,少阴在左而不应,己丑、己未年与之相应。凡南政之应在寸,则北政应在尺,北政之应在寸,则南政应在尺,诸脉不应,以南北相反而诊之,或寸或尺之不应,皆可见。黄帝说:尺脉之候是怎样的情形? 岐伯说:北政之年,三阴脉在下,在下主寸,寸不应;三阴在上,在上主尺,尺不应。南政之年,三阴在天,在天主寸,反于南政,寸不应;三阴在泉,主尺,尺不应。凡左右寸尺不应,都与前一样。所以说知晓阴阳之所在,一句话就可以概括,不知晓阴阳之所在,则流散无穷而莫测其要。

8.黄帝说：好。天地之气,不务其德,自外而入,气淫于内,即在泉之病变是怎样的情形？岐伯说：岁厥阴在泉,即寅申之年,风邪淫胜于地,木胜土,风胜湿,尘埃飞扬,地气不明,平野昏昧,木气有余,草乃早秀。木邪淫胜,脾胃受伤,民病洒洒振寒,善伸数欠,心痛支满,两胁里急,饮食不下,膈咽不通,食则呕,腹胀善噫,得大小便和过气,则快然如衰,身体皆重。岁少阴在泉,即卯酉之年,君火淫胜于下,焰浮川泽,阴处反明,蛰虫不藏。火气奔动,民病腹中常鸣,火性炎上,气上冲胸,火邪乘肺,喘不能久立,寒热皮肤痛,热甚阴虚而目瞑,热乘阳明经,齿动,颃肿,金水受伤,阴阳争胜,恶寒发热如疟,热在下焦,少腹中痛,热在中焦而腹大。岁太阴在泉,即辰戌之岁,土为草木之所资生,草木乃早荣,湿淫所胜,岩谷土厚之处而埃昏,土胜水,黄反见黑,当在三气四气至阴之交。寒湿乘心,饮积心痛,三焦经病耳聋浑浑焞焞,嗌肿喉痹,邪湿下流,阴虚肾病,阴病见血,少腹痛肿,不得小便,土邪淫胜克水,为膀胱经病,病冲头痛,目似脱,项似拔,腰似折,髀不可以屈,腘如结,腨如别。岁少阳在泉,即巳亥之年,相火淫胜于下,焰明郊野,热极生寒,寒热更至。热伤血分,则民病注赤,热伤气分则注白,热在下焦,少腹痛溺赤血便,余候与少阴在泉正同。岁阳明在泉,即子午之年,金气淫胜于下,霿暗如雾,清冷晦暝。金邪淫胜,肝胆受伤,民病喜呕,呕有苦,善太息,心胁痛,不能反侧,甚则嗌干面尘,身无膏泽,足外反热。岁太阳在泉,即丑未之岁,水气淫胜于下,凝肃惨栗。寒淫于下,自伤其类,膀胱与肾受之,民病少腹控睾,引腰脊上冲心痛,心主血属而寒逼之而血见,水邪侮火,嗌痛,颔肿。黄帝说：好。怎样疗治？岐伯说：各气在泉,风木淫于内,金能胜之,用辛凉疗治,过于辛,恐反伤其气,因而佐以苦甘,苦胜辛,甘益气,木性急,以甘缓之,风邪胜,以辛散之。热淫于内,热性恶寒,水能胜之,用咸寒疗治,为防咸之过,佐以甘苦,甘胜咸,苦能泄,以去热之实,热盛于经而不敛,以酸收之,热郁于内而不解,以苦发之。湿土淫于内,燥能初之,用苦热疗治,酸从木化,能制土,佐以酸淡,苦从火化,以苦燥之,淡能利窍,以淡泄之。火淫于内,用咸冷疗治,苦能泄火,辛能散火,佐以苦辛,以酸收之,以苦发之。燥金淫于内,火能胜之,用苦温疗治,苦从火化,佐以甘辛,木受金伤,以甘缓之,金之正味,用辛泻之,燥结不通,邪实于内,当以苦下之。寒水淫于内,土能制水,热能胜寒,用甘热疗治,甘从土化,热从火化,佐以苦辛,肾苦燥,以辛润之,肾欲坚,用苦坚之。

9.黄帝说：好。司天之气淫胜之变是怎样的情形？岐伯说：巳亥之年,厥阴司天,风淫于上,太虚埃昏,云物扰乱,风木主温,寒生春气而流水不冰,木邪乘土,脾胃受邪,民病胃脘当心而痛,上肢两胁,膈咽不通,饮食不下,舌本强,食则呕,冷泄,腹胀,溏泄,瘕,水闭,风胜则金承之,清肃气行,蛰虫不出,诸病皆本于脾,脾胃气竭而冲阳脉绝,死不可治。子午之年,少阴司天,热淫于上,火行其政。君火上炎,肺金受伤,金气主右,民病胸中烦热,嗌干,右胠满,肺主皮毛,皮肤痛,寒热咳喘,君火之下阴精承之,大雨且至,唾血,血泄,蚵衄,嚏呕,溺色变,严重则疮疡,胕肿,肩背臂臑及缺盆中痛,心痛,肺膜,腹大满膨膨而喘咳。金被火伤,病本于肺,金不胜火,肺气竭而尺泽脉绝,死不可治。丑未之年,太阴司天,湿淫于上,沉阴且布,沉阴雨变,浸渍为伤,物多枯槁。土胜伤肾,胕肿骨痛,阴痹,阴痹就是按之而不得,腹胀腰痛,大便难,肩背颈项痛,时眩,阴气不用,饥不欲食,咳唾则有血,心如悬。病本于肾,肾气竭而太溪绝,死不可治。寅申之年,少阳司天,相火淫胜于上,金受其制,温气流行,金政不平。相火用事,金气受邪,客热内燔,水不能制,民病头痛,发热,恶寒而疟,热上皮肤痛,色变黄赤,传而为水,身而胕肿,腹满,仰息,泄注赤白,疮疡,咳吐血,烦心,胸中热,甚则蚵衄。金不胜火,肺气竭而天府脉绝,死不可治。卯酉之年,阳明司天,燥金淫胜于上,木受其克,草木生荣俱晚。在人则肝血受伤,不能营养筋骨,因而生内变,肝木主左,民病左胁痛,金气大凉,能革发生之候,于人则咳,腹中鸣响,注泄,鹜溏,名木敛生菀于下,草焦上首,心胁暴痛,不可反侧,嗌干,面尘,腰痛,丈夫癫疝,妇人少腹痛,目锐眦痛,疮疡之疾犹及秋中,疮痤之类生于上,痈肿之患生于下,疮色虽赤,中心正白,阳明金气在上,少阴君火在下,蛰虫来见。诸病皆本于肝,木不胜金,肝气竭而太冲绝,死不可治。辰戌之年,太阳司天,寒淫于上,寒反至,水且冰。乘火运炎烈,水火相激,雨暴乃雹,寒水胜则邪乘心,血变于中,发为痈疡,民病厥心痛,呕血,血泄,蚵衄,善悲,时眩仆,面赤目黄,色炽善嚏,渴而欲饮。火受寒伤,诸病皆本于心,心气竭而神门脉绝,死不可治。这就是气至脉动,察动脉之有无脏气之存亡可以晓知。黄帝说:好。怎样疗治?岐伯说:司天之气,风淫于上,用辛凉平之,用苦甘相佐,用甘缓之,用酸泻之。热淫所胜,用咸寒平之,用苦甘相佐,用酸收之。湿淫所胜,用苦热平之,用酸辛相佐,用苦燥之,用淡泄之。湿上严重且热,用苦温疗治,用甘辛相佐,身半以上,湿气多,火气复郁,郁湿相薄,用苦温辛甘之药,解表发汗而祛之,以汗为除病之故而止。治湿之病,不下小便,不是其法。湿气在上,用苦泄之,以淡渗之,就会燥之去之。火淫所胜,用酸冷平之,水能胜火,用苦甘相佐,火盛散越,用酸收之,火郁伏留,用苦发之,以发去火,未免伤气,用酸复之。热淫治法相同。燥淫所胜,用苦湿平之,用酸辛相佐,用苦下之。寒淫所胜,辛热足以散寒,用辛热平之,苦甘可以胜水,用苦甘相佐,水之正味咸,用咸泄之。

10.黄帝说:好。因天地之气有不足,间气乘虚为邪而反胜之,怎样疗治?岐伯说:寅申之年,厥阴风木在泉而或气有不及,清金之气反胜之,当用酸温疗治,酸求木之同气,用温制清,用苦甘相佐,用苦温金,用甘缓肝之急,用辛平之,木之正味,用辛补,金之正味,用辛泻。卯酉之年,少阴君火在泉而或气有不及,水之寒气反胜之,当用甘热疗治,甘能胜水,热能制寒,用苦辛相佐,寒得苦而温,得辛而散,用咸平之,火之正味,用咸补,水之正味,用咸泻。辰戌之年,太阴湿土在泉而或气有不及,火之热气反胜之,当用苦冷疗治,抑制火邪,用咸甘相佐,咸寒制热,甘湿补土,用苦平之。巳亥之年,少阳相火在泉而气有不及,寒水之气反胜之,当用甘热疗治,用苦辛相佐,用咸平之。子午之年,阳明燥金在泉而气有不及,热反胜之,用平寒疗治,因金司于地,气本肃杀,如用大寒,必助气惨;用苦甘相佐,所以泻火,用酸平之,金之正味用酸补,以和为利,戒过用。丑未之年,太阳寒水在泉而气有不及,热反胜之,用咸冷疗治,抑火邪,用甘辛相佐,甘泻火,辛能散,用苦平之,水之正味,用苦补之。

11. 黄帝说:司天邪气胜,是怎样的情形?岐伯说:巳亥之年,厥阴司天,风化于天,燥金承之,清反胜之,用酸收之,用温温之,用甘苦相佐。子午之年,热化于天,阴精承之,寒反胜之,用甘温疗治,用苦酸辛相佐。丑未之年,湿化于天,热反胜之,用苦寒疗治,用苦酸相佐。寅申之年,火化于天,寒反胜之,用甘热疗治,用苦辛相佐。卯酉之年,热反胜之,燥化于天,用辛寒疗治,热反胜之,用辛寒疗治,用甘苦相佐。辰戌之年,寒化于天,用咸冷疗治,用苦平相佐。

12. 黄帝说:六气互有强弱,乘虚相胜是怎样的情形?岐伯说:厥阴之胜,风邪盛,耳鸣头眩,风主动,脉会于顶巅,胃鬲如寒,因木邪伤胃,胃虚生于寒,愦愦欲吐,大风数举,土气衰,倮虫不滋生,肝邪聚,胠胁气并,化热则小便黄赤,邪侵小肠,在上则胃脘当心而痛,上肢两胁,肠鸣飧泄,注下赤白,严重则呕吐,鬲咽不通,皆因木邪乘肠胃。少阴之胜,君火盛,少阴之脉起心中,出属心系,心下热而善饥,少阴之脉络小肠,而热乘之,脐下反痛,心火盛则热及心包络,胞络之脉历络三焦,因而气游三焦,在天则炎暑至,在物则木乃津,草乃萎,火在上焦,呕逆躁烦,在中焦则腹满痛,在下焦则溏泄,传为赤沃。太阴之胜,湿邪盛,寒湿外盛,则心火内郁,疮疡先发于中,而后流散于外,心脉起心中,出腋下,病在胠胁,严重则心痛,热格于上,则喉痹,项强,如无热而湿独胜,则湿气内郁,寒迫下焦,痛留巅顶,互引眉间,胃属土,不能制湿则为胀满,在天则雨数至,在物则湿化见,湿下流则少腹满,腰椎重强,内湿不便则清浊不分,善注泄,湿郁于下则热生,因而足温,湿滞于上则头重,脾胃不能胜湿,则足胫胕肿,饮发于中,浮肿于上。少阳之胜,相火盛,热客于胃而上行,为烦心,心痛,目赤欲呕,呕酸善饥,耳痛,下行则为溺赤,火盛则伤阴,善惊谵妄,暴热消烁,热极则害物,草萎水涸,介虫属金,遇火而屈,热陷下焦,少腹为痛,热在血,下沃赤,热在气,下沃白,大便叫利,小便叫浊。阳明之胜,金邪盛,金气肃寒,清发于中,木受金制,左胠痛,清气在下为溏泄,在上为嗌塞,在少腹微癥疝,在天则大凉肃杀,在物则华英改容,毛虫属木乃殃,燥胜则胸中肺气敛而失其治节,有不便而嗌塞为咳。太阳之胜,水邪盛,为凝溧水冰,非时所至,羽虫属火而后化,太阳经挟脊贯臀,因而痔发寒胜则邪正分争,故为疟,寒气入胃,厥逆于中,上侵君火,内生心痛,太阳之脉络肾属膀胱,故为阴痹,为隐曲不利而互引阴股,筋肉得寒则为急为痹,故筋急肉苛,血脉得寒则营卫凝涩,经脉不行,络满而色变,血滞于经则妄行,故或为血泄,表寒不行,皮肤痦肿,里寒为滞,腹满食减,阴寒在下,则戴阳于上,故热反上行,头项囟顶脑户目内眦,皆太阳经,寒气居之,作痛如脱,寒入下焦,命门阳衰,传为大便濡泄。黄帝说:怎样疗治?岐伯说:厥阴木胜土败,用甘清医治,甘益土,清平木,用苦辛相佐,散风邪,用酸泻之,木之正味,其泻以酸。少阴热胜乘金,用辛寒医治,散火,用苦咸相佐,泻热,用甘泻之,火之正味,其泻以甘。太阴土胜则湿淫,用咸热医治,咸能润下,热能燥湿,湿胜土寒,用辛甘相佐,辛能温土,甘能补土,用苦泻之,土之正味,其泻以苦。少阳之胜,用辛寒疗治,用甘咸相佐,用甘泻之,甘能泻火。阳明燥金之胜,病在肺肝,用酸温医治,润燥暖肺,用辛甘相佐,泻肺补肝,用苦泻之,苦从火化,能泄燥邪之实。太阳水胜则火衰,用甘热医治,甘益土可制水,热扶阳以逐寒,用辛酸相佐,辛散寒邪之实,酸收心气之伤,用咸泻之,水之正味,其泻以咸。

13. 黄帝说:六气报复是怎样的情形?岐伯说:问的详备啊!厥阴风木之复,内应肝气,少腹坚满,肝邪实;肝主筋膜,其气急,里急暴痛;风之甚,偃木飞沙;木制土,保虫不荣;肝邪乘胃,厥心痛而汗发,上凌于心而阳气泄;脾受肝伤,饮食不入,入而复出;风淫所致,筋骨颤掉,头目眩晕,风甚必兼承制之化,手足清冷而厥,食入不化,入则闷痛呕汁,必吐出乃已。胃脉冲阳绝,则脾已绝,死不可治。少阴君火之复,火盛于中而炎于上,燠热内作,烦躁鼽嚏;火在阴少腹绞痛;身表焦热而火在喉,火见燔焫、嗌燥;火居二便,大肠或泄,膀胱或癃,分注时止;阳升在东,气动于左,火必乘金,上行于右;肺主声音,外合皮毛而受火之伤,咳而皮肤痛、暴喑;心邪自实而神明乱,心痛、郁冒不知人;水火相争,热极生寒,洒淅恶寒,振栗谵妄,寒已而热;亡津液,渴而欲饮;壮火食气,热极伤精,少气骨萎;热结不通,隔肠不便;热胜则肿,火逆冲上,外为浮肿、为哕噫;阳明先胜,少阴后复,赤气后化;热气大行,则流水不冰;火盛制金,则介虫不福;火克肺金,皮毛受病,则痈疹疮疡,痈疽痤痔;火甚必伤肺,咳而鼻渊生。天府脉绝,死不可治。太阴湿土之复,湿变乃举,自伤同气,体重中满,饮食不化;湿从寒化,阴气上厥,胸中不便;湿侵脾肺,饮发于中,喘咳有声;湿令行,大雨时行,鳞见于陆;湿在三阳,筋脉濡软,头顶重而掉瘛尤甚;寒湿内动,呕而密默,唾吐清液;肾开窍于二便,门户不要则土邪传肾,窍泻无度。太溪脉绝,死不可治。少阳相火之复,大热至而枯燥燔热,介虫属金而耗,火乘心则病惊瘛咳衄,心热烦躁,表里皆热,便数憎风;火炎于上,形色变而逼血妄行,厥气上行,面如浮埃,目乃瞤瘛,火气内发,上为口糜呕逆,血溢血泄;风火相薄而阴阳相并,发而为疟,恶寒鼓栗,寒极反热;津液涸则嗌络焦槁,渴引水浆;热在脾则黄,在心则赤,色变黄赤;少气脉萎,气血皆伤,化而为水,传为胕肿,因气蒸热化,水道不通,浮肿如泥;火盛必伤金,甚则入肺,咳而血泄。尺泽脉绝,死不可治。阳明燥金之复,清气大举,森木苍干，金克木，毛虫乃厉；肝木伤，病生肤胁，气归于左；金气盛则木郁火衰，阳气不达，善太息；清邪在中，甚则心痛否满，腹胀而泄，呕吐咳哕烦心；热聚于经，病在膈中头痛，阴寒外束；金强侮肝，惊骇筋挛。太冲脉绝，死不可治。太阳寒水之复，其气上行，水凝雨冰，羽虫属火，水盛乃死；心胃生寒，胸中不利；心痛否满，寒在膈间；寒并于上而阳神虚，头痛善悲。清阳失位而胃中寒，时眩仆，食减；寒归水脏而连水及太阳之经，腰椎反痛，屈伸不便；水令行则地裂冰坚，阳光不治；寒克三阴，上侵君火，少腹引睾而痛，引腰脊，上冲于心；寒水侮土，胃脘无阳，唾出清水，及为哕噫；寒甚必乘心，心藏神，神不足则善忘善悲。神门脉绝，死不可治。黄帝说：好。怎样医治？岐伯说：厥阴风木之复，用酸寒治疗，木之正位，其泻以酸，木火相生，宜清以寒，用甘辛相佐，木盛土衰，用甘补土，辛从金化，用辛制木。少阴君火之复，用咸寒医治，用其所不胜抑制，用苦辛相佐，发散其热，用甘泻之，甘泻火，用酸收之，敛浮热，用苦发之，散火之郁，用咸软之，解热之结。太阴湿土之复，用苦热医治，苦能泻土，热能燥湿，用酸辛相佐，酸能制土，辛能温寒，用苦泻之，燥之泄之，泻以夺其壅，燥以胜其湿，泄以利其水。少阳相火之复，用咸冷医治，用苦辛相佐，用咸软之，用酸收之，用辛苦发散其热，发散不远热，勿犯寒凉，少阴之治也如此法。阳明燥金之复，用辛温医治，金之正味，用辛泻，金之清燥，用温胜，用苦甘相佐，苦从火化，用苦制金，木被金伤，用甘缓急，用苦泄之下之，开燥结以通实邪，用酸补之，敛津液以滋干涸。太阳寒水之复，用咸热医治，水之正味，其泻以咸，但治寒以热，用甘辛相佐，甘从土化，用以制水，辛能散寒，寒水通于肾，肾不坚则寒易起，用苦坚之。

14. 医治胜复之法：寒则热之，热则寒之，温则清之，散则收之，抑则散之，燥则润之，急则缓之，坚则软之，脆则坚之，衰则补之，强则泻之。有胜复则各倍其气以调治，可使气平，各自安其所居，必清必静，无妄扰之，则六气循环、五神安泰，阴阳宗主各有所归，正气得安，病气衰去，这是医治之大体之法。黄帝说：好。

至真要大论篇第七十四（中）

1. 帝曰：气之上下，何谓也？岐伯曰：身半以上，其气三矣，天之分也，天气主之；身半以下，其气三矣，地之分也，地气主之。以名命气，以气命处，而言其病。半，所谓天枢也。故上胜而下俱病者，以地名之；下胜而上俱病者，以天名之。所谓胜至，报气屈伏而未发也。复至则不以天地异名，皆如复气为法也。

2. 帝曰：胜复之动，时有常乎？气有必乎？岐伯曰：时有常位，而气无必也。帝曰:愿闻其道也。岐伯曰:初气终三气,天气主之,胜之常也。四气尽终气,地气主之,复之常也。有胜则复,无胜则否。

3.帝曰:善。复已而胜何如? 岐伯曰:胜至则复,无常数也,衰乃止耳。复已而胜,不复则害,此伤生也。

4.帝曰:复而反病,何也? 岐伯曰:居非其位,不相得也,大复其胜,则主胜之,故反病也,所谓火燥热也。帝曰:治之奈何? 岐伯曰:夫气之胜也,微者随之,甚者制之;气之复也,和者平之,暴者夺之。皆随胜气,安其屈伏,无问其数,以平为期,此其道也。

5.帝曰:善。客主之胜复奈何? 岐伯曰:客主之气,胜而无复也。帝曰:其逆从何如? 岐伯曰:主胜逆,客胜从,天之道也。帝曰:其生病何如? 岐伯曰:厥阴司天,客胜则耳鸣掉眩,甚则咳;主胜则胸胁痛,舌难以言。少阴司天,客胜则鼽嚏颈项强,肩背瞀热,头痛少气,发热,耳聋目瞑,甚则胕肿,血溢,疮疡,咳喘;主胜则心热烦躁,甚则胁痛支满。太阴司天,客胜则首面胕肿,呼吸气喘;主胜则胸腹满,食已而瞀。少阳司天,客胜则丹胗外发,及为丹熛疮疡,呕逆喉痹,头痛嗌肿,耳聋血溢,内为瘛疭;主胜则胸满咳,仰息,甚而有血,手热。阳明司天,清复内余,则咳衄嗌塞,心鬲中热,咳不止而白血出者死。太阳司天,客胜则胸中不利,出清涕,感寒则咳;主胜则喉嗌中鸣。厥阴在泉,客胜则大关节不利,内为痉强拘瘛,外为不便;主胜则筋骨繇并,腰腹时痛。少阴在泉,客胜则腰痛,尻股膝髀腨胻足病,瞀热以酸,胕肿不能久立,溲便变;主胜则厥气上行,心痛发热,鬲中,众痹皆作,发于胠胁,魄汗不藏,四逆而起。太阴在泉,客胜则足痿下重,便溲不时,湿客下焦,发而濡泻,及为肿隐曲之疾;主胜则寒气逆满,食饮不下,甚则为疝。少阳在泉,客胜则腰腹痛而反恶寒,甚则下白溺白;主胜则热反上行而客于心,心痛发热,格中而呕,少阴同候。阳明在泉,客胜则清气动下,少腹坚满,而数便泻;主胜则腰重腹痛,少腹生寒,下为鹜溏,则寒厥于肠,上冲胸中,甚则喘不能久立。太阳在泉,寒复内余,则腰尻痛,屈伸不利,股胫足膝中痛。帝曰:善。治之奈何? 岐伯曰:高者抑之,下者举之,有余折之,不足补之,佐以所利,和以所宜,必安其主客,适其寒温,同者逆之,异者从之。帝曰:治寒以热,治热以寒,气相得者逆之,不相得者从之,余已知之矣。其于正味何如? 岐伯曰:木位之主,其泻以酸,其补以辛;火位之主,其泻以甘,其补以咸;土位之主,其泻以苦,其补以甘;金位之主,其泻以辛,其补以酸;水位之主,其泻以咸,其补以苦。厥阴之客,以辛补之,以酸泻之,以甘缓之;少阴之客,以咸补之,以甘泻之,以咸收之;太阴之客,以甘补之,以苦泻之,以甘缓之;少阳之客,以咸补之,以甘泻之,以咸软之;阳明之客,以酸补之,以辛泻之,以苦泄之;太阳之客,以苦补之,以咸泻之,以苦坚之,以辛润之。开发腠理,致津液通气也。

6.帝曰:善。愿闻阴阳之三也何谓? 岐伯曰:气有多少,异用也。帝曰:阳明何谓也？岐伯曰：两阳合明也。帝曰：厥阴何也？岐伯曰：两阴交尽也。

7.帝曰：气有多少，病有盛衰，治有缓急，方有大小，愿闻其约奈何？岐伯曰：气有高下，病有远近，证有中外，治有轻重，适其至所为故也。《大要》曰：君一臣二，奇之制也；君二臣四，偶之制也；君二臣三，奇之制也；君三臣六，偶之制也。故曰：近者奇之，远者偶之，汗者不以奇，下者不以偶，补上治上制以缓，补下治下制以急。急则气味厚，缓则气味薄，适其至所，此之谓也。病所远而中道气味之者，食而过之，无越其制度也。是故平气之道，近而奇偶，制小其服也；远而奇偶，制大其服也。大则数少，小则数多。多则九之，少则二之。奇之不去则偶之，是谓重方。偶之不去，则反佐以取之，所谓寒热温凉，反从其病也。

8.帝曰：善。病生于本，余知之矣。生于标者，治之奈何？岐伯曰：病反其本，得标之病。治反其本，得标之方。

9.帝曰：善。六气之胜，何以候之？岐伯曰：乘其至也。清气大来，燥之胜也，风木受邪，肝病生焉。热气大来，火之胜也，金燥受邪，肺病生焉。寒气大来，水之胜也，火热受邪，心病生焉。湿气大来，土之胜也，寒水受邪，肾病生焉。风气大来，木之胜也，土湿受邪，脾病生焉。所谓感邪而生病也。乘年之虚，则邪甚也。失时之和，亦邪甚也。遇月之空，亦邪甚也。重感于邪，则病危矣。有胜之气，其必来复也。帝曰：其脉至何如？岐伯曰：厥阴之至，其脉弦；少阴之至，其脉钩；太阴之至，其脉沉；少阳之至，大而浮；阳明之至，短而涩；太阳之至，大而长。至而和则平，至而甚则病，至而反者病，至而不至者病，未至而至者病，阴阳易者危。

【译释】

1.黄帝说：气之司天在上，在泉在下是什么含义？身半以上，阳气三，阴气也三，是手之六经，应天之分，天气主之；身半以下，其阳气三，阴气也三，是足之六经，应地之气，地气主之。以名命气，正其名则气有所属，如三阴三阳是名，名立则六气各有所主，以气命处，六经之气各有其位，察其气则中外前后上下左右病处可以晓知。身半是上下之中，以人身言之，前及于脐，后及于腰，脐旁二寸之天枢穴为身半之标志。上胜则下虚而下俱病，即名地气；下胜则上虚而上俱病，即名天气。凡胜至为病，因报复之气屈伏未发，病在上则求天，病在下则求地；如报复之气至，则不以天地异名，只求复气所居，随微甚以为治法。

2.黄帝说：胜复之气，随四时有常位吗？其气之动，随四时是必然的吗？岐伯说：木火土金水在四时有定位，但胜复之气，不随所主之本位而发，所以气不可能是必然的。黄帝说：愿听一听其规律。岐伯说：六气各主一年，主岁之气胜，则春将至而即发，是太阴、阳明、太阳之气，都发于春夏，即初气终三气，天气主之，是胜之常候。六气之复，是郁极而后发，发于岁半之后，是厥阴、少阴、少阳之复，都发在秋冬,即四气尽终气,地气主之,是复之常候。有胜则复,无胜则否,因此胜复之气,不随四时之常位而不可能是必然的。

3. 黄帝说:好。既复之后而又胜是怎样的情形?岐伯说:再胜则再复,本无常数,展转不已,必须待其胜气衰后才可以停止。复已又胜,则胜气又必然复之,如不复之,则天时循环之气,虽有必然,但人身脏腑之气,不能相继,这种情形,必然伤生。

4. 黄帝说:复后却自病是为什么?岐伯说:复气居非其位,则客主之气不相得,气不相得而大复其胜,力极必虚,虚则主气乘之,因而反病。火是少阳之火,燥是阳明之气,热是少阴之气,居非其位,即少阳少阴在泉,以客之火气,居主之水位,火气大复,水主胜之,阳明司天,以金之客气,居主之火位,金气大复,则火主胜之,余气胜复,无主胜之反病,因而说火燥热。黄帝说:怎样医治?岐伯说:气之胜,胜微则顺其气以安治,胜甚则制以所畏,气之复,和则调其微邪以平之,暴则泻其强盛。都宜随胜气而医治,则屈伏之气可安静,宜不计其数之多少,只以得平为期许,这是气胜之道。

5. 黄帝说:好。天之六气,即客气,与四时之六步,即主气,胜复的情形是怎样的?岐伯说:客气动而变,主气静而常,气强则胜,时去则已,只以盛衰相胜而无复。黄帝说:客主之气逆从是怎样的情形?岐伯说:客行天令,运动不息,主守其位,只奉天命,主胜客,违天之命而天气不行为逆,客胜主,以下临上而政令乃布为从。黄帝说:因客主逆从而生病的临床症状是什么?岐伯说:初气终三气,天气主之,巳亥年厥阴司天,风木之客气加于厥阴少阴少阳之主气,如客胜则木气上动而风邪盛,病则耳鸣掉眩,甚则为咳;如主胜则火挟木邪,在相火则胸胁痛,心包所居,在君火则舌难言,心开窍于舌。子午年少阴司天,以君火之客加于木火三气之主,客胜则火在上焦,热居头项肌表,病则鼽嚏颈项强,肩背瞀热,头痛少气,发热耳聋目瞑,甚则胕肿血溢,疮疡咳喘;主胜则火木为邪,心肝二经为病,胸腹满,食已而瞀。寅申年少阳司天,以畏火之客,加于木火之主,客主互胜,火在上焦,客胜则丹胗外发,及为丹熛疮疡,呕逆喉痹,头痛嗌肿,耳聋血溢,内为瘛疭;主胜则胸满咳仰息,甚而有血,手热。卯酉年阳明司天,以燥金之客,加于木火之主,金居火位,客不胜主,因而不说客主之胜,但阳明以清肃为政,如清气复盛有余于内,则热邪承之,病则咳衄嗌塞,心鬲中热,肺金受伤,伤极则白血出,血竭于肺,乃为白涎白液,涎液虽白,实血所化,白血出即死。辰戌之年,太阳司天,以寒水之客,加于木火之上,客胜则寒气在上,胸中不利,涕出而咳;主胜则火因寒覆,阳气欲达而喉嗌鸣。四气尽终气,寅申年厥阴在泉,以风木之客,加于太阴阳明太阳之主,客胜主胜,都以木居土金水之乡,肝木受制于下,为关节不利,拘强拘瘛,外为不便,筋骨繇并,腰腹时痛。卯酉年少阴在泉,以君火之客加于土金水之主,客胜则腰尻下部为痛,为热,为溲便变,是火居阴分,火在太阴,脾主肉四肢,为胕肿不能久立;主胜则君火受制于群阴,为厥气上行,心痛发热,膈中,众痹,皆作,发于胠胁,阴汗不藏,四逆而起。辰戌年太阴在泉,湿土之客加于金水之主,客胜则足痿下重,便溲不时,湿挟阴邪在下焦,发而为濡泻,为肿及为隐曲之疾;主胜则寒气逆满,食饮不下,甚则为疝,因寒水侮土伤脾。巳亥年少阳在泉,相火之客,加于土金水之主,客胜则火居阴分,病则腰腹痛反恶寒,甚则下白溺白;主胜则阴盛格阳,热反上行,心痛发热,格中而呕,少阳少阴都属火,故同候。子午年阳明在泉,燥金之客加于土金水之主,客胜则清寒之气动于下焦,少腹坚满而便泻;主胜则寒侵金脏,下在肠腹则为腰重腹痛鹜溏寒厥,上于肺经则冲于胸中,甚则气喘不能久立。丑未年太阳在泉,寒水之客加于金水之主,水居水位,不言客主之胜,重阴气盛,寒复内余,腰尻痛,屈伸不利,股胫足膝中痛。黄帝说:好。怎样医治?岐伯说:高者抑之,制其胜,使之降,下者举之,济其弱,使之升,有余折之,屈其锐,攻其实,不足者补之,全其气,培其虚,佐以所利,顺其升降浮沉,和以所宜,酌其气味薄厚,安其主客,审强弱以调之,适其寒温,用寒远寒,用温远温,同者逆之,客主同气,可逆而医治,异者从之,客主异气,或从于客,或从于主。黄帝说:治寒用热,治热用寒,气相得者,可逆治,气不相得或从主,或从客,余已知晓了。其于五行气化,补泻之味,各有专主之正味在临床治疗上怎样使用?岐伯说:木之主气是初之气,在春分前六十日有奇,是厥阴风木所主之时,所以叫木位之主,木性升,酸则反其性而敛之,因而为泻,辛则助其发生之气,因而为补;火之主气有二,一为春分后六十日有奇之少阴君火主之,二之气,一为夏至前后各三十日有奇之少阳相火主之,三之气,火性烈,甘则反其性而缓之,因而为泻,火坚欲软,咸则顺其气而软之;土之主气,四之气,在秋分前六十日有奇,是太阴湿土所主之之时,土性湿,苦则反其性而燥之,因而为泻,土欲缓,甘则顺其气而缓之,因而为补;金之主气是五之气,在秋分后六十日有奇,是阳明燥金所主之之时,金性敛,辛则反其性而散之,故为泻,金欲收,酸则顺其气而收之,故为补;水之主气是终之气,在冬至前后各三十日有奇,是太阳寒水所主之时,水性凝,咸则反其性而软之,故为泻,水欲坚,苦则顺其气而坚之,故为补。厥阴客气之为病,用辛补之,用酸泻之,用甘缓之;少阴之客为病,用咸补之,用甘泻之,用酸收之;太阴之客为病,用甘补之,用苦泻之,用甘缓之;少阳之客为病,用咸补之,用甘泻之,用咸软之;阳明之客为病,用酸补之,用辛泻之,用苦泄之;太阳之客为病,用苦补之,用咸泻之,用苦坚之,用辛润之。开发腠理,致其津液,以通各经之气。

6.黄帝说:好。愿听一听三阴三阳的内涵是什么?岐伯说:三阴三阳之气各有盛衰多少不同,功用不同。黄帝说:阳明的内涵是什么?岐伯说:是辰三月左足之阳明,巳四月右足之阳明,丙左手之阳明,丁右手之阳明,各两阳合于前,即阳明。黄帝说:厥阴的内涵是什么?岐伯说:是两阴交尽,阴之极,戌九月主右足之厥阴,亥十月,主左足之厥阴,此两阴交尽。

7.黄帝说:五运六气各有太过不及,即气有多少,人之疾病,必随气而为盛衰,医治之缓急,处方之大小,也必随其轻重而又有约,愿听一听其要约是什么?岐伯说:岁有司天、在泉,则气有高下,经有脏腑上下,则病有远近,症有中外,在里叫中,在表叫外,医治缓者宜轻,急者宜重,适其至所为故,医治必达病至之所,务得其以然之故,即清理病源和病灶。《大要》中说:君一臣二,其数三,是奇之制;君二臣四,其数六,是偶之制;君二臣三,是奇之制,君二臣六是偶之制。所以说:近者为上为阳用奇方,用其轻而缓,远者为下为阴,用偶方,用其重而急。汗者不用偶,阴沉不能达表,下者不用奇,阳升不能降下。补上治上,制以缓,欲其留布上部;补下治下,用急制抑,欲其直达下焦。欲急则须气味之厚,欲缓则须气味之薄,苦制缓方而气味厚,则峻而去速,用急方而气味薄,则柔而不前,只有缓急厚薄得其宜,是适其病至之所,医治才得其要。病所有深远,药必由于胃,假如用之无法,则药未及病所而中道先受其气味,因而当以食为调节,使其远近皆达,即食而过之,无越其制度。如欲其远,药在饭前服用,饭催药而致远,欲其近,药在饭后服用,则饭隔药而留止,服食之疾徐,根稍之升降,汤膏丸散各有所宜。因此平气之法,即平其不平之气,在上为近,在下为远,远近各有表里之分,远方近方也各有奇偶相兼之法,如方奇而分两偶,方偶而分两奇,都是互用之妙,近而奇偶,制小其服,小则数多,而尽于九,数多则分俩轻,分俩轻则性力薄而及近处;远而奇偶,制大其服,大则数少而止于二,少则分俩重,分俩重则性力专而直达深远。这都是奇偶兼用之法,若病近而大其制,则药胜于病,是诛伐无过,病远而小其制,则药不及病。用奇方而病不去,此其必有不合,当变而为偶,奇偶迭用,叫重方。即复方。奇方即单方。若偶之而又不去,则当求其微甚真假而反佐以取之,反佐即药与病同而顺其性,如用热治寒而寒拒热,则反佐以寒而入之,用寒药治热而热格寒,则反佐以热而入之,又如寒药热用,借热以行寒,热药寒用,借寒以行热,都是反佐变通之妙用。

8.黄帝说:好。病之先受者为本,病之后变者为标,病生于本,即受病之原根,我知晓了。生于标即病目前之多变,怎样医治?岐伯说:病有标本,反求其所致之本,则是现在之标病,可得其阴阳表里之真的。医治有本末,只反求其拔本之道,则治标之运用,可得方剂之妙用。

9.黄帝说:好。六气之胜,依据什么来候察?岐伯说:乘其气至而察之。金之清气大来,金克木,肝木受邪,肝病则并及于胆。热气大来,火气胜,火气克金,肺金受邪,肺病并及于大肠。寒气大来,水之胜,水气克火,心火受邪,心病并及于小肠、包络、三焦。湿气大来,土气胜,肾水受邪,肾病并及膀胱。风气大来,木气胜,木克土,脾土受邪,脾病并及于胃。不当至而至叫邪气,有所感触邪气则病生。反岁气不足,邪胜必甚。客主不和,四时失序,感而为病,也随不胜而与内脏相应,邪气也甚。遇月廓空,肌肉减,经络虚,卫气去,形独居,也是邪气甚。冬至之日,中于虚风而不发,至立春之日,又皆中于虚风,两邪相搏,重感于邪(《灵枢岁露论篇第七十九》),则病危。天地之气,不能相过,有胜则必定有复。黄帝说:六气胜至之脉象是怎样的情形? 岐伯说:厥阴之至,风木之气木体端直而长,脉象弦;少阴之至,君火之气,火性升浮,来盛去衰,外实内虚,脉象钩;太阴之至,湿土之气,土体重实,行于肌内之下,脉象沉;少阳之至,相火之气,火热盛长于外,脉象洪大而浮于肌肤之上;阳明之至,燥金之气,金性收敛,脉象来短而涩;太阳之至,寒水之气,水源长而生意广,脉象大且长。以上六脉之至,各无太过不及,是为和平之脉,至而不平,失中和之气则病,至而反见胜己之脉,则病,时已至而脉不应,来气不足则病,时未至而脉先应,来气太过则病,阴阳错乱变易则病危。

至真要大论篇第七十四(下)

1.帝曰:六气标本,所从不同,奈何? 岐伯曰:气有从本者,有从标者,有不从标本者也。帝曰:愿卒闻之。岐伯曰:少阳太阴从本,少阴太阳从本从标,阳明厥阴不从标本,从乎中也。故从本者,化生于本,从标本者,有标本之化,从中者,以中气为化也。帝曰:脉从而病反者,其诊何如? 岐伯曰:脉至而从,按之不鼓,诸阳皆然。帝曰:诸阴之反,其脉何如? 岐伯曰:脉至而从,按之鼓甚而盛也。是故百病之起,有生于本者,有生于标者,有生于中气者,有取本而得者,有取标而得者,有取中气而得者,有取标本而得者,有逆取而得者,有从取而得者。逆,正顺也。若顺,逆也。故曰:知标与本,用之不殆,明知逆顺,正行无间,此之谓也。不知是者,不足以言诊,足以乱经。故《大要》曰:粗工嘻嘻,以为可知,言热未已,寒病复始,同气异形,迷诊乱经,此之谓也。夫标本之道,要而博,小而大,可以言一而知百病之害,言标与本,易而勿损,察本与标,气可令调,明知胜复,为万民式,天之道毕矣。

2.帝曰:胜复之变,早晏何如? 岐伯曰:夫所胜者,胜至已病,病已愠愠,而复已萌也。夫所复者,胜尽而起,得位而甚,胜有微甚,复有少多,胜和而和,胜虚而虚,天之常也。帝曰:胜复之作,动不当位,或后时而至,其故何也? 岐伯曰:夫气之生,与其化衰盛异也。寒暑温凉,盛衰之用,其在四维。故阳之动,始于温,盛于暑;阴之动,始于清,盛于寒。春夏秋冬,各差其分。故《大要》曰:彼春之暖,为夏之暑;彼秋之忿,为冬之怒,谨按四维,斥候皆归,其终可见,其始可知。此之谓也。帝曰:差有数乎? 岐伯曰:又凡三十度也。帝曰:其脉应皆何如? 岐伯曰:差同正法,待时而去也。《脉要》曰:春不沉,夏不弦,冬不涩,秋不数,是谓四塞。沉甚曰病,弦甚曰病,涩甚曰病,数甚曰病,参见曰病,复见曰病,未去而去曰病,去而不去曰病。反者死。故曰:气之相守司也,如权衡之不得相失也。夫阴阳之气清,静则生化治,动则苛疾起,此之谓也。

3.帝曰:幽明何如?岐伯曰:两阴交尽,故曰幽。两阳合明,故曰明。幽明之配,寒暑之异也。

4.帝曰:分至何如?岐伯曰:气至之谓至,气分之谓分,至则气同,分则气异,所谓天地之正纪也。

5.帝曰:夫子言春秋气始于前,冬夏气始于后,余已知之矣。然六气往复,主岁不常也,其补泻奈何?岐伯曰:上下所主,随其攸利,正其味,则其要也,左右同法。《大要》曰:少阳之主,先甘后咸;阳明之主,先辛后酸;太阳之主,先咸后苦;厥阴之主,先酸后辛;少阴之主,先甘后咸;太阴之主,先苦后甘。佐以所利,资以所生,是谓得气。

6.帝曰:善。夫百病之生也,皆生于风寒暑湿燥火,以之化之变也。经言盛者泻之,虚者补之。余锡以方士,而方士用之,尚未能十全,余欲令要道必行,桴鼓相应,犹拔刺雪污,工巧神圣,可得闻乎?岐伯曰:审察病机,无失气宜,此之谓也。帝曰:愿闻病机何如?岐伯曰:诸风掉眩,皆属于肝;诸寒收引,皆属于肾;诸气膹郁,皆属于肺;诸湿肿满,皆属于脾;诸热瞀瘛,皆属于火;诸痛痒疮,皆属于心;诸厥固泄,皆属于下;诸痿喘呕,皆属于上;诸禁鼓栗,如丧神守,皆属于火;诸痉项强,皆属于湿;诸逆冲上,皆属于火;诸胀腹大,皆属于热;诸躁狂越,皆属于火;诸暴强直,皆属于风;诸病有声,鼓之如鼓,皆属于热;诸病胕肿,疼酸惊骇,皆属于火;诸转反戾,水液浑浊,皆属于热;诸病水液,澄澈清冷,皆属于寒;诸呕吐酸,暴注下迫,皆属于热。故《大要》曰:谨守病机,各司其属,有者求之,无者求之,盛者责之,虚者责之,必先五胜,疏其血气,令其调达,而致和平。此之谓也。

7.帝曰:善。五味阴阳之用何如?岐伯曰:辛甘发散为阳,酸苦涌泄为阴,咸味涌泄为阴,淡味渗泄为阳。六者或收或散,或缓或急,或燥或润,或软或坚,以所利而行之,调其气,使其平也。

8.帝曰:非调气而得者,治之奈何?有毒无毒,何先何后?愿闻其道。岐伯曰:有毒无毒,所治为主,适大小为制也。帝曰:请言其制。岐伯曰:君一臣二,制之小也;君一臣三佐五,制之中也;君一臣三佐九,制之大也。寒者热之,热者寒之,微者逆之,甚者从之,坚者削之,客者除之,劳者温之,结者散之,留者攻之,燥者濡之,急者缓之,散者收之,损者益之,逸者行之,惊者平之。上之下之,摩之浴之,薄之劫之,开之发之,适事为故。帝曰:何谓逆从?岐伯曰:逆者正治,从者反治,从少从多,观其事也。帝曰:反治何谓?岐伯曰:热因寒用,寒因热用,塞因塞用,通因通用,必伏其所主,而先其所因,其始则同,其终则异,可使破积,可使溃坚,可使气和,可使必已。帝曰:善。气调而得者何如? 岐伯曰:逆之从之,逆而从之,从而逆之,疏气令调,则其道也。

9.帝曰:善。病之中外何如? 岐伯曰:从内之外者,调其内;从外之内者,治其外;从内之外而盛于外者,先调其内而后治其外;从外之内而盛于内者,先治其外而后调其内;中外不相及,则治主病。

10.帝曰:善。火热复恶寒发热,有如疟状,或一日发,或间数日发,其故何也? 岐伯曰:胜复之气,会遇之时,有多少也。阴气多而阳气少,则其发日远;阳气多而阴气少,则其发日近。此胜复相薄,盛衰之节,疟亦同法。

11.帝曰:论言治寒以热,治热以寒,而方士不能废绳墨而更其道也。有病热者,寒之而热,有病寒者,热之而寒,二者皆在,新病复起,奈何治? 岐伯曰:诸寒之而热者取之阴,热之而寒者取之阳,所谓求其属也。帝曰:善。服寒而反热,服热而反寒,其故何也? 岐伯曰:治其王气,是以反也。帝曰:不治王而然者,何也? 岐伯曰:悉乎哉问也! 不治五味属也。夫五味入胃,各归所喜攻。酸先入肝,苦先入心,甘先入脾,辛先入肺,咸先入肾。久而增气,物化之常。气增而久,夭之由也。

12.帝曰:善。方制君臣,何谓也? 岐伯曰:主病之谓君,佐君之谓臣,应臣之谓使,非上下三品之谓也。帝曰:三品何谓? 岐伯曰:所以明善恶之殊贯也。

13.帝曰:善。病之中外何如? 岐伯曰:调气之方,必别阴阳,定其中外,各守其乡。内者内治,外者外治。微者调之,其次平之,盛者夺之,汗之下之。寒热温凉,衰之以属,随其攸利,谨道如法,万举万全,气血正平,长有天命。帝曰:善。

【译释】

1.黄帝说:风寒暑湿火燥六气,即天之令为本,三阴三阳为标,都因其为化主之用不同,从本从标从中的情形怎样? 岐伯说:六气各有所从之标本,医治百病皆当晓知标本,从者取之,即气有从本者,有从标从本者,有不从标本者。黄帝说:愿详尽地听一听。岐伯说:少阳太阴从本,是因太阴之本湿,标见太阴之阴,少阳之本火,标见少阳之阳,气化从本而生,本标相同;少阴太阳从本从标,少阴之本热,标见少阴之阴,太阳之本寒,标见太阳之阳,阴中有阳,阳中有阴,有水火寒热之化,标本不同,从本从标;阳明厥阴不从标本,阳明之上,燥气治之,中见太阴,厥阴之上,风气治之,中见少阳,阳明司四时之秋令,太阴主四气之清秋,厥阴为两阴交尽,阴尽而一阳始生,因而阳明厥阴从中见之化。因此,从本者,化生于本,从标本者,有标本之化,从中者,以中气为化。黄帝说:脉从而病症相反,怎样诊断? 岐伯说:阳病见阳脉,脉至而从,若浮洪滑大之类,本皆阳脉,但按之不鼓,指下无力便非真阳之候,不可误认为阳,凡各阳证得此脉,似阳非阳都一样。诸阴之病与症状相反,脉象是怎样的情形? 岐伯说:阴脉见阴病,脉至而从,如虽细小,但按之鼓甚有力,此则似阴非阴,凡诸阴病而得此,有为假寒,有为格阳,表里异形,所以为反,凡此相反者,都是标本不同,阴脉得阳证,本阴标阳,阳脉得阴证,本阳标阴。因此,百病始生,或生于本,或生于标,或生于中气,病生于本,必求其本医治,病生于标,必求其标医治,病生于中气,必求中气医治,或生于标,或生于本,必或标或本而治之。取有标本,治有逆从,以寒治热,治真热,以热治寒,治真寒,这是逆取,以热治热,治假热,以寒治寒,治假寒,这是从取。热病用寒法医治,寒病用热法医治,对于病来说似乎是逆,对于医治来说却是顺,所以说逆就是顺;热病用热法医治,寒病用寒法医治,对于病来说像是顺,对于医治来说却是反治,所以说顺就是逆。所以说:知标知本,运用则无危殆,明确知晓逆顺,执中而行,不偏不倚,无所疑问以资惑乱,就是这含义。不晓知此法,不足以论诊治,足以错乱经常。所以《大要》里说:浅显之辈自以为得,妄为道之易知,见标之阳,往往从火医治,假热未除,真寒复起,虽然阴阳之气若同,但变见之形则异,如甲乙同为木化,但甲阳乙阴,一六同为水数,但一阳六阴,粗昧此,迷诊乱经,就是这含意。标本之道,要而博,小而大,即天地之运气,人身之疾病,变化无穷,无不有标本存在,如三阴三阳,都是六气所化,故六气为本,三阴三阳为标,知晓标本胜复之化,则气可令调,而天道完备。但疾病或生于本,或生于标,或生于中气,凡病所从生,即都本。本就是一,因此知晓其要则一言而终,不晓知其要,则流散无穷。

2. 黄帝说:阳盛于夏,阴盛于冬,清盛于秋,温盛于春,是天之常候,但胜气用,四时之序不同,迟速之应的情形怎样?岐伯说:胜气之至,已经感病,病将愈,尚且愠愠未除,而复气随之已萌,因而凡医治疾病,对于阴阳先后之变,不可不察。复气之至,胜尽而起,随而即至,得位而显著,专行其令,胜有微有甚,则复有少有多,报和以和,报虚以虚,胜复之道,亦如形影声响之应而不爽,是天然之常候。黄帝说:胜复之发作,动而不当其位,有的后时而至,这是什么原因?岐伯说:生者发生之始,化者气化大行,盛衰不同,气有衰盛,则胜复之动,有不当位而后先而至。寒暑温凉,是四季之正气,四季盛衰之用,就在四维之分,即在辰戌丑未之月,春温盛于辰,夏暑益于未,秋凉盛于戌,冬寒盛于丑。因而阳之动始于温,阳之生,盛于暑,阳之化;阴之动始于清,阴之生,盛于寒,阴之化。春夏秋冬,气至有微甚,四季各有分差。所以《大要》上说:春之暖是夏暑之渐,秋之忿是冬寒之渐,按四维之正,四维即春夏之交,夏秋之交,秋冬之交,冬春之交,是四隅之四维,斥候皆归,其终可见,其始可知,即胜复之早晚,都归于四时之大候,或早而在于始之前三十度,或晚而在于终之后三十度。黄帝说:分差有数吗?岐伯说:凡气有迟早,总不出一月之外,三十度即一月之日数。黄帝说:脉象与气至是怎样对应的?岐伯说:气至脉也至,气去脉也去,气有差分,脉必应之,差正同法。(正,指四时之正位。)待时而去。《脉要》上说:春脉应弦,但自冬而至,冬气犹存,尚有沉意;夏脉应数,但自春来,春气犹存,尚有弦意;秋脉应涩,但自夏来,夏气犹在,尚有数意;冬脉应沉,但自秋来,秋气犹存,尚有涩意。如春不沉,夏不弦,秋不数,冬不涩,是失其所生之气,气不交通,所以叫四塞,都不是脉气之正。春可带沉但沉甚则病,夏可带弦但弦甚则病,秋可带数但数甚则病,冬可带涩但涩甚则病,因盛非其时,参见即气脉乱而杂至则病,复见即脉随气去而再来则病,时未去而脉先去,本气不足,来气有余则病,时已去而脉不去,本气有余,来气不足则病。春得秋脉,夏得冬脉,秋得夏脉,冬得长夏脉,长夏得春脉,反见胜己之化,失天和则死。所以说气之相守司,就像权衡之平而不可失。阴阳之气,平则清静而生化治,不平则动而苛疾起,说的就是这含意。

3. 黄帝说:阴阳盛极之象是怎样含义? 岐伯说:九月为右足之厥阴,十月为左足之厥阴,戌亥之气寒,此两阴交尽,所以叫幽。辰三月为左足之阳明,巳四月为右足之阳明,两阳相合则明,所以叫明。辰巳之气暑,戌亥之气寒,如夜寒昼热,冬寒夏热,西北寒,东南热,无非辰巳戌亥之气,因而幽明之配,是寒暑之异。

4. 黄帝说:二分二至是什么含义? 岐伯说:分说的是春分、秋分,至说的是冬至、夏至。冬至阴至极,夏至阳至极。如司天主夏至,在泉主冬至,此六气之至。夏至热极凉生,夜短昼长之极,冬至寒极温生,昼短夜长之极,此阴阳盈缩之至。春秋言分,是阴阳之中分。初气居春分之前,二气居春分之后,四气居秋分之前,五气居秋分之后,这是间之分。春分前寒而后热,前则昼短夜长,后则夜短昼长;秋分前热而后寒,前则夜短昼长,后则昼短夜长,这是寒热昼夜之分。至则纯阴纯阳,因而气同;分则前后更易,因而气异,这是天地岁气之正纪。

5. 黄帝说:夫子论春秋气始于前,即初之气始于立春前十五日,四之气始于立秋前十五日,因而春秋气始于前;三之气,始于立夏后十五日,终之气,始于立冬后十五日,因而冬夏之气始于后,这是不易之序,我已知晓。但六气迭为进退,旧者去而新者来,往复不常,主岁不常,其补泻之味先后的情形是什么? 岐伯说:司天在泉,上下各有所主,应补应泻,只随所利而用之,其要以正味为主,上同于司天,下同于在泉,左右同法。《大要》中说:按六气补泻之正味,六气胜至,必当先去其有余,后补其不足,诸味之用,都是先泻后补。少阳主岁,先甘后咸;阳明主岁,先辛后酸;太阳主岁,先咸后苦;厥阴主岁,先酸后辛;少阴主岁,先甘后咸;太阴主岁,先苦后甘。自补泻正味之外,又佐以所利,兼其所宜,资以所生,助其化源,得六气之和平。

6. 黄帝说:好。百病之生,皆生于风、寒、暑、湿、燥、火六气,气之正为化,气之邪为变。《经》论盛者泻之,虚者补之。我把它赐给方士,但方士用它,尚不能无一失,我想使要道必须施行于世,像桴鼓一样相应,像拔刺雪污一样见效,工巧神圣之技,即问而知之谓工,切而知之谓巧,望而知之谓神,闻而知之谓圣,可以听一听吗?岐伯说:病随气动,必察其机,医治得其要领,是不失气宜,这就是工巧神圣之技。黄帝说:愿听一听病机是什么含义? 岐伯说:风类不一,所以叫诸风,风主动摇,木之化,因而属肝,肝虚肝实,皆能使人摇动眩晕;肾属水,其化寒,凡阳气不达,则营卫凝聚,形体拘挛,因而诸寒收引,皆属于肾(收即敛,引即急);诸气喘急否闷即膹郁,肺属金,其化燥,燥金盛则清,邪在肺而肺病有余,肺主气,诸气膹郁,其虚其实,都属于肺;脾属土,其化湿,土气实则湿邪盛行,土气虚则风木乘之,寒水侮之,脾主肌肉,因而诸湿肿满,都属于脾;邪热伤神则昏闷,即瞀,亢阳伤血则抽掣痉挛,即瘛,因而诸热瞀瘛,都属于火;热甚则疮痛,热微则疮痒,心属火,其化热;因而诸痛痒疮,都属于心;厥逆有阴阳二症,阳衰于下为寒厥,阴衰于下为热厥,固为前后不通,泄为二阴不固,阴虚则无气,无气则清浊不化,是寒闭,火盛则水亏,水亏则精液干涸,是热结,命门火衰则阳虚失禁,是寒泄,命门水衰则火迫注遗,是热泄,下即肾气,肾居五脏之下,是水火阴阳之宅,开窍于二阴,因而诸厥固泄,都属于下;痿有筋痿、肉痿、脉痿、骨痿之辨,因而叫诸痿,凡肢体痿弱多在下部,按《素问·痿论篇第四十四》:五脏使人痿者,因肺热叶焦,发为痿躄。肺居上焦,因而属上,气急叫喘,病在肺,吐而有物有声叫呕。禁即噤,寒厥咬牙,凡寒战而精神不能主持,如丧失神守,都是属火病,但火有虚实之辨,详见张介宾注。痉即风强病,项为足之太阳,湿兼风化而侵寒水之经,是湿之极,但太阳所至胃屈伸不利,太阳之复为腰椎反痛,屈伸不便,是寒水反胜之虚邪;火性炎上,诸逆冲上皆属于火,但诸脏诸经都有逆气,其阴阳虚实有所不同,详见张介宾注;热气内盛,在肺则胀于上,在脾胃则胀于中,在肝肾则胀于下,此因火邪所至,乃为烦满,因而诸胀腹大,皆属于热;躁即烦躁不宁,狂即狂乱,越即失常度,热盛于内,则神志躁烦,火入于肺则烦,火入于肾则躁,烦是热之轻,躁为热之重,详见张介宾注;暴即猝,强直即筋病强劲不柔和,肝主筋,其化风,风气有余,如木郁之发,善暴僵仆,是肝邪实,风气不足,如委和之纪,其动软戾拘缓,是肝气虚,这都是肝木本气之化,因而属风,详见张介宾注;诸病有声,胀而有声,为阳气所逆,都属于热;胕肿即浮肿,胕肿疼酸,阳实于外,火在经,惊骇不宁,热乘阴分,火在脏,火有虚实,症状不一,详见张介宾注;诸转反戾,即转筋拘挛,小便浑浊,皆属于热,火主燔灼燥动,天气热则水浑浊,寒则清洁,水体清而火体浊,但其中虚实不同,症状不一,详见张介宾注;水液即上下所出之液,诸病水液,水体清则其气寒,凡是或吐或利,水谷不化而澄澈清冷,都是得寒水之化,因而都属于寒;酸是肝木之味,因火盛制金,不能平木,则肝木自甚,所以味酸,暴注即猝然注泄,肠胃热甚而传化失常,火性疾速,所以如此,下迫即后重里急迫痛,因为火性急速而能燥物,所以都属于热,详见张介宾注。所以《大要》中说:谨守所发之病机,各有五脏五行之所属,有即五脏之精气不足,盛即责其太甚,虚即责其虚微,如火热之太过,当责其无水,必须先使五脏之精气皆胜,而后疏其气血,令其调达,致使五脏之气平和。这就是神工。

7. 黄帝说:好。五味有阴阳之用,是怎样平病之气的?岐伯说:味有辛甘,主发散其汗而为阳,味有酸苦,上主涌,下主泄而为阴,淡味下主渗泄而为阳,此渗泄主利小便,而上文涌泄之泄主利大便。凡此六个方面,酸以收之,辛以散之,甘以缓之,酸以急之,苦以燥之,辛以润之,咸以软之,苦以坚之,都是以所利而调其病气,使之平和。

8.黄帝说:病不因气而得,怎样医治?药之有毒无毒,先后之序怎样使用?愿听一听医治之法?岐伯说:医治之法,有的宜毒,有的不宜毒,只根据所治为主,根据病情为之而制。黄帝说:请论制方之法。岐伯说:主病之谓君,佐君之谓臣,应臣之谓使,君用其一,臣辅用二,是小方之制;君用其一,臣辅用三,佐使用五,是中方之制;君用其一,臣辅用三,佐使用九,是大方之制。寒病热治,热病寒治,阳病热,阴病寒,真形易见,其病微,可逆治;病甚则热极反寒,寒极反热,假症难辨,当从治;病坚则削软之,客邪则去除之,劳伤则温养,结聚则发散,留存则攻而使之出,干燥则濡而使之润,急则缓舒,散则收敛,损则增益,奔逸散乱则行其逆滞,惊吓则使之平安。上吐下泄之,按摩则夺其强盛,开腠理发其汗,要根据病症的具体情况而定。黄帝说:什么是正治和反治?岐伯说:用寒治热,用热治寒,逆其病而治叫正治;用寒治寒,用热治热,从其病而治叫反治,病过甚从多,病不太甚从少,根据病情的具体情况而定。黄帝说:怎样是反治?岐伯说:治热用寒,温而行之;治寒用热,凉而行之;塞因塞用,即如诸呕吐酸,是热邪坚积于中,壅塞于上,医治从之而使之上涌,这就是塞因塞用,而可使破积;通因通用,即如暴注下迫,是邪热坚积于中,而通泄于下,医治从之而使之下泄,这就是通因通用,可使溃坚,必须伏其所主之病,而先其所因,可使气和而病可必愈。黄帝说:好。得其逆从之道,使其气之调和是怎样的情形?岐伯说:如气从之于上下,宜逆之,逆于上下,宜从之,阳气在上,阴气在下,是气之从,阳气下行,阴气上行,是气之逆,这是气不可不从,却又不可不逆的情形,因此气之从,医治则逆而从之,气之逆,医治则从而逆之,令其阴阳之气,上下和调,这就是逆从调气之道。

9.黄帝说:好。病生里表是怎样的情形?岐伯说:病从里到外,里为本,从外到里,外为本,医治其本则愈;病从里到外而盛于外,是病盛于标,医治则先治其里之本,后治外之标;病从外到内而盛于内,医治则先治外之本,后治里之标;既不从里,又不从表之中外不相及之症,只求其见在所主之病而医治。

10.黄帝说:好。凡病寒热,多由外感,但有不因风寒而火热内盛的情形,也为恶寒发热,其作有期,临床症状虽似疟疾,但实非疟疾,有一日一发作,有隔日一发作或数日一发作,这是什么原因?岐伯说:寒热是阴阳之气,迟速是阴阳之性,人之阴阳就是水火营卫,有热却反寒,是火极似水,寒而反热,是阴极似阳,阴阳和则血气匀,表里治,阴阳不和则胜复之气,会遇之时,各有多少。阳入之阴,则阴不胜阳而为热,阴出之阳,则阳不胜阴而为寒,如阴气多阳气少,则阴性缓而会遇迟,其发作日期远;阳气多阴气少,则阳性速而会遇早,其发作日期近。这是胜复盛衰之节,虽然不是疟症,但多变似疟发病之理法相同。所谓相同,都因阴阳出入之理一样。但同中有不同,就是真疟和非疟,真疟和非疟是有邪和无邪之辨。真疟有邪,由卫气之会作为停止和发作的标志;似疟无邪,由水火争胜作为盛衰,医治起来一责在表,一责在里,一治在邪,一治在正,切不可以认为发病之理相同,医治起来不问病因、病源,用同样的方法误治。

11. 黄帝说:大论上说治寒以热,治热以寒,但方士不能废弃书本而改变方法医治。治热以寒而热如旧,治寒以热而寒如旧,以及有以寒治热,旧热尚在而新寒生,以热攻寒,旧寒未除而新热起,怎样医治? 岐伯说:用苦寒治热而热反增,不是火有余,而是真阴不足,阴不足则阳有余而热,应取之于阴,不宜治火,只补阴以配其阳,则阴气复而热自退;用辛热治寒而寒加重,不是寒有余,而是真阳不足,阳不足则阴有余而寒,应取之于阳,不宜攻寒,只补水中之火,则阳气复而寒自消,医治当求源和主,即所谓求其属。黄帝说:好。服食寒药却反热,服食热药却反寒,这是什么原因? 岐伯说:病有阴阳,气有衰王,不明衰王,则医治起来反而加重。详见张介宾注。黄帝说:不因医治王气而病不痊愈,是什么原因? 岐伯说:问的详备啊! 因五味的属性,医治有所不当。五味入胃,各归属其所攻之疾。酸先入肝为温,苦先入心为热,甘先入脾为至阴而四气兼备,辛先入肺为清,咸先入肾为寒。久服则增其味且益其气,是物化之常。气增且久,益岁年则脏气偏胜,气有偏胜则有偏绝,脏有偏绝则有暴夭,即夭之由也。

12. 黄帝说:好。方制君臣是什么含义? 岐伯说:主病对症之药是君,味数少,分两重,赖之以为主,佐君之是臣,味数稍多但分两稍轻,所以匡君之不逮,应臣叫使,数可出入而分两更轻,所以备通行向导之使,不是上下三品如下文善恶殊贯的意思。黄帝说:三品之药是什么意思? 岐伯说:处方之制,有君臣佐使,药性善恶,有上、中、下三品,《神农本草》说上药为君,主养命以应天,中药为臣,主食性以应人,下药为佐使,主治病以应地,所以明确善恶之殊贯,性用之不同。

13. 黄帝说:好。病生中外怎样医治? 岐伯说:调气之法,必须分别阴阳,确定其内外,各守其处。病在内则治内,病在外则外治。小寒之气,和之以温而调之,小热之气,和之以凉以调之,大寒之气,用热平之,大热之气,用寒平之,邪气盛当攻而夺之,盛于外则汗之,盛于内则下之。宜寒宜热,宜温宜凉,当各求其属性以衰去之,只随其攸利而已,谨从其道如法,就会举无不当,气和血平,天真无耗,天命永昌。

卷第二十三

著至教论篇第七十五

1. 黄帝坐明堂,召雷公而问之曰:子知医之道乎?雷公对曰:诵而颇能解,解而未能别,别而未能明,明而未能彰,足以治群僚,不足至侯王。愿得受树天之度,四时阴阳合之,别星辰与日月光,以彰经术,后世益明,上通神农,著至教,疑于二皇。帝曰:善。无失之。此皆阴阳表里,上下雌雄相输应也。而道上知天文,下知地理,中知人事,可以长久,以教聚庶,亦不疑殆,医道论篇,可传后世,可以为宝。

2. 雷公曰:请受道。讽诵用解。帝曰:子不闻《阴阳传》乎?曰:不知。曰:夫三阳天为业,上下无常,合而病至,偏害阴阳。雷公曰:三阳莫当,请问其解。帝曰:三阳独至者,是三阳并至,并至如风雨,上为巅疾,下为漏病,外无期,内无正,不中经纪,诊无上下,以书别。雷公曰:臣治疏愈,说意而已。帝曰:三阳者,至阳也,积并则为惊,病起疾风,至如霹砺,九窍皆塞,阳气滂溢,干嗌喉塞,并于阴则上下无常,薄为肠澼,此谓三阳直心,坐不得起,卧者便身全,三阳之病。

3. 且以知天下,何以别阴阳,应四时,合之五行?雷公曰:阳言不别,阴言不理,请起受解,以为至道。帝曰:子若受传,不知合至道,以惑师教,语子至道之要。病伤五脏,筋骨以消,子言不明不别,是世主学尽矣。肾且绝,惋惋,日暮从容不出,人事不殷。

【篇目纲要】

本篇共三节。阐释医之至道:"上知天文,下知地理,中知人事;分别阴阳、四时之应,五行之合。"

【译释】

1. 黄帝坐明堂,即布政之宫,召雷公而问:你知晓从医拯济生灵之道吗?雷公回答说:能够成诵且粗解其义,能粗解其义,却不能别其条理,能别其条理,却不能明其精微,能明其精微,却不能临症利用,群僚之情容易理通,能够医治,侯王之意难测,不易医疗。但愿能够传授立天度,使四时阴阳之序与之相合,星辰日月之光可以辨别之法,用以彰显经术,令后世更加明确,上通神农之道,以著于经书,上合于伏羲神农之大道。黄帝说:好。不要丧失。这些都是阴阳表里,天地雌雄相互环转的规律。但要明于天运环转的规律,就应上知晓天文,下通晓地理,中晓理人事,可以使医道长久,可以垂教后世,不致疑殆,永传为宝。

2.雷公说:请传授医道。能够讽诵讲解而明此道。黄帝说:你没听说《阴阳传》吗?雷公说:不知晓。黄帝说:手足三阳在上,应天之气而护卫周身,即天为业,业与天同,三阳主表,而虚邪中之,则应变不定,其气上下无常,如三阳相合而发病,阳胜伤阴,自外而内,偏害阴阳。雷公说:三阳合并而至,邪变之多,气不可挡,请问解决之法。黄帝说:三阳独至,虽兼手足太阳为言,但尤以足太阳为之主,足太阳是三阳的纲领,凡太阳之邪独至,则三阳气会,都能随而并至,阳邪之至,疾速无期,并至如风雨,足太阳之脉,上从巅入络脑,下络肾属膀胱,手太阳之脉,上循颈颊,下抵胃属小肠,因而上为顶巅之疾,下为漏病,外无色气证据可期,内无正经名目可证,病变之至,不合于经常纲纪,诊治也没有上下一定之法,只可根据书籍即《阴阳传》的记载来分别。雷公说:我治病,痊愈者少,正如帝之所教,只可听其大意而已。黄帝说:三阳是至盛之阳,如诸阳更为积并,必伤阴气,手太阳之阴是心,足太阳之阴是肾,心伤其神,肾伤其志则为惊骇,病起如疾风,病发如霹砺,身之九窍闭塞不通,阳气热盛,滂溢上下,嗌干喉塞,阳邪自表入脏,并聚于阴,或上或下,也无法诊断,如留薄下焦,则病成肠澼下利,这叫三阳邪气直冲心膈,足太阳脉,循肩下至腰,因而坐不能起,起则阳盛而鼓,卧则经气均而身全,是三阳之病。

3.要想晓知天下之要道,怎样分别阴阳,应顺天之四时,符合地之五行?雷公说:人之阴阳合天之四时水火,人之五脏合地之五方五行,五脏之气外合于皮肉筋骨,如病伤五脏,则在外之筋骨以消,阳不明别,阴不晓理,我请求接受师教,把其作为至圣之道。黄帝说:你如果受传于师,但不明其道,即阴阳、表里、上下、雌雄相输应之至道、至要,离圣久远,学习者各自是其法,就会惑乱于师之教旨,我教你至道之要旨。邪并于阳则阳病,并于阴则阴病,阴阳俱病,则伤五脏,脏伤于内,则筋骨消于外,你说不明不别,医道司人之命,是天下之所赖,是世主,世主不明不别,是惑于道,使圣人之学泯灭。肾脉将绝,心神内烁,筋骨脉肉日晚酸空,真阴且绝,惋惋不已,忧疑终日,窘窘乎从容不出,炭炭乎人事不殷。

示从容篇第七十六

1.黄帝燕坐,召雷公而问之曰:汝受术诵书者,若能览观杂学,及于比类,通合道理,为余言子所长。五脏六腑,胆胃大小肠,脾胞膀胱脑髓,涕唾哭泣悲哀,水所从行,此皆人之所生,治之过失,子务明之,可以十全,即不能知,为世所怨。雷公曰:臣请诵《脉经》上下篇,甚众多矣,别异比类,犹未能以十全,又安足以明之?

2.帝曰:子别试通五脏之过,六腑之所不和,针石之败,毒药所宜,汤液滋味,具言其状,悉言以对,请问不知。雷公曰:肝虚、肾虚、脾虚,皆令人体重烦冤,当投毒药、刺灸、砭石、汤液,或已或不已,愿闻其解。帝曰:公何年之长而问之少?余真问以自谬也。吾问子窈冥,子言上下篇以对,何也?夫脾虚浮似肺,肾小浮似脾,肝急沉散似肾,此皆工之所时乱也,然从容得之。若夫三脏,土木水参居,此童子之所知,问之何也!

3.雷公曰:于此有人,头痛,筋挛,骨重,怯然少气,哕噫腹满,时惊,不嗜卧,此何脏之发也?脉浮而弦,切之石坚,不知其解,复问所以三脏者,以知其比类也。帝曰:夫从容之谓也。夫年长则求之于腑。年少则求之于经,年壮则求之于脏,今子所言皆失,八风菀热,五脏消烁,传邪相受。夫浮而弦者,是肾不足也;沉而石者,是肾气内着也;怯然少气者,是水道不行,形气消索也;咳嗽烦冤者,是肾气之逆也。一人之气,病在一脏也。若言三脏俱行,不在法也。

4.雷公曰:于此有人,四肢懈堕,喘咳血泄,而愚诊之,以为伤肺,切脉浮大而紧,愚不敢治。粗工下砭石,病愈,多出血,血止身轻,此何物也?帝曰:子所能治,知亦众多,与此病失矣。譬以鸿飞,亦冲于天。夫圣人之治病,循法守度,援物比类,化之冥冥,循上及下,何必守经?今夫脉浮大虚者,是脾气之外绝,去胃外归阳明也。夫二火不胜三水,是以脉乱而无常也。四肢懈堕,此脾精之不行也。喘咳者,是水气并阳明也。血泄者,脉急血无所行也。若夫以为伤肺者,由失以狂也。不引比类,是知不明也。夫伤肺者,脾气不守,胃气不清,经气不为使,真脏坏决,经脉旁绝,五脏漏泄,不衄则呕,此二者不相类也。譬如天之无形,地之无理,白与黑相去远矣。是失,吾过矣。以子知之,故不告子。明引比类从容,是以名曰诊轻,是谓至道也。

【篇目纲要】

本篇共四节。阐释临床症状与脉象不对应的几种情形,强调明引比类,从容诊断的重要意义。

【译释】

1.黄帝安坐,召雷公而问:你接受医术,讽诵医书,如能览观杂学,比异别类以测病情,融会贯通,合乎道理,给我说一说你的医道所长。五脏六腑,胆胃大小肠,脾胞膀胱脑髓,涕唾哭泣悲哀,五液之水所从行,这都是人之所赖以生存,凡医治过于病叫过,不及病叫失,不中疾病都叫过失,你务必明确,理生之术,使病者十全,倘使不能晓知,必被人所答怨。雷公说:我所讽诵《脉经》上下篇众多,比类别异众多,疗治疾病还不能病十全十,又怎能调人未病之病,以为开明呢?

2.黄帝说:把你医治五脏不循常侯而病,六腑不和之疾,针石无效之败,毒药所宜之疾,汤液滋味,一起详论临床症状,我全部给你解答,请问你所不知晓的地方。雷公说:肝虚、肾虚、脾虚,肝主筋,病则不能收持,肾主骨,骨病则艰于举动,脾主四肢,脾病则四肢倦怠无力,都可令人体重,三脏都是阴脏,阴虚则阳亢,令人烦闷,当投毒药、刺灸、砭石、汤液医治,有的痊愈,有的没疗效,愿听一听所解。黄帝说:你年长所问须高,怎么问得却卑小?我真是问所非答,自招谬误之对。我问你脉之浮沉,窈冥之道,你用《上下篇》中三脏虚理来回答我,是为什么?脾本微软,病而虚浮,则似肺,肾本微沉,病而小浮,则似脾,肝本微弦,病而急沉散,则似肾,脉有相类似,不能察辨,以此作彼,致于谬误,这些足以使医工不能明察,时多惑乱,如能知晓《从容》篇之道,比类求之,则窈冥之妙可得。脾合土,肝合木,肾合水,三脏都在膈下,气脉相近,因而叫参居,这些小孩都知道,还问什么呢?

3.雷公说:在这里有人头痛似三阳,筋挛似肝,骨重似脾,怯然少气似肺,哕噫腹满不嗜卧似胃与脾,时惊似心与肝,这是哪脏发病?脉浮而弦似肝,切之石坚似肾,症脉难以理解判断,再次请问所列三脏之脉症,从而知晓其比类于窈冥之道。黄帝说:从容的含义就是指气。年长者每多口味,六腑所以受物,当求之于腑以察其过,年少者每忽风寒劳倦,所受在经,当求之于经以察其伤,年壮者多纵房欲,五脏以察其虚实。现在你所论三脏比类与之相失,八风菀热是外感,五脏消烁是内伤,内外之邪,转相传受。脉浮且弦,是肾不足,肾脉应沉,浮则阴虚,水以生木弦则气泄;沉而石是沉甚且坚,阴中无阳则肾气不达;怯然少气是水道不行,形气消索所致,精所以成形,所以化气;咳嗽烦闷,是肾气上逆,水脏空虚则上窃母气。凡此都是一人之气,病在肾之一脏,头痛是因水亏火炎,筋挛是因肾水不能养筋,骨重是因肾主骨,哕噫是因肾脉上贯肝膈而逆行,腹满是水邪侮土,时惊是因肾藏志,志失则惊,不嗜卧是因阴虚则目不瞑。病本于肾,如说三脏俱行,不在医道法理之中。

4.雷公说:在这里有人四肢懈惰,喘咳血泄,我诊断认为是肺病,切得脉象浮大且紧,我不敢医治。粗工用砭石医治,病愈,多出其血,血止身轻,如此之病,当用何物比类?黄帝说:你的才能也知晓很多医治经脉之法,但对一脏之精气,贯通于中土,上乘于肺金,你却与此病之大义相失。就好比大雁高飞于天,大雁是水鸟,有时在岸边,有时在陆地而冲天而飞翔,是大雁有序而渐进于上。圣人治病,循阴阳之法度,引物比类,在下之精水之气通贯于地中,而上交于天,人之肾精,中贯于脾胃,而上合于肺,因而察造化之冥冥,循水天之上下,何必固守其经呢?今脉来浮大而虚,是外有余,内不足,是脾气外绝于胃,脾已去胃,气归阳明而脉见如此。二火即二阳阳明之火,三水即三阴太阴之水,今太阴病气外乘阳明,即二火不胜三水,阳明不胜太阴,因而脉乱无常。脾主四肢,脾之精气出散而不化,则四肢懈惰,脾精不行。脾病不能制水,则水邪泛溢,并于胃腑,气道不利,为喘为咳。经脉是行血气而营阴阳之所,脉之急疾,由于气乱,气乱则血乱,因而注泄于便,无所正行。血不守中,主在肺。这本来是伤脾,你却认为伤肺,由其失于狂见,不引比类,是知之不明。肺金受伤,窃其母气,因而脾不能守,人受气一谷,谷入于胃,以传于肺,肺病则谷气无以运行,因而胃气不清,肺所以行营卫、通阴阳,肺伤则营卫俱病,因而经气不为之所使,肺脏损坏,则治节不通,致经脉有所偏绝,五脏之气都失其守而病成漏泄,因而不衄血于鼻,则呕血于口,此其在脾在肺,所本不通,二者不能相比类。天有象,地有位,如若不知,则天如无形,地如无理,肺、脾、肾三脏之伤,形症悬别,不能明辨,也是如此,黑白混淆,相差甚远。这是因我没告诉你《比类》之道,是我的过失。我认为你知道这些,因而没告诉你。明引形症,比量异同,以符合《从容》之法,因而名叫诊经,是至道之所在。

疏五过论篇第七十七

1.黄帝曰:呜呼远哉!闵闵乎若视深渊,若迎浮云,视深渊尚可测,迎浮云莫知其际。圣人之术,为万民式,论裁志意,必有法则,循经守数,按循医事,为万民副,故事有五过四德,汝知之乎?雷公避席再拜曰:臣年幼小,蒙愚以惑,不闻五过与四德,比类形名,虚引其经,心无所对。

2.帝曰:凡未诊病者,必问尝贵后贱,虽不中邪,病从内生,名曰脱营。尝富后贫,名曰失精,五气留连,病有所并。医工诊之,不在脏腑,不变躯形,诊之而疑,不知病名。身体日减,气虚无精,病深无气,洒洒然时惊。病深者,以其外耗于卫,内夺于荣。良工所失,不知病情,此亦治之一过也。凡欲诊病者,必问饮食居处,暴乐暴苦,始乐后苦,皆伤精气,精气竭绝,形体毁沮。暴怒伤阴,暴喜伤阳,厥气上行,满脉去形。愚医治之,不知补泻,不知病情,精华日脱,邪气乃并,此治之二过也。善为脉者,必以比类奇恒从容知之,为工而不知道,此诊之不足贵,此治之三过也。诊有三常,必问贵贱,封君败伤,及欲侯王。故贵脱势,虽不中邪,精神内伤,身必败亡。始富后贫,虽不伤邪,皮焦筋屈,痿躄为挛,医不能严,不能动神,外为柔弱,乱至失常,病不能移,则医事不行,此治之四过也。凡诊者必知终始,有知余绪,切脉问名,当合男女。离绝菀结,忧恐喜怒,五脏空虚,血气离守,工不能知,何术之语?常富大伤,斩筋绝脉,身体复行,令泽不息,故伤败结留,薄归阳,脓积寒炅。粗工治之,亟刺阴阳,身体解散,四肢转筋,死日有期,医不能明,不问所发,唯言死日,亦为粗工,此治之五过也。凡此五者,皆受术不通,人事不明也。故曰,圣人之治病也,必知天地阴阳,四时经纪,五脏六腑,雌雄表里,刺灸砭石,毒药所主,从容人事,以明经道,贵贱贫富,各异品理,问年少长勇怯之理,审于分部,知病本始,八正九候,诊必副矣。

3.治病之道,气内为宝,循求其理,求之不得,过在表里。守数据治,无失俞理,能行此术,终身不殆。不知俞理,五脏菀熟,痈发六腑。诊病不审,是谓失常。谨守此治,与经相明,上经下经,揆度阴阳,奇恒五中,决以明堂,审于终始,可以横行。

【篇目纲要】

本篇共三节。告诫医家诊病治疗务必避免因所列五种情形误诊、误治。阴阳术数四者应贯穿于诊治的始终。

【译释】

1.黄帝说:至圣之道遥远无极啊!医道玄远啊!如察看深渊,如迎观浮云,察看深渊尚且可测,浮云无定,莫知其际。圣人从容得之,施于仁术,垂昭后世,为万民的标率,论述裁度志意,必须遵循法则,按循经脉,守察至数,必须依据遵循经典和临床症状,为万民医病之助,因此医辨贤愚,愚者误多而有五过,贤者道全而有四德,你知晓吗?雷公避席再拜说:我年少,被愚钝所蒙惑,没听说过四德,虽能比类形证名目,但也都是虚引经义,心则不明其深远,无以相对。

2.黄帝说:凡没诊视病情之前,必须询问曾经高贵,后来卑贱,即使没中病邪,其心屈辱,神气不伸而病生于内,营是阴气,行于脉中,心之所主,心志不舒,则血无以生,脉日以竭,因而为脱营。曾经富有,后来贫穷,忧煎日切,奉养日廉,其五脏之精,日加消败,这叫失精,精失则气衰,气衰则不运,因而五气留聚,病有所并。医工诊视前二病,求之内症,则形躯无所据,诊视不明其因,没有不疑心且莫识其为何病名。其病渐深,体为瘦减,其气日虚,精无以生,病深则真气消索而无气,无气则阳虚,因而洒然畏寒,阳虚则神不足而心怵时惊。病深则精气俱损,表里俱困,因而外耗于卫,内夺于荣。良工不能察此之失,不得其病情,不晓知病之根源,这是医治之第一过失。凡要诊察病情,必须询问饮食居处,饮食有高粱、藜藿之殊,居处有寒温、燥湿之异,应因常知变。暴乐暴苦,始乐后苦,乐则喜,喜则气缓,苦则悲,悲则气消,苦乐失常皆伤精气,甚至竭绝,形体毁沮。暴怒伤肝,肝藏血而伤阴,暴喜伤心,心藏神而伤阳,喜怒过度而伤精气,都能令人气厥逆而上行,气逆于脉而满,精脱于中而去形。愚医疗治,不明虚实,因而不知补泻,不察病因,因而不知病情,以致阴阳败竭而精华日脱,阳脱则邪并于阴,阴脱则邪并于阳,叫邪气乃并,这是医治之第二过失。善于诊察脉象,必须比类相求,因阴察阳,因表察里,因正察邪,因此察彼,凭奇恒异常之脉症,从《从容》之法而晓知,医工不知此法,诊治不足珍贵,这是医治之第三过失。诊察有三常,即常贵贱、常贫富、常苦乐,必须询问贵贱,封君败伤则追悔已往,及欲侯王则妄想将来。贵而脱势,即使不中病邪,但因抑郁不伸,精神也会内伤,迷而不达,身体必定败亡。开始富有,后来贫穷,即使不伤于病邪,也会因忧愁思虑,心肺俱伤,气血俱损,皮焦筋屈,足不能行而拘挛,医工戒而不严,无以禁其欲,言而不切,无以动其神,加以词色外为柔弱,委随顺从,任其好恶,没有不乱而失其常的,不仅疾病不能移除,而且医事也无法进行下去,这是医治的第四过失。凡诊察必须知晓终始,即原其始,要其终,有知余绪,即察本知末,切其脉必问其名,详知其平时生活状况,男女阴阳不同。脉色有逆顺之别,必辨男女而察其所合。离则失其亲爱,绝则断其所怀,郁则思虑抑郁,结则深情难解,忧则气沉,恐则气逆,凡此皆伤其内,令五脏空虚,血气离守,医工不晓知此因,还谈什么医术?常富有则甚劳、甚苦,身体大伤,其筋如斩,其脉如绝,身体虽能复旧而行,但津液不为滋息,旧之所伤有所败结,血气留薄不散,郁而成热,归于阳分,脓血蓄积,令人寒热交作,粗工不知寒热是积脓所生,积脓因劳伤所致,用常法医治,急刺阴阳,夺而又夺,以致血气再伤,因而身体解散,四肢转筋,则死日有期,医工不能洞明病源,不问所发之病因,只知死日,不知致死之由,也是粗工,这是医治的第五过失。凡这五种过失,都是因受术不足以通悟精微之理,人间之事尚且懵然。所以说圣人治病,外必须晓知天地阴阳气候之变,四时经纪之序,日用事物之常,内必须通晓五脏六腑雄雌表里,或宜于灸刺砭石,或当用药石所主,从容人事以明经道,审贵贱贫富之情,察少长勇怯之理,脉各有分部,病发有原始,候四时八正之气,明三部九侯之理,诊道始备而必相称。

3. 医治疾病之道,当先求元气之强弱,元气既明,大意既见是医治之宝,求元气之病而无所得,然后察其过之在表在里以治之。谨守血气之多少和针刺浅深之数进行医治,不失穴俞之理,能够行此之术,终身不会有危险。如不知晓周身俞穴之理,妄施刺灸,则五脏郁积,热痛发于六腑。诊病如不祥加审察,必失经常中正之道。谨守医治之法,在于寻求经旨与之相明《上经》、《下经》,《上经》论气之通天,《下经》论病之变化,切求其脉理,按四时度得其病处,奇恒之度,发于五中,五脏之色,见于明堂,审其脏腑经脉之始,三阴三阳已绝之终,就可应用不穷,万举万当,横行于世。

征四失论篇第七十八

1. 黄帝在明堂,雷公侍坐。黄帝曰:夫子所通书受事众多矣,试言得失之意,所以得之,所以失之。雷公对曰:循经受业,皆言十全,其时有过失者,愿闻其事解也。帝曰:子年少,智未及耶? 将言以杂合耶? 夫经脉十二,络脉三百六十五,此皆人之所明知,工之所循用也。所以不十全者,精神不专,志意不理,外内相失,故时疑殆。

2.诊不知阴阳逆从之理,此治之一失也。受师不卒,妄作杂术,谬言为道,更名自功,妄用砭石,后遗身咎,此治之二失也。不识贫富贵贱之居,生之薄厚,形之寒温,不适饮食之宜,不别人之勇怯,不知比类,足以自乱,不足以自明,此治之三失也。诊病不问其始忧患,饮食之失节,起居之过度,或伤于毒,不先言此,卒持寸口,何病能中,妄言作名,为粗所穷,此治之四失也。是以世人之语者,驰千里之外,不明尺寸之论,诊无人事,治数之道,从容之葆,坐持寸口,诊不中五脉,百病所起,始以自怨,遗师其咎。是故治不能循理,弃术于市,妄治时愈,愚心自得。呜呼!窈窈冥冥,孰知其道?道之大者,拟于天地,配于四海,汝不知道之谕,受以明为晦。

【篇目纲要】

本篇共二节。列举诊断治疗的四种现象,谆谆告诫医家,诊断治疗把握阴阳术数的重要性。

【译释】

1.黄帝在明堂,雷公待坐。黄帝说:夫子通颂经书,受传事业众多,请把得失的心得说一说,之所以所得,之所以所失。雷公回答说:依经受学,受传事业,都说十全于人,等到施用正术来诊治,则时有过失,不知其所以然,愿听一听其事之解释。黄帝说:是你年轻,计虑不周呢?还是自己没有定见,杂合众说而不能独断呢?经脉十二,络脉三百六十五,这是尽人皆知、皆明,医工所循学而用的常识。之所以不能十全,是因为道统之传,载由经籍,圆通运用,妙出吾心,按图索骥则后先易辙,多有过失;精神不能专一,是因心中无主而杂合;志意不分条理,是因心不明而纷乱;外内相失,是因彼我之神不交,心手之用不应,因而时有疑惑而危殆。

2.诊治不知晓阴阳逆从之理,脉色症治,这是第一失。受师不全,学业不精,苟且自是,妄作杂术,不明正道,假借异端,谬言为道,更名自功,侈口妄谭,巧立名色以欺世人,不宜砭石而妄用,是不明针灸之理,事后遭人咎责,这是医治的第二失。不体察贫富贵贱之常,则难知情志劳佚,不体察居处、生活厚薄,则难知奉养丰俭,不体察形之寒温,则难知强弱坚脆,受邪微甚,不体察饮食宜否,则难知五味损益、用药寒热,不分别人之勇怯,则难知肉之坚脆、刺之深浅,不能比别例类以求其详,则足以自乱,不足以自明,这是医治的第三失。诊病不先诊察其致病之因,后参合以脉,则其阴阳虚实难以自明,不问其始,难求其本,不问其忧患饮食之失节,则内因难明,不问其起居过度,则外因不清,不问其伤于毒,则不内不外因难知,不先讲清楚以上原因,突然持其寸口,怎么能诊中病情?必无定见,妄言作名,被粗所穷,误治伤生,这是医治的第四失。因此医工之得失,就会成为世人之毁誉,即使千里之外也会传遍,不明确尺寸论诊之医理,诊治无守数据治之道,知周学富之宝,坐持寸口,诊察不能切中五脉,诊断不出百病所起,开始自怨其学无术,归咎于师传不完备。因此,诊治不能遵循医理,人不相信,如同弃术于市,妄治一时痊愈,愚者忻然信为心得,则未免以非为是,后人遭殃。哎!玄远啊,谁能知晓医之至道呢?道之大像天地玄远,高厚无穷,和四海相匹配,逆不知晓道之体原传谕,则因明训而为晦暗。

卷第二十四

阴阳类论篇第七十九

1. 孟春始至,黄帝燕坐,临观八极,正八风之气,而问雷公曰:阴阳之类,经脉之道,五中所主,何脏最贵? 雷公对曰:春,甲乙,青,中主肝,治七十二日,是脉之主时,臣以其脏最贵。帝曰:却念上下经,阴阳从容,子所言贵,最其下也。

2. 雷公致斋七日,旦复侍坐。帝曰:三阳为经,二阳为维,一阳为游部,此知五脏终始。三阳①为表,二阴为里,一阴至绝,作朔晦,却具合以正其理。

3. 雷公曰:受业未能明。帝曰:所谓三阳者,太阳为经。三阳脉至手太阴,弦浮而不沉,决以度,察以心,合之阴阳之论。所谓二阳者,阳明也,至手太阴弦而沉急不鼓,炅至以病,皆死。一阳者,少阳也,至手太阴,上连人迎,弦急悬不绝,此少阳之病也,专阴则死。三阴者,六经之所主也,交于太阴,伏鼓不浮,上空志心。二阴至肺,其气归膀胱,外连脾胃。一阴独至,经绝气浮,不鼓,钩而滑。此六脉者,乍阴乍阳,交属相并,缪通五脏,合于阴阳,先至为主,后至为客。

4. 雷公曰:臣悉尽意受传经脉,颂得从容之道,以合《从容》,不知阴阳,不知雌雄。帝曰:三阳为父,二阳为卫,一阳为纪。三阴为母,二阴为雌,一阴为独使。

5. 二阳一阴,阳明主病,不胜一阴,脉软而动,九窍皆沉。

6. 三阳一阴,太阳脉胜,一阴不能止,内乱五脏,外为惊骇。

7. 二阴二阳,病在肺,少阳脉沉,胜肺伤脾,外伤四肢。二阴二阳皆交至,病在肾,骂詈妄行,巅疾为狂。

8. 二阴一阳,病出于肾,阴气客游于心脘,下空窍堤,闭塞不通,四肢别离。

9. 一阴一阳代绝,此阴气至心,上下无常,出入不知,喉咽干燥,病在土脾。

10. 二阳三阴,至阴皆在,阴不过阳,阳气不能止阴。阴阳并绝,浮为血瘕,沉为脓胕。阴阳皆壮,下至阴阳,上合昭昭,下合冥冥。诊决死生之期,遂合岁首。

11. 雷公曰:请问短期。黄帝不应,雷公复问。黄帝曰:在经论中。雷公曰:请闻短期。黄帝曰:冬三月之病,病合于阳者,至春正月脉有死征,皆归出春。冬三月之病,在理已尽,草与柳叶皆杀,春阴阳皆绝,期在孟春。

12. 春三月之病曰阳杀,阴阳皆绝,期在草干。

13. 夏三月之病,至阴不过十日,阴阳交,期在濂水。

14. 秋三月之病,三阳俱起,不治自已。阴阳交合者,立不能坐,坐不能起。三阳独至,期在石水。二②阴独至,期在盛水。

校:①阳:应为"阴"。②二:全元起、王冰、林亿、张景岳皆说应为"三"。

【篇目纲要】

本篇共十四节。阐释四时五脏贵贱,三阴三阳所现脉象主病,三阴三阳尊卑次序,阴阳脏腑之脉象所对应的临床症状,死生之数。

【译释】

1. 立春之日,黄帝安坐,临视八方远际之色,察八方之风候,问雷公说:阴阳之类,经脉之道,即昭昭为阳,冥冥为阴,春夏为开,秋冬为合,寒暑往来为枢,与人经脉相合,三阳为阳,三阴为阴,太阳太阴为开,阳明厥阴为合,少阴少阳为枢,五中所主,即五脏所主,哪脏最贵?雷公回答说:春主甲乙,其色青,内主肝,肝王治七十二天,肝脉主时为一岁之首,我认为其脏应该最贵。黄帝说:我念《上下经》,阴阳比类从容等篇,你所说最贵,是其为最下。

2. 雷公悟己之非,致斋七天积诚,复请侍坐。黄帝说:周身之脉,足太阳为巨,独统阳分为经,二阳足阳明胃经,是经络之海,上布头面,下循胸腹,独居三阴之中,维络于前为维,一阳少阳胆经在左右两侧,前行会于阳明,后行会于太阳,出入于二阳之间为游部,有阳则有阴,有表则有里,睹此三阳之义,则五脏之终始,可类求而晓知。三阴太阴为诸阴之表,二阴少阴肾属水,其气沉,其主骨为里,一阴厥阴,阴之尽如月之晦,阳之生如月之朔,既晦而朔则绝而复生,即一阴至绝作朔晦,合当以彼晦朔之妙,而正厥阴之理。

3. 雷公说:肝属一阴,为阴之尽,因此最下,我受业未能明。黄帝说:三阳之脉,太阳为经。手太阴为寸口,是脉气之所行。太阳之脉洪大而长,今弦浮不沉,当依据四时高下之度而决断,按五脏异同之候参合而诊察,应合阴阳之论,则善恶分明。二阳是阳明,辰为左足之阳明,巳为右足之阳明,二阳合明为阳明,阳明之脉本浮大而短,今弦而沉急,不能振鼓,是木邪侮土,阴气乘阳,如发烧为病,尤忌此阴脉,犯之为逆,是阳气衰败,犹如灯之焰欲灭反明,是死症。一阳是少阳,人迎是足阳明脉,在结喉两旁,上连人迎,少阳之脉,脉体乍数乍疏,乍短乍长,今弦急浮露如慰,其至不绝,兼之上乘胃经,这是木邪之胜,少阳之病,少阳厥阴都从木化,阳气竭绝,则阴邪独盛,弦搏至极,叫专阴,专阴是死症。三阴是太阴,六经之脉都会于手太阴,是因为太阴是六经之主,三阴六经之脉,交会于太阴,脉至气口。肺脉轻浮,脾脉和缓,今见伏鼓不浮,则阴盛阳衰,当病上焦空虚,脾肺之志和心神为阴所伤,皆致不足,因而上空心志。二阴少阴肾脉至气口,即至肺,肾主水,得肺气以行降下之令,通调水道,气归膀胱,肺在上,肾在下,脾胃居中,主其升降之柄,因而说外连脾胃。一阴厥阴独至脉胜。厥阴本脉当软滑弦长,阴中有阳,是其正体。如一阴独至，则经绝于中，气浮于外，不能鼓钩而滑，但弦无胃，生意竭绝。这六脉乍阴乍阳，都到手太阴，是寸口之脉，可以交属相并，互通五脏，与阴阳相合，先至为主，后至为客。按：张景岳说：六脉之交，至有先后，有的从阴见阳，有的以阳见阴。阳脉先至，阴脉后至，则阳为主而阴为客；阴脉先至，阳脉后至，则阴为主而阳为客，这是先至为主，后至为客之谓。但至有常变，变有真假。常阳变阴，常阴变阳，常是主，变是客，变有真假，真变危殆，假变无险，真是主，假是客，客主之义，有脉体，有运气，有久暂，有逆顺，有主之先而客之后，诊之精妙，无出于此，非精于此，不能及脉之道。

4.雷公说：我全部尽意受传经脉，颂诵今从容之妙道，以合上古《从容》，而比类形名，还不知晓阴阳尊卑之次，不知晓雄雌殊目之义。黄帝说：三阳太阳总领诸经，独为尊大为父，二阳阳明捍卫诸经阳气为卫，一阳少阳在身之两侧，经营百节，纲纪于身为纪。三阴太阴滋养诸经为母，二阴少阴属水，水能生物为雄，一阴厥阴，外合三焦，三焦主调导主气为独使。

5.二阳阳明和一阴厥阴相薄，肝邪侮胃，阳明主病，不胜一阴，土受木邪，则脉软而兼动，九窍之气，皆阳明所及，阳明病，则胃气不行，九窍都沉滞而不通利。

6.太阳三阳和厥阴一阴合病，肝木生火，膀胱以寒水侮之，太阳脉盛，内为狂热，一阴肝气虽强，不能止阳，风寒相挟，内乱五脏，肝气受伤，发为惊骇之病。

7.二阴少阴和二阳阳明合病，手少阴为心火，火邪伤金，病在肺，阳明为胃土之腑，土邪伤水，足少阴之脉沉，胃为脾腑，脾主四肢，火既胜肺，胃又连脾，脾病则外伤四肢。二阴之至，邪在肾，二阳至，邪在胃，水土之邪交至，则土胜水亏，水亏则阴不胜阳病在肾，土胜则阳明邪实，骂詈妄行，巅疾为狂。

8.二阴肾，一阳三焦，肾与三焦合病，相火受水之制，病处于肾，肾脉之支从肺出络心，注胸中，阴气盛则客游于心脘，阴邪自下而上，阳气不能下行，因而下焦空窍如有堤障而闭塞不通，清阳实四肢，阳虚则四肢不为所用，状如别离于身。

9.一阴是厥阴脉，一阳是少阳脉，代绝是动而中止，二脏气伤，脉来变乱，肝胆都属木，本生心火，病似阳衰，则阴气至心，木病从风，善行数变，或上或下，无有常处，或出或入，不知由然，厥阴上抵少腹，从胃上贯膈，布胁肋，循喉咙，其病喉嗌干燥，脾脉结于咽，病在土脾，因风木之邪，必克土。

10.二阳是阳明胃，三阴是太阴肺，至阴是脾，皆在是皆病，脾胃相为表里，病则仓廪不化，肺布气于脏，病则治节不行，至阴不过阳，阴自为阴，不过与阳分；阳气不能止阴，阳自为阳，不留止于阴分。如此，则阴阳无复交通，阴阳并绝，脉浮当病在外而为血痹，脉沉当病在内而为脓胕，正是因阴阳表里不相交通，因而脉症之反如此。阴阳皆壮，则亢而为害，或因孤阴，或因孤阳，病之所及，下至阴阳，男为阳道，女为阴器，隐曲不调，俱成大病，上合阳明之昭昭，下合至阴幽暗之冥冥。诊断判决生死之期，必当与岁首相合，如甲己之年，正月丙寅，子午之年，君火司天，则初之气太阳,二之气厥阴之类,以次求之,则五行衰王,可得其逆顺之期。

11. 雷公说:请问短期之论。黄帝没有回应,雷公再问。黄帝说:这在经论短期之中。雷公说:请问短期之论。黄帝说:冬三月是阴盛之时,病合于阳,阳病阳脉,因水王之时而病与阳合,时气不足,病气有余,到孟春正月,阳气发生,阳邪越来越胜,阴气越来越衰,如脉有死症,则出春交夏而阳盛阴衰俱已至极,死无所逃。冬三月之病,诊察其脉症之理,已无生意,因冬月之病而得此,则凡草色之青,柳叶之见,阴阳之气变换,都是其死期,即皆杀,立春之后,阴阳皆绝,即阴中无阳,阳中无阴,彼此相绝,不相交通,病由冬月而春还如此,是生气竭尽,短期在孟春。

12. 阳病不是指伤寒温病之病,是指非其时而发热之病,脉洪盛数,春三月中,阳气尚少,未当全盛,却反病热脉应夏气,经书上说脉不再现,夏脉当洪数,无阳外应,因而必死于夏至,因死于夏至阳气杀物之时,所以叫阳杀,如不是阳病,但阴阳之脉都悬绝,死期在霜降草干之时。

13. 夏三月阳气大盛,脾衰病热,是至阴脾热有病,五脏危殆,脾土成数为十,因而不过十日死,如其脉阳中有阴,叫作阴阳交,即阴脉见于阳,则阳气失守,阳脉见于阴,则阴气失守,即使无危症,脉象也已反逆,见于夏月,死期在仲秋濂水之时。

14. 秋三月之病,三阳脉齐起,因秋时阳气渐衰,阴气渐长,阳不胜阴,不治自愈。秋气将敛未敛,有阴阳交合为病,或精或气必有所伤,以致动止不利,因而阳胜阴,则立不能坐,阴胜阳,则坐不能起。三阳独至即三阳并至,是阳亢阴竭之候,阴竭在冬,本无生意,孤阳遇水,终成扑灭,死期在冰坚如石之时。三阴独至即三阴并至,有阴无阳,孤阴难以独立,遇阳胜之时,不能保存,死期在正月雨水正盛之时。

方盛衰论篇第八十

1. 雷公请问:气之多少,何者为逆?何者为从?黄帝答曰:阳从左,阴从右,老从上,少从下,是以春夏归阳为生,归秋冬为死。反之,则归秋冬为生。是以气多少,逆皆为厥。

2. 问曰:有余者厥邪?答曰:一上不下,寒厥到膝,少者秋冬死,老者秋冬生。气上不下,头痛巅疾,求阳不得,求阴不审,五部隔无征,若居旷野,若伏空室,绵绵乎属不满日。

3. 是以少气之厥,令人妄梦,其极至迷。三阳绝,三阴微,是为少气。是以肺气虚,则使人梦见白物,见人斩血籍籍,得其时,则梦见兵战。肾气虚,则使人梦见舟船溺人,得其时,则梦伏水中,若有畏恐。肝气虚,则梦见菌香生草,得其时,则梦伏树下,不敢起。心气虚,则梦救火阳物,得其时,则梦燔灼。脾气虚,则梦饮食不足,得其时,则梦筑垣盖屋。此皆五脏气虚,阳气有余,阴气不足,合之五诊,调之阴阳,以在经脉。

4.诊有十度:度人脉度,脏度,肉度,筋度,俞度。阴阳气尽,人病自具。脉动无常,散阴颇阳,脉脱不具,诊无常行。诊必上下,度民君卿,受师不卒,使术不明,不察逆从,是为妄行,持雌失雄,弃阴附阳,不知并合,诊故不明,传之后世,反论自章。

5.至阴虚,天气绝。至阳盛,地气不足。阴阳并交,至人之所行。阴阳并交者,阳气先至,阴气后至。是以圣人持诊之道,先后阴阳而持之。奇恒之势,乃六十首。诊合微之事,追阴阳之变,章五中之情,其中之论,取虚实之要,定五度之事,知此,乃足以诊。是以切阴不得阳,诊消亡;得阳不得阴,守学不湛。知左不知右,知右不知左,知上不知下,知先不知后,故治不久。知丑知善,知病知不病,知高知下,知坐知起,知行知止,用之有纪,诊道乃具,万世不殆。起所有余,知所不足,度事上下,脉事因格。

6.是以形弱气虚,死;形气有余脉气不足,死;脉气有余形气不足,生。是以诊有大方,坐起有常,出入有行,以转神明,必清必静,上观下观,司八正邪,别五中部,按脉动静,循尺滑涩寒温之意,视其大小,合之病能,逆从以得,复知病名,诊可十全,不失人情。故诊之,或视息视意,故不失条理,道甚明察,故能长久。不知此道,失经绝理,亡言妄期,此谓失道。

【篇目纲要】

篇共六节。阐释阴阳之气、人之老少、上下左右之不同,经脉虚实之妄梦症状,诊脉之大法。

【译释】

1.雷公请问:气之盛衰,怎样是逆?怎样是顺?黄帝回答说:阳气主升从左,阴气主降从右,老人之气,先衰于下,从上为顺,少壮之气,先盛于下,从下为顺。天之生气,必定自下而升,人气也是如此。所以春夏因阳盛之时,或症或脉都当归阳为生,归秋冬为阴候,为逆当死。反之,秋冬因阴盛阳衰之时,归阴为顺当生。所以气有多少,则阴阳不和,不和则逆为厥。

2.雷公问:气之有余则成厥逆之病吗?黄帝回答说:一经之气厥逆于上,阳气不下,则寒厥到膝,少年阳气从下,老人阳气从上,膝寒为逆,秋冬为阴,因而少年逆则死,老人顺则生。阳逆于上而不下,成头痛癫疾,其症尤其可畏,说是阳证,却又似阴证,说是阴证,却又似阳证,真是求阳不得,求阴不审,五脏部分,似隔远而无可信验,这是由于气逆日久所致,病人心神散越,如居旷野,因气逆而痛不止,志意沉潜,如伏空室,因痛定而又怕病痛反复,动息虽然细微,但内心愿望尚且不能满一日之四时,更不会晓知百岁之阴阳。

3.因此,气虚而上逆,令魂魄神气游荡妄梦,厥逆盛极,则令人梦至迷乱。三阳隔绝,则阴亏于上,三阴微弱,则阳亏于下,阴阳不相生化,因而少气不足以息。因而肺气虚,则梦见白物,金色白,金之用斩,肺虚必怯,见人斩血藉藉,多有惊惕,秋三月金王之时,金为兵革,梦见兵战。肾气虚,肾合水,舟船溺人,都为水之用,因而形之于物,应之于梦,肾虚则恐,得水王之时,则梦伏水中,如有畏恐。肝气虚,则梦见菌香生草,肝属木而合之,春三月木王之时,肝气本虚,则梦伏树下而不敢起。心合火属阳,虚则梦救火阳物,夏三月得火王之时,则梦燔灼。脾纳水谷,属土,虚则梦饮食不足,四季土王之时,则梦筑墙盖屋,都是土之用。这都是五脏气虚,阴气不足,阴气不足则虚阳独浮,因而阳气有余,无根之阳,其虚显明,参合五脏之诊,则五脏可察,调之阴阳,则六经可调和,义在《灵枢》之《经脉》篇。

4.诊法有十度,就是揣度人的脉度,脏度,肉度,筋度,俞度。脉动无常体,阴气散失,脉颇类阳,脉诊脱略而不完备是不按常行诊察。受师传不完备,施术不明其理,不察逆顺,这是妄行,雌雄不辨,阴阳不分,不知并合之妙理,诊察所以不明,传之后世,反古之谬论自然彰露。

5.至阴至阳,即天地之道。《素问·六微旨大论》中说:气之升降,天地之更用也。升已而降,降者为天;降已而升,升者谓地。天气下降,气流于地;地气上升,气腾于天。《易》将地在天上为泰卦,说的是相交,天在地上为否卦,说的是不相交。至阴虚,就是地气虚而不升,不升则无以降而天气绝。至阳天气盛,就是天气亢而不降,不降则无以升而地气不足。阴阳二气,互藏其根,更相为用,不可偏废,阴阳不相失而得其和平并交,是至人所修行之道。阴阳并交相和,就是阳动阴静,阳刚阴柔,阳倡阴随,阳施阴受,阳升阴降,阳前阴后,阳上阴下,阳左阴右,数者为阳,迟者为阴,表者为阳,里者为阴,至为阳,去为阴,进为阳,退为阴,发生为阳,收藏为阴,阳行速,阴行迟。阴阳并交相和,必定阳先至而阴后至。因此,圣人持诊之法,是在诊察阴阳先后以测其精要。异常之势,是六十首,即《禁服》篇所说通于《九针》六十篇,今失传。参诸诊之法而合其精微,寻求阴阳盛衰之变,明察五脏之情志,根据其中所论,取虚实之要,定五度即前之十度之事,知晓以上之法,则遇症皆有对待之理,如差之毫厘,则缪以千里,病之善恶,形之动静都应当有所分辨,会此而参伍其妙,才足以论诊法。因此,切阴不得阳,则诊法灭亡,人生以阳为主,不得阳脉,是真脏脉见,见则死;只知得阳,不知阳中有阴,阴平阳秘之道,是偏守其学而不明了。知左不知右,知右不知左,则不明升降之理,知上不知下,则不明清浊之宜,知先不知后,则不明缓急之用,因而不可长治久安。知丑知善,知病不知病,知高知下,知坐知起,知行知止,了明此义而用之有纪,则诊法才能完备,可万世无殆。病起多邪气有余,当知正气所不足,能揣度形情之高下,则脉事因之可格至穷究而晓知。

6.因此,形弱气虚,内外俱败,则死;行气有余,外貌无恙,脉气不足,脏气已坏,则死;脉气有余,脏气未伤,行气不足而衰,则活。因而诊家有大法,那就是坐起有常,息力调适,出入有德,念念皆真,无一不敬,运转神明,必清必静,心志专一,上观以察其形体逆顺,候八节八风之正邪,以察其表,审五脏五行之部位,以察其里,按脉动静,可别阴阳,揣摩尺之滑涩寒温,可知虚实,视其大小二便之约束,得守者生,失守者死,以合病能,反者为逆,顺者为从,必得逆从,必知病名,诊视十全,不失人情,人情之论,详见张介宾《类经》。所以诊断应视息而察呼以观其气,视意而察形色以观其情,不失条理,犹干之有枝,物之有脉,精微之道必须明察,所以才可长治久安。不知此道,就会与经相失,与理相绝,亡言妄期,这就是与医道相失。

解精微论篇第八十一

1.黄帝在明堂,雷公请曰:臣授业传之,行教以经论、从容、形法、阴阳、刺灸、汤药所滋,行治有贤不肖,未必能十全。若先言悲哀喜怒,湿燥寒暑,阴阳妇女,请问其所以然者。卑贱富贵,人之形体所从,群下通使,临事以适道术,谨闻命矣。请问有龟愚仆漏之问不在经者,欲闻其状。帝曰:大矣!

2.公请问:哭泣而泪不出者,若出而少涕,其故何也?帝曰:在经有也。复问:不知水所从生,涕所从出也。帝曰:若问此者,无益于治也。工之所知,道之所生也。

3.夫心者,五脏之专精也,目者,其窍也,华色者,其荣也。是以人有德也,则气和于目。有亡,忧知于色。是以悲哀则泣下,泣下水所由生。水宗者,积水也。积水者,至阴也。至阴者,肾之精也。宗精之水所以不出者,是精持之也。辅之裹之,故水不行也。夫水之精为志,火之精为神,水火相感,神志俱悲,是以目之水生也。故谚有曰:心悲名曰志悲,志与心精共凑于目也。是以俱悲则神气传于心精,上不传于志而志独悲,故泣出也。涕泣者,脑也。脑者,阴也。髓者,骨之充也。故脑渗为涕。志者,骨之主也。是以水流而涕从之者,其行类也。夫涕之与泣者,譬如人之兄弟,急则俱死,生则俱生,其志以早悲,是以涕泣俱出而横行也。夫人涕泣俱出而相从者,所属之类也。

4.雷公曰:大矣!请问人哭泣而泪不出者,若出而少,涕不从之,何也?帝曰:夫泣不出者,哭不悲也。不泣者,神不慈也。神不慈则志不悲,阴阳相持,泣安能独来?夫志悲者惋,惋则冲阴,冲阴则志去目,志去则神不守精,精神去目,涕泣出也。

且子独不诵不念夫经言乎？厥则目无所见。夫人厥则阳气并于上，阴气并于下。阳并于上，则火独光也；阴并于上^①，则足寒，足寒则胀也。夫一水不胜五火，故目眦盲，是以冲风，泣下而不止。夫风之中目也，阳气内守于精，是火气燔目，故见风则泣下也。有以比之，夫火疾风生乃能雨，此之类也。

校：①上：应为"下"。

【篇目纲要】

本篇共四节。以人生理之精微比类天地自然现象，阐释诊断治疗疾病应合天地阴阳术数，医者应上知天文，下知地理，中通人事。

【译释】

1.黄帝在明堂，雷公请问：我授业于人而传之行教，把《太素》经论、从容、安形、详审之法，阴阳、刺灸、汤液、药滋之术教人，行治起来有能，有不能，不可十全。您先前所论人之悲哀喜怒，湿燥寒暑，阴阳妇女之事，请问其为什么会这样。卑贱富贵，人之形体所从，群下通使，临床应用所适于之道术，都已谨闻圣旨。请问狡愚仆脱，经书未载的症状，想听一听其临床症状。黄帝说：也有大要所存！

2.雷公请问：哭泣但泪不出，纵然泪出却少涕，这是什么缘故？黄帝说：泣从目下，涕自鼻出，人哭之时，涕泣交连，在《灵枢·口问》中有记载。雷公又问：不知道泪水何所从生，涕水从何所出。黄帝说：你所问的这些问题，无益于医治。医工应当知晓，泣涕之水都由道气所生。

3.心是五脏六腑之大主，精神之所舍，五脏精气，任心所使，神内守，明外鉴，目即专精之外窍，华色即专精之外荣。人有道德则心和，心和则和气见于目。人有亡失则心忧，心忧则忧气知于色。目为宗脉所聚，而众水归之，因而悲哀则泣下，泣下则水所由生，《五癃津液》篇中说：五脏六腑之津液，尽上渗于目，心悲气并则心系急，心系急则肺举，肺举则液上溢，故泣出矣。水之本是水之源。水之源是至阴。至阴是肾之精。宗精之水之所以不出，即人之哭泣不出，是至阴本精主持水道。至阴本精辅裹持之，因而水不能出。志藏于肾，肾属水，神藏于心，心属火，目为上液之道，水火相感，神志俱悲而升，因而水生于目而出。所以谚语说，心悲名叫志悲，神志俱升，志与心神共奔凑于目。悲则心系急，因而神气传于心，传于心则精不下传于志，精聚于上，志虚于下，则志独生悲而精无所持，因而水不藏于下，而泣处于上。涕泣即因泣而涕，涕出于脑，脑属精之类，为髓之海，属阴。髓充满于骨。鼻窍通脑，脑渗为涕，流于鼻中。志与骨都属于肾，因而志为骨之主。所以水流涕亦从之，是水液同类、同源。涕与泣如同兄弟，急则同出，生死与共，相随不离，因志动早悲，所以涕泣齐出而横行。人涕泣齐出而相从，是以类相从，势不容已。

4.雷公说：人道与天道相通，是大要之道啊！请问人哭泣但泪不出流，即便流

泪也少，涕也不相从而出，这是为什么？黄帝说：泪不下，是志不悲。无泪是神不
慈。神不慈则志不悲，因神为阳，志为阴，阴阳相持，难于感动，泪水怎能独自而来？
志悲则惨郁，阴气受冲则志去于目，志去则神不守精，精神去目则涕泣不禁而出。
你难道没诵读《灵枢·口问》篇之论吗？气厥则目无所见。厥因气逆，阴阳各有所
并，并则阳气不降在上，阴气不升在下。阳偏聚于上，则火独光而阳亢；阴并于下则
足寒，足寒是阴中无阳而胀满。一水是目之精，五火是五脏之厥，阳并于上，一水不
胜五火，因而热盛而目眦盲，见风而泪下不止。天之阳气为风，人之阳气为火，风中
于目，则火气内燔而水不能守，见风则泪下不止。用天之精气神与人之精气神相比
类，风乃天之阳气，火之精为神，雨乃水精，上通于天而复降于地，火疾风生乃能雨，
是气生于神，神生于精，精随神气而运动，日月之精水，随天气而运行不息，人之精
神，也随气息而环转无端，人之两目，应天之日月而昼开夜合。

补 遗

刺法论篇第八十二

1. 黄帝问曰:升降不前,气交有变,即成暴郁,余已知之。何如预救生灵,可得却乎? 岐伯稽首再拜,对曰:昭乎哉问! 臣闻夫子言,既明天元,须穷刺法,可以折郁扶运,补弱全真,泻盛蠲余,令除斯苦。帝曰:愿卒闻之。岐伯曰:升之不前,即有甚凶也。木欲升而天柱窒抑之,木欲发郁,亦须待时,当刺足厥阴之井。火欲升而天蓬窒抑之,火欲发郁,亦须待时,君火相火同刺包络之荣。土欲升而天冲窒抑之,土欲发郁,亦须待时,当刺足太阴之俞。金欲升而天英窒抑之,金欲发郁,亦须待时,当刺手太阴之经。水欲升而天芮窒抑之,水欲发郁,亦须待时,当刺足少阴之合。

2. 帝曰:升之不前,可以预备,愿闻其降,可以先防。岐伯曰:既明其升,必达其降也。升降之道,皆可先治也。木欲降而地晶窒抑之,降而不入,抑之郁发,散而可得位。降而郁发,暴如天间之待时也。降而不下,郁可速矣。降可折其所胜也,当刺手太阴之所出,刺手阳明之所入。火欲降而地元窒抑之,降而不入,抑之郁发,散而可入。当折其所胜,可散其郁,当刺足少阴之所出,刺足太阳之所入。土欲降而地苍窒抑之,降而不下,抑之郁发,散而可入,当折其胜,可散其郁,当刺足厥阴之所出,刺足少阳之所入。金欲降而地彤窒抑之,降而不下散,抑之郁发,散而可入,当折其胜,可散其郁,当刺心包络所出,刺手少阳所入也。水欲降而地阜窒抑之,降而不下,抑之郁发,散而可入,当折其土,可散其郁,当刺足太阴之所出,刺足阳明之所入。

3. 帝曰:五运之至,有前后与升降,往来有所承抑之,可得闻刺法乎? 岐伯曰:当取其化源也。是故太过取之,不及资之。太过取之,次抑其郁,取其运之化源,令折郁气。不及扶资,以扶运气,以避虚邪也。资取之法,令出密语。

4. 黄帝问曰:升降之刺以知其要,愿闻司天未得迁正,使司化之失其常政,即万化之或其皆妄,然与民为病,可得先除,欲济群生,愿闻其说。岐伯稽首再拜曰:悉乎哉问! 言其至理。圣念慈悯,欲济群生。臣乃尽陈斯道,可申洞微。太阳复布,即厥阴不迁正,不迁正,气塞于上,当泻足厥阴之所流。厥阴复布,少阴不迁正,不迁正,即气留于上,当刺心包络脉之所流。少阴复布,太阴不迁正,不迁正,即气留于上,当刺足太阴之所流。太阴复布,少阳不迁正,不迁正,则气塞未通,当刺手少阳之所流。少阳复布,则阳明不迁正,不迁正,则气未通上,当刺手太阴之所流。阳明复布,太阳不迁正,不迁正,则复塞其气,当刺足少阴之所流。

5.帝曰:迁正不前,已通其要。愿闻不退,欲折其余,无令过失,可得明乎?岐伯曰:气过有余,复作布正,是名不退位也。使地气不得后化,新司天未可迁正,故复布化令如故也。巳亥之岁,天数有余,故厥阴不退位也。风行于上,木化布天,当刺足厥阴之所入。子午之岁,天数有余,故少阴不退位也。热行于上,火化布天,当刺手厥阴之所入。丑未之岁,天数有余,故太阴不退位也。湿行于上,雨化布天,当刺足太阴之所入。寅申之岁,天数有余,故少阳不退位也。热行于上,火化布天,当刺手少阳之所入。卯酉之岁,天数有余,故阳明不退位也。当刺手太阴之所入。辰戌之岁,天数有余,故太阳不退位也。寒行于上,凛水化布天,当刺足少阴之所入。故天地气逆,化成民病,以法刺之,预可平疴。

6.黄帝问曰:刚柔二干,失守其位,使天运之气皆虚乎?与民为病,可得平乎?岐伯曰:深乎哉问!明其奥旨。天地迭移,三年化疫,是谓根之可见,必有逃门。假令甲子刚柔失守,刚未正柔,孤而有亏,时序不令,即音律非从,如此三年变大疫也。详其微甚,察其浅深,欲至而可刺刺之,当先补肾俞,次三日可刺足太阴之所注。又有下位己卯不至,而甲子孤立者,次三年作土疠,其法补泻,一如甲子同法也。其刺已毕,又不须夜行及远行,令七日洁清净斋戒,所有自来。肾有久病者,可以寅时面向南,净神不乱思,闭气不息七遍,以引颈咽气顺之,如咽甚硬物,如此七遍后,饵舌下津,令无数。假令丙寅刚柔失守,上刚干失守,下柔不可独主之,中水运非太过,不可执法而定之。布天有余而失守,上正天地不合,即律吕音异,如此即天运失序,后三年变疫。详其微甚,差有大小,徐至即后三年至,甚即首三年,当先补心俞,次五日可刺肾之所入。又有下位地甲子、辛巳,柔不附刚,亦名失守,即地运皆虚,后三年变水疠,即刺法皆如此矣。其刺如毕,慎其大喜,欲情于中,如不忌,即其气复散也。令静七日,心欲实令少思。假令庚辰刚柔失守,上位失守,下位无合,乙庚金运,故非相招,布天未退,中运胜来,上下相错,谓之失守,姑洗林锺,商音不应也。如此即天运化易,三年变大疫。详其天数,差有微甚,微即微三年至,甚即甚三年至,当先补肝俞,次三日可刺肺之所行。刺毕,可静神七日,慎勿大怒,怒必真气却散之。又或在下,地甲子、乙未失守者,即乙柔干,即上庚独治之,亦名失守者,即孤主之,三年变疠,名曰金疠,其至待时也。详其地数之等差,亦推其微甚,可知迟速耳。诸位乙庚失守,刺法同肝,欲平即勿怒。假令壬午刚柔失守,上壬未迁正,下丁独然,即虽阳年亏及不同,上下失守,相招其有期,差之微甚,各有其数也。律吕二角,失而不和,同音有日,微甚如见。三年大疫,当刺脾之俞,次三日,可刺肝之所出也。刺毕,静神七日,勿大醉歌乐,其气复散;又勿饱食,勿食生物,欲令脾实气无滞,饱无久坐,食无大酸,无食一切生物,宜甘宜淡。又或地下甲子、丁酉失守其位,未得中司,即气不当位,下不与壬奉合者,亦名失守,非名合德,故柔不附刚,即地运不合,三年变疠,其刺法一如木疫之法。假令戊申刚柔失守,戊癸虽火运阳年,不太过也。上失其刚,柔地独主,其气不正,故有邪干,迭移其位,差有浅深,欲至将合,音律先同,如此天运失时,三年之中火疫至矣,当刺肺之俞。刺毕,静神七日,勿大悲伤也,悲伤,即肺动,而其气复散也。人欲实肺者,要在息气也。又或地下甲子、癸亥失守者,即柔失守位也,即上失其刚也,即亦名戊癸不相合德者也,即运与地虚,后三年变疠,即名火疠。是故立地五年以明失守,以穷法刺。于是疫之与疠,即是上下刚柔之名也,穷归一体也。即刺疫法只有五法,是总其诸位失守,故只归五行而统之也。

7. 黄帝曰:余闻五疫之至,皆相染易,无问大小,病状相似,不施救疗,如何可得不相移易者? 岐伯曰:不相染者,正气存内,邪不可干,避其毒气、天牝从来,复得其往。气出于脑,即不邪干。气出于脑,即室先想心如日,欲将入于疫室,先想青气自肝而出,左行于东,化作林木;次想白气自肺而出,右行于西,化作戈甲;次想赤气自心而出,南行于上,化作焰明;次想黑气自肾而出,北行于下,化作水;次想黄气自脾而出,存于中央,化作土。五气护身之毕以想头上,如北斗之煌煌,然后可入于疫室。又一法,于春分之日,日未出而吐之。又一法,于雨水日后三浴,以药泄汗。又一法,小金丹方:辰砂二两水磨,雄黄一两,叶子雌黄一两,紫金半两,同入合中,外固,了地一尺,筑地实,不用炉,不须药制,用火二十斤煅之也,七日终,候冷七日取,次日出合子埋药地中,七日取出,顺日研之三日,炼白沙蜜为丸,如梧桐子大,每日望东吸日华气,一口冰水下一丸,和气咽之,服十粒,无疫干也。

8. 黄帝问曰:人虚即神游失守位,使鬼神外干,是致夭亡,何以全真? 愿闻刺法。岐伯稽首再拜曰:昭乎哉问! 谓神移失守,虽在其体,然不致死,或有邪干,故令夭寿。只如厥阴失守,天以虚,人气肝虚,感天重虚,即魂游于上,邪干厥大气,身温犹可刺之,刺其足少阳之所过,复刺肝之俞。人病心虚,又遇君相二火司天失守,感而三虚,遇火不及,黑尸鬼犯之,令人暴亡,可刺手少阳之所过,复刺心俞。人脾病,又遇太阴司天失守,感而三虚,又遇土不及,青尸鬼邪犯之于人,令人暴亡,可刺足阳明之所过,复刺脾之俞。人肺病,遇阳明司天失守,感而三虚,又遇金不及,有赤尸鬼干人,令人暴亡,可刺手阳明之所过,复刺肺俞。人肾病,又遇太阳司天失守,感而三虚,又遇水运不及之年,有黄尸鬼干犯人正气,吸人神魂,致暴亡,可刺足太阳之所过,复刺肾俞。

9. 黄帝问曰:十二脏之相使,神失位使神彩之不圆,恐邪于犯,治之可刺,愿闻其要。岐伯稽首再拜曰:悉乎哉问! 至理道真宗,此非圣帝,焉究斯源? 是谓气神合道,契符上天。心者,君主之官,神明出焉,可刺手少阴之原。肺者,相傅之官,治节出焉,可刺手太阴之原。肝者,将军之官,谋虑出焉,可刺足厥阴之原。胆者,中正之官,决断出焉,可刺足少阳之原。膻中者,臣使之官,喜乐出焉,可刺心包络所流。脾为谏议之官,知周出焉,可刺脾之原。胃为仓廪之官,五味出焉,可刺胃之原。大肠者传道之官,变化出焉,可刺大肠之原。小肠者受盛之官,化物出焉,可刺小肠之原。肾者作强之官,伎巧出焉,刺其肾之原。三焦者,决渎之官,水道出焉,刺三焦之原。膀胱者,州都之官,精液藏焉,气化则能出矣,刺膀胱之原。凡比十二官者,不得相失也。

10. 是故刺法有全神养真之旨,亦法有修真之道,非治疾也,故要修养和神也。道贵常存,补神固根,精气不散,神无不分。然即神守而虽不去,亦全真人,神不守,非达至真。至真之要,在乎天元,神守天息,复入本元,命曰归宗。

【篇目纲要】

本篇共十节。阐释司天在泉之气不退位,不迁正,致天地气逆成郁,化成民病,对应此类疾病的刺法,预防因天地刚柔二干失守其位,却病保健的内功心法,针刺处方,养生处方和禁忌,预防时疫传染病的内功心法,介绍第八方小金丹方。

【译释】

1. 黄帝问:升降不前,升不得升,降不得降,则天地之气交之时有变,则成暴郁之候,我已知晓。怎样才能预先却其郁气,以免生病? 岐伯稽首再拜回答说:问的昭明啊! 我听老师僦贷季说:既然明了六元,必须穷究《刺法》,就可以抑其郁气,资扶不及之运气,补弱而保全真元,泻盛除余之邪,能除去这种病苦。黄帝说:愿详尽地听一听。岐伯说:升不得升,就有凶险。木要上升,但天柱金胜抑之,则木不能前而暴郁为害,木郁欲发,也必须待其得位之时而后作,木郁不升,人病在肝,当刺足厥阴之井穴大敦穴,先刺左,后刺右,可在春分日吐之。火要上升,但天蓬水胜抑之,则火郁不升为害,火郁之发,也必须待其得位之时而后作,火郁不升,则人病在心,凡诸邪在心,都在于心之包络,当刺包络之荣劳宫穴,先左后右,当春三泄其汗。土欲上升,但天冲木胜抑之,则土郁为害,土郁之发,也必须待其得位之时而后作,土郁不升,则人病在脾,当刺足太阴之俞太白穴,先左后右。金欲上升,但天英火胜抑之,则金郁为害,金郁之发,也必须待其得位之时而后作,金郁不升,则人病在肺,当刺手太阴之经渠穴,先左后右,水欲上升,但天芮土胜抑之,则水郁为害,水郁之发,必须待其得位之时而后作,水郁不升,则人病在肾,当刺足少阴肾经之合穴阴谷穴,先左后右。

2. 黄帝说:升不得升为害,可以预防。愿听一听降不能降为害,可以预防的方法。岐伯说:既然明了其上升,必然通达其下降。上升下降为害之病,都可预先防治。木欲降为地之左间,地晶金胜抑之,降不得入,抑而郁发为害,必待时郁散而木可得位。降而郁发,与司天之间气相同。降而不下,当速以治郁之法刺之。治木降之不下之法，当折其所胜之金，木郁不降，则肝胆受病，治金之胜，刺手太阴之所出少商穴，手阳明之所入阳池血，得气急出针。火欲降而地玄水胜抑之，降而不得入，抑而郁发为害，必待时郁散而火可得位。治火降之不下之法，当折其所胜之水，可散其郁，火郁不降，则心主受病，当刺足少阴之所出涌泉穴，刺足太阴之所入委中穴，得气急出针，先左后右。土欲降为地之左间，地苍木胜抑之，不得降入，抑而郁发为害，必待时郁散而土可得位，土郁不降则脾胃受病，当折其胜之木，可散其郁，当刺足厥阴所出之大敦穴，刺足少阳之所入之阳陵泉穴，得气急出针。金欲下降，但地彤火胜抑之，降而不得入，金受抑而郁发为害，必待时郁散而金可得位，金郁则肺与大肠受病，当折其胜之火，可散其郁，当刺心包之所出中冲穴，手少阳之所入天井穴，得气急出针。水欲降，但地阜土胜抑之，降而不得入，水受抑而郁发为害，必待时水郁散而水可得位，水郁则肾与膀胱受病，当折其胜之土，可散其郁，当刺足太阴所出之隐白穴，足阳明所入之足三里穴，得气急出针。

3. 黄帝说：五运之气，有前有后和升降往来，有所承抑，即各有所承所制，人因之而病，治之各有刺法，可以听一听治此病之刺法吗？岐伯说：当取其化源，即治其气化之本。因而运气太过当折泻其盛之气，运气不及当补扶其不足之气。运气太过则折泻有余，其次抑制其郁，取其致郁之本源，则郁气可折。运气不及则补扶其不足，用刺法补扶不足之运气之衰，则虚邪可避。资取化源之法，出自《玄珠密语》当中。

4. 黄帝问：升降之针刺，因之已知晓其要法，愿听一听司天之气不得迁正，致使司化之气失其常政，即万物所化或其皆妄，失其所化之常，但民因之所病，可得预先却除，帮助群众，愿听一听所论。岐伯稽首再拜说：问的周全啊！所言至理。圣帝胸念慈悯，想要帮助群众。我就详尽地陈述医治之道，可以明察幽深精微之理。辰戌之年太阳司天之后，厥阴继之，如太阳寒水既退而复布，则巳亥之厥阴不能迁正，风化不行，木气郁塞于上，人病在肝，当泻足厥阴之所流行间穴，气至急出针。巳亥岁厥阴司天之后，少阴继之，如风气既退而复布，则子午之少阴不得迁正，火化不行，热气郁塞于上，人病在心主，当泻包络之所流劳宫穴，得气急出针。子午年少阴司天之后，太阴继之，如君火复布，则丑未之太阴不迁正，雨化不行，土气郁塞于上，人病在脾，当刺足太阴之所流大都穴，得气急出针。丑未年太阴司天之后，少阳继之，如湿气复布，则寅申之少阳不得迁正，火化不行，热气郁塞于上，人病在三焦，当刺手少阳之所流液门穴，得气急出针。寅申年少阳司天之后，阳明继之，如相火复布，则卯酉之阳明之气不得迁正，金化不行，燥气郁滞，人病在肺，当刺手太阴之所流鱼际穴，得气急出针。卯酉年阳明司天之后，太阳继之，如燥气复布，则辰戌之太阳不得迁正，水化不行，寒气复塞，人病在肾，当刺足少阴之所流然谷穴，得气急出针。

5. 黄帝说：迁正不得其位，我已通晓其医治要法。愿听一听气数有余不退，复作布正，欲折泻其有余，不使其过失，可得获明示吗？岐伯说：气太过有余，复作布正，这叫不退位。使地气不得后化，新岁司天不能迁正，因而仍布旧岁之令。已亥之年，天数有余，因而厥阴不退位。子午年还行已亥之令，热化不行，木化布天，风反为灾，当刺足厥阴之所入曲泉穴，得气急出针。子午年，天数有余，因而少阴不退位。热行于上，火化布天，仍行子午之令，丑未雨化之令不行，当刺手厥阴之所入曲泽穴，得气急出针。丑未之年，天数有余，仍行丑未之政，湿仍布天，寅申年之火气不行，当刺足太阴之所入阴陵泉穴，得气急出针。寅申之年，天数有余，因而少阳不退位，火尚布天，卯酉之年，金化不行。当刺手少阳之所入天井穴，得气急出针。卯酉之年，天数有余，因而阳明不退位。在辰戌之年，还行卯酉之令，燥仍布天，寒化不行，当刺手太阴之所入尺泽穴，得气急出针。辰戌之年，天数有余，因而太阳不退位。已亥年还行辰戌之令，寒气布天，风化不行，当刺足少阴之所入阴谷穴，得气急出针。所以天地气逆，化成民病，按法针刺，可预先平其疾苦。

6. 黄帝问：十干五运，分属阴阳。阳干气刚，甲丙戊庚壬，阴干气柔，乙丁己辛癸，即刚柔二干，失守其本位，可使天运之气皆虚吗？民感虚成病，可得平其疾苦吗？岐伯说：问的深远啊！明了其深奥之旨。天地之运气轮流更迭，三年化疫，这叫作致病之本可以预见，必定有治之之法。假令甲子年刚柔失守，甲己合而化土运，子午则少阴司天，凡少阴司天，必阳明在泉，阳明属卯酉，酉己于土运，则己卯为甲子年在泉之化，因而上甲则下己，上刚则下揉，此天地之和，气化之常，甲午己酉，其气皆同。若上年癸亥，厥阴司天，木不退位，则甲子虽是阳年，土还不正，即甲子刚土未得正位于上，则己卯在泉也柔孤而有亏，甲子阳律太宫，己卯阴吕少宫，时序不令，刚失守则律乘音，刚孤虚则吕不应，即音律不从，如此土气被抑，三年后，必发土疫。当详察细微之变，郁微病浅，郁甚病深，察其将至之期，可刺即刺之，土疫将至，恐伤水脏，当先补足太阳经之肾俞穴，三天后，可刺足太阴之所注太白穴，土郁太甚，当刺其穴以泄土气。甲子年在泉，阳明己卯之化，若己卯之柔不至于下，则甲子之刚也孤立于上，三年之后，必暴发土病，即瘟疫，补泻之针法一如甲子之法，即甲己土运之年上下失守，治法相同。针刺完毕，又不可夜行和远行，要清静斋戒七天，则精气神自身之所有自然产生。肾有久病，可在寅时面向南方，净神不乱思，闭气不喘息连续七遍，伸颈咽气顺息，如同吞咽甚硬之物，如此连续七遍后，引舌下津，使之满口无数。丙与辛合为水运，寅申年少阳司天，必定厥阴在泉，厥阴属已亥而配水运，则辛已为在泉之化，上丙则下辛，丙刚辛柔，一有不正，皆失其守，丙申辛亥，其气大同。若上年之乙丑司天土不退位，则丙申之水运虽刚，也不得迁正，其气反虚，丙不得正，则辛柔在泉独居于下，也会失守。丙虽阳水，若或有制，即不是太过，不可以说是有余而执其法。阳年布天虽有余，如上下失守，则天地不合，在丙寅阳律，则太羽无声，在辛巳阴吕，则少羽不应。三年后，水郁之发，变为水疫。详察甚微，差有大小，气微疫小，气甚疫大，至有迟速。水邪之至，恐伤火脏，当先补足太阳经之心俞穴，以固其本。五天后，可刺肾经所入之阴谷穴。又有下位地甲子即总论在泉之化。丙寅年在泉，厥阴辛巳治之，如辛巳不得迁正于下，这叫柔不附刚，也是失守，是地运皆虚，三年后，水郁发而为疠，刺法都如前法。针刺完毕，慎勿大喜，要控制情感，如不禁忌，则其气复散无效。让其静养七天，内心调适，少思无欲。假令庚辰刚柔失守，乙庚皆为金运，辰戌年太阳司天，必定太阴在泉，太阴属丑未而配于金运，则乙未为在泉之化，庚刚乙柔，设有不正，则刚柔失守，庚戌乙丑，其气皆同。如上年己卯天数有余，阳明不退位，则本年庚辰失守于上，乙未无合于下，乙庚金运不全，因而不相招，上年己卯天数不退，则其在泉之火，来胜今年中运，上下相错，叫失守，庚辰阳律，太商，其管姑洗，乙未阴吕，是少商，其管林钟，金气不调，则商音不应。如此就是天运之化变易，三年后，金郁发而为疫。详数其天数，差有微甚，微即微，三年后郁发，当先补足太阳经肝俞穴，因金邪之至，恐伤木脏，三天后，可刺肺之所行经渠穴以泻金气。刺完可静养七天，当慎勿大怒，怒必伤肝而真气却散。庚辰年在泉，是太阴乙未之化，地甲子、乙未巳失，不得迁正，庚辰孤主于上而独治，也叫失守，三年之后，必定气变而为金疠，金疠之至，必待其时而发，微甚迟速也如天数。凡诸乙庚失守所成之疾，宜保守肝气，刺法与保守肝气相同，平金之胜，慎养勿怒。假令壬午刚柔失守，丁壬都是木运，子午年少阴司天，必阳明在泉，因阳明配合木运，则丁卯丁酉为在泉之化，刚柔不正，则上下失守，如上年辛巳司天有余，厥阴不退位，则本年壬丁不合，木运太虚，刚不正于上，柔孤立于下，即便是阳年，亏则不同，上下失守，得位之日，就是相招而合之期，相差之微甚，各有其数，微者远，甚者速。阳律太角，木音上管，阴吕少角，木音下管，壬丁失守，则二角不合，必待上下迁正之日，其音乃同。微至乙酉，甚在甲申，木疫即发。木疫之至，恐伤土脏，三年后疫发，当先补足太阳经脾俞穴，三天后，可刺足厥阴肝经之大敦穴。刺完后，清静养神七天，不要大醉歌乐，否则气散无效；又不可饱食，不食生冷之物，让脾实，气无滞塞，饱勿久坐，饮食勿大酸，不吃一切生物，宜甘宜淡。又或地下甲子，本年丁酉未得迁正于下，则不能上奉壬午，气不当位，也叫失守，不合德，因而柔不附刚，即地运不合，三年后，变成木疫，凡丁壬之年，上下失守，刺法如与治木疫之法相同。假令戊申刚柔失守，戊癸都是火运之年，寅申年必定少阳司天，厥阴在泉，以厥阴而配火运，即癸亥为在泉之化，戊寅之刚在上，癸亥之柔在下，一有不正，都失其守，戊寅癸巳，其气皆同。戊癸虽为火运，如刚柔失守，即在阳年，也不太过。如上年丁未司天有余，太阴不退位，则本年戊申年失守于上，癸亥独主于下，火运不正，水必犯之，因而有邪干，气更迭而变易其位，气有微甚，差有浅深，如刚柔相合，则音律先同，戊申阳律太徵，癸亥阴吕少徵。如此天运失时，戊癸失守，变为火疫，三年速即庚戌,迟则辛亥当至。火疫之至,恐伤肺金,当先补足太阳经肺俞穴。刺完当清静养神七天,不要大悲大伤。悲伤则伤肺气散无效。人要补肺,息气之法是存神之道。又或地下甲子,如癸亥在泉不得迁正,下柔失位,上刚无合,也叫戊癸相合德,即运气与地气皆虚,三年后,变成火疬。因此,立地五年,即言天而地在其中,虽然疫自天来,疬从地至,如对此分辨,不过上刚下柔而已,穷归于病,则成一体。因而医治之刺法,也只有这五种罢了,这用甲丙戊庚壬五阳年为例,阳刚失守,则阴柔可知,因而可用五行为言而统之。

7.黄帝说:我听说五疫之至,都相互传染,不问大小,临床症状相似,不施行救治医疗,怎样可以禁止其传染?岐伯说:疫疬是天之邪气,如我身正气内固,则邪不可干,因而不被传染,鼻受天之气,所以叫天牝,气自空虚而来,也要自空虚而去,所以叫避气毒气,天牝从来,复得其注。因气通于鼻,鼻连于脑中,流布诸经,令人相互传染,气出于脑,嚏或张鼻泄之,则邪从鼻出,毒气可令之散失,就不会被传染。气从脑出,就在室内先想心如红日,日为太阳之气,应人之心,想心如日,即所以存我之气,壮我之神,使邪气不能来犯,将要进入疫室,先想青气自肝而出,左行于东,化成林木,以壮肝气,心之所至,气必至此,心存想,则神有所注而气可王;次想白气自肺而出,右行于西,化作戈甲,以壮肺气;次想赤气自心而出,南行于上,化作焰明,以壮心气;次想黑气自肾而出,北行于下,化作水,以壮肾气;次想黄气自脾而出,存于中央,化作土,以壮脾气。五气护完毕,再想头上,如北斗之辉煌,然后可以进入疫室。又有一法,在春分之日,太阳还没生气之时,用远志去心,水煎后,饮二盏,吐出不疫。又有一法,在雨水日后,用祛邪散毒之药,煎汤沐浴三次,以泄其汗。又有一法是小金丹方:辰砂二两,水磨雄黄一两,叶子雄黄一两,用金箔半两同研,同入合中,外封固,掘地一尺筑实,不用火炉,不须要炮制,用火二十斤煅烧,连续烧七天,不可断火,烧完冷却七天后,第八天从合子取出,把药埋地中七天,然后取出,顺日研磨三天,炼白沙蜜做成丸,像梧桐子那么大,每天望东吸华气一口,冰水送下一丸,心气和顺而咽之,服食十粒,不会染疫。

8.黄帝问:人虚就会神游而失守其位,招致鬼神外邪来干,因而导致夭亡,怎样才可保其真而全其神,外邪不能干?愿听一听刺法。岐伯稽首再拜说:问得详明啊!说到神移而失守其位,虽在其体,虚而无邪,未必致死,如神气既虚,邪又干之,因而夭寿。只如厥阴虚而失守其位,厥阴属木,在人应肝,人之肝虚,又感天虚,则肝不藏魂,魂属阳,因而游散于上,金邪干之,则元气厥逆,身温还可以针刺,即神气未脱,四肢虽冷,心腹尚温,口中无涎,舌卵不缩,刺之即可复醒,肝胆互为表里,宜刺丘墟穴,再刺补足太阳经肝俞穴。人病心虚,又遇司天二火失守,又或惊而夺精,汗出于心,这是三虚,神光不聚,邪必来犯,遇火运不及,则水胜之,水色黑,因而黑尸鬼犯之,令人暴亡。可刺补手少阳三焦经之所过阳池穴,补足太阳经心俞穴。人脾病，又遇太阴司天失守其位，土气重虚，又或汗出于脾胃，这是三虚，则智意二神失守其位，青尸鬼木邪犯之于人，令人暴亡，可刺足阳明经之所过冲阳穴补胃虚，再冲足太阳经之脾俞穴以补脾虚。人肺病，遇阳明司天失守，人虚天虚，又或汗出于肺，这是三虚，又遇金运不及，有赤尸鬼火邪干人，令人暴亡，可刺手阳明经之所过合谷穴补金，再刺足太阳之肺俞穴补肺。人肾病，又遇太阳司天失守，天之水气不足，又遇汗出于肾，这是三虚，又遇水运不及之年，有黄尸鬼土邪来犯人之正气，神散魂荡被其所吸，致使暴亡，可刺足太阳经之所过京骨穴以补水脏，再刺足太阳之肾俞穴以补肾。

9. 黄帝问：十二脏各有其神，相通运用，因而叫相使，一有失位，则神光亏缺，这叫不圆，邪因得而犯之，医治之可刺之法，愿听一听其要法。岐伯稽首再拜说：问的周全啊！天地至理之道，真宗之法，不是圣帝，怎么能够究竟此源头呢？这是气与神合天地至理之道，真宗之法，人生之道不过如此，因而契符上天。心是一身之主，万机之舍，神明从之而出，如情欲伤心，最为五劳之首，心伤则神不守舍，损抑元阳，天人长命，莫如此甚，但人确实不知，澄心则养神，抱元守一之道，从此开端，病则可刺手少阴经之原俞神门穴以补之。肺是相传之官，藏气，主行营卫，治节由之而出，如形寒饮冷，悲忧过度，则肺气受伤，神失守位，可刺手太阴之原俞太渊穴以补之。肝是将军之官，气强而勇，性多变动，主谋虑，如恚怒气逆，上而不下，则肝神受伤，可刺足厥阴之原俞太冲穴以补之。胆是中正之官，胆气刚果中正而主决断，如大惊辛怒，其气必伤，神光散失，病成惶惧膈噎等症，可刺足少阳胆经之原丘墟穴以补之。膻中是臣使之官，心包络所居，相火之位，因而为臣使，卫护君主，因而喜乐从之而出，如五情不节，都能伤之，令人失志恍惚，神光不聚，可刺心包络之所流劳宫穴以补之。脾是谏议之官，藏意，神志未定，意能通之，因而使谏议之官，虑周万事皆由意，因而智周从之而出，如意有所着，思有所伤，劳倦过度，则脾神散失，可刺脾经之原俞太白穴以补之。胃是仓廪之官，五味从之而出，饥饱失宜，饮食无度，偏于嗜好，其神乃伤，可刺胃经之原冲阳穴以补之。大肠是传道之官，食物至此，变化其形而出，闭结则肠胃壅滞，泄利则门户不要，传道失守，是三焦元气之所关，可刺大肠之原合谷穴以补之。小肠是受盛之官，受盛水谷而分清浊，所以叫化物从之而出，清浊不分，则小肠失其化，可刺小肠经之原腕骨穴以补之。肾是作强之官，伎巧从之而出，色欲恐惧，强力入水，都能伤肾，肾伤则作强伎巧，神失其职，可刺肾之原俞太溪穴以补之。三焦是决渎之官，水道从之而出，决渎即水道流通之义，如江河淮济，不变其道，百川流归，以入大海，因而叫四渎，人之三焦，在上主纳运行不得其正，则三焦失守，神气不聚，邪则乘虚而犯，可刺三焦经之原阳池穴以补之。膀胱是周都之官，精液藏在里面，膀胱是三焦之下泽，津液所聚，所以叫州都，赖下焦之气，施化而通，如其不约而遗，不利而癃，都是气海失职，可刺膀胱经之原京骨穴以补之。凡此十二官,不得相失,失则不相使而神散气乱,邪来干犯,灾害并至,宜用刺法以全其真。

10. 所以刺法有全神养真之奥旨,针法有修真之奇妙,不只是医治疾病,更要注意修养和神。道贵在常存不衰,不衰之道在补神以固根,欲全其神,在精气不散,精聚则神守不分。但神守而不去,正也是全真之人,神不守,不是全真通达之道。至真之要法,在天一之水,鼻息通天,守息则气存,气存则神在,所以叫神守天息,宝其精,养其气,则复归其本,返其元真,名叫归宗。

本病论篇第八十三

1. 黄帝问曰:天元九窒,余已知之。愿闻气交,何名失守? 岐伯曰:谓其上下升降,迁正退位,各有经论,上下各有不前,故名失守也。是故气交失易位,气交乃变,变易非常,即四时失序,万化不安,变民病也。帝曰:升降不前,愿闻其故。气交有变,何以明知? 岐伯曰:昭乎问哉! 明乎道矣。气交有变,是谓天地机。但欲降而不得降者,地窒刑之。又有五运太过,而先天而至者,即交不前。但欲升而不得其升,中运抑之。但欲降而不得其降,中运抑之。于是有升之不前,降之不下者;有降之不下,升而至天者;有升降俱不前。作如此之分别,即气交之变,变之有异,常各不同,灾有微甚者也。

2. 帝曰:愿闻气交遇会胜抑之由,变成民病,轻重何如? 岐伯曰:胜相会,抑伏使然。是故辰戌之岁,木气升之,主逢天柱,胜而不前,又遇庚戌,金运先天,中运胜之,忽然不前,木运升天,金迺抑之,升而不前,即清生风少,肃杀于春,露霜复降,草木迺萎。民病瘟疫早发,咽嗌乃干,四肢满,肢节皆痛。久而化郁,即大风摧拉,折陨鸣紊。民病卒中偏痹,手足不仁。是故巳亥之岁,君火升天,主窒天蓬,胜之不前,又厥阴未迁正,则少阴未得升天,水运以至其中者,君火欲升,而中水运抑之,升之不前,即清寒复作,冷生旦暮。民病伏阳而内生烦热,心神惊悸,寒热间作,日久成郁,即暴热乃至,赤风肿翳,化疫温疠,暖作赤气瘴而化火疫。皆烦而躁渴,渴甚治之,以泄之可止。是故子午之岁,太阴升天,主窒天冲,胜之不前,又或遇壬子木运,先天而至者,中木运抑之也,升天不前,即风埃四起,时举埃昏,雨湿不化。民病风厥涎潮,偏痹不随,胀满久而伏郁,即黄埃化疫也。民病夭亡,脸肢府黄疸满闭,湿令弗布,雨化乃微。是故丑未之年,少阳升天,主窒天蓬,胜之不前,又或遇太阴未迁正者,即少阴①未升天也。水运以至者,升天不前,即寒雾反布,凛冽如冬,水复涸,冰再结,喧暖乍作,冷复布之,寒喧不时。民病伏阳在内,烦热生中,心神惊骇,寒热间争,以久成郁,即暴热乃生,赤风气肿,翳化成郁,疠乃化作,伏热内烦,痹而生厥,甚则血溢。是故寅申之年,阳明升天,主窒天英,胜之不前,又或遇戊申戊寅,火运先天而至,金欲升天,火运抑之,升之不前,实时雨不降,西风数举,咸卤燥生。民病上热喘嗽,血溢。久而化郁,即白埃翳雾,清生杀气,民病胁满悲伤寒,鼽嚏嗌干,手坼皮肤燥。是故卯酉之年,太阳升天,主窒天芮。胜之不前,又遇阳明未迁正者,即太阳未升天也。土运以至,水欲升天,土运抑之,升之不前,即湿而热蒸,寒生雨间,民病注下,食不及化,久而成郁,冷来客热,冰雹卒至。民病厥逆而哕,热生于内,气痹于外,足胫酸疼,反生心悸,懊热,暴烦而复厥。

3. 黄帝曰:升之不前,余已尽知其旨。愿闻降之不下,可得明乎? 岐伯曰:悉乎哉问也! 是谓天地微旨,可以尽陈斯道,所谓升已必降也。至天三年,次岁必降,降而入地,始为左间也。如此升降往来,命之六纪也。是故丑未之岁,厥阴降地,主窒地晶,胜而不前,又或遇少阴未退位,即厥阴未降下,金运以至,中金运承之,降之下,抑之变郁,木欲降下,金承之,降而不下,苍埃远见,白气承之,风举埃昏,清燥行杀,霜露复下,肃杀布令。久而不降,抑之化郁,即作风燥相伏,暄而反清,草木萌动,杀霜洒蛰未见,惧清伤藏。是故寅申之岁,少阴降地,主窒地元,胜之不入,又或遇丙申丙寅水运太过,先天而至,君火欲降,水运承之,降而不下,即彤云才见,黑气反生,暄暖如舒,寒常布雪,凛冽复作,天云惨凄。久而不降,伏之化郁,寒甚复热,赤风化疫,民病面赤心烦,头痛目眩也,赤气彰而温病欲作也。是故卯酉之岁,太阴降地,主窒地苍,胜之不入,又或少阳未退位者,即太阴未得降也,或木运以至,木运承之,降而不下,即黄云见而青霞彰,郁蒸作而大风雾翳埃胜,折损乃作。久而不降也,伏之化郁,天埃黄气,地布湿蒸,民病四肢不举,昏眩,支节痛,腹满填臆。是故辰戌之岁,少阳降地、主窒地元,胜之不入,又或遇水运太过,先天而至也,水运承之,降而不下,即彤云才见,黑气反生,暄暖欲生,冷气卒至,甚即冰雹也。久而不降,伏之化郁,冷气复热,赤风化疫,民病面赤心烦,头痛目眩也,赤气彰而热病欲作也。是故巳亥之岁,阳明降地,主窒地彤,胜而不入,又或遇太阴②未退位,即阳明未得降,即火运以至之,火运承之不下,即天清而肃,赤气乃彰,暄热反作,民皆昏倦,夜卧不安,咽干引饮,懊热内烦,大清朝暮,暄还复作。久而不降,伏之化郁,天清薄寒,远生白气,民病掉眩,手足直而不仁,两胁作痛,满目晄晄。是故子午之年,太阳降地,主窒地阜,胜之降而不入,又或遇土运太过,先天而至,土运承之,降而不入,即天彰黑气,瞑暗凄惨,才施黄埃,而布湿寒化,令气蒸湿,复令久而不降,伏之化郁,民病大厥,四肢重怠,阴痿少力,天布沉阴,蒸湿间作。

4. 帝曰:升降不前,晰知其宗。愿闻迁正,可得明乎? 岐伯曰:正司中位,是金③迁正位。司天不得其迁正者,即前司天以遇交司之日,即遇司天太过有余日也。即仍旧治天数,新司天未得迁正也。厥阴不迁正,即风暄不时,花卉萎萃。民病淋溲,目系转,转筋,喜怒,小便赤。风欲令,而寒由不去,温暄不正,春正失时。少阴不迁正,即冷气不退,春冷后寒,暄暖不时。民病寒热,四肢烦痛,腰脊强直,木气虽有余,而位不过于君火也。太阴不迁正,即云雨失令,万物枯焦,当生不发。民病手足肢节肿满,大腹水肿,填臆不食,飧泄,胁满,四肢不举,雨化欲令,热犹治之,温煦于气,亢而不泽。少阳不迁正,即炎灼弗令,苗莠不荣,酷暑于秋,肃杀晚至,霜露不时。民病痎疟骨热,心悸惊骇,甚时血溢。阳明不迁正,则暑化于前,肃于后,草木反荣。民病寒热鼽嚏,皮毛折,爪甲枯焦,甚则喘嗽息高,悲伤不乐,热化乃布,燥化未令,即清劲未行,肺金复病。太阳不迁正,即冬清反寒,易令于春,杀霜在前,寒冰于后,阳光复治,凛冽不作,雾云待时。民病温疠至,喉闭嗌干,烦躁而渴,喘息而有音也。寒化待燥,犹治天,气过失序,与民作灾。

5. 帝曰:迁正早晚,以命其旨,愿闻退位,可得明哉? 岐伯曰:所谓不退者,即天数未终,即天数有余,名曰复布政,故名曰再治天也。即天令如故而不退位也。厥阴不退位,即大风早举,时雨不降,湿令不化,民病温疫,疵发,风生,皆肢节痛,头目痛,伏热内烦,咽喉干引饮。少阴不退位,即温胜春冬,蛰虫早至,草木发生,民病膈热咽干,血溢惊骇,小便赤涩,丹瘤疹疮疡留毒。太阴不退位而取,寒暑不时,埃昏布作,温令不去,民病四肢少力,食饮不下,泄注淋满,足胫寒,阴痿闭塞,失溺,小便数。少阳不退位,即热生于春,暑乃后化,冬温不冻,流水不冰,蛰虫出见,民病少气,寒热更作,便血上热,小腹坚满,小便赤沃,甚则血溢。阳明不退位,即春生清冷,草木晚荣,寒热间作,民病呕吐暴注,食饮不下,大便干燥,四肢不举,目瞑掉眩。④

6. 帝曰:天岁早晚,余以知之,愿闻地数,可得闻乎? 岐伯曰:地下迁正,升及退位不前之法,即地上产化,万物失时之化也。

7. 帝曰:余闻天地二甲子,十干十二支,上下经纬天地,数有迭移,失守其位,可得昭乎? 岐伯曰:失之迭位者,谓虽得岁正未得正位之司,即四时不节,即生大疫。注《元珠密语》云:阳年三十年,除六年天刑,计有太过二十四年。除此六年,皆作太过之用,令不然之旨。今言迭支迭位,皆可作其不及也。假令甲子阳年,土运太窒,如癸亥天数有余者,年虽交得甲子,厥阴犹尚治天,地已迁正,阳明在泉,去岁少阳以作右间,即厥阴之地阳明,故不相和奉者也。癸巳⑤相会,土运太过,虚反受木胜,故非太过也。何以言土运太过? 况黄钟不应太窒,木既胜而金还复,金既复而少阴如至,即木胜如火而金复微,如此则甲己失守,后三年化成土疫,晚至丁卯,早至丙寅,土疫至也。大小善恶,推其天地,详乎太乙,又只如甲子年,如甲至子而合应交司而治天,即下己卯未迁正,而戊寅少阳未退位者,亦甲己下有合也,即土运非太过,而木乃乘正而胜土也。金次又行复胜之,即反邪化也,阴阳天地殊异尔。故其大小善恶,一如天地之法旨也。故令丙寅阳年太过,如乙丑天数有余者,虽然得丙寅,太阴尚治天也,地已迁正,厥阴司地,去岁太阳以作右间,即天太阴而地厥阴,故地不奉天化也。乙辛相会,水运太虚,反受土胜,故非太过,即太簇之管太羽,不应土胜而雨化,水复即风,此者丙辛失守其会,后三年化成水疫,晚至己巳,早至戊辰,甚即速,微即徐,水疫至也。大小善恶,推其天地数,乃太乙游宫,又只如丙寅年,丙至寅且合,应交司而治天,即辛巳未得迁正,而庚辰太阳未退位者。且丙辛不合德也,即水运亦小虚而小胜,或有复,后三年化疠,名曰水疠,其状如水疫,治法如前。假令庚辰阳年太过,如己卯天数有余者,虽交得庚辰年也,阳明犹尚治天,地以迁正,太阴司地,去岁少阴以作右间,即天阳明而地太阴也,故地下⑥奉天也。乙巳⑦相会,金运太虚,反受火胜,故非太过也。即姑洗之管太商,不应火胜热化,水复寒刑,此乙庚失守,其后三年,化成金疫也。速至壬午,徐至癸未,金疫至也。大小善恶,推本年天数及太乙也。又只如庚辰,如庚至辰且应,交司而治天,即下乙未未得迁正者,即地甲午少阴未退位者。且乙庚不合德也,即下乙未干失刚,亦金运小虚也,有小胜,或无复,后三年化疠,名曰金疠,其状如金疫也。治法如前。假令壬午阳年太过,⑧如丰也。丁辛相合会,未⑨运太虚,反受金胜,故非太过也。即蕤宾之管,太⑩巳天数有余者,虽交后壬午年也,厥阴犹尚治天,地已迁正,阳明在泉,去岁丙申少阳以作右间,即天厥阴而地阳明,故地不奉天者角,不应金行燥胜,火化热复。甚即速,微即徐,疫至大小善恶,推疫至之年天数及太乙。又只如壬至午,且应交司而治之,即下丁酉未得迁正者,即地下丙申少阳未得退位者,且[1]丁壬不合德也。即丁柔干失刚,亦木运小虚也。有小胜小复,后三年化疠,名曰木疠,其状如风疫也[2],治[3]如前。假令戊申阳年太过,如丁未天数太过者,虽交后戊申年也,太阴犹尚治天,地已迁正,厥阴在泉,去岁壬戌太阳以退位作右间,即天丁未,地癸亥,故地不奉天化也。丁癸相会,火运太虚,反受水胜,故非太过也。即夷则之管上太征不应,此戊癸失守其会,后三年化疫也。速至庚戌,大小善恶,推疫至之年,天数及太乙。又只如戊申,如戊至申且迁交司而治天,即下癸亥未得迁正者,即地下壬戌太阳未退位者,见戊癸未合德也。即下癸柔干失刚,见火运小虚也。有小胜,或无复也,后三年化疠,名曰火疠也。治法如前。治之法,可寒之泄之。

8. 黄帝曰:人气不足,天气如虚,人神失守,神光不聚,邪鬼干人,致有夭亡,可得闻乎? 岐伯曰:人之五脏,一脏不足,又会天虚,感邪之至也。人忧愁思虑即伤心,又或遇少阴司天,天数不及,太阴作接间至,即谓天虚也,此即人气天气同虚也。又遇惊而夺精,汗出于心,因而三虚,神明失守,心为君主之官,神明出焉。神失守位,即神游上丹田,在帝太乙帝君泥丸宫下,神既失守,神光不聚,却遇火不及之岁,有黑尸鬼见之,令人暴亡。人饮食劳倦,即伤脾。又或遇太阴司天,天数不及,即少阳作接间至,即谓之虚也,此即人气虚而天气虚也。又遇饮食饱甚,汗出于胃,醉饱行房,汗出于脾,因而三虚,脾神失守,脾为谏议之官,智周出焉。神既失守,神光失位而不聚也。却遇上不及之年,或己年或甲年失守,或太阴天虚,青尸鬼见之,令人卒亡。人久坐湿地,强力入水即伤肾,肾为作强之官,伎巧出焉,因而三虚,肾神失守,神志失位,神光不聚。却遇水不及之年,或辛不会符,或丙年失守,或太阳司天虚,有黄尸鬼至见之,令人暴亡。人或恚怒,气逆上而不下,即伤肝也。又遇厥阴司天,天数不及,即少阴作接间至,是谓天虚也,此谓天虚人虚也。又遇疾走恐惧,汗出于肝,肝为将军之官,谋虑出焉。神位失守,神光不聚,又遇木不及年,或丁年不符,或壬年失守,或厥阴司天虚也,有白尸鬼见之,令人暴亡也。已上五失守者,天虚而人虚也。神游失守其位,即有五尸鬼见之,令人暴亡也,谓之曰尸厥。人犯五神易位,即神光不圆也,非但尸鬼,即一切邪犯者,皆是神失守位故也。此谓得守者生,失守者死,得神者昌,失神者亡

校:①阴,应为"阳"。②阴,应为"阳"。③金,应为"谓"。④此处缺太阳不退位一条,疑古文缺失。⑤已,应为"己"。⑥下,应为"不"。⑦已,应为"己"。⑧下文应为"如辛巳天数有余者,虽交后壬午年也,厥阴尚治天,地已迁正,阳明在泉,去岁丙申少阳以作右间,即天厥阴而地阳明,故地不奉天者也。"⑨未,应为"木"。⑩下文应为"太角不应,金行燥胜,火化热复。"接"甚即速,徐即微"。

[1]《黄帝内经,三家注,运气分册》为"见"。[2]《黄帝内经,三家注,运气分册》此处无"也"。[3]《黄帝内经,三家注,运气分册》此处有"法"。

【篇目纲要】

本篇共八节。阐释司天之气不降,在泉之气不升,又遇中运抑之,失守其位,天地气逆,而致民病的病源、病因、病理和治疗处方。

【译释】

1. 黄帝问:五运升降,九星之窒,我已经知晓。愿听一听气交失守是什么名?岐伯说:说的是五运上下升降,迁正退位,各有经论,上升下降,各有不前,所以名叫失守。因而气交当正不正,当迁不迁,则气交失易位,气交乃变,变易则不正常,就会四时失序,万化不安,万民为病。黄帝说:升降不前,愿听一听其原因。气交有变,根据什么能明了知晓?岐伯说:问得显明啊!真是明了大道。气交有变,这叫天地之时机。只是要降而不得降,是地星胜窒而刑之。又有五运太过,却先天而至,就会气交不前。只是欲升而不得其升,中运窒抑之。只是欲降却不得其降,中运窒抑之。因此才有升之不能提前,降之不下的情形;有降之不下,升而至天的情形;有升降都不提前,安时而至的情形。作如此之分别,就是为明确气交之变,变则有异,常各不同,灾有微有甚。

2. 黄帝说:愿听一听六气之交有遇有会,有胜有抑的原因,变成民病轻重的临床症状是什么?岐伯说:胜则相会,是抑伏造成的。因而辰戌之年,太阳当迁正司

天，而厥阴风木，以上年在泉之右间，主逢天柱金星胜而抑之不前，又遇庚戌，庚凭阳金有余，其气先天而至，岁运遇之，又能胜木，因而忽然不前，木运升天，全乃抑制，升而不前，就会出现清生风少之候，金气肃杀于春，阴盛抑阳，露霜复降，草木凋萎。民病会瘟疫早发，咽喉干燥，四肢胀满，关节皆痛。久而化成木郁之气，就会出现大风摧拉，折损鸣紊之候。民病突发偏瘫，手足麻木不仁。所以巳亥之年，厥阴当迁正司天，而少阴君火，以上年在泉之右间，当升为新年司天之左间，天蓬水胜窒抑之，胜之不能前，又或辛巳辛亥之年，皆水运不及，厥阴未迁正，则少阴不得升天，辛巳辛亥之年中运为水，君火欲升天，中运水运抑之，因而升之不前，就会清寒之候再次发作，寒冷之气生于早晚。民病阳气伏郁于内而生烦热，心惊神悸，寒热不时交替发作，日久成郁，就会暴热发作，热风膨胀，遮盖于上，化作火疫温疠，暖则化作热气疠气而成火疫。临床症状都会心烦而躁渴，渴甚医治之法，因势泄去其火热，症状可止。因而子午之年少阴当迁正司天，而太阴湿土，从上年在泉之右间，当升为新年少阴之左间，天冲木星胜而窒之，土气升之不前，土以阳木有余，其气先天而至，又或遇壬子壬午木运太过，先天而至，中运木运抑之，土气升天不前，就会土郁不前，风埃四起，不时尘埃昏暗，雨湿不化。土主脾胃，脾胃受抑，则病风厥，流涎如潮，偏瘫不随，胀满久而成黄疸满闭而伏郁之症，就是土气化疫。民因病天亡，脸四肢大小肠合胃腑，黄疸满闭，湿令不布，雨化衰微。因而丑未之年，太阴当迁正司天，而少阳相火，从上年在泉之右间，当升为新年太阴之左间，天蓬水星窒抑，相火因水胜之而不前，又或遇丑未阴年不及，太阴司天或未迁正，则少阳左间也不得其位而升天。辛丑辛未，都是水运之年，又遇天蓬，则相火被抑而升天不前，就会寒雾反布，凛冽如冬，水复干涸，冰再封结，天突然温暖，寒冷又来布化，忽冷忽热，没有定时。民病伏阳在内，烦热中生，心神惊骇，寒热间争，久而成郁，就会突发暴热，热风膨胀，遮盖于上而成郁，疠气化作，伏热内烦，痹而生厥，甚则血溢。因而寅申之年，少阳当迁正司天，而阳明燥金，从上年在泉之右间，当升为新岁司天之左间，天英火胜窒抑之，阳明升之不前，又或遇戊申戊寅阳火有余，其气先天而至，岁运遇之，金欲升天，中运抑之，则升之不前，就会时雨不应时而降，西风频发，咸卤和干燥一起发生。火胜于上，肺金受伤而喘嗽、血溢。久而化郁，就会白埃遮盖于上，肃杀气行，民病血满悲伤，金郁伐肝，金气寒敛而燥，病为寒瓤嚏嗌干，手裂且皮肤干燥。因而卯酉之年，阳明当迁正司天，太阳寒水从上年在泉之右间，当升为新年司天之左间，天芮土胜窒抑之，水升之不前，卯酉阴年，气有不及，司天阳明不得迁正，则左间太阳也不得其位，不得升天。己卯己酉都是土运之年，水欲升天，也能抑制太阳，就会湿胜于上，而热蒸，寒郁于下而雨间而降下，民病注下泻泄，食不及化，久而成水郁，水郁发则寒气大行，冷来时而有热，冰雹突然降袭。民病寒束于外，热生于中，则厥逆且哕，足胫酸疼，水克火，反生心悸，燠热，暴烦而复厥逆。

3.黄帝说:升之不前,我已经全部晓知其旨意。愿听一听降之不下的情形,可以得到明示吗?岐伯说:问的周详啊!这叫天地精微之义,我可以详尽地为您陈述此道,这就是说,六气升天之后,必定下降。六气中一气升天天三年,即左间一年,司天一年,右间一年,第四年必定下降而入地,成在泉之左间。也要再经在泉,在泉之右间三年而再升天。如此升降往来共六年,叫作六纪。所以丑未之年,太阳当迁正在泉,厥阴风木从上年司天之右间,当降为今年在泉之左间,地晶金胜窒抑之,金胜厥阴不前,又或遇子午年岁气有余,司天少阴不退位,右间厥阴也不得下降,乙丑乙未年,中运金运也能抑制厥阴,厥阴降之不下,受抑变成木郁。木欲降下,金运承之,降而不下,则青苍尘埃远见于上,白色之气承之于下,风起埃昏,清冷干燥之气行肃杀之令,霜露再次降覆,肃杀之令行布。久而不降,抑之化成木郁,就会发生风气燥气交相伏,有风则燥,有燥则风,气温稍升,转而清冷,草木刚萌生,杀霜乃降,蛰虫不见,在人也惧怕青肃之气伤肝脏。因而寅申之年,厥阴当迁正在泉,而少阴君火,从上年司天之右间,当降为今岁厥阴之左间,地玄水胜窒抑之,水胜君火降之不入,又或遇丙申丙寅水运太过,其气先天而至,君火欲降,中运水运承之,降而不下,就会红色之云呈现,黑色之气反生,温暖之气使万物舒展,寒冷夹雪又布,凛冽气候复作,天云惨悽。君火久而不降,伏之化郁,寒甚又热,热风化疫,热郁于上,久而不降,民病温热心烦,头痛目眩,热气彰明显露,温病将要发作。因而卯酉之年,少阴当迁正在泉,太阴湿土从上年司天之右间,当降为今年少阴之左间,地苍木胜窒抑之,太阴因木胜而不得降入,又或上年寅申年,岁气有余,司天少阳不退位,则右间太阴也不能降下,或丁卯丁酉年木运至,中运木运承之,太阴降而不下,就会黄云出现而青霞彰露,郁蒸大作,大风云雾尘昏遮盖,折损大作。久而不降,土之伏气化郁,天黄尘庶盖,地湿蒸满否,民病在脾胃,四肢不举,昏眩、肢节痛,腹满胀臆。因而辰戌之年,太阴当迁正在泉,少阳相火从上年司天之右间,当降为今年在泉之左间,地玄水胜窒抑之,少阳相火因水胜不能降入,又或遇丙辰丙戌之年,中运水运先天而至,水运承之,少阳相火降而不下,就会红云刚刚出现,黑云反而生产,天气刚要转暖,冷气突袭而至,甚至冰雹相加。相火久而不降,伏之成郁,忽冷忽热,热风成疫,民病面赤心烦,头痛目眩,热气显露就是热病发作之时。因而巳亥之年,少阳当迁正在泉,而阳明燥金,从上年司天之右间,当降为今年在泉之左间,地彤火胜窒抑之,阳明因火胜而不得降入,又或遇癸亥癸巳年,如上年辰戌,岁气有余,司天太阳不退位,则右间阳明也不能降入,火运应时而至,中运火运承之而不得降下,就会天清而肃,热气显露,暄热发生,民皆昏沉倦怠,夜卧不安,咽喉干燥,口渴引饮,燠热内烦,早晚有大凉之气,温暖之气转而兴起。阳明之气久而不得下降,伏而化郁,天气清冷寒凉,远生白气,民病则肝木受邪,掉眩昏目,手足强直,麻木不仁,两胁生痛,满目昏花。因而子午之年,阳明当迁正在泉,而太阳寒水,从上年司天之右间,当降为今年在泉之左间,太阳降地,地阜胜而窒抑之,地阜胜而太阳不得降入,又或遇甲子甲午年,阳土有余,先天时而至,土运承之,太阳水运受中运土运抑之,降而不入,就会天显黑气,瞑暗凄惨,刚出黄色尘埃,转而湿寒之气布化,使空气蒸湿,如太阳之气久而不降,就会伏而化郁,民病厥逆,四肢沉重倦怠,阴痿少力,天布阴沉,蒸湿不时发作。

4. 黄帝说:升降不前,我已明晓其根源。愿听一听迁正的情形,可以明示吗?岐伯说:值岁之气,迁居中位,这叫迁正位。司天之气,不得迁正,就是上年司天之气因超过了交司之时日,就是上年司天之气太过,值时有多余之日。也就是说去年司天之日,仍旧统治着今年的天数,今年司天之气不得迁正。巳亥年,太阳不退位,厥阴不迁正,就会风暄不应时,花卉凋萎,木失其正,肝经犯病。民病患淋溲,目系转,喜怒无常,小便发红。风欲行其令,但寒气不去,湿暄不正,春正失时。子午年,厥阴不退位,则少阴不迁正,君火不正,就会冷气不退,春冷后寒,暄暖不能及时。民病寒热,四肢烦痛,腰脊强直,上年厥阴之气,至本年初气之末,交于春分,则主客君火已皆得位,木虽有余,但其不退位的情形,不会超过二气主气君火当令之时。丑未年,少阴不退位,则太阴不迁正,就会云雨失令,万物枯焦,土气失正,当生不发。土主脾胃四肢,民病则手足肢节肿满,大腹水肿,填臆不食,飧泄,胁满,四肢不举雨化欲行其令,少阴君火仍居天位而施治,温煦于气,亢盛而不雨泽。寅申年,太阴不退位,则少阳不迁正,相火失正,因而炎灼不能施令,苗秀不可生荣,酷暑在秋,肃杀晚至,霜露迟时。民病痎疟骨热,心悸惊骇,严重之时则血溢。卯酉之年,少阳不退位,则阳明不迁正,今为火制,则暑化于前,肃杀在后,草木反荣,相火灼金,肺经受病。民病寒热鼽嚏,皮毛折,爪甲枯焦,严重则喘嗽息高,悲伤不乐,热化于是布令,燥化不得行令,金衰则清劲不行,肺金复病。辰戌之年,如阳明不退位,则太阳不迁正,水政衰迟,就会冬清反寒,易令于春,杀霜在前,寒冰随后,阴气不布,阳光复治,凛冽不作,云雾待时而起,水亏金燥。民病温疠烦躁,喉闭嗌干,烦躁且渴,喘息带音。寒化须待燥去,才得以治天,过期失序,对万民可造成灾害。

5. 黄帝说:迁正早晚,你已阐明其含义,愿听一听退位的情形,可以明示吗? 岐伯说:所谓不退位,就是天司没终了,余其仍在,虽遇交司,还不退位,还行旧岁之令,名叫复布政,因而名叫再治天,也就是天令如旧而不退位。厥阴不退位,木制土,风胜湿,就会大风早起,时雨不降,湿令不化,民病胜瘟疫、黑斑、风病、肢节痛、头目痛、伏热内烦、咽喉干、口渴引饮。少阴不退位,就会温暖胜似春冬,蛰虫早至,草木发生,君火再布,湿热盛行,民病膈热咽干,血溢惊骇,小便赤涩,丹瘤、疹、疮疡留毒。太阴不退位而取代四时,因土王四维,再治不退,或寒或暑,其至不时,埃昏布作,温令不去,民病四肢少力,食饮不下,后泄注,前淋满,足胫寒,阴痿闭塞,失溺,小便数。少阳不退位,就会热生于春,相火不退,后化迟留不去,冬温不冻,流水不冰,蛰虫出现,民病少气,寒热交替发作,便血上热,小腹坚满,小便色赤,严重则血溢,都因相火为病热伤气。阳明不退位,就会春生清冷,草木晚荣,金气清肃,阳和不舒,寒热间作,清寒犯胃,民病呕吐暴注,食饮不下,大便干燥,燥金之气,四肢不举,目掉眩,木受金邪,肝为病。缺太阳不退位一条,疑故缺失。

6. 黄帝说:天岁早晚,我从这里知晓了,愿听一听地数早晚的情形,可以听一听吗? 岐伯说:天气有三,地气也有三,地气之三,左间气当迁正,右间气当升天,是在泉当位。如地数不前而失其正,就会应在地上产化,都是万物失时之化。

7. 黄帝说:我听一听天地二甲子,即刚正于上,则柔合于下,柔正于上,则刚合于下,如上甲则下己,上己则下甲,因而叫二甲子,十天干十二地支上下相合,经纬天地,数有轮换变移,失守其位,可以明示吗? 岐伯说:失守轮换其位,就是说应该司天却不得司天之正位,应该在泉却不得在泉之正位,四时失其节气,就会发生大疫。注释《玄珠密语》说:阳年三十年,除庚子庚午年,君火刑金运,庚寅庚申年,相火刑金运,戊辰戊戌年,寒水刑火运,这六年阳运天刑,本非有余外,其余二十四年,都是阳刚太过之运。除此六年天刑之外,皆作太过之用,就是阳运自胜且无邪伤,令行不然之旨。如刚柔轮换,失守其位,气有不正,即使阳年,也为不及。假令甲子年,阳年土运太过抑塞,如上年癸亥年厥阴司天,天数有余而不退位,则甲子年少阴司天不得迁正,因而为室,甲子年在泉,是阳明己卯,甲为迁正于上,己巳得位于下,所以上年在泉之少阳,退作地之右间,以癸亥年之司天,临甲子年之在泉,则上癸下巳,不相和合。癸巳相会,则甲失其位,虽叫阳土太过,其气已虚,上虚则受木胜,所以土不是太过,根据什么说土运太过呢? 黄钟是太宫之律,阳土运室则黄钟不应,木乃胜之,木胜必金复,金既复而子年司天,少阴忽到,则木反助火克金,其复必定微弱,这样甲己之土都失守,甲己化土,因而三年后发生土疫,即湿温之类的疾病,早从甲子到丙寅三年之首,晚到丁卯,三年之后。大小善恶,推其天地,即察司天在泉之盛衰,甲与子合,则少阴君火,应交司治天,甲子年在泉己卯阳明未迁正,是因癸亥年在泉戊寅少阳不退位,因而使甲与戊对,子与寅配,甲己不能合,是己之阴土室于下,柔失其守,己土不正于下,木乃乘正而胜之,金接着复木之胜土,三年之后必化土疠而反邪化,在上应天为阳,在下应地为阴,阴阳天地不同,所以其大小善恶之应,一切随天地之法旨。因而丙寅阳年。水运太过,如果上年乙丑司天太阴天数有余而不退位,虽然得丙寅,本年少阳也不得迁正,太阴还治天,丙寅少阳虽未司天,辛巳厥阴已迁正在泉,上年司地庚辰已退位作右间,也就是说天太阴而地厥阴会出现,所以上乙下辛不相合,地不上奉天化。乙辛相会,水运太虚,反受土胜,所以水运不太过,羽音阳律太簇之管,因丙运失守,不应土胜而雨化,雨为之胜,风为之复,这是因丙辛失守其会,后三年化成水疫。迟至己巳,早至戊辰,甚就早,微就迟,水疫就会发作。大小善恶,推算天地有余不足之数,即察司天在泉之盛衰,也就是太乙游在何宫，又只如丙寅年，丙与寅合，则少阳相火应交司而治天，辛巳是本年在泉，庚辰是上年在泉，庚辰不退位，则辛巳不迁正，有丙无辛，孤立于上，不合其德，也是水运失守，也会小虚，小有胜复，后三年化为疬，名叫水疬，其临床症状如水疫，也就是如寒疫阴证之类疾病，医治之法同前。假令庚辰阳年太过，如上年己卯阳明司天天数有余，不退位，则庚辰不能迁正，阳明还在治天，地在泉已迁正，太阴司地，去年司地少阴已作右间，就会出现司天阳明而在泉太阴的状况，所以地不奉天之化。乙巳相会而乙庚不合，金运虚，反受火胜，所以不会太过。庚金之律姑洗之管太商不应，金虚则火胜，火胜则热化水复，水复则寒刑，这是乙庚失守的情形，后三年，化成金疫，临床症状先热而后寒。早则至壬午年，迟则至癸未年，金疫就会爆发。大小善恶，推算本年天地有余不足之数和太乙游在何宫，即察司天在泉之盛衰。又只如庚辰，如庚辰既合，则太阳寒水，当如交司之日而治天，乙未太阴是本年在泉，甲午少阴是上年在泉，如甲午不退位，则乙未不正，庚虽正于上，乙失守于下，乙庚不合，也是金运之亏，乙未干失刚，因柔不正而失其刚。柔失其正，因而金叫小虚，火有小胜及太阴气至，则水不得行，因而或无复，后三年化为疬，名叫金疬。其临床症状和金疫相似，医治方法和医治金疫相同。假令壬午阳年木运太过，如上年辛巳年天数有余，厥阴当退不退，则壬虽得阳木，也不能正其运，厥阴还在治天，壬午之丁酉阳明迁正在泉，辛巳之丙申少阳，当退位地之右间，就会出现司天厥阴而在泉阳明的状况，即以辛巳之天，临壬午之地，所以地不奉天。辛不退，壬不正，丁不合壬而会辛，则木运失守，金反必胜之，所以不是太过。蕤宾之管太角之律不应，阳木不正，金性燥胜，火化热复。胜甚即速，胜微即徐，总不出三年之外，疫至大小善恶，推算疫至之年神，有余不足之天数和太乙出游在何宫，即察司天在泉之盛衰。又只如壬至午，合其交司之日，则少阴治天，下丁酉阳明为本年在泉不得迁正，就是因上年丙申少阳在泉不退位，有壬无丁，木德不合。丁柔干就会不合刚，下不上，也是木运小虚。因而有小胜小复，后三年化为疫，名叫木疫。其临床症状如风疫，医治之法如前法。假令戊申阳年太过，丁未之太阴天数太过，太阴不退位，戊申虽阳年太过，不能正其火运，戊申年天未正而地已正，上年太阳在泉已退作地之右间，是天丁未，地癸亥，癸不得戊，地不奉天之火化。上丁下癸相会，则戊癸不合，火运必虚，反受水之胜，所以不是太过。夷则之上管火之阳律太徵不应，这是戊癸失守其会，后三年化为火疫。快则至庚戌，迟则至辛亥，火疫就会爆发。大小善恶，推算疫至之年神，有余不足之天数和太乙出游在何宫，即察司天之气之盛衰。又只如戊申，如戊至申既合交司之日，少阳当治天，戊申年当厥阴癸亥之气，如上年壬戌不退位，则癸亥不得迁正，戊癸火运不合其德。下在泉癸柔干就会不与上之刚合，火运不足，水必胜之，水胜则土复，当其复时而厥阴若正，则土或无复，后三年化为疬，即瘟疫热病之类，名叫火疬。医治之法，宜寒之泄之。

8.黄帝说:人气不足,天气如果衰虚,人神失守,神明不聚,则阴邪之鬼干犯人神,导致夭亡,可以听一听病因吗? 岐伯说:人体五脏,有一脏不足,又正碰上天气虚,就会感受邪气。人忧愁思虑就会伤心,又或遇上少阴司天,天数不及,少阴司天之年,太阴还在左间,如少阴不足,则太阴上位作接,不当至而至,这是因君火之虚,与人心气同虚。又或遇惊而夺心之精,汗从心出,因而三虚,神明失守,心是君主之官,神明从之而出。神失守位,就会神游上丹田,人之脑是髓海,叫上丹田,太乙帝君所居,也叫泥丸君,总统众神,心志神明失守其位,则浮游于此。心属火,心神失守,神明衰退,又遇火运不及,见水色之鬼,即黑尸鬼,不只癸年,即使戊午失守也是如此,司天二火不及也如此,尸鬼就是魄之阴气,阳脱阴孤,其人必死。人饮食劳倦,就会伤脾。又或遇太阴司天,天数不及,太阴司天之年,少阳还是天之左间,如太阴不足,则少阳左接间至,即少阳上位作接,不当至而至,少阳得政,脾气既伤,又遇太阳失守,是人气天气皆虚。又遇饮食饱甚,汗行胃出,醉饱行房,汗从脾出,因而三虚,脾神失守,意智大乱,脾是谏议之官,智周从之而出。神既失守,神光失位而不聚。却遇土运不及之年,不只己年,甲年也有治,或太阴司天,失守其位,青尸鬼木邪来犯,令人暴亡。人久坐湿地,强力入水就会伤肾,肾是作强之官,伎巧从之而出。因而三虚,肾神失守,神志失守其位,神光不聚。却遇水运不及之年,或辛不与天符相会,或丙年失守其位,或太阳司天虚,土邪黄尸鬼来犯,令人暴亡。人或发怒,气逆上而不下,就会伤肝。又遇厥阴司天,天数不及,厥阴司天之年,少阴当位左间,如厥阴不足,则少阴上为作接得政,不当至而至,肝气既伤,厥阴又虚,是天气人气都不足。又遇疾走恐惧,汗从肝出,肝是将军之官,谋虑从之而出。神位失守,神光不聚,又遇木运不及之年,或丁年不与天符相会,或壬年失守其位,或厥阴司天虚,金邪白尸鬼来犯,令人暴亡。以上五脏失守,是天气虚,人气也虚。神气虽游,未离于身,但失守其位,就会有五尸鬼干犯,令人暴亡,是厥逆而死,叫尸厥。人犯五神易位,就会阳明之气不圆,阳气不足,则阴邪犯之,不只尸鬼,就是一切邪犯,都是神失守其位的原因。这叫做得守者活,失守者死,得神则昌,失神则亡。

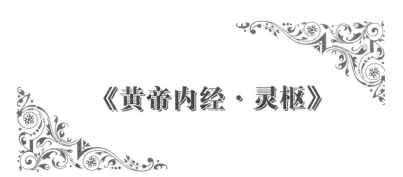

《黄帝内经·灵枢》

卷之一

九针十二原篇第一

1. 黄帝问于岐伯曰：余子万民，养百姓而收其租税；余哀其不给而属有疾病。余欲勿使被毒药，无用砭石，欲以微针通其经脉，调其血气，荣其逆顺出入之会。令可传于后世，必明为之法，令终而不灭，久而不绝，易用难忘，为之经纪，异其章，别其表里，为之终始。令各有形，先立《针经》。愿闻其情。岐伯答曰：臣请推而次之，令有纲纪，始于一，终于九焉。

2. 请言其道：小针之要，易陈而难入。粗守形，上守神。神乎神，客在门。未睹其疾，恶知其原？刺之微，在速迟。粗守关，上守机，机之动，不离其空。空中之机，清静而微。其来不可逢，其往不可追。知机之道者，不可挂以发。不知机道，扣之不发。知其往来，要与之期。粗之阇乎，妙哉，工独有之。往者为逆，来者为顺，明知逆顺，正行无问。迎而夺之，恶得无虚？追而济之，恶得无实？迎之随之，以意和之，针道毕矣。

3. 凡用针者，虚则实之，满则泄之，宛陈则除之，邪胜则虚之。《大要》曰：徐而疾则实，疾而徐则虚。言实与虚，若有若无。察后与先。若存若亡。为虚与实，若得若失。虚实之要，九针最妙，补泻之时，以针为之。泻曰：必持内之，放而出之，排阳得针，邪气得泄。按而引针，是谓内温，血不得散，气不得出也。补曰：随之随之，意若妄之。若行若按，如蚊虻止，如留如还，去如弦绝，令左属右，其气故止，外门已闭，中气乃实，必无留血，急取诛之。

4. 持针之道，坚者为宝。正指直刺，无针左右。神在秋毫，属意病者。审视血脉者，刺之无殆。方刺之时，必在悬阳，及与两卫。神属勿去，知病存亡。血脉者在俞横居，视之独澄，切之独坚。

5. 九针之名，各不同形。一曰镵针，长一寸六分；二曰员针，长一寸六分；三曰锓针，长三寸半；四曰锋针，长一寸六分；五曰铍针，长四寸，广二分半；六曰员利针，长一寸六分；七曰毫针，长三寸六分；八曰长针，长七寸；九曰大针，长四寸。镵针者，头大末锐，去泻阳气；员针者，针如卵形，揩摩分间，不得伤肌肉者，以泻分气；锓针者，锋如黍粟之锐，主按脉勿陷，以致其气；锋针者，刃三隅以发痼疾，铍针者，末如剑锋，以取大脓；员利针者，大如厘，且员且锐，中身微大，以取暴气；毫针者，尖如蚊虻喙，静以徐往，微以久留之而养，以取痛痹；长针者，锋利身薄，可以取远痹；大针者,尖如梃,其锋微员,以泻机关之水也。九针毕矣。

6.夫气之在脉也,邪气在上,浊气在中,清气在下。故针陷脉则邪气出,针中脉则浊气出,针太深则邪气反沉、病益。故曰:皮肉筋脉,各有所处。病各有所宜。各不同形,各以任其所宜,无实无虚。损不足而益有余,是谓甚病。病益甚,取五脉者死,取三脉者恇;夺阴者死,夺阳者狂,针害毕矣。

7.刺之而气不至,无问其数。刺之而气至,乃去之,勿复针。针各有所宜,各不同形,各任其所。为刺之要,气至而有效,效之信,若风之吹云,明乎若见苍天,刺之道毕矣。

8.黄帝曰:愿闻五脏六腑所出之处。岐伯曰:五脏五俞,五五二十五俞,六腑六俞,六六三十六俞,经脉十二,络脉十五,凡二十七气,以上下。所出为井,所溜为荥,所注为俞,所行为经,所入为合,二十七气所行,皆在五俞也。

9.节之交,三百六十五会,知其要者,一言而终,不知其要,流散无穷。所言节者,神气之所游行出入也。非皮肉筋骨也。

10.观其色,察其目,知其散复。一其形,听其动静,知其邪正,右主推之,左持而御之,气至而去之。

11.凡将用针,必先诊脉,视气之剧易,乃可以治也。五脏之气,已绝于内,而用针者反实其外,是谓重竭。重竭必死,其死也静。治之者辄反其气,取腋与膺。五脏之气,已绝于外,而用针者反实其内,是谓逆厥。逆厥则必死,其死也躁。治之者反取四末。

12.刺之害中而不去,则精泄;害中而去,则致气。精泄则病益甚而恇,致气则生为痈疡。

13.五脏有六腑,六腑有十二原,十二原出于四关,四关主治五脏。五脏有疾,当取之十二原。十二原者,五脏之所以禀三百六十五节气味也。五脏有疾也,应出十二原。十二原各有所出。明知其原,睹其应,而知五脏之害矣。阳中之少阴,肺也,其原出于太渊,太渊二。阳中之太阳,心也,其原出于大陵,大陵二。阴中之少阳,肝也,其原出于太冲,太冲二。阴中之至阴,脾也,其原出于太白,太白二。阴中之太阴,肾也,其原出于太溪,太溪二。膏之原,出于鸠尾,鸠尾一。肓之原,出于脖胦,脖胦一。凡此十二原者,主治五脏六腑之有疾者也。

14.胀取三阳,飧泄取三阴。

15.今夫五脏之有疾也,譬犹刺也,犹污也,犹结也,犹闭也。刺虽久犹可拔也,污虽久犹可雪也,结虽久犹可解也,闭虽久犹可决也。或言久疾之不可取者,非其说也。夫善用针者,取其疾也,犹拔刺也,犹雪污也,犹解结也,犹决闭也。疾虽久,犹可毕也。言不可治者,未得其术也。

16.刺诸热者,如以手探汤;刺寒清者,如人不欲行。阴有阳疾者,取之下陵三里,正往无殆,气下乃止,不下复始也。疾高而内者,取之阴之陵泉;疾高而外者,取之阳之陵泉也。

【篇目纲要】

本篇共十六节。阐释用针治疗疾病的法则,针刺的方法、心法、九针之名称及其功用,介绍人体俞穴及其定数。

【译释】

1.黄帝问岐伯说:我把万民当成子民,生养百姓,收其租税;我哀叹百姓不能供给,因为他们身患疾病。我想不用毒药攻其内,不用砭石治其外,要用微针通其经脉,调其血气,治其逆顺出入之会。针法可流传后世,必须明确操作之法,针法授完而不减灭,久传而不断绝,用法简易难忘,可为微针之经纪,在不同的篇章,分别表里内外,作为终始。微针各有形状,先立《针经》,愿听一听其中的情形。岐伯回答说:臣请推演排列微针之数,使之有纲纪次序,从一开端,到九终结。

2.请论一论微针之道:微针之要,容易陈述,却难著于人。粗工守形体,良工守神机。神机在神,邪客在门。不看疾病在哪经,怎能晓知病源?针刺之微妙,就在快慢。粗工守关节,良工守神机,神机之动,不离空穴。空穴中之神机,清静并微妙。气盛不可补,气虚不可泻。知神机之道,不可差毫发之隙。不晓知神机之道,叩机不发,失补泻之机。知气之往来,有逆顺盛衰之机,补泻勿失其时。粗工不知此道,诚为冥闇,神妙啊!只有良工做得到。气虚小为逆,形气将平为顺,明知逆顺,正确行针补泻,勿问别人。顺而行泻,怎能不虚?追而济之以行补法,怎能不实?补泻之法,迎之随之,以心意和之,针道就可完备了。

3.凡是用针,气口虚当补之,气口盛当泻之,脉中有蓄血当去之,诸经有盛者皆泻其邪。《大要》曰:徐徐进针,疾速出针就是补,疾速进针,徐徐出针就是泻。说的是补泻手法,若有若无,即补有气,泻无气。观察气之虚实补泻之先后,若存若亡。为泻为补,补之若得,泻之若失。补泻之要道,九针最为奥妙,当补当泻之时,用针为之而已。泻法说必须持针刺入俞穴,出针摇大其穴,排阳邪而出针,病邪之气得以外泄。手按针穴引退其针,这叫内温,血不得外散,气不得外出。补法说随之,随之的意思就是追而济之,若有所往。若妄有所行,妄有所按,如蚊虻止于其中,如有所留而复有所还,出针如琴弦断绝,右手出针,左手疾闭针穴,正气因而止于穴内,外门已闭,中气就实,必须不留血,有血急取以去之。

4.持针之法,坚而有力为宝。正而不偏,直中气穴。医之神见在秋毫之间。精力在病者身上,详审血脉变化,针刺不会有危殆。开始针刺之时,必须先观察病者神气和肌表脏腑两卫之神。凝神患者而不离,晓知疾病生死之候。血脉就是在俞穴中横居之络脉,视之独清,切之独坚者便是。

5.九针之名称、形状,各不相同:一叫镵针,长一寸六分;二叫圆针,长一寸六分;三叫鍉针,长三寸半;四叫锋针,长一寸六分;五叫铍针,长四寸,宽二分半;六叫圆利针,长一寸六分;七叫毫针,长三寸六分;八叫长针,长七寸;九叫大针,长四寸。镵针头大末锐,除泻阳气;圆针针如卵形,按摩分肉之间,不伤肉分,用来疏泻分气;鍉针锋如黍粟之锐,用来按脉不陷,以致正气,出其邪气;锋针三棱有刃,可以泻热出血而固疾竭;铍针末如剑锋,可以取初大脓;圆利针大如氂,又员又锐,中身微大,可以取除暴气;毫针尖如蚊虻喙,静而徐往,微而久留之以养正气,可以取除痛痹;长针锋利身薄,可以取除远痹;大针尖如铤,针锋微圆,可以泻机关之水。这就是九针的全部情形。

6.气在脉中,邪气在上,浊气在中,清气在下。所以针额颅之显脉,则阳之表邪去,浮浅之病针刺太深,邪气就反沉,病情加重。所以皮肉筋脉,各有所主。病情各有浅深之所宜。九针各不同形,各凭任其所宜为用,无实实虚虚。损不足而益有余,这是加重病情,病情会更加严重。大泻五脏之五阴之脉死,尽泻手足三阳之脉,病就会惬然而形体难复;夺阴就会死,夺阳就会狂,这就是针的全部危害。

7.针刺不得气,当无问时间长短而守针候气。针刺而得气,就起针,不要再针。九针各有所宜,形状各不相同,各任其所宜而用之。针刺之要法,就是得气有效,有效的信验,就像风吹浮云,明朗如见苍天,这就是针刺之道的全部。

8.黄帝说:愿听一听五脏六腑脉气所出之处。岐伯说:五脏各有五俞,五五二十五俞,六腑各有六俞,六六三十六俞,经脉十二,络脉十五,共二十七气,把上下所出作为井穴,所溜作为荣穴,所注作为俞穴,所行作为经穴,所入作为合穴,二十七气所行,都在五俞当中。

9.人身气节之交有三百六十五会,晓知要法只在五俞,可一言而终,不晓知要法只在五俞,流散无穷。所谓人身气节,就是神气之所游行出入之所,不是皮肉筋骨。

10.用针医治病人,应观其五色,察其眼睛,了解正气散复。从整体上观察病人形体,听其动静,了解其邪正之气,右手进针,左手护针,得气而出针。

11.凡是将要用针,必须先诊切脉象,察知重轻,才可以医治。五脏之气已绝于内,用针却反实其外,这叫作重竭。重竭必死,死时安静。医工往往反其气,取腋与膺所致。五脏之气已绝于外,用针者却反实其内,这叫逆厥。逆厥就必定死,死时躁动不安,医工反其气,取四末所致。

12.针刺既中其害却不出针,就会精气反泄;刺中其害而出针,就会邪气未尽而留聚。精泄就会病情加重而惬,留聚就会生成痈疡。

13.五脏有六腑,六腑有十二原,十二原出于四关,四关主治五脏。五脏有疾,当取十二原穴。十二原是五脏之所以受三六五节气味之处。五脏有疾,十二原应有所出。十二原各有所出。明确晓知其原,观察其应,从而知道五脏所生之害。阳中之少阴是肺,原出于太渊穴,太渊有二穴;阳中之太阳是心,原出于大陵穴,大陵有二穴;阴中之少阳是肝,原出于太冲穴,太冲有二穴;阴中之至阴是脾,原出于太白穴,太白有二穴;阴中之太阴是肾,原出于太溪穴,太溪有二穴;膏之原出于鸠尾穴,鸠尾一穴;肓之原出于脖胦穴,脖胦一穴。这十二原是主治五脏六腑之有疾的主穴。

14. 胀当取三阳经,即胃胆膀胱经,飧泄当取三阴经,即脾肝肾经。

15. 现在五脏有疾,就好像有刺,像有污,像有结,像闭塞。刺虽然长久,也可以拔出;污虽然长久,也可以雪白;结虽然长久,也可以解开;闭塞虽然长久,也可以决渎。有人说久疾不可以治愈,是没有弄清病因。善于用针,医治疾病,就好比拔刺、雪污、解结、决塞一样。疾虽久长,也可以治愈。说不可医治,是没有得其医术。

16. 刺诸热,如用手探汤;刺寒清,如人不欲行。阴有阳病,针取下陵三里穴,正往没有危殆,得气就出针,不得气,重新开始。疾高在内,取阴陵泉穴;疾高在外,取阳陵泉穴。

本输篇第二

1. 黄帝问于岐伯曰:凡刺之道,必通十二经络之所终始,络脉之所别处,五俞之所留,六腑之所与合,四时之所出入,五脏之所溜处,阔数之度,浅深之状,高下所至。愿闻其解。岐伯曰:请言其次也。肺出于少商,少商者,手大指端内侧也,为井木;溜于鱼际,鱼际者,手鱼也,为荥;注于太渊,太渊,鱼后一寸,陷者中也,为俞;行于经渠,经渠,寸口中也,动而不居为经;入于尺泽,尺泽,肘中之动脉也,为合。手太阴经也。

2. 心出于中冲,中冲,手中指之端也,为井木;流于劳宫,劳宫掌中中指本节之内间也,为荥;注于大陵,大陵掌后两骨之间方下者也,为俞;行于间使,间使之道,两筋之间,三寸之中也,有过则至,无过则止,为经;入于曲泽,曲泽,肘内廉下陷者之中也,屈而得之,为合。手少阴也。

3. 肝出于大敦,大敦者,足大趾之端,及三毛之中也,为井木;溜于行间,行间,足大趾间也,为荥;注于太冲,太冲,行间上二寸,陷者之中也,为俞;行于中封,中封,内踝之前一寸半,陷者之中,使逆则宛,使和则通,摇足而得之,为经;入于曲泉,曲泉,辅骨之下,大筋之上也,屈膝而得之,为合。足厥阴也。

4. 脾出于隐白,隐白者,足大趾之端内侧也,为井木;溜于大都,大都,本节之后下,陷者之中也,为荥;注于太白,太白,腕骨之下也,为俞;行于商丘,商丘,内踝之下,陷者之中也,为经;入于阴之陵泉,阴之陵泉,辅骨之下,陷者之中也,伸而得之,为合。足太阴也。

5.肾出于涌泉,涌泉者,足心也,为井木;溜于然谷,然谷,然骨之下者也,为荥;注于太溪,太溪,内踝之后,跟骨之上,陷中者也,为俞;行于复溜,复溜,上内踝二寸,动而不休,为经;入于阴谷,阴谷,辅骨之后,大筋之下,小筋之上也,按之应手,屈膝而得之,为合。足少阴经也。

6.膀胱出于至阴,至阴者,足小趾之端也,为井金;溜于通谷,通谷,本节之前外侧也,为荥;注于束骨,束骨,本节之后,陷者中也,为俞;过于京骨,京骨,足外侧大骨之下,为原;行于昆仑,昆仑,在外踝之后,跟骨之上,为经;入于委中,委中,腘中央,为合,委而取之。足太阳也。

7.胆出于窍阴,窍阴者,足小趾次趾之端也,为井金;溜于侠溪,侠溪,足小趾次趾之间也,为荥;注于临泣,临泣,上行一寸半,陷者中也,为俞;过于丘墟,丘墟,外踝之前下,陷者中也,为原;行于阳辅,阳辅,外踝之上,辅骨之前,及绝骨之端也,为经;入于阳之陵泉,阳之陵泉,在膝外,陷者中也,为合,伸而得之。足少阳也。

8.胃出于厉兑,厉兑者,足大趾内次趾之端也,为井金;溜于内庭,内庭,次趾外间也,为荥;注于陷谷,陷谷者,上中指内,间上行二寸,陷者中也,为俞;过于冲阳,冲阳,足跗上五寸,陷者中也,为原,摇足而得之;行于解溪,解溪,上冲阳一寸半,陷者中也,为经;入于下陵,下陵,膝下三寸,骭骨外三里也,为合;复下三里三寸,为巨虚上廉,复下上廉三寸,为巨虚下廉也;大肠属上,小肠属下,足阳明胃脉也。大肠小肠,皆属于胃,是足阳明也。

9.三焦者,上合手少阳,出于关冲,关冲者,手小指次指之端也,为井金;溜于液门,液门,小指次指之间也,为荥;注于中渚,中渚,本节之后,陷者中也,为俞;过于阳池,阳池,在腕上,陷者之中也,为原;行于支沟,支沟,上腕三寸,两骨之间,陷者中也,为经;入于天井,天井,在肘外大骨之上,陷者中也,为合,屈肘而得之;三焦下腧,在于足大趾之前,少阳之后,出于腘中外廉,名曰委阳,是太阳络也,手少阳经也。三焦者,足少阳太阴之所将,太阳之别也,上踝五寸,别入贯腨肠,出于委阳,并太阳之正,入络膀胱,约下焦,实则闭癃,虚则遗溺,遗溺则补之,闭癃则泻之。

10.手太阳小肠者,上合手太阳,出于少泽,少泽,小指之端也,为井金;溜于前谷,前谷,在手外廉本节前,陷者中也,为荥;注于后溪,后溪者,在手外侧本节之后也,为俞;过于腕骨,腕骨,在手外侧腕骨之前,为原;行于阳谷,阳谷,在锐骨之下,陷者中也,为经;入于小海,小海,在肘内大骨之外,去端半寸,陷者中也,伸臂而得之,为合。手太阳经也。

11.大肠上合手阳明,出于商阳,商阳,大指次指之端也,为井金;溜于本节之前二间,为荥;注于本节之后三间,为俞;过于合谷,合谷,在大指岐骨之间,为原;行于阳溪,阳溪,在两筋间,陷者中也,为经;入于曲池,在肘外辅骨,陷者中,屈臂而得之,为合。手阳明也。

12. 是谓五脏六腑之俞,五五二十五俞,六六三十六俞也。六腑皆出足之三阳,上合于手者也。

13. 缺盆之中,任脉也,名曰天突。一次,任脉侧之动脉,足阳明也,名曰人迎;二次脉,手阳明也,名曰扶突;三次脉,手太阳也,名曰天窗;四次脉,足少阳也,名曰天容;五次脉,手少阳也,名曰天牖;六次脉,足太阳也,名曰天柱;七次脉,颈中央之脉,督脉也,名曰风府。腋内动脉,手太阴也,名曰天府。腋下三寸,手心主也,名曰天池。

14. 刺上关者,呿不能欠;刺下关者,欠不能呿;刺犊鼻者,屈不能伸;刺两关者,伸不能屈。

15. 足阳明,侠喉之动脉也,其俞在膺中。手阳明,次在其俞外,不至曲颊一寸。手太阳,当曲颊。足少阳,在耳下曲颊之后。手少阳出耳后上,加完骨之上。足太阳,侠项,大筋之中,发际。

16. 阴①尺动脉,在五里,五俞之禁也。

17. 肺合大肠,大肠者,传道之腑;心合小肠,小肠者,受盛之腑;肝合胆,胆者中精之腑;脾合胃,胃者五谷之腑;肾合膀胱,膀胱者津液之腑也;少阳属肾,肾上连肺,故将两脏;三焦者,中渎之腑也,水道出焉,属膀胱,是孤之腑也,是六腑之所与合者。

18. 春取络脉诸荥大经分肉之间,甚者深取之,间者浅取之;夏取诸俞孙络肌肉皮肤之上;秋取诸合,余如春法;冬取诸井诸俞之分,欲深而留之。此四时之序,气之所处,病之所舍,脏之所宜。转筋者,立而取之,可令遂已。痿厥者,张而刺之,可令立快也。

校:①阴:原文缺。

【篇目纲要】

本篇共十八节。概述五脏六腑之腧穴定数、相合,取穴方法,颈项七次脉之定穴,个别穴位的取穴方法及禁忌。

【译释】

1. 黄帝问岐伯说:凡是针刺之法,必须通晓十二经络之所始、所终,络脉之所别之处,五输之所留止,六腑之所与之相合,四时之所出所入,五脏之所溜处,阔数之度,浅深之状,高下所至之处,愿听一听分解。岐伯说:请依次序解说。肺从少商出,少商穴就是手大指端内侧,是井木;溜于鱼际穴,鱼际穴是手鱼,是荥穴;注入太渊穴,太渊穴在手鱼后一寸凹陷中,是俞穴;行于经渠穴,经渠穴在寸口中,动而不停为经;入于尺泽穴,尺泽穴是肘中之动脉,为合穴。这就是手太阴经的五俞次序。

2.心出于中冲穴,中冲穴在手中指之端,是井木;溜于劳宫穴,劳宫穴在掌中中指本节之内间,是荣穴;注入大陵穴,大陵穴在掌后两骨之间方下,是俞穴;行于间使,间使穴在两筋之间三寸之中,有病则至,无病则止,为经穴;入于曲泽,曲泽穴在肘内廉下陷之中,屈肘而得穴,是合穴。这就是手少阴经的五俞次序。

3.肝从大敦穴出,大敦穴在足大指之端合三毛之中,是井木;溜于行间穴,行间穴在足大指间,是荣穴;注于太冲,太冲穴在行间穴上三寸陷者之中,为俞穴;行于中封,中封穴在内踝之前一寸半陷者之中,针此逆其气则郁,和其气则通,摇足而得穴,是经穴;入于曲泉,曲泉穴在辅骨之下,大筋之上,屈膝而得穴,是合穴。这就是足厥阴经五俞的次序。

4.脾处于阴白穴,阴白穴在足大指之端内侧,是井木;溜于大都,大都穴在本节之后下陷之中,是荣穴;注入太白,太白穴在腕骨之下,是俞穴;行于商丘,商丘穴在内踝之下陷之中,为经穴;入于阴之陵泉,阴陵泉穴在辅骨之下陷之中,伸而得穴,为合穴。这就是足太阴经五俞穴的次序。

5.肾出于涌泉,涌泉在足心,为井木;溜于然谷穴,然骨之下是然谷穴,为荣穴;注于太溪穴,在内踝之后跟骨之上陷中,为俞穴;行于复溜,复溜穴在上内踝二寸,脉动而不休,为经穴;入于阴谷,阴谷穴在辅骨之后,大筋之上,按之应手,屈膝而得穴,为合穴。这就是足少阴经五俞穴的次序。

6.膀胱出于至阴,至阴穴在足小指之端,是井金;溜于通谷穴,通谷穴在本节之前外侧,为荣穴;注于束骨穴,束骨穴在本节之后陷中,为俞穴;过于京骨,京骨穴在足外侧大骨之下,为原穴;行于昆仑,昆仑穴在外踝之后,跟骨之上,是经穴;入于委中,委中穴在腘中央,是合穴,卧而取穴。这就是足太阳经六俞穴。

7.胆出于窍阴,窍阴穴在足小指次指之端,是井金;溜于侠溪,侠溪穴在足小指次指之间,是荣穴;注于临泣,临泣穴在上行一寸半陷中,是俞穴;过于丘墟,丘墟穴在外踝之前下陷中,是原穴;行于阳辅穴,阳辅穴在外踝之上辅骨之前及绝骨之端,是经穴;入于阳之陵泉,阳陵泉穴在膝外陷中,是合穴,伸腿得穴。这就是足少阳经六俞穴。

8.胃经穴出于历兑,历兑穴在足大指内次指之端,是井金;溜于内庭,内庭穴在次指外间,是荣穴;注于陷谷,陷谷穴在上中指内间上行二寸陷中,是俞穴;过于冲阳,冲阳穴在足跗上五寸陷中,是原穴,摇足得穴;行于解溪,解溪穴在上冲阳一寸半陷中,是经穴;入于下陵,下陵穴在膝下三寸骱骨外三里,是合穴;再下三里三寸,是巨虚下廉;再下三里三寸,是巨虚下廉;大肠属上,小肠属下。这就是足阳明胃经之穴,大肠小肠都属于胃经,是足阳明经。

9.三焦经上合手少阳经,出于关冲,关冲穴在手小指次指之端,是井金;溜于液门,液门穴在小指次指之间,是荣穴;注入中渚,中渚穴在本节之后陷中,是俞穴;过于阳池,阳池穴在腕上陷中,是原穴;行于支沟,支沟穴在上腕三寸两骨之间陷中,是经穴;入于天井,天井穴在肘外大骨之上陷中,是合穴,屈肘才可得穴;三焦下俞在于足大指之前,少阳之后,出于腘中外廉,名叫委阳穴,是足太阳经络穴;这就是手少阳经穴。三焦与足少阳、足太阳经穴相将而行,足太阳之别穴在上踝五寸,别入贯腨肠,从委阳出,并太阳之正,入络膀胱经,约下焦,实就闭癃,虚就遗尿,遗尿就补,闭癃就泻。

10.手太阳小肠经上合手太阳,出于少泽穴,少泽穴在手小指之端,是井金;溜于前谷,前谷穴在手外廉本节前陷中,是荣穴;注于后溪,后溪穴在手外侧本节之后,是俞穴;过于腕骨,腕骨穴在手外侧腕骨之前,是原穴;行于阳谷,阳谷穴在锐骨之下陷中,是经穴;入于小海,小海穴在肘内大骨之外去端半寸陷中,伸臂得穴,是合穴。这就是手太阳经六俞穴。

11.手大肠经上合手阳明,出于商阳,商阳穴在大指次指之端,是井金;溜于本节之前二间,是荣穴;注于本节之后三间,是俞穴;过于合谷,合谷穴在大指歧骨之间,是原穴;行于阳溪,阳溪穴在两筋间陷中,是经穴;入于曲池,在肘外辅骨陷中,屈臂得穴,是合穴。这是手阳明大肠经六俞穴。

12.这就是五脏六腑之俞,五五二十五俞,六六三十六俞。六腑都出足之三阳,上合于手。

13.缺盆之中是任脉,名叫天突。一次脉是任脉两侧之动脉—足阳明脉,名叫人迎;二次脉是手阳明,名叫扶突;三次脉是手太阳,名叫天窗;四次脉是足少阳,名叫天容;五次脉是手少阳,名叫天牖;六次脉是足太阳,名叫天柱;七次脉是项中央之脉督脉,名叫风府穴。腋内动脉是手太阴,名叫天府穴。腋下三寸是手心主,名叫天池穴。

14.刺上关开口不能撮口;刺下关撮口不能开口;刺犊鼻屈不能伸;刺内外关伸不能屈。

15.足阳明是侠喉之动脉,俞穴在膺中。手阳明次在其俞穴之外,不到曲颊穴一寸。手太阳,当曲颊穴。足少阳,在耳下曲颊穴之后。手少阳出耳后上,加完骨之上,足太阳侠项大筋之中,发际之阴天柱穴。

16.阴尺动脉在五里穴,是五俞禁刺之穴。

17.肺经与大肠经相合,大肠是传道之腑;心经合小肠经,小肠是受盛之腑;肝经合胆经,胆是中精之腑;脾经合胃经,胃是五谷之腑;肾经合膀胱经,膀胱是津液之腑;手少阳属肾,肾上连肺,所以将两脏;三焦是中渎之腑,水道因之而出,属膀胱,是孤之腑,这是六腑之合。

18.春季从各经脉荣穴分肉之间取络脉,病情严重深取穴,轻则浅取穴;夏季从各经脉俞穴肌肉皮肤之上取孙络;秋季取各经合穴,其余如春季取穴之法;冬季从各经俞之分取井穴,要深刺且留针。这是针刺四时之序,人气所在之处,病邪所居之所,医治五脏之病所应针刺之法。转筋站立取穴,可以随针而愈。痿厥体废,张开四肢取穴,血气可令立刻爽快。

小针解篇第三

所谓易陈者,易言也。难入者,难著于人也。粗守形者,守刺法也。上守神者,守人之血气,有余不足可补泻也。神客者,正邪共会也。神者,正气也,客者,邪气也。在门者,邪循正气之所出入也。未睹其疾者,先知邪正何经之疾也。恶知其原者,先知何经之病,所取之处也。刺之微在数迟者,徐疾之意也。粗守关者,守四支而不知血气正邪之往来也。上守机者,知守气也。机之动不离其空中者,知气之虚实,用针之徐疾也。空中之机,清静以微者,针以得气,密意守气,勿失也。其来不可逢者,气盛不可补也。其往不可追者,气虚不可泻也。不可挂以发者,言气易失也。扣之不发者,言不知补泻之意也。血气已尽而气不下也。知其往来者,知气之逆顺盛虚也。要与之期者,知气之可取之时也。粗之闇者,冥冥不知气之微密也。妙哉!工独有之者,尽知针意也。往者为逆者,言气之虚而小,小者逆也。来者为顺者,言形气之平,平者顺也。明知逆顺,正行无问者,言知所取之处也。迎而夺之者,泻也;追而济之者,补也。所谓虚则实之者,气口虚而当补之也。满则泄之者,气口盛而当泻之也。宛陈则除之者,去血脉也。邪胜则虚之者,言诸经有盛者,皆泻其邪也。徐而疾则实者,言徐内而疾出也。疾而徐则虚者,言疾内而徐出也。言实与虚,若有若无者,言实者有气,虚者无气也。察后与先,若亡若存者,言气之虚实,补泻之先后也,察其气之已下与常存也。为虚为实,若得若失者,言补者佖然若有得也,泻则恍然若有失也。夫气之在脉也,邪气在上者,言邪气之中人也高,故邪气在上也。浊气在中者,言水谷皆入于胃,其精气上注于肺,浊溜于肠胃,言寒温不适,饮食不节,而病生于肠胃,故命曰浊气在中也。清气在下者,言清湿地气之中人也,必从足始,故曰清气在下也。针陷脉,则邪气出者取之上,针中脉则浊气出者,取之阳明合也。针太深则邪气反沉者,言浅浮之病,不欲深刺也。深则邪气从之入,故曰反沉也。皮肉筋脉各有所处者,言经络各有所主也。取五脉者死,言病在中气不足,但用针尽大泻其诸阴之脉也。取三阳之脉者,唯言尽泻三阳之气,令病人惕然不复也。夺阴者死,言取尺之五里,五往者也。夺阳者狂,正言也。睹其色,察其目,知其散复,一其形,听其动静者,言上工知相五色于目。有知调尺寸小大缓急滑涩以言所病也。知其邪正者,知论虚邪与正邪之风也。右主推之,左持而御之者,言持针而出入也。气至而去之者,言补泻气调而去之也。调气在于终始一者,持心也。节之交三百六十五会者,络脉之渗灌诸节者也。所谓五脏之气,已绝于内者,脉口气内绝不至,反取其外之病处,与阳经之合,有留针以致阳气,阳气至则内重竭,重竭则死矣。其死也,无气以动,故静。所谓五脏之气,已绝于外者,脉口气外绝不至,反取其四末之输,有留针以致其阴气,阴气至则阳气反入,入则逆,逆则死矣。其死也,阴气有余,故躁。所以察其目者,五脏使五色循明,循明则声章,声章者,则言声与平生异也。

【篇目纲要】

本篇共一节。阐释针刺心法和手法,病人的临床症状,病理,误刺的临床症状,昭示针刺的法则,补泻得当的重要意义。

【译释】

所谓容易陈述就是容易用语言表达。难入就是难著于人。粗工守持形体,就是守持刺法。上工守神就是守持人血气有余不足,可以行施补泻。神客就是正邪相干。神是正气,客是邪气。在门就是邪气循正气所出入之处。没有看病已成,就是先晓知正邪之发在何经脉之中。何知其原,就是预先晓知病发何经,所取何穴。针刺微妙在快慢,就是快慢补泻之意。粗工守持四肢关节之俞,是指守持四肢关节脏腑之俞,却不晓知营卫正邪往来。上工守神机就是晓知补泻,守神气。神机发动不离空穴就是晓知人气虚实,用针快慢。穴中神气清净且微妙,就是针刺得气后,要精力高度集中于补泻操作过程当中,不要有任何过失。其来不可逢,就是气盛不可补。其往不可追,就是气虚不可泻。不可差毫发之隙,就是说真气在补泻操作过程中容易消失。扣之不发,就是说不晓知补泻之意,竭尽血气而病气不应。晓知往来,就是晓知人气逆顺虚实。逆顺盛衰之机,就是晓知人气可以补泻之时机。粗工冥闇,就是完全不晓知人气微妙周密。神妙啊!只有良工做得到,就是说完全知晓针刺之意。往者为逆,就是说气虚且小,小就是逆。来者为顺,就是说形气相平,平就是顺。明知逆顺,正行无问,就是说知晓所取之穴,正确补泻。迎而夺之,就是迎气顺行而泻;追而济之,就是气过逆气而补。所谓虚则实之,就是气口虚应当施行补法。满则泄之,就是气口脉实当泻。宛陈则除之,就是除去经脉和络脉恶血。邪胜则虚之,就是说有客邪在各经,都要泻去。徐而疾则实,就是说慢慢进针快速出针。疾而徐则虚,就是说快速进针慢慢出针。说实与虚若有若无,就是说实有气,虚无气。察后与先若存若亡,说的是气虚实补泻先后,观察气已退与常存。为虚与实若得若失,说的是补则色仪和若有得,泻则恍然若有失。气在脉中,邪气在上,说的是八风寒邪中人,上先受之,其气必定高而在上,所以邪气在上。浊气在中,说的是水谷入胃,其清者化为精气,上归于肺,浊者留于肠胃之间,若寒温失宜,饮食过度,不能运化,因而病生于肠胃之间,所以说浊气在中。清气在下,说的是清湿地气中人,必定从足开始,所以说清气在下。针陷脉则邪气出,在上取阳邪,针中脉则邪气出,取阳明合穴足三里。针太深则邪气反沉,说的是浅浮之病,不要深刺。深刺过分,邪从针入病情更加沉重,所以说反沉。皮肉筋脉各有所处,说的是皮肉筋脉,各有浅深,各有所主。取五脉者死,说的是五脏中虚,真气不足,但用针大泻五脏之脉致使阴绝。取三阳之脉,只是说尽泻六腑三阳之气,令病人恇然羸败,形气不可恢复。夺阴者死,说的是取手阳明经五里穴五泻。夺阳者狂,如上文取三阳之说。观其色,察其目,知其散复,一其形,听其动静,说的是良工知晓察形色于外,察脉于内。知晓调适尺寸脉之大小缓急滑涩,据此评说病情。知其邪正,就是知晓论说虚邪与正邪之风。右主推之,左持而御之,说的是进针、出针的手法。气至而去之,说的是补泻气和而出针的时机。调气在于终始一,即前文一其形,就是持心。节之交三百六十五会,是络脉渗灌各节空穴。所谓五脏之气已绝于内,就是脉口气虚,按之则无,内绝不至,医者反取阳分病处,与阳经气并,又留针以致阳气,阳气至则阴愈虚而气竭于内,重竭则死。死时无气以动,故其死也静。所谓五脏之气已绝于外,就是脉口沉微,轻取则无,外绝不至,医者反取其四末之穴,又留针以致其阴气,阴气至则阳气反并入,并入则逆,逆就会死。死因阴气有余,所以其死也躁。所以察其目,是因五脏六腑精气,都上注于目而为之精,能使五色循明,循明则气盛于内而声音彰大,声音彰大,就是与平生声音不同。

邪气脏腑病形篇第四

1. 黄帝问于岐伯曰:邪气之中人也奈何? 岐伯答曰:邪气之中人高也。黄帝曰:高下有度乎? 岐伯曰:身半以上者,邪中之也;身半已下者,湿中之也。故曰:邪之中人也,无有常,中于阴则溜于腑,中于阳则溜于经。黄帝曰:阴之与阳也,异名同类,上下相会,经络之相贯,如环无端。邪之中人,或中于阴,或中于阳,上下左右,无有恒常,其故何也? 岐伯曰:诸阳之会,皆在于面。中人也,方乘虚时及新用力,若饮食汗出,腠理开而中于邪。中于面,则下阳明;中于项,则下太阳;中于颊,则下少阳;其中于膺背两胁,亦中其经。黄帝曰:其中于阴,奈何? 岐伯答曰:中于阴者,常从臂䏶始。夫臂与䏶,其阴皮薄,其肉淖泽,故俱受于风,独伤其阴。黄帝曰:此故伤其藏乎? 岐伯答曰:身之中于风也,不必动藏。故邪入于阴经,则其藏气实,邪气入而不能客,故还之于腑。故中阳则溜于经,中阴则溜于府。

2. 黄帝曰:邪之中人脏奈何? 岐伯曰:愁忧恐惧则伤心;形寒寒饮则伤肺;以其两寒相感,中外皆伤,故气逆而上行;有所堕坠,恶血留内;若有所大怒,气上而不下,积于胁下,则伤肝;有所击仆,若醉入房,汗出当风,则伤脾;有所用力举重,若入房过度,汗出浴水,则伤肾。黄帝曰:五脏之中风,奈何? 岐伯曰:阴阳俱感,邪乃得往。黄帝曰:善哉。

3. 黄帝问于岐伯曰:首面与身形也,属骨连筋,同血合于气耳。天寒则裂地凌冰,其卒寒,或手足懈惰,然而其面不衣,何也? 岐伯答曰:十二经脉,三百六十五络,其血气皆上于面而走空窍,其精阳气上走于目而为睛,其别气走于耳而为听,其宗气上出于鼻而为臭,其浊气出于胃,走唇舌而为味,其气之津液,皆上熏于面,而皮又厚,其肉坚,故天气甚寒,不能胜之也。

4. 黄帝曰:邪之中人,其病形何如? 岐伯曰:虚邪之中身也,洒淅动形。正邪之中人也,微,先见于色,不知于身,若有若无,若亡若存,有形无形,莫知其情。黄帝曰:善哉。

5. 黄帝问于岐伯曰:余闻之,见其色,知其病,命曰明;按其脉,知其病,命曰神;问其病,知其处,命曰工。余愿闻见而知之,按而得之,问而极之,为之奈何? 岐伯答曰:夫色脉与尺之相应也,如桴鼓影响之相应也,不得相失也,此亦本末根叶之出候也,故根死则叶枯矣。色脉形肉,不得相失也。故知一则为工,知二则为神,知三则神且明矣。黄帝曰:愿卒闻之。岐伯答曰:色青者,其脉弦也;赤者,其脉钩也;黄者,其脉代也;白者,其脉毛;黑者,其脉石。见其色而不得其脉,反得其相胜之脉,则死矣;得其相生之脉,则病已矣。黄帝问于岐伯曰:五脏之所生,变化之病形何如? 岐伯答曰:先定其五色五脉之应,其病乃可别也。黄帝曰:色脉已定,别之奈何? 岐伯说:调其脉之缓、急、小、大、滑、涩,而病变定矣。黄帝曰:调之奈何? 岐伯答曰:脉急者,尺之皮肤亦急;脉缓者,尺之肤亦缓;脉小者,尺之皮肤亦减而少气;脉大者,尺之皮肤亦贲而起;脉滑者,尺之皮肤亦滑;脉涩者,尺之皮肤亦涩。凡此变者,有微有甚。故善调尺者,不待于寸;善调脉者,不待于色。能参合而行之者,可以为上工,上工十全九;行二者,为中工,中工十全七;行一者,为下工,下工十全六。

6. 黄帝曰:请问脉之缓、急,小、大,滑、涩之病形何如? 岐伯曰:臣请言五脏之病变也。心脉急甚者为瘛疭;微急,为心痛引背,食不下。缓甚,为狂笑;微缓,为伏梁,在心下,上下行,时唾血。大甚,为喉吤;微大,为心痹引背,善泪出。小甚为善哕;微小为消瘅。滑甚为善渴;微滑为心疝,引脐,小腹鸣。涩甚为瘖;微涩为血溢,维厥耳鸣,颠疾。

7. 肺脉急甚为癫疾;微急,为肺寒热,怠惰,咳唾血,引腰背胸,若鼻息肉不通。

缓甚,为多汗;微缓,为痿,痿,偏风,头以下汗出不可止。大甚,为胫肿;微大,为肺痹引胸背,起恶见日光。小甚,为泄;微小,为消瘅。滑甚,为息贲上气;微滑,为上下出血。涩甚,为呕血;微涩,为鼠瘘,在颈支腋之间,下不胜其上,其应善酸矣。

8. 肝脉急甚者为恶言;微急为肥气在胁下,若覆杯。缓甚为善呕;微缓为水瘕痹也。大甚为内痈,善呕衄;微大为肝痹,阴缩,咳引小腹。小甚为多饮;微小为消瘅。滑甚为溃疝;微滑为遗溺。涩甚为溢饮;微涩为瘛挛筋痹。

9. 脾脉急甚为瘈疭;微急为膈中,食饮入而还出,后沃沫。缓甚为痿厥;微缓为风痿,四肢不用,心慧然若无病。大甚为击仆;微大为疝气,腹里大脓血在肠胃之外。小甚为寒热;微小为消瘅。滑甚为溃癃;微滑为虫毒蛕蝎腹热。涩甚为肠溃;微涩为内溃,多下脓血。

10. 肾脉急甚为骨癫疾;微急为沉厥奔豚,足不收,不得前后。缓甚为折脊;微缓为洞,洞者,食不化,下嗌还出。大甚为阴痿;微大为石水,起脐已下至小腹腄腄然,上至胃脘,死不治。小甚为洞泄;微小为消瘅。滑甚为癃溃;微滑为骨痿,坐不能起,起则目无所见。涩甚为大痈;微涩为不月,沉痔。

11. 黄帝曰:病之六变者,刺之奈何? 岐伯曰:诸急者多寒;缓者多热;大者多气少血;小者血气皆少;滑者阳气盛,微有热;涩者多血少气,微有寒。是故刺急者,深内而久留之;刺缓者,浅内而疾发针,以去其热;刺大者,微泻其气,无出其血;刺滑者,疾发针而浅内之,以泻其阳气而去其热;刺涩者,必中其脉,随其逆顺而久留之,必先按而循之,已发针,已按其疝,无令其血出,以和其脉;诸小者,阴阳形气俱不足,勿取以针而调以甘药也。

12. 黄帝曰:余闻五脏六府之气,荣俞所入为合,令何道从入? 入安连过? 愿闻其故。岐伯答曰:此阳脉之别入于内,属于府者也。黄帝曰:荣俞与合,各有名乎? 岐伯曰:荣俞治外经,合治内府。黄帝曰:治内府奈何? 岐伯曰:取之于合。黄帝曰:合各有名乎? 岐伯答曰:胃合于三里,大肠合入于巨虚上廉,小肠合入于巨虚下廉,三焦合入于委阳,膀胱合入于委中央,胆合入于阳陵泉。黄帝曰:取之奈何? 岐伯答曰:取之三里者,低跗取之;巨虚者,举足取之;委阳者,屈伸而索之;委中者,屈而取之;阳陵泉者,正竖膝予之齐下,至委阳之阳取之;取诸外经者,揄申而从之。

13. 黄帝曰:愿闻六府之病。岐伯答曰:面热者足阳明病,鱼络血者手阳明病,两跗之上脉竖陷者,足阳明病,此胃脉也。大肠病者,肠中切痛,而鸣濯濯。冬日重感于寒即泄,当脐而痛,不能久立,与胃同候,取巨虚上廉。胃病者,腹膜胀,胃脘当心而痛,上肢两胁,膈咽不通,食饮不下,取之三里也。

14. 小肠病者,小腹痛,腰脊控睾而痛,时窘之后,当耳前热,若寒甚,若独肩上热甚,及手小指次指之间热,若脉陷者,此其候也。手太阳病也,取之巨虚下廉。

15. 三焦病者,腹气满,小腹尤坚,不得小便,窘急,溢则水留,即为胀。候在足太阳之外大络,大络在太阳少阳之间,亦见于脉,取委阳。

16. 膀胱病者,小腹偏肿而痛,以手按之,即欲小便而不得,肩上热,若脉陷,及足小趾外廉及胫踝后皆热,若脉陷,取委中央。

17. 胆病者,善太息,口苦,呕宿汁,心下淡淡,恐人将捕之,嗌中吤吤然数唾。在足少阳之本末,亦视其脉之陷下者灸之,其寒热者取阳陵泉。

18. 黄帝曰:刺之有道乎?岐伯答曰:刺此者,必中气穴,无中肉节。中气穴,则针游于巷;中肉节,即皮肤痛。补泻反,则病益笃。中筋则筋缓,邪气不出,与其真相搏乱而不去,反还内着。用针不审,以顺为逆也。

【篇目纲要】

本篇共十八节。阐释邪中脏腑的病理,虚邪正邪中人的病形,望、切、问三诊的诊法,五脉六变之脉象、临床主病及治疗方法,荣合二穴的功用及取穴方法,六腑病的临床症状及针刺之穴,针刺应注意的问题。

【译释】

1. 黄帝问岐伯:邪气中人是什么情形?岐伯回答说:邪气中人,上先受之。黄帝说:高下有度数吗?岐伯说:身半以上,风雨之邪所中;身半以下,清湿之邪所中。所以邪气中人没有定所,中于阴经则溜于腑,中于阳经则溜于经。黄帝说:阴和阳名称不同,同属气类,三阳为表居上,三阴为里在下,表里气通而相会,经脉和络脉相贯而别走入,阴阳之气回旋,周而复始,如环无端。邪气中人,或中于阴,或中于阳,上下左右生病不同,这是什么缘故?岐伯说:手足六阳。都会于头面。邪中人是因为,正乘年虚,新用力有劳,热饮热食汗出而腠理开。中于面则下阳明,中于项则下太阳,中于颊则下少阳,中于膺背两胁,也中阳明、太阳、少阳三经。黄帝说:邪中阴经是什么情形?岐伯回答说:邪中于阴经,常从四肢手臂和脚胫开始,手臂和脚胫内廉为阴,皮薄,肉淖泽,所以一起受风,独伤阴经。黄帝说:这就是内伤五脏的缘故吗?岐伯回答说:身中风邪,未必动脏。所以邪入于阴经,因脏气固,邪不能客居,因而还之于腑,仍在表,所以邪中阳,溜于三阳之经,邪中阴,溜于六腑。

2. 黄帝说:邪气中人五脏是什么情形?岐伯说:愁忧恐惧神怯伤心;肺合皮毛,肺脏畏寒,形寒饮冷伤肺;因两寒相感,内外二寒伤肺,所以气逆而上行;因坠堕,恶血内留,如有所大怒,气上逆不下,内外二伤,积于胁下,就伤肝;有所击仆则伤肌肉,醉后入房,汗出当风,则伤脾;用力举重,汗出浴水外损,入房过度内损,就会伤肾。黄帝说:五脏中风是什么情形?岐伯说:阴阳一起感风邪,阴阳俱虚,邪才得以客住。黄帝说:好啊!

3. 黄帝问岐伯说:人头面身形,本同一气,天寒地裂水冰,猝暴严寒,手足因之懈惰,头面无衣不寒,是什么原因?岐伯回答说:十二经脉,三百六十五络,血气都上走于面而行于空穴,阳气至精华上注于目而为之睛,旁行之气自两侧上行于耳而为窍聪,宗气上通于鼻行呼吸而能臭,浊气从胃出,达于唇而知味,诸气津液都上熏于面,头面皮厚肉坚异于他处,所以天甚热、甚寒都不能胜过。

4.黄帝说:邪气中人是什么样的病形?岐伯说:虚邪中人身,如水逆流于恤,毛立动形。正邪中人微弱,先见于面色,身体不觉,若有若无,若存若亡,有形无形,不知其情。黄帝说:好啊!

5.黄帝对岐伯说:我听说见其色,晓知其病,叫作明;按其脉晓知其病,叫作神;问其病情,晓知其处,叫作工。我愿听一听闻见而晓知病情,按脉而得知病情,问讯而知病所处,是怎么回事?岐伯回答说:色脉和尺脉相对应,就像槌鼓、形影、响声相应不失一样,这也是像本末根叶之间的关系一样,根死叶就枯萎。色脉形肉之间不能相离,所以晓知其一则可为工,晓知其二则可为神,三者全通晓则神且明。黄帝说:愿详尽地听一听。岐伯回答说:色青脉弦;色赤脉钩;色黄脉代;色白脉毛;色黑脉石。见其色却不得其脉,反得其相克之脉,就会死;得相生之脉,病就痊愈。黄帝问岐伯:五脏所生之病形是怎样变化的?岐伯回答说:先确定面之五色、寸口五脉之对应,其病才可分别。黄帝说:色脉已经确定,怎样分别?岐伯说:调其脉之缓、急、大、小、滑、涩,病变就确定下来了。黄帝说:怎样调脉?岐伯回答说:脉急,尺部皮肤也急;脉缓,尺部皮肤也缓;脉小,尺部皮肤也减且少气;脉大,尺部皮肤也贲且起;脉滑,尺部皮肤也滑;脉涩,尺部皮肤也涩。凡此六变,有微有显著,所以善调尺之皮肤六变,不假诊于寸口;善于调脉知病,不假察色而知。能够参合三者兼而行之,可以做上工,上工十可全九;行二是中工,中工十可全七;行一是下工,下工十全六。

6.黄帝说:请问脉象缓、急、大、小、滑、涩发病是怎样的情形?岐伯说:我请求说一说五脏病变。心脉太急,是筋脉引急或弛张之病;微急,是心痛引背、食不下咽之病。脉太缓,是狂笑之疾;微缓是伏梁在心下,气上下行时,伤心唾血。脉太大是喉中吤吤而鸣;脉微大是心痹引背,善泪出之疾。脉太小是善哕之疾;微小是消瘅之疾。脉太滑是善渴之疾;脉微滑是心疝且引脐腹之病,少腹肠鸣。脉太涩是心脉上冲于舌,暗不能言之病;脉微涩,是血微盛溢于口鼻而出,阳维脉厥上冲,上实下虚而耳鸣、巅疾。

7.肺脉太急是巅疾;微急是肺寒热,不行于气,身体怠惰,肺寒发咳,咳甚伤中而唾血,咳引腰、背、胸痛,肺病出气壅塞,因鼻中息肉生成。太缓是多汗之症;微缓是痿瘘之症,偏风,自头以下,漏风汗出不止。太大是上实下虚而足胫肿;微大是肺痹,前引胸,后引背,起畏日光。太小是气寒,病当为泄;微小是金衰水弱消瘅之疾。太滑是阳盛上气息贲之疾;微滑内伤络脉,上下出血。太涩伤络是呕血之症;微涩是气当有滞,鼠瘘在颈腋之间,气滞阳病,血伤阴虚,下不胜其上,足膝应酸软。

8.肝脉太急是寒气乘肝,魂神烦乱,恶出言语;微急,是肝受寒气,积在左胁之下,状如覆杯,名叫肥气。太缓,肝气冲咽,所以喜呕;微缓,阳气微热,肝气壅塞,饮溢为水,或结为痕,或聚为癖。太大气盛,热气结为内痛,肝气上逆,喜呕,喜衄;微大,少阳微盛去肝,是阴病肝痹,阴寒筋缩,发肝咳,循厥阴下,引少腹痛。太小是气血都少,渴而多饮;微小血气俱少,有寒气冲肝气,发热为痹,销铄肌肉。太滑,少阳气盛,少阳气盛则肝虚不足,发为颓疝,男人小腹中为块,下冲阴痛;微滑,阳气微盛,阴虚不禁,所以遗尿。太涩,肝气血多且寒,不能外泄,溢于肠胃皮肤之外,病成溢饮之疾;微涩,血多且寒,即厥阴筋寒,所以瘈急且拘挛。

9.脾脉太急,多寒为病,手足引来牵去,为瘈疭之疾;微急,微寒,脾胃中冷,膈中当咽,冷不受食,食饮入而呕出,土不制水,大便沃冷沫。太缓,脾中虚热,四肢痿弱、厥逆;微缓,脾中微热受风,四肢痿弱不用,风不入心,心慧然明了,安若无病。脾脉太大,是气血盛,阳极则阴脱,所以如去而仆地;微大,阴气内盛为疝,腹里大,脓血在肠胃之外。脾脉太小,气血都少,病成寒热之疾;微小,气血俱少,多内热,热消肌肉为消瘅。脾脉太滑,阳气盛热,阴气虚弱,发为癫痫;微滑,阳气微盛有热,腹生蛔虫、蝎虫,腹中热。脾脉太涩,气少血多且寒,冷气冲下,广肠脱出肠溃;微涩,血多聚于腹中,溃坏且下脓血。

10.肾脉太急,寒气乘肾阳之气走骨而上,上实下虚,成骨癫之疾;微急,肾冷发沉厥之病,足脚沉重,逆冷不收,膀胱大肠壅闭,大小便不通。肾脉太缓,阳气盛热,阴气虚弱,肾受寒气,腰脊痛疼如折;微缓,肾气亏,命门气衰,下焦不化,下津液不通,上冲喉嗌,通洞不禁,饮食入腹还出。肾脉太大,多气少血,太阳气盛,少阴血少,精血少,阴痿不起;微大,太阳气盛,血少,津液不能下通,结而为水为石水,起脐以下至小腹,呈重坠之状,如果上至胃脘,水邪盛极,反侮脾土,泛滥无治,死不可治。肾脉太小,血气皆少,上下俱冷,饮食入口还出而洞泄;微小,真气也亏,病成消瘅。肾脉太滑,太阳热,少阳虚而受寒,病成癃癫;微滑,太阳微盛,热入骨髓,病发骨痿、骨弱,坐不能起,起则上冲于目,目无所见。肾脉太涩,多血少气不宣,聚为大痈;微涩,血多气少不通,女月经不调,气少血聚,病成广肠内痔。

11.黄帝说:五脉之病有六变,怎样针刺?岐伯回答说:脉之弦急,多寒;脉缓,多热;脉大,多气少血;脉小,血气都少,脉滑,阳气盛;脉微有热;脉涩多血少气,少有寒。因此针刺弦急之脉,针深久留补气;刺缓脉,浅刺快去针以去表热;刺大脉,微泻其气,不要出血;刺滑脉,快去针且针浅入,来泻阳邪且去其热;刺涩脉,必须中脉,随其逆顺且久留针,必须先按循其脉,已去针,快按闭针空,不要出血,来调和其脉;小脉,阴阳形气四者都不足,不可针刺,要用甘药调治。

12.我听说五脏六腑之气,荥输所入为合,血气从何道而入,入后怎样所连为合,怎样行过而相连?愿听一下缘由。岐伯回答说:这是三阳之脉别属于腑者称合,不取阴脉,因阳脉内属于腑,邪入先到腑,后到脏。黄帝说:合各有名称吗? 岐伯回答说:荥俞气脉浮浅,可治外经之病,合气脉深入,可治内腑之疾。黄帝说:怎样医治内腑? 岐伯说:从合穴取治。黄帝说:合穴各有名称吗? 岐伯回答说:胃合穴在三里,大肠合穴在巨虚上廉,小肠合穴在巨虚下廉,三焦合穴下入委阳,膀胱合穴下入委中,胆合穴下入阳陵泉。黄帝说:怎样取穴? 岐伯回答说:取足三里穴,脚背下低取之;巨虚上下廉,抬脚取之;委阳穴,屈伸来索取;委中穴,屈膝取之;阳陵泉穴,正身蹲坐,使两并齐,委阳外廉即是该穴;取外经在荥俞,也必须引正详明,方可从而疗治。

13. 黄帝说:愿听一听六腑发病的临床症状。岐伯回答说:面热是足阳明病,鱼络血见,手阳明病,两足跗上脉紧若陷,是足阳明病,这是胃脉。大肠病,肠中切痛且濯濯有声,冬日伤寒严重就下泄,当脐而痛,不能久站,与胃同候,取穴巨虚上廉。胃病腹膜胀,胃脘当心而痛,上肢两胁,膈咽不通,食饮不下,取足三里穴。

14. 小肠病,小腹痛,腰脊控睾而痛,不得大小便而时窘之后,当耳前发热,如果寒冷加剧,如只有肩上发热加剧,以及手小指、无名指之间发热,如脉陷下,这就是症候。手太阳病,取足阳明经巨虚下廉。

15. 三焦病,腹气满,小腹特别坚硬,不能小便而窘急,为溢则水留而胀,察审足太阳经外之大络,大络在太阳少阳经脉之间,其脉也见于皮部,当取委阳穴。

16. 膀胱病,小腹偏肿且痛,用手按之,就要小便且不得,肩上发热,如脉陷下,及足小指外廉和胫踝后都发热,如脉陷下,取委中穴。

17. 胆病喜太息,口苦,呕宿汁,心下淡淡然,如人将捕之,胆气虚,嗌中吩吩然有声且多唾,因胆经之始为本,经终为末,察审其脉之陷下者灸之,发寒热,取阳陵泉穴。

18. 黄帝说:针刺有法吗? 岐伯回答说:刺这些病,必须刺中气穴,不要刺中分肉、关节。刺中气穴,则针著脉道而经络通;中分肉、关节皮肤就痛。补泻相反就会加重病情。刺中筋,则筋缓,邪气不出,与其真气相薄,正邪相乱,邪反内着。用针不审慎,把顺当成逆。

卷之二

根结第五

1. 岐伯曰:天地相感,寒暖相移,阴阳之道,孰少孰多? 阴道偶,阳道奇。发于春夏,阴气少,阳气多,阴阳不调,何补何泻? 发于秋冬,阳气少,阴气多,阴气盛而阳气衰,故茎叶枯槁,湿雨下归,阴阳相移,何泻何补? 奇邪离经,不可胜数,不知根结,五脏六腑,折关败枢,开阖而走,阴阳大失,不可复取。九针之玄,要在终始。故能知《终始》,一言而毕,不知终始,针道咸绝。

2. 太阳根于至阴,结于命门。命门者,目也。阳明根于厉兑,结于颡大。颡大者,钳耳也。少阳根于窍阴,结于窗笼。窗笼者,耳中也。太阳为开,阳明为阖,少阳为枢,故开折,则肉节渎而暴病起矣。故暴病者,取之太阳,视有余不足。渎者,皮肉宛焦而弱也。阖折,则气无所止息而痿疾起矣。故痿疾者,取之阳明,视有余不足。无所止息者,真气稽留,邪气居之也。枢折,即骨繇而不安于地。故骨繇者,取之少阳,视有余不足。骨繇者,节缓而不收也。所谓骨繇者,摇故也。当窍其本也。

3. 太阴根于隐白,结于太仓。少阴根于涌泉,结于廉泉。厥阴根于大敦,结于玉英,络于膻中。太阴为开,厥阴为阖,少阴为枢。故开折,则仓廪无所输,膈洞。膈洞者,取之太阴,视有余不足,故开折者,气不足而生病也。阖折,即气绝而喜悲。悲者取之厥阴,视有余不足。枢折,则脉有所结而不通。不通者,取之少阴,视有余不足,有结者,皆取之不足。

4. 足太阳根于至阴,溜于京骨,注于昆仑,入于天柱、飞扬也。足少阳根于窍阴,溜于丘墟,注于阳辅,入于天容、光明也。足阳明根于厉兑,溜于冲阳,注于下陵,入于人迎、丰隆也。手太阳根于少泽,溜于阳谷,注于小海,入于天窗、支正也。少阳根于关冲,溜于阳池,注于支沟,入于天牖、外关也。手阳明根于商阳,溜于合谷,注于阳溪,入于扶突、偏历也。此所谓十二经者,盛络皆当取之。

5. 一日一夜五十营,以营五脏之精,不应数者,名曰狂生。所谓五十营者,五脏皆受气,持其脉口,数其至也。五十动而不一代者,五脏皆受气。四十动一代者,一脏无气。三十动一代者,二脏无气。二十动一代者,三脏无气。十动一代者,四脏无气。不满十动一代者,五脏无气。予之短期,要在终始。所谓五十动而不一代者,以为常也。以知五脏之期,予之短期者,乍数乍疏也。

6. 黄帝曰：逆顺五体者，言人骨节之大小，肉之坚脆，皮之厚薄，血之清浊，气之滑涩，脉之长短，血之多少，经络之数，余已知之矣，此皆布衣匹夫之士也。夫王公大人，血食之君，身体柔脆，肌肉软弱，血气慓悍滑利，其刺之徐疾浅深多少，可得同之乎？岐伯答曰：膏粱菽藿之味，何可同也？气滑即出疾，其气涩则出迟，气悍则针小而入浅，气涩则针大而入深，深则欲留，浅则欲疾。以此观之，刺布衣者，深以留之，刺大人者，微以徐之，此皆因气慓悍滑利也。

7. 黄帝曰：形气之逆顺奈何？岐伯曰：形气不足，病气有余，是邪胜也，急泻之；形气有余，病气不足，急补之；形气不足，病气不足，此阴阳气俱不足也，不可刺之，刺之则重不足。重不足则阴阳俱竭，血气皆尽，五脏空虚，筋骨髓枯，老者绝灭，壮者不复矣。形气有余，病气有余，此谓阴阳俱有余也。急泻其邪，调其虚实。故曰：有余者泻之，不足者补之，此之谓也。故曰：刺不知逆顺，真邪相搏。满而补之，则阴阳四溢，肠胃充郭，肝肺内䐜，阴阳相错。虚而泻之，则经脉空虚，血气竭枯，肠胃僻辟，皮肤薄着，毛腠夭焦，予之死期。故曰：用针之要，在于知调阴与阳。调阴与阳，精气乃光，合形与气，使神内藏。故曰：上工平气，中工乱脉，下工绝气危生。故曰：下工不可不慎也，必审五脏变化之病，五脉之应，经络之实虚，皮之柔脆，而后取之也。

【篇目纲要】

本篇共七节。阐释三阳三阴六经根结之穴、功用、病因，临床症状和治疗取穴之处；手足六阳经之根络；告诫医工必审五脏变化之病、五脉之应、经络虚实、皮之柔脆，方可治疗。

【译释】

1. 岐伯说：天地相互感应，寒暖相互转移，阴阳变化之道，谁多谁少？阴道偶数，阳道奇数。病发于春夏，阴气少，阳气多，阴阳不调和，怎样补，怎样泻？病发于秋冬，阳气少，阴气多，阴气盛而阳气衰，所以茎叶枯槁，湿雨下归，即阴气而盛津液归根，阴阳相移，怎样泻，怎样补？非常之邪流传不定，万类千殊，不可胜数，医工不知晓根结本末，不审察脏腑阴阳，就会败折关枢，在浅深出入开阖之间，走失阴阳，不可复取。九针玄妙之法，要法在《终始》篇中。所以能够知晓根结本末，一句话就概括，不知晓根结本末，针法就全部绝灭。

2. 足太阳经根在至阴穴，结在命门穴，命门穴就是目内眦睛明穴。足阳明经根在厉兑穴，结在颡大穴，颡大穴就是头维穴。足少阳经根在窍阴穴，结在窗笼穴，窗笼穴就是耳前手太阳听宫穴。足太阳属开，为阳中之表，气在肌肉为肉节渎，足阳明经属阖，为阳中之里，气在内，主润宗筋，束骨而利机关，足少阳属枢，为三阳半表半里,气在筋骨间。所以开折就会消瘦干枯且邪易入,多新暴病,因而暴病当取太阳经,因其虚实而补泻,渎就是皮肉宛膲而弱,即消瘦干枯。阖折就会气无所止息且痿疾病起,所以痿疾取足阳明经,审察虚实而补泻,无所止息就是真气稽留,胃气不行而邪气居之,即气上逆而痿生于下。枢折就会骨节纵缓不收且动摇不安于地,因而骨节纵缓不收,取足少阳经,审察虚实而补泻。骨节纵缓不收就是骨繇。所谓骨繇就是摇动不安,当穷此三阳所在之本,或开或阖或枢以治之。

3. 足太阴根在隐白穴,结在太仓穴,即中脘穴。足少阴根在涌泉穴,结在廉泉穴。足厥阴根在大敦穴,结在玉英穴,即玉堂穴,络在膻中穴。太阴为开,厥阴为阖,少阴为枢。太阴主水谷以资身肉,太阴脉气关折,水谷无由得行,仓廪无所输,膈气虚弱,洞泄无禁,气不足而生病,当取太阴,视有余不足来疗治。所以开折是气不足而生病。阖属厥阴,主肝,肝伤即气绝于里,肺气乘之,则悲,当取足厥阴,视有余不足而疗治。枢属少阴,主肾,肾伤则脉有所结,下焦有所不通,当取足少阴,视有余不足而疗治。脉有结,皆不足所致,以不足取之。

4. 足太阳根在至阴穴,流于京骨穴,注于昆仑穴,入于天柱、飞扬穴。足少阳根在窍阴穴,流于丘墟穴,注于阳辅穴,入于天容、光明穴。足阳明根在厉兑穴,流于冲阳穴,注于下陵穴,入于人迎、丰隆穴。手太阳根在少泽穴,流于阳谷穴,注于少海穴,入于天窗、支正穴。手少阳根在关冲穴,流于阳池穴,注于支沟穴,入于天牖、外关穴。手阳明根在商阳穴,流于合谷穴,注于阳溪穴,入于扶突、偏历穴。这所谓的十二经,盛络都当取穴去血。

5. 人之经脉运行于身,一日一夜凡五十周,以营运五脏之精气,太过、不及而不应此数,名叫狂生。所谓五十营,就是五脏所受之气,持其脉口,数其至数。脉五十动且不一代,五脏都受气。四十动一代,一脏即肾脏无气。三十动一代,二脏即肾脏、肝脏无气。二十动一代,三脏即肾、肝、脾无气。十动一代,四脏即肾、肝、脾、心无气。不满十动一代,五脏即肾、肝、脾、心、肺无气。五脏脉乍疏乍数,此可以短期与之,要法在本经之《终始》篇中。所谓五十动而不一代,作为常数,依据常数知晓五脏之期,予之短期就是脉动乍数乍疏。

6. 黄帝说:逆顺五行,说的是人骨节之小大,肉之坚脆,皮之厚薄,血之清浊,气之滑涩,脉之长短,血之多少,经络之数,我已知晓,这全都是布衣匹夫之士。王公大人,血食之君,身体柔脆,肌肉软弱,血气慓悍滑利,针刺快慢浅深多少,可以与布衣匹夫相同吗?岐伯回答说:膏粱菽藿之味,那能相同吗?气滑就快出,气涩就慢出,气悍急则针小且浅,气涩则针大入深,深则要留针候气,浅刺则疾去表邪。依此审视,刺布衣要针深且留针,刺大人,针宜小宜徐,这都是因为气慓悍滑利。

7. 黄帝说:形气逆顺怎样疗治?岐伯说:形气不足,病气有余,是邪气胜,急泻邪气,补形气;形气有余,病气不足,外实内虚,正气衰弱,急补正气;形气不足,病气不足,这是阴阳之气都不足,不可行刺,刺之则重虚。重虚则阴阳齐竭,血气尽,五脏空虚,筋骨髓枯,老者绝灭,壮者不可恢复。形气有余,病气有余,这就是说阴阳都有余,当泻邪气,调其虚实,和其形气。所以说邪气有余则泻之,正气不足则补之,就是这意思。所以说行刺不知逆顺,真邪相搏。满却补之,就会阴阳四溢,肠胃气聚胀而充郭,肝肺俱满而内膜,阴阳俱盛而相错;虚而泻之,就会经脉空虚,血气竭枯,肠胃摄辟无气,皮肤紧涩,毛腠短折且焦,予之死期。所以说用针之要法,在于知晓调和阴阳,调阴与阳,精气才旺盛,形气调和,精神内藏。所以说上工平调阴阳之气,中工无的确之见而多淆乱经脉,下工以假为真,以是为非,绝人之气,危人生命。所以说下工不可不慎,必定审察五脏变化之病,五时、五脉之对应,经络之虚实,尺之皮肤柔弱粗强,然后取穴疗治。

寿夭刚柔篇第六

1. 黄帝问于少师曰:余闻人之生也,有刚有柔,有弱有强,有短有长,有阴有阳,愿闻其方。少师答曰:阴中有阴,阳中有阳,审知阴阳,刺之有方。得病所始,刺之有理。谨度病端,与时相应。内合于五脏六腑,外合于筋骨皮肤。是故内有阴阳,外亦有阴阳。在内者,五脏为阴,六腑为阳,在外者,筋骨为阴,皮肤为阳。故曰,病在阴之阴者,刺阴之荥俞;病在阳之阳者,刺阳之合;病在阳之阴者,刺阴之经;病在阴之阳者,刺络脉。故曰,病在阳者,名曰风;病在阴者,名曰痹;阴阳俱病,名曰风痹。病有形而不痛者,阳之类也;无形而痛者,阴之类也。无形而痛者,其阳完而阴伤之也。急治其阴,无攻其阳。有形而不痛者,其阴完而阳伤之也。急治其阳,无攻其阴。阴阳俱动,乍有形,乍无形,加以烦心,命曰阴胜其阳。此谓不表不里,其形不久。

2. 黄帝问于伯高曰:余闻形气之病先后,外内之应奈何? 伯高答曰:风寒伤形,忧恐忿怒伤气;气伤脏,乃病脏,寒伤形,乃应形;风伤筋脉,筋脉乃应。此形气外内之相应也。黄帝曰:刺之奈何? 伯高答曰:病九日者,三刺而已;病一月者,十刺而已。多少远近,以此衰之。久痹不去身者,视其血络,尽出其血。黄帝曰:外内之病,难易之治,奈何? 伯高答曰:形先病而未入脏者,刺之半其日;脏先病而形乃应者,刺之倍其日。此月内难易之应也。

3. 黄帝问于伯高曰:余闻形有缓急,气有盛衰,骨有大小,肉有坚脆,皮有厚薄,其以立寿夭奈何? 伯高答曰:形与气相任则寿,不相任则夭;皮与肉相果则寿,不相果则夭;血气经络胜形则寿,不胜形则夭。黄帝曰:何谓形之缓急? 伯高答曰:形充而皮肤缓者则寿,形充而皮肤急者则夭,形充而脉坚大者顺也,形充而脉小以弱者气衰,衰则危矣。若形充而颧不起者骨小,骨小则夭矣;形充而大肉䐃坚而有分者肉坚,肉坚则寿矣;形充而大肉无分理不坚者肉脆,肉脆则夭矣。此天之生命,所以立形定气而视寿夭者,必明乎此立形定气,而后以临病人,决生死。黄帝曰:余闻寿夭,无以度之。伯高答曰:墙基卑,高不及其地者,不满三十而死。其有因加疾者,不及二十而死也。黄帝曰:形气之相胜,以立寿夭奈何?伯高答曰:平人而气胜形者,寿;病而形肉脱,气胜形者,死,形胜气者,危矣。

4.黄帝曰:余闻刺有三变,何谓三变?伯高答曰:有刺营者,有刺卫者,有刺寒痹之留经者。黄帝曰:刺三变者,奈何?伯高答曰:刺营者出血,刺卫者出气,刺寒痹者内热。黄帝曰:营卫寒痹之为病奈何?伯高答曰:营之生病也,寒热,少气,血上下行。卫之生病也,气痛时来时去,怫忾贲响,风寒客于肠胃之中。寒痹之为病也,留而不去,时痛而皮不仁。

5.黄帝曰:刺寒痹内热奈何?伯高答曰:刺布衣者,以火焠之;刺大人者,以药熨之。黄帝曰:药熨奈何?伯高答曰:用淳酒二十斤,蜀椒一斤,干姜一斤,桂心一斤,凡四种,皆㕮咀,渍酒中,用绵絮一斤,细白布四丈,并内酒中,置酒马矢煴中,盖封涂,勿使泄。五日五夜,出绵絮曝干之,干复渍,以尽其汁。每渍必晬其日,乃出干。干,并用滓与绵絮,复布为复巾,长六七尺,为六七巾,则用之生桑炭炙巾,以熨寒痹所刺之处,令热入至于病所,寒复炙巾以熨之,三十遍而止。汗出以巾拭身,亦三十遍而止。起步内中,无见风。每刺必熨,如此病已矣。

【篇目纲要】

本篇共五节。阐释临床人体阴阳之辨、之名、之治;伤形、伤气之病因、治疗;人形气配合状况;刺营、刺卫、刺寒痹三刺之变;介绍第九方马矢煴方。

【译释】

1.黄帝问少师说:我听说人生天地之间,有刚有柔,有弱有强,有短有长,有阴有阳,愿听一听疗治的处方。少师回答说:阴中有阴,阳中有阳,审知阴阳,刺之有方。得病所始,刺之有理。谨度病端,与时相应。内与五脏六腑相合,外与筋骨皮肤相合。所以内有阴阳,外也有阴阳。在内五脏为阴,皮肤为阳。所以说病在阴之阴,针刺阴之荣穴、俞穴;病在阳之阳,针刺阳之合穴;病在阳之阴,针刺阴之经穴;病在阴之阳,针刺络脉。所以说病在阳叫作风,病在阴叫作痹,阴阳齐病叫作风痹。病有形但不痛,是阳经之类;无形而痛,阳经完好而阴经损伤。应急疗治其阴,不要攻伐其阳。有形而不痛,是阴经完好而阳经损伤。应急疗治阳经,不要攻伐阴经。阴阳齐动,表里皆病,乍有形,乍无形,往来无常,加以烦心,叫作阴病胜于阳。这叫不表不里,阴阳并伤,治之为难,形将不久。

2.黄帝问伯高说:形见于外,气运于中,病伤形气,或先或后,外内是怎样相应的?伯高回答说:风寒伤形,忧、恐、忿、怒伤气;气伤脏,脏就发病,寒伤形,形就相应;风伤筋脉,则居于外内之间,筋脉就相应。这就是形气内外临床相应。黄帝说:如何针刺?伯高说:发病九天,刺三次痊愈;病发一月,刺十次痊愈。凡病之多少远近,按此法衰去之。久痹不离身,因阴邪在血脉,当视其血络,尽出其血。黄帝说:外内之病,有浅、有深,治疗有难、有易,怎样疗治?伯高回答说:形先病但还没有深入五脏,病浅,刺数减半;脏先病,形也相应,病由内而外,病深,刺数加倍。这是一月之内病有多少远近,刺之有难易之应。

3.黄帝问伯高说:我听说形体有缓急,气有盛衰,骨骼有大小,肌肉有坚脆,皮肤有厚薄,依此怎样确定寿夭?伯高回答说:形和气相当则寿,不相当则夭;肉居皮之里,皮为肉之表,肉坚皮固相果则寿,肉脆皮疏不相果则夭;血气经络是内之根本,形体是外之枝叶,根本胜则寿,枝叶胜则夭。黄帝说:什么是形体缓急?伯高回答说:形充而皮肤和缓,气脉从容则寿;形充而皮肤紧急,气脉促迫当夭;形充且脉坚大,表里如一则顺,形充脉小且弱,外实内虚气衰则危。形充而颧不起,骨必小当夭;形充臀肉坚厚且分理明显,肉坚厚则寿;形充臀削无分理肉不坚且脆,肉脆则夭;这是天然生命,之所以立形定气而审视寿夭的原因,就是必定明了先要立形定气,然后才可临床病人,决定死生。黄帝说:我听说寿夭,没有依据来揣度。伯高回答说:面部四旁骨骼不胜其肉,寿命不满三十而当死。其中因病,不及二十而死。黄帝说:形气相胜,怎样凭此确定寿夭?伯高回答说:平人气胜形则寿;病发形肉脱去,气胜形则死,形胜气则危。

4.黄帝说:我听说刺有三变,什么是三变?伯高回答说:刺营刺其阴,刺卫刺其阳,刺寒痹温其经。黄帝说:怎么刺三变?伯高回答说:刺营出恶血,刺卫出邪气,刺寒痹留针使之内热。黄帝说:营卫寒痹发病的临床症状是什么?伯高回答说:营主血为阴,病在阴则阳胜,临床症状为寒热往来,血上下妄行。卫属阳为水谷之悍气,病在阳分,气无定形,气痛时来时去,郁怒之气贲响,风寒之邪客居肠胃之间。寒痹久留不去,血脉不行,或凝滞为痛,或皮肤不知痛痒而不仁。

5.黄帝说:怎样刺寒痹肉热?伯高回答说:布衣之人血气涩浊,当以焠之针刺之;刺血气清滑之大人,未刺之前,既刺之后,当以药熨。黄帝说:怎样用药熨?伯高回答说:用淳酒二十斤,蜀椒一斤,干姜一斤,桂心一斤,总共四味药,都要碎如豆粒大小,浸渍醇酒当中,用棉絮一斤,细白布四丈,一起放入酒中,把酒放入烧干的马屎煨温,加盖封涂,勿使泄气。五天五夜,捞出布和棉絮曝晒干,干后再浸渍酒中直到酒用尽。复次浸渍一定满一日,才可以捞出晒干。干后将布裁制成长六七尺的六七个布药袋,内装药渣和棉絮,用生桑炭烤药袋,用来熨寒痹所刺之处,使热入病灶,药袋凉后再烤再熨,三十遍而止。汗出后用药袋拭身,也三十遍而止。起来慢步屋内，不要见风。每刺一定熨温，这样就会痊愈。这就是热其内疗治寒痹之法。

官针篇第七

1. 凡刺之要，官针最妙。九针之宜，各有所为，长短大小，各有所施也。不得其用，病弗能移。疾浅针深，内伤良肉，皮肤为痈；病深针浅，病气不泻，支为大脓。病小针大，气泻太甚，疾必为害；病大针小，气不泄泻，亦复为败。失针之宜。大者泻，小者不移。已言其过，请言其所施。病在皮肤无常处者，取以镵针于病所，肤白勿取。病在分肉间，取以圆针于病所。病在经络痼痹者，取以锋针。病在脉，气少，当补之者，取以鍉针于井荥分俞。病为大脓者，取以铍针。病痹，气暴发者，取以圆利针。病痹，气痛而不去者，取以毫针。病在中者，取以长针。病水肿不能通关节者，取以大针。病在五脏固居者，取以锋针，泻于井荥分俞，取以四时。

2. 凡刺有九，以应九变。一曰俞刺，俞刺者，刺诸经荥俞脏俞也；二曰远道刺，远道刺者，病在上，取之下，刺腑俞也；三曰经刺，经刺者，刺大经之结络经分也；四曰络刺，络刺者，刺小络之血脉也；五曰分刺，分刺者，刺分肉之间也；六曰大泻刺，大泻刺者，刺大脓以铍针也；七曰毛刺，毛刺者，刺浮痹皮肤也；八曰巨刺，巨刺者，左取右，右取左；九曰焠刺，焠刺者，刺燔针则取痹也。

3. 凡刺有十二节，以应十二经。一曰偶刺，偶刺者，以手直心若背，直痛所，一刺前，一刺后，以治心痹，刺此者，傍针之也。二曰报刺，报刺者，刺痛无常处也。上下行者，直内无拔针，以左手随病所按之，乃出针，复刺之也。三曰恢刺，恢刺者，直刺傍之，举之前后，恢筋急，以治筋痹也。四曰齐刺，齐刺者，直入一，傍入二，以治寒气小深者；或曰三刺，三刺者，治痹气小深者也。五曰扬刺，扬刺者，正内一，傍内四，而浮之，以治寒气之搏大者也。六曰直针刺，直针刺者，引皮乃刺之，以治寒气之浅者也。七曰输刺，输刺者，直入直出，稀发针而深之，以治气盛而热者也。八曰短刺，短刺者，刺骨痹，稍摇而深之，致针骨所，以上下摩骨也。九曰浮刺，浮刺者，傍入而浮之，以治肌急而寒者也。十曰阴刺，阴刺者，左右率刺之，以治寒厥，中寒厥，足踝后少阴也。十一曰傍针刺，傍针刺者，直刺傍刺各一，以治留痹久居者也。十二曰赞刺，赞刺者，直入直出，数发针而浅之，出血是谓治痈肿也。

4. 脉之所居，深不见者，刺之微内针而久留之，以致其空脉气也。脉浅者，勿刺，按绝其脉，乃刺之，无令精出，独出其邪气耳。

5. 所谓三刺，则谷气出者。先浅刺绝皮，以出阳邪；再刺则阴邪出者，少益深绝皮,致肌肉,未入分肉间也;已入分肉之间,则谷气出。故刺法曰:始刺浅之,以逐邪气,而来血气,后刺深之,以致阴气之邪,最后刺极深之,以下谷气。此之谓也。

6.故用针者,不知年之所加,气之盛衰,虚实之所起,不可以为工也。

7.凡刺有五,以应五脏,一曰半刺,半刺者,浅内而疾发针,无针伤肉,如拔毛状,以取皮气,此肺之应也。二曰豹文刺,豹文刺者,左右前后针之,中脉为故,以取经络之血者,此心之应也。三曰关刺,关刺者,直刺左右尽筋上,以取筋痹,慎无出血,此肝之应也;或曰渊刺;一曰岂刺。四曰合谷刺,合谷刺者,左右鸡足,针于分肉之间,以取肌痹,此脾之应也。五曰输刺,输刺者,直入直出,深内之至骨,以取骨痹,此肾之应也。

【篇目纲要】

本篇共七节。阐释九针在临床各种症状上的应用、所取之穴及其深浅之度,各种针法及其适用的临床症状,在诊断方面应注意的问题。

【译释】

1.凡针刺之要法,任九针之所宜最妙。九针之宜,各有所用,长短大小,各有所施。用不得法,病不可治。病浅针深,血流于内而溃于外,皮肤为痛;病深针浅,病气不泻反伤支络,病生大脓。病小针大,气泻太过,内伤正气为害;病大针小,邪气不泄泻而去,病不可移而败。失九针之宜。当小却反而大泻,则伤正气,当大却反而小,则病不能移。已论用针之过,请论其所施。病在皮肤无常处,火气游行,用镵针针病灶,泻阳气,皮肤白无火,不可针刺。病在分肉之间,用圆针针病灶,揩摩分肉间,内不伤肌肉,以泻分气。病在经络痼痹,用锋针针刺。病在脉气少补,用锃针针井荣分输。病成大脓,用铍针刺治。病痹,气暴发,用员利针。病痹,气痛不去,用毫针疗治。病在中,用长针疗治。病水肿不能通关节,用大针疗治。病在五脏固居久留,用锋针泻井荣分输,按四时取穴。

2.凡刺法有九,以应九变之异。一叫输刺,输刺就是刺各经脏腑荣俞之穴。二叫远道刺,远道刺就是病在上取下,刺足太阳经、足阳明经、足少阳经三经最远,可上病取下俞穴。三叫经刺,经刺是刺大经分间至结络。四叫络刺,络刺是刺小络之血脉出其血。五叫分刺,分刺就是刺分肉之间以泻其邪。六叫大泻刺,大泻刺就是用铍针大泻脓血。七叫毛刺,毛刺就是刺皮间浮浅之邪痹。八叫巨刺,巨刺就是邪客于经有移易,左取右,右取左。九叫焠刺,焠刺就是烧针疗治寒痹。

3.凡刺法有十二节,以应十二经。一叫偶刺,偶刺就是用手持针对准前心后心,一次前,一次后,用来疗治心痹,刺时须斜针以刺其傍,避开心脏。二叫报刺,报刺就是刺痛无常处。或上或下,随病所在,直入针,留针不拔,用左手按之,再得痛处,拔前针复刺。三叫恢刺,恢刺就是用针直刺,筋痹病,不刺其筋而刺其傍,数举针或前或后以宽其气,筋痹可舒。四叫齐刺,齐刺就是治寒气病,直刺一针,傍刺两针,用来疗治寒气小深之疾,或叫三刺,三刺是疗治痹气小深之疾。五叫扬刺,扬刺就是正刺一针,傍刺四针,浮而留针使温,用来疗治寒气博大之疾。六叫直针刺,直针刺就是寒气病可引其皮不当其穴而刺之,用来疗治寒气病浅之疾。七叫输刺,输刺就是直入直出,久留针且深刺,用来疗治盛气且大热之疾。八叫短刺,短刺就是刺骨痹,稍摇而深至骨所,上下摩骨。九叫浮刺,浮刺就是傍入其针而浮举之,用来疗治肌肤之寒。十叫阴刺,阴刺就是左右都刺,用来疗治寒厥,在足踝后少阴经左右都刺。十一叫旁针刺,旁针刺就是正刺其经,旁刺其络,来疗治久居之留痹。十二叫赞刺,赞刺就是直入直出,浅刺数发针出血,用来疗治痈肿之疾。

4. 脉深居不可见,应微进针且久留针,用这种针法引空中之脉气上行。脉浅不要刺,最易泄气,必须先按绝其脉,然后进针,不使精气外泄,独出邪气。

5. 三刺即阳邪刺、阴邪刺、谷道气刺,三刺谷气出。先浅刺过皮来泻阳邪;再深刺则阴邪出,就是少深刺透皮,到肌肉,没入分肉间;深入分肉间,谷气就泄出。所以刺法说:开始浅刺,逐阳邪,引正气;然后深刺,逐出阴邪之气;最后深刺,及于分肉之间近于骨,以下谷气。就是这意思。

6. 所以用针之医工不知晓年之所加,运气盛衰虚实之所起,不可以为良工。

7. 凡刺法有五,用来对应五脏。一叫半刺,半刺就是浅入针而快出针,不针伤肉,如拔毛发一样,用以取皮分之气,和肺相应。二叫豹文刺,豹文刺就是左右前后针,状若豹文,因中经脉,用此法取经络之血,这和心相应。三叫关刺,关刺就是直刺左右四肢关节之处,血以养筋,慎无出血,这和肝相应,或叫渊刺,一叫岂刺。四叫合谷刺,合谷刺就是左右如鸡足,刺身左右分肉之间,用来取肌痹,这和脾相应。五叫输刺,输刺就是直入直出,刺深至骨,用来取骨痹,这和肾相应。

本神篇第八

1. 黄帝问于岐伯曰:凡刺之法,先必本于神。血、脉、营、气、精、神,此五脏之所藏也。至其淫泆离脏则精失、魂魄飞扬、志意恍乱、智虑去身者,何因而然乎? 天之罪与? 人之过乎? 何谓德、气、生、精、神、魂、魄、心、意、志、思、智、虑? 请问其故。岐伯答曰:天之在我者德也,地之在我者气也,德流气薄而生者也。故生之来谓之精,两精相搏谓之神,随神往来者谓之魂,并精而出入者谓之魄,所以任物者谓之心,心有所忆谓之意,意之所存谓之志,因志而存变谓之思,因思而远慕谓之虑,因虑而处物谓之智。故智者之养生也,必顺四时而适寒暑,和喜怒而安居处,节阴阳而调刚柔,如是,则僻邪不至,长生久视。

2.是故怵惕思虑者则伤神,神伤则恐惧流淫而不止。因悲哀动中者,竭绝而失生。喜乐者,神惮散而不藏。愁忧者,气闭塞而不行。盛怒者,迷惑而不治。恐惧者,神荡惮而不收。心怵惕思虑则伤神,神伤则恐惧自失,破䐃脱肉,毛悴色夭,死于冬。脾愁忧而不解则伤意,意伤则悗乱,四肢不举,毛悴色夭,死于春。肝悲哀动中则伤魂,魂伤则狂忘不精,不精则不正,当人阴缩而挛筋,两胁骨不举,毛悴色夭,死于秋。肺喜乐无极则伤魄,魄伤则狂,狂者意不存人,皮革焦,毛悴色夭,死于夏。肾盛怒而不止则伤志,志伤喜忘其前言,腰脊不可以俛仰屈伸,毛悴色夭,死于季夏。恐惧而不解则伤精,精伤则骨酸痿厥,精时自下。是故五脏主藏精者也,不可伤,伤则失守而阴虚,阴虚则无气,无气则死矣。是故用针者,察观病人之态,以知精、神、魂、魄之存亡,得失之意,五者以伤,针不可以治之也。

3.肝藏血,血舍魂,肝气虚则恐,实则怒。脾藏营,营舍意,脾气虚则四肢不用,五脏不安,实则腹胀,经溲不利。心藏脉,脉舍神,心气虚则悲,实则笑不休。肺藏气,气舍魄,肺气虚,则鼻塞不利,少气,实则喘喝胸盈仰息。肾藏精,精舍志,肾气虚则厥,实则胀,五脏不安。必审五脏之病形,以知其气之虚实,谨而调之也。

【篇目纲要】

本篇共三节。阐释五脏之神各有其名,应倍加保养;五脏之神受伤各有其因,各有其临床症状,告诫医工治疗五神之伤应注意的问题。

【译释】

1.黄帝问岐伯说:凡针刺之法,必须先本于神。血、脉、营、气、精、神,这是五脏所藏。至于淫溢离脏,则精失、魂魄飞扬、志意恍乱、智虑离身,是什么原因造成的呢?是上天降罪吗?是人的过错吗?什么是德、气、生、精、神、魂、魄、心、意、志、思、智、虑?请问其中的缘故。岐伯回答说:天在我身上的表现是德,地在我身上的表现是气,德流气薄而生成之道完备。因而先我身生叫精,阴阳两精相交妙合叫作神,随神往来叫作魂,并精而出入叫作魄,心为君主之官,统神灵而参天地,万物都由其所任,心有所向未定叫意,意有所存叫作志,意志虽定,但又反复计度叫作思,深思远慕,必生忧疑叫作虑,疑虑既生,处置恰当,叫作智。因而智者养生,必定顺四时,调适寒暑,调和喜怒,居处安静,节制阴阳,平调刚柔,这样就会僻邪远离,长生久视。

2.因此怵惕思虑,就会神伤无守,神伤则恐惧伤肾,肾伤则精不固流淫而不止。悲哀则气消,甚则胞络绝而失生。喜发于心,乐散于外,伤阳则神惮散而不藏。忧愁气结,伤脾意,脉道闭塞不行。怒则气聚而逆,致昏迷皇惑而不治。恐惧则神志惊散,荡惮而不收。心怵惕思虑则肾来乘心而伤神,神伤则心怯而恐惧自失,心虚则脾弱而破䐃脱肉,皮毛憔悴,色夭肝伤,心伤死于冬。忧本肺志,伤脾是因母子气通。忧则脾气不舒而不能运行,因而闷乱,脾伤则胃气不能至经,因而四肢不举,毛色憔悴色夭,脾伤死于春。肝藏魂,悲哀太过则伤,魂伤则狂,忘而失精明,精明失则邪妄不正,当阴缩挛筋,两胁骨不举,毛憔悴色夭,肝伤死于秋。肺藏魄,喜本心志,暴喜太过则心乘肺而伤魄,魄伤则神乱为狂,狂则意散不存,皮毛憔悴更甚,色夭如盐,肺伤死于夏。肾藏志,怒本肝志,子母气通,大怒不止则伤肾,志伤则意失而善忘其前言,肾为腰府,因而腰脊不可以俯仰屈伸,毛憔悴色如地苍,肾伤死于夏。恐惧而不解则气下陷而伤精,肾主骨,精伤则骨酸,阳痿阳衰,命门不守,精时自下。因此,五脏主藏精,不可以受伤,受伤则脏神失守而阴精虚,阴精虚则无阳气,无阳气则死。因而用针要候察观测病人之态状,以此晓知精神魂魄之存亡,可得可失死生之意,五脏神已伤,不可妄用针治。

3.肝藏血,人卧血归于肝,魂舍居于血,子母气通,肝气虚则肾虚而恐,肝主怒,气实则怒。脾藏血肉之气,脾藏意,主四肢,脾气虚则四肢不用,脾为五脏之原,虚则五脏不安,实则腹胀,经溲不利。心藏神,主脉,脉舍神,心气虚则不足而悲,实则笑不休止。肺藏气,主魄,气舍魄,肺气虚则鼻塞不利,且少气,实则喘喝胸满仰息。肾藏精、主志,精舍志,肾气虚则病发厥逆,实则胀满,五脏不安。必定审察五脏病形,知晓其气之虚实,谨慎调节。

终始篇第九

1.凡刺之道,毕于终始,明知终始,五脏为纪,阴阳定矣。阴者主脏,阳者主腑,阳受气于四末,阴受气于五脏,故泻者迎之,补者随之,知迎知随,气可令和,和气之方,必通阴阳。五脏为阴,六腑为阳,传之后世,以血为盟。敬之者昌,慢之者亡。无道行私,必得夭殃。

2.谨奉天道,请言终始。终始者,经脉为纪。持其脉口人迎,以知阴阳有余不足,平与不平,天道毕矣。所谓平人者不病,不病者,脉口人迎应四时也,上下相应而俱往来也,六经之脉不结动也,本末之,寒温之,相守司也。形肉血气必相称也,是谓平人。少气者,脉口人迎俱少,而不称尺寸也。如是者,则阴阳俱不足,补阳则阴竭,泻阴则阳脱。如是者,可将以甘药,不可饮以至剂,如此者弗灸。不已者因而泻之,则五脏气坏矣。

3.人迎一盛,病在足少阳;一盛而躁,病在手少阳。人迎二盛,病在足太阳;二盛而躁,病在手太阳。人迎三盛,病在足阳明;三盛而躁,病在手阳明。人迎四盛,且大且数,名曰溢阳,溢阳为外格。脉口一盛,病在足厥阴;厥阴一盛而躁,在手心主。脉口二盛,病在足少阴;二盛而躁,在手少阴,脉口三盛,病在足太阴;三盛而躁,在手太阴。脉口四盛,且大且数者,名曰溢阴,溢阴为内关,内关不通,死不治。人迎与太阴脉口俱盛四倍以上,名曰关格。关格者,与之短期。

4.人迎一盛,泻足少阳而补足厥阴,二泻一补,日一取之,必切而验之,疏取之,上气和乃止。人迎二盛,泻足太阳补足少阴,二泻一补,二日一取之,必切而验之,疏取之,上气和乃止。人迎三盛,泻足阳明而补足太阴,二泻一补,日二取之,必切而验之,疏取之,上气和乃止。脉口一盛,泻足厥阴而补足少阳,二补一泻,日一取之,必切而验之,疏而取,上气和乃止。脉口二盛,泻足少阴而补足太阳,二补一泻,二日一取之,必切而验之,疏取之,上气和乃止。脉口三盛,泻足太阴而补足阳明,二补一泻,日二取之,必切而验之,疏而取之,上气和乃止。所以日二取之者,阳明主胃,大富于谷气,故可日二取之也。人迎与脉口俱盛三倍以上,命曰阴阳俱溢,如是者不开,则血脉闭塞,气无所行,流淫于中,五脏内伤。如此者,因而灸之,则变易而为他病矣。凡刺之道,气调而止,补阴泻阳,音气益彰,耳目聪明。反此者,血气不行。

5.所谓气至而有效者,泻则益虚,虚者,脉大如其故而不坚也;坚如其故者,适虽言故,病未去也。补则益实,实者,脉大如其故而益坚也;夫如其故而不坚者,适虽言快,病未去也。故补则实、泻则虚,痛虽不随针,病必衰去。必先通十二经脉之所生病,而后可得传于终始矣。故阴阳不相移,虚实不相倾,取之其经。

6.凡刺之属,三刺至谷气,邪僻妄合,阴阳易居,逆顺相反,沉浮异处,四时不得,稽留淫泆须针而去。故一刺则阳邪出,再刺则阴邪出,三刺则谷气至,谷气至而止。所谓谷气至者,已补而实,已泻而虚,故以知谷气至也。邪气独去者,阴与阳未能调而病知愈也。故曰:补则实,泻则虚,痛虽不随针,病必衰去矣。

7.阴盛而阳虚,先补其阳,后泻其阴而和之;阴虚而阳盛,先补其阴,后泻其阳而和之。

8.三脉动于足大趾之间,必审其实虚,虚而泻之,是谓重虚。重虚病益甚。凡刺此者,以指按之,脉动而实且疾者疾泻之,虚而徐者则补之。反此者,病益甚。其动也,阳明在上,厥阴在中,少阴在下。

9.膺俞中膺,背俞中背,肩膊虚者,取之上。

10.重舌,刺舌柱以铍针也。

11.手屈而不伸者,其病在筋;伸而不屈者,其病在骨。在骨守骨,在筋守筋。

12.补须一方实,深取之,稀按其痏,以极出其邪气。一方虚,浅刺之,以养其脉,疾按其痏,无使邪气得入。邪气来也紧而疾,谷气来也徐而和。脉实者,深刺之,以泄其气;脉虚者,浅刺之,使精气无泻出,以养其脉,独出其邪气。

13. 刺诸痛者,其脉皆实。

14. 故曰:从腰以上者,手太阴阳明皆主之;从腰以下者,足太阴阳明皆主之。

15. 病在上者,下取之;病在下者,高取之;病在头者,取之足;病在腰者,取之腘。

16. 病生于头者,头重;生于手者,臂重;生于足者,足重。治病者,先刺其病所从生者也。

17. 春气在毛,夏气在皮肤,秋气在分肉,冬气在筋骨。刺此病者,各以其时为齐。故刺肥人者,以秋冬之齐;刺瘦人者,以春夏之齐。

18. 病痛者,阴也,痛而以手按之不得者,阴也,深刺之。病在上者,阳也。病在下者,阴也。痒者,阳也,浅刺之。

19. 病先起阴者,先治其阴,而后治其阳;病先起阳者,先治其阳,而后治其阴。

20. 刺热厥者,留针反为寒;刺寒厥者,留针反为热。刺热厥者,二阴一阳;刺寒厥者,二阳一阴。所谓二阴者,二刺阴也;一阳者,一刺阳也。

21. 久病者,邪气入深。刺此病者,深内而久留之,间日而复刺之,必先调其左右,去其血脉,刺道毕矣。

22. 凡刺之法,必察其形气。形肉未脱,少气而脉又躁,躁厥者,必为缪刺之,散气可收,聚气可布。

23. 深居静处,占神往来,闭户塞牖,魂魄不散,专意一神,精气之分,毋闻人声,以收其精,必一其神,令志在针。浅而留之,微而浮之,以移其神,气至乃休。

24. 男内女外,坚拒勿出,谨守勿内,是谓得气。凡刺之禁:新内勿刺,新刺勿内;已醉勿刺,已刺勿醉;新怒勿刺,已刺勿怒;新劳勿刺,已刺勿劳;已饱勿刺,已刺勿饱;已饥勿刺,已刺勿饥;已渴勿刺,已刺勿渴;大惊大恐,必定其气乃刺之。乘车来者,卧而休之,如食顷乃刺之。出行来者,坐而休之,如行千里顷乃刺之。凡此十二禁者,其脉乱气散,逆其营卫,经气不次,因而刺之,则阳病入于阴,阴病出为阳,则邪气复生。粗工勿察,是谓伐身,形体淫乱,乃消脑髓,津液不化,脱其五味,是谓失气也。

25. 太阳之脉,其终也,戴眼,反折,瘛疭,其色白,绝皮乃绝汗,绝汗则终矣。少阳终者,耳聋,百节尽纵,目系绝,目系绝,一日半则死矣。其死也,色青白,乃死。阳明终者,口目动作,喜惊、妄言、色黄,其上下之经盛而不行,则终矣。少阴终者,面黑,齿长而垢,腹胀闭塞,上下不通而终矣。厥阴终者,中热嗌干,喜溺,心烦,甚则舌卷,卵上缩而终矣。太阴终者,腹胀闭,不得息,气噫,善呕,呕则逆,逆则面赤,不逆则上下不通,上下不通则面黑,皮毛憔而终矣。

【篇目纲要】

本篇共二十五节。阐释刺法必明五脏六腑阴阳之道,脉之人迎脉口必与四纲脉相应;人迎脉口之脉象所主之病和根据脉象疗治各种临床疾病的方法;各种临床病症的针刺方法和针刺禁忌。

【译释】

1.凡是针刺之道,全部在终始。通晓终始,五脏为纲纪,阴阳确立。阴主脏,阳主腑。阳主外,受气于四末,阴主内,受气于五脏,迎其来而夺之为泻,随其去而济之为补,知晓泻补,气可调和,调和阴阳之气的处方,就是必须通顺阴阳。五脏为阴,六腑为阳,流传后世,歃血盟誓。敬畏昌盛,悔慢消亡。无道行私,必得天殃。

2.谨奉天道,请论终始大义。终始就是以经脉为纲纪。切病人脉口人迎之脉,知晓十二经脉阴阳有余不足,平和不平,和天地阴阳盛衰之象应与不应,就会全部表露无遗。平人无病,无病之人,脉口人迎顺应四时,上下相应而一起往来,三阴三阳六经之脉动而不结,脏气为本、为内,肌体为末、为外,内外寒温司守,不致相失。外之形肉、内之气血相称,就是无病之平人。元气虚而气少,脉口人迎之脉气都少,并且脉与尺寸不相称,这种临床症状,就是阴阳都不足,补阳,阴就会衰竭,泻阴,阳就会气脱。这种情形,可以用甘药调理,不可饮用刚毒之剂,这种情形也不可灸。病不痊愈因而误泻,五脏之气就会更加衰败。

3.人迎大于寸口一倍,病在足少阳;人迎大于寸口一倍而躁,病在手少阳。人迎大于寸口二倍,病在足太阳;大于寸口二倍而躁,病在手太阳。人迎脉大于寸口三倍,病在足阳明;大于寸口三倍且躁,病在手阳明。人迎大于寸口四倍且大且数,名叫溢阳,溢阳是外格。寸口大于人迎一倍,病在足厥阴;寸口大于人迎一倍且躁,病在手厥阴心主。寸口脉大于人迎二倍,病在足少阴;寸口大于人迎二倍且躁,病在手少阴。寸口大于人迎三倍,病在足太阴;寸口大于人迎三倍且躁,病在手太阴。寸口大于人迎四倍,且大且数,名叫溢阴,溢阴是内关,内关阳气不入而不通,死不可治。人迎和太阴寸口都盛且四倍以上,命叫关格。关格脉见,可与言死期。

4.人迎脉大于寸口脉一倍,泻足少阳经补足厥阴经,阳气疾急,补泻应顿,泻二穴,补一穴,一天泻补一次,必须切诊人迎脉口,取验疗效,从容取穴,气至而和,可以止针。人迎脉大于寸口二倍,泻足太阳经,补足少阴经,泻二穴,补一穴,二天一补泻,必须切诊人迎、寸口,取验疗效,从容取穴,气至而和,可以止针。人迎脉大于寸口三倍,泻足阳明经,补足太阴经,泻二穴,补一穴,一天补泻二次,必须切诊人迎脉,寸口脉,取验疗效,从容取穴,气至而和,可以止针。寸口大人迎脉一倍,泻足厥阴经,补足少阳经,阴气迟缓,补泻应渐,补二穴,泻一穴,一天一补泻,必须切诊人迎、寸口之脉,取验疗效,从容取穴,气至而和,可以止针。寸口大人迎二倍,泻足少阴经,补足太阳经,补二穴,泻一穴,二天一补泻,必须切诊人迎、寸口之脉,取验疗效,从容取穴,气至而和,可以止针。寸口脉大于人迎脉三倍,泻足太阴经,补足阳明经,补两穴,泻一穴,一天补泻两次,必须切诊人迎、寸口之脉,取验疗效,从容取穴,气至而和,可以止针。之所以一天取泻补二次,是因为足阳明经主胃,谷气充盛,因而可以一天泻补两次。人迎和寸口之脉都大于三倍以上,命叫阴阳俱溢,像这种临床症状,必须用针开泻疏通,否则,血气闭塞无所通行,五脏真阴伤于内,已不可刺。灸则更亡其阴并变生他病。凡针刺之法,气至调和就应止针,正气在中,当补阴,邪气外入当泻阳,阳邪去而真阴复,所以音言清朗,吐纳和畅,音气益彰,七窍开通,耳目聪明。反此为逆,气血不行。

5. 气至有效就是泻其盛邪使其虚,虚就是脉大如旧但和软不坚;脉坚如旧就是去针后脉仍然坚实,脉仍然坚实,则旧病没有除去。补则脉必坚而实,实就是脉大如旧且坚;如脉大如旧而不坚,适才去针不可以说快,因旧还病没有除去。因而补则脉实且坚,泻则脉虚而软,即使病痛不随针而愈,也必定渐衰而去。必须先通晓十二经脉生病之左右上下先后,治疗所从生,然后可得获终始之义,流传后世。所以阴阳不相移行改变,虚实相互不伤,此则无所从生而各病其病,只要取所病之经疗治即可。

6. 凡是刺法,三刺得谷气,阴阳二邪,妄与正气相合,脏腑一气相乘,易居而乱,逆顺相反,营气逆肺,卫气顺脉,春脉沉,冬脉浮而异处,四时之脉不相得,血气或有稽留壅遏,或有淫泆过度,必须用针刺而去除。因而一刺则浅近阳分之邪出,二刺则深远阴分之邪出,三刺则谷气至,谷气至而病痊愈而止针。谷气至就是已补而实则虚者坚,已泻而虚而坚者软,因此知谷气至。邪气独去就是阴阳之气虽没能调和但病气衰而痊愈。所以说补则正气实,泻则邪气虚,病痛即使不随针而去,也必定渐衰而去。

7. 阴盛阳虚,要先补其阳,后泻其阴来调和;阴虚阳盛,要先补其阴,后泻其阳来调和。

8. 足阳明胃经、足厥阴肝经、足少阴肾经三经动于足大指之间,必须察审实虚,如虚而泻,就是重虚。重虚病就会更加严重。凡是针刺这三经用手指按穴,脉动且实且疾速,要赶紧泻去其邪,虚且缓慢,就要补。如补泻应用相反,病情就会加重。三经脉之动,足阳明经在上,足厥阴经在中,足少阴经在下。

9. 阴经在膺,治阴病当取中膺俞,阳经在背肩,治阳病当取中背、肩之俞,分内虚处都当取穴。

10. 舌下生小舌,用铍针刺舌下之筋如柱之处。

11. 手屈而不伸,病在筋;伸而不屈,病在骨。病在骨守骨,病在筋守筋。

12. 针刺一处实,当深取,少按针空,因之快出邪气。针刺一处虚,当浅刺以养其血脉,快按针空,不能让邪气进入。邪气即病气来紧且快,谷气即正气来徐且和缓。脉实即邪实,深刺以泄其邪气;脉虚正气虚,浅刺无伤精气,以养其脉且独出其邪气。

13.针刺各种疼痛,脉都实,邪气皆盛。

14.所以说腰以上,手太阴阳明所主;从腰以下,足太阴阳明所主。

15.病发在上,是天气不降,当下取之;病发在下,是地气不升,当高取之;病发在头,当取之于足;病发在腰,当取之腘。

16.病生于头,其头必重;病生于手,其臂必重;病生于足,其足必重。疗治疾病,先求其本,先刺其病开始发生之处。

17.春之阳气在毫毛,夏之阳气在皮肤,秋之阳气在腠肉分间,冬之阳气深在筋骨。刺病气中人,当随时气定深浅。因而刺肥人,用秋冬之剂深刺;刺瘦人,用春夏之剂浅刺。

18.病痛是因寒邪滞逆于经。病痛且用手按之不得,隐藏深处,是阴邪,当深刺。病发在上,属阳;病发在下,属阴。痒属阳病,当浅刺。

19.病先从阴起始,先疗治其阴,后疗治其阳;病先从阳起始,先疗治其阳,然后疗治其阴。

20.针刺热厥,留针则热气去反为寒;刺寒厥,留针则寒气去反为热。刺热厥,补阴经二次,泻阳经一次;刺寒厥,补阳经二次,泻阴经一次。二阴就是补阴经二次,一阳就是泻阳经一次。

21.久远之疾,邪气入深。针刺不深则隐伏之病不去,不久留针则固结之邪不散,一刺邪未尽,当间日复刺,当先察其在经在络,在经当直刺其经,在络当缪刺其络,即先调其左右,去其血脉,针刺之法就完备了。

22.凡针刺之法,必先候察形气。病少气而形肉未脱,其脉躁急,病躁且厥逆,是气虚于内,邪实于经,必当缪刺之,左病取右,右病取左。所刺在络,针法之用要轻浅,精气之散者可收,邪气之聚者可散。

23.医者当自守其神,令志在针,深居静处,养其精气,闭户塞牖,不外其志,魂魄不散,精神内守,肾主藏精,开窍于耳,精气之分,惑于听闻,所以勿闻人声,以收其精,必专一其神,令志在针。浅而留针,微而浮针,以转移病者之神,得气就止针。

24.既刺之后,尤当戒慎,不要行房事,男子忌内,女子忌外,男坚拒不出,女谨守不入,则邪气必去,正气恢复,叫作得气。凡针刺禁忌:新行房勿刺,已刺勿行房;已醉酒勿刺,已刺勿醉酒;新发怒勿刺,已刺勿发怒;新劳累勿刺,已刺勿劳累;已饱饭勿刺,已刺勿饱饭;已饥饿勿刺,已刺勿饥饿;已口渴勿刺,已刺勿口渴;大惊大恐,必须平定气息才可针刺。乘车来,当卧床休息,一顿饭的工夫才可针刺。出行来的病人,让其坐下休息,等走十里路的时间后才可行针。总共十二禁刺之法,是因为脉乱气散,逆其荣卫,精气不按次序运行,病人失于自守,医者妄刺,就会阳病入于阴,阴病入于阳,邪气复生,真气衰退。粗工不候察,就是戕伐人身,形体荡散,津液不化而脑髓消铄,五味不和而脱,这就是失气。

25. 足太阳之脉气终绝,就会筋脉急而戴眼,反折痉挛抽风,气绝于皮,则色白且绝汗出,绝汗出则命终。足少阳脉终绝则耳聋,少阳主骨,百节都松弛,少阳之气绝,少阳属肾藏志,目系绝则志先死,日系绝则一天半命终。死时色呈青白之色,金来克木。足阳明脉终绝,口目动作,喜惊妄言,阳明之经气欲绝,色黄,阳明之神气外出,上下之经,手足阳明之经,盛于外而绝于内,上下不通,不交而绝则命终。足少阴脉终绝,气色外脱而面黑,齿长而垢,骨气不藏,腹胀闭塞,上下不通,水火阴阳之气绝而命终。厥阴脉终绝,从中见少阳之火化上出而中热嗌干心烦,肝气下泄则喜溺,严重则舌如卷卵上缩而命终。太阴脉终绝,腹胀不得息,太阴之气,上走心为噫气,从胃而心,心气外脱则噫善呕,呕则逆,逆则面赤,不逆则手足上下二经皆绝不通,上下不通,则土败而水气乘之,面黑而肾神志色见,手太阴之气绝而皮毛夭焦命终。

卷之三

经脉篇第十（上）

1. 雷公问于黄帝曰：《禁服》之言，凡刺之理，经脉为始，营其所行，制其度量，内次五脏，外别六府，愿尽闻其道。黄帝曰：人始生，先成精，精成而脑髓生，骨为干，脉为营，筋为刚，肉为墙，皮肤坚而毛发长，谷入于胃，脉道以通，血气乃行。雷公曰：愿卒闻经脉之始也。黄帝曰：经脉者，所以能决死生，处百病，调虚实，不可不通。

2. 肺手太阴之脉，起于中焦，下络大肠，还循胃口，上膈属肺，从肺系横出腋下，下循臑内，行少阴心主之前，下肘中，循臂内上骨下廉，入寸口，上鱼，循鱼际，出大指之端；其支者，从腕后直出次指内廉出其端。是动则病肺胀满，膨胀而喘咳，缺盆中痛，甚则交两手而瞀，此为臂厥。是主肺所生病者，咳上气，喘渴，烦心，胸满，臑臂内前廉痛厥，掌中热。气盛有余，则肩背痛，风寒汗出中风，小便数而欠；气虚则肩背痛，寒，少气不足以息，溺色变。为此诸病，盛则泻之，虚则补之，热则疾之，寒则留之，陷下则灸之，不盛不虚，以经取之。盛者，寸口大三倍于人迎；虚者，则寸口反小于人迎也。

3. 大肠手阳明之脉，起于大指次指之端，循指上廉，出合谷两骨之间，上入两筋之中，循臂上廉，入肘外廉，上臑外前廉，上肩，出髃骨之前廉，上出于柱骨之会上，下入缺盆，络肺，下膈，属大肠；其支者，从缺盆上颈，贯颊，入下齿中，还出挟口，交人中，左之右，右之左，上挟鼻孔。是动则病齿痛，颈肿。是主津液所生病者，目黄，口干，鼽衄，喉痹，肩前臑痛，大指次指痛不用，气有余则当脉所过者热肿，虚则寒栗不复。为此诸病，盛则泻之，虚则补之，热则疾之，寒则留之，陷下则灸之，不盛不虚，以经取之。盛者，人迎大三倍于寸口；虚者，人迎反小于寸口也。

4. 胃足阳明之脉，起于鼻之交頞中，旁约太阳之脉，下循鼻外，入上齿中，还出挟口，环唇，下交承浆，却循颐后下廉，出大迎，循颊车，上耳前，过客主人，循发际，至额颅；其支者，从大迎前下人迎，循喉咙，入缺盆，下膈，属胃，络脾；其直者，从缺盆下乳内廉，下挟脐，入气冲中；其支者，起于胃口，下循腹里，下至气冲中而合，以下髀关，抵伏兔，下膝膑中，下循胫外廉，下足跗，入中指内间；其支者，下廉三寸而别，下入中趾外间；其支者，别跗上，入大趾间出其端。是动则病洒洒振寒，善呻，数欠，颜黑，病至则恶人与火，闻木声则惕然而惊，心欲动，独闭户塞牖而处。甚则欲上高而歌,弃衣而走,贲向腹胀,是为骭厥。是主血所生病者,狂疟,温淫,汗出,鼽衄,口喝,唇胗,颈肿,喉痹,大腹水肿,膝膑肿痛,循膺,乳、气冲、股、伏兔、骭外廉、足跗上皆痛,中趾不用。气盛则身以前皆热,其有余于胃,则消谷善饥,溺色黄;气不足则身以前皆寒栗,胃中寒则胀满。为此诸病,盛则泻之,虚则补之,热则疾之,寒则留之,陷下则灸之,不盛不虚,以经取之。盛者,人迎大三倍于寸口;虚者,人迎反小于寸口也。

5.脾足太阴之脉,起于大趾之端,循趾内侧白肉际,过核骨后,上内踝前廉,上端内,循胫骨后,交出厥阴之前,上膝股内前廉,入腹,属脾,络胃,上膈,挟咽,连舌本,散舌下;其支者,复从胃,别上膈,注心中。是动则病舌本强,食则呕,胃脘痛,腹胀,善噫,得后与气,则快然如衰,身体皆重。是主脾所生病者,舌本痛,体不能动摇,食不下,烦心,心下急痛,溏、瘕、泄、水闭、黄疸,不能卧,强立,股膝内肿厥,足大趾不用。为此诸病,盛则泻之,虚则补之,热则疾之,寒则留之,陷下则灸之,不盛不虚,以经取之。盛者,寸口大三倍于人迎;虚者,寸口反小于人迎。

6.心手少阴之脉,起于心中,出属心系,下膈,络小肠;其支者,从心系,上挟咽,系目系;其直者,复从心系却上肺,下出腋下,下循臑内后廉,行太阴心主之后,下肘内,循臂内后廉,抵掌后锐骨之端,入掌内后廉,循小指之内,出其端。是动则病嗌干,心痛,渴而欲饮,是为臂厥。是主心所生病者,目黄,胁痛,臑臂内后廉痛厥,掌中热痛。为此诸病,盛则泻之,虚则补之,热则疾之,寒则留之,陷下则灸之,不盛不虚,以经取之。盛者,寸口大再倍于人迎;虚者,寸口反小于人迎也。

【篇目纲要】

本篇共38节。阐释十二经起止循行路线,发病的临床症状、脉象、病理、数理,十四经脉、络脉名称、特征,发病临床症状和对症治疗的各种方法。

【译释】

1.雷公问黄帝说:《禁服》之论,凡刺之法,从经脉开始,经络之营血所行,裁度其分数,五脏属里,内列五脏之序,六腑属表,外别六腑之序,愿详尽地听一听脏腑经脉之理。黄帝说:人开始生成,本于先天水火之精气,先生两肾,脑为精髓之海,肾精上注于脑,则脑髓生,骨生于水脏,如木之干,血藏脉中为营,筋强劲为刚,肉生于土为墙,血气充盛则皮肤坚且毛发长,谷入于胃,脉道通,血气行。雷公说:愿详尽地听一听经脉一开始是如何生成的生理。黄帝说:经脉之所以能够决定生死,是因为百病所生起于经脉,处分百病,须候察经脉,调和经脉虚实,百病乃服,因而经脉不可不通。

2.手太阴肺经之脉,起始于中焦胃中脘,下络大肠,转循胃之上口,上膈属肺,从肺系横出腋下,下循臑内,行于少阴心主之前,下入肘中,循内臂上骨之下廉,入寸口之经渠穴、太渊穴,再上鱼际穴,出大指之端少商穴。支脉从手腕后直出食指内廉,出其端交手阳明经之商阳穴。脉变则病,肺胀满膨膨而喘急咳嗽,臂气厥逆,缺盆中痛,严重则交两手而木痛不仁,这叫臂厥。这是肺经所生之病,咳嗽,上气,为喘,为渴,为烦心,为胸满,都是因肺脉贯膈而布胸中,臑臂内前廉痛厥,掌中热。邪气有余则肩臂痛,风寒汗出中风,小便数且为欠;气虚则肩臂疼痛寒冷,少气不足以喘息,溺色改变。疗治这些临床症状,邪盛则泻,正气虚则补,热则疾去其针,寒则留针待温,脉陷下则灸,不盛不虚,只按本经取穴。邪气盛,寸口脉比人迎大三倍,虚则寸口脉比人迎小。

3. 大肠手阳明之经与手太阴肺经相合,起于食指之端商阳穴,循指上侧,出合谷穴两骨之间,上入两筋之间,即阳溪穴,循臂上廉上曲池穴,入肘外廉,上臑外前廉,上肩出髃骨前廉,肩背之上,颈项之根,是天柱骨,六阳都会于督脉之大椎,所以叫会上。上出于柱骨之会,上下自大椎而前,入足阳明之缺盆,络于肺中,下膈分属大肠。支脉从缺盆上颈贯颊,入下齿中,转出挟口,交人中穴,左右互交,上挟鼻空。变动就会下齿痛、颈肿。大肠与肺互为表里,肺主气而津液由于气化,大肠或泄或秘,都因津液所生,手阳明之别合于宗脉,因而目黄,脉挟口,口干,脉挟鼻为鼽、为衄,为喉痹,脉上臑肩,肩前臑痛,食指不用。邪气有余,脉所经过都会发热且肿,虚则寒慄不能快速恢复。疗此各种病症,邪盛当泻,正虚当补,泻热当疾去其针,寒则留针待温,脉陷下则用艾灸之,不盛不虚,只取本经之穴。盛则人迎大寸口三倍,虚则人迎反比寸口小。

4. 足阳明之脉,起于山根左右互交之中,旁入足太阳之脉睛明穴,下循鼻外,历承泣、四白、巨髎三穴,上入齿中,还出挟口两吻地仓穴,环绕唇下左右,相交于承浆穴,却循颐后下廉,出大迎穴,循颊车,上耳前,历下关穴,过客主人,循发际,行悬厘、颔厌穴之分,经头维会于额颅之神庭穴;其支别,从大迎穴前下人迎穴,循喉咙历水突穴、气舍穴入缺盆穴,行足少阴俞府之外,下膈当上脘、中脘穴之分,属胃络脾;其直行从缺盆穴而下,下乳内廉,循气户、库房、屋翳、膺窗、乳中、乳根、不容、承满、梁门、关门、太乙、滑肉门等穴,下挟脐,历天枢、外陵、大巨、水道、归来等穴,入于气街当中;又其支自属胃处起胃下口,循腹里,过足少阴肓俞之外,本经之里,下至气街中,与前之气街者相合,直下髀关穴,抵伏兔穴,历阴市、梁丘穴,下入膝膑中,经犊鼻穴,下循足面之冲阳穴、陷谷穴,入中指外间之内庭穴,至厉兑穴而终;其络脉之支别,自膝下三寸,循三里穴之外别下,历上廉、条口、下廉、丰隆、解溪、冲阳、陷谷等穴,到内庭、厉兑穴相合;又其支别跗上冲阳穴,别行入大指间,出足厥阴行间穴之外,循大指下,出其端,交与足太阴经。动穴验病,胃属土,风胜土则洒洒振寒,胃郁则阴阳上下相引,水无所畏,故善呻数欠,黑色见于颜面,阳明厥逆则喘且闷,闷则恶人,邪客阳明则热,热则恶火,土恶木克,闻木音而惊,阴胜阳则欲闭户塞窗而独处,病情加重则因阳盛而热,欲上高而歌,弃衣而走,肠胃雷鸣,阳气贲聚,虚满腹胀,病成胫骭厥逆。阳明为多气多血之经,主血所生之病多为狂疟温淫,汗出鼽衄,口㖞唇胗痤疮,胫肿喉痹,土病不能制水,因而大腹水肿,膝膑肿痛,沿膺、乳、气街、股、伏兔、骭外廉、足跗上都痛,中指不用。阳明脉行身前,邪气盛则身以前皆热,虚则身以前皆寒慄,胃中寒则胀满。疗此各种病症,邪盛则泻,正虚则补,热则疾去其针,寒则留针待温,脉陷下则灸之,不盛不虚,从本经取穴。邪盛人迎大寸口三倍,虚则人迎小于寸口。

5.脾足太阴经,起于足大指端隐白穴,循指内侧白肉际,历大都、太白、公孙、商丘等穴,过核骨后,上内踝前廉之三阴交穴,上踹内,循胫骨后之漏谷穴,交出足厥阴之前,上股内前廉,历地机穴、阴陵泉穴上血海穴、箕门穴,入腹属脾络胃,经冲门穴、府舍穴、中极穴、关元穴,复循腹结、大横二穴,会下脘穴,上膈挟咽连舌本,散舌下;支别复从胃中脘穴上膈经腹哀、食窦、天溪、胸乡、周荣等穴,曲折向下至大包穴。脉变则病发舌本强,食不化则呕,络胃胃脘痛,腹胀善噫,大便合余气下泄,则快然病衰,身体重。脾所主生病,舌本痛,身体不能动摇,饮食不下,烦心,心下急痛,脾寒则溏泻,脾滞则症瘕,脾病不能制水,则水闭、黄疸,不能卧,强立则股膝内侧肿厥,足大指不用。疗此各症,邪盛则泻,正虚则补,热则疾去其针,寒则久留针待针下温,不盛不虚,按本经取穴。邪盛寸口脉比人迎大三倍,虚则寸口脉比人迎小。

6.手少阴心经之脉,起始于心中,心系有五,上连肺,下系肝脾肾,通五脏之气而为之主,出属心系,与小肠互为表里,下膈当齐上二寸下脘之分络小肠;支从心系出任脉之外,上行侠咽,系于目系,因而心病目闭;心经正脉,复从心系上肺,由足少阳胆经渊腋穴之次出腋下,上行极泉,循臑内后廉清灵穴,行于手太阴、厥阴之后,下肘内历少海、灵道二穴,循臂后廉过通里、阴郄二穴,抵掌后锐骨神门穴,入掌内后廉历少府穴,循小指内出其端少冲穴。心而多热,动变则病嗌干,心痛,渴而欲饮,经脉循臂而成臂厥之病。心经所生之病,目黄胁痛,臑臂内后廉热痛且厥,掌中热痛。疗此诸病,邪盛则泄,正虚则补,热则疾去其针,寒则留针待温,脉陷下则灸,不盛不虚按本经取穴。邪盛则寸口脉比人迎脉大二倍,虚则寸口脉比人迎脉小。

经脉篇第十(中)

1.小肠手太阳之脉,起于小指之端,循手外侧,上腕,出踝中,直上循臂骨下廉,出肘内侧两筋之间,上循臑外后廉,出肩解,绕肩胛,交肩上,入缺盆,络心,循咽,下膈,抵胃,属小肠;其支者,从缺盆循颈上颊,至目锐眦,却入耳中;其支者,别颊上颐,抵鼻,至目内眦,斜络于颧。是动则病嗌痛,颔肿,不可以顾,肩似拔,臑似折。是主液所生病者,耳聋,目黄,颊肿,颈、颔、肩、臑、肘、臂外后廉痛。为此诸病,盛则泻之,虚则补之,热则疾之,寒则留之,陷下则灸之,不盛不虚,以经取之。盛者,人迎大再倍于寸口;虚者,人迎反小于寸口也。

2.膀胱足太阳之脉,起于目内眦,上额,交巅;其支者,从巅至耳上角;其直者,从巅入络脑,还出别下项,循肩髆内,挟脊,抵腰中,入循膂,络肾,属膀胱;其支者,从腰中下挟脊,贯臀,入腘中;其支者,从髆内左右,别下,贯胛,挟脊内,过髀枢,循髀外,从后廉,下合腘中,以下贯踹内,出外踝之后,循京骨,至小趾外侧。是动则病冲头痛,目似脱,项如拔,脊痛,腰似折,髀不可以曲,腘如结,踹如裂,是为踝厥。是主筋所生病者,痔、疟、狂、癫疾,头囟项痛,目黄,泪出,鼽衄,项、背、腰、尻、腘踹、脚皆痛,小趾不用。为此诸病,盛则泻之,虚则补之,热则疾之,寒则留之,陷下则灸之,不盛不虚,以经取之。盛者,人迎大再倍于寸口;虚者,人迎反小于寸口也。

3.肾足少阴之脉,起于小趾之下,邪趋足心,出于然谷之下,循内踝之后,别入跟中,以上踹内,出腘内廉,上股内后廉,贯脊,属肾,络膀胱;其直者,从肾上贯肝膈,入肺中,循喉咙,挟舌本;其支者,从肺出络心,注胸中。是动则病饥不欲食,面如漆柴,咳唾则有血,喝喝而喘,坐而欲起,目䀮䀮如无所见,心如悬若饥状。气不足则善恐,心惕惕如人将捕之,是为骨厥。是主肾所生病者,口热,舌干,咽肿,上气,嗌干及痛,烦心,心痛,黄疸,肠澼,脊股内后廉痛,痿厥,嗜卧,足下热而痛。为此诸病,盛则泻之,虚则补之,热则疾之,寒则留之,陷下则灸之,不盛不虚,以经取之。灸则强食生肉,缓带披发,大杖重履而步。盛者,寸口大再倍于人迎;虚者,寸口反小于人迎也。

4.心主手厥阴心包络之脉,起于胸中,出属心包络,下膈,历络三焦;其支者,循胸出胁,下腋三寸,上抵腋下,循臑内,行太阴、少阴之间,入肘中,下臂,行两筋之间,入掌中,循中指,出其端;其支者,别掌中,循小指次指,出其端。是动则病手心热,臂肘挛急,腋肿,甚则胸胁支满,心中憺憺大动,面赤,目黄,喜笑不休。是主脉所生病者,烦心,心痛,掌中热。为此诸病,盛则泻之,虚则补之,热则疾之,寒则留之,陷下则灸之,不盛不虚,以经取之。盛者,寸口大一倍于人迎;虚者,寸口反小于人迎也。

5.三焦手少阳之脉,起于小指次指之端,上出两指之间,循手表腕,出臂外两骨之间,上贯肘,循臑外,上肩,而交出足少阳之后,入缺盆,布膻中,散落心包,下膈,循属三焦;其支者,从膻中上出缺盆,上项,系耳后,直上出耳上角,以屈下颊至䪼,其支者,从耳后入耳中,出走耳前,过客主人前,交颊,至目锐眦。是动则病耳聋浑浑焞焞,嗌肿,喉痹。是主气所生病者,汗出,目锐眦痛,颊痛,耳后、肩、臑、肘、臂外皆痛，小指次指不用。为此诸病，盛则泻之，虚则补之，热则疾之，寒则留之，陷下则灸之，不盛不虚，以经取之。盛者，人迎大一倍于寸口；虚者，人迎反小于寸口也。

6. 胆足少阳之脉，起于目锐眦，上抵头角下耳后，循颈行手少阳之前，至肩上，却交出手少阳之后，入缺盆；其支者，从耳后入耳中，出走耳前，至目锐眦后；其支者，别锐眦，下大迎，合于手少阳，抵于䪼，下加颊车，下颈，合缺盆，以下胸中，贯膈，络肝，属胆，循胁里，出气冲，绕毛际，横入髀厌中；其直者，从缺盆下腋，循胸，过季胁，下合髀厌中，以下循髀阳，出膝外廉，下外辅骨之前，直下抵绝骨之端，下出外踝之前，循足跗上，入小趾次趾之间；其支者，别跗上，入大指之间，循大指歧骨内，出其端，还贯爪甲，出三毛。是动则病口苦，善太息，心胁痛，不能转侧，甚则面微有尘，体无膏泽，足外反热，是为阳厥。是主骨所生病者，头痛，颔痛，目锐眦痛，缺盆中肿痛，腋下肿，马刀侠瘿，汗出振寒，疟，胸、胁、肋、髀、膝外至胫、绝骨、外踝前及诸节皆痛，小趾次趾不用。为此诸病，盛则泻之，虚则补之，热则疾之，寒则留之，陷下则灸之，不盛不虚，以经取之。盛者，人迎大一倍于寸口；虚者，人迎反小于寸口也。

7. 肝足厥阴之脉，起于大趾丛毛之际，上循足跗上廉，去内踝一寸，上踝八寸，交出太阴之后，上腘内廉，循股阴，入毛中，过阴器，抵小腹，挟胃，属肝，络胆，上贯膈，布胁肋，循喉咙之后，上入颃颡，连目系，上出额，与督脉会于巅；其支者，从目系下颊里，环唇内；其支者，复从肝，别贯膈，上注肺。是动则病腰痛不可以俛仰，丈夫㿉疝，妇人少腹肿，甚则嗌干，面尘，脱色。是主肝所生病者，胸满，呕逆，飧泄，狐疝，遗溺，闭癃。为此诸病，盛则泻之，虚则补之，热则疾之，寒则留之，陷下则灸之，不盛不虚，以经取之。盛者，寸口大一倍于人迎；虚者，寸口反小于人迎也。

【译释】

1. 手太阳小肠之经，起于小指外侧之端少泽穴，循手外侧前谷、后溪、腕骨等穴上腕，出踝中，直上循骨下廉，循臂骨下廉阳谷等穴，出肘内侧两筋之间小海穴，上循臑外后廉，行手阳明经、少阳经之外，出肩后肩臂二骨相接之处肩贞穴，绕肩胛臑腧穴、天宗穴，交肩上秉风、曲垣二穴，入缺盆，入膻中络心，循咽下膈，抵胃下行，当脐上二寸之分属小肠；其支行于外，出缺盆，循颈中之天窗穴，上颊后之天容穴，由颧髎穴入耳中听宫穴；其支别颊上颐抵鼻，到目内眦，斜络于颧髎穴。本经之脉循咽下膈，支循颈上颊，脉变则病发嗌痛，颔肿不可以回头，肩痛似拔，臑痛似折。小肠主泌别清浊，病则水谷不分而流衍无制，耳聋目黄，颊肿，颈颔肩臑肘臂外后廉痛。疗此诸病，邪盛则泻，正虚则补，泻热则疾去其针，寒则留针待温，脉陷下则艾灸，不盛不虚，按本经取穴。邪盛人迎脉比寸口脉大两倍，虚则人迎脉反小于寸口。

2. 膀胱足太阳经，起于目内眦睛明穴，由攒竹上额，历曲差、五处等穴，自络却穴左右斜行，交于顶巅之百会穴；支由百会穴旁行，至耳上角，过足少阳之曲鬓、率谷、天冲、浮白、窍阴、完骨等穴,此六穴都为足太阳、少阳之会;直行自百会穴行通天、络却、玉枕等穴,入络于脑中,自脑复出别下项,由天柱而下会于督脉之大椎、陶道二穴,却循肩髆内分作四行而下,挟背两旁,各相去一寸半,自大杼风门及脏腑诸俞抵腰中等穴,自腰中循髋骨下侠脊,历四髎穴,贯臀之会阳穴,下行承扶、殷门、浮郄、委阳等穴,入腘之委中穴;又支从肩髆内,大杼下,外两行,左右贯胛,去脊各三寸别行,历附分、魄户、膏肓等穴,侠脊下行,由秩边而过髀枢,会于足少阳之环跳,循髀外后廉,去承扶一寸五分之间下行,与前之入腘中者相合而下,合阳以下承筋、承山等穴,出外踝之后,昆仑、仆参等穴,循京骨至小指外侧端至阴穴。脉变动则邪气上冲,病发头痛,脉起目内眦,还出别下项,病痛目似脱,项如拔,本经侠脊抵腰中,过髀枢,循髀外下合腘中,贯踹内,病脊痛,腰痛似折,髀不可以曲,腘如结,踹痛如裂,病名踝厥。周身筋脉,只有足太阳为多为巨,其下结于踵,结于腨,结于腘,结于臀,其上侠腰脊,络肩项,上头为目上纲,下结于頄,凡主筋所生病,为挛、为弛、为反张戴眼之类,都是足太阳水亏所致,脉入肛,病为痔,经属表,病为疟,邪入于阳,病为狂癫疾,头囟项痛,目黄,泪出,頄衄,项背腰尻腘踹脚都痛,小指不用。疗此各病,邪盛则泻,正虚则补,泻热则疾去其针,寒则留针待温,脉陷下则艾灸,不盛不虚,按经取穴,邪盛,人迎比寸口大两倍;正虚,人迎比寸口小。

　　3. 足少阴肾经之脉,起于小指之下,斜走足心之涌泉穴,出于然谷之下,循内踝之后别入跟中,即历太溪、大钟、水泉、照海等穴,上复溜、交信二穴,过足太阴之三阴交穴,以上踹内之筑宾穴,出腘内廉之阴谷穴,结于督脉之长强穴,贯脊中而后属于肾,前当关元中极之分而络于膀胱;直行从肓俞属肾处上行,循商曲、石关、阴都、通谷诸穴,贯肝,上循幽门上膈,历步廊穴入肺中,循神封、灵墟、神藏、彧中、俞府而上循喉咙,并人迎穴,侠舌本而终;支自神藏之际,从肺络心注胸中,以上俞穴诸穴,足少阴经止于此,而接乎手厥阴经。肾脉动则阳衰,肾虽为阴脏,元阳所居,水中有火,为脾胃之母,阳衰则脾困,病虽饥而不欲食,阴邪之色见于面如漆,精衰则枯如柴,真阴损及其母肺,咳唾则有血,阴虚不能静,喝喝而喘,坐而欲起,目之明在瞳子,肾气内夺则目眈眈如无所见,心肾不交则精神离散,心如悬;阴虚则内热,常若饥状,肾在志为恐,肾气怯,心惕惕如人将捕之,厥逆在骨,病发骨厥。主肾所生之病,因肾脉循喉咙,侠舌本,支从肺出络心,阴虚阳实,津液不通,所以口热,舌干,咽肿,上气,嗌干及痛,烦心,心痛,黄疸,肠澼,脊股内后廉痛,痿厥,嗜卧,足下热且痛。疗此诸病,邪盛则泻,正虚则补,泻热则疾去其针,寒则留针待温,脉陷下则艾灸,不盛不虚,按经取穴。灸则强令人生吃猪肉,温肾补虚,脚腰轻捷,开顶披发,阳气上通,火气宣流,大杖重履而步节劳。盛则寸口比人迎大二倍,虚则寸口比人迎小。

　　4. 心之所主手厥阴心包络之经,心外有脂,包裹其心,名叫心包,脉起胸中天池穴,出属心包络,包络为心主之外卫,三焦为脏腑之外卫,故为表里而相络,下膈,历络上焦膻中,中焦中脘,下焦脐下之阴交穴;支上抵腋下之天泉穴,循臑内行太阴、少阴之间,入肘中曲泽穴,下臂行两筋之间,郄门、间使、内关、大陵等穴,入掌中劳宫穴,循中指出其端中冲穴;支从劳宫穴别行无名指端与手少阳经相接。本经脉动则病发心中热,臂肘挛急,腋肿,经气病于外,甚则由外而内,有余于内则病发胸胁支满,心中憺憺大动,面赤目黄,喜笑不休。主脉所生之病,烦心,心痛,掌中热。疗此诸病,邪盛则泻,正虚则补,泻热则疾去其针,寒则留针待温,陷下则艾灸,不盛不虚,按本经取穴。邪盛寸口比人迎大一倍,虚则寸口比人迎小。

5. 三焦手少阳之经,起于无名指端关冲穴,上出小指次指之间之液门、中渚穴,循手表腕阳池穴,出臂外两骨间外关、支沟等穴,上贯肘之天井穴,循臑外,行太阳之前,手阳明之后,历清冷渊、消泺、臑会上肩髎,过足少阳之肩井穴,自天髎穴交出足少阳之后,其内行入缺盆,复由足阳明之外,下布膻中,散络心包,相为表里,自上焦下膈,循中焦下行,并足太阳之正入络膀胱以约下焦,因而足太阳经委阳穴为三焦下辅腧穴;其支行于外,自膻中上行,出缺盆,循天髎上顶,会于督脉之大椎穴,循天牖穴,系耳后之翳风、瘈脉、颅息等穴,出耳上之角孙穴,过足少阳之悬厘、颔厌等穴,下行耳颊至额,会于手太阳颧髎穴之分,此支从耳后翳风入耳中,过手太阳之听宫穴,出走耳前之耳门穴,过足少阳之上关穴交颊,循和髎穴,上丝竹空穴,至目锐眦,会于瞳子髎穴,手少阳经止于此而与足少阳经相接。本经脉变,耳中浑浑焞焞,嗌肿喉痹。三焦为水渎之腑,水病必因于气,汗出,目锐眦痛,颊肿,耳后肩臑肘臂外皆痛。小指次指,即无名指不用。疗治诸病,邪盛则泻,正虚则补,泻热则疾去其针,寒则留针待温,陷下则艾灸,不盛不虚,按本经取穴。邪盛人迎比寸口脉大一倍,虚则人迎脉比寸口脉小。

6. 胆足少阳之经,起于目锐眦瞳子髎穴,由听会、上关穴上抵头角,循颔厌、下悬厘穴,从耳上发际入曲鬓、率谷等穴,历手少阳之角孙外折下耳后,行天冲、浮白、窍阴、完骨等穴,又自完骨穴外折上行,循本神穴,前至阳白穴,复内折上行,循临泣、目窗、正营、承灵、脑空等穴,由风池穴而下行循颈,过手少阳之天牖,行少阳之前,下至肩上,循肩井,复交手少阳之后,过督脉之大椎,会于手太阳之秉风,而前入于足阳明缺盆之外;其支从耳后颞颥间,过手少阳翳风穴,入耳中,过手太阳之听宫,出走耳前,又自听会穴至目锐眦后瞳子髎穴;其支别自目外眦瞳子髎,下足阳明大迎之次,由手少阳之丝竹空、和髎穴而下抵于颌,合于下关穴,自颊车穴下颈,循本经之前,与前之入缺盆者相合,以下胸中贯膈,当足厥阴期门之分络肝,本经日月之分属胆,相为表里,循胁里,从足厥阴之章门下行,出足阳明之气街,绕毛际,合于足厥阴,以横入髀厌中之环跳穴;其直下而行于外,从缺盆下腋循胸,历渊腋、辄筋、日月等穴,过季胁,循京门、带脉等穴下行,由居髎穴入足太阳之上髎、中髎、下髎下行,又与前之入髀厌者相合,由髀阳行太阳阳明之中,历中渎、阳关穴,出膝外廉,下外辅骨之前,自阳陵泉穴以下阳交穴,直下抵悬钟穴,循足面上之丘墟、临泣等穴,入小指次指之间,至窍阴穴,足少阳经止于此,其支自足跗别行入大指,循歧骨内,出大指端,还贯入爪甲,出三毛,而与足厥阴经相接。脉变则胆病液泄,口苦,胆郁不舒善太息,心胁痛不能转侧,足少阳之别散于面,胆本为病,燥金胜之,面微有尘,体无膏泽,足外反热,木病从火,为阳厥。胆味苦,苦走骨,胆主骨所生病,头痛,颔痛,目锐眦痛,缺盆中痛,腋下肿,马刀侠瘿,汗出振寒,疟疾,胸胁髀膝外至胫绝骨外踝前及诸节皆痛,小指次指不用。疗治以上各病,邪盛则泄,正虚则补,泄热则疾去其针,寒则留针待温,脉陷下则艾灸,不盛不虚,按本经取穴。盛则人迎比寸口大一倍,虚则人迎比寸口小。

7. 肝足厥阴之经,起于足大指,去爪甲横纹后,丛毛际大敦穴,上循足跗上廉,行间、太冲穴,去内踝一寸,中封穴,上踝八寸过太阴之三阴交穴,历蠡沟、中都穴,又上一寸,交出太阴之后,上腘内廉,至膝关、曲泉穴,循阴股内至阴包穴,五里穴、阴廉穴,上会于足太阴之冲门、府舍,入阴毛中之急脉穴,左右相交,环绕阴器,会于任脉之曲骨穴,自阴上入小腹,会于任脉之中极、关元穴,循章门穴至期门穴之所夹胃属肝,下足少阳日月穴之所络胆,肝胆互为表里,自期门上贯膈,行足太阴食窦穴之外,大包穴之里,散布胁肋,上足少阳渊腋穴,手太阴云门穴之下,足厥阴经穴止于此,其内行而上,自胁肋间,由足阳明人迎之外,循喉咙之后入颃颡,行足阳明大迎、太仓、四白穴之外,内连目系,上出足少阳阳白穴之外,临泣之里,与督脉相会于顶巅至百会穴;其支从前目系之分,下行任脉之外,本经之里,下颊里,交环于口唇之内;又其支从前期门属肝所行足太阴食窦之外,本经之里,别贯膈,上注于肺,下行至中焦,侠中脘之分,复接于手太阴肺经。本经脉变动,病发腰痛,不可以俯仰,丈夫㿉疝,妇人腹肿,严重则嗌干,面尘脱色。足厥阴肝经所生病,胸满呕逆,飧泄狐疝,遗尿闭癃。疗治这些病症,邪气有余则泻,正气虚则补,泻热则疾去其针,寒则留针待温,脉陷下则艾灸,不盛不虚,按本经取穴。邪盛寸口脉比人迎脉大一倍,虚则寸口脉比人迎脉小。

经脉篇第十(下)

1. 手太阴气绝,则皮毛焦。太阴者,行气温于皮毛者也。故气不荣,则皮毛焦;皮毛焦,则津液去皮节;津液去皮节者,则爪枯毛折;毛折者,则毛先死。丙笃丁死,火胜金也。

2. 手少阴气绝,则脉不通;脉不通,则血不流;血不流,则发色不泽,故其面黑如漆柴者,血先死。壬笃癸死,水胜火也。

3. 足太阴气绝者,则脉不荣肌肉。唇舌者,肌肉之本也。脉不荣,则肌肉软;肌肉软,则舌萎人中满;人中满,则唇反;唇反者,肉先死。甲笃乙死,木胜土也。

4. 足少阴气绝,则骨枯。少阴者,冬脉也,伏行而濡骨髓者也,故骨不濡,则肉不能著也;骨肉不相亲,则肉软却;肉软却,故齿长而垢,发无泽;发无泽者,骨先死。戊笃己死,土胜水也。

5. 足厥阴气绝,则筋绝。厥阴者,肝脉也。肝者,筋之合也。筋者,聚于阴气,而脉络于舌本也。故脉弗荣,则筋急;筋急,则引舌与卵,故唇青舌卷卵缩,则筋先死。庚笃辛死,金胜木也。

6. 五阴气俱绝,则目系转,转则目运;目运者,为志先死;志先死,则远一日半死矣。六阳气绝,则阴与阳相离,离则腠理发泄,绝汗乃出,故旦占夕死,夕占旦死。

7. 经脉十二者,伏行分肉之间,深而不见;其常见者,足太阴过于外踝之上,无所隐故也。诸脉之浮而常见者,皆络脉也。六经络,手阳明少阳之大络,起于五指间,上合肘中。饮酒者,卫气先行皮肤,先充络脉,络脉先盛。故卫气已平,营气乃满,而经脉大盛。脉之卒然动者,皆邪气居之,留于本末,不动则热,不坚则陷且空,不与众同,是以知其何脉之动也。

8. 雷公曰:何以知经脉之与络脉异也?黄帝曰:经脉者,常不可见也,其虚实也,以气口知之。脉之见者,皆络脉也。

9. 雷公曰:细子无以明其然也。黄帝曰:诸络脉皆不能经大节之间,必行绝道而出入,复合于皮中,其会皆见于外。故诸刺络脉者,必刺其结上甚血者。虽无结,急取之,以泻其邪而出其血。留之发为痹也。凡诊络脉,脉色青,则寒,且痛;赤则有热。胃中寒,手鱼之络多青矣;胃中有热,鱼际络赤。其暴黑者,留久痹也。其有赤、有黑、有青者,寒热气也。其青短者,少气也。凡刺寒热者,皆多血络,必间日而一取之,血尽而止,乃调其虚实。其小而短者,少气,甚者,泻之则闷,闷甚则仆,不得言,闷则急坐之也。

10. 手太阴之别,名曰列缺。起于腕上分间,并太阴之经,直入掌中,散入于鱼际。其病实则手锐掌热;虚则欠㰦,小便遗数。取之去腕寸半,别走阳明也。

11. 手少阴之别,名曰通里。去腕一寸半,别而上行,循经入于心中,系舌本,属目系。其实则支膈;虚则不能言。取之掌后一寸,别走太阳也。

12. 手心主之别,名曰内关。去腕二寸,出于两筋之间,循经以上,系于心包络。心系实则心痛;虚则为头强。取之两筋间也。

13. 手太阳之别,名曰支正。上腕五寸,内注少阴;其别者,上走肘,络肩髃。实则节弛肘废;虚则生肬,小者如指痂疥。取之所别也。

14.手阳明之别,名曰偏历。去腕三寸,别入太阴;其别者,上循臂,乘肩髃,上曲颊偏齿;其别者,入耳,合于宗脉。实则龋聋;虚则齿寒痹隔。取之所别也。

15.手少阳之别,名曰外关。去腕二寸,外绕臂,注胸中,合心主。病实则肘挛;虚则不收。取之所别也。

16.太阳之别,名曰飞扬。去踝七寸,别走少阴。实则鼽窒,头背痛;虚则鼽衄。取之所别也。

17.足少阳之别,名曰光明。去踝五寸,别走厥阴,下络足跗。实则厥;虚则痿躄,坐不能起。取之所别也。

18.足阳明之别,名曰丰隆。去踝八寸,别走太阴;其别者,循胫骨外廉,上络头项,合诸经之气,下络喉嗌。其病气逆则喉痹瘁瘖。实则狂巅;虚则足不收,胫枯。取之所别也。

19.足太阴之别,名曰公孙。去本节之后一寸,别走阳明;其别者,入络肠胃,厥气上逆则霍乱。实则肠中切痛;虚则鼓胀。取之所别也。

20.足少阴之别,名曰大钟。当踝后绕跟,别走太阳;其别者,并经上走于心包下,外贯腰脊。其病气逆则烦闷。实则闭癃;虚则腰痛。取之所别者也。

21.足厥阴之别,名曰蠡沟。去内踝五寸,别走少阳;其别者,经胫上睪,结于茎。其病气逆则睪肿卒疝。实则挺长,虚则暴痒。取之所别也。

22.任脉之别,名曰尾翳。下鸠尾,散于腹。实则腹皮痛;虚则痒搔。取之所别也。

23.督脉之别,名曰长强。挟膂上项,散头上,下当肩胛左右,别走太阳,入贯膂。实则脊强;虚则头重,高摇之,挟脊之有过者。取之所别也。

24.脾之大络,名曰大包。出渊腋下三寸,布胸胁。实则身尽痛;虚则百节尽皆纵。此脉若罗络之血者,皆取之脾之大络脉也。

25.凡此十五络者,实则必见,虚则必下。视之不见,求之上下。人经不同,络脉亦所别也。

【译释】

1.手太阴属肺,主皮毛,其气绝,则津液去于皮节而症在爪枯毛折。太阴肺经行气以温于皮毛。因而气绝不荣则皮毛焦,皮毛焦则津液也离皮节而去,津液离皮节则爪枯毛折,毛折则毛先死。丙日加重,丁日死,火克金。

2.手少阴属心,主血脉,气绝则脉不通,脉不通则血不流,血不流则髦色不泽,面黑如漆柴,血已先死。壬日加重,癸日死,水克火。

3.足太阴属脾,主肌肉,气绝则脉不荣肌肉。唇舌是肌肉之本。脉不荣则肌肉软,肌肉软则肉萎人中满,人中满则唇反,唇反则肉先死。甲日加重,乙日死,木克土。

4.足少阴属肾,主骨,气绝则骨枯。足少阴是冬脉,伏行而濡骨髓,因而骨不濡则肉不能著附。骨肉不相亲则肉软却,肉软却齿长而垢,头发焦而无泽,头发无泽,骨先死。戊日加重,癸日死,土克水。

5.足厥阴属肝,主筋,气绝则筋绝。厥阴是肝脉。肝与筋合。筋下聚于阴器而上络于舌本。因而脉不荣则筋急,筋急则引舌与阴卵,症发唇青、舌卷、卵缩,筋已先死。庚日加重,辛日死,金克木。

6.五脏之精都上注于目,五阴气绝则目系转,转则目晕,目晕则志先死。志藏于肾,阴之神,真阴已竭,死在周日,因而一日半死。六阳经气绝,则阴经与阳经相离而不相连,而致腠理开泄,绝汗如珠,旦占夕死,夕占旦死。

7.十二经脉,伏行分肉之间,深而不可见;常见者是足太阴经经过外踝之上,是由于无所隐藏。各脉浮而常见,都是络脉。手足各有六经,手六经之络,只有阳明少阳之络最大。手阳明之络叫偏历,左腕后三寸上侧间,别走太阴;手少阳之络叫外关,在臂表腕后二寸两筋间,邪行向内,历阳明、太阴别走厥阴。二络之下行,阳明出合谷之次,分络于大食二指;少阳出阳池之次,散络于中指、无名指和小指三指,所以起于五指间。其上行,总合于肘中内廉厥阴曲泽之次。凡人手背露筋,都显然可察,俗叫青筋,此本非筋非脉,是畜血之大络。凡浮络之在外,都可推此而晓知。酒是熟谷之液,入胃先行皮肤,先充络脉,络脉先盛,则卫气已平,而后荣气满,而经脉大盛。脉之平常不大动而突然动,都是因邪气客居,留于此经之本末而然,邪气即指酒气,酒邪在脉,则浮络即使不动,也必然发热;虽大而不坚,寒邪盛多故陷且空,此浮络与经脉不同,因而可晓知动者为何经之脉。

8.雷公说:根据什么晓知经脉和络脉不同? 黄帝说:经脉平常不可见。虚实凭气口即手太阴肺经,可以晓知。其他浮露在外而可见者,都是络脉。

9.雷公说:我不明白经脉诊气口可知虚实,而络脉之见为什么不可以。黄帝说:凡经脉所行,必经溪谷大节之间,络脉所行,不经大节,行于经脉不到之处,出入联络以为流通之用,络有大小,大叫大络,小叫孙络,大络如木之干,行有出入,孙络如木之枝,散于肤腠,其会都见于外。凡刺络脉,必刺其结上,这是因血之所聚,其结粗突倍常,所以叫结上,即当刺之处,应出尽恶血。如血聚已甚,即使没有结络,也必须急取之以去其邪血,否则,发为痹痛之病。诊络脉之色,可以察病,脉色青则寒且痛,热则气血淖泽,淖泽则黄赤,赤则有热。胃中寒,手阳明脉与太阴合,太阴之脉循胃口至鱼,因而手鱼际之络多青;胃中有热,鱼际络赤,其暴黑者,因痹之久留所致。其有赤、有黑、有青者,是寒热之气往来。青短者,青为阴胜,短为阳不足,因而少气。凡刺寒热,因邪气客于皮毛,未入于经而成寒热,病在血络,必须隔一日一取以去其色,血尽则邪尽,邪尽则止针,而后因其虚实来调治。察其络脉小而短,是由于气少,不可针刺,虚甚则泻,其气重虚,必致昏闷,甚则晕仆暴脱不能出言,急扶坐之,使得气转以渐而苏,如安卧则气滞,恐致不救。

10.此下即十五络穴,不叫络却叫别,是因为本经由此穴而别走邻经。手太阴之别,名叫列缺,起于腕后一寸五分,上侧分肉间,太阳自此别走阳明,太阴本经之脉,由此直入掌中,散于鱼际。病实邪热有余,手掌后高骨即锐骨热;虚则张口伸腰,虚因肺气不足,小便遗且数。取穴离腕一寸半,此太阴之络别走阳明,而阳明之络叫偏历,也入太阴,因其相为表里,互为注络以相通,他经也是如此。

11.手少阴之别名叫通里,离腕一寸半,别走手太阳上行,此经入心下膈。邪实则支膈间如有所支而不畅,支者上系舌本;虚则不能言,当取通里,或补或泻以治之。

12.手心主胞络经之别名内关,离腕二寸两筋间,别走手少阳,此经系心包,络心系,又去耳后,合少阳完骨之下。实则心痛;虚则头强不利。都要取内关来疗治。

13.手太阳之别名叫支正,在腕后五寸,走臂内侧,注手少阴。此经走肘络肩,邪实则脉络壅滞而节驰肘废;正虚则血气不行,大则为肬,小则为指间痂疥之类。取支正穴疗治。

14.手阳明之别,名叫偏历,在腕后三寸上侧间,别走手太阴;其别上循臂乘肩髃,上曲颊偏齿;其别入耳合于耳中手太阳、手少阳、足阳明络四脉总会之宗脉。实则龋齿耳聋;虚则为齿寒内痹而隔。当取所别之偏历穴主治。

15.手少阳之别名叫外关,在腕后二寸两筋间,别走手厥阴心主,外绕臂,注胸中。合心主病,以三焦胞络为表里,邪气有余而实,则为肘挛;正气不足而虚,则手不能收。取之所别之外关穴。

16.足太阳之别名叫飞扬,在足外踝上七寸,别走足少阴。此经起于目内眦,络脑行头背,邪实则鼽窒头背痛;正虚则鼽衄。取飞扬穴疗治。

17.足少阳之别名叫光明,在外踝上五寸,别走足厥阴,下络足跗。实则厥;虚则痿躄,坐不能起。疗治此症,取光明穴。

18.足阳明之别,名叫丰隆,在外踝上八寸,别走足太阴;其别循胫骨外廉,上络头项,合诸经之气,下络喉嗌。其病气逆,则喉痹瘁瘖,实则狂癫,虚则足不收、胫枯。疗治此症,取丰隆穴。

19.足太阴之别,名叫公孙,在足大指本节后一寸,别走足阳明;别行入络肠胃。脾气失调上逆,或热或寒成霍乱。实则肠中切痛;虚则鼓胀。疗治此症,取公孙穴。

20.足少阴之别名叫大钟,在足跟后骨上两筋间,别走足太阳;其别并本经脉气之行,以上走于手厥阴心包络经之下,而外则贯于腰脊间。其病气逆,为烦心。邪气有余而实,为闭隆;因肾通窍于二便,正气不足为腰痛。疗治此症,取大钟穴。

21.足厥阴之别名叫蠡沟,在足内踝上五寸,别走足少阳;别走本经络阴器,上睾结于茎。病气逆则睾肿卒疝。实则挺长;虚则暴痒。疗治此症,取蠡沟穴。

22. 任脉之别,名叫尾翳,张介宾认为任脉之络胃屏翳,即会阴穴,任督冲三脉所起之处,此经由鸠尾下行散于腹。邪实则腹皮痛;正虚则搔痒。疗治此症,取会阴穴。

23. 督脉之络名叫长强,在尾骶骨端,别走任脉足少阴,此经挟脊上项散头上,下当肩胛左右,别走太阳,入贯膂。实则脊强;虚则头重,高摇之,挟脊有过之脉,力弱不胜而颤掉。疗治此病,取长强穴。

24. 脾之大络名叫大包,在渊腋下三寸,布胸胁,出九肋间,总统阴阳诸络,由脾灌溉五脏。实则身体尽痛;虚则百节尽纵。大络包罗诸络之血,都取穴大包穴以去之。

25. 十二经共十二络,外有任督二络和脾之大络,总共十五络,十二经脉伏行分肉之间,深不可见;脉之浮而可见,都是络脉。必须邪气盛,脉才壅盛,实则必见,正气虚,脉必陷下,视之不见,当求上下诸穴,以相印证而察之。因人经有肥瘦长短不同,络脉也异其所别,不可执一而求。

经别篇第十一

1. 黄帝问于岐伯曰:余闻人之合于天道也,内有五脏,以应五音、五色、五时、五味、五位也;外有六腑,以应六律。六律建阴阳诸经而合之十二月、十二辰、十二节、十二经水、十二时、十二经脉者,此五脏六腑之所以应天道。夫十二经脉者,人之所以生,病之所以成,人之所以治,病之所以起,学之所始,工之所止也。粗之所易,上之所难也。请问其离合,出入奈何? 岐伯稽首再拜曰:明乎哉问也! 此粗之所过,上之所息也,请卒言之。

2. 足太阳之正,别入于腘中,其一道下尻五寸,别入于肛,属于膀胱,散之肾,循膂,当心入散;直者,从膂上出于项,复属于太阳,此为一经也。足少阴之正,至腘中,别走太阳而合,上至肾,当十四椎出属带脉;直者,系舌本,复出于项,合于太阳,此为一合。成以诸阴之别,皆为正也。

3. 足少阳之正,绕髀入毛际,合于厥阴,别者入季胁之间,循胸里属胆,散之上肝,贯心以上挟咽,出颐颌中,散于面,系目系,合少阳于外眦也。足厥阴之正,别跗上,上至毛际,合于少阳,与别俱行,此为二合也。

4. 足阳明之正,上至髀,入于腹里属胃,散之脾,上通于心,上循咽出于口,上颐颅,还系目系,合于阳明也。足太阴之正,上至髀,合于阳明,与别俱行,上结于咽,贯舌中,此为三合也。

5.手太阳之正,指地,别于肩解,入腋走心,系小肠也。手少阴之正,别入于渊腋两筋之间,属于心,上走喉咙,出于面,合目内眦,此为四合也。

6.手少阳之正,指天,别于巅,入缺盆,下走三焦,散于胸中也。手心主之正,别下渊腋三寸,入胸中,别属三焦,出循喉咙,出耳后,合少阳完骨之下,此为五合也。

7.手阳明之正,从手循膺乳,别于肩髃,入柱骨,下走大肠,属于肺,上循喉咙,出缺盆,合于阳明也。手太阴之正,别入渊腋少阴之前,入走肺,散之大阳,上出缺盆,循喉咙,复合阳明,此六合也。

【篇目纲要】

本篇共七节。概述手足三阴三阳之经离本经阳合阴、阴合阳之离合循行路线,成六合之数,合天地阴阳之道,合天地之数理。

【译释】

1.黄帝问岐伯说:我听说人与天道相合,内有五脏,与五音、五色、五时、五味、五位相应;外有六腑,与六律相应。六律建阴阳,诸经,合于十二月、十二辰、十二节、十二经水、十二时、十二经脉,人身脏腑经脉,无不与天道相合。张介宾说:经脉是脏腑之枝叶,脏腑是经脉之根本,知十二经脉之道,则阴阳明,表里悉,气血分,虚实见,天道之逆从可察,邪正之安危可辨。凡人之生,病之成,人之所以治,病之所以起,都根源于十二经脉,初学者必始于此,良工也止于此而已。粗工认为寻常易知,良工认为应变无穷。请问上下离合、内外出入之道是什么样的情形?岐伯稽首再拜说:问的详明啊!这是粗工忽略不察,良工止息,必所留心,请详论脏腑经脉。

2.足太阳之正,入腘中,与少阴合而上行,其一道下尻五寸,当承扶之次,上入肛门,内行腹中,属于膀胱,散于肾,循脊当心入散;上出于项,复属于本经太阳,此内外同一经。足少阴之正,自腘中合于太阳,内行上至肾,当十四椎旁肾俞之次,出属带脉;其直者上系舌本,复出于项,合于太阳,这是六合之一。

3.足少阳胆经之正脉,绕髀阳,入毛际,与足厥阴合;其内行而别自季胁入胸属胆,散之上肝,由肝上系贯心,上挟咽,自颐颔中出,散于面,上系目系,复合少阳本经于目外眦瞳子髎穴。足厥阴之正脉,别足跗内行,上至阴毛之际,合于足少阳,与别者俱行,上布胁肋,这是六合之二。

4.足阳明胃经之正脉,上至髀关,内行由气街入腹里,属于胃,散于脾,上通于心,循咽出于口,上额颅,入承泣之次,系目系为目下刚,合于阳明本经。足太阴之正脉,上股内,合于足阳明,与别者俱行,上咽贯舌,这是六合之三。

5.手太阳之正脉,别于肩解,入腋走心,系于小肠,皆自上而下,自外而内,所以指地,地属阴。手少阴之正脉,自腋下三寸足少阳渊腋之次,行两筋之间,内属于心,与手太阳入腋走心者合,上行挟于咽,出于面,合于目内眦,当与足太阴精明穴相会,这是六合之四。

6.手少阳之正脉,上别于巅,入缺盆,下走三焦,散入胸中,包罗脏腑之外,所以叫指天。手厥阴心主之正脉,别而内行,与少阴之脉,同自腋下三寸,足少阳渊腋之次,入胸中,属于三焦,出循喉咙,行耳后,合手足少阳于完骨之下,此六合之五。

7.手阳明大肠之正脉,循胸前膺乳之间,其内行别于肩髃,入柱骨,由缺盆下走大肠,属于肺,上循喉咙,入缺盆,合于阳明本经。手太阴肺经之正脉,内行自天府别入渊腋,由手少阴心经之前入内走肺,散之大肠、太阳,上行出缺盆,循喉咙,复合于手阳明经,这是六合。

经水篇第十二

1.黄帝问于岐伯曰:经脉十二者,外合于十二经水,而内属于五脏六腑。夫十二经水者,其有大小、深浅、广狭、远近各不同;五脏六腑之高下、大小、受谷之多少亦不等,相应奈何? 夫经水者,受水而行之;五脏者,合神气魂魄而藏之;六腑者,受谷而行之,受气而扬之;经脉者,受血而营之。合而以治,奈何? 刺之深浅,灸之壮数,可得闻乎? 岐伯答曰:善哉问也! 天至高不可度,地至广不可量,此之谓也。且夫人生于天地之间,六合之内,此天之高,地之广也,非人力之所能度量而至也。若夫八尺之士,皮肉在此,外可度量切循而得之,其死可解剖而视之。其藏之坚脆,腑之大小,谷之多少,脉之长短,血之清浊,气之多少,十二经之多血少气,与其少血多气,与其皆多血气,与其皆少血气,皆有大数。其治以针艾,各调其经气,固其常有合乎?

2.黄帝曰:余闻之,快于耳不解于心,愿卒闻之。岐伯答曰:此人之所以参天地而应阴阳也,不可不察。足太阳外合清水,内属于膀胱,而通水道焉。足少阳外合于渭水,内属于胆。足阳明外合于海水,内属于胃。足太阴外合于湖水,内属于脾。足少阴外合于汝水,内属于肾。足厥阴外合于渑水,内属于肝。手太阳外合于淮水,内属于小肠,而水道出焉。手少阳外合于漯水,内属于三焦。手阳明外合于江水,内属于大肠。手太阴外合于河水,内属于肺。手少阴外合济水,内属于心。手心主外合于漳水,内属于心包。凡此五脏六腑十二经水者,外有源泉,而内有所禀,此皆内外相贯,如环无端,人经亦然。故天为阳,地为阴,腰以上为天,腰以下为地。故海以北者为阴,湖以北者为阴中之阴;漳以南者为阳,河以北至漳者为阳中之阴;漯以南至江者,为阳中之太阳,此一隅之阴阳也,所以人与天地相参也。

3.黄帝曰:夫经水之应经脉也,其远近浅深,水血之多少,各不同,合而以刺之奈何？岐伯答曰：足阳明，五脏六腑之海也，其脉大，血多气盛，热壮，刺此者不深勿散，不留不泻也。足阳明刺深六分，留十呼。足太阳深五分，留七呼。足少阳深四分，留五呼。足太阴深三分，留四呼。足少阴深二分，留三呼。足厥阴深一分，留二呼。手之阴阳，其受气之道近，其气之来疾，其刺深者，皆无过二分，其留，皆无过一呼。其少长、大小、肥瘦，以心撩之，命曰法天之常，灸之亦然。灸而过此者，得恶火则骨枯脉涩，刺而过此者，则脱气。

4. 黄帝曰：夫经脉之大小，血之多少，肤之厚薄，肉之坚脆及䐃之大小，可为度量乎？岐伯答曰：其可为度量者，取其中度也。不甚脱肉，而血气不衰也。若夫度之人，消瘦而形肉脱者，恶可以度量刺乎？审、切、循、扪、按，视其寒温盛衰而调之，是谓因适而为之真也。

【篇目纲要】

本篇共4节。阐释人十二经脉之气血特征，比类十二经脉合十二经水，彰显十二经脉之性质，以此确立十二经脉之灸刺之数，根据病人具体情况，取穴治疗之理。

【译释】

1. 黄帝问岐伯说：人有经脉十二，手足三阴三阳，外与天地十二经水相合，内属于五脏六腑。十二经水，其中有大小、深浅、广狭、远近之各不相同，五脏六腑之高下、小大、受谷之多少也不一样，是怎样相应的？经水受水而行于地，人之五脏，所以藏精神魂魄；六腑所以受水谷，化其精微之气，布扬于内外；经脉就好比江河，血像水，江河受水而经营于天下，经脉受血而运行于周身，怎么合而疗治？针刺浅深，施灸壮数，可以听一听吗？岐伯回答说：问得好啊！天至高不可揣度，地至广不可测量，就是这含义。人生于天地之间，六合之内，上合天之高，下应地之广，不是人力可以度量能办到的。如八尺之士，有形可据，活可度量其外，死可剖视其内。其脏之坚脆，腑之大小，谷之多少，脉之长短，血之清浊，气之多少，十二经之多血少气，与其少血多气，与其气血都多，与其气血都少，都有大概之数。疗治针艾浅深多寡，调其经气各有所宜，手足阴阳本来与常数相合吗？

2. 黄帝说：我听说浅知快于耳，不解于心是深知，愿听一听。岐伯说：这是人和天地相参，所以和天地相应，不可不察。足太阳经多血少气，外合于清水，内属于膀胱而通水道。足少阳少血多气，外与渭水相合，内属于胆。足阳明胃经多血多气，外合于海水，内属于胃。足太阴脾经多气少血，外合于湖水，内属于脾。足少阴肾经常少血多气，外合于汝水，内属于肾。足厥阴肝经常多血少气，外合于渑水，内属于肝。手太阳小肠经常多血少气，外合于淮水，内属于小肠而水道出。手少阳三焦经常少血多气，外合于漯水，内属于三焦。手阳明大肠经常多气多血，外合于江水，内属于大肠。手太阴肺经常多气少血，外合于河水，内属于肺。手少阴心经常少血多气,外合于济水,内属于心。手厥阴心主常多血少气,外合于漳水,内属于心包。凡此五脏六腑十二经水,外有源泉且内有所禀,这都是内外相贯,如环无端,人体经脉也是如此。所以天为阳,地为阴。腰即天枢穴以上为天,天枢穴以下为地。海合于胃,湖合于脾,脾胃居于中州为腰之分,海以北为阴,湖以北为阴中之阴;漳合于心主,漳以南为阳,河以北至漳为阳中之阴,漯以南至江为阳中之太阳。这只是一隅之阴阳,应天地之上下四旁,所以与天地相参。

3.黄帝说:经水与经脉相应,远近深浅,水血多少各不相同,怎样针刺与之相合?岐伯回答说:足阳明是五脏六腑之海,多气多血,气盛热壮,刺此经,刺不深入则邪不能散,不久留针则邪不能泻。刺足阳明,针深六分,留十呼。针足太阳,深五分,留七呼。针足少阳,深四分,留五呼。针足太阴,深三分,留四呼。针足少阴深二分,留三呼。针足厥阴,深一份,留二呼。手之阴阳,受气之道近,气之来疾,刺深都不过二分,留针都不过一呼。少长大小肥瘦,用心斟酌,变而不恒,以合天为妙,叫法天之常。灸有壮数大小之度。刺有补泻,灸也有补泻。灸之补法,让火自燃,勿吹火;灸之泻法,疾吹火。血实气塞,病深肉厚,应泻;阳衰气怯,元虚体弱,应补。背腹股髀,道远势缓,应大而多;头面臂臑,羸弱幼小,宜小而少。这是灸之大法。如不知晓此法而灸之过度,不仅无益,反而成害,是恶火之症。灸失其宜则骨枯脉涩,刺失其宜则脱泄元气,均致人夭殃。

4.黄帝说:经脉小大,血多血少,皮厚皮薄,肉坚肉脆,䐃肉大小,可设度量合中之法吗?岐伯回答说:可设度量的标准是取中人之常度,肌肉不至脱,气血不甚衰。如果肌体消而形肉脱,怎样能以程度拘泥而针刺呢?必当审、切、循、扪、按,察其寒温盛衰而调节,这叫作因其情,适其宜,出于心,应于手,得治病之真诀。

卷之四

经筋篇第十三

1.足太阳之筋,起于足小趾,上结于踝,邪上结于膝,其下循足外侧,结于踵,上循跟,结于腘;其别者,结于踹外,上腘中内廉,与腘中并上结于臀,上挟脊上项;其支者,别入结于舌本;其直者,结于枕骨,上头,下颜,结于鼻;其支者,为目上纲,下结于頄;其支者,从腋后外廉结于肩髃;其支者,入腋下,上出缺盆,上结于完骨;其支者,出缺盆,邪上出于頄。其病小趾支跟肿痛,腘挛,脊反折,项筋急,肩不举,腋支缺盆中纽痛,不可左右摇。治在燔针劫刺,以知为数,以痛为输,名曰仲春痹也。

2.足少阳之筋,起于小指次指,上结外踝,上循胫外廉,结于膝外廉;其支者,别起外辅骨,上走髀,前者结于伏兔之上,后者,结于尻;其直者,上乘䏚季胁,上走腋前廉,系于膺乳,结于缺盆;直者,上出腋,贯缺盆,出太阳之前,循耳后,上额角,交巅上,下走颔,上结于頄;支者,结于目眦为外维。其病小指次指支转筋,引膝外转筋,膝不可屈伸,腘筋急,前引髀,后引尻,即上乘䏚季胁痛,上引缺盆、膺乳、颈维筋急。从左之右,右目不开,上过右角,并跷脉而行,左络于右,故伤左角,右足不用,命曰维筋相交。治在燔针劫刺,以知为数,以痛为输,名曰孟春痹也。

3.足阳明之筋,起于中三指,结于跗上,邪外上加于辅骨,上结于膝外廉,直上结于髀枢,上循胁属脊;其直者,上循骭,结于膝;其支者,结于外辅骨,合少阳;其直者,上循伏兔,上结于髀,聚于阴器,上腹而布,至缺盆而结,上颈,上挟口,合于頄,下结于鼻,上合于太阳。太阳为目上纲,阳明为目下纲;其支者,从颊结于耳前。其病足中指支胫转筋,脚跳坚,伏兔转筋,髀前踵,㿗疝,腹筋急,引缺盆及颊,卒口僻;急者,目不合,热则筋纵,目不开,颊筋有寒,则急,引颊移口,有热则筋弛纵,缓不胜收,故僻。治之以马膏,膏其急者;以白酒和桂,以涂其缓者,以桑钩钩之,即以生桑炭置之坎中,高下以坐等。以膏熨急颊,且饮美酒,噉美炙肉,不饮酒者,自强也,为之三拊而已。治在燔针劫刺,以知为数,以痛为输,名曰季春痹也。

4.足太阴之筋,起于大指之端内侧,上结于内踝;其直者,络于膝内辅骨,上循阴股,结于髀,聚于阴器,上腹结于脐,循腹里,结于肋,散于胸中;其内者,著于脊。其病足大指支内踝痛,转筋痛,膝内辅骨痛,阴股引髀而痛,阴器纽痛,上引脐两胁痛,引膺中脊内痛。治在燔针劫刺,以知为数,以痛为输,命曰孟秋痹也。

5.足少阴之筋,起于小指之下,并足太阴之筋,邪走内踝之下,结于踵,与太阳之筋合,而上结于内辅之下,并太阴之筋,而上循阴股,结于阴器,循脊内挟膂上至项,结于枕骨,与足太阳之筋合。其病足下转筋,及所过而结者皆痛及转筋。病在此者,主痫瘛及痉,在外者不能俛,在内者不能仰。故阳病者,腰反折不能俛,阴病者,不能仰。治在燔针劫刺,以知为数,以痛为输。在内者熨引饮药,此筋折纽,纽发数甚者死不治,名曰仲秋痹也。

6. 足厥阴之筋,起于大指之上,上结于内踝之前,上循胫,上结内辅之下,上循阴股,结于阴器,络诸筋。其病足大指支,内踝之前痛,内辅痛,阴股痛转筋,阴器不用,伤于内则不起,伤于寒则阴缩入,伤于热则纵挺不收,治在行水清阴气;其病转筋者,治在燔针劫刺,以知为数,以痛为输,命曰季秋痹也。

7. 手太阳之筋,起于小指之上,结于腕,上循臂内廉,结于肘内锐骨之后,弹之应小指之上,入结于腋下;其支者,后走腋后廉,上绕肩胛,循颈出走太阳之前,结于耳后完骨;其支者,入耳中;直者,出耳上,下结于颔,上属目外眦。其病小指支肘内锐骨后廉痛,循臂阴,入腋下,腋下痛,腋后廉痛,绕肩胛引颈而痛,应耳中鸣痛引颔,目瞑良久乃得视,颈筋急,则为筋瘘颈肿,寒热在颈者。治在燔针劫刺之,以知为数,以痛为输。其为肿者,复而锐之。本支者,上曲牙,循耳前属目外眦,上颔结于角,其痛当所过者支转筋。治在燔针劫刺,以知为数,以痛为输,名曰仲夏痹也。

8. 手少阳之筋,起于小指次指之端,结于腕,中循臂,结于肘,上绕臑外廉、上肩、走颈,合手太阳;其支者,当曲颊入系舌本;其支者,上曲牙,循耳前,属目外眦,上乘颔,结于角。其病当所过者,即支转筋,舌卷。治在燔针劫刺,以知为数,以痛为输,名曰季夏痹也。

9. 手阳明之筋,起于大指次指之端,结于腕,上循臂,上结于肘外,上臑,结于髃;其支者,绕肩胛,挟脊;直者,从肩髃上颈;其支者,上颊,结于頄;直者,上出手太阳之前,上左角,络头,下右颔。其病当所过者,支痛及转筋,肩不举,颈不可左右视。治在燔针劫刺,以知为数,以痛为输,名曰孟夏痹也。

10. 手太阴之筋,起于大指之上,循指上行,结于鱼后,行寸口外侧,上循臂,结肘中,上臑内廉,入腋下,出缺盆,结肩前髃,上结缺盆,下结胸里,散贯贲,合贲下抵季胁。其病当所过者,支转筋,痛甚成息贲,胁急吐血。治在燔针劫刺,以知为数,以痛为输。名曰仲冬痹也。

11. 手心主之筋,起于中指,与太阴之筋并行,结于肘内廉,上臂阴,结腋下,下散前后挟胁;其支者,入腋,散胸中,结于臂。其病当所过者,支转筋前及胸痛息贲。治在燔针劫刺,以知为数,以痛为输,名曰孟冬痹也。

12. 手少阴之筋,起于小指之内侧,结于锐骨,上结肘内廉,上入腋,交太阴,挟乳里,结于胸中,循臂下系于脐。其病内急心承伏梁,下为肘纲。其病当所过者,支转筋,筋痛。治在燔针劫刺,以知为数,以痛为输。其成伏梁唾血脓者,死不治。经筋之病,寒则反折筋急,热则筋弛纵不收,阴痿不用。阳急则反折,阴急则俛不伸。焠刺者,刺寒急也,热则筋纵不收,无用燔针,名曰季冬痹也。

13.足之阳明,手之太阳,筋急则口目为僻,眦急不能卒视,治皆如右方也。

【篇目纲要】

本篇共十三节。阐释三阴三阳经筋之起止循行结支线路,发病之临床症状、病名,治疗方法,介绍第十方马膏方。

【译释】

1.足太阳之筋,起于足小指外侧至阴穴,由通谷、束骨、京骨、金门、申脉,结于踵跟之仆参、昆仑,上循跟出于外踝,由附阳、飞扬、承山、承筋、合阳,结于腘中央之委中穴;其别行从飞扬络穴,与腘中相并而行委阳、浮郄、殷门等穴,以上结于臀,上会阳,下中次上四髎、白环俞,直至大椎,共二十一穴,开中行一寸五分,挟脊上项之天柱、玉枕等穴;其直行结于玉枕之下枕骨之上,由是而上至于头以前,下于颜,结于鼻;又其支,自精明为目上纲,下结于目下之颧;又其支,从腋后外廉,结于手阳明经之肩髃穴;又其支,入腋下,上出于缺盆,上结于完骨;又其支,出于缺盆,斜上出于目下之颧。其为病,足小指支根,当为肿为痛,为腘中筋挛,为脊中反折,为项筋急,为肩不举,为腋支缺盆中痛,不可左右摇。疗治此等病症,当用燔针劫刺,以该刺多少为数,以痛处为俞穴,此症当发于二月之时,名叫仲春痹。

2.足少阳之筋,起于足第四指窍阴穴,上结外踝丘墟穴,上循胫外廉外丘、阳交穴,结于膝外廉阳陵泉、阳关穴;其支别起膝下外旁突出之辅骨,上走髀,前结膝上六寸起肉伏兔穴之上,后结于尾骶之尻;其直行上乘季胁下两旁软处,上走腋前廉,横系于胸乳之分,上结于缺盆;直行上走腋处直上出腋,贯于缺盆,与上之结于缺盆者相合,行足太阳经筋之前,循耳上额角,交太阳之筋于巅上,复从足阳明头维之分走耳前,下腮颔,复上结于颧;支从颧上斜趋于目外眦,而为目之外维,凡人能左右盼视,正以此筋为之伸缩。其发病足第四指转筋,引膝外转筋,膝不可屈伸,腘筋急,前引髀,后引尻,即上乘季胁下两旁软处痛,上引缺盆、膺乳、颈,维筋急,从左到右,右目不开,右病因左,上过右角,并跷脉而行,左络于右,因而伤左角,右足不用,命叫维筋相交。疗治在于燔针劫刺,以知为数,以痛为穴,名叫孟春痹。

3.足阳明之筋,起足三指厉兑穴旁,结于跗上冲阳穴,从足面斜行,出太阴、少阳两筋之间,上辅骨,结于膝之外廉,直上髀枢,行少阳之前,循胁向后,内属于脊;直行自跗循骨干,结于膝下外廉三里穴,以上膝膑中;其支自前跗上斜外上行,结于外辅骨阳陵泉之分,与少阳相合;直行由膝膑直上,循伏兔、髀关之穴,上结于髀中,聚于阴器,阴阳总筋之会,会于气街而阳明为之长,自横骨之分,左右侠行,循天枢、关门等穴,上布于腹,此上至缺盆,而结于颈中人迎穴,循颐颊上侠口吻,与阳跷会于地仓，上合于颧髎，下结于鼻旁，复上精明穴合于足太阳。太阳细筋，散于目上，为目上纲，阳明细筋，散于目下，为目下纲；其支从颐颊间上结耳前，会于足少阳之上关、颔厌穴，上至头维穴而终。本经之筋起于中指厉兑穴，结于跗上，斜外上行，加于辅骨，上结于膝外廉；其直者上循骨干，结于膝，病则足中指支胫转筋，脚跳动坚强，伏兔转筋，溃疝，腹筋急，引缺盆及颊，寒则目纲上下拘急，开不能合，热则上下缓纵，合不得开，突然㖞僻。用马膏疗治，马膏性味甘平柔润，能养筋治痹，可疗筋急之病，桂酒洩热，可疗缓筋之疾；桑性平，能利关节，除风寒湿痹诸痛，用白酒和桂，塗其缓者。用桑钩钩之，把生桑炭柴放在坎中，浅深以能坐下为标准，用马膏熨急颊，并饮美酒，吃烤肉，助血舒筋，即使不饮酒，也要免强饮，连续拊摩患处，则病自愈。疗治在于燔针劫刺，刺之而去，以血气和而伸舒为数，以随其痛处为俞穴，名叫季春痹。

4. 足太阴之筋，起于足大指之端，内侧隐白穴，循骱骨而上，结于内踝下商丘穴，自内踝直上，结于膝内辅骨阴陵泉穴，上循膝内侧之阴股，结于髀箕门穴，上横骨两端，与足厥阴会于冲门，横绕曲骨，并足少阴阳明之筋而聚于阴器；其前行，自阴器上腹，会手少阴之筋结于脐，循腹里由大横穴，腹哀穴之位次结于肋，散为柔细之筋上行，布于胸中胸乡穴、大包穴，内行由阴器宗筋之间，并阳明少阴之筋而上著于脊。病则足大指、内踝痛，痛则转筋，膝内辅骨痛，阴股引髀而痛，阴器纽痛，下引于脐及两胁作痛，引膺中及脊内痛。疗治在于燔针劫刺，刺之而去，以血气和而伸舒为数，以随其痛处为俞穴，名叫孟秋痹。

5. 足少阴之筋起于小指下，斜趋足心，又斜趋内侧，上然谷，并足太阴商丘穴之位次，走内踝之下，结于跟踵之间，与太阳之筋会合，由踵内侧上行，结于内辅骨下阴谷穴之位次，自内辅并太阴之筋，上循阴股，上横骨，与太阴、厥阴、阳明之筋会合，结于阴器，自阴器内行，上系肾间，并冲脉循脊两旁，侠膂上至项，与足太阳之筋会合，结于枕骨，内属髓海。病则足下转筋，以及所过而结者都痛并转筋。病在此筋，主癫痫及痉疾等症，在外与太阳会合，不能俯，在内循脊内侠膂上至项，不能仰。因而阳病腰反折不能俯，阴病不能仰。疗治在于燔针劫刺，刺之而去，以知病为刺数，以痛处为俞穴，在内有病者，当熨之，引导之，饮之以药，如此筋折纽而纽痛，病发数，数加重者，当死不治，此症当发于八月之时，名叫仲秋痹。

6. 足厥阴之筋，起于足大指上三毛际，大敦穴，行跗上，与足太阴之筋并行，结于内踝前中封之穴，由内踝上足胫，循三阴交之分上行，并足少阴之筋上结于内辅骨下曲泉之穴，复并于太阴之筋，上循阴股中五里穴、阴廉穴之位，上急脉穴而结于阴器，阴器合太阴、厥阴、阳明、少阴之筋，以及冲、任、督三脉皆聚于此，因而叫宗筋，厥阴属肝，肝主筋，因而络诸筋而一之。其病足大指支内踝之前痛，内辅骨、阴股痛，转筋，阴器不用，伤于内则不起，伤于寒则阴缩入，伤于热则纵挺不收，治在行其水以清阴器；其病成转筋者，疗治在于燔针劫刺，以知病为刺数，以痛处为俞穴，此症当发于九月之时，名叫季秋痹。

7. 手太阳之筋，起于手小指之上外侧少泽穴，上行结于手腕外侧腕骨穴，阳谷穴，上循臂内侧，结于肘下锐骨之后，小海穴之位，在肘尖下两骨罅中，用指捺其筋，酸麻应于小指之上，由肘上臑外廉，入结于后腋之下；其支者，自腋下与足太阳之筋合，走腋后廉，上绕肩胛，行肩外腧、肩中腧，循颈中天窗穴之分，出走太阳经筋自缺盆出者之前，同上结于耳后完骨穴之位次；此支者，自颈上曲牙穴，入耳中听宫之分；其直者，上行出耳上，会于手少阳角孙穴之位，其前而下者，循颐结于颔，与手阳明之筋会合；其前面而上者，属目外眦瞳子髎之位次，与手足少阳之筋会合。其病小指支肘内锐骨后廉痛，循臂阴入腋下，腋下痛，腋后廉痛，绕肩胛引颈而痛，应耳中鸣痛，引颔目瞑，良久乃得开视，其颈筋如急，则为筋瘘、为颈肿。颈筋如有寒热，疗治当用燔针劫刺，刺之而去，以知病为刺数，以痛处为俞穴。如颈肿，刺而再刺，用锐针刺之。凡筋之为本支者，上曲牙，又循其耳前，属目外眦，上颔，结于耳角。其病当所过之处则为支转筋，疗治当用燔针劫刺，以知病为刺数，以痛处为俞穴，此症当发于五月之时，名叫仲夏痹。

8. 手少阳之筋，起于小指次指之端，无名指关冲穴之位，上结于手腕之阳池穴，循臂外关穴，支沟穴，出臂上两骨间结于肘，自肘上臑外廉，由臑会行太阳之里、阳明之外，上肩髎，走颈中天牖之分，与手太阳筋会合；其支者，自颈中当曲颊下入系舌本，与足太阳之筋会合；又其支者，自颊行曲牙，会足阳明之筋，循耳前上行，与手太阳、足少阳之筋屈曲交绾，会合于耳上之角孙，属目外眦而复会于瞳子髎穴之位，自耳前行外眦，与三阳交会，上出两额之左右，结于额之上角。其病当所过者，即为支之转筋，为舌卷。疗治当用燔针劫刺，以知病为刺数，以痛处为俞穴，此症当发于六月之时，叫季夏痹。

9. 手阳明之筋，起于大指次指之端，食指尖商阳穴之位，历合谷穴结于腕上阳溪穴，循臂上廉，又结于肘外肘髎之位，上臑会穴与足太阳之筋会合，结于肩髃穴；此支自肩髃屈曲后行，绕肩胛，与手足太阳之筋会合而侠行于脊；此直者自肩髃，行巨骨，上颈中天鼎、扶突穴之位，自颈上颊入下齿中，上结于手太阳颧髎穴；此直者，自颈出手太阳天窗、天容之前，行耳前上额左角络头，以下右颔，右侧如左。凡病则所过者为支痛及为转筋，为肩不举，为颈不可左右以视。疗治当用燔针劫刺，以知病为刺数，以痛处为俞穴，此症当发于四月之时，名叫孟夏痹。

10. 手太阴之筋，起于手大指上少商穴之位，循指上行，结于鱼际穴，行寸口外侧列缺穴之位，上循臂结于肘中尺泽穴之位，上臑内廉天府之位，横入腋下，与手少阴之筋会合，自腋下上出缺盆，行肩上三阳之前，结于肩之前髃，此上行者，自腋而上，并足三阳之筋上结于缺盆，下行者，自腋入胸，结于胸里，散贯于胃上口贲门之位,与手厥阴之筋会合,下行抵季肋,与足少阳、厥阴之筋会合。凡其病,当所经过者为支转筋痛,甚则成息贲,为胁急,为吐血。疗治当用燔针劫刺,以知病为刺数,以痛处为俞穴,此症当发于十一月之时,叫仲冬痹。

11. 手心主之筋,起于中指端中冲穴之位,循指入掌中,至掌后大陵穴之位,并手太阴之筋,上结于肘内廉曲泽穴之位,上臂阴天泉穴之位,由曲腋间并太阴之筋结于腋下,当天池之次下行,前后布散侠胁,联于手太阴、足少阳之筋;其支者,入于腋,散于胸中,结于臂。凡其所病,筋所经过者,为支转筋,其筋及于前,为胸痛,为息贲。疗治当用燔针劫刺,以知病为刺数,以痛处为俞穴,此症当发于十月之时,名叫孟冬痹。

12. 手少阴之筋,起于手小指内侧之少冲穴,结于锐骨神门穴之位,上结肘内廉、少海穴之位,上入腋极泉穴,交手太阴之筋,斜络侠乳内行,结于胸中,与三阴之筋会合,循贲下行系于脐。凡其病在内为内急、为伏梁,在外则为肘网,所过之处支转筋,筋痛。疗治当用燔针劫刺,以知病为刺数,以痛处为俞穴。如伏梁已成而唾见血脓,是病重伤脏,死不可治。经筋之病,寒则反折筋急,热则驰纵不收,阴痿不用。足太阳急则背反折,足太阴急则俯而不伸。燔针焠刺,只刺寒急,热则筋纵不收,不可用燔针,此症当发于十二月之时,名叫季冬痹。

13. 足之阳明胃经,手之太阳小肠经,其筋如果急,则口与眼都会歪斜,目眦亦急,不能猝然视物,疗治都要用燔针劫刺,以知病为刺数,以痛处为俞穴,治如上方。

骨度篇第十四

1. 黄帝问于伯高曰:脉度言经脉之长短,何以立之? 伯高曰:先度其骨节之大小、广狭、长短,而脉度定矣。

2. 黄帝曰:愿闻众人之度。人长七尺五寸者,其骨节之大小长短各几何? 伯高曰:头之大骨围,二尺六寸。

3. 胸围四尺五寸。腰围四尺二寸。

4. 发所覆者颅至项,尺二寸。发以下至颐,长一尺,君子终折。结喉以下至缺盆中,长四寸。缺盆以下至髑骬,长九寸,过则肺大,不满则肺小。髑骬以下至天枢,长八寸,过则胃大,不及则胃小。天枢以下至横骨,长六寸半,过则回肠广长,不满则狭短。横骨,长六寸半。横骨上廉以下至内辅之上廉,长一尺八寸。内辅之上廉以下至下廉,长三寸半。内辅下廉,下至内踝,长一尺三寸。内踝以下至地,长三寸。膝腘以下至跗属,长一尺六寸。跗属以下至地,长三寸。故骨围大则太过,小则不及。

5.角以下至柱骨,长一尺。行腋中不见者,长四寸。腋以下至季胁,长一尺二寸。季胁以下至髀枢,长六寸,髀枢以下至膝中,长一尺九寸。膝以下至外踝,长一尺六寸。外踝以下至京骨,长三寸。京骨以下至地,长一寸。

6.耳后当完骨者,广九寸。

7.耳前当耳门者,广一尺三寸。两颧之间,相去七寸。两乳之间,广九寸半。

8.两髀之间,广六寸半。

9.足长一尺二寸,广四寸半。肩至肘,长一尺七寸;肘至腕,长一尺二寸半。腕至中指本节,长四寸。本节至其末,长四寸半。

10.项发以下至背骨,长二寸半,膂骨以下至尾骶,二十一节,长三尺,上节长一寸四分分之一,奇分在下,故上七节至于膂骨,九寸八分分之七。

11.此众人骨之度也,所以立经脉之长短也。是故视其经脉之在于身也,其见浮而坚,其见明而大者,多血,细而沉者,多气也。

【篇目纲要】

本篇共十一节。阐释周身之骨度,以明经脉之长短,气血之所在多少,揭示灸刺应注意的部位。

【译释】

1.黄帝向伯高问道:《脉度》论经脉长短,是根据什么确定的?伯高说:先度量其骨节大小广狭长短,脉的度数就确定下来了。

2.黄帝说:愿听一听平常人的脉度。人身长七尺五寸,其骨节大小长短各有多少?伯高说:头之大骨,围二尺六寸。

3.胸围四尺五寸。腰围四尺二寸。

4.发所覆盖,前自额颅,后至项,一尺二寸。发际以下至颐长一尺,君子当约其终始。舌根之下,肺之上系,屈曲外凸者为结喉,膺上横骨为巨骨,巨骨上陷中为缺盆,结喉端至缺盆中长四寸。缺盆以下至髑骺,即鸠尾,长九寸,超过则肺大,不满则肺小。髑骺以下至天枢,长八寸,超过则胃大,不及则胃小。天枢以下至横骨,即阴毛中曲骨,长六寸半,超过则回肠广且长,不满则狭且短。阴上之曲骨长六寸半。横骨上廉以下,至膝间内侧大骨之上廉,即辅骨之上下端,长一尺八寸。内辅骨之上廉以下,至下廉,长三寸半。内辅骨下端,下至内踝,长一尺三寸。内踝以下至地,长三寸。膝腘以下至足面前后,长一尺六寸。足面以下至地,长三寸。因而骨围大则太过,小则不及。

5.头侧大骨以下至肩骨之上,颈项之根,长一尺。自柱骨下通腋中隐伏不见之处,长四寸。腋以下至季胁,长一尺二寸。季胁以下至尻髀二骨相接之处,长六寸。

尻髀二骨相接之处以下至膝中,长一尺九寸。膝以下至外踝,长一尺六寸。外踝以下至京骨,长三寸。京骨以下至地,长一寸。

6.耳后完骨宽九寸。

7.耳前当耳门,广一尺三寸。两颧之间,相离七寸,两乳之间,宽九寸半。

8.两髀之间,广六寸半。

9.足长一尺二寸,宽四寸半。肩至肘,长一尺七寸;肘至腕,长一尺二寸半。腕至中指本节,长四寸。本节至其末,长四寸半。

10.项后发际至大椎骨,长二寸半。脊骨以下至尾骶二十一节,长三尺,上节每节长一寸四分分之一,奇分在下节,因而上之七节,共长九寸八分七厘。

11.这是平常人之骨度,所以用来确立经脉之长短。因此,察视人身之经脉,见脉浮且坚,显明且大,是血盛,细而沉,是少气少血,或作多气。

五十营篇第十五

黄帝曰:余愿闻五十营奈何? 岐伯答曰:天周二十八宿,宿三十六分。人气行一周,千八分,日行二十八宿。人经脉上下左右前后二十八脉,周身十六丈二尺,以应二十八宿,漏水下百刻,以分昼夜。故人一呼脉再动,气行三寸,呼吸定息,气行六寸。十息,气行六尺,日行二分。二百七十息,气行十六丈二尺,气行交通于中,一周于身,下水二刻,日行二十五分。五百四十息,气行再周于身,下水四刻,日行四十分。二千七百息,气行十周于身,下水二十刻,日行五宿二十分。一万三千五百息,气行五十营于身,水下百刻,日行二十八宿,漏水皆尽脉终矣。所谓交通者,并行一数也。故五十营备,得尽天地之寿矣,凡行八百一十丈也。

【篇目纲要】

本篇共一节。阐释人之脉息对应天之二十八宿,漏之百刻、呼吸之息数,脉行之长数,昼行二十五度,夜行二十五度合五十营,五十营完备就能够尽天地之寿。

【译释】

黄帝说:我愿听一听五十营是怎样的情形? 岐伯回答说:绕天一周共二十八宿,每宿之间三十六分,实每宿间各三十五分七分分之五共一千分。人气行一周,一千零八分,每日行二十八宿。人经脉上下左右前后二十八脉,周身十六丈二尺,与二十八宿相对应,漏水下一百刻,以分昼夜。因而人一呼脉二动,脉气行三寸,一吸脉也二动,脉气行三寸,呼吸总为一息,脉气行六寸。十息脉气行六尺,天之日其行七厘五毫(依马蒔之说)。二百七十息,脉行十六丈二尺,气行交通之中,而一周于身,其计下水二刻,日行二十五分,五百四十息,脉气再周于身,水下四刻,日行四十分。二千七百息,气行十周于身,水下二十刻,日行五宿二十分。一万三千五百息,气行五十营营于身,水下百刻,日行二十八宿,漏水皆尽,而脉气终。所谓交通就是气行交通于中,并五十营而皆如始时一周之数。因而五十营完备必无病,而得以尽天地所赋之寿。脉行内外之宗荣总共八百一十丈。此篇注解应参阅马蒔所注。

<h1 style="text-align:center">营气篇第十六</h1>

黄帝曰:营气之道,内谷为宝。谷入于胃,乃传之肺,流溢于中,布散于外,精专者,行于经隧,常营无已,终而复始,是谓天地之纪。故气从太阴出,注手阳明,上行注足阳明,下行至跗上,注大指间,与太阴合;上行抵髀,从脾注心中;循手少阴,出腋中臂,注小指,合手太阳;上行乘腋,出䪼内,注目内眦,上巅,下项,合足太阳;循脊,下尻,下行注小指之端,循足心,注足少阴;上行注肾,从肾注心外,散于胸中;循心主脉,出腋,下臂,出两筋之间,入掌中,出中指之端,还注小指次指之端,合手少阳;上行注膻中,散于三焦,从三焦注胆,出胁,注足少阳;下行至跗上,复从跗注大指间,合足厥阴,上行至肝,从肝上注肺,上循喉咙,入颃颡之窍,究于畜门。其支别者,上额,循巅,下项中,循脊入骶,是督脉也;络阴器,上过毛中,入脐中,上循腹里,入缺盆,下注肺中,复出太阴。此营气之所行也,逆顺之常也。

【篇目纲要】

本篇共一节。概述人之营气沿十二经传行的次序。

【译释】

黄帝说:营气之行,由于谷气之化,谷不入则营气衰,因而纳谷宝。谷入于胃,传入肺,清者为营,营行脉中,其精专者行于经隧,常营无已,终而复始,周流于十二经,始于手太阴肺,终于足厥阴肝,这是天地之纪。因而营气出于中焦,上行于肺,在寅时始手太阴肺经,出注中府、云门,下少商交于手阳明商阳穴;手阳明大肠经,循臂上行至鼻旁迎香穴,交于目下承泣穴,注足阳明胃经,下行至足跗,出次指之厉兑穴,其支者别跗上,入大指出其端,交于足太阴隐白穴;足太阴脾经自足上行抵髀,入腹属脾,上膈注于心中,交于手少阴经;心脉发自心中,循手少阴经出腋下极泉穴,下臂注小指内侧少冲穴,出外侧交于手太阳少泽穴;手太阳小肠经,自小指上行,乘腋外,上出于颐内颧髎之次注目内眦,交会于足太阳晴明穴;足太阳膀胱经过巅下项,循脊下尻,注小指端至至阴穴,循小指入足心,交会于足少阴涌泉穴,上行注肾;足少阴肾经从足心上行入肾,注于心,外散于胸中,与手心主交会,其脉出腋下之天池穴下臂,出两筋之间,入掌中,出中指端之中冲穴;手厥阴心主之支者,别掌中,还注无名指端,与手少阳交会于关冲穴;循臂上行注膻中穴,下散于三焦;手少阳经自三焦注于胆,出胁肋间与足少阳经交会,上行于头,起于目锐眦瞳子髎穴,下至足跗,出小指次指端之窍阴穴;足少阳胆经,支者别跗上,注大指间,与足厥阴肝经在大敦穴交会,上行至肝上肺,上循喉咙之上,入颃颡之窍,深入喉屋,上通鼻之窍门。其支别者,自颃颡上出额,循巅与督脉相交,循脊下行于尾骶。督脉自尾骶前络阴器,即名任脉,上过阴毛中,入脐上腹,入缺盆,下肺中,复出于太阴经。这就是营气之所行,或逆数,或顺数,都与常脉相合,运行之次序不相错失。

脉度篇第十七

1. 黄帝曰:愿闻脉度。岐伯答曰:手之六阳,从手至头,长五尺,五六三丈。手之六阴,从手至胸中,三尺五寸,三六一丈八尺,五六三尺,合二丈一尺。足之六阳,从足上至头,八尺,六八四丈八尺。足之六阴,从足至胸中,六尺五寸,六六三丈六尺,五六三尺合三丈九尺。跷脉从足至目,七尺五寸,二七一丈四尺,二五一尺,合一丈五尺。督脉、任脉,各四尺五寸,二四八尺,二五一尺,合九尺。凡都合一十六丈二尺,此气之大经隧也。

2. 经脉为里,支而横者为络,络之别者为孙。盛而血者疾诛之,盛者泻之,虚者饮药以补之。

3. 五脏常内阅于上七窍也。故肺气通于鼻,肺和则鼻能知臭香矣;心气通于舌,心和则舌能知五味矣;肝气通于目,肝和则目能辨五色矣;脾气通于口,脾和则口能知五谷矣;肾气通于耳,肾和则耳能闻五音矣。五脏不和,则七窍不通;六腑不合,则留为痈。故邪在腑则阳脉不和,阳脉不和则气留之,气留之则阳气盛矣。阳气太盛,则阴不利,阴脉不利则血留之,血留之则阴气盛矣。阴气太盛则阳气不能荣也,故曰关。阳气太盛,则阴气弗能荣也,故曰格。阴阳俱盛,不得相荣,故曰关格。关格者,不得尽期而死也。

4. 黄帝曰:跷脉安起安止,何气荣水? 岐伯答曰:跷脉者,少阴之别,起于然骨之后。上内踝之上,直上循阴股,入阴,上循胸里,入缺盆,上出人迎之前,入頄,属目内眦,合于太阳,阳跷而上行,气并相还,则为濡,目气不荣,则目不合。

5.黄帝曰:气独行五脏,不荣六腑,何也? 岐伯答曰:气之不得无行也,如水之流,如日月之行不休,故阴脉荣其脏,阳脉荣其腑,如环之无端,莫知其纪,终而复始,其流溢之气,内溉脏腑,外濡腠理。

6.黄帝曰:跷脉有阴阳,何脉当其数? 岐伯曰:男子数其阳,女子数其阴,当数者为经,其不当数者为络也。

【篇目纲要】

本篇共六节。概述手足六阴六阳脉、跷脉的度数、顺序,络脉、孙脉的定义,任督二脉的度数,五脏气与上七窍之间的关系,阴阳脉、跷脉的临床特征。

【译释】

1.黄帝说:愿听一听周身经脉的度数。岐伯说:手有三阳,左右共六阳,手太阳起于小指少泽穴,止于头之听宫穴,手阳明起于食指商阳穴,止于头之迎香穴,手少阳起于无名指关冲穴,止于头之丝竹空穴,六阳经各长五尺,五六共长三丈。手有三阴,左右共六阴,手太阴起大指商阳穴,止胸中中府穴,手少阴起小指少冲穴,止胸中极泉穴,手厥阴起中指中冲穴,止胸中天池穴,手指六阴,各长三尺五寸,三六一丈八尺,五六三尺,合二丈一尺。足有三阳,左右共六阳,从足上至头,足太阳起小指至阴穴,止于头之睛明穴,足阳明起次指厉兑穴,止于头之头维穴,足少阳起于四指窍阴穴,止于头之瞳子髎穴,各长八尺,六八四丈八尺。足有三阴,左右共六阴,从足至胸中,足太阴起大指隐白穴,止胸中大包穴,足少阴起足心涌泉穴,止胸中俞府穴,足厥阴起大指大敦穴,止胸中期门穴,各长六尺五寸,六六三丈六尺,五六三尺,共合三丈九尺。跷脉是足少阴太阳之别,从足至目内眦,左右各长七尺五寸,二七一丈四尺,二五一尺,合一丈五尺,此尺度指男子左右阳跷脉,女子左右阴跷脉,因男子数其阳,女子数其阴。督脉行于背,任脉行于腹,各长四尺五寸,二四八尺,二五一尺,合九尺。总共合十六丈二尺,这是周身经隧之总数。

2.经脉直行深伏,为里而难见,络脉支横而浅,在表而易见,络之别者为孙,孙是小,越小越多。络脉有血而盛,不除去则壅而为患,当急诛之,盛者泻之,虚者饮药以补之。

3.五脏常内历通于上七窍。因而肺气通于鼻,肺和则鼻能知香臭;心气通于舌,心和则舌能知五味;肝气与眼相通,肝和则眼能分辨五色;脾气和口相通,脾和则口能知五谷;肾气和耳相通,肾和则耳能听五音。五脏属阴主里,不和则七窍不通,六腑属阳主表,不和则肌腠留为痈疡。因而邪在腑则阳脉不和,阳脉不和则血留滞,血留滞则阴气盛。阴气太盛则阳气不能荣,所以叫关。阳气太盛,则阴气不能荣,所以叫格。阴阳一起盛,不能相荣,所以叫关格。阴自阴,阳自阳,不相渎洽而关格,所以不能尽天年之期而死。

4.黄帝说:跷脉的起点和终点是什么,是借助哪条经脉之气而使它运行? 岐伯说:阴阳跷脉是足少阴经之别络,起于然谷之后照海穴,自内踝直上阴股,入阴,循胸里,并足少阴而上行,入缺盆,上出人迎之前,入頄,属目内眦,与足太阳之阳跷脉会合,因而跷脉有阴阳之别,阴阳跷脉之气并行回还而濡润于目,如果其不荣,则目不能合闭。

5.黄帝说:跷脉之气只荣行五脏,不荣行六腑是为什么? 岐伯回答说:脏腑之气不能不流行,就如同江河之流,日月之行,流行不息,所以阴跷脉荣其脏,阳跷脉荣其腑,如环无端,周流不息,莫知其纪,终而复始,其流溢之气,流于内,内溉五脏,溢于外,外濡腠理。

6.黄帝说:跷脉有阴阳,脉之阴阳之数是什么? 岐伯回答说:男子当数阳跷,女子当数阴跷,男子当以阳跷为经,阴跷为络,女子相反。

营卫生会篇第十八

1.黄帝问于岐伯曰:人焉受气? 阴阳焉会? 何气为营? 何气为卫? 营安从生? 卫于焉会? 老壮不同气,阴阳异位,愿闻其会。岐伯答曰:人受气于谷,谷入于胃,以传与肺,五脏六腑,皆以受气,其清者为营,浊者为卫,营在脉中,卫在脉外,营周不休,五十度而复大会,阴阳相贯,如环无端,卫气行于阴二十五度,行于阳二十五度,分为昼夜,故气至阳而起,至阴而止。故曰:日中而阳陇,为重阳;夜半而阴陇,为重阴。故太阴主内,太阳主外,各行二十五度分为昼夜。夜半为阴陇,夜半后而为阴衰,平旦阴尽而阳受气矣;日中而阳陇,日西而阳衰,日入阳尽而阴受气矣。夜半而大会,万民皆卧,命曰合阴,平旦阴尽而阳受气,如是无己,与天地同纪。

2.黄帝曰:老人之不夜瞑者,何气使然? 少壮之人,不昼瞑者,何气使然? 岐伯答曰:壮者之气血盛,其肌肉滑,气道通,营卫之行,不失其常,故昼精而夜瞑。老者之气血衰,其肌肉枯,气道涩,五脏之气相搏,其营气衰少,而卫气内伐,故昼不精,夜不瞑。

3.黄帝曰:愿闻营卫之所行,皆何道从来? 岐伯答曰:营出中焦,卫出下焦。

4.黄帝曰:愿闻三焦之所出。岐伯答曰:上焦出于胃上口,并咽以上,贯膈,而布胸中,走腋,循太阴之分而行,还至阳明,上至舌,下足阳明,常与营俱行于阳二十五度,行于阴亦二十五度,一周也,故五十度而复大会于手太阴矣。

5.黄帝曰:人有热饮食下胃,其气未定,汗则出,或出于面,或出于背,或出于身半,其不循卫气之道而出,何也? 岐伯曰:此外伤于风,内开腠理,毛蒸理泄,卫气走之,固不得循其道。此气慓悍滑疾,见开而出,故不得从其道,故命曰漏泄。

6. 黄帝曰:愿闻中焦之所出。岐伯答曰:中焦亦并胃中,出上焦之后,此所受气者,泌糟粕,蒸津液,化其精微,上注于肺脉,乃化而为血,以奉生身,莫贵于此,故独得行于经隧,命曰营气。

7. 黄帝曰:夫血之与气,异名同类,何谓也? 岐伯答曰:营卫者,精气也,血者,神气也,故血之与气,异名同类焉。故夺血者无汗,夺汗者无血,故人生有两死而无两生。

8. 黄帝曰:愿闻下焦之所出。岐伯答曰:下焦者,别回肠,注于膀胱,而渗入焉。故水谷者,常并居于胃中,成糟粕,而俱下于大肠而成下焦。渗而俱下,济泌别汁,循下焦而渗入膀胱焉。

9. 黄帝曰:人饮酒,酒亦入胃,谷未熟,而小便独先下,何也? 岐伯答曰:酒者,熟谷之液也。其气悍以清,故后谷而入,先谷而液出焉。

10. 黄帝曰:善。余闻上焦如雾,中焦如沤,下焦如渎,此之谓也。

【篇目纲要】

篇共十节。阐释营卫的概念,营卫运行相会之数和特征,营卫和上、中、下三焦之所出、所行及功能。

【译释】

1. 黄帝向岐伯问:人怎样受气? 阴阳怎样会合? 什么气是营气? 什么气是卫气? 营气从哪里生成? 卫气在哪里会合? 老壮气不同,阴阳位次不同,愿听一听其会合之情形。岐伯回答说:人之生由于气,气所授于天,与谷气并而充身,谷食入胃,化而为气,是为谷气,也叫胃气,此气出自中焦,传化于脾,上归于肺,积于胸中气海之间,是为宗气,宗气之行,随息往来,通达三焦,五脏六腑都因而受气;谷气出于胃而气有清浊之分,清者是水谷之精气,属阴,性精专,化生血脉而周行于经隧之中,叫营气;浊者是水谷之悍气,属阳,性慓疾滑利,不循经络而直达肌表,充实于皮毛分肉之间,叫卫气;营气营运于中,卫气护卫于外,营气之行,周流不休,一昼一夜五十周于身而复为大会,十二经脉之次,一阴一阳,一表一里,迭行相贯,终而复始,如环无端。卫气之行,夜则行阴分二十五度,昼则行阳分二十五度,分昼夜之阴阳,气至阳而起,至阴而止。所以说日中阳盛极,为重阳;夜半为阴中之阴,为重阴。太阴为手太阴,太阳为足太阳,营气始于手太阴,复会于手太阴,故太阴主内;卫气始于足太阳,而复会于太阳,故太阳主外。营气周流十二经,昼夜各行二十五度;卫气昼则行阳,夜则行阴,也各行二十五度,营卫各为五十度以分昼夜。夜半阴盛极,夜半后而阴衰阳生,平旦阴尽而阳受气;日中阳盛极,日西而阳衰阴生,日入阳尽而阴受气。夜半子时,阴气已极,阳气将生,营气在阴,卫气也在阴,万民皆瞑而卧,营卫阴阳大会,命叫合阴,即营卫皆归于脏,而会合于天一之中。平旦阴尽而阳受气,民皆张目而起,这是阴阳消息之道,常如是无已,与天地同其纪。所谓天地之纪,如同天地日月各有所会之纪数。天以二十八宿为纪数;地以十二辰次为纪数;日月以行之迟速为纪数。天与地一年一会;天与日也一年一会;日与月一月一会,如此而已。

2.黄帝说:老人夜不瞑睡,是什么气造成的?少壮之人白天不瞑睡,是什么气造成的?岐伯回答说:少壮之气血盛,肌肉滑,气道畅通,营卫之气行不失常数,因而昼精而夜瞑。老者之气血衰,肌肉枯,气道滞涩,五脏之气抟聚不行,营气衰少,卫气乘虚内伐,卫气失常,昼不精,营失其常,故夜不瞑。

3.黄帝说:愿听一听营卫之所行,都是从何道而来?岐伯回答说:营气由谷入于胃,中焦受气取汁,化其精微而上注于肺,自手太阴始,周行于经隧之中,故营气出于中焦;卫气性悍慄疾,先行于四末分肉皮肤之间,不入于脉,在平旦阴尽,阳气从眼出,循头项下行,始于足太阳膀胱经而行于阳分,日西阳尽,始于足少阴肾经而行于阴分,其气自膀胱和肾从下出,故而卫气出于下焦。

4.黄帝说:愿听一听三焦所出。岐伯回答说:上焦出胃上脘,并水谷之道路,以上贯膻中布胸中,旁行走两腋,出天池之次,循手太阴之分而还行于手阳明,上行至舌,下行与足阳明交会,以行与中下二焦,常与营气一齐行于阳二十五度,行阴也二十五度,昼夜周行五十度,至次日寅时复会于手太阴经,是为一周。

5.黄帝说:人有热饮食方入于胃,其气之留行未定,汗往往外泄,有的从脸面上出,有的从背上出,有的从半身出,不循营卫之道而出,这是为什么?岐伯说:这是因为外伤于风邪,风为阳邪,有外热,热食气悍,因内热,热之所聚,则开发腠理,毛蒸腠理泄而卫气走之,因而不能循其常道。热饮食之气慄悍滑疾,见腠理之开,而遂出为汗,不能从卫气之道,所以名叫漏泄。

6.黄帝说:愿听一听中焦之所出。岐伯回答说:中焦也并胃中,出上焦之下,胃之中脘,此所受谷食之气,五谷入胃,其糟粕、津液、宗气,分为三隧以注于三焦,中焦主泌糟粕,蒸津液,受气取汁,化其精微,随宗气上注于肺,变化而赤是谓血,以奉养生身而独行于十二经之中,叫营气,因而营出中焦,莫贵于此。

7.黄帝说:血和气,名称不同,实质同类,是什么含义?岐伯回答说:营卫就是精气。血是神气。营卫之气,虽分清浊,但都是水谷之精华,所以说营卫就是精气;血由化而赤,莫测其妙,所以说血是神气,但血化于液,液化于气,因此血与气本为同类。但血和汗也不是两种,血主营,为阴属里,汗主卫,为阳属表,一表一里,不可并攻,所以夺血不取汗,夺汗不取血。如表里齐夺,不脱于阴则脱于阳,脱阴死,脱阳死,所以说人有两死;人生阴阳之气都不可缺少,孤阳不生,孤阴不生,所以说人无两生。

8.黄帝说:愿听一听下焦所生。岐伯回答说:下焦水谷并居于胃中,传化于小肠,当脐上一寸水分穴处,糟粕由此别行回肠,从后而出,津液由此别渗膀胱,从前而出,所以水谷常并居胃中,变成糟粕,一齐下到大肠,因而成下焦。膀胱无上口,所以叫渗而齐下,济泌别汁,循下焦而渗于膀胱。

9. 黄帝说:人饮酒,酒也入胃,谷没有消化,为什么小便先下而出? 岐伯说:酒是熟谷之液。酒之气悍质清,速行无滞,所以酒能后谷而入,先谷而出。

10. 黄帝说:好。我听说上焦宗气集于胸中,司呼吸而布灌于经隧之间,如天之雾;营血化于中焦,随气流行以奉生身,如沤处浮沉之间,中焦如沤;下焦主出而不纳,逝去而不返,下焦如渎注泄,就是这含义。

四时气篇第十九

1. 黄帝问于岐伯曰:夫四时之气,各不同形,百病之起,皆有所生,灸刺之道,何者为定? 岐伯答曰:四时之气,各有所在,灸刺之道,得气穴为定。故春取经、血脉、分肉之间,甚者,深刺之,间者,浅刺之;夏取盛经孙络,取分间绝皮肤;秋取经俞,邪在腑,取之合;冬取井荥,必深以留之。

2. 温疟汗不出,为五十九痏。

3. 风㾓肤胀,为五十七痏。取皮肤之血者,尽取之。

4. 飧泄补三阴之上,补阴陵泉,皆久留之,热行乃止。

5. 转筋于阳,治其阳;转筋于阴,治其阴。皆卒刺之。

6. 徒㾓先取环谷下三寸,以铍针针之,已刺而筒之,而内之,入而复之,以尽其㾓,必坚。来缓则烦悗,来急则安静,间日一刺之,㾓尽乃止。饮闭药,方刺之时徒饮之,方饮无食,方食无饮,无食他食,百三十五日。

7. 著痹不去,久寒不已,卒取其三里。

8. 骨为干。

9. 肠中不便,取三里,盛泻之,虚补之。

10. 疠风者,素刺其肿上。已刺,以锐针针其处,按出其恶气,肿尽乃止。常食方食,无食他食。

11. 腹中常鸣,气上冲胸,喘不能久立。邪在大肠,刺肓之原,巨虚上廉、三里。

12. 小腹控睾,引腰脊,上冲心。邪在小肠者,连睾系,属于脊,贯肝肺,络心系。气盛则厥逆,上冲肠胃,熏肝,散于肓,结于脐,故取之肓原以散之,刺太阴以予之,取厥阴以下之,取巨虚下廉以去之,按其所过之经以调之。

13、善呕,呕有苦,长太息,心中憺憺,恐人将捕之,邪在胆,逆在胃,胆液泄,则口苦,胃气逆,则呕苦,故曰呕胆。取三里以下,胃气逆,则刺少阳血络,以闭胆逆,却调其虚实,以去其邪。

14.饮食不下,膈塞不通,邪在胃脘,在上脘,则刺抑而下之;在下脘,则散而去之。

15.小腹痛肿,不得小便,邪在三焦,约取之太阳大络,视其络脉与厥阴小络,结而血者,肿上及胃脘,取三里。

16.睹其色,察其以,知其散复者,视其目色,以知病之存亡也。一其形,听其动静者,持气口人迎以视其脉,坚且盛且滑者,病日进,脉软者,病将下,诸经实者,病三日已。气口候阴,人迎候阳也。

【篇目纲要】

本篇共十六节。阐释四时取穴针刺之法则,几种临床症状的取穴方法和刺法,察色、按脉的要诀。

【译释】

1.黄帝问岐伯说:四时之气各不同形,百病之起始,都有所生之病因,灸刺之法,依据什么来确定?岐伯回答说:四时之气,各有其所在之起始之点,灸刺之法,依能够得气穴来确定。因而春时人气在脉,灸刺取经血分肉之间,病情加重,深刺,病情轻微,浅刺;夏时人气经满气溢,孙络受血,皮肤充实,视取其经穴孙络处分之间,止于皮肤绝刺之,不可深入;秋时天气始收,腠理闭塞,皮肤引急,取各脏经之俞穴,泻阴邪,邪在腑,取腑经之合穴,泻阳邪;冬时天气闭藏,血气在中,内著骨髓,通于五脏,取井穴以泻阴逆之气,取荣穴以实阳气之虚。

2.先伤于风,后伤于寒,先热而后寒之温疟,汗不出,当取五十九俞以刺之。

3.因汗出遇风,寒气客于皮肤之间,成风水肤胀之症,当取五十七俞以刺之。如皮肤之有血络,当全部除尽。

4.飧泄之疾,当补三阴交穴,是肝脾肾之会,补太阴脾经阴陵泉穴,久留针,阳气至而热行,热行则泄止。

5.四肢外廉属三阳,内廉属三阴,六阳转筋,用燔针刺其阳筋;六阴转筋,用燔针刺其阴筋。都用火针刺。

6.有水无风之徒水,先取环跳穴下三寸之风市穴,用铍针针之,已刺而直其针以纳之,既入而又复之,必欲全部去除其水,水方尽时,其肉必坚。水来缓则内必烦闷,水来急则内必安静,间隔一日刺之,候水尽去而止针。水未尽之时,小便必闭,水已去尽,必须饮通闭之药,以利其水,预防再肿,饮服闭药之法,方刺之时就饮服,不要吃食物,吃食物时不要饮用此药,又不可吃异品他食,如此守禁忌,到一百三十五天之外,病情才不能复发。

7. 湿气胜之著痹,重著难动不去,寒湿相搏,久而不去,当猝取足阳明之三里穴,温补胃气,寒湿散而痹可愈。

8. 足胫寒为胀,取足三里补泻为要法。

9. 小肠不便不能化物,大肠不便不能传道,大肠和小肠都属于胃,疗治当取足阳明三里穴,邪气盛则泻之,正气虚则补之。

10. 营气热胕,其气不清,鼻柱坏而色败,皮肤疡溃,风寒客于脉而不去之大风,即疠风,当平日刺其肿上。已刺之后,必须不断用锐针针其患处,且用手按挤出其恶毒之气,必待肿尽,才可止针。吃食品如常之方食,异品他食不可食用,忌食动风发毒之物。

11. 水与火相激而成声之腹中肠鸣,气上冲于胸,发而为喘不能久立。是病邪在大肠,当刺任脉之下气海,即肓之原、足阳明经之巨虚上廉、三里等穴。

12. 小腹引控睾丸,小肠连小腹,如邪盛,则厥逆自下上冲心肺,熏于肝胃,引于腰脊,下及肓脐睾系之间,当取下气海即肓原以散之,散脐腹之结,刺手太阴肺经以予补其虚,取足厥阴肝经以下泻肝经之实,取巨虚下廉穴以去其邪,按小肠脉所过之经,察其邪之所在以调之。

13. 病有善呕,而呕出苦味,又长太息,其心中憺憺然之虚静中,好似有人将捕之,病邪在胆经,胆邪逆于胃,胆液泄则口苦且呕,因而叫呕胆之症。疗治当取足阳明胃经之三里穴,以下胃气之逆,侧刺足少阳胆经之血络,以出其血,而止闭胆逆,却又调胆胃两经之虚实,虚补实泻,以去其邪。

14. 饮食不下,隔膜之前齐鸠尾、后齐十一锥感觉闭塞不通,是邪在胃脘,如在上脘,卧针刺之,当抑而下之;如在下脘,则刺下脘,当散而去之。

15. 小腹痛且腹肿,难以小便,邪在三焦,约束而不通,当取足太阳大络而刺之,即飞扬穴,必须视其络脉和足厥阴肝经,有结血之处全部除去,如小腹肿及于胃脘,取胃经之三里穴刺之。

16. 观其气色,体察病人之所为,晓知其病气之或散或复,察视其目中之色,以晓知其病之存亡。一其形之肥瘦,听其身之动静,诊察其脉体,察知其病之进退,其脉且坚、且盛、且滑,在气口为内伤日进,在人迎为外感日进,其脉不坚、不盛、不滑而软,在气口为内伤将退,在人迎为外感将退,即使各经尚实,但气口、人迎已软,病至三日也可痊愈。气口为内,为阴,候手足六阴经之病,人迎为外、为阳,候手足六阳经之病。

卷之五

五邪篇第二十

1. 邪在肺，则病皮肤痛，寒热，上气喘，汗出，咳动肩背。取之膺中外腧，背三节五脏之傍，以手疾按之，快然，乃刺之。取之缺盆中以越之。

2. 邪在肝，则两胁中痛，寒中，恶血在内，行善掣节，时脚肿。取之行间，以引胁下，补三里以温胃中，取血脉以散恶血；取耳间青脉，以去其掣。

3. 邪在脾胃，则病肌肉痛，阳气有余，阴气不足，则热中善饥；阳气不足，阴气有余，则寒中肠鸣、腹痛；阴阳俱有余，若俱不足，则有寒有热，皆调于三里。

4. 邪在肾，则病骨痛，阴痹。阴痹者，按之而不得，腹胀，腰痛，大便难，肩背颈项痛，时眩。取之涌泉、昆仑。视有血者，尽取之。

5. 邪在心，则病心痛，喜悲时眩仆。视有余不足而调之其输也。

【篇目纲要】

本篇共五节。阐释五脏之邪的临床症状，取穴治疗之刺法。

【译释】

1. 病邪在肺，皮合肺，皮肤痛，发为寒热，气上而喘，汗出而腠理疏，肺为五脏华盖，肩是肺经脉气所行之道，咳动肩背。疗治当取膺中外俞云门、中府等穴针刺，又当取背三节旁之肺俞，五椎旁之心俞穴，先用手速按其处，自觉快爽，就针刺其处。取缺盆穴，使邪气从此而上越，但切忌太深，令人逆息。

2. 病邪在肝，则两胁中痛，寒中，木乘脾胃，恶血在内，肝气不疏，肝主筋而邪居之，则行善牵掣其关节，肝经自足大指上行内踝，时为脚肿。疗治当取足厥阴肝经行间穴，以引出胁下之邪，补足阳明胃经三里穴，以温胃中之寒，取肝经血络外见者，以散在内之恶血；取耳间之青脉，以去其所行之掣节。

3. 病邪在脾胃，则病肌肉痛，因脾主肌肉。阳气有余则阴气不足，阳邪入腑，病在阳明，为热中善饥；阴气有余则阳气不足，阴邪入脏，病在太阴，为寒中肠鸣腹痛；如脾胃阴阳邪气齐盛，脾胃正气皆虚，阴阳俱不足，则脾有寒胃有热，当取胃经三里穴调之，有余则泻，不足当补。

4. 病邪在肾，病骨痛，肾主骨，阴痹当在阴分。阴痹之症痛无定处，按之而不可得，因肾脉入小腹，腰为肾之腑，腹胀腰痛，肾主二窍，大便难，肾与膀胱为表里，肩背颈项痛,时眩。疗治当取涌泉穴、昆仑穴。凡有血络者,都当去除。

5.病邪在心,心必痛且善悲,有时眩晕仆倒,都因邪气有余,或正气不足,当视其有余不足而调之。实泻虚补,当取神门为其俞穴而调节。

寒热病篇第二十一

1.皮寒热者,不可附席,毛发焦,鼻槁腊,不得汗,取三阳之络,以补手太阴。肌寒热者,肌痛,毛发焦而唇槁腊,不得汗,取三阳于下,以去其血者,补足太阴,以出其汗。骨寒热者,病无所安,汗注不休,齿未槁,取其少阴于阴股之络;齿已槁,死不治。骨厥亦然。

2.骨痹,举节不用而痛,汗注,烦心,取三阴之经补之。

3.身有所伤,血出多及中风寒,若有所堕坠,四肢懈惰不收,名曰体惰。取其小腹脐下三结交。三结交者,阳明、太阴也,脐下三寸关元也。

4.厥痹者,厥气上及腹,取阴阳之络,视主病也,泻阳补阴经也。颈侧之动脉人迎,人迎,足阳明也,在婴筋之前。婴筋之后,手阳明也,名曰扶突。次脉,手少阳脉也,名曰天牖。次脉,足太阳也,名曰天柱。腋下动脉,臂太阴也,名曰天府。

5.阳明头痛,胸满不得息,取之人迎。

6.暴瘖气鞭,取扶突与舌本出血。

7.暴聋气蒙,耳目不明,取天牖。

8.暴挛痫眩,足不任身,取天柱。

9.暴瘅内逆,肝肺相搏,血溢鼻口,取天府。

10.此为天牖五部。

11.臂阳明,有入頄遍齿者,名曰大迎,下齿龋,取之臂,恶寒补之,不恶寒泻之。足太阳有入頄遍齿者,名曰角孙,上齿龋,取之在鼻与頄前,方病之时,其脉盛,盛则泻之,虚则补之。一曰取之出鼻外。足阳明有挟鼻入于面者,名曰悬颅,属口,对入系目本,视有过者取之,损有余,益不足,反者益。

12.其足太阳有通项入于脑者,正属目本,名曰眼系,头目苦痛,取之在项中两筋间。入脑乃别阴跷、阳跷,阴阳相交,阳入阴,阴出阳,交于目锐眦。阳气盛则瞋目,阴气盛则瞑目。

13.热厥取足太阴、少阳,皆留之;寒厥取足阳明、少阴于足,皆留之。

14.舌纵涎下,烦悗,取足少阴。

15.振寒洒洒鼓颔,不得汗出,腹胀烦悗,取手太阴。

16.刺虚者,刺其去也;刺实者,刺其来也。

17.春取络脉,夏取分腠,秋取气口,冬取经输。凡此四时,各以时为齐。络脉治皮肤,分腠治肌肉,气口治筋脉,经输治骨髓。五脏,身有五部:伏兔一;腓二,腓者腨也;背三,五脏之输四;项五。此五部有痈疽者死。

18.病始手臂者,先取手阳明、太阴而汗出。

19.病始头首者,先取项太阳而汗出。

20.病始足胫者,先取足阳明而汗出。

21.臂太阴可汗出,足阳明可汗出。故取阴而汗出甚者,止之于阳;取阳而汗出甚者,止之于阴。

22.凡刺之害,中而不去则精泄;不中而去则致气。精泄则病甚而恇,致气则生为痈疽也。

【篇目纲要】

本篇共二十二节。概述人之寒热、阴阳之络,阴阳动脉,大腨五部犯病几种典型的临床症状,介绍对应各临床症状针刺治疗的处方。

【译释】

1.肺主皮毛,开窍于鼻,皮寒热,是邪在外,因而不可近席而毛发焦,鼻槁腊,如不能发汗,当泻足太阳之络飞扬穴,补手太阴之鱼际穴、太渊穴。太阳即三阳,主在表之热,手太阴可以取汗。脾主肌肉,其荣在唇,肌寒热,病邪在脾,当肌肉痛,毛发焦而唇槁腊,如不能发汗,当取足太阳于下之飞扬穴,以除去其血,补足太阴脾经,以出其汗。肾主骨,骨寒热,病邪在至阴,阴虚心燥,因而无所安,阴伤液脱,汗注不休,齿为骨之余,如齿未槁,阴气尚充,还可以疗治,当取足少阴之络穴大钟穴刺之;如齿有枯色,则阴气竭绝,其死无疑。爪枯也属危候。骨发为厥之症,也验其齿以疗治当否。

2.骨痹病在阴分,肢节不用而痛,汗出烦心,也是病在阴分,真阴不足,则邪气得留于其间,当取三阴之经,察病所在而补之。

3.身有所伤,血出多且中风寒,即破伤风之类,或因堕坠,不一定血出,四肢懈惰不收,名叫体惰。当取足阳明、足太阴于齐下小肠募穴关元穴。因足阳明、足太阴之脉都结于此,故为三结交,即齐下三寸关元穴。

4.厥必从四肢起始,厥而兼痹,其气上及于腹,当取足太阴之络穴公孙,足阳明之络穴丰隆,因腹与四肢治在脾胃,但必须视其主病者,或阴或阳而取之,阳明多实,故宜泻,太阴多虚,故宜补。颈侧之动脉叫人迎,人迎是足阳明之穴,在颈侧之筋婴筋之前。婴筋之后是手阳明,名叫扶突。其脉次于扶突之后是手少阳三焦经,名叫天牖。其脉次于天牖之后,是足太阳经,名叫天柱穴。腋下之动脉,脉行于臂,称臂太阴，名叫天府。

5. 阳明头痛，阳邪逆于阳经而为头痛胸满，当取人迎穴刺之。

6. 突然声哑不能言，喉舌强硬，当取手阳明之扶突穴，出其舌本即风府穴之血。

7. 经气蒙蔽而耳目突然不明，当取天牖穴刺之。

8. 突然拘挛、瘛痫、眩晕，合三症而足弱不能任身，当取天柱穴刺之。

9. 突然大热内逆，肝肺之气相搏而血溢口鼻，当取天府穴刺之。

10. 这是大牖五部，因天牖穴居中，统前后上下而言。

11. 手阳明脉入頄遍齿，其道出于足阳明之大迎穴，凡下齿龋痛当取而刺之，如商阳、二间、三间都主齿痛，臂恶寒多虚，宜补，不恶寒多实，宜泻。足太阳脉也入頄遍齿，其道出于手少阳之角孙穴，凡上齿龋痛当取而刺之，如鼻与頄前足阳明地仓、巨髎等穴，也主齿痛，因足阳明入上齿中，当在方病之时，察其盛衰而补泻之。一叫当取之出于鼻外，即本经之禾髎、迎香等穴。足阳明之经挟鼻入面，其脉会于足少阳胆经之悬颅穴，属口，对入而系于目本，当视其有病者，皆可取而刺之，必须察其有余不足以施补泻，如反用之，病情必定加重。

12. 足太阳膀胱经，有通项入于脑者，名叫玉枕，正属于目之根，两眼中之系，皆系于此，名叫眼系，凡苦头痛，或苦眼痛，皆当取此穴刺之，其脉入于脑，与阴跻、阳跻相别，其实则是各阴阳诸经交会之所，阳跻之脉入于阴跻，阴跻之脉出于阳跻，交会于目内眦之睛明穴。阳跻之脉气盛，则目瞋不能闭合，阴跻之气盛，则目瞑而不能开张。

13. 热厥是阳邪有余，阴气不足，当取足太阴补之，足少阳络穴光明穴泻之，都要留针；寒厥是阴邪有余，阳气不足，当取足阳明解溪穴补之，足少阴太溪穴泻之，都要留针。

14. 舌纵不收，其涎自下，内则烦闷，是肾气不上资心火，当取足少阴肾以通水阴之气。

15. 振寒且洒洒然，鼓其颔间，汗不能出，内腹作胀且烦闷，这是元气不足，当取手太阴肺经少商穴补之。

16. 凡刺虚者，当乘其气之去而济之，即补之；凡刺实者，当乘其气之来而迎之，即泻之。

17. 春时肝气始生，风疾气急，精气尚深，取络脉分肉之间，疗治皮肤之中病；夏时心气始长，脉瘦气弱，阳气流于经隧沟洫，熏热分腠，内至到经，取分腠以去肌肉之病；秋时肺气将敛，阳气在合，阴气初胜，湿气及体，阴气未盛，取气口以疗筋脉之病，气口即合；冬时肾气方闭，阳气衰，少阴气紧，太阳沉，取经井之俞以下阴气，取荥俞实于阳气，疗治骨髓五脏之病。凡此四时，以应人之阴阳出入，应各依时为剂。络脉浮浅，治皮肤，分腠有理，治肌肉，气口是脉之大会，治筋脉，经输连脏，治骨髓。五脏在内而要害系于外，有五部：足阳明经之要害伏兔穴是一；腓是二，腓就是小腿肚,是足太阳、少阴和三焦下腧之所系要害;背是三,中行督脉,旁四行是足太阳经,皆为脏气所系之要害;五脏腧是四,肺俞、心俞、肝俞、脾俞、肾俞,是五脏所系之要害;项是五,项中为督脉阳维之会,统诸阳之纲领。凡此五部,都是要会之所,忌生痈疽,生者多死。

18.病始发在手臂,先取手阳明大肠经、手太阴肺经出汗,则病邪可去。

19.病始发在头,可取足太阳经天柱穴出汗,则病邪可去。

20.病始发在足胫,可取足阳明经三里穴出汗,则病邪可去。

21.手太阴鱼际、太渊可汗出,足阳明内庭、陷谷可汗出。所以取阴脉出汗不止,阴胜阳虚,当补阳明止汗;取阳脉而汗出不止,阳胜阴虚,当补太阴止汗。

22.凡行针要害,针已中病,即当去针,如中而不去,则精气反泄,病必定加重而恇赢;针未中病,自当留针候气,如不中而去,则病未除而气已致,结聚而成痈疽。

癫狂篇第二十二

1.目眦外决于面者,为锐眦;在内近鼻者,为内眦;上为外眦,下为内眦。

2.癫疾始生,先不乐,头重痛,视举目赤,甚作极,已而烦心,候之于颜。取手太阳、阳明、太阴,血变为止。

3.癫疾始作,而引口啼呼喘悸者,候之手阳明、太阳。左强者,攻其右;右强者,攻其左,血变为止。

4.癫疾始作,先反僵,因而脊痛,候之足太阳、阳明、太阴、手太阳,血变为止。

5.治癫疾者,常与之居,察其所当取之处。病至,视之有过者泻之,置其血于瓠壶之中,至其发时,血独动矣,不动,灸穷骨二十壮。穷骨者,骶骨也。

6.骨癫疾者,颅齿诸腧分肉皆满而骨居,汗出,烦悗。呕多沃沫,气下泄,不治。

7.筋癫疾者,身倦挛,急大,刺项大经之大杼脉。呕多沃沫,气下泄,不治。

8.脉癫疾者,暴仆,四肢之脉皆胀而纵。脉满,尽刺之出血;不满,灸之项太阳,灸带脉于腰相去三寸,诸分肉本输。呕吐沃沫,气下泄,不治。

9.癫疾者,疾发如狂者,死不治。

10.狂始生,先自悲也,喜忘、苦怒、善恐者,得之忧饥。治之取手太阳、阳明,血变而止,及取足太阴、阳明。

11.狂始发,少卧不饥,自高贤也,自辩智也,自尊贵也,善骂詈,日夜不休。治之取手阳明、太阳、太阴,舌下少阴,视之盛者,皆取之,不盛,释之也。

12.狂言,惊,善笑,好歌乐,妄行不休者,得之大恐。治之取手阳明、太阳、太阴。

13. 狂,目妄见,耳妄闻,善呼者,少气之所生也。治之取手太阳、太阴、阳明,足太阴,头两颡。

14. 狂者,多食,善见鬼神,善笑而不发于外者,得之有所大喜。治之取足太阴、太阳、阳明,后取手太阴、太阳、阳明。

15. 狂而新发,未应如此者,先取曲泉左右动脉,及盛者见血,有顷已。不已,以法取之,灸骨骶二十壮。

16. 风逆,暴四肢肿,身漯漯,唏然时寒,饥则烦,饱则善变。取手太阴表里,足少阴、阳明之经,肉清取荥,骨清取井、经也。

17. 厥逆为病也,足暴清,胸若将裂,肠若将以刀切之,烦而不能食,脉大小皆涩。暖取足少阴,清取足阳明,清则补之,温则泻之。

18. 厥逆,腹胀满,肠鸣,胸满不得息。取之下胸二胁,咳而动手者,与背输,以手按之,立快者是也。

19. 内闭不得溲,刺足少阴、太阳与骶上以长针。

20. 气逆,则取其太阴、阳明、厥阴,甚取少阴、阳明,动者之经也。

21. 少气,身漯漯也,言吸吸也,骨酸体重,懈惰不能动,补足少阴。

22. 短气,息短不属,动作气索,补足少阴,去血络也。

【篇目纲要】

本篇共二十二节。概述目眦的解剖部位、名称,癫疾始生、始作、骨癫疾;狂始生、狂始发、狂言、狂、狂新发;风逆、厥逆、气逆等三大类疾病的临床症状、病因、诊断和治疗处方。

【译释】

1. 目眦即眼角,目之外角叫锐眦,目之内角叫内眦,目之上泡属于外眦,目之下泡属于内眦。

2. 癫疾始生,其意先不乐,其头先重而痛,其所视举目先赤,三者已甚,癫疾乃发作,至于发极,则其心大烦,当候之于颜以晓知。取手太阳小肠经、手阳明大肠经、手太阴肺经刺之,候至血变而止针。

3. 癫疾始发作,口牵引歪斜,或为啼呼,或为喘悸,当候手阳明、太阳二经,察病所在而刺之,手阳明取偏历、温溜二穴,手太阳取支正、小海二穴。左右牵引,病多在络,左强攻右,右强攻左,必候其血变而止。

4. 癫疾始发作,先反张僵仆,因而脊痛,候至足太阳之委阳、飞阳、仆参、金门四穴,足阳明之三里、解溪二穴,足太阴之隐白、公孙二穴,手太阳支正、小海二穴,候其血变乃止。

5. 医治巅疾,须常与之同居,得察其病在何经及当取穴之处,必须在病发之时,视其有过之所,刺出其血以验其可灸与否,把病血放在瓠壶之中,如前病发,在瓠中之血不动,就可以灸,因病入地水之中,当灸骶骨即长强穴二十壮。血在瓠中独动,是感天地太阳之运动。穷骨即骶骨。

6. 骨巅疾,病深在骨,顑齿诸穴分肉之间,皆为邪气壅闭而胀满,形则尪羸,唯骨独居,汗出于外,烦闷于内。如呕多沃沫,气泄于下,为脾胃俱败,必不可医治。

7. 筋巅疾,病在筋,其身倦怠拘挛,其脉急大,当刺项下足太阳经大杼之穴。如上呕液沫,下而泄气,不可医治。

8. 脉巅疾,病在血脉,猝然仆倒,四肢之脉都胀满且驰纵。脉如胀满,尽刺之以出其血;脉如不满,则灸足太阳经挟项之天柱、大杼二穴,灸足少阳经之带脉穴,此穴相距于腰计三寸许,各经分肉之间及四肢之输,凡胀纵之所,皆当取穴。如上呕沫,下泄气,不可医治。

9. 巅病发于阴,狂病发于阳。阳多有余,狂发无时,其状疾且暴,阴多不足,巅发有期,其状静且徐。巅疾如狂,是阳邪盛而阴竭,死而不可医治。

10. 狂病开始初生,由于神不足,故先自悲,因魂伤而狂妄不精,志伤而善忘,肝乘脾而苦怒,血不足而善恐,都是忧而且饥,致伤脏气所得。取手太阴之太渊、列缺穴,手阳明之偏历、温溜穴,足太阴之隐白、公孙穴,足阳明之三里、解溪穴医治,必须等到血色变为鲜红才可止针。

11. 狂病生成始发,不欲卧,不说饥饿,自以为高贤、辩智而尊贵,骂詈无有止时,日夜不休。医治当取手阳明、太阳、太阴经穴如前,取舌下任脉之廉泉穴,少阴即手少阴之神门、少冲穴,必须视其盛都皆取之,如不盛则释之不取。

12. 狂言,又惊,又善笑,又好歌乐,又妄行不休等症,都是因大恐所得,因恐伤志。当取手阳明、手太阳、手太阴等经穴刺之,取穴如前。

13. 狂病目妄见,耳妄闻,口善呼,是正气衰所导致。当取手太阳小肠经,手太阴肺经、足太阴脾经、头与两顑之穴医治,取穴如前。

14. 狂病,多食,善见鬼神,善笑而不发于外,这是因得之有所大喜所致。当取足太阴脾经、足太阳膀胱经、足阳明胃经,后取手太阴肺经、手太阳小肠经、手阳明大肠经医治,各经取穴如前。

15. 狂病新起,没有如上文五节之症,应先取足厥阴肝经之曲泉穴,左右皆刺之,诸经之脉有盛者,皆出其血,过一会病当自愈。如不愈,则当依前五节之法以取之,灸督脉之长强穴二十壮。

16. 风感于外,厥气内逆之风逆,暴时四肢作肿,其身皮毛寒栗,气咽抽息而喋,饥则烦,饱则变动不宁,是因风邪逆于内。取手太阴、手阳明、足少阴、足阳明之经穴刺之,肉冷取以上各经之荥穴温之,骨冷取以上各经之井穴、经穴以温之。

17. 厥逆为病,足暴冷,上则胸痛如撕裂,下则肠痛如刀切,烦闷不能进食,脉来或大或小,俱带涩滞。身体温暖则取足少阴肾经泻之,身体清冷取足阳明胃经补之。

18. 厥逆,其腹胀满,其肠鸣叫,胸中胀满不能喘息。当取胸下左右二胁之间肝经之章门、期门二穴,病人咳嗽而穴应医人之手。当取背俞,用手按切,其病立快,乃当刺之处,大约肺俞与膈俞二穴之间。

19. 内闭不能小便,当刺足少阴肾经之涌泉、筑宾穴,足太阳膀胱经之委阳、飞扬、仆参、金门等穴,督脉之长强穴,用长针刺之。

20. 气逆,当取足太阴脾经隐白、公孙穴,足阳明胃经三里、解溪穴,足厥阴肝经章门、期门穴,严重则取足少阴肾经之复溜穴,足阳明胃经之解溪穴。

21. 少气,身寒栗,说话气怯而不接续,骨酸体重,懒惰不能动,这都是因精虚不能化气,当补足少阴肾经。

22. 短气,息短而不连属,动作而气索然,当补足少阴肾经,有血络当去之。

热病篇第二十三

1. 偏枯,身偏不用而痛,言不变,志不乱,病在分腠之间,巨针取之,益其不足,损其有余,乃可复也。

2. 痱之为病也,身无痛者,四肢不收,智乱不甚,其言微知,可治;甚则不能言,不可治也。病先起于阳,复入于阴者,先取其阳,后取其阴,浮而取之。

3. 热病三日,而气口静、人迎躁者,取之诸阳,五十九刺,以泻其热,而出其汗,实其阴,以补其不足者。身热甚,阴阳皆静者,勿刺也;其可刺者,急取之,不汗出则泄。所谓勿刺者,有死征也。

4. 热病七日八日,脉口动,喘而短者,急刺之,汗且自出,浅刺手大指间。

5. 热病七日八日,脉微小,病者溲血,口中干,一日半而死。脉代者,一日死。

6. 热病已得汗出,而脉尚躁,喘且复热,勿刺肤,喘甚者死。

7. 热病七日八日,脉不躁,躁不散数,后三日中有汗。三日不汗,四日死。未曾汗者,勿腠刺之。

8. 热病先肤痛,窒鼻充面,取之皮,以第一针,五十九。苛轸鼻,索皮于肺,不得,索之火,火者,心也。

9. 热病先身涩倚而热,烦悗,干唇口溢,取之皮,以第一针五十九。肤胀口干,寒汗出,索脉于心,不得,索之水,水者,肾也。

10.热病嗌干多饮，善惊，卧不能起，取之肤肉，以第六针五十九。目眦青，索肉于脾，不得，索之木，木者，肝也。

11.热病面青，脑痛，手足躁，取之筋间，以第四针于四逆。筋躄目浸，索筋于肝，不得，索之金，金者，肺也。

12.热病数惊，瘛疭而狂，取之脉，以第四针，急泻有余者。癫疾毛发去，索血于心，不得，索之水，水者，肾也。

13.热病身重骨痛，耳聋而好瞑，取之骨，以第四针，五十九刺。骨病不食，啮齿耳青，索骨于肾，不得，索之土，土者，脾也。

14.热病不知所痛，耳聋，不能自收，口干，阳热甚，阴颇有寒者，热在髓，死不可治。

15.热病头痛，颞颥目瘛，脉痛，善衄，厥热病也，取之以第三针，视有余不足。寒热痔。

16.热病，体重，肠中热，取之以第四针，于其俞及下诸趾间，索气于胃胳（应作络），得气也。

17.热病挟脐急痛，胸胁满，取之涌泉与阴陵泉，取以第四针，针嗌里。

18.热病，而汗且出，及脉顺可汗者，取之鱼际、太渊、大都、太白。泻之则热去，补之则汗出，汗出大甚，取内踝上横脉以止之。

19.热病，已得汗而脉尚躁盛，此阴脉之极也，死；其得汗而脉静者，生。

20.热病者，脉尚盛躁而不得汗者，此阳脉之极也，死；脉盛躁得汗静者，生。

21.热病不可刺者有九：一曰汗不出，大颧发赤，哕者死；二曰泄而腹满甚者死；三曰目不明，热不已者死；四曰老人婴儿，热而腹满者死；五曰汗不出，呕下血者死；六曰舌本烂，热不已者死；七曰咳而衄，汗不出，出不至足者死；八曰髓热者死；九曰热而痉者死，腰折，瘛疭，齿噤齘也。凡此九者，不可刺也。

22.所谓五十九刺者，两手外内侧各三，凡十二痏。五指间各一，凡八痏，足亦如是。头入发一寸旁三分各三，凡六痏。更入发三寸边五，凡十痏。耳前后口下者各一，项中一，凡六痏。巅上一，囟会一，发际一，廉泉一，风池二，天柱二。

23.气满胸中喘息，取足太阴大趾之端，去爪甲如薤叶，寒则留之，热则疾之，气下乃止。

24.心疝暴痛，取足太阴、厥阴，尽刺去其血络。

25.喉痹，舌卷，口中干，烦心，心痛，臂内廉痛，不可及头，取手小指次指爪甲下，去端如韭叶。

26.目中赤痛，从内眦始，取之阴跷。

27.风痉，身反折，先取足太阳及腘中及血络出血，中有寒，取三里。

28.癃，取之阴跷及三毛上及血络出血。

29.男子如蛊,女子如怚,身体腰脊如解,不欲饮食,先取涌泉见血,视跗上盛者,尽见血也。

【篇目纲要】

本篇共二十九节。概述偏枯、痱二种疾病的临床症状、病理;热病的脉象、临床症状;介绍治疗热病五十九刺之法;几种临床症状的针刺处方。

【译释】

1.偏枯即半身不遂,属风之类,其身偏不用而痛,如语言不变,神志不乱,则病不在脏而在于分肉腠理之间,应用巨针取而刺之,虚补实泻,其无可复。

2.痱即风痱,其病身体不痛,但四肢不收,这是与上节偏枯的区别。如神智虽乱而不至于太严重,人说话虽不全知晓但微有所知,病尚可医治;如智乱严重,自己全不能言,则不可医治。病先从阳经起,后从阴经入,必须先取其阳后取其阴,当浮其针以取之。即阳在表,病先起于阳,刺表当浮取。

3.热病三天,邪还在表,如气口静而人迎躁,正是病在三阳而未入阴分,当取诸阳经为五十九刺,出汗以泻阳邪之实,补三阴之不足。身体发烧,阴阳之脉皆静,叫作阴阳交争,是死证,不可刺;察其可刺,当急取之,即使不出汗,邪气也会从之而泄。所谓勿刺,因脉证相反,有死症。

4.热病七八日,邪必深至阴分,脉口之脉当动疾如喘且弦,应急刺手太阴肺经,则汗自出而邪可散,应浅刺少商穴。

5.热病七八日,脉微小,正气虚,伤其阴,溲血口中干,是死证,一日半死。脉来变乱失常,是代脉,一日死。

6.热病已得汗,邪当退,如脉尚躁,气尚喘,身又热,是不因汗衰,是反证,勿刺其肤,刺而重伤其气,如喘甚,是必死之症。

7.热病已七八日,脉虽不躁,但也不散,且带数,是邪尚未退,当再过三日之中,应有汗出而愈。如不汗出,是正气衰,不能为汗,到四日当死。未曾出汗,勿刺其肤腠,刺之无益。

8.热病先肤痛,窒塞于鼻,充实于面,邪在皮肤,肺合皮毛,是肺经之病,刺应浅取皮分,当用第一针镵针,刺五十九穴之皮部。鼻窒太甚,内外不通,犹如车轸之横塞,病属肺,肺属金,合在皮,因而只求之于皮,刺而不得效,当求之于火,火就是心,补心之脉,益阳气以制金邪,则肺热自当退避。

9.热病先身体燥涩无力,兼烦闷,唇口与噲俱干,邪在血脉,心经之病,当用第一针镵针,针取五十九穴之脉分。肤胀口干寒汗出,也都是脉病,心属火,其合在脉,求之于脉就是求之于心,如求之于脉不得效,则当求之于水,水就是肾,补肾气于骨则水王,足以制火而心热自退。

10.热病嗌干多饮,善惊悸,肢体倦怠,卧不能起,邪在肤肉,是脾经之病,当用第六针员利针,取刺五十九穴之肉分。如目眦青,正因木气乘土,也是脾病,脾属土,合在肉,因而求之于肉,就是求于脾,如求脾而不得效,则当求之于木,木就是肝,补肝筋之气,则木能胜土,脾热自当平息。

11.热病面青,肝色见,脑痛,厥阴肝经与肾脉会巅,手足躁,肝之荣在爪,木病在四末,都是肝经之病,当取之筋结之间,用第四针锋针以泻其四逆等症。四逆就是肝邪盛而四肢厥,筋瘈足不能行,目浸是泪出不收,都是肝病,肝属木,合在筋,只求之于筋,就是求于肝,如求肝不得其效,当求之于金,金就是肺,补肺之气,则金能胜木,肝热可平。

12.热病数惊,是心邪盛,瘛疭是热极生风,阴血受伤,狂则热之甚,这都是心经病,当取之于脉,用第四针锋针,急泻去血。时发癫病毛发去,病主于心,心属火,合在血脉,求之于血,即求之于心,求心而不得其效,当求之于水,水就是肾,补肾之水,可以制火,真阴自复而愈。

13.热病身重骨痛,耳聋好瞑,都是肾经之病,病在阴则目瞑,当取之于骨,用第四针锋针以刺五十九穴之骨分。骨病不饮食,是阴邪盛,啮齿,齿是骨之余,耳青,耳是肾之窍,都是肾病,肾属水,合在骨,求之于骨就是求于肾,求肾不得效,当求之于土,土是脾,补脾气之肉分,则土能胜水,肾邪可平。

14.热病有痛而不得其所,耳聋寂无所闻,体重不能收持,口液干涸,值阳胜之时则热甚,阴胜之时颇有寒,这是因邪居阴分,热深在髓,是死症。

15.热病头痛,目脉抽掣而痛,鼻中善衄,这是厥气上逆而成热病,用第三针鍉针取穴而刺之,令邪气出,察所病之经脉虚实而为补泻。厥热之病,又必发之而为寒热,结之而为痔疾。

16.热病而身体重,胃土主肉与四肢而体重,大小肠都属胃,邪在胃则肠中热,当取第四针锋针,取脾胃二经之腧太白穴、陷谷穴,下诸指间即厉兑、内庭等穴,索气于胃之络脉丰隆穴,则邪气必因之而泄。

17.热病挟脐急痛,是足少阴肾经所行,胸胁满,是足太阴脾经所行,在少阴则取涌泉穴,在太阴则取阴陵泉穴,用第四针锋针刺之,因少阴太阴之脉都上络咽嗌,即针廉泉穴。

18.热病阳气外达,脉躁盛,汗将出之兆,阳证得阳脉,脉之顺,皆可发汗,当取手太阴之鱼际、太渊二穴,足太阴之大都、太白二穴,泻之则热可去,补之则汗可出,如汗出太多,则当取内踝上横脉,即脾经之三阴交穴,泻之则汗自止。

19.热病已得汗,则邪当退,脉当静,如果汗后脉尚躁盛,孤阳不敛,这是因阴脉虚极,有阳无阴,是逆症,当死;如果汗后脉静,邪去正复,是顺症,当活。

20.热病脉还躁盛,必当邪解汗出,如果脉盛而汗不得出,是由于阳脉亢极,阴气虚不能外达,因而当死;如气果得汗而静,则是顺症,因而当活。

21. 热病不可针刺的情形有九种:一是汗不得出,阴无力,大颧发红,叫作戴阳,面戴阳是阴不足,哕是邪犯阳明,胃太虚;二是泄而腹满胀甚,是由于邪伤太阴,脾气败,因而当死;三是目不明,五脏六腑之精气,都上注于目而为之精,目不明是由于脏腑之精气竭,热不止,是表里之阴气竭,当死;四是老人婴儿尤以脾气为本,热而腹满,是邪伤脾脏当死;五是汗不出,阴之亏,呕而下血,阴伤尤甚当死;六是舌本烂,心肝脾肾之脉皆系于舌本,舌本烂,加之热不止,三阴俱损当死;七是咳而且衄,邪在肺经,是动阴血,汗不出或出不至足,尤为真阴溃竭当死;八是髓热,髓是至阴之精,骨之充,邪入最深,是为髓热,肾气败竭当死;九是热而痉,痉是风强之病,临床症状主要是脊背反张之腰折,肢体抽掣之瘛疭,牙关不开之噤,切齿之龂,由于热极生风,大伤阴血而成此症,既热且痉当死。凡此九种情形,不可针刺,刺之无益,必反招嫌,因而不可针刺。

22. 所谓五十九刺之穴:两手外内侧,即太阳之少泽,少阳之关冲、阳明之少冲各三穴,三阴俱在内侧,即太阴之少商、厥阴之中冲,少阴之少冲各三穴,共十二穴。五指间各一穴,即手太阳之后溪、少阳之中渚、阳明之三间、少阴之少府穴,左右共八穴,足亦如此。即足太阳之束骨、少阳之足临泣、阳明之陷谷、太阴之太白,左右共八穴。头入发一寸,即督脉上星之次,其傍穴分而为三,则足太阳五处、承光、通天穴,左右各三穴,共六穴。更入发自上星之次向后,离中行三寸许,两边各五穴,即足少阳之头临泣、目窗、正营、承灵、脑空五穴,左右共十穴。耳前胆经听会穴,耳后胆经完骨穴,口下任脉承浆穴,项中督脉哑门穴,共六穴。巅上一穴,即百会穴,囟会一穴,前发际神庭一穴,后发际风府一穴都属督脉,廉泉任脉一穴,胆经风池二穴,膀胱经天柱二穴。

23. 气满胸中,喘息,取足太阴经大指之端隐白穴,离爪甲如韭叶,内寒气至迟,宜久留其针,内热气至速,宜疾去其针,候其气下不喘,才可止针。

24. 心疝即《脉要精微论》所说:诊得心脉而急,病名心疝,少腹当有形也。心疝暴痛,取足太阴、厥阴尽刺去其血络,因二经皆聚于少腹,去其血络,就可散其邪。

25. 喉痹,舌卷,口中干,烦心,心痛,臂内廉痛不可及头,《素问·阴阳别论》中说:一阴一阳结,谓之喉痹。则喉痹明系手厥阴心包络、手少阳三焦经,其病舌卷而短,口中作干,心烦且痛,臂之内廉也痛,不能举起上头,当取手小指之次指,即第四指,系手少阳三焦经,其穴在次指端,名关冲穴,离爪甲如韭叶。

26. 目中赤痛,从内眦始,是足太阳膀胱经之睛明穴,膀胱与肾互为表里,当取肾经之照海穴以补之,病在上者,取之下,补阴则阳退,此穴乃阴跷脉气所发,因而取之阴跷。

27. 风痉,感风而体强叫风痉,身反折而不能伸,是足太阳膀胱经症,当先取足太阳膀胱之委中穴,出血络之血,如有寒而不止于风,当取足阳明胃经之三里穴刺补之。

28.癃,膀胱不利为隆,即小便不通利,当取少阴之照海穴,是阴跷之所生,三毛上是足厥阴之大敦穴,肾与膀胱为表里,肝经行于少腹,当取刺二经以治之,如有血络,当刺之尽出其血。

29.男子如蛊,女子如怚,此男女胀郁之症,男子有胀病,如犯蛊毒相似,女子有郁病,如怚疾相似,其身体腰脊俱如分解,不相连属,又不欲饮食,此病在上,当取之下,宜先取肾经涌泉穴以见血,又察审足面之跗上,其血络盛处,尽取之以见血,足面主要指足阳明经而言。

厥病篇第二十四

1.厥头痛,面若肿起而烦心,取之足阳明太阴。厥头痛,头脉痛,心悲,善泣,视头动脉反盛者,刺尽去血,后调足厥阴。厥头痛,贞贞头重而痛,泻头上五行,行五,先取手少阴,后取足少阴。厥头痛,意善忘,按之不得,取头面左右动脉,后取足太阴。厥头痛,项先痛,腰脊为应,先取天柱,后取足太阳。厥头痛,头痛甚,耳前后脉涌有热,泻出其血,后取足少阳。真头痛,头痛甚,脑尽痛,手足寒至节,死不治。头痛不可取于腧者,有所击堕,恶血在于内,若肉伤,痛未已,可则刺,不可远取也。头痛不可刺者,大痹为恶,日作者,可令少愈,不可已。头半寒痛,先取手少阳阳明,后取足少阳阳明。

2.厥心痛,与背相控,善瘛,如从后触其心,伛偻者,肾心痛也,先取京骨、昆仑,发狂不已,取然谷。厥心痛,腹胀胸满,心尤痛甚,胃心痛也,取之大都、太白。厥心痛,痛如以锥针刺其心,心痛甚者,脾心痛也,取之然谷、太溪。厥心痛,色苍苍如死状,终日不得太息,肝心痛也,取之行间、太冲。厥心痛,卧若徒居,心痛间,动作痛益甚,色不变,肺心痛也,取之鱼际、太渊。真心痛,手足清至节,心痛甚,日发夕死,夕发旦死。心痛不可刺者,中有盛聚,不可取于腧。肠中有虫瘕及蛟蛔,皆不可取以小针。心肠痛,懊愫发作肿聚,往来上下行,痛有休止,腹热喜渴涎出者,是蛟蛔也,以手聚按而坚持之,无令得移,以大针刺之,久持之,虫不动,乃出针也。恐腹愫痛,形中上者。

3、耳聋无闻,取耳中;耳鸣,取耳前动脉;耳痛。不可刺者,耳中有脓,若有干盯聍,耳无闻也。耳聋取手小指次指爪甲上与肉交者,先取手,后取足;耳鸣取手中指爪甲上,左取右,右取左,先取手,后取足。

4.足髀不可举,侧而取之,在枢合中,以员利针,大针不可刺。

5.病注下血,取曲泉。

6.风痹淫泺,病不可已者,足如履冰,时如入汤中,股胫淫泺,烦心头痛,时呕时悗,眩已汗出,久则目眩,悲以喜恐,短气,不乐,不出三年死也。

【篇目纲要】

本篇共六节。阐释厥头痛、厥心痛、耳病、足髀、病注下、风痹等病的临床症状、病理、针刺处方。

【译释】

1.邪逆于经,上干头脑而为痛,足阳明之脉上行于面,其悍气上冲头,循眼系入络脑,足太阴支者注心中,因而面若肿,起而烦心,当取足之阳明、太阴俞穴疗治。邪逆于经,上干头脑而为痛,头脉痛,痛在皮肉血脉之间,心悲善泣,气逆在肝,当先视头脉之动而盛者,刺去其血,以泄其邪,然后取足厥阴肝经而调补之,因肝脉会于巅。邪逆于经,上干头脑而为痛,头痛甚而头沉,手少阴心脉起心中,从心系目系,足少阴肾脉贯脊属肾,上贯入肺,从肺出络心,因而心气失逆,上冲于头,痛贞贞不移,泻头上五行,行五,以散诸阳之热逆,先取手少阴心经,泻南方以去火,后取足少阴肾经,补北方以壮水。厥逆于经,上干头脑而为痛,脾藏意,意伤则善忘,阳邪在头而无定所,则按之不得,当先取头面左右动脉以泄其邪,后取足太阴经以补脾气。厥逆于经,上干头脑而为痛,项先痛,腰脊为应,皆足太阳经,当先取天柱穴,后取本经之下俞。厥逆于经,上干头脑而痛,头痛太甚,耳前后脉涌动有热,当先泻出其热血,后取本经足少阳胆经之穴调治。真头痛,头痛甚,遍尽于脑,手足寒至节,因元阳败竭,阴邪直中髓海,死不可治。头痛不可取于俞穴,是因有所击堕,多因恶血在血络之内,如伤痛没有停止,如可刺,则只当刺去其痛处之血,不可远去荣俞,只会伤正气,因不是大经之病。头痛不可刺,是痹甚之大痹,其症风寒湿三气杂至,合成恶患,不可以针刺,如日作者,则有间止,刺之可令少愈,最终也不能痊愈。头半寒痛,偏头冷痛,手足少阳阳明之脉,都循耳上行头角,当先取手经以去其标,后取足经以去其本。

2.五脏逆气,上干于心而为痛,叫厥心痛。肾脉足少阴贯脊属肾络心,因而肾气失逆,令心痛引背,肾在于后,所以肾病痛心,如物从后触心而痛,脊背伛偻,京骨穴在足外侧大骨下赤白肉际,肾腑足太阳经所过,昆仑穴在足外踝跟骨上,足太阳经所行,如痛不已,然谷穴在足内踝前起大骨下,足少阴经所流,所以肾心痛皆取之。厥心痛,足阳明之经,由缺盆下膈属胃络脾,其支下循腹里,凡腹胀胸满而为痛,因胃邪干心,这叫胃心痛,胃与脾为表里,当取足太阴之大都、太白二穴。厥心痛,脾滞支脉,注于心中,如脾不能运而逆气攻心,其痛必甚,有如锥刺,这是脾心痛,湿因寒滞,则相挟乘心,须泄肾邪,当刺足少阴经之然谷、太溪二穴。厥心痛,色苍苍,肝之色,如死状,肝气逆,终日不得太息,肝系急,气道约而不利,是肝邪上逆,肝心痛症,当取行间、太冲二穴治之。厥心痛,卧如空居,没有依傍,间或动作,心痛加重,是因气逆不舒,畏于动,色不变,不在血,是病在气分,所以叫肺心痛,当取手太阴之太渊、鱼际穴医治。真心痛是邪气直犯心主,毒深阴甚,手足青至节,心痛加重,旦发夕死,夕发旦死。心痛不可刺,是中有盛聚,是有形之癥,或积或血,停聚于中,病在脏而不在经,所以不可取于腧穴,当从内以调治之。肠中有虫结聚和蛔蚘,都不可取小针,因其力小不能制服。虫蝦之症,其痛懊憹难忍,或腹结起而结聚于内,或往来上下而行无定处,或虫动则痛,静则不痛而有时休止,或腹热喜渴而口涎出,这都是蛟蛕为患,用手聚按而坚持之,不使虫移动,用第九针大针刺之,久持之而虫不动,才可出针。虫聚心腹满,如肿聚高起,其形自中自上而渐升,当按虫法医治。

3. 耳聋听不见声音,当取手太阳之听宫穴;耳鸣,当取耳前之动脉手少阳经耳门穴;耳痛不可刺,是因耳中有脓及有与耵聍而或痛或无闻,脓垢去而耳自愈。耳聋当先取手小指次指关冲穴,后取足少阳胆经之窍阴穴;耳鸣当取中指之中冲穴,左鸣取右,右鸣取左,先取手,后取足。

4. 足髀不可举,当侧卧而针取环跳穴,在髀枢中,用第六针,圆利针,不可用第九针大针。

5. 病注下血,肝不纳血,当取足厥阴经之曲泉穴刺之。

6. 病在阳叫风,病在阴叫痹,阴阳齐病叫风痹,浸淫日深是淫泺,病不可愈,足如履冰,不时如入热汤之中,下股胫淫泺不宁,中心烦不静,上头痛不安,时呕时闷,眩既已则汗出,久则又眩,悲哀既已,则或喜、或恐、或短气、或不乐,此其阴阳不和,脏腑不营,营卫不交,血气偏胜,不出三年当死。

病本篇第二十五

先病而后逆者,治其本;先逆而后病者,治其本;先寒而后生病者,治其本;先病而后生寒者,治其本;先热而后生病者,治其本。先泄而后生他病者,治其本,必且调之,乃治其它病。先病而后中满者,治其标;先病后泄者,治其本;先中满而后烦心者,治其本。有客气,有同气。大小便不利,治其标;大小便利,治其本。病发而有余,本而标之,先治其本,后治其标;病发而不足,标而本之,先治其标,后治其本。谨详察间甚,以意调之,间者并行,甚为独行。先小大便不利而后生他病者,治其本也。

【篇目纲要】

本篇共一节。阐释病之先后中外,有余不足,揭示病之本标内涵,治疗之应遵循的原则。

【译释】

先病为本,后病为标。先生初病而后病势逆转,必须先治其初病之本;先病势逆而后生他病,必须先以病势逆为本而治之;先生寒病而后生他病,先治寒病之本;先生他病而后生寒病,先以他病为本而治之;先生热病而后生他病,必须先以热病为本而治之。先生泄病而后生他病,先以泄病为本而治之,病有不同,必须先调治其本,然后才可医治他病。先生他病而后中满,则不治其本,必须先治中满之标;先生他病而后生泄病,先治他病之本;先生中满之病后生烦心之病,先治中满之本。人之病气有二,病本不相同,而彼此相传,叫客气,有二病之气,本相同类,而彼此相传,叫同气。如先中满而后大小便不利,是病之同气,正因有中满之病,才导致大小便不利,必须先医治大小便不利之标;大小便利,先治中满之本。百病之标本当分,虚实之大势宜审,病发而有余,是邪气胜,当先治其本以泻其邪,后治其标,诸病可以渐平,即本而标之,即病先治其本,后治其标;病发而不足,则正气虚,当先治其标以去他病,后治其本,则本体自可补,即标而本之。先治其标,后治其本。百病之生,有五脏相克而病势日甚,叫作甚,如肝克脾、脾克肾之类,有五脏间传而病势不甚叫作间,如肝传心,心传脾。谨当察其间甚,以意调之,间者,病症并行而势轻,甚者,病症独行而势重。中满与大小便不利,是并行之病,所以先大小便不利而后生他病,当治大小便不利之本,后治他病之标。

杂病篇第二十六

1. 厥,挟脊而痛者,至顶,头沉沉然,目䀮䀮然,腰脊强,取足太阳腘中血络。厥,胸满面肿,唇漯漯然,暴言难,甚则不能言,取足阳明。厥,气走喉而不能言,手足清,大便不利,取足少阴。厥而腹响响然,多寒气,腹中未毂毂,便溲难,取足太阴。

2. 嗌干,口中热如胶,取足少阴。

3. 膝中痛,取犊鼻,以员利针,发而间之。针大如氂,刺膝无疑。

4. 喉痹不能言,取足阳明;能言,取手阳明。

5.疟,不渴,间日而作,取足阳明;渴而日作,取手阳明。

6.齿痛,不恶清饮,取足阳明;恶清饮,取手阳明。

7.聋而不痛者,取足少阳;聋而痛者,取手阳明。

8.衄而不止,衄血流,取足太阳;衄血,取手太阳。不已,刺宛骨下;不已,刺腘中出血。

9.腰痛,痛上寒,取足太阳、阳明;痛上热,取足厥阴;不可以俯仰,取足少阳。

10.中热而喘,取足少阴、腘中血络。

11.喜怒而不欲食,言益小,刺足太阴;怒而多言,刺足少阳。

12.颔痛,刺手阳明与颅之盛脉出血。

13.项痛不可俯仰,刺足太阳;不可以顾,刺手太阳也。

14.小腹满大,上走胃,至心,渐渐身时寒热,小便不利,取足厥阴。腹满,大便不利,腹大,亦上走胸嗌,喘息喝喝然,取足少阴。腹满食不化,腹响响然,不能大便,取足太阴。

15.心痛引腰脊,欲呕,取足少阴。心痛,腹胀,啬啬然,大便不利,取足太阴。心痛,引背不得息,刺足少阴;不已,取手少阳。心痛引小腹满,上下无常处,便溲难,刺足厥阴。心痛,但短气不足以息,刺手太阴。心痛,当九节刺之,按,已刺按之,立已;不已,上下求之,得之立已。

16.颔痛,刺足阳明曲周动脉,见血,立已;不已,按人迎于经,立已。

17.气逆上,刺膺中陷者,与下胸动脉。

18.腹痛,刺脐左右动脉,已刺按之,立已;不已,刺气街,已刺按之,立已。

19.痿厥为四末束悗,乃疾解之,日二;不仁者,十日而知,无休,病已止。哕,以草刺鼻,嚏,嚏而已;无息而疾迎引之,立已;大惊之,亦可已。

【篇目纲要】

本篇共十九节。概述十九组杂病的临床症状,对症治疗的针刺处方和其他处方。

【译释】

1.厥逆,挟脊而痛至项,头沉沉然,目瞅瞅然,腰脊强,是足太阳膀胱经病,当取足太阳腘中委中穴血络。厥逆,胸满面肿,嘴唇肿起,突然口不能言,因胃脉行于颅颊,挟口环唇,循喉咙下胸膈,当取足阳明经穴以治之。厥逆,气走喉而不能言,肾脉循喉咙系舌本,手少阴与足少阴相通,所以手足清冷,肾主水,阴邪盛,大便不利,阴气不化,当取足少阴经穴医治。厥逆且腹中响响然,是寒气滞于脾,腹中毂毂然有声,大便甚难,因脾脉聚于阴器,当取足太阴脾经医治。

2.足少阴之脉,循喉咙系舌本,嗌干口热如胶,是阴不足,当取而补之。

3. 膝中痛，取足阳明经犊鼻穴，用第六针圆利针，刺而又刺。针大如氂，刺膝用之无疑。

4. 喉痹不能言，手足阳明之脉，都循喉咙，能说症轻，只取于上手阳明经，不能说话病重，当泻其下足阳明经。

5. 疟疾，《刺疟篇》说：疟不渴，间日而作，刺足太阳；渴而间日作，刺足少阳。

6. 牙痛，手足阳明之脉都入齿中，但胃经多实热，所以不怕寒饮，当泻足阳明；大肠经多虚寒，所以怕寒饮，当补手阳明。

7. 聋而不通，取足少阳治之，足少阳正经入耳、主骨；聋而痛，取手阳明，手阳明主气，痛而取之。

8. 鼻中出血叫衄，败血凝聚色紫黑叫衃。阳络伤则衄血，手足太阳之脉交络于鼻上。足太阳主水，所以衃血而不流，这是邪薄于皮毛之气分而迫络脉，所以当取手足太阳经以行气，不止，刺手太阳经腕骨穴；还不止，刺足太阳经委中穴出血。

9. 足太阳主冬，足阳明主秋，足少阳主夏，足厥阴主春。四脉都循腰脊而上行太阳，阳明主寒水清金之气，所以痛上寒，取足太阳阳明；厥阴风木主气，秉中见少阳之火化，所以痛上热，取足厥阴；不可以俯仰，少阳之枢折，所以取少阳。

10. 足少阴之脉上行贯膈，注胸中，入肺络心，下行循阴股内廉，斜入腘中，中热而喘，厥逆于下，而不得上交于心，所以取足太阳经委中穴以泻火。

11. 暴喜伤心，暴怒伤肝。食气入胃，散精于心肝，食饮不节，肝心气逆，所以不欲食，音主长夏，肝心气逆，则中气不舒，所以言语越来越小，当取足太阴以疏脾气，则食气得以转输，而音声益彰；肝主语而在志为怒，怒而多言，是厥阴之逆气太甚，因而当取中见之少阳，以疏厥阴之气。

12. 手足阳明之经气厥逆，都能为颔痛之症。手阳明之脉，从缺盆上颈贯颊，足阳明之气，上走空窍，循眼系，出下客主人，循牙车，合阳明，并下人迎，颔在腮之下，人迎之上，此病阳明之气，下合阳明之经而为颔痛，所以不说去足阳明，而说之盛脉，因气逆于而致脉盛。

13. 手足太阳之脉，都循项而上，所以都能为项痛，足太阳之脉，挟脊抵腰中，所以不可俯仰，取足太阳经医治；手太阳之脉，绕肩胛，所以不可以四顾，取手太阳医治。

14. 三阴之经气厥逆于下，都能为腹满。《口问篇》说：夫百病之始生也，皆生于风雨寒暑，阴阳喜怒，饮食居处，大惊卒恐，则血气分离，阴阳破散，经络厥绝，脉道不通，阴阳相逆，卫气稽留，经脉虚空，血气不次，乃失其常。惊怒则伤足厥阴肝，卒恐则伤足少阴肾，饮食不节则伤足太阴脾，脏气伤则经络厥绝，脉道不通，都会造成腹满之症。足厥阴肝经，抵小腹，挟胃，上贯膈，厥阴之经脉厥逆，所以小腹满大，厥气上逆，别走胃至心，厥阴是阴极而一阳初生，所以身渐渐然时有寒热之变，肝主疏泄,小便不利,厥阴之气逆;肾是胃之关,开窍于二阴,腹胀满而大便不利,是肾气逆而关门不利;足少阴之脉,上贯肝膈,入肺中,循喉咙,气逆则及于经,所以也上走胸嗌,而喘息喝喝然,这是少阴气逆;足太阴主输运水谷,脾气厥逆,所以腹满而食饮不化,足太阴是动则病腹胀善噫,得后气则快然如衰,腹响响然不能大便,是气逆于中,当取足太阴之经以通厥逆之气。

15.腰脊是肾之外腑,肾与胃戊癸合化,心痛引腰脊而欲呕,是肾气上逆而为心痛,当取足之少阴医治。心痛,腹胀,太阴是阴中之太阴,阴寒所以腹胀而畏寒,大便不利,是土气不化,这是足太阴之气厥而为心痛,当取足太阴以疏其逆气。肾脉从肾贯膈,入肺中,出络心,心痛引背不得息,是少阴之经脉厥逆于上而为心痛,所以当刺足少阴;不愈,是肾脏之气逆,少阳属三焦之气,发源于肾脏,上布于胸中,所以当取手少阳以泻肾气之逆。足厥阴肝脉,抵小腹,别贯膈,上注肺,心痛引小腹满,是厥阴之经络上逆,上下无定处,溲便难,是厥阴之气逆,这是经气并逆,当刺足厥阴之经,经脉通则气也疏利。肺主气而司呼吸,心系上连于肺,心痛只短气不足以息,是只逆在肺而为心痛,当刺手太阴以通肺气之逆。心痛,当在肝俞次旁之魂门,肝脏之魂,心脏之神,相随而往来出入,所以取之魂门以通心气,按已而刺,出针而复按之,是导引气之疏通,所以心痛立止;九节之上,是膈俞旁之膈关,下是胆俞次之阳纲,心气从内膈而通于外,所以不愈当求之上以通心神,求之下以舒魂气,得其气立愈。

16.颔痛应当作颅痛,是邪伤阳明之气,当取足阳明胃经颊车穴刺之,阳明之脉曲折于口鼻颐颊之间,见血立愈;这是气分之邪,随血而解,如不愈,当按人迎于本经而浅刺之,可立愈。

17.气逆上即气逆于上而不下行,膺胸间是足阳明经脉所循行,刺之可使在上之逆气下通于经。

18.此承上文而论阳明之气循经而下行。足阳明之脉从膺胸而下挟脐入气街中,腹痛是阳明之经厥,当刺脐左右之动脉,不愈,刺气街,按之立愈。

19.此文复论阳明之气,不能分布于四末而为痿厥。痿是手足痿弃而不为我所用,厥是手足清冷,束闷是束缚其手足,当疾速解之,每取之必须二次;如有不仁且痛痒无知觉,解之十天,必渐有知觉,此法行之无休,待其病愈而后可止针。哕是呃逆,医治之法是用草刺鼻则嚏,嚏则气通而哕可愈;或闭口鼻之气,使之无息,迎其气而引散之,勿使上逆,就可立愈;或用别的事惊吓,也可痊愈。

周痹篇第二十七

1.黄帝问于岐伯曰:周痹之在身也,上下移徒随脉,其上下左右相应,间不容空,愿闻此痛,在血脉之中邪? 将在分肉之间乎? 何以致是? 其痛之移也,间不及下针,其慉痛之时,不及定治,而痛已止矣。何道使然? 愿闻其故? 岐伯答曰:此众痹也,非周痹也。黄帝曰:愿闻众痹。岐伯对曰:此各在其处,更发更止,更居更起,以右应左,以左应右,非能周也。更发更休也。黄帝曰:善。刺之奈何? 岐伯对曰:刺此者,痛虽已止,必刺其处,勿令复起。

2.帝曰:善。愿闻周痹何如? 岐伯对曰:周痹者,在于血脉之中,随脉以上,随脉以下,不能左右,各当其所。黄帝曰:刺之奈何? 岐伯对曰:痛从上下者,先刺其下以过之,后刺其上以脱之。痛从下上者,先刺其上以过之,后刺其下以脱之。

3.黄帝曰:善。此痛安生? 何因而有名? 岐伯对曰:风寒湿气,客于外分肉之间,迫切而为沫,沫得寒则聚,聚则排分肉而分裂也,分裂则痛,痛则神归之,神归之则热,热则痛解,痛解则厥,厥则他痹发,发则如是。

4.帝曰:善。予已得其意矣。此内不在脏,而外未发于皮,独居分肉之间,真气不能周,故名曰周痹。故刺痹者,必先切循其下之六经,视其虚实,及大络之血结而不通,及虚而脉陷空者而调之,熨而通之。其瘈坚转引而行之。黄帝曰:善。予已得其意矣,亦得其事也。九者经巽之理,十二经脉阴阳之病也。

【篇目纲要】

本篇共四节。阐释众痹与周痹在临床症状上的区别,病理,病名之由来,治疗之刺法,赞九针之治疗之理。

【译释】

1.黄帝问岐伯说:周痹在周身上下为痹,即风寒湿邪杂合在于分肉之间而厥逆于经脉,上下左右移徒往来无处不至,间不及下针,其痛已转移,愿问一下这种病痛在血脉中呢? 还是在分肉之间? 是什么原因导致的? 病痛转移之快,间而不及下针,其动而痛之时,邪客于右则左病,左盛则右病,左右移易不及下针,病痛已停止。是什么病理使其这样? 愿听一听其原因! 岐伯回答说:这是众痹,即风寒湿邪杂合在皮肤而流溢于大络,不是周痹。黄帝说:愿听一听众痹的临床症状! 岐伯对答说:众痹各在其处随聚而发,随发随止,随止随起,只左右之脉相通,病在左可应右,右可应左,不能周身而痛。其疼痛易发易止。黄帝说:好。怎样针刺? 岐伯对答说:针刺这种病,病痛即使停下来,也必须刺其原痛之处,治从其本,可以不使其旧病复发。

2.黄帝说:好。愿听一听周痹是怎样的临床症状?岐伯说:周痹在于血脉之中,随手足三阴三阳之脉从下而上,从上而下,交相往还,不能左之右而右之左,与络脉各居其所。黄帝说:怎样针刺?岐伯回答说:病痛从上往下,先刺下使邪气过,在分肉皮肤以外出,后刺其上,使病本更脱于脉中,病痛从下往上,先刺其上,使邪气过在分肉皮肤以外出,后刺其下,使病本更脱于脉中。

3.黄帝说:此病痛是怎样产生的?是什么病因、病名?岐伯回答说:风寒湿之气客于肌表,渐入分肉之间,迫切津液而为汁沫,沫得寒则聚而不散,所以排裂肉理为痛,痛则心专在痛处,而神也归之,神归之则热,热则痛解,痛解则厥逆于脉中,厥逆于脉中则他痹发,发则如是之随脉上下。

4.黄帝说:(开始九字为衍文。)这是邪气在于分肉而厥逆于脉中,所以内不在脏,外不出于皮,独居分肉之间,真气不能周,所以叫周痹。所以刺周痹之法,必须先切循脏腑十二经脉,视其虚实而取之,大络之血,结而不通,络气虚而陷于内,灸熨启其陷下之气通于外,使其调适。络结而掣疾坚实,当转引而使其气行。黄帝说:好。我已经得知其邪在分肉经脉之意了,也得知其邪在大络之事。九针是经常巽顺之理,十二经脉阴阳之病于此尽明。

口问篇第二十八

1.黄帝闲居,辟左右而问于岐伯曰:余已闻九针之经,论阴阳逆顺,六经已毕,愿得口问。岐伯避席再拜曰:善乎哉问也,此先师之所口传也。黄帝曰:愿闻口传。岐伯答曰:夫百病之始生也,皆生于风雨寒暑,阴阳喜怒,饮食居处,大惊卒恐,则血气分离,阴阳破败,经络厥绝,脉道不通,阴阳相逆,卫气稽留,经脉虚空,血气不次,乃失其常。论不在经者,请道其方。

2.黄帝曰:人之欠者,何气使然?岐伯答曰:卫气昼日行于阳,夜半则行于阴,阴者主夜,夜者卧。阳者主上,阴者主下。故阴气积于下,阳气未尽,阳引而上,阴引而下,阴阳相引,故数欠。阳气尽,阴气盛,则目瞑;阴气尽而阳气盛,则寤矣。泻足少阴,补足太阳。

3.黄帝曰:人之哕者,何气使然?岐伯曰:谷入于胃,胃气上注于肺。今有故寒气与新谷气,俱还入于胃,新故相乱,真邪相攻,气并相逆,复出于胃,故为哕。补手太阴,泻足少阴。

4. 黄帝曰:人之唏者,何气使然? 岐伯曰:此阴气盛而阳气虚,阴气疾而阳气徐,阴气盛而阳气绝,故为唏。补足太阳,泻足少阴。

5. 黄帝曰:人之振寒者,何气使然? 岐伯曰:寒气客于皮肤,阴气盛,阳气虚,故为振寒寒栗。补诸阳。

6. 黄帝曰:人之噫者,何气使然? 岐伯曰:寒气客于胃,厥逆从下上散,复出于胃,故为噫。补足太阴、阳明,一曰补眉本也。

7. 黄帝曰:人之嚏者,何气使然? 岐伯曰:阳气和利,满于心,出于鼻,故为嚏。补足太阳荣眉本,一曰眉上也。

8. 黄帝曰:人之亸者,何气使然? 岐伯曰:胃不实则诸脉虚,诸脉虚则筋脉懈惰,筋脉懈惰则行阴用力,气不能复,故为亸。因其所在,补分肉间。

9. 黄帝曰:人之哀而泣涕出者,何气使然? 岐伯曰:心者,五脏六腑之主也;目者,宗脉之所聚也,上液之道也;口鼻者,气之门户也。故悲哀愁忧则心动,心动则五脏六腑皆摇,摇则宗脉感,宗脉感则液道开,液道开,故泣涕出焉。液者,所以灌精濡空窍者也,故上液之道开则泣,泣不止则液竭,液竭则精不灌,精不灌则目无所见矣,故命曰夺精。补天柱经挟颈。

10. 黄帝曰:人之太息者,何气使然? 岐伯曰:忧思则心系急,心系急则气道约,约则不利,故太息以伸出之,补手少阴心主,足少阳留之也。

11. 黄帝曰:人之涎下者,何气使然? 岐伯曰:饮食者,皆入于胃,胃中有热则虫动,虫动则胃缓,胃缓则廉泉开,故涎下。补足少阴。

12. 黄帝曰:人之耳中鸣者,何气使然? 岐伯曰:耳者,宗脉之所聚也,故胃中空则宗脉虚,虚则下溜,脉有所竭者,故耳鸣。补客主人,手大指爪甲上与肉交者也。

13. 黄帝曰:人之自啮舌者,何气使然? 岐伯曰:此厥逆走上,脉气辈至也。少阴气至则啮舌,少阳气至则啮颊,阳明气至则啮唇矣。视主病者,则补之。

14. 凡此十二邪者,皆奇邪之走空窍者也。故邪之所在,皆为不足。故上气不足,脑为之不满,耳为之苦鸣,头为之苦倾,目为之眩。中气不足,溲便为之变,肠为之苦鸣。下气不足,则乃为痿厥心悗。补足外踝下留之。

15. 黄帝曰:治之奈何? 岐伯曰:肾主为欠,取足少阴;肺主为哕,取手太阴、足少阴;唏者,阴与阳绝,故补足太阳,泻足少阴;振寒者,补诸阳;噫者,补足太阴、阳明;嚏者,补足太阳眉本;亸,因其所在,补分肉间;泣出补天柱经挟颈,挟颈者,头中分也;太息,补手少阴、心主、足少阳,留之;涎下补足少阴;耳鸣补客主人,手大指爪甲上与肉交者;自啮舌,视主病者,则补之。目眩头倾,补足外踝下留之;痿厥心悗,刺足大趾间上二寸,留之,一曰足外踝下留之。

【篇目纲要】

本篇共十五节。阐释十二奇邪之病的临床症状,病理,对症治疗的处方。

【译释】

1.黄帝闲居,让左右侍从退避,问岐伯说:我已听了九针之经,论述阴阳逆顺六经已经完备,愿得获口传心授。岐伯避席再拜说:问得好啊! 这是先师所口传! 黄帝说:愿听一听口传! 岐伯回答说:百病始生,都生于风雨寒暑,阴阳喜怒,饮食居处,大惊卒恐,就会血气分离,阴阳破散,即血气不合,脏腑阴阳分散,经络虚竭,脉道不通,营卫行无次第,就会失其经常。所论不在经,请言其所在之病。

2.黄帝说:人打哈欠,是什么气造成的? 岐伯说:人之卫气日行于阳,夜行于阴,阴主夜,夜则卧。阳主上,阴主下。所以阴气积在下,阳气没有尽,阳气引而上行,阴气引而下行,阴阳相引,所以数欠不止。阳气尽,阴气盛,则目瞑而卧;阴气尽,而阳气盛,就会寤。当补足太阳以助阳引而上,泻足少阴以引阴气而下。

3.黄帝说:人呃逆是什么气造成的? 岐伯说:人之水谷入胃,其精微之气,必上注于肺,而后行于脏腑营卫,如中焦先有寒气,则新入之谷气凝聚而不行,气不行则新旧真邪还留在胃中,留则逆而上出,所以呃逆。当补手太阴以助天之阳气,泻足少阴以下肺之寒邪。肺寒是肾水之寒。

4.黄帝说:人悲泣咽而抽息即唏,是什么气造成的? 岐伯说:悲忧之气生于阴惨,这是阴气盛、阳气虚,阴气疾速而阳气迟缓,阴阳不能相将而阴与阳绝,所以哀而不泣。当补足太阳之阳,泻足少阴之阴以和其阴阳。

5.黄帝说:人振寒是什么气造成的? 岐伯说:诸阳之气,主于肌表,寒气客于皮肤,借阳气以化热,如阴气盛而阳气虚,所以振寒战栗。当补诸阳经以温之,阳盛则阴衰。

6.黄帝说:寒气客于胃,厥逆之气上走心为噫,即嗳气,是什么气造成的? 岐伯说:寒气客于胃,如客之寄,厥逆之气从下上散,复出于胃而为嗳气。当补足太阴、阳明以助其分散,一叫补太阳之攒竹穴于上,而客中之寒气可散。

7.黄帝说:人打喷嚏,是什么气造成的? 岐伯说:阳气和平顺利而满溢于心,必上达于肺,所以出于鼻为喷嚏,但人有感于风寒而打喷嚏,是因寒邪束于皮毛,则阳气无从泄越,所以喷而上出。凡阳虚于下,则不能上达而为嚏,当补足太阳之荣穴眉本攒竹穴,一种叫法是眉上,太阳与肾为表里,所以补太阳之气,使气行于外,则不满于心。

8.黄帝说:人垂首斜倾懈惰之态,是什么气造成的? 岐伯说:胃不实则诸脉虚,诸脉虚则筋脉懈惰,又入房用力,气不能恢复,四肢缓纵,所以成筋脉懈惰之症。因其所在行阴,当补分肉间,以取阳明之气外出。

9.黄帝说:人悲哀而泣涕流出,是什么气造成的? 岐伯说:心是五脏六腑之主;

五脏六腑之精气,都上注于目而为之精,所以目是宗脉之所聚,又是上液之道;气从口鼻出入,是气之门户。所以悲哀忧愁则心动,心动则五脏六腑都应之而摇,脏腑摇则宗脉应之而动,动则液道开而泣涕从之而出。精由液而化,孔窍得液而充,因而灌精濡孔窍,所以上液之道开则泣,泣不止则液竭,液竭则精伤不灌,精伤不灌则目昏,以至渐无所见,所以叫夺精。当补足太阳挟颈项之天柱穴。

10. 黄帝说:人叹息是什么造成的?岐伯说:忧愁思虑,则气抑不伸而心系急,心系急则气道约,约则满闷于中而不利,所以叹气以伸出。当补手少阴心经、手厥阴心包络经及足少阳胆经,都要留针补之。

11. 黄帝说:人涎下流出,是什么气造成的?岐伯说:人饮食都入胃中,足阳明之脉出于口,胃中有热则虫动胃缓,所以廉泉开而涎下。凡目之多泪,鼻之多涕,也都是因热而上液之道开。当补足少阴以壮水制火,则液有所主二涎自止。

12. 黄帝说:人耳中鸣,是什么气造成的?岐伯说:手足三阴三阳之脉,皆入耳中,是宗脉之所聚。阳明是宗脉之海,所以胃中空则宗脉虚,宗脉虚则阳气不升而下溜,下溜则上竭,轻则为鸣,甚则为聋。当取足少阳之上关穴、手太阴之少商穴补之以引下溜之脉气上行。

13. 黄帝说:人自己咬舌,是什么气造成的?岐伯说:这是厥逆之气走上,经脉之气按类而至,则血涌气腾,至生奇病,所至之处,各有其部,手少阴心经之气至则咬舌,舌是心之窍,手少阳三焦之气至则咬颊,手阳明大肠之气至则咬唇。当察主病之经补之。

14. 凡此十二邪病,都是奇邪走十二经不足之空窍。所以邪之所在,都是正气不足。所以上气不足,则脑为之不满,耳为之苦鸣,头为之苦倾,目为之眩。中气不足,则溲便为之变,肠为之苦鸣。下气不舒而为之心闷。补足太阳经昆仑穴,留针补气。

15. 黄帝说:怎样医治?岐伯说:肾主为欠,取足少阴经以补之;肺主为哕,取手太阴、足少阴以补之;唏是阴与阳绝,所以补足太阳,泻足少阴;振寒补各阳经;噫补足太阴、阳明;嚏补足太阳眉本攒竹穴;嚲因其所在,补分肉间;泣出补足太阳挟颈之天柱穴;太息补手少阴、心主、足少阴,且留针;涎下补足少阴;耳鸣补上关穴、少商穴;自咬舌察主病之经补之;目眩头倾,补外踝下昆仑穴留针;痿厥心闷,刺足厥阴之太冲穴或足太阴之太白穴,或外踝昆仑穴留针。

卷之六

师传篇第二十九

1. 黄帝曰：余闻先师，有所心藏，弗著于方，余愿闻而藏之，则而行之，上以治民，下以治身，使百姓无病，上下和亲，德泽下流，子孙无忧，传于后世，无有终时，可得闻乎？岐伯曰：远乎哉问也。夫治民与自治，治彼与治此，治小与治大，治国与治家，未有逆而能治之也，夫惟顺而已矣。顺者，非独阴阳脉，论气之逆顺也，百姓人民皆欲顺其志也。黄帝曰：顺之奈何？岐伯曰：入国问俗，入家问讳，上堂问礼，临病人问所便。黄帝曰：便病人奈何？岐伯曰：夫中热消瘅，则便寒；寒中之属，则便热。胃中热则消谷，令人悬心善饥。脐以上皮热，肠中热，则出黄如糜。脐以下皮寒，胃中寒，则腹胀；肠中寒，则肠鸣飧泄。胃中寒，肠中热，则胀而且泄；胃中热，肠中寒，则疾饮，小腹痛胀。黄帝曰：胃欲寒饮，肠欲热饮，两者相逆，便之奈何？且夫王公大人，血食之君，骄恣纵欲，轻人而无能禁之，禁之则逆其志，顺之则加其病，便之奈何？治之何先？岐伯曰：人之情，莫不恶死而喜生，告之以其败，语之以其善，导之以其所便，开之以其所苦，虽有无道之人，恶有不听者乎？黄帝曰：治之奈何？岐伯曰：春夏先治其标，后治其本；秋冬先治其本，后治其标。黄帝曰：便其相逆者奈何？岐伯曰：便此者，食饮衣服，亦欲适寒温，寒无悽怆，暑无出汗。食饮者，热无灼灼，寒无沧沧。寒温中适，故气将持，乃不致邪僻也。

2. 黄帝曰：《本脏》以身形肢节䐃肉，候五脏六腑之大小焉。今夫王公大人，临朝即位之君，而问焉，谁可扪循之而后答乎？岐伯曰：身形肢节者，脏腑之盖也，非面部之阅也。黄帝曰：五藏之气，阅于面者，余已知之矣，以肢节知而阅之，奈何？岐伯曰：五脏六腑者，肺为之盖，巨肩陷咽，候见其外。黄帝曰：善。岐伯曰：五脏六腑，心为之主，缺盆为之道，骷骨有余，以候䯏骬。黄帝曰：善。岐伯曰：肝者，主为将，使之候外，欲知坚固，视目小大。黄帝曰：善。岐伯曰：脾者，主为卫，使之迎粮，视唇舌好恶，以知吉凶。黄帝曰：善。岐伯曰：肾者，主为外，使之远听，视耳好恶，以知其性。

3. 黄帝曰：善。愿闻六腑之候。岐伯曰：六腑者，胃为之海，广骸、大颈、张胸，五谷乃容。鼻隧以长，以候大肠。唇厚、人中长，以候小肠。目下果大，其胆乃横。鼻孔在外，膀胱漏泄。鼻柱中央起，三焦乃约，此所以候六腑者也。上下三等，脏安且良矣。

【篇目纲要】

本篇共三节。阐释中医诊断大法,面诊要诀,胃肠病寒热病理和临床症状,四时病标本治法和处方。

【译释】

1.黄帝说:我听说先师有所心藏,不写在方中,我愿听一听然后珍藏,以之为准则而行之,上可依之医治百姓,下可依之医治自身,使百姓不受疾病之苦,上下亲和,德泽万民,子孙无忧,传于后世,没有终结,可以听一听吗?岐伯说:问的长远啊!医治百姓与自我医治,治彼与治此,治大与治小,治国与治家,没有逆而能治好的,只有顺而可治。顺不单单是阴阳脉论气之逆顺,百姓人民,都愿顺其志意。黄帝说:怎么顺?岐伯说:入国问俗,因五方风气有殊,崇尚有异,圣人必因其所宜而为之治,讳是忌讳,入家问讳,人情好恶之偏,词色有嫌疑之避,犯之则取憎,取憎则不相合,礼是礼仪,上堂问礼,文接有体,进止有度,失之则轻取,取轻则道不重,便是相宜,临病人问所便,有居处之宜否,有动静之宜否,临病人而失其宜,施治必定相佐。总之,为国、为家、为身之道,各有其理,不循其理而想正身,是不可能的事,俗讳礼便,是人之常理,阴阳四时,是天之常理,生存之道,缺一不可,所以应该常问。黄帝说:怎样才可知晓病人所便?中热善饥渴而日消瘦,凡热在中则治便于寒,寒在中则治便于热。胃中热则谷食易消,令人胃火上炎,心血被烁而悬悬不宁,胃热消谷,令人善饥。脐以上是胃与小肠之分,所以脐以上热,肠中也热,胃中湿热之气,传入小肠,则出黄如糜。脐以下皮寒,则肠胃中寒,胃中寒,则不能运化而为腹胀,肠中寒,则阴气留滞,不能泌别清浊而为肠鸣飧泄。胃中寒,肠中热,就会腹胀且泄;胃中热则善消谷而疾饥,肠中寒则阴气聚结不行,小腹切痛而胀。黄帝说:胃中热欲寒饮,肠中寒欲热饮,两者两逆,怎样顺其所便?况且王公大人多任性,骄恣纵欲,轻视别人而无人能禁,禁其欲则逆其志,顺其欲则加其病,怎样顺其所便,先医治什么?岐伯说:人的性情没有不恶死而乐生的,把致死的病因告诉他,把健康的理由告诉他,用他自己所便的方式引导他,用他所苦之事开导他,即使无道之人,哪还有不听的呢?黄帝说:怎样医治?岐伯说:春夏之气达于外,病也在外,外是内之标,先治其标,后治其本;秋冬收藏,宜先固精以治其本,后治其标。黄帝说:怎样在不可顺之中又可不得不委曲以便其情呢?岐伯说:这种情形,即迫不得已而要便病人之情,在便之之中,要得其当,饮食衣服之类,按理不宜寒但病人要寒,只可令其微寒,寒不要悽沧,热不可出汗。食饮热不可有灼灼之过,寒不可沧沧之甚。寒温适其中和,则元气得以执持,则邪僻无由而致。

2.黄帝说:《本脏》篇根据身形肢节䐃肉,候察五脏六腑之大小。今王公大人临朝即位之君询问起来,谁敢扪循其肢节胭肉而后答之?岐伯说:身形肢节,与面不同,根据体貌之形,可察其脏腑之候,五脏之应天者是肺,所以肺是五脏六腑之盖,不是察面部就可知晓。黄帝说:五脏之气,从面部察知,我已知晓其法,怎样根据肢节候察而知晓?岐伯说:五脏六腑,肺是盖,巨肩陷咽,即其外候,肺之大、小、高、下、坚、脆、偏、正,即可晓知。黄帝说:好。岐伯说:五脏六腑都禀命于心,所以心为之主,而脉都上出于缺盆,所以为之道,察鸠尾骨之大小有余,则心之大、小、高、下、坚、脆、偏、正可知。黄帝说:好。岐伯说:肝是将军之官,其气刚强,能捍御而使之候外,要知肝之坚固,目为肝之外候,察于目,则可知肝之状。黄帝说:好。岐伯说:脾主为卫,脾主运化水谷以长肌肉,使之迎粮,五脏六腑皆赖其养,察其饮食及唇舌之善恶,则脾之吉凶可知。黄帝说:好。岐伯说:肾是作强之官,伎巧所出,主成形而发露于外,其窍为耳,所以试使远听及耳之善恶,则肾脏之象可因而知之。

3.黄帝说:愿听一听六腑之候。岐伯说:六腑当中胃是之海,骨骼大、颈大、胸张,五谷乃容。鼻是肺之窍,大肠是肺之腑。口是脾之窍,小肠受盛脾胃之浊,上属于胃,所以唇和人中候小肠。目是肝之窍,目下囊裹大,其胆就横。膀胱是津液之腑,气化则出,鼻孔在外,即鼻孔之气出在外,则膀胱漏泄,即上窍通而下窍泄。三焦是决渎之官,水道从之而出,气约则止,不约则遗尿。鼻柱中央起,即鼻之吸气,从中央而起,则三焦乃约。即上气吸入则下约,上气呼出则下通,上下开阖相应。脏腑之形,外内相应,由气之所感。上下三等,即天地人三部相等,脏腑相安则得其善。

决气篇第三十

1.黄帝曰:余闻人有精、气、津、液、血、脉,余意以为一气耳,今乃辨为六名,余不知其所以然。岐伯曰:两神相搏,合而成形,常先身生,是谓精。何谓气?岐伯曰:上焦开发,宣五谷味,熏肤、充身、泽毛,若雾露之溉,是谓气。何谓津?岐伯曰:腠理发泄,汗出溱溱,是谓津。何谓液?岐伯曰:谷入气满,淖泽注于骨,骨属屈伸,泄泽补益脑髓,皮肤润泽,是谓液。何谓血?岐伯曰:中焦受气,取汁变化而赤,是谓血。何谓脉?岐伯曰:壅遏营气,令无所避,是谓脉。

2.黄帝曰:六气有有余不足,气之多少,脑髓之虚实,血脉之清浊,何以知之?岐伯曰:精脱者,耳聋;气脱者,目不明;津脱者,腠理开,汗大泄;液脱者,骨属屈伸不利,色夭,脑髓消,胫痠,耳数鸣;血脱者,色白,夭然不泽,其脉空虚,此其候也。

3.黄帝曰:六气者,贵贱何如?岐伯曰:六气者,各有部主也,其贵贱善恶,可为常主,然五谷与胃为大海也。

【篇目纲要】

本篇共三节。概述精、气、津、液、血、脉六气的含义,六气发病的临床症状,昭示保养六气的关键所在。

【译释】

1. 黄帝说:我听说人有精、气、津、液、血、脉,我以为是一气,今却分成六个名称,我不知其为什么会这样。岐伯说:阴阳二神相得,和为一质而成形,常先身生,叫精。什么是气? 岐伯说:胸中通达,布散五谷之味,熏肤、充身、泽毛,如雾露之温润,溉养万物,叫气。什么是津? 岐伯说:津是阳之液,汗是津之泄,腠理是皮肤之隙,汗出滋泽,叫津。什么是液? 岐伯说:谷入于胃,其气满而化液,液是阴之津,濡润而注入骨,骨属举动屈伸,则经脉流行而泄其泽,内而补益脑髓,外而润泽皮肤,叫液。什么是血? 岐伯说:中焦受水谷之气,取谷之味,输脾达脏,由黄白而渐变为赤,以奉生身,叫血。什么是脉? 岐伯说:约束营气,使营气无所回避而必行其中,叫脉,但脉非气非血,而与气血相通。

2. 黄帝说:六气之中有余不足,气之多少,脑髓之虚实,血脉之清浊,怎样才可知晓? 岐伯说:肾藏精,耳是肾之窍,精脱则耳聋。五脏六腑精阳之气,皆上注于目为睛,阳气脱则目不明。汗阳津,汗大泄则津必脱,腠理必开。液所以注骨益脑而泽皮肤,液脱则脑髓无以充,所以屈伸不利而脑消胫酸,皮肤无以滋,因而色枯而夭,液脱则阴虚,所以耳鸣。血之荣在色,血脱色白如盐,夭然不泽,其脉空虚。这是六脱之候。

3. 黄帝说:六气贵贱是什么情形? 岐伯说:六气各部各有所主。如肾主精、肺主气、脾主津液、汗主血、心主脉。贵贱善恶,根据衰旺邪正而言,六气之得正者为善,太过不及者为恶。贵贱善恶,主各有时,所以都可为常主,六气资于五谷,五谷运化于胃,是水谷之海,所以胃气是脏腑之本。

肠胃篇第三十一

黄帝问于伯高曰:余愿闻六腑传谷者,肠胃之大小长短,受谷之多少奈何? 伯高曰:请尽言之,谷所从出入浅深远近长短之度:唇至齿,长九分,口广二寸半;齿以后至会厌,深三寸半,大容五合;舌重十两,长七寸,广二寸半;咽门重十两,广一寸半;至胃,长一尺六寸,胃纡曲屈,伸之,长二尺六寸,大一尺五寸,径五寸,大容三斗五升;小肠后附脊,左环回周叠积,其注于回肠者,外附于脐上;回运环十六曲,大二寸半,径八分分之少半,长三丈三尺;回肠当脐左环,回周叶积而下,回运还反十六曲,大四寸,径一寸寸之少半,长二丈一尺;广肠传脊,以受回肠,左环叶脊上下辟,大八寸,径二寸寸之大半,长二尺八寸。肠胃所入至所出,长六丈四寸四分,回曲环反,三十二曲也。

【篇目纲要】

本篇共一节。概述人从谷入至所出环节各器官的解剖形状和数据,昭示过与不及皆为犯病。

【译释】

黄帝问伯高说:我愿听一听六腑传道水谷之变化,肠胃之大小长短,受谷之多少的情形,是怎样的? 伯高说:我请求详尽地论述一下:三焦腑传入谷气,胆腑受于谷精,三肠及胃传谷糟粕,传糟粕就是行谷之要,所以肠胃有六种之别。谷行从口叫入,泄肛叫出,自唇至齿为浅,从咽至肠叫深,谷至于胃叫近,从胃向叫远,肠十六曲叫长,咽一尺六寸叫短。唇至齿长九分,口宽二寸半;齿以后至会厌,深三寸半,大容五合,会厌在咽喉之上,所以分水谷,司呼吸,而不容其相混;舌重十两,长七寸,宽二寸半;咽门重十两,宽二寸半,至胃长一尺六寸;胃曲折屈伸,长二尺六寸,大一尺五寸,径五寸,大容三斗五升;小肠居胃之下,在脐上二寸所,后附于脊,左旋而环,回周叠积,下口注于回肠,外附近于脐上一寸,当水分处,上回运环十六曲,大二寸半,径八分之外,还有一分之少半,长三丈三尺;大肠当脐左环,回周叠积而下,迴运环反十六曲,大四寸,径一寸寸之少半,长二丈一尺;直肠居后,绕脊而下,所以叫传脊,是大肠下节,左环叠于脊之上下而至尾骶,大八寸,径二寸寸之大半,长二尺八寸。肠胃从所入到所出,长六丈四寸四分,回曲环反三十二曲。

平人绝谷篇第三十二

黄帝曰:愿闻人之不食,七日而死,何也? 伯高曰:臣请言其故。胃大一尺五寸,径五寸,长二尺六寸,横屈受水谷三斗五升,其中之谷,常留二斗,水一斗五升而满,上焦泄气,出其精微,慓悍滑疾,下焦下溉诸肠。小肠大二寸半,径八分分之少半,长三丈二尺,受谷二斗四升,水六升三合合之大半。回肠大四寸,径一寸寸之少半,长二丈一尺,受谷一斗,水七升半。广肠大八寸,径二寸寸之大半,长二尺八寸,受谷九升三合八分合之一。肠胃之长,凡五丈八尺四寸,受水谷九斗二升一合合之大半,此肠胃所受水谷之数也。平人则不然,胃满则肠虚,肠满则胃虚,更虚更满,故气得上下,五脏安定,血脉和利,精神乃居,故神者,水谷之精气也。故肠胃之中,当留谷二斗,水一斗五升。故平人日再后,后二升半,一日中五升,七日五七三斗五升,而留水谷尽矣。故平人不食饮七日而死者,水谷精气津液皆尽故也。

【篇目纲要】

本篇共一节。详论无病之平常人不饮食而死的原因,强调人的脏腑形骸、精神气血都源于水谷。

【译释】

黄帝说:愿听一听人不吃饭,为什么七天会死? 伯高说:臣请论其原因。胃大一尺五寸,径五寸,长二尺六寸,横屈受水谷三斗五升,其中之谷,当留二斗,水一斗五升而满,上焦之气,从胃上口而出,其气精微,慓悍滑疾,昼夜行身五十周,即卫气,下焦下溉诸肠。小肠大二寸半,径八分分之少半,长三丈二尺,受谷二斗四升,水六升三合合之大半。回肠大四寸,径一寸寸之少半,长二丈一尺,受谷一斗,水七升半。广肠大八寸,径二寸寸之大半,长二尺八寸,受谷九升三合八分合之一,肠胃之长总共五丈,八尺四寸,受水谷九斗二升一合合之大半,这是肠胃所受水谷之数。平常之人不是这样,胃满则肠虚,肠满则胃虚,有满有虚,则上下之气得以通达,五脏安定,血脉得以和调,精神乃生,所以神是水谷之精气。因而肠胃之中,通常所存谷二斗,水一斗五升。所以平人每日二便,每次二升半,一天五升。七天,五七三斗五升,所寸留水谷当尽。所以平常人不吃饭喝水,七天而死的原因,是水谷精气津液都耗尽了。

海论篇第三十三

1. 黄帝问于岐伯曰:余闻刺法于夫子,夫子之所言,不离于营卫血气。夫十二经脉者,内属于腑脏,外络于肢节,夫子乃合之于四海乎? 岐伯答曰:人亦有四海,十二经水。经水者,皆注于海,海有东西南北,命曰四海。黄帝曰:以人应之奈何? 岐伯曰:人有髓海,有血海,有气海,有水谷之海,凡此四者,以应四海也。黄帝曰:远乎者,夫子之合人天地四海也,愿闻应之奈何? 岐伯曰:必先明知阴阳表里荥腧所在,四海定矣。黄帝曰:定之奈何? 岐伯曰:胃者水谷之海,其输上在气冲,下至三里;冲脉者,为十二经之海,其输上在于大杼,下出于巨虚之上下廉;膻中者,为气之海,其输上在于柱骨之上下,前在于人迎;脑为髓之海,其输上在于其盖,下在风府。

2.黄帝曰:凡此四海者,何利何害? 何生何败? 岐伯曰:得顺者生,得逆者败;知调者利,不知调者害。

3.黄帝曰:四海之逆顺奈何? 岐伯曰:气海有余者,气满胸中,悗息面赤;气海不足,则气少不足以言。

4.血海有余,则常想其身大,怫然不知其所病;血海不足,亦常想其身小,狭然不知其所病。

5.水谷之海有余,则腹满;水谷之海不足,则饥不受谷食。

6.髓海有余,则轻劲多力,自过其度;髓海不足,则脑转耳鸣,胫酸眩冒,目无所见,懈怠安卧。

7.黄帝曰:余已闻逆顺,调之奈何? 岐伯曰:审守其俞,而调其虚实,无犯其害,顺者得复,逆者必败。黄帝曰:善。

【篇目纲要】

本篇共七篇。阐释四海之内涵,上下腧穴之所在,与十二经水之关系,四海有余不足的临床症状,调节四海逆顺的方法。

【译释】

1.黄帝问岐伯说:我从夫子那里听了刺法,夫子所论,不离于营卫血气。十二经脉,内属于脏腑,外络于肢节,夫子就像江河汇合于四海那样比类吗? 岐伯回答说:人也有四海十二经水,经水都注于海,海有东西南北,名叫四海。黄帝说:怎样和人对应? 岐伯说:人有髓海,有血海,有气海,有水谷之海,人体髓、血、气和水谷四个方面和四海相对应。黄帝说:深远啊! 夫子合人之形身,应地之四海。愿听一听是怎样相应的? 岐伯回答说:天主生物,地主成物,所以人之身形应地之四海,十二经水,但水天之气,上下相通,因而头气有街,胸气有街,腹气有街,胫气有街,经气上下之出入,所以合人于天地四海,必须先明知阴阳表里荣输之所在,则四海就确定了。黄帝说:怎样确定? 岐伯说:胃是水谷之海,胃气运行之输,上在气街,即气冲穴,下至三里,即足三里穴;冲脉是十二经之海,其输上在足太阳之大杼穴,下在于足阳明之巨虚上下廉;膻中是气海,其输上在项后天柱骨之上下,前在于足阳明之人迎穴;脑是髓之海,其输上在于督脉之囟会穴,下在督脉之风府穴。

2.黄帝说:凡此四海有什么利害? 怎样才可生,怎样才可败? 岐伯说:四海皆有逆顺,得顺而知其所养则生,不知其所养而逆则败;得顺而知调养则利,不知调养而逆则害。

3.黄帝说:四海逆顺是怎样的情形? 岐伯说:气海有余,邪气实,则胸中闷满喘息,面热而赤;气海不足,则正气虚,声由气发,气不足则语言轻怯,不能出声。

4.血海有余,形以血充,血有余则常想其身大,重滞不舒却不知其所病;血海不足,则常想其身小,茫然不觉其所病。

5.水谷之海有余,留滞于中,则腹为胀满;水谷之海不足,则脾虚不能运,胃虚不能纳,虽饥不受谷食。

6.髓海有余充足,则身轻而劲,便利多力,自有过人之度而无病;髓海不足,则在上为脑转,因脑空而运,似旋转,为耳鸣,因髓虚则精必衰,阴虚则耳鸣,髓空无力则胫酸,精衰气去则眩冒忽不知人,目无所见,怠惰安卧。

7.黄帝说:我已听完逆顺之理,怎么调治?岐伯说:审察四海腧穴,而调其虚实,无犯其害,无实实,无虚虚,顺则得以恢复,逆则必败,切戒!天时人事都应谨慎而不可忽视。黄帝说:好。

五乱篇第三十四

1.黄帝曰:经脉十二者,别为五行,分为四时,何失而乱?何得而治?岐伯曰:五行有序,四时有分,相顺则治,相逆则乱。黄帝曰:何谓相顺?岐伯曰:经脉十二者,以应十二月。十二月者,分为四时。四时者,春秋冬夏,其气各异,营卫相随,阴阳已知,清浊不相干,如是则顺之而治。黄帝曰:何为逆而乱?岐伯曰:清气在阴,浊气在阳,营气顺脉,卫气逆行,清浊相干,乱于胸中,是谓大悗。故气乱于心,则烦心密嘿,俛首静伏;乱于肺,则俛仰喘喝,接手以呼;乱于肠胃,是为霍乱;乱于臂胫,则为四厥;乱于头,则为厥逆,头重眩仆。

2.黄帝曰:五乱者,刺之有道乎?岐伯曰:有道以来,有道以去,审知其道,是谓身宝。黄帝曰:善。愿闻其道。岐伯曰:气在于心者,取之手少阴心主之俞;气在于肺者,取之手太阴荥,足少阴俞;气在于肠胃者,取之足太阴阳明,不下者,取之三里;气在于头者,取之天柱大杼,不知,取足太阳荥俞;气在于臂足,取之先去血脉,后取其阳明少阳之荥俞。

3.黄帝曰:补泻奈何?岐伯曰:徐入徐出,谓之导气。补泻无形,谓之同精。是非有余不足也,乱气之相逆也。黄帝曰:允乎哉道!明乎哉论!请着之玉版,命曰治乱也。

【篇目纲要】

本篇共三节。阐释人阴阳之气应天地五行四时十二月之数,阴阳之气乱,在临床上各有症状,在治疗上各有处方。

【译释】

1. 黄帝说：人体经脉十二，别类为五行，分为四时，什么情形相失而乱？相得而治？岐伯说：五行有序，四时有分，相顺则治，相逆则乱。黄帝说：怎样是相顺？岐伯说：经脉十二和十二月相应，十二月分为四时，四时是春夏秋冬，其气各不相同，营卫相随，阴阳已和，即营在脉中，卫在脉外，内外相顺，清浊不相干，即清气在脉内，为营为阴，浊气在脉外，为卫为阳，如此则顺之而治。黄帝说：怎样是相逆而乱？岐伯说：清气属阳而升，在阴则乱，浊气属阴而降，在阳则乱，营气阴性精专，行常顺脉，卫气阳性慓悍，昼当行阳，夜当行阴，卫气逆行，则阴阳相犯，表里即清浊相干，乱于胸中为满闷。因而气乱于心则烦心不想说话，低头静伏；乱于肺则俯仰烦喝，手臂闷而接手以呼；乱于肠胃则为霍乱；乱于臂胫则为四厥；乱于头则头重，头寒或热，重而眩仆。

2. 黄帝说：五乱之疾，刺之有道吗？岐伯说：邪之来，必有其道，邪之去，也必有其道，审知其道而善去，这才是养身之宝。黄帝说：好。愿听一下医治之道！岐伯说：气乱于心，当取手少阴心经之输神门穴，手厥阴心主之输大陵穴；气乱于肺，当取手太阴肺经荥穴鱼际，足少阴肾经之输太溪穴；气乱于肠胃，当取足太阴脾经之输太白穴，足阳明胃经之输陷谷穴，刺之而邪气不下，当取足阳明胃经之三里穴；气乱于头，当取足太阳膀胱经之天柱穴、大杼穴，取之而病尚不知，当取足太阳之荥通谷穴、输束骨穴；气乱在于臂足，当先去其臂足之血脉，后当取手阳明经之荥二间穴、输三间穴，手少阳经之荥液门穴、输中渚穴，足阳明经荥内庭穴、输陷谷穴，足少阳经之荥侠溪穴、输足临泣穴。

3. 黄帝说：怎样补泻？岐伯说：凡行针补泻，皆贵和缓，当徐入徐出，重在导气复元而已。但补是导其正气，泻是导其邪气，都是在保其精气，因而说补泻无形，谓之同精。这不是为有余不足而设，只是因乱气相逆，应如此导致。黄帝说：所论真是光扬大道！所论真是开道巧便！请著之玉版，永传不朽，名叫治乱。

胀论篇第三十五

1. 黄帝曰：脉之应于寸口，如何而胀？岐伯曰：其脉大坚以涩者，胀也。黄帝曰：何以知脏腑之胀也。岐伯曰：阴为脏，阳为腑。

2. 黄帝曰：夫气之令人胀也，在于血脉之中耶，脏腑之内乎？岐伯曰：三者皆存焉，然非胀之舍也。黄帝曰：愿闻胀之舍。岐伯曰：夫胀者，皆在于脏腑之外，排脏腑而郭胸胁，胀皮肤，故命曰胀。黄帝曰：脏腑之在胸胁腹里之内也，若匣匮之藏禁器也,名有次舍,异名而同处,一域之中,其气各异,愿闻其故。黄帝曰:未解其意。再问,岐伯曰:夫胸腹,脏腑之郭也;膻中者,心主之宫城也;胃者,太仓也;咽喉、小肠者,传送也;胃之五窍者,闾里门户也;廉泉、玉英者,津液之道也。故五脏六腑者,各有畔界,其病各有形状。营气循脉,卫气逆为脉胀;卫气并脉循分为肤胀。三里而泻,近者一下,远者三下,无问虚实,工在疾泻。

3. 黄帝曰:愿闻胀形。岐伯曰:夫心胀者,烦心,短气,卧不安;肺胀者,虚满而喘咳;肝胀者,胁下满而痛引小腹;脾胀者,善哕,四肢烦悗,体重不能胜衣,卧不安;肾胀者,腹满引背,央央然腰髀痛。

4. 六腑胀:胃胀者,腹满,胃脘痛,鼻闻焦臭,妨于食,大便难;大肠胀者,肠鸣而痛濯濯,冬日重感于寒,则飧泄不化;小肠胀者,少腹䐜胀,引腰而痛;膀胱胀者,少腹而气癃;三焦胀者,气满于皮肤中,轻轻然而不坚;胆胀者,胁下痛胀,口中苦,善太息。

5. 凡此诸胀者,其道在一,明知逆顺,针数不失,泻虚补实,神去其室,致邪失正,真不可定,粗之所败,谓之夭命。补虚泻实,神归其室,久塞其空,谓之良工。

6. 黄帝曰:胀者焉生?何因而有?岐伯曰:卫气之在身也,常然并脉,循分肉,行有逆顺,阴阳相随,乃得天和,五脏更始,四时循序,五谷乃化。然后厥气在下,营卫留止,寒气逆上,真邪相攻,两气相搏,乃合为胀也。

7. 黄帝曰:善。何以解惑?岐伯曰:合之于真,三合而得。帝曰:善。黄帝问于岐伯曰:《胀论》言无问虚实,工在疾泻,近者一下,远者三下,今有其三而不下者,其过焉在?岐伯对曰:此言陷于肉肓,而中气穴者也。不中气穴,则气内闭,针不陷肓,则气不行,上越中肉,则卫气相乱,阴阳相逐。其于胀也,当泻不泻,气故不下,三而不下,必更其道,气下乃止,不下复始,可以万全,乌有殆者乎?其于胀也,必审其弥,当泻则泻,当补则补,如鼓应桴,恶有不下者乎?

【篇目纲要】

本篇共七节。概述胸腹器官的功用,生胀的病理,五脏六腑胀病的临床症状,胀病在临床诊断和治疗上应注意的问题。

【译释】

1. 黄帝说:脉应寸口,脉象怎样为胀?岐伯说:脉大是邪盛,脉坚是邪实,脉涩是气血虚不流利,大属洪大之脉,阴气必衰,坚强之脉,胃气必损,因而大坚而涩,病当为胀。黄帝说:怎样才可晓知脏腑之胀?岐伯说:涩而坚为阴脉,其胀在脏;大而坚为阳脉,其胀在腑。另一种说法是,脉病在阴则胀在脏,脉病在阳则胀在腑,也通。

2. 黄帝说:邪气令人胀,在二十八脉之中,还是在脏腑之内呢?岐伯说:病在气而及于脏腑血脉之有形,因而三者皆存,但不是胀之所舍,留止之处。黄帝说:愿听一听胀所留止之处!岐伯说:胀排挤于脏腑之外,以胸胁为廓,而居于皮肤之中,因而名叫胀。黄帝说:脏腑居胸胁腹里之内,好比匣匮藏禁器,五脏六腑各有位次,脏腑之名虽异,但同在一城之中,其气各不相同,愿听一听其原因。(此处必缺岐伯之言。)黄帝说:没有理解其中之意。再问一遍。岐伯说:胸腹所以保障五内,因而是脏腑之郭;膻中是胸中,肺覆于上,隔膜障于下,是清虚周密之宫,心主所居,因而叫宫城;胃是太仓;咽喉传送,谷气自上而入,小肠传送,清浊自下而出;胃有五窍,好像闾里之门户;廉泉玉英,是津液之道。所以五脏六腑,各有畔界,病也各有形状。清者是营,营在脉中,其气精专,未即致胀,浊气为卫,卫行脉外,其气慓悍滑利而行于分肉之间,因而必由卫气之逆,而后病及于营,则为脉胀,因此,凡是病胀,都发于卫气;卫气逆而并于脉,再顺分肉之间,因而为肤胀。阳明是五脏六腑之海而主肌肉,因而胀在肌肤当用针泻之,近者一次,远者三次,不问虚实,工在急泻。

3.黄帝说:愿听一听胀病的临床症状!岐伯说:心胀则烦心,短气,卧不安;肺胀则虚满而喘咳;肝胀则胁下满而痛引小腹;脾胀则善哕,四肢烦闷,体重不能胜衣,卧不安;肾胀则腹满牵背,困苦而腰髀痛。

4.六腑胀:胃胀的临床症状是腹满,胃脘痛,鼻闻焦臭,是因其子病,思闻母气,心为脾母,妨于食饮,大便难;大肠胀,肠鸣而濯濯有声,冬日重感于寒,则飧泄不化,完谷而泄;小肠胀是小腹膜胀,牵腰而痛;膀胱胀是少腹满而气癃;三焦胀是气满于皮肤中,轻轻然而不坚硬;胆胀是胁下痛胀,口中苦,善太息。

5.凡此诸胀,有虚有实,当补当泻,其道惟一,没有二歧,明知逆顺,不失针数,泻虚补实,则伤神,因而神去心室,导致邪气乘虚而至,失其四时正气,真伪莫定,粗工误治而败,叫夭人之长命。补虚泻实,神安其脏而归其室,神归其脏,邪不得入,叫良工。

6.黄帝说:胀是怎样生成的?是什么原因导致的?岐伯说:人之卫气在身,通常是并脉循于分肉,运行有逆有顺,从眼沿足三阳下为顺,从眼沿手三阳下为逆,阴阳之气得和相随,就是天和为顺,五脏属五行,五脏更王,四时寒暑次序得所,五谷入腹得有变化。但有寒厥之气在下,留在营卫之间,营卫不行,寒气逆上,与正气相搏,交争愤起,就合为胀。

7.黄帝说:好。怎样才可解除疑惑?岐伯说:不得其真,所以生惑,胀虽由于卫气,但有合于血脉之中的,是在经络,有合于脏的,是在阴分,有合于腑的,是在阳分,三合既已明了,则得其真。黄帝说:好。黄帝问岐伯说:《胀论》中说不问虚实,工在疾泻,病近一次泻之,病远三次泻之,今有三取而胀不退,其过在什么地方?岐伯回答说:这说的是胀气陷入皮下肉之膜正中脉气所发之穴。针当必陷入肉肓,也必须刺中气穴,否则气内闭而无效,针不陷入肉肓,则气不运行。不中穴,不陷肓,妄中分肉,则卫气相乱,阴阳之邪反而相逐以乘之。对于胀病,当泻不泻,胀气所以不退,三刺而胀气不退,必须变穴再刺之,胀气退而止针,不退再刺,以行补泻,以胀消退为止,可以万全,哪还有危生之祸呢? 验胀之退否,胗胀则胀,胀则泻之,胗退则退,退则补之,如桴鼓相应,哪能不消退呢?

五癃津液别篇第三十六

1. 黄帝问于岐伯曰:水谷入于口,输于肠胃,其液别为五,天寒衣薄,则为溺与气,天热衣厚则为汗,悲哀气并则为泣,中热胃缓则为唾。邪气内逆,则气为之闭塞而不行,不行则为水胀,余知其然也,不知其何由生? 愿闻其道。岐伯曰:水谷皆入于口,其味有五,各注其海。津液各走其道,故三焦出气,以温肌肉,充皮肤,为其津,其流而不行者为液。天暑衣厚则腠理开,故汗出,寒留于分肉之间,聚沫则为痛。天寒则腠理闭,气湿不行,水下留于膀胱,则为溺与气。五脏六腑,心为之主,耳为之听,目为之候,肺为之相,肝为之将,脾为之卫,肾为之主外。故五脏六腑之津液,尽上渗于目,心悲气并,则心系急。心系急则肺举,肺举则液上溢。夫心系与肺,不能常举,乍上乍下,故咳而泣出矣。中热则胃中消谷,消谷则虫上下作。肠胃充郭,故胃缓,胃缓则气逆,故唾出。

2. 五谷之津液,和合而为膏者,内渗入于骨空,补益脑髓,而下流于阴股。阴阳不和,则使液溢而下流于阴,髓液皆减而下,下过度则虚,虚,故腰背痛而胫酸。阴阳气道不通,四海闭塞,三焦不泻,津液不化,水谷并行肠胃之中,别于回肠,留于下焦,不得渗膀胱,则下焦胀,水溢则为水胀,此津液五别之逆顺也。

【篇目纲要】

本篇共二节。概述人食水谷生成五味津液的生理和病理。

【译释】

1. 黄帝问岐伯说:水谷从口而入,输转于肠胃之中,变化成液别而为五,天寒衣薄则为尿为气,天热衣厚则为汗,悲哀气并则为泣,中热胃缓则为唾。邪气在体内逆行,则正气为之闭塞而不运行,不运行则成水胀之症,我知晓这种症状,却不了解病因,愿听一听病因。岐伯说:水谷都从口入,其味有五种,各注入其海,津液各行其道。宗气积于上焦,营气出于中焦,卫气出于下焦,阳气达于表,因而三焦出气以温肌肉,充皮肤,而为其津,津属阳,营于里是阴气,所以周流于血脉之间,而不散行于外,注于脏腑,溢于精髓,而为之液,液属阴,即其流而不行者为液。天暑衣厚则腠理开,热蒸于表则津泄,腠理开则汗出,感寒邪则液凝滞,留于肌肉之间,汁沫聚而为痛。天寒则腠理闭,腠理闭密则气不外泄,气湿不行,因而化为水,水必下流,留于膀胱,水就是气,水聚则气生,气化则水注,因而化为尿和气。五脏六腑,心为精神之主,耳为之听,目为之视,肺朝百脉而主治节,为心之相,肝主谋虑决断,为心之将,脾主肌肉而护养脏腑为心之卫,肾主骨而成立其形体为心之主外。因而五脏六腑之津液,都上渗于目。心悲则脏腑之气都上并于心,气并于心则心系急,心系急则肺举,肺是心之盖,肺举则液上溢,肺主气而水随气行。心系与肺不能尽举,乍上乍下,下则为咳,上则泣出。胃中热则易消谷,消谷之时,虫必上下交作,谷既消尽,则肠胃也已充郭,因而胃也宽缓,胃宽缓则气得上逆而升,因而唾随气而上出。

2. 五谷之精液和合为膏,渗入头骨空中,补益于脑,渗入诸骨空中,补益于髓,下流阴中,补益于精。阴阳过度,不能相合,则精液溢下于阴,精液都减而下溢,下溢过度则虚,虚则腰痛而腿酸。脏腑阴阳不得和通,则四海闭而不流,三焦壅而不泻,其气不得化为津液,水谷并于肠胃不消,别于回肠而留下焦,不得入于膀胱,则下焦胀,水溢于身,病成水胀。阴阳和,则五液皆精而充实于内,阴阳不和,则五精皆液而流溢于外,这就是津液五别之逆顺。

五阅五使篇第三十七

1. 黄帝问于岐伯曰:余闻刺有五官五阅,以观五气。五气者,五脏之使也,五时之副也。愿闻其五使当安出?岐伯曰:五官者,五脏之阅也。黄帝曰:愿闻其所出,令可为常。岐伯曰:脉出于气口,色见于明堂,五色更出,以应五时,各如其常,经气入脏,必当治里。

2. 帝曰:善。五色独决于明堂乎?岐伯曰:五官已辨,阙庭必张,乃立明堂,明堂广大,蕃蔽见外,方壁高基,引垂居外,五色乃治,平搏广大,寿中百岁。见此者,刺之必已,如是之人者,血气有余,肌肉坚致,故可苦以针。

3. 黄帝曰:愿闻五官。岐伯曰:鼻者,肺之官也;目者,肝之官也;口唇者,脾之官也;舌者,心之官也;耳者,肾之官也。

4. 黄帝曰:以官何候?岐伯曰:以候五脏。故肺病者,喘息鼻张;肝病者,眦青;脾病者,唇黄;心病者,舌卷短,颧赤;肾病者,颧与颜黑。

5. 黄帝曰:五脉安出,五色安见,其常色殆者如何?岐伯曰:五官不辨,阙庭不张,小其明堂,蕃蔽不见,又埤其墙,墙下无基,垂角去外。如是者,虽平常,殆,况加疾哉!

6.黄帝曰:五色之见于明堂,以观五脏之气,左右高下,各有形乎? 岐伯曰:脏腑之在中也,各以次舍,左右上下,各如其度也。

【篇目纲要】

本篇共六节。概述五脏之气现于面部五官,根据面部特定部位所代表的器官,彰显的五色和临床症状可以诊断五脏之病。

【译释】

1.黄帝问岐伯说:我听说刺法当从五阅五官而察之,以此候察五脏之气。五气是五脏之使,五时之副。愿听一听五脏之使当怎么出? 岐伯说:五官见于外,五脏藏于中,内外相应,因而是五脏之阅。黄帝说:愿听一听五脏所出,可为常行之法。岐伯说:五脏之脉从气口察审,五脏之色从明堂阅视,明堂就是鼻,五色迭出,以应五时,各如其常,只有外经邪气入脏,必当从里以治之。

2.黄帝说:好。五色独从明堂决断吗? 岐伯说:五官在外,晓然可辨,阙上是咽喉,阙中是肺,即两眉之间,庭是额中,即面首、颜,必定开而张之,于是就可立明堂以阅之。明堂广大,频侧之藩蔽见于外,四周之壁既方,地角之基又高,引垂向外,五色又顺,平博广大,寿当中百岁。有病时,见此五色则刺之,病必愈,如此之人,血气有余,肌肉坚致,因而可苦制以针刺。

3.黄帝说:愿听一听五官所应。岐伯说:鼻是肺之官,目是肝之官,口唇是脾之官,舌是心之官,耳是肾之官。

4.黄帝说:怎样依据五官候察疾病? 岐伯说:五官可以候五脏之病。鼻为肺之官,肺病当病喘息,鼻乃张;目为肝之官,肝病目眦必青;唇为脾之官,脾病唇必黄;舌为心之官,心病舌必卷而短,颧也必定发红;耳为肾之官,肾病颧与颜都黑。

5.黄帝说:五脉安然而出,五色无恙而见,色本如平常却身体危殆,这是什么原因? 岐伯说:人之五官不可明辨,阙庭不张,明堂又狭小,蕃蔽不可见,其墙又卑,墙下无基,垂角在外。这种形体,即使平常无病,也会有危险,更何况加上疾病呢!

6.黄帝说:五色之见于明堂,明堂居面之中,依此察观五脏之气,左右上下,各有形可验吗? 岐伯说:脏腑居于腹中,各有左右上下之次舍,面部所应之色也如其度。

逆顺肥瘦篇第三十八

1.黄帝问于岐伯曰:余闻针道于夫子,众多毕悉矣。夫子之道,应若失,而据未有坚然者也。夫子之问学熟乎,将审察于物而心生之乎? 岐伯曰:人之为道者,上合于天,下合于地,中合于人事,必有明法,以起度数,法式检押,乃后可传焉。故匠人不能释尺寸而意短长,废绳墨而起平水也,工人不能置规而为圆,去矩而为方。知用此者,固自然之物,易用之教,逆顺之常也。黄帝曰:愿闻自然奈何? 岐伯曰:临深决水,不用功力,而水可竭也。循掘决冲,而经可通也。此言气之滑涩,血水清浊,行之逆顺也。

2. 黄帝曰:愿闻人之白、黑、肥、瘦、小、长,各有数乎? 岐伯曰:年质壮大,血气充盈,肤革坚固,因加以邪,刺此者,深而留之,此肥人也。广肩腋项,肉薄厚皮而黑色,唇临临然,其血黑以浊,其气涩以迟,其为人也,贪于取与,刺此者,深而留之,多益其数也。

3. 黄帝曰:刺瘦人奈何? 岐伯曰:瘦人者,皮薄色少,肉廉廉然,薄唇轻言,其血清气滑,易脱于气,易损于血,刺此者,浅而疾之。

4. 黄帝曰:刺常人奈何? 岐伯曰:视其白黑,各为调之,其端正敦厚者,其血气和调,刺此者,无失常数也。

5. 黄帝曰:刺壮士真骨者,奈何? 岐伯曰:刺壮士真骨,坚肉缓节,监监然,此人重则气涩血浊,刺此者,深而留之,多益其数;劲则气滑血清,刺此者,浅而疾之。

6. 黄帝曰:刺婴儿奈何? 岐伯曰:婴儿者,其肉脆,血少气弱,刺此者,以毫针浅刺而疾发针,日再可也。

7. 黄帝曰:临深决水,奈何? 岐伯曰:血清气浊,疾泻之,则气竭焉。黄帝曰:循掘决冲,奈何? 岐伯曰:血浊气涩,疾泻之,则经可通也。

8. 黄帝曰:脉行之逆顺,奈何? 岐伯曰:手之三阴,从脏走手;手之三阳,从手走头;足之三阳,从头走足;足之三阴,从足走腹。

9. 黄帝曰:少阴之脉独下行,何也? 岐伯曰:不然,夫冲脉者,五脏六腑之海也,五脏六腑皆禀焉。其上者,出于颃颡,渗诸阳,灌诸精;其下者,注少阴之大络,出于气街,循阴股内廉,入腘中,伏行骭骨内,下至内踝之后属而别;其下者,并于少阴之经,渗三阴;其前者,伏行出跗属,下循跗,入大趾间,渗诸络而温肌肉。故别络结则附上不动,不动则厥,厥则寒矣。黄帝曰:何以明之? 岐伯曰:以言导之,切而验之,其非必动,然后仍可明逆顺之行也。黄帝曰:窘乎哉! 圣人之为道也。明于日月,微于毫厘,其非夫子,孰能道之也。

【篇目纲要】

本篇共九节。阐释针道上合于天,下合于地,中合于人事,援物比类,指明人之白、黑、肥、瘦、小、长,其气血体质性情不同,在刺法上应根据临床病人和经脉逆顺的具体情况加以施治。

【译释】

1. 黄帝问岐伯说:我从夫子你那听的针法又多又完备。夫子所论九针之应,随应而解,好像无坚据之难破。夫子之所问所学,从谁那里得到的? 是审察万物由心而生的吗? 岐伯说:圣人创立针法,上合天,下合地,中合人事,必定有明确之法,依之而起度数,有法有则以防其错乱,才可传于后世。因而匠工不能放下尺寸去揣测短长,废掉绳墨去起水平,万物之平莫过于水,所以叫水平。匠工不能放下圆规而做圆,放下曲尺而做方。知道利用法则,本来是自然之道,容易通行,教导,是行之逆顺之常。黄帝说:愿听一听什么是自然之道? 岐伯说:临深决水,不用功力,取自然之便而水可竭。循掘决冲而道可通。这说的是人之气有滑涩,血有清浊,行有逆顺,都有自然之妙。

2. 黄帝说:愿听一听人白、黑、肥、瘦、小、长之行质,针刺之法有什么不同? 岐伯说:年大气血正盛,皮肤坚固,因加以邪气,刺这种形质之病人,深而留针,这是刺肥壮之病人之法。宽肩腋项,项肉薄而皮厚黑色,太阳之水气盛,唇是脾土之外候,临临然,土气厚大,血黑而浊,是精水重浊,气涩且迟,是肌肉厚而气道滞与,不及则贪取,其为人贪于取与,不得中和之道,过犹不及,刺这种形质之人,深刺且留针,时间加长。

3. 黄帝说:怎样刺瘦人? 岐伯说:瘦人皮薄色少,肉瘦气少,薄唇轻言,血清气滑,容易脱气损血,刺瘦人之病,不宜过深,当浅入其针而速去之。

4. 黄帝说:怎刺平常人之病? 岐伯说:常人是不肥不瘦之人,应审其白黑,白色多清,宜同瘦人,黑色多浊,宜同肥人,各为之调其数,端正敦厚,则血气和调,针刺时,不像肥人久留针,也不像瘦人那样浅刺而速去针,只是无失常数而已。

5. 黄帝说:怎样刺壮士坚刚之骨? 岐伯说:刺壮士坚刚真骨,坚肉节缓,不好动而安重,必定气涩血浊,宜深刺久留,同肥人之数;劲急易发,必定气滑血清,宜浅刺而速去针,同瘦人之数。

6. 黄帝说:怎样刺婴儿? 岐伯说:婴儿肉脆,血少气弱,刺婴儿用毫针浅刺而疾去针,如邪不尽,一日可再刺,不可深而久。

7. 黄帝说:怎样刺如临深决水血清气滑之人? 岐伯说:血清气滑,如临深决水,泄之最易,宜从缓而治,疾泻则气竭。黄帝说:血浊气涩,怎样循掘决冲? 岐伯说:血浊气涩,如循掘决冲,必须借人力,疾泻之其经可通。

8. 黄帝说:经脉在人体是怎样逆顺循行的? 岐伯说:手经三阴,从胸走手;手经三阳,从手走头;足经三阳,从头走足;足经三阴,从足走腹。

9. 黄帝说:足之三阴从足走腹,都是自下而上,只是少阴之脉有下行之脉——冲脉,这是怎么回事? 岐伯说:不是这样的,冲脉是五脏六腑之海,渗于诸阳,灌于诸精,五脏六腑都禀而有之,则是脐下动气在于胞中。冲脉起于胞中,是经脉之海,当知冲脉从动气生,上下行为冲脉,其下行虽注少阴大络下行,但不是少阴脉,因而不是这样的。其上行出于颃颡,输在大杼穴,属足太阳经,主渗灌诸阳之精;其下行,并少阴之大络,出阳明之气街,沿股内廉,入腘中,伏行骭骨内,下行至内踝之后属,其别而下,并于少阴之经,渗及肝脾二经,是为三阴;其前伏行而下至跗属,沿跗下入大指间,渗入诸阳络,温于足胫肌肉。所以冲脉之络结约不通,则跗上冲脉不动,不动则冲气不行,不行则逆而厥,厥则足寒。黄帝说:怎样证明呢?岐伯说:用言语引导,切脉检验,有平时必定跳动但今却不动,如冲阳、太溪、太冲等脉,当动不动,就可明确不动为逆,动为顺,其厥逆微甚可以明晓。黄帝说:光着急不行啊,圣人循道而行真难以效法!圣人知慧通达入日月之明,能彻照毫厘之微,如此非夫子之鉴,谁还能说透。

血络论篇第三十九

1. 黄帝曰:愿闻其奇邪而不在经者。岐伯曰:血络是也。黄帝曰:刺血络而仆者,何也? 血出而射者,何也? 血少黑而浊者,何也? 血出清而半为汁者,何也? 拔针而肿者,何也? 血出若多若少,而面色苍苍者,何也? 拔针而面色不变,而烦悗者,何也? 多出血而不动摇者,何也? 愿闻其故。岐伯曰:脉气盛而血虚者,刺之则脱气,脱气则仆。血气俱盛而阴气多者,其血滑,刺之则射。阳气蓄积,久留而不泻者,其血黑以浊,故不能射。新饮而液渗于络,而未合和于血也,故血出而汁别焉。其不新饮者,身中有水,久则为肿。阴气积于阳,其气因于络,故刺之血未出而气先行,故肿。阴阳之气,其新相得而未和合,因而泻之,则阴阳俱脱,表里相离,故脱色而苍苍然。刺之血出多,色不变而烦悗者,刺络而虚经,虚经之属于阴者,阴脱,故烦悗。阴阳相得而合为痹者,此为内溢于经,外注于络。如是者,阴阳俱有余,虽多出血而弗能虚也。

2. 黄帝曰:相之奈何? 岐伯曰:血脉者,盛坚横以赤,上下无常处,小者如针,大者如筋,则而泻之万全也,故无失数矣。失数而反,各如其度。

3. 黄帝曰:针入而肉著者,何也? 岐伯曰:热气因于针,则针热,热则内著于针,故坚焉。

【篇目纲要】

本篇共三节。阐释临床针刺奇邪之病而出现的十种症状,分析这些症状的生理和病理。

【译释】

1. 黄帝说：愿听一听针刺在络不在经，行无常处之奇邪之法。岐伯说：奇邪就是血络。黄帝说：刺血络却仆倒，是什么原因？血出而喷射，是什么原因？血出少，黑而浊，是什么原因？血出清，血汁相伴，是什么原因？拔针而肿，是什么原因？血出如多如少，而面色青苍，是什么原因？拔针面色不变，但内心烦闷，是什么原因？出血过多，却不动摇，是什么原因？愿听一听其临床病理！岐伯说：脉气盛而血络虚，如泻其气，则阴阳俱脱，脱气则仆倒。血气俱盛，阴气偏多，其血滑利，刺之则喷射。阳气蓄积，久留而不泻，其血黑而浊，所以不能喷射。新饮入胃，未来得及变化而渗于络，没有合于血，因而血汁相半。没有新饮，旧水留而不泻，久则成水肿。阴气久积阳络之中，刺血未出而气先行，阴滞于阳而不易散，所以为肿。阴阳之气，新相得却未和合，血气初调，营卫初定，当此之时，根本没有稳固，妄施以泻，就会阴阳表里俱致脱离，所以面脱色而青苍。刺络血出多，色不变而烦闷，必定虚及于经，经属阴者主脏，脏虚则阴脱，因而烦闷。阴阳表里之邪相合，经络之病俱有余，即使出血多，都是邪气，因而不能虚。

2. 黄帝说：怎样候察？岐伯说：察其血络盛且坚及横而赤者，或上或下，或小或大，居无常处，小者如针，大者如筋，必须侧其针，迎而泻之，方可万全，所以不失刺血络之术数。如失其术数与法相反，则各如其度，与以上各症相应。

3. 黄帝说：针入而吸著于针，是什么原因？岐伯说：针入而热，肉必附著，则针热，针热则肉著于针，捻转为难，坚不可拔，可等针久留，热去针寒，自然相离。

阴阳清浊篇第四十

1. 黄帝曰：余闻十二经脉，以应十二经水者，其五色各异，清浊不同，人之血气若一，应之奈何？岐伯曰：人之血气，苟能若一，则天下为一矣，恶有乱者乎？黄帝曰：余问一人，非问天下之众。岐伯曰：夫一人者，亦有乱气，天下之象，亦有乱人，其合为一耳。

2. 黄帝曰：愿闻人气之清浊。岐伯曰：受谷者浊，受气者清。清者注阴，浊者注阳。浊而清者，上出于咽，清而浊者，则下行。清浊相干，命曰乱气。

3. 黄帝曰：夫阴清而阳浊，浊者有清，清者有浊，清浊别之奈何？岐伯曰：气之大别，清者上注于肺，浊者下走于胃。胃之清气，上出于口；肺之浊气，下注于经，内积于海。

4. 黄帝曰：诸阳皆浊，何阳浊甚乎？岐伯曰：手太阳独受阳之浊，手太阴独受阴之清;其清者上走空窍,其浊者下行诸经。诸阴皆清,足太阴独受其浊。

5.黄帝曰:治之奈何? 岐伯曰:清者其气滑,浊者其气涩,此气之常也。故刺阴者,深而留之;刺阳者,浅而疾之;清浊相干者,以数调之也。

【篇目纲要】

本篇共五节。概述十二经脉之阴阳清浊的特征、走向,昭示医者在临床诊断治疗的过程中应加以区别对待。

【译释】

1.黄帝说:我听说十二经脉和十二经水相应,五色各异,清浊不同,人的血气如能合一,怎样相应? 岐伯说:人的血气如果能够若一,则天下皆同,当无杂乱,哪有邪乱呢? 黄帝说:我问的是一个人,不是问天下之众。岐伯说:一个人也有乱气,天下之众也有乱人,其理可合之为一。

2.黄帝说:愿听一听人身之气的清浊情形。岐伯说:受谷者是浊气,受天气者是清气,即肺气。喉主天气,所以天之清气,自喉注阴,阴即五脏,咽主地气,所以谷之浊气,自咽主阳,阳即六腑。谷气浊而清者,上出咽口,以为噫气,谷气清而浊者,下行经脉之中,以为营气。阴与阳不升降,则清浊相犯,名叫乱气。

3.黄帝说:阴经清,阳经浊,浊中有清,清中有浊,怎样分别清浊? 岐伯说:气大概的区分是这样的,清者上升,上注于肺,浊者下降,下走于胃。浊中有清,胃之清气上出于口,以通呼吸津液;清中有浊,肺之浊气下注于经,以为血脉营卫,其积气之所,在气海间,上气海在膻中,下气海在丹田。

4.黄帝说:诸阳经皆浊,哪阳经最浊? 岐伯说:手太阳独受阳之浊,手太阴独受阴之清。小肠居胃下,承受胃中水谷,清浊未分,秽污所出,虽诸阳皆浊,而此为浊中之浊;肺是五脏六腑之盖,是清气所注,虽诸阴皆清,因此为清中之清。肺经之清气上走空窍之中,其浊气下行于十二经。诸阴皆受清气,只是足太阴脾经是胃中浊气赖以运化,所以独受其浊。

5.黄帝说:怎样医治? 岐伯说:阴气,气必清,必滑,浊属阳,阳经必浊,气必涩,这是气之平常。所以刺阴,阴在里,宜深而留之;阳在表,宜浅而疾之;清中有浊,浊中有清,是清浊相干,当察谁微谁甚,斟酌其数以调之。

卷之七

阴阳系日月篇第四十一

1.黄帝曰:余闻天为阳,地为阴,日为阳,月为阴,其合之于人,奈何? 岐伯曰:腰以上为天,腰以下为地,故天为阳,地为阴。故足之十二经脉,以应为十二月,月生于水,故在下者为阴;手之十指,以应十日,日主火,故在上者为阳。

2.黄帝曰:合之于脉,奈何? 岐伯曰:寅者,正月之生阳也,主左足之少阳;未者,六月,主右足之少阳。卯者,二月,主左足之太阳;午者,五月,主右足之太阳。辰者,三月,主左足之阳明,巳者,四月,主右足之阳明。此两阳合于前,故曰阳明。申者,七月之生阴也,主右足之少阴。丑者,十二月,主左足之少阴。酉者,八月,主右足之太阴;子者,十一月,主左足之太阴。戌者,九月,主右足之厥阴;亥者,十月,主左足之厥阴。此两阴交尽,故曰厥阴。

3.甲主左手之少阳,己主右手之少阳;乙主左手之太阳,戊主右手之太阳;丙主左手之阳明,丁主右手之阳明,此两火并合,故为阳明。庚主右手之少阴;癸主左手之少阴;辛主右手之太阴,壬主左手之太阴。

4.故足之阳者,阴中之少阳也;足之阴者,阴中之太阴也。手之阳者,阳中之太阳也;手之阴者,阳中之少阴也。腰以上者为阳,腰以下者为阴。其于五脏也,心为阳中之太阳,肺为阴中之少阴,肝为阴中少阳,脾为阴中之至阴,肾为阴中之太阴。

5.黄帝曰:以治之奈何? 岐伯曰:正月二月三月,人气在左,无刺左足之阳;四月五月六月,人气在右,无刺右足之阳;七月八月九月,人气在右,无刺右足之阴;十月十一月十二月,人气在左,无刺左足之阴。

6.黄帝曰:五行以东方为甲乙木主春。春者,苍色,主肝,肝者,足厥阴也。今乃以甲为左手之少阳,不合于数,何也? 岐伯曰:此天地之阴阳也,非四时五行之以次行也。且夫阴阳者,有名而无形,故数之可十,推之可百,散之可千,推之可万,此之谓也。

【篇目纲要】

本篇共六节。概述人之阴阳合天地四时之数,足之十二经脉阴阳合地支十二月,由寅至丑;手之十经阴阳,合天之十干,由甲至癸。昭示医工在临床治疗过程中,应避开天地阴阳之生气,令之勿伤。

【译释】

1. 黄帝说：我听说天为阳，地为阴；日为阳，月为阴，人是怎样与其相应相合的？岐伯说：积阳为天，积阴为地，天地合气叫人。腰以上天气主之为天，腰以下地气主之为地。所以足左右三阴三阳十二经与十二月相对应，月生于水，水和月都属阴，应足在下为阴；腰上之手十指与十日相应，日主火，火与日属阳，应在上为阳。

2. 黄帝说：怎样与脉相合的？岐伯说：寅时正月之生阳，按杨上善释，从寅至未六辰为阳，从申至丑六辰为阴。十一月一阳生，十二月二阳生，正月三阳生，三阳已生，能令万物生起，故曰生阳。生物阳气，正月未大，故曰少阳，六月阳气已少，故曰少阳；二月阳气已大，故曰太阳，五月阳气犹大，故曰太阳；三月四月二阳合明，故曰阳明。人之两足有阴阳之分，左为阳，右为阴。寅正月，主左足之少阳；未六月，主右足之少阳。卯二月，主左足之太阳；午五月，主右足之太阳。辰三月，主左足之阳明；巳四月，主右足之阳明。这是两阳合于前，所以叫阳明。按杨上善释，五月一阴生，六月二阴生，七月三阴生，三阴已生，能令万物始衰，故曰生阴。生物七月阴气尚少，故曰少阴，十二月，阴气已衰，故曰少阴；八月阴气已大，故曰太阴，十一月阴气犹大，故曰太阴；九月十月二阴交尽，故曰厥阴。申是七月之生阴，主右足少阴；丑是十二月，主左足少阴。酉时八月，主右足太阴；子是十一月，主左足太阴。戌九月，主右足厥阴；亥十月，主左足厥阴，这是两阴交尽，所以叫厥阴。

3. 按杨上善释，甲乙丙丁戊己为手之阳，庚辛壬癸手之阴。甲己为少阳，因春气浮于正月，故曰少阳，己为夏阳将衰，故曰少阳。甲在东方，故为左，己在中宫，故为右。乙戊为手太阳，是因乙为二月，阳气已大，故曰太阳，戊夏阳盛，故为太阳。乙在东方，戊在中宫，故有左右。丙丁为阳明，因丙为五月，丁为六月，都是南方火，二火合明，故曰阳明。甲主左手少阳，己主右手之少阳；乙主左手之太阳，戊主右手之太阳；丙主左手之阳明，丁主右手之阳明；这是两火并合，所以叫阳明。庚主右手之少阴，癸主左手之少阴；辛主右手之太阳，壬主左手之太阴。

4. 所以足之阳，是阴中之少阳；足之阴，是阴中之太阴。手之阳，是阳中之太阳；手之阴，是阳中之少阴。腰以上是阳，腰以下是阴。按张介宾释，此即两仪四象之道，阴中无太阳，阳中无太阴。故足为阴，而阴中之阳惟少阳，阴中之阴则太阴。手为阳，阳中之阴惟少阴，阳中之阳则太阳。按杨上善释，心主厥阴之脉，不是正心脉，在十干之外，无所主。因而腰以上，阳中也有阴，腰以下，阴中也有阳。对于五脏来说，心肺居膈上属手经为阳，肝脾肾居膈下属足经为阴，心属火，为阳中之阳，肺属金，为阳中之少阴，肝属木，为阴中之少阳，脾属土，为阴中之至阴，肾属水，为阴中之太阴。

5. 黄帝说：怎样按法医治？岐伯说：正月二月三月，人之王气在左，不可刺左足之阳，人气所在，不可以刺，恐伤其王气，正月在左足之少阳，二月在左足之太阳，三月在左足之阳明,刺所当忌;四月五月六月,人之王气在右,不可刺右足之阳,四月在右足之阳明,五月在右足之太阳,六月在右足之少阳,刺所当忌;七月八月九月,人之王气在右,不可刺右足之阴,七月在右足之少阴,八月在右足之太阴,九月在右足之厥阴,刺所当忌;十月十一月十二月,人之王气在左,不可刺左足之阴,十月在左足之厥阴,十一月在左足之太阴,十二月在左足之少阴,刺所当忌。

6. 黄帝说:五行把东方作甲乙木主春,春为苍青之色,主肝,肝是足厥阴经。今却将甲作左手之少阳,是不与定数应合,是为什么? 岐伯说:这是天地之阴阳,不是五行次第之阴阳。阴阳之道,有名无形,所以数之可十,推演可百,数之可千,推演可万,左右逢源,无非其道,所以不可执一而论。

病传篇第四十二

1. 黄帝曰:余受九针于夫子,而私览于诸方,或有导引行气、乔摩、灸、熨、刺、焫、饮药之一者,可独守耶,将尽行之乎? 岐伯曰:诸方者,众人之方也,非一人之所尽行也。

2. 黄帝曰:此乃所谓守一勿失,万物毕者也。今余已闻阴阳之要,虚实之理,倾移之过,可治之属,愿闻病之变化,淫传绝败而不可治者,可得闻乎? 岐伯曰:要乎哉问也,昭乎其如日醒,窘乎其如夜瞑,能被而服之,神与俱成,毕将服之,神自得之,生神之理,可著于竹帛,不可传于子孙。黄帝曰:何谓日醒? 岐伯曰:明于阴阳,如惑之解,如醉之醒。黄帝曰:何谓夜瞑? 岐伯曰:瘖乎其无声,漠乎其无形,折毛发理,正气横倾,淫邪泮衍,血脉传溜,大气入脏,腹痛下淫,可以致死,不可以致生。

3. 黄帝曰:大气入脏,奈何? 岐伯曰:病先发于心,一日而之肺,三日而之肝,五日而之脾,三日不已,死。冬夜半,夏日中。

4. 病先发于肺,三日而之肝,一日而之脾,五日而之胃,十日不已,死。冬日入,夏日出。

5. 病先发于肝,三日而之脾,五日而之胃,三日而之肾,三日不已,死。冬日入,夏蚤食。

6. 病先发于脾,一日而之胃,二日而之肾,三日而之膂膀胱,十日不已,死。冬人定,夏晏食。

7. 病先发于胃,五日而之肾,三日而之膂膀胱,五日而上之心,二日不已,死。冬夜半,夏日昳。

8. 病先发于肾,三日而之膂膀胱,三日而上之心,三日而之小肠,三日不已,死。

冬大晨,夏晏晡。

9.病先发于膀胱,五日而之肾,一日而之小肠,一日而之心,二日不已,死。冬鸡鸣,夏下晡。

10.诸病以次相传,如是者,皆有死期,不可刺也。间一脏及二、三、四脏者,乃可刺也。

【篇目纲要】

本篇共十节。概述临床诊断脏腑疾病危症的要法之数,指明针刺禁忌。

【译释】

1.黄帝说:我从夫子您那里接受了九针之法,但私下披览诸方,可行于众病,有导引形气、乔摩、灸、熨、刺、焫、饮药之一法,可以独守而行之吗?还是全部掌握而行之?岐伯说:诸方是医治众人之病的,病有不同,不是一人之病而全部应用。

2.黄帝说:这就是守一勿失,医工当知守一,合诸方而尽明之,则万物之病可尽治无误。现在我听了阴阳之要法,虚实之道理,倾移之祸害,可救治之疾病之法。愿听一听变化不测,浸淫相传,以至于绝败而不可救治之症,可以让我听一听吗?岐伯说:问的是要道啊!要道显明啊,如日之光耀!要道难察啊!如瞑瞑幽暗之夜!能够佩而服之,则神自生,与道俱成,能够毕生服之,则神自生,与法俱得,生神之理,可以著于竹帛,传之于天下后世,上达必由心悟,可以待其人而后行,不可传之于子孙,就如同工匠,能使人规矩,不能使人巧,所以父不可以私诸子。黄帝说:什么是日醒?岐伯说:明了阴阳,如惑得解,如醉清醒。黄帝说:什么是夜瞑?岐伯说:如病之瘖,无声难闻,如云之漠,无形可据,病之变化淫传,败绝而不可治,其毫毛折,腠理开,正气横倾,邪气泮衍,血脉传溜,大邪入脏,腹痛下传,可以致死,不可以致生,没有守一之神,不可以起死回生。

3.黄帝说:邪气是怎样入脏的?岐伯说:病先发于心,其病当先心痛,一天而到肺,症当为咳,火乘金,三天金承木,传至肝,症当胁肢痛,五天木乘土,传到脾,症当身痛体重,三天不愈,死不可治。冬在夜半,水王治时,夏在日中,火王之极。

4.病先发于肺,症当为喘为咳,三天传到肝,症当肢满痛,一天传到脾,症当身重体痛,即第四天,五天传到胃,即第九天,其症当胀,十天不愈,即第十九天,当死不可治。冬在申时之日入,金衰不能扶,夏在日出之寅时,木旺火生,肺气已绝。

5.病先发于肝,症当头目眩,肢胁满,过三天,肝木乘土传脾,症当体重身痛,又过五天,当第八天,脾传胃腑,症当胀,又过三天,是第十一天,土来乘水,传之于肾,症当腰脊、小腹俱痛,胫中觉酸,又三日,即第十四天,病不愈当死。冬在日入申时,夏在早食在卯时。

6.病先发于脾,其症当身痛,体重,一天自传至胃腑,症当为胀,二天即第三天传到肾,土来乘水,症当少腹,腰脊痛,小腿酸,三天即第六天,肾自传伏膂之脉,膀胱之腑,症当脊筋痛,小便闭,又十天即第十六天,病不愈当死。冬在人定亥时,夏在晏食寅时。

7.病先发于胃,其症当胀,五天传到肾,其症当少腹、腰脊痛,而小腿酸,三天即第八天肾病自传到腑膀胱,症当背脊筋痛,小便自闭,五日即第十三天,又上传至心,症当心痛,又二天即第十五天,病不愈当死。冬在夜半子时,土不胜水,夏在日昳未时,土气正衰。

8.病先发于肾,症当少腹、腰脊痛,小腿酸,三天自传到腑膀胱,症当背脊筋痛,小便闭,三天即第六天,水来乘火,膀胱上传至心,症当心痛,又三天即第九天,心自传小肠之腑,症当小腹胀,又三日即第十二天,病不愈当死。冬大晨在辰,水之库,夏晏晡在戌,土伐水。

9.病先发于膀胱,症当小便闭,五天则自传到肾,症当少腹、腰脊痛,小腿酸,一天即第六天,水来乘火,肾传小肠,症当小腹胀,一天即第七天,又传到心,症当心痛,二天即第九天,病不愈当死。冬在鸡鸣丑时,夏在下晡未时。

10.各病按次序相传,诸经之病都有相克之次序,是相传为病之甚,甚则独行,所以有死期,不可针刺。如间隔相传而为相生,则间隔一脏为始,及二三四脏,是相生之次序,就可刺而救治。

淫邪发梦篇第四十三

1.黄帝曰:愿闻淫邪泮衍,奈何? 岐伯曰:正邪从外袭内,而未有定舍,反淫于脏,不得定处,与营卫俱行,而与魂魄飞扬,使人卧不得安而喜梦。气淫于腑,则有余于外,不足于内;气淫于脏,则有余于内,不足于外。黄帝曰:有余不足,有形乎? 岐伯曰:阴气盛,则梦涉大水而恐惧;阳气盛,则梦大火而燔焫;阴阳俱盛,则梦相杀。上盛则梦飞,下盛则梦堕。甚饥则梦取,甚饱则梦予。肝气盛,则梦怒;肺气盛,则梦恐惧,哭泣,飞扬;心气盛,则梦善笑恐畏;脾气盛,则梦歌乐,身体重不举;肾气盛,则梦腰脊两解不属。凡此十二盛者,至而泻之,立已。

2.厥气客于心,则梦见丘山烟火;客于肺,则梦飞扬,见金铁之奇物;客于肝,则梦山林树木;客于脾,则梦见丘陵大泽,坏屋风雨;客于肾,则梦临渊,没居水中;客于膀胱,则梦游行;客于胃,则梦饮食;客于大肠,则梦田野;客于小肠,则梦聚邑冲衢;客于胆,则梦斗讼自刳;客于阴器,则梦接内;客于项,则梦斩首;客于胫,则梦行走而不能前,及居深地窌苑中;客于股肱,则梦礼节拜起;客于胞膻,则梦溲便。凡此十五不足者,至而补之立已也。

【篇目纲要】

本篇共二节。概述淫邪入侵人之脏腑与营卫俱行,伤人阴阳而喜梦的病理和临床梦境,指出十二有余,十五不足的发病临床部位和治疗处方。

【译释】

1.黄帝说:愿听一听奇邪是怎样为梦,变幻无穷的? 岐伯说:正邪从外袭内,正邪是指风雨寒暑,天之正气,凡阴阳劳逸之感于外,声色嗜欲之动于内,只要有干于身心,也是正邪,而没有安定之处,反淫于脏,有余于内,不得定处,使五脏之阴阳盛,与营卫俱行,与五脏之神气飞扬,即与魂魄飞扬,使人卧不得安而多发为梦。气淫于腑,则有余于外,不足于内;气淫于脏,则有余于内,不足于外。黄帝说:有余不足有形吗? 岐伯说:阴气盛则梦涉大水恐惧,阳气盛则梦大火燔炳,这是心肾有余;阴阳都有余,则心气并于肺,肾气并于肝而梦相杀,即梃刃交击,肝肺有余。魂游魄降,上盛则梦飞,下盛则梦坠,这是魂魄之有余于上下。饥则梦取,饱则梦予,是脾胃之有余不足。肝气盛则梦怒;肺气盛则梦悲、哭泣飞扬;心气盛则梦笑,恐畏;脾气盛则梦歌乐;身体重不举,肾之邪盛,则梦腰脊两解,不相连属,腰为肾之腑。凡此十二盛,在腑则有余于外,在脏则有余于内,有梦至,则易知邪在脏腑,用针泻之,其邪立散。

2.厥气客于心,则梦山林烟火,心属火;邪气客于肺,则梦飞扬,见金铁之奇物,肺属金;邪气客于肝,则梦见山林树木,肝属木;邪气客于脾,则梦见丘陵大泽,坏屋风雨,脾属土;邪气客于肾,则梦临于深渊,或没居水中,肾属水;邪客于膀胱,则梦出游行,膀胱经遍行头项、背腰、骨行足;邪气客于胃,则梦饮食,胃主纳食;邪气客于大肠,则梦田野,大肠为传道之官,曲折广大,似田野;邪气客于小肠,则梦会聚之邑居,或冲要之道衢,小肠为受盛之官,其物之所聚,似邑衢;邪气客于胆,则梦斗讼自刳,胆属木,脾土与肉,木能克土而肉伤;邪气客于阴器,则梦接内,阴器是作强之官;邪气客于项,则梦斩首,项被邪所伤;邪气客于足胫,则梦行走不能前行,及深居窘苑之中,胫为邪伤,行走不能;邪气客于股肱,则梦礼节拜起,拜起以股肱为主;邪气客于胞膻,则梦泄便,膀胱是胞膻之室,胞膻在膀胱之内。凡此十五不足,在腑则不足于内,在脏则不足于外,有梦至之时,就会晓知其邪在何脏在何腑,用针补之,其邪可立止。腑梦补脏,脏梦补腑。

顺气一日分为四时篇第四十四

1. 黄帝曰:夫百病之所始生者,必起于燥温、寒暑、风雨、阴阳、喜怒、饮食、居处,气合而有形,得脏而有名,余知其然也。夫百病者,多以旦慧,昼安,夕加,夜甚,何也?岐伯曰:四时之气使然。黄帝曰:愿闻四时之气。岐伯曰:春生,夏长,秋收,冬藏,是气之常也,人亦应之,以一日分为四时,朝则为春,日中为夏,日入为秋,夜半为冬。朝则人气始生,病气衰,故旦慧;日中人气长,长则胜邪,故安;夕则人气始衰,邪气始生,故加;夜半人气入脏,邪气独居于身,故甚也。

2. 黄帝曰:有时有反者何也?岐伯曰:是不应四时之气,脏独主其病者,是必以脏气之所不胜时者甚,以其所胜时者起也。黄帝曰:治之奈何?岐伯曰:顺天之时,而病可与期。顺者为工,逆者为粗。

3. 黄帝曰:善。余闻刺有五变,以主五输。愿闻其数。岐伯曰:人有五脏,五脏有五变,五变有五输,故五五二十五输,以应五时。黄帝曰:愿闻五变。岐伯曰:肝为牡脏,其色青,其时春,其音角,其味酸,其日甲乙;心为牡脏,其色赤,其时夏,其日丙丁,其音徵,其味苦;脾为牝脏,其色黄,其时长夏,其日戊己,其音宫,其味甘;肺为牝脏,其色白,其音商,其时秋,其日庚辛,其味辛;肾为牝脏,其色黑,其时冬,其日壬癸,其音羽,其味咸。是为五变。黄帝曰:以主五输奈何?脏主冬,冬刺井;色主春,春刺荥;时主夏,夏刺输;音主长夏,长夏刺经;味主秋,秋刺合。是谓五变,以主五输。

4. 黄帝曰:诸原安和,以致六输。岐伯曰:原独不应五时,以经合之,以应其数,故六六三十六输。

5. 黄帝曰:何谓脏主冬,时主夏,音主长夏,味主秋,色主春。愿闻其故。岐伯曰:病在脏者,取之井;病变于色者,取之荥;病时间时甚者,取之输;病变于音者,取之经;经满而血者,病在胃;及以饮食不节得病者,取之于合,故命曰味主合。是谓五变也。

【篇目纲要】

本篇共五节。概述十二经脉之井、荥、输、经、合与五时、五色、五音,天干之五行,地之五味,脏之五变之对应关系,临床症状之治疗方法。

【译释】

1. 黄帝说:百病刚开始发生,必定起始于燥湿、寒暑、风雨之外感,阴阳喜怒,饮食居处之内伤,气合而有形,脉证可据,得脏而有名,表里可察,我知晓其理了。百病多在早上症轻,白天安定,傍晚加重,夜间严重,是什么原因?岐伯说:是四时之气造成的。黄帝说:愿听一听四时之气。岐伯说:春之生是阳气升,夏之长是阳气盛,秋之收是阳气降,冬之藏是阳气伏,这是气之常态,人也与之相应。天地之交,四时之序,只有阴阳升降而尽之,自子时之后,太阳从左而升,升则为阳,自午之后,太阳从右而降,降则为阴,大而一岁,小而一日,无不如此,一日之内,朝则为春,日中为夏,日入为秋,夜半为冬。朝时太阳在卯寅,自下而上,在人应之,阳气正升,所以病气衰而旦慧;日中太阳在巳午,自东而中,在人应之,阳气正盛,所以能胜邪而昼安;夕时太阳在申酉,由中而昃,在人应之,阳气始衰,所以邪气盛而暮加重;夜半太阳在戌亥,自上而降,在人应之,阳气伏脏,邪气正盛而独居于身,所以夜则甚。正气是阳气,升则从阳,从阳则生,降则从阴,从阴则死,天人之气,一而同之。

2.黄帝说:有时与以上所论相反是为什么?岐伯说:这是不应四时之气,因脏气独主其病,有所胜,有所不胜,如脾病不能胜朝之木,肺病不能胜昼之火,肝病不能胜夕之金,心病不能胜夜之水,所以为加、为甚,如肺气能胜朝之木,肾气能胜昼之火,心气能胜夕之金,脾气能胜夜之水,所以到所胜之时即起。黄帝说:怎样医治?岐伯说:顺应天时,病可与期而痊。如脾病不能胜朝之木,则补脾泻肝;肺病不能胜昼之火,则补肺泻心;肝病不能胜夕之金,则补肝泻肺;心病不能胜夜之水,则补心泻肾,为此为良工,逆此为粗工。

3.黄帝说:好。我听说刺法有五变,根据五输所主,愿听一听其所主之数。岐伯说:人有五脏,应天之四时、五音、五色、五味,法有不同叫变,五脏有五变,即五时、五行、五音、五色之变异,五变有五输,即春刺荥,夏刺输,长夏刺经,秋刺合,冬刺井之五输,因而五五二十五输,与五时相对应。黄帝说:愿听一听五变。岐伯说:肝是牡脏,其色青,其时春,其音角,其味酸,其日甲乙;心为牡脏,其色赤,其时夏,其日丙丁,其音徵,其味苦;脾为牝脏,其色黄,其时长夏,其日戊己,其音宫,其味甘;肺为牝脏,其色白,其音商,其时秋,其日庚辛,其味辛;肾为牡脏,其色黑,其时冬,其日壬癸,其音羽,其味咸。这就叫五变。黄帝说:根据什么主五输?(缺岐伯说。)脏主冬,冬刺井;色主春,春刺荥;时主夏,夏刺输;音主长夏,长夏刺经;味主秋,秋刺合。这就是五变以主五输,都是从子以透母气。

4.黄帝说:五变与五输相合,原之一输与何物相合?岐伯说:原穴不单独和五时相应,六腑有原穴,与经相合,不再与五时相应,如长夏刺经,则原在其中,与数相应,因此六腑六输,六六三十六输。

5.黄帝说:为什么说脏主冬,时主夏,音主长夏,味主秋,色主春?愿听一听缘由。岐伯说:病在脏取井穴,井属木,主心下满,是肝为满,冬时心下满病,刺其井穴,是遣散其本;病变于色取荥穴,荥属火,主身热,是心为热,春时身热之病,刺其荣穴,也是遣散其本;病时间时甚取其输穴,输属土,输主体重节痛,时间时甚,是脾发病,夏时体重节痛,时间时甚,刺其输穴,也是遣散其本;病变于音,取经穴,经属金,金主喘咳寒热,经血而满,是肺发病,长夏喘咳寒热,经血而满,刺其经,也是遣散其本;经满而血,病在胃,饮食不节,肺气不能转输而得病,取合穴,合属水,主逆气而洩,是肾发病,秋时饮食不节,逆而洩,刺合穴,也是遣散其本,所以名叫味主合。这就是五变。

外揣篇第四十五

黄帝曰:余闻九针九篇,余亲受其调,颇得其意。夫九针者,始于一而终于九,然未得其要道也。夫九针者,小之则无内,大之则无外,深不可为下,高不可为盖,恍惚无穷,流溢无极,余知其合于天道人事四时之变也。然余愿杂之毫毛,浑束为一,可乎?岐伯曰:明乎哉问也!非独针道焉,夫治国亦然。黄帝曰:余愿闻针道,非国事也。岐伯曰:夫治国者,夫惟道焉,非道,何可小大深浅,杂合而为一乎?黄帝曰:愿卒闻之。岐伯曰:日与月焉,水与镜焉,鼓与响焉。夫日月之明,不失其影,水镜之察,不失其形,鼓响之应,不后其声,动摇则应和,尽得其情。黄帝曰:窘乎哉!昭昭之明不可蔽,其不可蔽,不失阴阳也。合而察之,切而验之,见而得之,若清水明镜之不失其形也。五音不彰,五色不明,五脏波荡,若是则内外相袭,若鼓之应桴,响之应声,影之似形。故远者,司外揣内,近者,司内揣外,是谓阴阳之极,天地之盖。请藏之灵兰之室,弗敢使也。

【篇目纲要】

本篇共一节。以比类之法阐释望之五行、五色,闻之五音,切之阴阳,察问人事、四时之情的缜密诊断方法。

【译释】

黄帝说:我听了九针九篇,我亲身接受调试,深得针意。九针从一开始到九终结,是尽天地之大数,但不得其要法。九针小则无内,大则无外,深则无下,高则无上,恍惚无穷,流溢无极,我晓知其与天道人事四时之变相吻合。但我愿散之杂如毫毛,有神使之明,约之则浑束为一,得万事之全,可以吗?岐伯说:问得显明啊!不单单是针道这样,治国也是如此。黄帝说:我愿听针法,不是国事。岐伯说:治理国家,是安定人民,行针之道,是保护身体,安定人民和保护身体,非道不成,通两者则浑然为一,两者通道,所以身安国治,积小成大,因而小大不可异,益浅为深,因而深浅不可殊,针道就小与浅,理过就是大和深,不循道而行,怎么可以大小深浅杂合为一呢?黄帝说:愿详尽地听一听。岐伯说:道本无形,在明其理,得其情。如日月和影子,水镜和形像,鼓和声。有动则有应,日月之明不失其影,水镜之察不失其形,鼓响之应不在其声后,动摇则应与之相和,有应则可知,理至明,能尽得其情。黄帝说:难啊!人身之阴阳,虽昭昭之明,也不可掩蔽!明不可蔽,则不失阴阳。合阴阳而察之,切阴阳而验之,见阴阳而得之,如清水明镜不失其形。假设五音不能彰,五色不能明,则阴阳不明,五脏在人身,就会如水波荡然,紊乱无纪,因而必定知晓内外有相袭之妙,真如桴鼓相应,响声相对,形影相随。因而人身之音与色,远可以言外,可以揣五脏之内,近可以言内,可以揣音与色之在外,这就是阴阳之极,天地之盖,不可轻泄。请藏之灵兰之室,不敢外泄。

五变篇第四十六

1. 黄帝问于少俞曰:余闻百疾之始期也,必生于风雨寒暑,循毫毛而入腠理,或复还,或留止,或为风肿汗出,或为消瘅,或为寒热,或为留痹,或为积聚。奇邪淫溢,不可胜数,愿闻其故。夫同时得病,或病此,或病彼,意者天之为人生风乎?何其异也?少俞曰:夫天之生风者,非以私百姓也,其行公平正直,犯者得之,避者得无殆,非求人而人自犯之。

2. 黄帝曰:一时遇风,同时得病,其病各异,愿闻其故。少俞曰:善乎其问!请论以比匠人。匠人磨斧斤,砺刀削断材木。木之阴阳,尚有坚脆,坚者不入,脆者皮弛,至其交节,而缺斤斧焉。夫一木之中,坚脆不同,坚者则刚,脆者易伤,况其材木之不同,皮之厚薄,汁之多少,而各异耶。夫木之蚤花先生叶者,遇春霜烈风,则花落而叶萎;久曝大旱,则脆木薄皮者,枝条汁少而叶萎;久阴淫雨,则薄皮多汁者,皮溃而漉;卒风暴起,则刚脆之木,根摇而叶落。凡此五者,各有所伤,况于人乎!黄帝曰:以人应木,奈何?少俞答曰:木之所伤也,皆伤其枝。枝之刚脆而坚,未成伤也。人之有常病也,亦因其骨节皮肤腠理之不坚固者,邪之所舍也,故常为病也。

3. 黄帝曰:人之善病风厥漉汗者,何以候之?少俞答曰:肉不坚,腠理疏,则善病风。黄帝曰:何以候肉之不坚也?少俞答曰:䐃肉不坚,而无分理。理者粗理,粗理而皮不致者,腠理疏。此言其浑然者。

4. 黄帝曰:人之善病消瘅者,何以候之?少俞答曰:五脏皆柔弱者,善病消瘅。黄帝曰:何以知五脏之柔弱也?少俞答曰:夫柔弱者,必有刚强,刚强多怒,柔者易伤也。黄帝曰:何以候柔弱之与刚强?少俞答曰:此人薄皮肤,而目坚固以深者,长冲直肠,其心刚,刚则多怒,怒则气上逆,胸中蓄积,血气逆留,髋皮充肌,血脉不行,转而为热,热则消肌肤,故为消瘅。此言其人暴刚而肌肉弱者也。

5.黄帝曰:人之善病寒热者,何以候之?少俞答曰:小骨弱肉者,善病寒热。黄帝曰:何以候骨之小大,肉之坚脆,色之不一也?少俞答曰:颧骨者,骨之本也。颧大则骨大,颧小则骨小。皮肤薄而其肉无䐃,其臂懦懦然,其地色殆然,不与其天同色,污然独异,此其候也。然后臂薄者,其髓不满,故善病寒热也。

6.黄帝曰:何以候人之善病痹者?少俞答曰:粗理而肉不坚者,善病痹。黄帝曰:痹之高下有处乎?少俞答曰:欲知其高下者,各视其部。

7.黄帝曰:人之善病肠中积聚者,何以候之?少俞答曰:皮肤薄而不泽,肉不坚而淖泽。如此,则肠胃恶,恶则邪气留止,积聚乃伤脾胃之间,寒温不次,邪气稍至。蓄积留止,大聚乃起。

8.黄帝曰:余闻病形,已知之矣!愿闻其时。少俞答曰:先立其年,以知其时。时高则起,时下则殆,虽不陷下,当年有冲通,其病必起,是谓因形而生病,五变之纪也。

【篇目纲要】

本篇共八节。以比类之法阐释人因风雨寒暑等外因得病的病因、病理,列举五种临床症状的病因、病理,介绍诊断方法。

【译释】

1.黄帝问少俞说:我听说百病生成之始,必定生于风雨寒暑,病邪沿毫毛而入腠理,有的回还,有的留止,有的为风肿汗出,有的为消瘅,有的为寒热,有的为留痹,有的为积聚。奇邪淫溢,不可胜数,愿听一听病因。同时得病,有的病此,有的病彼,心里猜想,是上天因人生风吗?为什么不同?少俞说:上天生风,不是因百姓为私,其运行公平正直,冒犯则得病,避忌则无病,天不求人,但人自己去冒犯而得病。

2.黄帝说:一时遇风,同时得病,其病不同,愿听一听病因。少俞说:问得好啊!请以匠人作比。木工磨斧砺刀,削斫木材,木材之阴阳,尚且有坚有脆,坚硬刀斧难入,脆则皮松,至其交节之处,就会折缺刀斧之刃。一木之中,坚脆不同,坚则必刚,脆则易伤,何况材质不同,皮之厚薄,汁之多少也不同。木之早开花,先生叶,遇春霜烈风则花落而叶萎;久曝大旱,脆木薄皮,则枝条汁少而叶萎;久阴淫雨,则皮薄多汁之类,皮溃而漉;急风暴起,则刚脆之木,汁折杌伤;秋霜疾风,则刚脆之木,根摇叶落。凡此五种情形,尚且被风所伤,更何况人呢?黄帝说:把人和木相对应是种什么情形?少俞回答说:木之所伤,都是伤其枝,树枝有坚脆,刚坚者不至于有伤,必伤其易伤之枝,而后皮汁渐伤。人有常病于风,也是因其骨节、皮肤、腠理之不坚固,是邪气之所舍,而渐入于脏腑,所以常发病。

3. 黄帝说:风邪逆于腠理,汗出漉漉不止,怎样候察?少俞回答说:肉不坚,皮不致密,肉理粗疏,则风邪厥逆于内,汗出漉漉不止。黄帝说:怎样候察肉之不坚?少俞说:膝弯叫腘,腘内不坚且无分理,无分理即粗理,理粗而皮不致密,则腠理疏而浑然汗出。

4. 黄帝说:人病多饥渴而肉瘦之消瘅,怎样候察?少俞回答说:五脏都柔弱,善病消瘅。黄帝说:根据什么察知五脏柔弱?少俞回答说:有柔弱,必有刚强,性气刚强则多怒,五脏柔弱则易伤。黄帝说:根据什么候察柔弱与刚强?少俞回答说:人皮肤薄,肌肉必弱,目坚固且深,目视长冲直扬,心则刚强,心刚则多怒,怒则气上逆,胸中蓄积,气留则血流,皮肤肌肉为之充塞,血脉不能通行,蒸而为热,热则消肌肤,因而消瘅之病成。

5. 黄帝说:人病寒热,怎样候察?少俞回答说:小骨弱肉,骨属肾,肉属脾,都是至阴所在,阴不足则阳邪易侵,因而善病寒热。黄帝说:根据什么候察骨之大小,肉之坚脆,色之不一样呢?少俞回答说:目下之颧骨,是骨之本。颧骨大,则周身骨骼大,颧骨小,则周身骨骼小。皮肤薄而肉无结聚且坚之,其臂柔弱,地气阴浊,天气清明,质色有余而神色不足,地不与天同色,殆然污然,其状有异,这就是候察的临床症状。但是臂薄则其髓不满,脑是髓之府,风池、风府内通于脑,而邪易入,所以易病寒热。这就是说性刚而肌肉弱之人。

6. 黄帝说:根据什么候察人易得痹病?少俞回答说:人理粗肉脆不坚,则风寒湿邪易入,易得痹病。黄帝说:痹病高下有分部之处吗?黄帝说:要知晓其分部高下之处,就要审视其分部之虚实。

7. 黄帝说:根据什么候察人易得肠中积聚之症?少俞回答说:皮肤薄,则肉不坚,色不润泽,血气不足,淖泽而湿气多留,这是肠胃薄恶,气禀之有亏;恶则风寒暑湿之邪气留止积聚,损伤肠胃,衣食寒暖又不按时,所以邪气渐至,积聚留止,大聚从此而日成。

8. 黄帝说:我听了病五变之临床病因、生理、病理,已知晓其情,愿听一听所应吉凶之期。少俞回答说:先确立其年运,则五运六气各有所主,因而可知晓其时。病遇生旺之时高,因而可以痊愈而起,病遇逢衰克,则时之下而病当危殆,即使不是衰克陷下之时,当年有所冲,气有所通,其病也会因之而痊愈,如水火相冲,火当畏水,金木相冲,木当畏金,但火胜则水也病,木胜则金也病,因而有金形之人,却反病于甲己之年,这是因形生病,五变之纪。

本脏篇第四十七

1. 黄帝问于岐伯曰：人之血气精神者，所以奉生而周于性命者也；经脉者，所以行血气而营阴阳，濡筋骨，利关节者也；卫气者，所以温分肉，充皮肤，肥腠理，司开阖者也；志意者，所以御精神，收魂魄，适寒温，和喜怒者也。是故血和则经脉流行，营复阴阳，筋骨劲强，关节清利矣；卫气和则分肉解利，皮肤调柔，腠理致密矣；志意和则精神专直，魂魄不散，悔怒不起，五脏不受邪矣；寒温和则六腑化谷，风痹不作，经脉通利，肢节得安矣。此人之常平也。五脏者，所以藏精神血气魂魄者也；六腑者，所以化水谷而行津液者也。此人之所以具受于天也，无愚智贤不肖，无以相倚也。然有其独尽天寿，而无邪僻之病，百年不衰，虽犯风雨卒寒大暑，犹有弗能害也；有其不离屏蔽室内，无怵惕之恐，然犹不免于病，何也？愿闻其故。岐伯对曰：窘乎哉问也！五脏者，所以参天地，副阴阳，而运四时，化五节者也。五脏者，固有小大、高下、坚脆、端正、偏倾者，六腑亦有小大、长短、厚薄、结直、缓急。凡此二十五者，各不同，或善或恶，或吉或凶，请言其方。

2. 心小则安，邪弗能伤，易伤以忧；心大则忧，不能伤，易伤于邪。心高则满于肺中，悗而善忘，难开以言；心下则脏外易伤于寒，易恐以言。心坚则脏安守固；心脆则善病消瘅热中。心端正，则和利难伤；心偏倾则操持不一，无守司也。

3. 肺小则少饮，不病喘喝；肺大则多饮，善病胸痹、喉痹、逆气。肺高则上气，肩息咳；肺下则居贲迫肺，善胁下痛。肺坚则不病，咳上气；肺脆则苦病消瘅易伤。肺端正则和利难伤；肺偏倾则胸偏痛也。

4. 肝小则脏安，无胁下之病；肝大则逼胃迫咽，迫咽则苦膈中，且胁下痛。肝高则上支贲切，胁悗为息贲；肝下则逼胃胁下空，胁下空则易受邪。肝坚则脏安难伤；肝脆则善病消瘅易伤。肝端正，则和利难伤；肝偏倾，则胁下痛也。

5. 脾小则脏安，难伤于邪也；脾大则苦凑䏚而痛，不能疾行。脾高，则䏚引季胁而痛；脾下则下加于大肠，下加于大肠，则脏苦受邪。脾坚则脏安难伤；脾脆则善病消瘅易伤。脾端正则和利难伤；脾偏倾则善满善胀也。

6. 肾小则脏安难伤；肾大则善病腰痛，不可以俯仰，易伤以邪。肾高则苦背膂痛，不可以俯仰；肾下则腰尻痛，不可以俯仰，为狐疝。肾坚则不病腰背痛；肾脆则苦病消瘅易伤。肾端正则和利难伤；肾偏倾则苦腰尻痛也。

7. 凡此二十五变者，人之所苦常病。

8. 黄帝曰：何以知其然也？岐伯曰：赤色小理者，心小；粗理者，心大。无髑骺者,心高;髑骬小短举者,心下。髑骬长者,心下坚;髑骬弱小以薄者,心脆。髑骬直下不举者,心端正;髑骬倚一方者,心偏倾也。

9.白色小理者,肺小;粗理者,肺大。巨肩反膺陷喉者,肺高;合腋张胁者,肺下。好肩背厚者,肺坚;肩背薄者,肺脆。背膺厚者,肺端正;胁偏疏者,肺偏倾也。

10.青色小理者,肝小;粗理者,肝大。广胸反骹者,肝高;合胁兔骹者,肝下。胸胁好者,肝坚;胁骨弱者,肝脆。膺腹好相得者,肝端正;胁骨偏举者,肝偏倾也。

11.黄色小理者,脾小;粗理者,脾大。揭唇者,脾高;唇下纵者,脾下。唇坚者,脾坚;唇大而不坚者,脾脆。唇上下好者,脾端正;唇偏举者,脾偏倾也。

12.黑色小理者,肾小;粗理者,肾大。高耳者,肾高;耳后陷者,肾下。耳坚者,肾坚;耳薄而不坚者,肾脆。耳好前居牙车者,肾端正;耳偏高者,肾偏倾也。

13.凡此诸变者,持则安,减则病也。

14.帝曰:善。然非余之所问也,愿闻人之有不可病者,至尽天寿,虽有深忧大恐怵惕之志,犹不能减也,甚寒大热,不能伤也;其有不离屏蔽室内,又无怵惕之恐,然不免于病者,何也?愿闻其故。岐伯曰:五脏六腑,邪之舍也,请言其故。五脏皆小者,少病,苦焦心,大愁忧;五脏皆大者,缓于事,难使以忧。五脏皆高者,好高举措;五脏皆下者,好出人下。五脏皆坚者,无病;五脏皆脆者,不离于病。五脏皆端正者,和利得人心;五脏皆偏倾者,邪心而善盗,不可以为人平,反复言语也。

15.黄帝曰:愿闻六腑之应。岐伯答曰:肺合大肠,大肠者,皮其应;心合小肠,小肠者,脉其应;肝合胆,胆者,筋其应;脾合胃,胃者,肉其应;肾合三焦膀胱,三焦膀胱者,腠理毫毛其应。

16.黄帝曰:应之奈何?岐伯曰:肺应皮。皮厚者,大肠厚;皮薄者,大肠薄;皮缓,腹里大者,大肠大而长;皮急者,大肠急而短;皮滑者,大肠直;皮肉不相离者,大肠结。

17.心应脉。皮厚者,脉厚。脉厚者,小肠厚;皮薄者,脉薄,脉薄者,小肠薄;皮缓者,脉缓,脉缓者,小肠大而长;皮薄而脉冲小者,小肠小而短。诸阳经脉皆多纡屈者,小肠结。

18.脾应肉。肉䐃坚大者,胃厚;肉䐃幺者,胃薄;肉䐃小而幺者,胃不坚;肉䐃不称身者,胃下,胃下者,下脘约不利;肉䐃不坚者,胃缓;肉䐃无小里累者,胃急;肉䐃多少里累者,胃结,胃结者,上脘约不利也。

19.肝应爪。爪厚色黄者,胆厚;爪薄色红者,胆薄;爪坚色青者,胆急;爪濡色赤者,胆缓;爪直色白无约者,胆直;爪恶色黑多纹者,胆结也。

20.肾应骨。密理厚皮者,三焦膀胱厚;粗理薄皮者,三焦膀胱薄;疏腠理者,三焦膀胱缓;皮急而无毫毛者,三焦膀胱急;毫毛美而粗者,三焦膀胱直;稀毫毛者,三焦膀胱结也。

21.黄帝曰:厚薄美恶,皆有形,愿闻其所病。岐伯答曰:视其外应,以知其内脏,则知所病矣。

【篇目纲要】

本篇共二十一节。阐释人之血气精神、经脉、卫气、志意、五脏六腑的功能,五脏六腑有小大、高下、坚脆、端正、偏倾等二十五种临床症状,性情之应、肌体器官之应,指明临床诊断治疗应遵循法则。

【译释】

1.黄帝问岐伯说:人之血气精神,是所用以奉于一形之生,周于形体所仪之性和有分无间之命的。杨上善释:太初之无,谓之道,太极未形,物得以生,谓之德也,未形德者,有分且然无间,谓之命也。此命流动生物,物成生理,谓之形也。形体保神,各有所仪,谓之性也。经脉是所用以运行血气和运行周身阴阳之气,濡润筋骨,通利关节的;卫气是所用以温肉之分理,填充皮肤,肥腠理,司开阖的;脾肾之志意是所用以统御精神,令之守身,收于魂魄,使之不散,调于寒暑,得于中和,和于喜怒,不过其节的,因而血气和益,则经脉流行,营气能营覆阴阳,筋骨劲强,关节清利;卫气调和则分肉解利润滑,皮肤调柔,腠理致密;志意和则精神专一而正,魂魄不散,悔怒不起,外邪不入,五脏不受邪;寒温内合六腑,则中和谷化,贼风邪痹无由作起,经脉通利,肢节得以平安。这是人之平和之常。五脏是所用来藏精神血气魂魄的;六腑是所用来化水谷而行津液的。这是人受命于天,没有愚、智、贤、不肖之分,得之不相依倚。但有人独尽天年,却没有邪僻之病,百年不衰,虽犯贼风邪气,也不能加害于身。又有闲居室内,无怵惕之恐,但还是不免于病,是什么原因?愿听一听缘由。岐伯说:问得难以表述啊!五脏:心、肺居上参天,脾、肝、肾在下参地,肝、心为牡,副阳,脾、肺、肾为牝,副阴,肝春、心夏、肺秋、肾冬,而运行四时,从五时而变,应五行之节序而为之变化。五脏本有小、有大,有高、有下,有坚脆、端正、偏倾之别,六腑也有大小、长短、厚薄、结直、缓急之分。凡此二十五个方面,各有不同,或善或恶,或吉或凶,请论其详。

2.心小则神怯而不敢自宽而忧,故常安而邪不入;心大则神气宜纵,故忧不能伤,邪入则不安。心高则神高,心高则心上之肺逼于心,当满于肺中,心肺相著,就会烦闷而心窍不通,必健忘,难用好话开导;心下则在肺脏之外,神也居外,易受寒邪之伤,因神下,因而易受言语恐吓。心坚固则神守坚固,心安且不病;心脆则神柔脆,脏柔脆人,血脉上行转而为热消肌肤,因而病消瘅热中。心端正则神端正,神端正则性也柔和,声色、芳味之利难以相伤;心偏倾不一,神随之,因而操持百端,却无守司之恒。心脏言神,有此八变,后之四脏,只言脏变,不言神变,因神为魂魄意志之主,言神变,则四种皆知。

3.肺小则少饮浆水,不受外邪,因而不病喘喝;肺大则多饮浆水,易受外邪,易病胸痹、喉痹和逆气。肺高则迫缺盆,上气喘息,两肩齐动而肩息,肺上迫而数欲咳;肺下则气来垂膈,下迫于肝,致胁下痛,因肝居胁下。肺坚固则不为邪伤,不病咳与上气;肺脆则苦病消瘅,肺易伤。肺端正则神志和利邪不能伤;肺偏倾则胸偏痛。

4.肝小不受外邪,故安,无两胁下痛。肝大下逼于胃,傍迫于咽,迫咽则膈不通饮食,故苦膈中,肝大受邪,两胁下痛。肝高则上支于膈,又切于胁,支膈切胁即急,胁闷,喘息于贲,故叫息贲;胃居肝下,肝下则逼胃而胁下空,空则易受于邪。肝坚固则外邪不入,安而难伤;肝脆则善病消瘅,肝易伤。肝藏血,血舍魂,端正则神志和利,难以受伤;偏倾则空处偏痛。

5.脾小则外邪不入,因而脏安难伤;脾大则凑向空䏚而痛,脾主四肢,不能疾行。胁在䏚之上,脾高则䏚引季胁而痛;脾下则加于大肠,易受邪伤,因虚其本位。脾坚则外邪难伤而安;脾脆则病消瘅,易受邪伤。脾藏意,意舍营,端正则神志和利难伤;偏倾则易满易胀。

6.肾小不受外邪,故安而难伤;肾大在于腰中,故俯仰皆痛,易受邪伤。肾高离腰,著于脊膂,不得俯仰;肾下入尻中,下迫膀胱,尻痛不可俯仰,为夜间不得小便,少腹处痛,日方则平之狐疝。肾坚固不受外邪,不病腰背痛;肾脆则易受邪伤,故苦病消瘅。肾藏精,精舍志,脏体端正则神志和利而难伤;肾偏倾则苦腰尻痛。

7.人之五脏,受天之分,五变即小大、高下、坚脆、端正、偏倾,是为二十五变,人所苦于常病。

8.黄帝说:根据什么可以知晓五脏二十五变的情形呢?岐伯说:赤色且肌肉之纹理细密,心脏小;肉理粗疏,心脏大。无胸前蔽骨,心高志远;胸前蔽骨小而短举,为心下之候,志意卑近。胸前蔽骨长,心下坚固;胸前蔽骨弱小且薄,心脆。胸前蔽骨直下不举,心脏端正;胸前蔽骨偏倚一傍,心脏偏倾。

9.白色且肌肉之纹理细密,肺脏小;肉理粗疏,肺脏大。大肩胸膺反𦝩,喉骨陷入,肺必高上;腋敛胁开,肺必下。肩背坚实,肺坚;肩背薄,肺脆。背膺厚,肺端正;胁偏疏,肺偏倾。

10.青色且肌肉之纹理细密,肝脏小;肉理粗疏,肝脏大。广胸反骹,肝脏高;广胸且胸骹低合如兔,肝脏低下。胸胁好,肝坚固;胁骨弱,肝脆弱。胸腹好相得,肝端正;胁骨偏举,肝偏倾。

11.黄色且肌肉之纹理细密,脾脏小;肌肉之纹理粗疏,脾脏大。唇上反,则脾高;唇下纵,则脾下。唇坚固,则脾坚固;唇大且不坚固,则脾脆。唇上下好,脾端正;唇偏举,脾偏倾。

12.黑色且肌肉之纹理细密,肾小;肌肉之纹理粗疏,肾大。耳高则肾高;耳后陷下,则肾下。耳坚固,则肾坚固;耳薄不坚,则肾脆。耳好且前居牙车,肾端正;耳偏高,肾偏倾。

13.凡此二十五变,持平则安和,损减则不免于病灾。

14.黄帝说:好,你所论五脏之变,已知其要领,但不是我所问之本意。愿听一听人生尽于天寿,内则深忧大恐,外则甚寒极热,不为所病;但有不离屏蔽室内,外无寒暑之侵,内无怵惕之恐,却疾病百端,是什么原因?愿听一听其病因、病理。岐伯说:五脏六腑坚固端正,和利得人,是道之宅,脏腑脆而偏倾,是邪之舍居。按:为道之宅,其性柔和,神明聪利,人之受附;为邪之舍,不离于病,心存奸邪,喜为盗,乖公正,言语不恒。因此,二十五变,虽得之于天,但调养得中,纵然内外邪侵,也不会为病。乖和失理,虽不离屏蔽,终不免成病,前论一脏各有五病,没有极尽其理,今论一变包括五脏,方得尽理,故请论其故。五脏藏精神血气魂魄志意,皆小则血气收藏而少病,因皆小,所以神志畏怯,因而苦焦心,大忧愁;五脏皆大,神志充足,故缓于事,难使以忧;五脏皆高,好高举措;五脏皆下,好处人下。按:此皆因形而情志随之。五脏皆坚固,没病;五脏皆脆弱,不离于病。五脏皆端正,和利得人心;五脏皆偏倾,邪心而善偷盗,不可为平正之人,语言反复。按:脏和于中则著于外,脏偏于内,则外著于言行。五神以依脏,前言心脏之变,神也随之;次论四脏之变,不论神变;今论五脏,初有四变,唯论于神,次有二变,但说于脏;次二变,又只论神。五脏六腑藏精神水谷,一有不和,邪乃居之,因而为邪之舍,病之源。人之不可以为平正之人,是其心邪多昧,便佞不可感化。

15.黄帝说:愿听一听六腑之应。岐伯回答说:肺合大肠,大肠外应皮肤;心合小肠,小肠应脉;肝合胆,胆应筋;脾合胃,胃应肉;肾合三焦膀胱,三焦膀胱应腠理毫毛。倪冲之释:五脏为阴,六腑为阳,脏腑雌雄相合,五脏内合六腑,六腑外应于形身,阴内而阳外也。故视其外合之皮脉肉筋骨,则知六腑之厚薄长短矣。肾将两脏,一合三焦,一合膀胱。

16.黄帝说:相应的临床症状是什么?岐伯说:肺应皮肤。皮厚则大肠厚;皮薄则大肠薄;皮纵缓腹里大,则大肠大且长;皮急则大肠急而短;皮滑则大肠直;皮肉不相离则大肠结。

17.心应脉。皮厚则脉厚,脉厚则小肠厚;皮薄则脉薄,脉薄则小肠薄;皮缓则脉缓,脉缓则小肠大而长;皮薄而脉冲小,小肠小而短。各阳经都多纡曲而结,则小肠结。

18.脾应肉。肉䐃坚大则胃厚;肉䐃小则胃薄;肉䐃细薄则胃不坚固;肉䐃与身形大小不相称则胃下,胃下则下脘约束而便溲不利;肉䐃不坚则胃缓,肉䐃无累然结实则胃急;肉䐃多累然结实则胃结,胃结则上脘约束不利。

19.肝应爪。爪厚色黄则胆厚;爪薄色红则胆薄;爪坚色青则胆急;爪濡色赤则胆缓;爪直色白无约则胆直;爪恶色黑多纹则胆结不舒。

20.肾应骨。纹理致密,厚皮,则三焦膀胱厚;纹理粗疏,薄皮,则三焦膀胱薄;腠理疏则三焦膀胱缓;皮急而无毫毛则三焦膀胱急;毫毛美且粗则三焦膀胱直;稀毫毛则三焦膀胱结。

21.黄帝说:厚、薄、美、恶都有形,愿听一听所生之病。岐伯回答说:察其外应,外形既明,内脏可察,病也因而可知。

卷之八

禁服篇第四十八

1.雷公问于黄帝曰:细子得受,通于九针六十篇,旦暮勤服之,近者编绝,久者简垢,然尚讽诵弗置,未尽解于意矣。《外揣》言浑束为一,未知所谓也。夫大则无外,小则无内,大小无极,高下无度,束之奈何? 士之才力,或有厚薄,智虑褊浅,不能博大深奥,自强于学若细子。细子恐其散于后世,绝于子孙,敢问约之奈何? 黄帝曰:善乎哉问也! 此先师之所禁,坐私传之也,割臂歃血之盟也,子若欲得之,何不斋乎? 雷公再拜而起曰:请闻命于是也,乃斋宿三日而请曰:敢问今日正阳,细子愿以受盟。黄帝乃与俱入斋室,割臂歃血,黄帝亲祝曰:今日正阳,歃血传方,有敢背此言者,反受其殃。雷公再拜曰:细子受之。黄帝乃左握其手,右授之书曰:慎之慎之,吾为子言之,凡刺之理,经脉为始,营其所行,知其度量,内刺五脏,外刺六腑,审察卫气,为百病母,调其虚实,虚实乃止,泻其血络,血尽不殆矣。

2.雷公曰:此皆细子之所以通,未知其所约也。黄帝曰:夫约方者,犹约囊也,囊满而弗约,则输泄,方成弗约,则神与弗俱。雷公曰:愿为下材者,勿满而约之。黄帝曰:未满而知约之以为工,不可以为天下师。

3.雷公曰:愿闻为工。黄帝曰:寸口主中,人迎主外,两者相应,俱往俱来,若引绳大小齐等。春夏人迎微大,秋冬寸口微大,如是者,名曰平人。

4.人迎大一倍于寸口,病在足少阳,一倍而躁,在手少阳。人迎二倍,病在足太阳;二倍而躁,病在手太阳。人迎三倍,病在足阳明;三倍而躁,病在手阳明。盛则为热,虚则为寒,紧则为痛痹,代则乍甚乍间。盛则泻之,虚则补之,紧痛则取之分肉,代则取血络,且饮药,陷下则灸之,不盛不虚,以经取之,名曰经刺。人迎四倍者,且大且数,名曰溢阳,溢阳为外格,死不治。必审按其本末,察其寒热,以验其脏腑之病。

5.寸口大于人迎一倍,病在足厥阴;一倍而躁,在手心主。寸口二倍,病在足少阴;二倍而躁,在手少阴。寸口三倍,病在足太阴;三倍而躁,在手太阴。盛则胀满,寒中,食不化,虚则热中,出糜,少气,溺色变,紧则痛痹,代则乍痛乍止。盛则泻之,虚则补之,紧则先刺而后灸之,代则取血络,而后调之,陷下则徒灸之,陷下者,脉血结于中,中有著血,血寒,故宜灸之,不盛不虚,以经取之。寸口四倍者,名曰内关,内关者,且大且数,死不治。必审察其本末之寒温,以验其脏腑之病。

6.通其营输,乃可传于大数。大数曰:盛则徒泻之,虚则徒补之,紧则灸刺,且饮药,陷下则徒灸之,不盛不虚,以经取之。所谓经治者,饮药,亦曰灸刺,脉急则引,脉大以弱,则欲安静,用力无劳也。

【篇目纲要】

本篇共六节。阐释经脉灸刺之理,人迎寸口各种临床脉象所主各经犯病,对应各种脉象治疗的处方。

【译释】

1.雷公问黄帝说:我得以受教,通解于九针六十篇,早晚勤于研究,年岁久了编有断绝,年岁近的间生尘垢,但还是讽诵不已,不能尽达其意。《外揣》篇说五脏六腑吉凶善恶,其气在内,循手太阴脉总合为一,见于寸口外部之中,可以手按度量,令人得知,不通其意。经脉之气,合天地之数,与道通洞,包括六合,大则无外,气贯毫微,小则无内,无形则大小无根,高下不可测而无度,怎样才可总束为一?人之才力有厚有薄,智虑狭隘浅薄,不能博大深奥,像我这样自强于学。就是恐怕至道散绝于后代子孙,敢问怎样总束为一,使要道久传不朽?黄帝说:问得好啊!这是先师所禁止坐私传,割臂把血涂在口傍即歃血盟誓才可传授的要道。你若想得到,为什么不斋戒呢?雷公再拜而起说:我听你的命旨。于是斋戒三天而请求说:敢问今日正午,我愿接受盟誓。黄帝就与其一起进入斋室,割臂歃血。黄帝亲自祷祝说:今日正午,歃血传方,敢违背誓言者,反遭受祸殃。雷公再拜说:我接受。黄帝就左手握其手,右手授给雷公方书,说:千万谨慎!千万谨慎!我给你说一说!凡针刺之理,经脉是开端,其次营卫阴阳,气之经隧,必须晓知十二经和诸络脉所行之气和长短度量,内刺五脏,外刺六腑,审察卫气,卫气是阳气,卫外为固,阳气不固,则卫气失常,邪从卫入,乃生疾病,故为百病之母,调经络虚实,虚实乃止,病在血则泻其络,邪血去尽,则病无危殆。

2.雷公说:这些方面都是我所通晓的,但还不通晓其所要约。黄帝说:要约之法就好比捆扎口袋,口袋满而不捆扎,就会输泄,方法成而不总结归纳,就会无神验之效,不切于实用。雷公说:我愿做下材,不满而约之。杨上善释:摄生之道,材有上下。诊法已成,节约合理,得长生久视,材德之上,可为天下师;诊法未能善成,故曰未满而能节而行,得为国师,是按脉而知病生所由,称之为工,材之不下也。黄帝说:不满而知道约之,可以为工,不可以为天下师。因满而失善约,由博而精,是精之至,不满而知约束,不博而言精,只可为工,不可为天下师。

3.雷公说:愿听一听持脉之道。黄帝说:口是通气的。寸口与手太阴气相通,所以叫寸口,气行之处,也叫气口。太阴行气于脏,因而寸口主中,阳明行气于腑,因而人迎主外。人迎寸口,一表一里,两者往来相应,俱往俱来,如引绳之匀大小齐等。人迎主阳,必春夏微大,寸口主阴,必秋冬微大,如此等脉象,是平人和调之脉。

4. 以不病之平人脉象为基准,春夏之时,人迎之动微大寸口,以平为好。因而人迎比寸口大一倍,病在足少阳,大一倍而躁,病在手少阳。人迎比寸口大二倍,病在足太阳,大二倍而躁,病在手太阳。人迎比寸口大三倍,病在足阳明,大三倍而躁,病在手阳明。阳气内盛则为热,人迎脉盛,阳气内虚则寒,阴乘为寒,人迎脉虚,脉动紧似急,是肌肉之间有寒温气,为痛痹,脉代则乍甚乍间,乍痛乍止。人迎一盛泻少阳,二盛泻太阳,三盛泻阳明,虚则补之,小于寸口一倍补少阳,二倍补太阳,三倍补阳明,脉紧痛则取分肉之间之寒湿之邪,脉代则取血络之邪,饮汤实之,诸脉血气不满,陷下不见,是中寒邪,须灸之,不盛不虚,是正经自病。假心痛,中风得之,肝来乘心,从后而来,名为虚邪;饮食劳倦,脾来乘心,从前而来,名为实邪;伤寒得之,肺来乘心,从所不胜而来,名叫微邪;中湿得之,肾来乘心,从所胜而来,名叫贼邪。以上四病,都是他邪为病,须视心之虚实,补泻他经。伤暑得病,从自脏而起,是正邪,应疗治本经,所以叫以经取之,名叫经刺。人迎比寸口大四倍,其阳独盛,且大且数,名叫溢阳,外拒于阴,阴气不行,所以叫格阳,无阴气独盛必衰,死不可治。必须审按人迎寸口内外本末,察其脉中寒暑,据此验知脏腑中之病。

5. 以不病之平人脉象为基准,寸口比人迎大一倍,病在足厥阴,秋冬之时寸口之动微大于人迎,是平人之脉;大一倍而躁,病在手心主。寸口比人迎大二倍,病在足少阴;大二倍而躁,病在手少阴。寸口比人迎大三倍,病在足太阴;大三倍而躁,病在手太阴。盛则外实中虚,所以胀满,寒中,食不化,虚则真阴不足,所以为热中,出糜,少气,溺色变,紧则为寒,为痛痹,代则乍痛乍止。盛则分经以泻之,虚则分经以补之,紧则先取其痛痹之分肉在于何经,先刺而后灸之,代则取其血络,使之出血,用饮药以调之,脉陷下则只宜灸之,脉既陷下,则血结于中,中有淤血,血寒结,故宜灸之,不盛不虚,则以本经取之,或用药、或用针、或用灸,名叫经刺。寸口之脉比人迎大四倍,阴气独盛,内皆闭塞,阳不得入,名叫内关,内关,寸口大而又数,阳气将绝,死不可治。必宜审按其本末,察其寒热,依此验其脏腑之病。

6. 候知五脏六腑病之所在,先须针药通其经脉荥输,然后传于灸刺大数之法。大数之法说:确知其盛,则只泻之,确知其虚,则只补之,确知宜灸刺,则以灸刺,确知宜药饵,则以药饵,不盛不虚以经取之,则取阳经不取阴经,取阴经不取阳经。这就叫经治,饮药,灸,刺三法,也可兼行,脉急可加引导之功,脉大而弱,则当主于安静,虽有用力,不至大劳。但必资学力,庶能无惑,是即约方之要,浑束为一之义。如不满而说约,必定是不学无术之下材。

五色篇第四十九

1.雷公问于黄帝曰:五色独决于明堂乎? 小子未知其所谓也。黄帝曰:明堂者,鼻也;阙者,眉间也;庭者,颜也;蕃者,颊侧也;蔽者,耳门也。其间欲方大,去之十步,皆见于外,如是者寿,必中百岁。

2.雷公曰:五官之辨,奈何? 黄帝曰:明堂骨高以起,平以直,五脏次于中央,六腑挟其两侧,首面上于阙庭,王宫在于下极,五脏安于胸中,真色以致,病色不见,明堂润泽以清,五官恶得无辨乎?

3.雷公曰:其不辨者,可得闻乎? 黄帝曰:五色之见也,各出其色部。部骨陷者,必不免于病矣。其色部乘袭者,虽病甚,不死矣。

4.雷公曰:官五色奈何? 黄帝曰:青黑为痛,黄赤为热,白为寒,是谓五官。

5.雷公曰:病之益甚,与其方衰,如何? 黄帝曰:外内皆在焉。切其脉口,滑小紧以沉者,病益甚,在中;人迎气大紧以浮者,其病益甚,在外。其脉口浮滑者,病日进;人迎沉而滑者,病日损。其脉口滑以沉者,病日进,在内;其人迎脉滑盛以浮者,其病日进,在外。脉之浮沉及人迎与寸口气小大等者,病难已;病之在脏,沉而大者,易已,小为逆;病在腑,浮而大者,其病易已。人迎盛坚者,伤于寒;气口盛坚者,伤于食。

6.雷公曰:以色言食之间甚,奈何? 黄帝曰:其色粗以明,沉夭者为甚;其色上行者,病益甚;其色下行,如云彻散者,病方已。五色各有脏部,有外部有内部也。色从外部走内部者,其病从外走内;其色从内走外者,其病从内走外。病生于内者,先治其阴,后治其阳,反者益甚。其病生于阳者,先治其外,后治其内,反者益甚。其脉滑大,以代而长者,病从外来,目有所见,志有所恶,此阳气之并也,可变而已。

7.雷公曰:小子闻风者,百病之始也;厥逆者,寒湿之起也,别之奈何? 黄帝曰:常候阙中,薄泽为风,冲浊为痹,在地为厥。此其常也,各以其色言其病。

8.雷公曰:人不病卒死,何以知之? 黄帝曰:大气入于脏腑者,不病而卒死矣。雷公曰:病小愈而卒死者,何以知之? 黄帝曰:赤色出两颧,大如拇指者,病虽小愈,必卒死。黑色出于庭,大如拇指,必不病而卒死。

9.雷公再拜曰:善哉! 其死有期乎? 黄帝曰:察色以言其时。雷公曰:善乎!愿卒闻之。黄帝曰:庭者,首面也;阙上者,咽喉也;阙中者,肺也;下极者,心也;直下者,肝也;肝左者,胆也;下者,脾也;方上者,胃也;中央者,大肠也;挟大肠者,肾也;当肾者,脐也;面王以上者,小肠也,面王以下者,膀胱子处也;颧者,肩也;颧后者,臂也;臂下者,手也;目内眦上者,膺乳也;挟绳而上者,背也;循牙车以下者,股也;中央者,膝也;膝以下者,胫也;当胫以下者,足也;巨分者,股里也;巨屈者,膝膑也。此五脏六腑肢节之部也,各有部分。有部分,用阴和阳,用阳和阴,当明部分,万举万当。能别左右,是谓大道。男女异位,故曰阴阳。

10. 审察泽夭,谓之良工。沉浊为内,浮泽为外。黄赤为风,青黑为痛,白为寒,黄而膏润为脓,赤甚者为血痛,甚为挛,寒甚为皮不仁。五色各见其部,察其浮沉,以知浅深;察其泽夭,以观成败;察其散搏,以知远近;视色上下,以知病处;积神于心,以知往今。故相气不微,不知是非,属意勿去,乃知新故。色明不粗,沉夭为甚;不明不泽,其病不甚。

11. 其色散,驹驹然,未有聚;其病散而气痛,聚未成也。

12. 肾乘心,心先病,肾为应,色皆如是。

13. 男子色在于面王,为小腹痛;下为卵痛;其圜直为茎痛;高为本,下为首,狐疝癀阴之属也。女子在于面王,为膀胱子处之病,散为痛,搏为聚,方员左右,各如其色形。其随而下至胝,为淫,有润如膏状,为暴食不洁。

14. 左为左,右为右。其色有邪,聚散而不端,面色所指者也。

15. 色者,青、黑、赤、白、黄,皆端满有别乡。别乡赤者,其色赤,大如榆荚,在面王为不日。

16. 其色上锐,首空上向,下锐下向,在左右如法。

17. 以五色命脏,青为肝,赤为心,白为肺,黄为脾,黑为肾。肝合筋,心合脉,肺合皮,脾合肉,肾合骨也。

【篇目纲要】

本篇共十七节。阐释望色面诊部位名称,根据面部不同部位的形状和五色诊断疾病的法则,各种脉象所主之病和病因。

【译释】

1. 雷公问黄帝说:五色独决于明堂吗?我不知道其含义。黄帝说:明堂是鼻子,阙是眉间,庭是颜即面首,蕃是颊侧,蔽是耳门。其间方大,十步之外,骨骼明显,方大丰隆可知,能寿终百岁。

2. 雷公说:怎样根据五官分辨五脏?黄帝说:鼻骨高起而平直,肺、心、肝、脾、肾五脏之候从上往下皆在鼻中,六腑之候,皆在四旁,因而一叫次于中央,一叫挟其两侧,首面在阙庭之上,下极在两目之间,系心之部,所以说王者所居之宫在于下极,心为君主之尊。五脏和平而安于胸中,则其正色自致,病色不见,明堂必然清润,五官怎得无分辨呢?

3. 雷公说:色失常度而变易难辨,怎样分辨病色呢?黄帝说:五色之见各出其色部,即五脏之病色各见于本部。部骨陷弱之处,必定易于受邪而不免于病。其色部虽有变见,但彼此生王,互相承袭而无克贼之见,虽病不死。

4.雷公说:五部五色所主何病?黄帝说:青、黑是风寒之色,主痛,黄、赤是土火之色,主热,白是清肃之色,主寒,这是五色所司,为外因之病。

5.雷公说:病之加重和减轻的临床脉象是什么?黄帝说:切其脉口人迎,以此可知病之间甚外内。外因之病,从外而内,自阳而阴,内因之病,从内而外,由阴而阳。脉口主内,人迎主外,因而内外皆在于此。切其脉口,滑小紧以沉,病情加重,病在内;人迎脉气大紧以浮,病情加重,病在外。脉口浮滑,浮滑皆阳脉,在阴位而得二阳,其气以和,病日日减退;人迎脉沉而滑,一阴一阳,病日损减。脉口滑以沉,病在内,病日增;人迎脉滑盛以浮,又在阳位,太过,病日增,在外。脉之浮沉及人迎与寸口中气大小齐等,不偏于阴,则偏于阳,因而病难已;病在脏,沉且大,阴阳合气,病易痊愈,小为逆,纯阳病难愈;病在腑,浮且大,阳病得阳脉为顺,病易愈。人迎盛为阳,坚紧为阴,冬因蛰,寒气入膝,名叫伤寒,春为温病,寒伤三阳;气口盛为阴,坚紧则因饥多食,食伤三阴。

6.雷公说:怎样根据面色诊断疾病轻重?黄帝说:色显且明,如沉天,疾病必定加重;色上行,气浊方升而色日增,日增则病日重;色下行,滞气将散而色渐退,渐退则病将愈。五色各有脏部,色脏所属,各有分部,有外部六腑之表,六腑挟明堂两侧;内部有五脏之里,五脏次于明堂。病色先起外部而后及内部,病自表入里,外为本而内为标,当先治其外,后治其内;色先起内部而后及外部,其病自里出表,是阴为本而阳为标,当先治其阴,后治其阳,如反治,病必加重。病生于阳,先治其外,后治其内,若反治,病必加重。脉滑大且代且长,是阳邪之脉,阳邪自外传里,令人目有妄见,志有所恶,这是阳并于阴,医治之法,或阴或阳,或先或后,择其要先医治,可变易而已。

7.雷公说:我听说风为百病之始,病是上部所感,厥逆是寒湿之起,病是下部所感,怎样来分辨?黄帝说:常候察阙中,风病在阳,皮毛受之,因而色薄而泽;痹病在阴,骨肉受之,因而色冲而浊;厥逆病起四肢,则病在下而色也见于地,即面部下停。此其常候,可因其色而论其病。

8.雷公说:人不病却突然死亡,根据什么可以知晓?黄帝说:因大邪之气侵入脏腑,所以不病而突然死亡。雷公说:有病虽小愈但突然死亡,根据什么可以知晓?黄帝说:赤色出在两颧,大如拇指,病虽小愈,必定猝死。黑色见于面首,大如足大指,必定不病而突然死亡。

9.雷公再拜说:好啊!其死有定期吗?黄帝说:五色有衰王,部位有克贼,色脏部位辨察显明,则死期可知。雷公说:好!愿详尽地听一听。黄帝说:庭是首面;阙是眉心,应咽喉之疾;眉心正中,应肺部之疾;下极即两目之间,也叫山根,心居肺之下，应心部之疾；下极直下为鼻柱，相家叫年寿，肝在心之下，直下应肝部之疾；胆附于肝之短叶，所以肝左应胆，在年寿之左右；年寿之下，相家叫准头，叫面王，也叫明堂，准头属土，居面之中央，所以应脾；准头两旁为方上，即迎香之上之鼻隧，相家叫兰台廷尉，脾与胃为表里，脾居中而胃居外，所以方上应胃；中央是面之中央，即迎香之外，颧骨之下，是大肠之应；挟大肠即颊之上，四脏皆一，只是肾有两，四脏居腹，只有肾附脊，因而四脏次于中央，肾独应两颊；肾与脐对，当肾之下应脐；鼻准以上，两颊之内，应小肠；鼻准以下之人中，是膀胱子处之应，凡人中平浅而无髭，多无子；颧为骨之本，居中部之上应肩；颧后应臂；臂下是手；目内眦上，阙下两旁，应胸两旁高处之膺乳；颊之外叫绳，身之后叫背，背应挟绳之上；牙床以下主下部，应股，两牙床之中央，应膝；膝以下接胫；当胫以下接足；巨分即口旁大纹处，应股之内侧；巨屈即颊下屈骨，应膝盖骨。这是五脏六腑肢节分部，各有分部定位。部分既定，阴阳即明，阳胜阴必衰，当助其阴以和之，阴胜阳必衰，当助其阳以和之。当明确分部之处，知阴阳之盛衰，则万举万当。阳从左，阴从右，左右是阴阳之道路，能别左右，就是大道。男女异位，即男子左为逆，右为从，女子右为逆，左为从，所以叫阴阳。按：可与张景岳《类经图翼》四卷参读。

10. 阴阳既辨，又能察其润泽枯夭，就可决病之善恶，可以叫作良工。凡五色见于面部，沉浊在里在脏主内，浮泽在表在腑。黄与赤主有风，青与黑主痛，白主寒。黄色如膏之泽主有脓，赤甚主有血，青黑虽主痛，但痛甚为挛，白虽主寒，但寒甚为挛，寒甚也主皮肤不仁。五色各见分部之处，察其色之浮，可知病之浅；察其色之沉，可知病之深；察其色之泽，可知功之成；察其色之夭，可知行之败；察其色之散，可知病之近；察其色之抟聚，可知病之久；视其色之在上，可知病之在上；视其色之在下，可知病之在下；积神气于己心，病之为已往、为今，可皆知而晓之。所以审视气色不能至于精微，则不知病之为是为非。专心致志，无所摇夺，则病之为新、为旧，洞然自明。色贵于明，明而不能粗大，却反见沉夭，则病情沉重；色虽贵于明泽，但不明不泽，且不至沉夭，其病情不严重。

11. 其色散，如驹马之奔逸，聚而未成；其病尚散，如有痛处，是因于气，非积聚成形之病。

12. 水邪克火是肾乘心，肾邪乘心，心先病于中而肾色则应于外，令下极直，色黑。不只心肾，诸脏皆然，凡肺部见肺色，肺部见心色，肾部见脾色，脾部见肝色及六腑之相克，其色皆依此法推演。

13. 面王上下主小肠膀胱处之部，男子之色在于面王鼻端，当为小腹痛；其色见于面王之下，当为阴卵痛；其色见于面王之下，圆而且直，当为茎垂痛；其色见于面部，高者为本，因男子属阳，阳在上，下为首，其色从上而到下，似物从头向下面行，病在于内，即如其色，当如狐疝阴之属。女子之色在于面王，当为膀胱经及妊子处有病,即胞络宫,其气色散,为痛而不至成聚,如气色抟聚不散,则成聚而不止于痛,聚之在内,或方或圆,或左或右,各如其外色之形见。如果其色随而下行,至于尾骶,则其病之在下之处,当有淫浸之物,润泽如膏之状,不然则为暴食间即出不洁之物。

14. 色见左者病在左,色见右者病在右,凡色有邪而聚散不端正,只察其面色所指,就可知晓其病所在。

15. 正色是指青、黑、赤、白、黄,皆端正盈满,各有分部所主之正向。正则无邪,满则充足,正向之外,有赤色之见,色如榆荚之大,在于面王之部,是小肠有病,不是一日之病,其余五色之见,皆可类推。

16. 五色上锐则向上,下锐则向下,其在左右,皆同此法。

17. 根据五色命脏,青属肝合筋,色青是筋病,即为肝邪,赤色为心病,白色为肺病,黄色为脾病,黑色为肾病。肝与筋合,心与脉合,肺与皮合,脾与肉合,肾与骨合。

论勇篇第五十

1. 黄帝问于少俞曰:有人于此,并行并立,其年之长少等也,衣之厚薄均也,卒然遇烈风暴雨,或病或不病,或皆病,或皆不病,其故何也? 少俞曰:帝问何急? 黄帝曰:愿尽闻之。少俞曰:春青风,夏阳风,秋凉风,冬寒风。凡此四时之风者,其所病各不同形。黄帝曰:四时之风,病人如何? 少俞曰:黄色薄皮弱肉者,不胜春之虚风;白色薄皮弱肉者,不胜夏之虚风;青色薄皮弱肉,不胜秋之虚风;赤色薄皮弱肉,不胜冬之虚风也。黄帝曰:黑色不病乎? 少俞曰:黑色而皮厚肉坚,固不伤于四时之风。其皮薄而肉不坚,色不一者,长夏至而有虚风者,病矣。其皮厚而肌肉坚者,长夏至而有虚风,不病矣。其皮厚而肌肉坚者,必重感于寒,外内皆然,乃病。黄帝曰:善。

2. 黄帝曰:夫人之忍痛与不忍痛,非勇怯之分也。夫勇士之不忍痛者,见难则前,见痛则止;夫怯士之忍痛者,闻难则恐,遇痛不动。夫勇士之忍痛者,见难不恐,遇痛不动;夫怯士之不忍痛者,见难与痛,目转面盼,恐不能言,失气,惊,颜色变化,乍死乍生。余见其然也,不知其何由,愿闻其故。少俞曰:夫忍痛与不忍痛者,皮肤之薄厚,肌肉之坚脆,缓急之分也,非勇怯之谓也。

3. 黄帝曰:愿闻勇怯之所由然。少俞曰:勇士者,目深以固,长冲直扬,三焦理横,其心端直,其肝大以坚,其胆满以傍,怒则气盛而胸张,肝举而胆横,眦裂而目扬,毛起而面苍,此勇士之由然者也。黄帝曰:愿闻怯士之所由然。少俞曰:怯士者,目大而不减,阴阳相失,其焦理纵,髑骺短而小,肝系缓,其胆不满而纵,肠胃挺,胁下空,虽方大怒,气不能满其胸,肝肺虽举,气衰复下,故不能久怒,此怯士之所由然者也。

4. 黄帝曰:怯士之得酒,怒不避勇士者,何脏使然? 少俞曰:酒者,水谷之精,熟谷之液也,其气慓悍,其入于胃中,则胃胀,气上逆,满于胸中,肝浮胆横,当是之时,固比于勇士,气衰则悔。与勇士同类,不知避之,名曰酒悖也。

【篇目纲要】

本篇共四节。概述天四时之风伤五色之人,人忍痛与不忍痛、勇与怯之生理。

【译释】

1. 黄帝问少俞说:有人在此,并行并立,其年龄长少一样,衣服厚薄一样,突然遭遇烈风暴雨,有人生病,有人不病,或都生病,或都不病,这是什么原因? 少俞说:帝先问哪个方面? 黄帝说:愿全部听一听。少俞说:春之青风得木气,夏之阳风得火气,秋之凉风得金气,冬之寒风得水气。凡此四时之风,其所病各不同形。黄帝说:四时之风是怎样令人生病的? 少俞回答说:黄色薄皮弱肉,脾气不足,不胜春木之虚风;白色皮薄肉弱,肺气不足,不胜夏火之虚风;青色皮薄肉弱,肝气不足,不胜秋金之虚风;赤色薄皮弱肉,不胜冬寒水之虚风。黄帝说:黑色没病吗? 少俞说:黑色且皮厚肉坚,本就不会受四时之风所伤。黑色而皮薄,肉不坚固,色时变而不一,是肾气不足,不胜长夏土令之虚风而为病。其黑色且皮厚肉坚,虽遇长夏之虚风,也不能病。但既感于风,又感于寒,既伤于内,又伤于外,是为内外俱伤,乃不免于病,说明黑色而皮肉坚固,的确有异于他色之易病之因。黄帝说:好。

2. 黄帝说:人忍痛与不忍痛,不是根据勇怯来区分的。勇士不能忍痛,见有难虽勇于赴前,但见痛则退却。怯懦之士能够忍痛,听说艰难则恐惧,遭遇痛疼则不动摇。能忍痛之勇士,见难不恐惧,遇痛不动摇。不能忍痛之怯士,见难与痛,则目转面盼,恐惧而说不出话,退然失气,恍然而惊,颜色突变,甚至乍死乍生。我见其如此,不知晓是什么原因,愿听一听其中的病因。少俞说:忍痛与不忍痛,是由皮肤薄厚,肌肉之坚脆,皮肉之缓急决定的,不是由勇怯而决定的。

3. 黄帝说:愿听一听勇怯有所不同的生理因素。少俞说:勇士两目至深,且不转睛逃避而甚固,有长冲直扬之势,按:目是五脏六腑之睛,目深且固,脏气坚固。内至三焦纹理横生,必则端正而直,肝则甚大而坚,胆则汁满而横,怒则气盛且胸张,肝举而胆横,眦裂而且扬,毛起而面苍,这是勇士的生理因素。黄帝说:愿听一听怯士的生理因素。少俞说:怯士外目虽大而不深,开闭相失,转睛不常,阴阳相失,内之三焦纹理则纵,胸前蔽骨短而小,肝系缓,胆不满而纵,肠胃则挺然而不曲,胁下则空而不坚,虽方大怒,气不能满其胸中,肝叶虽举,气又衰于下,所以不能久怒,这就是怯士的生理因素。

背腧篇第五十一

　　黄帝问于岐伯曰:愿闻五脏之腧,出于背者。岐伯曰:背中大腧,在杼骨之端,肺腧在三焦之间,心腧在五焦之间,膈腧在七焦之间,肝腧在九焦之间,脾腧在十一焦之间,肾腧在十四焦之间。皆挟脊相去三寸所,则欲得而验之,按其处,应在中而痛解,乃其输也。灸之则可,刺之则不可。气盛则泻之,虚则补之。以火补者,毋吹其火,须自灭也;以火泻之,疾吹其火,传其艾,须其火灭也。

【篇目纲要】
　　本篇共一节。概述背之俞穴的解剖部位,取穴方法,灸的补泻手法。
【译释】
　　黄帝问岐伯说:愿听一听五脏之俞出于背之足太阳经的解剖情形。岐伯说:大杼穴在五脏六腑俞穴之上,是胸膛中气之大俞,离中行督脉经大椎穴左右各开一寸半,肺俞以中行三椎为主,心俞以中行五椎为主,膈俞以中行七椎为主,肝俞以中行九椎为主,脾俞以中行十一椎为主,肾俞以中行十四椎为主。左右各开中行一寸半,挟中行脊骨计数,相距三寸,要想验证诸穴,就按其处,中穴必应,则内痛乃解,是乃五脏之各俞之穴。只是灸之则可,刺之则不可。邪气盛则泻之,正气虚则补之。凡用灸火补虚,不要吹火,须等其自然熄灭;用灸火泻实,须快吹灸火,传其艾柱以继之,须其火速灭。

卫气篇第五十二

　　1. 黄帝曰:五脏者,所以藏精神魂魄者也;六腑者,所以受水谷而行化物者也。其气内干五脏,而外络肢节。其浮气之不循经者,为卫气;其精气之行于经者,为营气。阴阳相随,外内相贯,如环之无端。亭亭淳淳乎,孰能穷之? 然其分别阴阳,皆有标本虚实所离之处。能别阴阳十二经者,知病之所生;候虚实之所在者,能得病之高下;知六腑之气街者,能知解结契绍于门户;能知虚石之坚软者,知补泻之所在;能知六经标本者,可以无惑于天下。

2.岐伯曰:博哉!圣帝之论。臣请尽意悉言之。足太阳之本,在跟以上五寸中,标在两络命门。命门者,目也。足少阳之本,在窍阴之间,标在窗笼之前。窗笼者,耳也。足少阴之本,在内踝下上三寸中,标在背输与舌下两脉也。足厥阴之本,在行间上五寸所,标在背腧也。足阳明之本,在厉兑,标在人迎,颊挟颃颡也。足太阴之本,在中封前上四寸之中,标在背腧与舌本也。

3.手太阳之本,在外踝之后,标在命门之上一寸也。手少阳之本,在小指次指之间上二寸,标在耳后上角下外眦也。手阳明之本,在肘骨中,上至别阳,标在颜下合钳上也。手太阴之本,在寸口之中,标在腋内动也。手少阴之本,在锐骨之端,标在背腧也。手心主之本,在掌后两筋之间二寸中,标在腋下下三寸也。

4.凡候此者,下虚则厥,下盛则热;上虚则眩,上盛则热痛。故石者,绝而止之,虚者,引而起之。

5.请言气街,胸气有街,腹气有街,头气有街,胫气有街。故气在头者,止之于脑;气在胸者,止之膺与背腧;气在腹者,止之背腧与冲脉,于脐左右之动脉者;气在胫者,止之于气街与承山踝上以下。取此者,用毫针,必先按而在久应于手,乃刺而予之。所治者,头痛眩,腹痛中满暴胀,及有新积。痛可移者,易已也;积不痛,难已也。

【篇目纲要】

本篇共五节。阐释五脏六腑之功能,卫气、营气之定义、属性,足手三阳、三阴经脉标本俞穴之部位、数据,身体各部气街,犯病治疗之处方。

【译释】

1.黄帝说:人之精神魂魄,赖五脏以藏;食饮水谷,赖六腑以化。其表里运行之气,内为脏腑,外为经络。其不循经运行之浮气是卫气,行于分肉,经络支节;其精气之行于经是营气。营行脉中,浮气为阳为卫,随阴从外贯内,精气为阴为营,随阳从内贯外,阴阳相贯成和,莫知终始,如环无端,停集虽多却不乱,谁能穷尽?然而所以分别阴阳诸经,都有标本虚实之处;能分别手足十二经,必能知病生何经;能候察虚实之所在,必能知晓病之是高是下;能知晓六腑之气来有街,必能知晓所解、所结、所契合、所绍继之门户;能知晓病虚之为软,病实之为坚,必能知晓刺法补泻之所在;能知晓手足六经标本之所在,必能洞察细微,无惑于天下。

2.岐伯说:圣帝之论真是博大啊!我请求尽我所知,穷极其理为您释解。足太阳之本,在足跟上五寸之跗阳穴,标在两络命门。命门就是两目之精明穴。足少阳之本,在小指次指之端之窍阴穴,标在窗笼之前。窗笼就是耳,以耳为身之窗舍,即手太阳经之听宫穴。足少阴之本在内踝下上三寸中,即踝下一寸之照海穴,踝二寸之复溜穴,踝上三寸之交信穴,标在背腧即肾腧穴,舌下两脉即廉泉穴。足厥阴之本,在行间穴上五寸所,即中封穴,标在背腧肝腧穴。足阳明之本在足次指端之厉兑穴,标在颊下人迎穴挟结喉旁。足太阴之本在中封穴前上四寸之中三阴交穴,标在背之脾俞穴与舌根廉泉穴。

3. 手太阳之本,在外踝之后养老穴,标在命门上一寸,即精明穴是手足太阳之会。手少阳之本在小指次指之间上二寸液门穴,标在耳后上角下外眦角孙穴。手阳明之本在肘骨中上至别阳,背臑手阳明络,名叫别阳,肘骨中即曲池穴,标在颜下合钳上胃经头维穴。手太阴之本在寸口中之太渊穴,标在腋内动脉中府穴。手少阴之本在锐骨之端神门穴,标在背俞心俞穴。手心主之本在掌后两筋之间二寸中之内关穴,标在腋下三寸之天池穴。

4. 凡候察诸经之本标,下为本,上为标,诸本阳虚,手足皆冷为寒厥,诸本阳盛,手足皆热为热厥;诸标阴虚,则为眩,清阳不升,诸标阴盛,则为头项热痛,邪火上炽。所以阴阳盛实,当决绝其根而止其盛,阴阳虚,当导助其气而振其衰,引气而补起。

5. 请论一下气道之街:胸气有街,腹气有街,头气有街,胫气有街,街即所聚所行之道路。所以气在头,是至高之气所聚,诸髓皆属于脑,是头气之街;气在胸,止之胸两旁之膺与胸后自十一椎隔膜以上之背俞;气在腹,止之腹之背自十一椎隔膜以下,太阳经诸脏之腧;其行于前,则冲脉并少阴之经于腹与脐之左右动脉,即肓腧穴、天枢穴,皆为腹之气街;气在胫,止之于足阳明经气冲穴,与足太阳经承山穴以及踝之上下,也都是足胫之气街。凡取四街之气,先久按所针之穴,等其气应于手,用第七针毫针纳针而刺之。其所治在头,则主头痛眩仆,在腹则主腹痛中满暴胀,及有新感之积。积痛而可以移动,病易治愈;有积而不痛,虽治却难治愈。

论痛篇第五十三

黄帝问于少俞曰:筋骨之强弱,肌肉之坚脆,皮肤之厚薄,腠理之疏密,各不同,其于针石火焫之痛何如?肠胃之厚薄坚脆亦不等,其于毒药何如?愿尽闻之。少俞曰:人之骨强、筋弱、肉缓、皮肤厚者,耐痛,其于针石之痛火焫亦然。黄帝曰:其耐火焫者,何以知之?少俞答曰:加以黑色而美骨者,耐火焫。黄帝曰:其不耐针石之痛者,何以知之?少俞曰:坚肉薄皮者,不耐针石之痛,于火焫亦然。

2. 黄帝曰:人之病,或同时而伤,或易已,或难已,其故何如?少俞曰:同时而伤,其身多热者,易已;多寒者,难已。

3. 黄帝曰:人之胜毒,何以知之? 少俞曰:胃厚、色黑、大骨及肥者,皆胜毒;故其瘦而薄胃者,皆不胜毒也。

【篇目纲要】

本篇共三节。概述人体质不同,对于针灸的耐痛不一样,外伤愈合快慢不一样,耐毒程度不一样。

【译释】

1. 黄帝问少俞说:筋骨之强弱,肌肉之坚脆,皮肤之厚薄,腠理之疏密,各不相同,其对于针石火焫之痛的感觉如何? 肠胃之厚薄坚脆也不一样,其对于毒药承受度如何? 愿详尽地听一听。少俞说:人之骨强、筋弱、肉缓、皮肤厚,耐痛,其对于针石之痛、火焫之痛也是一样。黄帝说:其耐火焫之痛,怎样可以知晓? 少俞回答说:加以黑色且骨强,耐火焫之痛。黄帝说:其不耐针石之痛是怎样知晓的? 少俞说:人肉坚,皮薄,不耐针石之痛,对于火焫也是一样。

2. 黄帝说:人因外邪致病或同时受伤,有的容易痊愈,有的却难以痊愈,是什么原因? 少俞说:同时因外邪而病,其身体多热,病易痊愈;身体多寒,病难痊愈。

3. 黄帝说:人能胜峻毒之物,是根据什么知晓的? 少俞说:胃厚脏坚,色黑表固,骨大体健,肉肥血盛,都能胜峻毒之物;肉瘦而胃薄,气血本不足,都不能毒药。

天年篇第五十四

1. 黄帝问于岐伯曰:愿闻人之始生,何气筑为基,何立而为楯,何失而死,何得而生? 岐伯曰:以母为基,以父为楯;失神者死,得神者生也。

2. 黄帝曰:何者为神? 岐伯曰:血气已和,营卫已通,五脏已成,神气舍心,魂魄毕具,乃成为人。

3. 黄帝曰:人之寿夭各不同,或夭寿,或卒死,或病久,愿闻其道。岐伯曰:五脏坚固,血脉和调,肌肉解利,皮肤致密,营卫之行,不失其常,呼吸微徐,气以度行,六腑化谷,津液布扬,各如其常,故能长久。

4. 黄帝曰:人之寿百岁而死,何以致之? 岐伯曰:使道隧以长,基墙高以方,通调营卫,三部三里起,骨高肉满,百岁乃得终。

5. 黄帝曰:其气之盛衰,以至其死,可得闻乎? 岐伯曰:人生十岁,五脏始定,血气已通,其气在下,故好走;二十岁,血气始盛肌肉方长,故好趋;三十岁,五脏大定,肌肉坚固,血脉盛满,故好步;四十岁,五脏六腑十二经脉,皆大盛以平定,腠理始疏,荣华颓落,发颇斑白,平盛不摇,故好坐;五十岁,肝气始衰,肝叶始薄,胆汁始减,目始不明;六十岁,心气始衰,若忧悲,血气懈惰,故好卧;七十岁,脾气虚,皮肤枯;八十岁,肺气衰,魄离,故言善误;九十岁,肾气焦,四脏经脉空虚;百岁,五脏皆虚,神气皆去,形骸独居而终矣。

6.黄帝曰:其不能终寿而死者,何如? 岐伯曰:其五脏皆不坚,使道不长,空外以张,喘息暴疾;又卑基墙薄,脉少血,其肉不石,数中风寒,血气虚,脉不通,真邪相攻,乱而相引,故中寿而尽也。

【篇目纲要】

本篇共六节。概述人体生长发育在不同年龄段的特点,昭示医工在治疗不同年龄段的病人,应注意的问题。

【译释】

1.黄帝问岐伯说:愿听一听人开始生成,是以何气筑基址? 以何立为楯? 失去什么而死? 得到什么而生? 岐伯说:以母为基址,以父为楯,失父母之神气则死,守神气则生。人始生,合父母之精而有其身。父得乾之阳,母得坤之阴,阳一而施,阴二而承,所以母为基址,以父为楯。犹如种地,得其地,施其种。种劣地优,根源在父,种优地劣,变成在母;地种皆得而阴阳失序,虽育不成。宜结合现代组织胚胎学理解。

2.黄帝说:什么是神? 岐伯说:人有血气,皆已融畅,人有营卫,皆已通利,五脏已生成,心之志是神,舍居于心,肝之神为魂,肺之神为魄,都已毕具,此则人之所以为人,得此则生。

3.黄帝说:人之寿夭各不相同,或夭寿,或卒死,或病久。愿听一听其中的原因。岐伯说:五脏坚固则不易损伤,血脉和调则不易乱,肌肉解利则无可留滞,皮肤致密则可免中伤,营卫之行不失其常,则经脉调和,呼吸微徐,则气按度循行,三焦安治,六腑化谷,津液布扬,则脏腑和平,精神充畅,各如其常,所以能长久多寿。按:回答只答得寿有九,余三略,则夭、卒死、病久三者可推而知之。

4.黄帝说:人之长寿百岁而死,是什么因素致使的? 岐伯说:使道七窍,即五脏所使之道路,如肺通鼻,肝通目,脾通口,心通舌,肾通耳,五官之道路深隧,面部高大方正,营卫之气通调,面之三部三里,即面之上、中、下三亭,皆已耸起,其骨高其肉满,所以百岁乃得终。

5.黄帝说:人气由盛到衰,以至其死的变化状况,可以听一听吗? 岐伯说:人长到十岁,五脏才开始发育成熟,营卫之气已通调,生长之气在下,所以好走。张介宾释:天地之气,阳主乎升,升则向生;阴主乎降,降则向死。故幼年之气在下者,亦自下而升也。二十岁,血气开始旺盛,肌肉开始长成,所以好快走。三十岁五脏大定,肌肉坚固,血盛脉满,所以好缓走。四十岁,五脏六腑十二经脉,都大盛且平定,腠理开始疏松,面之荣华颓落,头发斑白,平盛不摇,所以好坐。张介宾释:天地消长之道,物极必变,盛极必衰,日中则昃,月盈则亏,人当四十,阴气已半,故发颁斑白而平盛不摇好坐者,衰之渐也。五十岁,肝气始衰,肝叶始薄,胆汁始减,目始不明。六十岁,心气始衰,善忧悲,血气懈惰,所以好卧。七十岁,脾气虚,皮肤枯。八十岁,肺气衰,魄离,所以言语善误。九十岁,肾气焦,四脏经脉都虚,神气皆去,形骸独居而终。按:人衰老按五行相生次第减退,即肝木、心火、脾土、肺金、肾水。

6. 黄帝说:其不能尽终天寿而死是什么原因?岐伯说:其五脏皆不坚固,五脏之气所行之使道不长,空外九窍张露,喘息气促,暴疾易伤,鼻之明堂,基墙卑下,脉小血少,皮肉皆虚,多中风寒外邪,血气虚,正气不足,致脉不通调,真邪相攻,引乱真气,所以中等天寿而尽。

逆顺篇第五十五

1. 黄帝问于伯高曰:余闻气有逆顺,脉有盛衰,刺有大约,可得闻乎?伯高曰:气之逆顺者,所以应天地阴阳四时五行也;脉之盛衰者,所以候血气之虚实有余不足;刺之大约者,必明知病之可刺,与其未可刺,与其已不可刺也。

2. 黄帝曰:候之奈何?伯高曰:《兵法》曰:无迎逢逢之气,无击堂堂之阵。《刺法》曰:无刺熇熇之热,无刺漉漉之汗,无刺浑浑之脉,无刺病与脉相逆者。黄帝曰:候其可刺奈何?伯高曰:上工刺其未生者也;其次刺其未盛者也;其次刺其已衰者也。下工刺其方袭者也;与其形之盛者也;与其病之与脉相逆者也。故曰:方其盛也,勿敢毁伤,刺其已衰,事必大昌。故曰:上工治未病,不治已病,此之谓也。

【篇目纲要】

本篇共二节。概述诊断针刺的逆顺之理,强调治未病的重要性。

【译释】

1. 黄帝问伯高说:我听说气有逆顺,脉有盛衰,刺有大法,可以听一下吗?伯高说:气之逆顺就是人与天地相参,与日月四时相应,其阴阳升降盛衰之气,当其位而和为顺,不当其位而乖为逆。脉之盛衰,以有力为实而有余,无力为虚不足,可以候血气之有余不足。刺之大法就是知晓此病可刺、此未可刺,此已不可刺。

2. 黄帝说:怎样候察?伯高说:《兵法》上说,不可迎逢逢之气盛,不击堂堂之阵整。《刺法》上说,勿刺大盛之热,勿刺血气浅甚大虚之汗,勿刺莫知所病而浊乱之脉,勿刺形病脉不病,脉病形不病之病脉相反之症。黄帝说:怎样候察其可刺之机? 伯高说:上工在内外二邪虽有,但病形未起时刺之;其次在已成微病,还不严重时刺之;其次在病虽已衰,还不能很快痊愈时刺之。下工不避来锐,刺其病情正重之时;刺其病之与脉相反之时;因逆有微甚,微逆要防有所伤。所以说:正当邪盛之时,当泻,何惧毁伤? 但恐邪之所凑,其气必虚,攻邪未去,正气先夺,病既已衰,可以不刺,但邪气似平,病根尚在,乘势拔之,容易除尽,所以事必大昌。因此说:上工治未病之病,不治已成之病,就是这含义。

五味篇第五十六

1. 黄帝曰:愿闻谷气有五味,其入五脏,分别奈何? 伯高曰:胃者,五脏六腑之海也,水谷皆入于胃,五脏六腑,皆禀气于胃。五味各走其所喜,谷味酸,先走肝,谷味苦,先走心,谷味甘,先走脾,谷味辛,先走肺,谷味咸,先走肾。谷气津液已行,营卫大通,乃化糟粕,以次传下。

2. 黄帝曰:营卫之行奈何? 伯高曰:谷始入于胃,其精微者,先出于胃之两焦,以溉五脏,别出两行,营卫之道。其大气之搏而不行者,积于胸中,命曰气海,出于肺,循咽喉,故呼则出,吸则入。天地之精气,其大数常出三入一,故谷不入,半日则气衰,一日则气少矣。

3. 黄帝曰:谷之五味,可得闻乎? 伯高曰:请尽言之。五谷:粳米甘,麻酸,大豆咸,麦苦,黄黍辛。五果:枣甘,李酸,栗咸,杏苦,桃辛。五畜:牛甘,犬酸,猪咸,羊苦,鸡辛。五菜:葵甘,韭酸,藿咸,薤苦,葱辛。

4. 五色:黄色宜甘,青色宜酸,黑色宜咸,赤色宜苦,白色宜辛。凡此五者,各有所宜。五宜所言五色者,脾病者,宜食粳米饭、牛肉、枣、葵;心病者,宜食麦、羊肉、杏、薤;肾病者,宜食大豆、黄卷、猪肉、栗、藿;肝病者,宜食麻、犬肉、李、韭;肺病者,宜食黄黍、鸡肉、桃、葱。

5. 五禁:肝病禁辛,心病禁咸,脾病禁酸,肾病禁甘,肺病禁苦。

6. 肝色青,宜食甘,粳米饭、牛肉、枣、葵皆甘。心色赤,宜食酸,犬肉、麻、李、韭皆酸。脾黄色,宜食咸,大豆、猪肉、栗、藿皆咸。肺白色,宜食苦,麦、羊肉、杏、薤皆苦。肾色黑,宜食辛,黄黍、鸡肉、桃、葱皆辛。

【篇目纲要】

本篇共六节。概述人食水谷之食物化成五味各走其所喜之脏,万物之味,可归五味,万物之色,可归五色,五脏有五色、有五味,色归味、味归色,五脏犯病各有所宜,各有所禁。

【译释】

1.黄帝说:愿听一听谷气五味,其各入五脏,怎样分辨?伯高说:胃是五脏六腑之海,水谷都进入胃,变化以滋养五脏六腑,五脏六腑皆受其气,所以皆禀气于胃,五脏嗜欲不同,各有所喜,五味之走,也各有先。谷味酸,先走肝;心喜苦,谷味苦,先走心;脾喜甘,谷味甘,先走脾;肺喜辛,谷味辛,先走肺;肾喜咸,谷味咸,先走肾。水谷化为津液,清气犹如雾露,名叫营卫,运行脉之内外,无所滞凝,因而叫大通,其沉浊者叫糟粕,泌别汁入于膀胱,以次传下。

2.黄帝说:营卫是怎样运行的?伯高说:水谷开始进入胃,其精气先出于胃,即中焦,而后至上下两焦,以溉五脏,分别两行,清者入营,营行脉中,浊者入卫,卫行脉外,即营主血而濡于内,卫主气而布于外,以分营卫之道。其宗气聚而不行,积于胸中,名叫气海,一名膻中,居膈上两乳之中点,人有三气,营气出于中焦,卫气出于下焦,宗气积于上焦,出于肺,由喉咙为呼则出,吸则入。人之呼吸,通天地之精气,以为吾身之真气,真气所受于天,与谷气并而充身,但天地之气,从吸而入,谷食之气,从呼而出,总计出入大数,则出三分,入止一分,因其出多入少,半天不食,则谷化之气衰,一日不食,则谷化之气少。知晓气为吾身之宝,悟得养气之玄妙,就可以悟道。

3.黄帝说:充虚接气,内谷为宝,谷之五味,可以听一听其详情吗?伯高说:五谷:粳米甘,麻酸,大豆咸,麦苦,黄黍辛。五果:枣甘,李酸,栗咸,杏苦,桃辛。五畜:牛甘,犬酸,猪咸,羊苦,鸡辛。五菜:葵甘,韭酸,藿咸,薤苦,葱辛。按:五谷、五畜、五果、五菜,用之充饥,则为食,以其疗病,则为药。如脾病宜食粳米,即为药,用充饥虚,即为食。只要是入口资身之物,都是如此。凡入口可食之五行五性之味,都可视为血气之本,充虚接气,莫大于此,奉性养生,不可远离,黄帝并依五行相配、相克、相生,各入脏腑,以为和性之道。

4.五色:黄色宜甘,青色宜酸,黑色宜咸,赤色宜苦,白色宜辛。凡此五色,合于五味,各有所宜。所谓五色:脾属土,甘入脾,脾病宜食秔米饭、牛肉、枣、葵;心属火,苦入心,心病宜食麦、羊肉、杏、薤;肾属水,咸入肾,肾病宜食大豆黄卷、猪肉、栗、藿;肝属木,肝病宜食麻、犬肉、李、韭;肺属金,肺病宜食黄黍、鸡肉、桃、葱。

5.五禁:肝属木,肝病禁辛味,辛金克木;心属火,心病禁咸味,水克火;脾属土,脾病禁酸味,木克土;肾属水,肾病禁甘味,土克水;肺属金,肺病禁苦味,火克金。

6.肝色青,宜食甘,粳米饭、牛肉、枣、葵皆甘。心色赤,宜食酸,犬肉、麻、李、韭皆酸。脾色黄,宜食咸,大豆、豕肉、栗、藿皆咸。肺色白,宜食苦,麦、羊肉、杏、薤皆苦。肾色黑,宜食辛,黄黍、鸡肉、桃、葱皆辛。按:色是气之华,缓急燥湿,是脏气不和,五脏有五气之苦,宜用五味调节,用阴而合阳。如脾苦湿,宜急食苦以燥之,《素问·脏气法时论》又说:脾色黄,宜食咸、大豆、豕肉、栗、藿皆咸。大概是因脾为阴中之至阴,主湿土之气,喜燥而恶寒,所以宜食苦以燥之,然而脾又灌溉四脏,土气必先润湿而后流行,所以又宜食咸以润之。脾为中土,位居中央,不得中和之气,则有太过不及之分,因此食味有两宜。

卷之九

水胀篇第五十七

1. 黄帝问于岐伯曰：水与肤胀、鼓胀、肠覃、石瘕、石水，何以别之？

2. 岐伯曰：水始起也，目窠上微肿，如新卧起之状，其颈脉动，时咳，阴股间寒，足胫肿，腹乃大，其水已成矣。以手按其腹，随手而起，如裹水之状，此其候也。

3. 黄帝曰：肤胀何以候之？岐伯曰：肤胀者，寒气客于皮肤之间，鼕鼕然不坚，腹大，身尽肿，皮厚，按其腹，窅而不起，腹色不变，此其候也。

4. 鼓胀何如？岐伯曰：腹胀身皆大，大与肤胀等也，色苍黄，腹筋起，此其候也。

5. 肠覃何如？岐伯曰：寒气客于肠外，与卫气相搏，气不得营，因有所系，癖而内著，恶气乃起，瘜肉乃生。其始生也，大如鸡卵，稍以益大，至其成，如怀子之状，久者离岁，按之则坚，推之则移，月事以时下，此其候也。

6. 石瘕何如？岐伯曰：石瘕生于胞中，寒气客于子门，子门闭塞，气不得通，恶血当泻不泻，衃以留止，日以益大，状如怀子，月事不以时下。皆生于女子，可导而下。

7. 黄帝曰：肤胀、鼓胀，可刺耶？岐伯曰：先泻其胀之血络，后调其经，刺去其血络也。

【篇目纲要】

本篇共七节。概述水与肤胀、鼓胀、肠覃、石瘕、石水的临床病理特征，诊断方法，治疗方法。

【译释】

1. 黄帝问岐伯说：水与肤胀、鼓胀、肠覃、石瘕、石水，怎样分别？

2. 岐伯回答说：水病方起之时，目之下为目窠，微肿如新卧起之状，形如卧蚕，足阳明人迎之颈脉，自人迎下循腹里，水邪乘之，所以是颈脉动，水之标在肺，因而时咳，在阴股则冷，在足胫则肿，在上腹则大，其水病已成。用手按其腹，则随手而起，如裹水之状，这是验证水病之候。

3. 黄帝说：怎样候察肤胀？岐伯说：肤胀是寒气客于皮肤之间，阳气不行，病在气分，有声若鼓而不坚，气无所不至，腹大身尽肿，如因于水，则有水处肿，无水处不肿，有水则皮泽而薄，无水则皮厚，寒气在肤腠之间，按散之则不能猝聚，因而窅而不起,腹色不变,是因皮厚,这是验证肤胀病之候。

4.鼓胀是怎样的临床症状? 岐伯说:腹胀而周身皆大,大与肤胀相等,其色苍黄,腹中筋起,这是验证鼓胀病之候。

5.肠覃是怎样的临床症状? 岐伯说:寒气客于肠外,卫气有时而入,寒气与卫气相搏,卫气不得营运,彼此相系,癖而内着于肠,致使恶气从兹而起,瘜肉乃生。开始生成,大如鸡蛋,稍以增大,至其成形,如怀子之状,久而久之,岁以度岁,用手按之则坚,推之则移,附于肠外,不在胞中,月事按时而下,这是验证肠覃之候。

6.石瘕是怎样的临床症状? 岐伯说:石瘕必生于胞中,因寒气客于子门,子门闭塞,气不能通于外,恶血滞留于内,当泻不泻,恶血就是衃血,留止胞中,日益增大,状如怀子,月事不按时而下。都是女子所生之病,医治之法,可导而下之。

7.黄帝说:肤胀、鼓胀可以针刺疗治吗? 岐伯说:先泻其胀之血络,无论虚实,凡有血络外见,必先泻之,而后因虚实而调其经,其有血络,又当再刺之而泻去。

贼风篇第五十八

1.黄帝曰:夫子言贼风邪气伤人也,令人病焉,今有其不离屏蔽,不出室穴之中,卒然病者,非不离贼风邪气,其故何也? 岐伯曰:此皆尝有所伤于湿气,藏于血脉之中,分肉之间,久留而不去;若有所堕坠,恶血在内而不去;卒然喜怒不节,饮食不适,寒温不时,腠理闭而不通。其开而遇风寒,则血气凝结,与故邪相袭,则为寒痹。其有热则汗出,汗出则受风,虽不遇贼风邪气,必有因加而发焉。

2.黄帝曰:今夫子之所言者,皆病人之所自知也。其无所遇邪气,又无怵惕之所志,卒然而病者,其故何也? 唯有因鬼神之事乎? 岐伯曰:此亦有故邪留而未发,因而志有所恶,及有所慕,血气内乱,两气相搏。其所从来者微,视之不见,听而不闻,故似鬼神。

3.黄帝曰:其祝而已者,其故何也? 岐伯曰:先巫者,因知百病之胜,先知其病之所从生者,可祝而已也。

【篇目纲要】

本篇共三节。阐释人感邪而不即发病,留于血脉之中,后因七情或饮食起居等犯病的病理,先巫、祝由治病的原理。

【译释】

1.黄帝说:夫子论贼风邪气伤人,令人发病,今有人不离屏蔽室穴之中,卒然发病,本远离贼风邪气,这是什么缘故?岐伯说:这都是因曾经被湿气所伤,藏于血脉之中,分肉之间,久留而不去;或者因堕坠,有恶血留住体内而不去;或者猝然喜怒不节,饮食不适,寒湿失常,腠理闭而不通。及其腠理开,却遇风寒,则血气凝结,和湿气恶血等旧邪相袭,则成寒痹之症。其时有热则汗出,汗出则受风,虽不遇贼风邪气,必因有所加,而病由此而发。

2. 黄帝说:夫子所论,都是病人所能自知之内邪。其无所遭遇寒湿之邪,又无喜怒怵惕之志,卒然发病,是什么原因?难道是鬼神为之吗?岐伯说:这也是因有湿气恶血等旧邪,留而未发,因病人平时无察觉,因而偶有所触,或恶其所憎,或慕其所好,旧邪未发而新邪又触之,五志为邪所凭,血气因而内乱,邪正先后,两气相搏,而邪妄之病从之而生。但病所从来,其机甚微,视之不可见,听之不可闻,所以似鬼神一般。

3. 黄帝说:其祝由而痊愈,是什么原因?岐伯说:因先巫已预知百病之胜,知晓其病所从生之由,而后以胜法胜之,则可移精变气,祛其邪,病有药石所不及,非此不可,只是先巫知之,故可祝而已,但先巫用祝之妙,正在不祝,其机在胜之而已。

卫气失常篇第五十九

1. 黄帝曰:卫气之留于腹中,搐积不行,菀蕴不得常所,使人支胁胃中满,喘呼逆息者,何以去之?伯高曰:其气积于胸中者,上取之;积于腹中者,下取之;上下皆满者,旁取之。黄帝曰:取之奈何?伯高对曰:积于上,泻人迎、天突、喉中;积于下者,泻三里与气街;上下皆满者,上下取之,与季胁之下一寸;重者,鸡足取之。诊视其脉大而弦急,及绝不至者,及腹皮急甚者,不可刺也。黄帝曰:善。

2. 黄帝问于伯高曰:何以知皮、肉、气、血、筋、骨之病也?伯高曰:色起两眉薄泽者,病在皮;唇色青、黄、赤、白、黑者,病在肌肉;营气濡然者,病在血气;目色青、黄、赤、白、黑者,病在筋;耳焦枯受尘垢,病在骨。

3. 黄帝曰:病形何如,取之奈何?伯高曰:夫百病变化,不可胜数,然皮有部,肉有柱,血气有输,骨有属。黄帝曰:愿闻其故。伯高曰:皮之部,输于四末;肉之柱,在臂胫诸阳分肉之间,与足少阴分间;血气之输,输于诸络,气血留居,则盛而起筋部,无阴无阳,无左无右,候病所在;骨之属者,骨空之所以受益而益脑髓者也。黄帝曰:取之奈何?伯高曰:百病变化,浮沉深浅,不可胜穷,各在其处,病间者浅之,甚者深之,间者小之,甚者众之,随变而调气,故曰上工。

4. 黄帝问于伯高曰:人之肥、瘦、大、小、温、寒,有老、壮、少、小,别之奈何?伯高对曰:人年五十已上为老,二十已上为壮,十八已下为少,六岁已下为小。

5. 黄帝曰:何以度知其肥瘦?伯高曰:人有肥、有膏、有肉。黄帝曰:别此奈何?伯高曰:䐃肉坚,皮满者,肥。䐃肉不坚,皮缓者,膏。皮肉不相离者,肉。

6. 黄帝曰:身之寒温何如?伯高曰:膏者,其肉淖而粗理者,身寒,细理者,身热。脂者,其肉坚,细理者热,粗理者寒。

7. 黄帝曰:其肥瘦大小奈何?伯高曰:膏者,多气而皮纵缓,故能纵腹垂腴。肉者,身体容大。脂者,其身收小。

8. 黄帝曰:三者之气血多少何如?伯高曰:膏者,多气,多气者,热,热者耐寒。肉者,多血则充形,充形则平。脂者,其血清,气滑少,故不能大。此别于众人者也。

9. 黄帝曰:众人奈何?伯高曰:众人皮、肉、脂、膏,不能相加也,血与气不能相多,故其形不小不大,各自称其身,命曰众人。

10. 黄帝曰:善。治之奈何?伯高曰:必先别其三形,血之多少,气之清浊,而后调之,治无失常经。是故膏人纵腹垂腴,肉人者,上下容大,脂人者,虽脂不能大者。

【篇目纲要】

本篇共十节。概述治疗人体不同部位积气的处方,根据脉象、面部之色、病形、年龄诊断治疗的方法原则,肥、膏、脂三形之人的生理特征,治疗三形病人的方法。

【译释】

1. 黄帝说:卫气不能行于皮肤肓膜,乃留于腹中,摘积不行,郁蕴不得常所,使人在旁则病于肢胁,在中则病于胃中,其症中满,发为喘呼逆息,用什么方法可以除去?伯高说:卫气积于胸中,当取之于上,如足阳明胃经之大迎穴,任脉经之天突、廉泉穴;积于腹中,当取之于下,泻足阳明胃经三里、气街穴;胸中与腹中俱满,则上下皆满,当取之于旁,及上下皆取之,即大迎、天突、廉泉、三里、气街等穴,季胁下一寸,即足厥阴肝经章门穴。黄帝说:怎样取穴?积于上,泻大迎、天突、廉泉穴;积于下,泻足三里与气街穴;上下皆满,当取大迎、天突、廉泉、三里、气街等穴,与季胁下一寸章门穴,其积重者,即攒针以刺之,如鸡足之状。又当诊视其脉,大而弦急,是邪气正盛,宜避其来锐之势,若脉绝不至,则正气衰极,宜防其过泄,及腹皮急甚,也是邪盛正衰所致,都不可轻易针刺。黄帝说:好。

2. 黄帝问伯高说:根据什么验知皮肉气血筋骨之病?伯高说:色起两眉阙中,其应主肺,病在皮;唇应肌肉之病,唇主脾,脾主肌肉,观唇色有青黄赤白黑,则知病在肌肉;想要知道血气有病,当观之于营气,但营气无形,濡然多汗,则知病之在血气;想要知道筋有病,当验之于目,肝主筋,目为肝之窍,观目色有青黄赤白黑,则知病在筋;想要知道骨有病,当验之于耳,肾主骨,耳为肾之窍,观耳之焦枯受垢,则知病在骨。

3.黄帝说:皮肉筋骨血气之病形是什么?怎样医治?伯高说:百病变化,不可胜数,但病在皮部,在阳分;病在肌肉,当治其柱;病在血气,当治其输;病在骨,当治骨空以益其髓。黄帝说:愿听一听病理。伯高说:皮部在阳分,阳受气于四末,因皮浅气浮,皮之部输于四末;肉之柱,即坚厚之肉,多在手足三阳分肉间,因肉主于脾,脾主四肢,足少阴之经,自足心,循内踝后,入足跟,以上腨内,出腘内廉,会于尻臀,贯脊,其肉俱厚,也为肉之柱;血气之输,输于诸经之络穴,血气留居,则经络壅盛而起于筋部,只以筋为主,不必分阴经阳经,或左或右,只候其筋之为病所在;骨之有病,必有其属,骨之为属,凡一身之骨空,其所受益者皆是,骨与脑通,又皆所以益其脑髓。黄帝说:怎样取穴医治?伯高说:百病变化,浮沉深浅,不可以胜穷,即无穷无尽,各在其所部之处,病轻则浅刺而针少,病重则深刺而针多,随其变化而调其气,这叫上工。

4.黄帝问伯高说:人肥瘦大小寒温,有老壮少小,如何分辨?伯高回答说:人年五十已上为老,二十已上为壮,十八已下为少,六岁已下为小。

5.黄帝说:怎样揣度晓知其肥瘦?伯高说:人有肥人、膏人、肉人。黄帝说:怎样分辨?伯高说:䐃肉坚固且皮满,是肥人。䐃肉不坚固且皮松缓,是膏人。皮肉连实且上下相应,是肉人。

6.黄帝说:怎样候察人之身体的寒温?伯高说:人身体多膏,其肉必淖,腠理粗,则其身寒,若细则身热。脂人肉坚,腠理细密则身热,腠理粗则身寒。

7.黄帝说:其肥瘦大小是怎样的临床症状?伯高说:膏人其气必多且皮自纵缓,所能纵腹垂腴。肉人其身体自然容大。脂人其身必收小。

8.黄帝说:膏人、肉人、脂人三者之气血多少是怎样的情形?伯高说:膏人其气必多,多气则身必热,因而耐寒。肉人其血必多,多血则形充,不寒不热。脂人其血必清,其气必滑且少,因而其形身不大,必能耐寒。如这种人,虽然肥盛,却皆别于众人。

9.黄帝说:平常大众之人,其卫气之浮沉浅深是怎样的情形?伯高说:平常大众之人,其皮肉脂膏血气各有品格,不能相加,也不能相多,因而其形体不小不大,各自称其身,命叫大众之人。

10.黄帝说:怎样医治三形之人?伯高说:必先分辨三形之人,分别其气血之多少清浊,然后调其虚实,疗治不失常经。因此,膏人纵腹垂腴,肉人上下容大,脂人虽肥却身形不大。

玉版篇第六十

1. 黄帝曰:余以小针为细物也,夫子乃言上合之于天,下合之于地,中合之于人,余以为过针之意矣,愿闻其故。岐伯曰:何物大于天乎? 夫大于针者,惟五兵者焉,死之备也,非生之具。且夫人者,天地之镇也,其不可不参乎? 夫治民者,亦唯针焉。夫针之与五兵,其孰小乎?

2. 黄帝曰:病之生时,有喜怒不测,饮食不节,阴气不足,阳气有余,营气不行,乃发为痈疽。阴阳不通,两热相搏,乃化为脓,小针能取之乎? 岐伯曰:圣人不能使化者为之,邪不可留也。故两军相当,旗帜相望,白刃陈于中野者,此非一日之谋也。能使其民令行禁止,士卒无白刃之难者,非一日之教也,须臾之得也。夫至使身被痈疽之病,脓血之聚者,不亦离道远乎? 夫痈疽之生,脓血之成也,不从天下,不从地出,积微之所生也,故圣人自治于未有形也,愚者遭其已成也。黄帝曰:其已形,不予遭,脓已成,不予见;为之奈何? 岐伯曰:脓已成,十死一生,故圣人弗使已成,而明为良方,著之竹帛,使能者踵而传之后世,无有终时者,为其不予遭也。

3. 黄帝曰:其已有脓血而后遭乎? 不导之以小针治乎? 岐伯曰:以小治小者,其功小,以大治大者,多害,故其已成脓血者,其唯砭石铍锋之所取也。

4. 黄帝曰:多害者其不可全乎? 岐伯曰:其在逆顺焉。黄帝曰:愿闻逆顺。岐伯曰:以为伤者,其白眼青,黑眼小,是一逆也;内药而呕者,是二逆也;腹痛渴甚,是三逆也;肩项中不便,是四逆也;音嘶色脱,是五逆也。除此五者,为顺矣。

5. 黄帝曰:诸病皆有逆顺,可得闻乎? 岐伯曰:腹胀,身热,脉大,是一逆也;腹鸣而满,四肢清泄,其脉大,是二逆也;衄而不止,脉大,是三逆也;咳而溲血脱形,其脉小劲,是四逆也;咳脱形,身热,脉小以疾,是谓五逆也。如是者,不过十五日而死矣。其腹大胀,四末清,脱形,泄甚,是一逆也;腹胀便血,其脉大,时绝,是二逆也;咳溲血,形肉脱,脉搏,是三逆也;呕血,胸满引背,脉小而疾,是四逆也;咳呕,腹胀且飧泄,其脉绝,是五逆也。如是者,不及一时而死矣。工不察此者而刺之,是谓逆治。

6. 黄帝曰:夫子之言针甚骏,以配天地,上数天文,下度地纪,内别五脏,外次六腑,经脉二十八会,尽有周纪。能杀生人,不能起死者,子能反之乎? 岐伯曰:能杀生人,不能起死者也。黄帝曰:余闻之则为不仁,然愿闻其道,弗行于人。岐伯曰:是明道也,其必然也,其如刀剑之可以杀人,如饮酒使人醉也,虽勿诊,犹可知矣。黄帝曰:愿卒闻之。岐伯曰:人之所受气者,谷也。谷之所注者,胃也。胃者,水谷气血之海也。海之所行云气者,天下也。胃之所出气血者,经隧也。而隧者,五脏六腑之大络也,迎而夺之而已矣。黄帝曰:上下有数乎? 岐伯曰:迎之五里,中道而止,五至而已,五往而脏之气尽矣,故五五二十五,而竭其输矣,此所谓夺其天气者也,非能绝其命而倾其寿者也。黄帝曰:愿卒闻之。岐伯曰:窥门而刺之者,死于家中;入门而刺之者,死于堂上。黄帝曰:善乎方,明哉道! 请著之玉版,以为重宝,传之后世,以为刺禁,令民勿敢犯也。

【篇目纲要】

本篇共六节。援物比类,概述九针的功用,针对临床症状择针而施的法则,痈疽病的病理特征,诸病逆顺的病理特征,告诫针刺之忌。

【译释】

1. 黄帝说:我认为九针是微细之物,夫子却说上合于天,下合于地,中合于人,我认为是超过了九针的真实意义,愿听一听这是为什么。岐伯说:什么物件比天大呢? 比九针大的,只有五兵,即弓、殳、矛、戈、戟。五兵之刃,是备杀戮之用,不是平日治生之具,九针虽小,能疗万民之病,可保其生。天地之间,唯人最重,是天地之镇守者,治人之生,又唯针最先,针之为用,从阳则上与天合,从阴则下与地合,从中则变化其间而动与人相合,所以不与三才相参行吗? 治民之生,只有九针。与五兵相较,谁大谁小呢?

2. 黄帝说:病生之时,喜怒无度,争气抟聚,饮食不节,则脏有所伤,脏阴气虚,腑阳气实,阳气实盛,邪客于血,营气气聚而不行,热从而聚,发为痈疽,痈久败骨,名叫疽。寒温阴阳二气不和,内外两热相击,腐肉内化为脓。小针能取治吗? 岐伯说:邪在天下则为乱,邪在人身则为病,及其已成,则即使圣人,也不能使之归化,所以邪不可留,所以两军相当,旗帜相望,白刃陈列于中野,不是一日之谋划。能使百姓令行禁止,士卒无兵刃之难,不是一日之教化,须臾之功可得。人身患痈疽之病,脓血已聚,不也是因为远离修道,疏于调养造成的吗? 痈疽之生,脓血之成,不从天地之风寒暑湿,是积微所生,所以圣人自治于没有成形之始,愚者则遭于既已成形之后,所以失时。黄帝说:痈疽有形,不能与圣人相见,怎么办? 岐伯说:痈生于关节、背及腹内,脓成不可疗,十死一生,所以圣人不能阻止其成病,却制作良方,著于竹帛,使良医接续而流传后世,没有终结,源远流长,就是为了那些不与圣人相逢知、相见的病人解除疾苦。

3. 黄帝说:痈疽已成脓血,正好逢知圣人,怎么疗治? 用小针疗治可得疗效吗? 岐伯说:痛小用小针疗治,其功效小而易成功,痛大而用大针医治,多有逆死之害,所以痈疽已成脓血,只有用砭石、铍针所取治。小而浅则以砭石取脓,大而深则以铍锋取之。

4.黄帝说:痈疽多害,不可痊愈吗?岐伯说:只能验其病势之逆顺。黄帝说:愿听一听逆顺的临床症状。岐伯说:人之眼,虽为肝之外候,但又属于五脏,白眼属肺,今反青,是肝邪侮所不胜,肺气当衰,是一逆;用药即呕,是脾衰,为二逆;腹痛邪甚,渴甚火盛,为三逆;肩属手之三阳,项属手足六阳及督脉经,今肩项不便,是阳盛阴虚,为四逆;音嘶是肺衰,色脱是五脏衰,为五逆。犯此五逆则死,除此五逆则顺。

5.黄帝说:各种疾病都有逆顺,可以让我听一听吗?岐伯说:身热脉大而加以腹胀,表里之邪俱盛,是一逆;腹鸣而满,四肢清冷而兼后泄,是阴证,脉不宜大而大,脉证相反,是二逆;鼻衄血不止在阴,脉大为阳,阳实阴虚,是三逆;咳而溲血,脱形失常,正气已衰,脉小而急,邪气仍在,邪正不能相当,是四逆;咳而脱形,身热脉小且疾数,真阴已亏而火犹不清,正是邪盛正衰之候,是五逆。如此之候,一节之更,时移气易,客强主弱,则正不胜邪,不会超过十五日死。腹大胀,最忌中虚,若四肢清冷而脱形泄甚,脾元败而阳气去,是一逆;腹胀便血,是阴病,脉大时绝,是孤阳将脱,是二逆;咳且溲血,气血俱病,形肉脱则脾败,脉搏是真脏脉见,败在胃气,是三逆;呕血胸满引背,是脏气连背,脉见细小疾数,则真元大亏,是四逆;上为咳呕,中为胀满,下为飧泄,三焦俱病,脉至于绝,有邪无正,是五逆。如此之症,不能周一日之时而死。医工不能候察此症而刺之,这叫逆治。

6.黄帝说:夫子之论针道很大,配天合地,上数天文,应天之数,下度地纪,应地之经,内别五脏,应五运之在中,外次六腑,应六气之在外,经脉二十八会,手足十二经左右共二十四脉,加以任督两跷,脉度十六丈二尺,尽有周纪,不善用针者,只能杀活人,不能起死回生,你能反过来吗?岐伯说:不善用针者,只能杀活人,不能起死回生。黄帝说:我听到后认为不仁,但是愿听一听明知其道却不循道而行的原因。岐伯说:这是彰显针法,是有其必然性的,正如刀剑可以杀人,饮酒可醉人,理之必然,不诊可知。黄帝说:愿详尽地听一听。岐伯说:人所受之气是谷物。谷物所入注是胃。胃是水谷血气之海。海所行云气,本于地气上升为云。胃所出之气血,本于谷气所化,行于经隧之中。经隧是五脏六腑之大络,若迎而夺之,则血气尽而胃气竭。黄帝说:上下手足之经有数码?岐伯说:手阳明经之五里穴是经隧之要害,若迎而夺之,则脏气败绝,必中道而止,一脏之气,五至而已,针凡五往以迎而夺之,则一脏之气已尽,若夺二十五至,则五脏之输气皆竭。此所谓夺其天真之气,不是因命之自绝,寿之自倾,实际上是杀活人。黄帝说:愿详尽地听一听。岐伯说:候其气之出门而刺之,稍缓而死于家中;入门而逆刺于络内,即死于医者之堂上。黄帝说:真是良方啊!的确是显明之道啊!请著之于玉版,作为重宝,传之后世,作为刺法之禁,令百姓不敢犯禁。

五禁篇第六十一

1. 黄帝问于岐伯曰:余闻刺有五禁,何谓五禁?岐伯曰:禁其不可刺也。黄帝曰:余闻刺有五夺。岐伯曰:无泻其不可夺者也。黄帝曰:余闻刺有五过。岐伯曰:补泻无过其度。黄帝曰:余闻刺有五逆。岐伯曰:病与脉相逆,命曰五逆。黄帝曰:余闻刺有九宜。岐伯曰:明知九针之论,是谓九谊。

2. 黄帝曰:何谓五禁?愿闻其不可刺之时。岐伯曰:甲乙日自乘,无刺实,无发蒙于耳内。丙丁日自乘,无振埃于肩喉廉泉。戊己日自乘四季,无刺腹,去爪泻水。庚辛日自乘,无刺关节于股膝。壬癸日自乘,无刺足胫,是谓五禁。

3. 黄帝曰:何谓五夺?岐伯曰:形肉已夺,是一夺也;大夺血之后,是二夺也;大汗出之后,是三夺也;大泄之后,是四夺也;新产及大血之后,是五夺也。此皆不可泻。

4. 黄帝曰:何谓五逆?岐伯曰:热病脉静,汗已出,脉盛躁,是一逆也;病泄,脉洪大,是二逆也;著痹不移,䐃肉破,身热,脉偏绝,是三逆也;淫而夺形,身热,色夭然白,乃后下血衃,血衃笃重,是谓四逆也;寒热夺形,脉坚搏,是谓五逆也。

【篇目纲要】
本篇共四节。概述五禁、五夺、五过、五逆、九宜之名及其内涵。

【译释】
1. 黄帝问岐伯说:我听说刺法有五禁。什么是五禁?岐伯说:禁其不可刺之处。黄帝说:我听说刺法有五夺。岐伯说:不可泄其不可夺之元气。黄帝说:我听说刺法有五过。岐伯说:补泻不要超过其度。黄帝说:我听说刺法有五逆。岐伯说:病与脉相逆,名叫五逆。黄帝说:我听说刺法有九宜。岐伯说:明知九针之论,就是九宜。

2. 黄帝说:什么叫五禁?愿听一听其不可刺之时日。岐伯说:天干应于人身,头为甲乙,肩喉为丙丁,戊己为手足四肢,合辰戌丑未之四季,庚辛应股膝,壬癸应足胫,凡天干自乘之日,即当值之日,甲乙日自乘当值,不可刺头,不可发蒙于耳内。丙丁日自乘当值,不可振埃于肩喉廉泉。戊己日自乘当值,四季不可刺腹,去爪通水。庚辛日自乘当值,不可刺关节股膝。壬癸日自乘当值,不可刺足胫。这就是五禁。

3. 黄帝说:什么是五夺?岐伯说:形肉已夺,是一夺;大夺血之后,是二夺;大汗出之后,是三夺;大泄之后,是四夺;新产及大血之后,是五夺。这皆元气大虚,若再泻之,必危,用药也是如此。

4.黄帝说:什么是五逆?岐伯说:热病脉宜洪,今反静,阳证得阴脉,汗已出,脉宜静,今反盛躁,是孤阳邪盛,为一逆;病泄脉宜静,今反洪大,阴证得阳脉,邪气犹盛,为二逆;著痹不能转移,䐃肉已破,其身热,脉宜洪盛,今却偏绝,即偏则一手全无,绝则两手全无,是三逆;好淫而形肉已夺,其身发热,其色夭然而白,又便下有衄血,其血之凝黑且多而笃重,为四逆;久发寒热,形体已夺,脉软则邪散,今坚而且搏,为五逆。

动输篇第六十二

1.黄帝曰:经脉十二,而手太阴、足少阴、阳明,独动不休,何也?岐伯曰:是明胃脉也。胃为五脏六腑之海,其清气上注于肺,肺气从太阴而行之,其行也,以息往来,故人一呼,脉再动,一吸脉亦再动,呼吸不已,故动而不止。黄帝曰:气之过于寸口也,上十焉息,下八焉伏,何道从还?不知其极。岐伯曰:气之离脏也,卒然如弓弩之发,如水之下岸,上于鱼以反衰,其余气衰散以逆上,故其行微。

2.黄帝曰:足之阳明,何因而动?岐伯曰:胃气上注于肺,其悍气上冲头者,循咽,上走空窍,循眼系,入络脑,出顑,下客主人,循牙车,合阳明,并下人迎,此胃气别走于阳明者也。故阴阳上下,其动也若一。故阳病而阳脉小者,为逆;阴病而阴脉大者,为逆。故阴阳俱静俱动,若引绳相倾者,病。

3.黄帝曰:足少阴何因而动?岐伯曰:冲脉者,十二经之海也,与少阴之大络,起于肾下,出于气街,循阴股内廉,邪入腘中,循胫骨内廉,并少阴之经,下入内踝之后,入足下;其别者,邪入踝,出属跗上,入大指之间,注诸络,以温足胫,此脉之常动者也。

4.黄帝曰:营卫之行也,上下相贯,如环之无端,今有其卒然遇邪风,及逢大寒,手足懈惰,其脉阴阳之道,相输之会,行相失也,气何由还?岐伯曰:夫四末阴阳之会者,此气之大络也;四街者,气之径路也。故络绝则径通,四末解则气从合,相输如环。黄帝曰:善。此所谓如环无端,莫知其纪,终而复始,此之谓也。

【篇目纲要】

本篇共四节。援物比类,阐释手太阴、足少阴、足阳明之俞穴独动不休,营卫之行,上下相贯,如环之无端的生理、病理。

【译释】

1.黄帝说:手足之脉共十二经,但只有手太阴、足少阴、足阳明三经独多动脉,三经之脉,则手太阴之太渊、足少阴之太溪、足阳明上则人迎、下则冲阳,动之尤甚不休,是什么原因?岐伯说:三经之动皆因于胃气。胃为五脏六腑之海,胃之清气,上注于肺,肺气从手太阴一经之脉上下而行,呼出吸入,以息往来,所以人受谷气,积于胸中,呼则推于手太阴,以为二动,吸则引于手太阴,又为二动,呼吸不已,所以手太阴动而不止。黄帝说:手太阴脉气从手寸口上入肺而息,可拟十分,下至伏于脏内,可拟八分,何道而来,何道而还,不知其极。岐伯说:脉气内发于脏,外达于经,卒然如弓弩之发,如水之下岸,由寸口上鱼际,盛极反衰,余气以衰散之势而递上,所以其行迟微。

2.黄帝说:足阳明之脉动之不休,是什么原因?岐伯说:胃气上注于肺,悍气之上头者,循咽喉上行,从眼系入络脑,出颅,下会于足少阳之客主人,循牙车,合于阳明之本经,下人迎之动脉,此内为胃气之所发,外为阳明之动。所以阴阳升降,其动若一,即脉上出于寸口。但人迎属腑为阳,阳病则阳明宜洪大,而反小者为逆;寸口属脏为阴,阴病则阴脉宜沉细,而反大者为逆。所以阴阳不分,或为齐动,或为俱静,若引绳之匀,则其阴阳之气,非此则彼,必有偏倾而致病。

3.黄帝说:足少阴为什么动而不休?岐伯说:冲脉是十二经之海,与足少阴肾经之大络起于肾下,出于足阳明胃经之气街,循阴股内廉,斜入膝后曲处支腘中,循胫骨内廉,并本经少阴之经,下入内踝之后,经复溜、水泉、照海、大钟等穴,入于足下之涌泉;其别支,斜入内踝,出而属于足面之跗上,入大指之间,注诸络以温足胫。此肾脉之所以常动不休。

4.黄帝说:营卫之行,上下相互贯通,相输如环之无端。今突然遇邪气,或逢大寒,则手足懈惰,其脉气所行,阴阳之道,输运之会,运行相失,脉气怎么能够往还不绝呢?岐伯说:四肢是阴阳诸经所会,是营卫二气之大络。四街,即胸气之街、腹气之街、头气之街、胫气之街,是营卫二气之径路。所以大络虽或阻绝,而径路自相通,彼逢邪气大寒,手足固尝懈惰,及懈惰已毕而少解,则营卫二气又从而合,相输如环。黄帝说:好。此所以如环无端,莫知其纪,就是这含义。

五味论第六十三

1.黄帝问于少俞曰:五味入于口也,各有所走,各有所病,酸走筋,多食之,令人癃;咸走血,多食之,令人渴;辛走气,多食之,令人洞心;苦走骨,多食之,令人变呕;

甘走肉,多食之,令人悗心。余知其然也,不知其何由?愿闻其故。

2. 少俞答曰:酸入于胃,其气涩以收,上之两焦,弗能出入也,不出即留于胃中,胃中和温,则下注膀胱,膀胱之胞薄以懦,得酸则缩绻,约而不通,水道不行,故癃。阴者,积筋之所终也,故酸入而走筋矣。

3. 黄帝曰:咸走血,多食之,令人渴,何也?少俞曰:咸入于胃,其气上走中焦,注于脉,则血气走之,血与咸相得,则凝,凝则胃中汁注之,注之则胃中竭,竭则咽路焦,故舌本干而善渴。血脉者,中焦之道也,故咸入而走血矣。

4. 黄帝曰:辛走气,多食之,令人洞心,何也?少俞曰:辛入于胃,其气走于上焦,上焦者,受气而营诸阳者也,姜韭之气熏之,营卫之气,不时受之,久留心下,故洞心。辛与气俱行,故辛入而与汗俱出。

5. 黄帝曰:苦走骨,多食之,令人变呕,何也?少俞曰:苦入于胃,五谷之气,皆不能胜苦,苦入下脘,三焦之道,皆闭而不通,故变呕。齿者,骨之所终也,故苦入而走骨,故入而复出,知其走骨也。

6. 黄帝曰:甘走肉,多食之,令人悗心,何也?少俞曰:甘入于胃,其气弱小,不能上至于上焦,而与谷留于胃中者,令人柔润者也,胃柔则缓,缓则虫动,虫动则令人悗心。其气外通于肉,故甘走肉。

【篇目纲要】

本篇共六节。阐释五味的性质,入胃后的生理变化特点,昭示医家应根据临床实际情况进行调理治疗。

【译释】

1. 黄帝问少俞说:五味入口,各有所走,各有所病。肝属木,味酸主筋,酸走筋,多食令人癃;肾属水,味咸主骨,咸走血,多食令人渴;肺属金,味辛主气,多食令人洞心;心主火,味苦主脉,多食令人变呕;脾属土,味甘主肉,多食令人闷心。我知其临床症状,不知其病理,愿听一听病理。

2. 少俞回答说:酸之气味,涩滞而收敛,入于胃之中脘,则上两焦,即中上二焦,其味不能快速出入,乃留于胃中,久则胃中和温,而下注膀胱,膀胱为胞之室,胞在其中,其体薄,其气懦,得此酸味,则缩而且绻,约而不通,水道不行而为癃。阴器是一身之筋的终结之处,肝主筋味酸,酸入走筋,阴气也有所约,故小便不利。

3. 黄帝说:咸走血,多食令人渴,是为什么?少俞说:咸味入胃,走于中焦血脉之中,因咸与血相得而合则凝,凝则血燥,胃中之汁必注而润之,而胃中之汁必竭,竭则咽路枯焦而舌干,所以舌根干而善渴。血脉是中焦之路,因而咸入而走血。

4. 黄帝说:辛走气,多食令人洞泄,是为什么?少俞说:辛味入于胃,其气必走于上焦,上焦受气而运行于诸阳,所以辛味走于上焦,则不得不走于气,姜韭辛味之气熏之,营卫之气不时受之,则辛气久留心下,上焦气凑,必内似空,所以洞心。辛气与心中之气相得而俱行,所以辛入则汗必出。

5.黄帝说:苦走骨,多食令人变呕,这是什么原因? 少俞说:苦入于胃,胃中五谷之气都不能胜此苦味,苦入下脘,则上中下三焦之气道皆闭而不通,遂使五谷在胃之气味不和,所以变呕。齿是骨之所终,苦入则走骨,走骨则走齿,所以入而复出,即从齿出,此可知其苦之必走骨。

6.黄帝说:甘走肉,多食令人闷心,是为什么? 少俞说:甘入于胃,甘本属土,性主柔,所以甘味之气最弱且小,不能上至于上焦,而与谷留于胃中,所以胃气也柔润,胃柔则气缓,气缓则虫因味甘食在而动,虫动则令人闷心。甘属土,土主肉,肉在于外,甘味之气必走而聚之,所以甘走肉。

阴阳二十五人篇第六十四

1.黄帝曰:余闻阴阳之人何如? 伯高曰:天地之间,六合之内,不离于五,人亦应之。故五五二十五人之政,而阴阳之人不与焉。其态又不合于众者五,余已知之矣。愿闻二十五人之形,血气之所生,别而以候,从外知内,何如? 岐伯曰:悉乎哉问也! 此先师之秘也,虽伯高犹不能明之也。黄帝避席遵循而却,曰:余闻之得其人弗教,是谓重失,得而泄之,天将厌之,余愿得而明之,金柜藏之,不敢扬之。岐伯曰:先立五形,金、木、水、火、土,别其五色,异其五形之人,而二十五人具矣。黄帝曰:愿卒闻之。岐伯曰:慎之慎之,臣请言之。

2.木形之人,比于上角,似于苍帝。其为人,苍色,小头,长面,大肩,背直,身小,手足好。有才,劳心,少力,多忧,劳于事。能春夏,不能秋冬,感而病生。足厥阴,佗佗然,太角之人比于左足少阳,少阳之上遗遗然。左角之人比于右足少阳,少阳之下随随然。钛角之人,比于右足少阳,少阳之上推推然。判角之人比于左足少阳,少阳之下枯枯然。

3.火形之人,比于上征,似于赤帝。其为人,赤色,广䯏,锐面,小头,好肩背髀腹,小手足,行安地,疾心,行摇肩,背肉满。有气,轻财,少信,多虑,见事明,好颜、急心、不寿暴死。能春夏,不能秋冬。秋冬感而病生,手少阴核核然。质征之人,比于左手太阳,太阳之上,肌肌然,少征之人比于右手太阳,太阳之下慆慆然,右征之人比于右手太阳,太阳之上鲛鲛然。质判之人,比于左手太阳,太阳之下支支颐颐然。

4.土形之人,比于上宫,似于上古黄帝。其为人,黄色,圆面,大头,美肩背,大腹,美股胫,小手足,多肉,上下相称,行安地,举足浮。安心,好利人,不喜权势,善附人也。能秋冬,不能春夏,春夏感而病生,足太阴,敦敦然。大宫之人,比于左足阳明,阳明之上婉婉然。加宫之人,比于左足阳明,阳明之下坎坎然。少宫之人,比于右足阳明,阳明之上,枢枢然。左①宫之人,比于右足阳明,阳明之下,兀兀然。

5. 金形之人,比于上商,似于白帝。其为人,方面,白色,小头,小肩背,小腹,小手足如骨发踵外,骨轻。身清廉,急心,静悍,善为吏,能秋冬,不能春夏,春夏感而病生。手太阴敦敦然,鈦商之人比于左手阳明,阳明之上,廉廉然。右②商之人,比于左手阳明,阳明之下脱脱然。左③商之人比于右手阳明,阳明之上监监然。少商之人,比于右手阳明,阳明之下,严严然。

6. 水形之人,比于上羽,似于黑帝。其为人,黑色,面不平,大头,廉颐,小肩,大腹,动手足,发行摇身,下尻长,背延延然。不敬畏,善欺绐人,戮死。能秋冬,不能春夏,春夏感而病生。足少阴汗汗然。太羽之人,比于右④足太阳,太阳之上,颊颊然。少羽之人,比于左足太阳,太阳之下纡纡然。桎之为人,比于右足太阳,太阳之下洁洁然。桎之为人,比于左足太阳,太阳之上安安然。

7. 是故五形之人二十五变者,众之所以相欺者是也。

8. 黄帝曰:得其形不得其色,何如?岐伯曰:形胜色,色胜形者,至其胜时年加,感则病行,失则忧矣。形色相得者,富贵大乐。黄帝曰:其形色相胜之时,年加可知乎?岐伯曰:凡年忌下上之人,大忌常加,七岁、十六岁、二十五岁、三十四岁、四十三岁、五十二岁、六十一岁皆人之大忌,不可不自安也,感则病行,失则忧矣,当此之时,无为奸事,是谓年忌。

9. 黄帝曰:夫子之言脉之上下,血气之候,以知形气,奈何?岐伯曰:足阳明之上血气盛,则髯美长;血少气多,则髯短;故气少血多,则髯少;血气皆少,则无髯,两吻多画。足阳明之下血气盛,则下毛美长至胸;血多气少,则下毛美短至脐,行则善高举足,足趾少肉,足善寒;血少气多,则肉而善瘃;血气皆少,则无毛,有则稀,枯悴,善痿厥,足痹。

10. 足少阳之上,气血盛,则通髯美长;血多气少,则通髯美短;血少气多,则少髯;血气皆少,则无髯;感于寒湿,则善痹,骨痛,爪枯也。足少阳之下,血气盛,则胫毛美长,外踝肥;血多气少,则胫毛美短,外踝皮坚而厚;血少气多,则胻毛少,外踝皮薄而软;血气皆少,则无毛,外踝瘦无肉。

11. 足太阳之上,血气盛,则美眉,眉有毫毛;血多气少,则恶眉,面多少理;血少气多,则面多肉,血气和,则美色。足太阳之下,血气盛,则肉满,踵坚;气少血多,则瘦,跟空;血气皆少,则善转筋,踵下痛。

12. 手阳明之上,血气盛,则髭美;血少气多,则髭恶;血气皆少,则无髭。手阳明之下,血气盛,则腋下毛美,手鱼肉以温;气血皆少则手瘦以寒。

13. 手少阴之上,血气盛,则眉美以长,耳色美;血气皆少,则耳焦恶色。手少阳之下,血气盛,则手卷多肉以温;血气皆少,则寒以瘦;气少血多,则瘦以多脉。

14.手太阳之上,血气盛,则多须,面多肉以平;血气皆少,则面瘦恶色。手太阳之下,血气盛,则掌肉充满;血气皆少,则掌瘦以寒。

15.黄帝曰:二十五人者,刺之有约乎? 岐伯曰:美眉者,足太阳之脉,气血多;恶眉者,血气少;其肥而泽者,血气有余;肥而不泽者,气有余,血不足;瘦而无泽者,气血俱不足。审察其形气有余不足而调之,可以知逆顺矣。

16.黄帝曰:刺其诸阴阳奈何? 岐伯曰:按其寸口人迎,以调阴阳,切循其经络之凝涩,结而不通者,此于身皆为痛痹,甚则不行,故凝涩。凝涩者,致气以温之,血和乃止。其结络者,脉结,血不行,决之乃行。故曰:气有余于上者,导而下之;气不足于上者,推而休之;其稽留不至者,因而迎之;必明于经隧,乃能持之;寒与热争者,导而行之;其宛陈血不结者,则而予之。必先明知二十五人则血气之所在,左右上下,刺约毕也。

校:①"左",当为"右"。②"右",当为"左"。③"左",当为"右"。④"右",当为"左"。

【篇目纲要】

本篇共十六节。阐释五行、五音二十五人的生理、病理、性情特征,五音、五色、五音及其变音,比类十二经脉脉象,年忌之数,根据二十五人的临床症状进行治疗的法则。

【译释】

1.黄帝说:让我听一听阴阳之人的情形是什么,可以吗? 伯高说:天地之间六合之内,不离于五,即天有五色、五气、五时、五音,地有五方、五行、五运、五味,人也与之相对应。五行之中,又各有五,即五形之人,而又分左之上下,右之上下,五而五之,计有二十五人,但不若《通天》篇所谓太阳少阳少阴和平五态之人,所以说阴阳之人不在其内。其形态与众之平常之人不合有五个方面,我已知晓。愿听一听二十五人之外形,血气所生之分辨,分辨以候察,从外知内,怎么办? 岐伯说:问的详尽啊! 这是先师之秘藏,即使伯高也不能明辨。黄帝离席遵循而退说:我听说得其人不教,是重失,得到后而外泄,天将厌弃,我愿得到而研究明白,用金匮珍藏,不敢外扬。岐伯说:先确立五行,有金木水火土之差异,分辨五色,比较其五形之人的差异,二十五人的具体形态就明确了。黄帝说:愿全面地听一听。岐伯说:千万谨慎! 我请求详论二十五人之形态。

2.木形之人,属于上角,和东方苍帝相似。其为人,色苍,小头,长面,大肩背,直身,小手足。好有才,像木一样,随研成材,劳心少力,多忧劳于事,发生无穷,木之化。能春夏不能秋冬,木得阳而生长,得阴而凋落,感邪而病生,足厥阴肝经为根干,足厥阴之分肉形体,佗佗然美而安重。太角之人,属于左足少阳经,少阳之上遗遗然谦下如枝叶下垂。左角之人,也即少角之人,属于右足少阳,少阳之下随随然而从顺。钛角之人,也即右角之人,属于右足少阳,少阳之上推推然而前进。判角之人,也即半角之人,属于左足少阳,少阳之下栝栝然而方正。凡此遗遗、随随、推推、栝栝诸词,皆所以表木形之象。

3. 火形之人,属于上征,象类南方之赤帝。其为人,色赤,火之色,广脊肉,火之中势而广大,面锐头小,火之炎上,必锐且小,好肩背髀腹,火自下而上,渐大而狭,小手足,火之旁及势小,行安地,火必着地而起,疾心,火势猛,行摇肩,火之势摇,背肉满,即广脊肉。有气,火有气势,轻财,火性义发而不聚,少信,火性不常,多虑,见事明,火性明通而旁烛,好颜,火色光明,急心,火性急,不寿暴死,火势不久。耐春夏,不耐秋冬,火令行于木火之时,畏于秋冬之时,秋冬有感于邪则病易生,手少阴核核然,火不得散而结聚为形。质征之人,即太征之人,属于左手太阳,太阳之上肌肌然,此经分布有肌肉充满。少征之人,属于右手太阳,太阳之下慆慆然,有喜悦饶治之态。右征之人,属于右手太阳,太阳之上鲛鲛然,而踊跃。质判之下,所以叫质判,即半,属于左手太阳,太阳之下支支颐颐然而枝离垂下。

4. 土形之人属于上宫,象类中央之黄帝。其为人,黄色,圆面,土形圆,大头,土广载,美肩背,主四肢,大腹,盛在中,美股胫,小手足,多肉,土主肉,上下相称,土自上而下,其体如一,行安地,土体安重,举足浮,土扬之则浮。安心,土不轻动,好利人,土以生物为德,不喜权势善附人,土能容垢纳污,不弃贱趋贵。耐秋冬,土喜滋润,不耐春夏,土畏亢燥,春夏有感于邪,则病易生。足太阴经敦敦然而重实。太宫之人,属于左足阳明,阳明之上婉婉然而委顺。加宫之人,应在太宫之下,属于左足阳明,阳明之下坎坎然而深固。少宫之人,属于右足阳明,阳明之上枢枢然而圆转拘守。左宫当为右宫之人,属于右足阳明,阳明之下兀兀然而独立不动。

5. 金形之人,属于上商,象类于西方白帝。其为人,方面,金形方,白色,金色白,小头,金形坚小,小肩背,小腹,金体沉重而不浮大,小手足,如骨发踵外,如另有小骨发于踵外,骨轻,金无骨。身清廉,金之体冷,廉静不染他污,急心,金性至急,静悍,善为吏,金主肃杀有威。耐秋冬,金令王于凉寒之时,不耐春夏,金畏火,春夏有感于邪,则病易生。手太阴肺经敦敦然而敦重。钛商之人,即太商之人,属于左手阳明,阳明之上廉廉然而有棱角。右商当为左商之人,属于左手阳明,阳明之下脱脱然而潇洒。左商之人当为右商之人,属于右手阳明,阳明之上监监然而多察。少商之人,属于右手阳明,阳明之下严严然而庄重。

6. 水形之人,属于上羽水音,象类北方黑帝。其为人,黑色,水之本色,面不平,水有波,大头,水面广,廉颐,水流四达,小肩,水自高而泻下,大腹,水大而善藏物,动手足,发行摇身,水流而达,下尻长,水流必长,背延延然而长。不敬畏,水决而不可遏,善欺绐人,水性不实,戮死,水灭体消。耐秋冬,水在秋冬不亏,不耐春夏,水因火而沸,春夏有感于邪而病易生。足少阴肾经污污然而如有所依,如川泽纳污,太羽之人,属于右足太阳,当为左足太阳,太阳之上颊颊然而盈满如两颊。小羽即少羽之人,属于左足之太阳,太阳之下纤纤然而曲折周旋。桎为人,即常人,属于右足太阳,太阳之下洁洁然清净而独行。桎之为人,因水性虽流,而为器所局,则安然不动而桎,属于左足太阳,太阳之上安安然而安静自如。

7.因此,形分为五,而又分为二十五,禀赋既偏,则不勉强弱胜负之相欺,有二十五等之异,中人所以难辨而易欺。

8.黄帝说:得其形不得其色会怎样?岐伯说:形胜色,如木形人而色见黄,色胜形,如木形人而色见白,到其胜时年加,如木王土衰,又逢丁壬之木运,或甲乙寅卯之干支,或厥阴气候之类,值其王气相加,感邪则病,既病而再有疏失,则可忧虑。形色气质调和,其年当富贵大乐。黄帝说:形色相胜之时,年忌相加,可以知晓吗?岐伯说:凡年忌上下之人,年忌就是忌有常数,示人以避患,上下之人即上文五行或上或下之人,大忌常加,年忌常以七岁为始,七岁、十六岁、二十五岁、三十四岁、四十三岁、五十二岁、六十一岁,都是人之大忌,不可不自安其分。按:七为少阳之数,九为老阳之数,阳数极于九而极必变,所以自七岁以后,每遇九年,都为年忌。当年忌之年,易于感病,失则成忧。当此各年忌之时,毋做奸淫之事,否则忧不可免,这就是年忌。

9.黄帝说:夫子论脉之上下,候察血气多少,据此可以知晓形体之气,是怎样候察知晓的?岐伯说:足阳明胃经之脉行于上体,循鼻外挟口环唇,如巨髎穴挟鼻旁,地仓穴挟口吻,都叫上,都是髯美长;血少气多,则髯短;所以气少血多则髯少;血气皆少,则无髯,两吻多纹画。足阳明之下,由归来至气街,阳明总筋之会,会于气街而阳明为长,形见于下毛,血气盛则下毛长,至胸、至脐者;血多气少,则下毛美短至脐,走起路来善高举足,足指少肉,足善寒;血少气多,则浮见于外,肉易寒肿;血气皆少,则无毛,有也稀少枯瘁,善成痿、厥、足痹三症。

10.足少阳之上,足少阳胆经之脉行于上体,抵下颊车,气血盛,则通髯美长;血多气少,则通髯美短;血少气多则少须;血气皆少则无须;感于寒湿,则易成痹病,骨必痛且爪必枯。足少阳之下,即阳陵泉以下至绝骨悬钟穴,血气盛则胫毛美长,外踝肥;血多气少,则胫毛美短,外踝皮坚且厚;血少气多,则胻毛少,外踝皮薄而软;血气皆少,则无毛,外踝瘦无肉。

11.足太阳之上,即足太阳膀胱经直脉行于上体,起于目内眦,其筋之支者,下颜结于鼻,血气盛则美眉,眉有毫毛;血多气少,则眉毛恶,面少纹理;血少气多,则面肉必多;血气和则面色必美。足太阳之下,从后廉下合腘中,出外踝之后,结于足跟,血气盛则跟肉满,足跟必坚;气少血多则瘦,足跟无肉则空;血气皆少,则常有转筋之疾,足跟下必多痛。

12.手阳明之上,手阳明大肠之经行于上体,挟口交人中,上挟鼻孔,血气盛则髭美;按:在口上叫髭,在口下叫须,在口两侧叫胡,在面及两腮叫髯。血少气多则髭必恶;血气皆少则无髭。手阳明之下,手阳明经行于下体,上臑外前廉,下近于腋,经肩髃、臂臑、合谷、三间、二间、商阳行于指,血气盛,则腋下毛必美,手鱼际之肉必温;血气皆少,则手必瘦且寒。

13.手少阳三焦之脉行于上体,出耳前后,至目锐眦,血气盛则眉美且长,耳色美;血气皆少,则耳必焦枯,色必恶。手少阳脉行于下体,起于无名指端,循手腕出臂外上肘,气血盛则卷手而视之多肉且温;血气皆少,则手必冷且瘦;气少血多,则筋脉多且瘦。

14.手太阳小肠之脉行于上体,斜络于颧,血气盛则有多须,面肉多且平;血气皆少则面瘦且色恶。手太阳之行于下体,循手外侧上腕,血气盛则掌瘦充满;血气皆少则掌瘦且寒。

15.黄帝说:二十五人,刺法有度吗?岐伯说:美眉是足太阳之脉气血多;眉恶,足太阳之脉气血必少。体肥不泽,是气有余血不足;体瘦无泽,是气血都不足。审察其形气有余不足,盛则泻之,虚则补之,可以知晓逆顺之法。

16.黄帝说:怎样刺诸阴阳?按:诸阴阳,当指足之少阴、太阴和厥阴,手之少阴和太阴,以应五音、五行之人,属阴。手之太阳和阳明,足之少阳、太阳和阳明,以应左右太少二十五变之人,属阳。诸阴阳之血气,充肤热肉,渗泽皮毛,肥腠理,濡筋骨,都是从本脏本腑之经隧,而出于孙络皮肤,各并本经之络脉,以分界畔,此非经脉之血气,所以当按其寸口、人迎,以知阴阳之有余不足而调之。岐伯说:当按其寸口、人迎,以调阴阳虚实,切循其各经络是否有邪痹在皮肉筋骨之间,留而不行致使经络之血气有所凝涩,内有结而不通,此于身当为痛痹,严重则血气不行,所以脉道凝涩。血脉凝涩,气血不至,当留针补阳之气以温之,候至气血相和才可止针。血留结于脉内,致使脉结而血不行,当必决之以出血,淤血出则血脉通。所以说,气有余于上,病必在上,当针刺其在下之穴,以导而下之;气不足于上,则刺其上穴,推其针而久留以休息之,候其气至止针;针已稽留,而气至迟滞,必因而迎之,随即有以接之引之,使之必来;必先明于各经经脉之隧,然后才可持针刺之;有寒热相争,则导而行之;有气郁陈而血未结,则必侧卧其针刺之,侧其针而顺其势予治之。必须先明确晓知二十五人之脉理,左右上下之血气虚实,刺之大法,可以尽悉把握。

卷之十

五音五味篇第六十五

1. 右徵与少徵,调右手太阳上。

2. 左商与左徵,调左手阳明上。

3. 少徵与太宫,调左手阳明上。

4. 右角与太角,调右足少阳下。

5. 太徵与少徵,调左手太阳上。

6. 众羽与少羽,调右足太阳下。

7. 少商与右商,调右手太阳下。

8. 桎羽与众羽,调右足太阳下。

9. 少宫与太宫,调右足阳明下。

10. 判角与少角,调右足少阳下。

11. 釱商与上商,调右足阳明下。

12. 釱商与上角,调左足太阳下。

13. 上徵与右徵,同谷麦、畜羊、果杏。手少阴,脏心,色赤,味苦,时夏。

14. 上羽与太羽,同谷大豆、畜彘、果栗。足少阴,脏肾,色黑,味咸,时冬。

15. 上宫与太宫,同谷稷、畜牛、果枣。足太阴,脏脾,色黄,味甘,时季夏。

16. 上商与右商,同谷黍、畜鸡、果桃。手太阴,脏肺,色白,味辛,时秋。

17. 上角与太角,同谷麻、畜犬、果李。足厥阴,脏肝,色青,味酸,时春。

18. 太宫与上角,同右足阳明上。

19. 左角与太角,同左足阳明上。

20. 少羽与太羽,同右足太阳下。

21. 左商与右商,同左手阳明上。

22. 加宫与太宫,同左足少阳上。

23. 质判与太宫,同左足太阳下。

24. 判角与太角,同左足少阳下。

25. 太羽与太角,同右足太阳上。

26. 太角与太宫,同右足少阳上。

27. 右徵、少徵、质徵、上徵、判徵。右角、釱角、上角、太角、判角。右商、少商、鈇商、上商、左商。少宫、上宫、太宫、加宫、右角宫。众羽、桎羽、上羽、太羽、少羽。

28.黄帝曰:妇人无须者,无血气乎? 岐伯曰:冲脉、任脉皆起于胞中,上循背里,为经络之海。其浮而外者,循腹右上行,会于咽喉,别而络唇口。血气盛,则充肤热肉,血独盛者,澹渗皮肤,生毫毛。今妇人之生,有余于气,不足于血,以其数脱血也,冲任之脉,不荣口唇,故须不生焉。

29.黄帝曰:士人有伤于阴,阴气绝而不起,阴不用,然其须不去,其故何也? 宦者独去,何也? 愿闻其故。岐伯曰:宦者去其宗筋,伤其冲脉,血泻不复,皮肤内结,唇口不荣,故须不生。

30.黄帝曰:其有天宦者,未尝被伤,不脱于血,然其须不生,其故何也? 岐伯曰:此天之所不足也,其任冲不盛,宗筋不成,有气无血,唇口不荣,故须不生。

31.黄帝曰:善乎哉! 圣人之通万物也,若日月之光影,音声鼓响,闻其声而知其形,其非夫子,孰能明万物之精? 是故圣人,视其颜色黄赤者,多热气;青白者,少热气;黑色者,多血少气;美眉者,太阳多血;通髯极须者,少阳多血;美须者阳明多血。此其时然也。

32.夫人之常数:太阳常多血少气,少阳常多气少血,阳明常多血多气,厥阴常多气少血,少阴常多血少气,太阴常多血少气。此天之常数也。

【篇目纲要】

本篇共三十二节。概述对五音及其变音之人进行调理补泻与五谷、五味、五畜、五果、五色、五时的对应关系,妇人、宦者独特的生理特征,人之颜色彰显三阴三阳的气血之数。

【译释】

1.右徵与少徵,同调手太阳上,血气上下相通。

2.左商与左徵,调左手阳明上。皮肤分内至血气,虽各有分部,然而却通融渗溉,交相往来,审经络之相连,也可以通融调治。

3.少徵与太宫,调左手阳明上。手阳明主皮肤之气血,手阳明主皮肤之气血,手阳明之脉,出于足阳明之巨虚上廉而上行,所以太宫之人,当调足阳明上,也可调手阳明上。

4.右角与太角,调右足少阳下。左右上下相通。

5.太徵与少徵,调左手太阳上。上节右角与太角,少阳之气从下而上,本节从上,太阳之火气炎上。

6.众羽与少羽,调右足太阳下。足太阳膀胱经脉气穴道下行,水人调水部,左右相通。

7.少商与右商,调右手太阳下。金人而调火部,是互相交通之义。

8．桎羽与众羽，调右足太阳下。太阳之气从下而上。

9．少宫与太宫，调右足阳明下。土人调土部，足多从下，因下通上；手多从上，因上而通下，阴阳血气，上下环转之无端。

10．判角与少角，调右足少阳下。木人调木部，左右相通。

11．钛商与上商，调右足阳明下。钛商主手阳明大肠，上商主手太阴肺。血气生于足阳明胃腑水谷之精，肺与大肠之气，皆从胃腑始出，而行于手太阴阳明之经。

12．钛商与上角，调左足太阳下。钛商是手阳明大肠，足太阳是膀胱水腑。胃中水谷之糟粕俱下于大肠，渗而俱下，济泌别汁，循下焦而渗入膀胱，所以大肠与膀胱并属下焦，而又交相通贯；上角应足厥阴肝经，五脏之脉络只有足厥阴之脉连目系上出额，与足太阳之脉会于目，足太阳之脉与督脉会于巅，所以足太阳与督脉、足厥阴会于目而交于额。

13．上徵与右徵，火音之人，五谷、五畜、五果之内属火者，如谷麦、畜羊、果杏皆属火，宜用此调之。手少阴在脏为心，色赤，味苦，应时为夏。

14．上羽与太羽，水音之人，谷豆、畜彘、果栗皆属水，宜用此调之。足少阴脏为肾，色黑、味咸、应时为冬。

15．上宫与太宫，土音之人，谷稷、畜牛、果枣属土，宜用此调之。足太阴在脏为脾，色黄，味甘，应时季夏。

16．上商与右商，金音之人，谷黍、畜鸡、果桃属金，宜用此调之。手太阴在脏为肺，色白，味辛，应时为秋。

17．上角与太角，木音之人，谷麻、畜犬、果李属木，宜用此调之。足厥阴在脏为肝，色青，味酸，应时为春。

18．太宫与上角，同右足阳明上。足阳明胃经与肝经，交会于喉咙颃颡额颅之间，所以太宫与上角，同调于足阳明。

19．左角与太角，同左足阳明上。足少阳之脉上循于头，下加足阳明之颊车，两脉相互交通，所以左角与太角，可同调于足阳明。

20．少羽与太羽，同右足太阳下。少羽与太羽属水，宜调足太阳膀胱水。

21．左商与右商，同左手阳明上。阳明之上，金气主之，左右商属金，故当调之手阳明上。

22．加宫与太宫，属于足阳明，足阳明之脉，上出耳前会足少阳于客主人，两脉交通于上，故加宫与太宫，可调左足少阳上。

23．质判与太宫，同左手太阳下。质判属火，太宫属土。手太阳之脉循咽下膈抵胃，而所出之经脉，本于足阳明之巨虚上廉，两脉交通于下，所以可同调手太阳下。

24．判角与太角，同左足少阳下。角属木，宜调足少阳胆木。

25.太羽与太角,太羽属水应调足太阳膀胱经上,太角属木,义不可晓。

26.太角与太宫,太角属木,应调右足少阳上,太宫属土,义不详。

27.右徵、少徵、质徵、上徵、判徵。右角、钛角、上角、太角、判角。右商、少商、钛商、上商、左商。少宫、上宫、太宫、加宫、右角宫。众羽、桎羽、上羽、太羽、少羽。五音各分为五,计二十有五之数。

28.黄帝说:妇人无须,是没有血气吗? 岐伯说:冲脉和任脉,都起始于胞中,上行循背里,是经络之海。冲任二脉,从胞中起,分为二道,一道后行,内著脊里而上,一道前行,浮外循腹上络唇口,会于咽喉,其别而行,络于唇口。血气盛则肤充而肉热,血独盛则淡渗皮肤而毫毛生。今妇人之生理,气有余而血不足,因其月经按时而下,而数脱血,冲任之脉不荣口唇,所以须毛不生。

29.黄帝说:男人或有自伤其阴器,阴气绝而不勃起,阳痿不用,然而胡须不落,这是什么原因? 宦官却单单无须,是什么原因? 愿听一听病理。岐伯说:士人虽有伤于阴器,其宗筋未去,冲脉无伤,但宦官去其宗筋,伤其冲脉,血一泻不复,所伤之处皮肤内结,冲任之脉不荣于口唇,所以须毛不生。

30.黄帝说:身为男子,终身无须,如天生之宦官,从没被伤,也没有脱血,但其须不生,是什么原因? 岐伯说:这是天生禀赋不足,其冲任二脉不盛,宗筋不成,只有气,但无血,唇口不荣,所以须毛不生。

31.黄帝说:好啊,圣人通晓万物! 如同日月光影,音声鼓响,听其声就可知其形,除了夫子你,谁还能洞明万物之精呢? 所以圣人审视其颜色,黄赤,太阳、阳明之色,是多热;色见青白,是少阳、阳明之色,为少热;色见黑,是多血少气,美眉是因太阳之血营眉;少阳多血则营髭,所以通髯到颊;阳明多血则营唇,所以美须。这是人合天道,应于天之四时,不分手和足。

32.人之常规之数:太阳平时多血少气,少阳平常多气少血,阳明平常多血且多气,厥阴平常多气少血,少阴平常多气少血,太阴平常多血少气。这是天然平常之数。

百病始生篇第六十六

1.黄帝问于岐伯曰:夫百病之始生也,皆生于风雨寒暑,清湿喜怒。喜怒不节则伤脏,风雨则伤上,清湿则伤下。三部之气,所伤异类,愿闻其会。岐伯曰:三部之气各不同,或起于阴,或起于阳,请言其方。喜怒不节,则伤脏,脏伤,则病起于阴也;清湿袭虚,则病起于下;风雨袭虚,则病起于上,是谓三部。至于其淫泆,不可胜数。

2.黄帝曰:余固不能数,故问先师,愿卒闻其道。岐伯曰:风雨寒热,不得虚邪,不能独伤人。卒然逢疾风暴雨,而不病者,盖无虚,故邪不能独伤人。此必因虚邪之风,与其身形,两虚相得,乃客其形。两实相逢,众人肉坚,其中于虚邪也,因于天时,与其身形,参以虚实,大病乃成。气有定舍,因处为名,上下中外,分为三员。是故虚邪之中人也,始于皮肤,皮肤缓,则腠理开,开则邪从毛发入,入则抵深,深则毛发立,毛发立则淅然,故皮肤痛;留而不去,则传舍于络脉,在络之时,痛于肌肉,故痛之时息,大经乃代;留而不去,传舍于经,在经之时,洒淅喜惊;留而不去,传舍于俞,在俞之时,六经不通,四肢则肢节痛,腰脊乃强;留而不去,传舍于伏冲之脉,在伏冲之时,体重身痛;留而不去,传舍于肠胃,在肠肾之时,贲响腹胀,多寒则肠鸣飧泄,食不化,多热则溏出糜;留而不去,传舍于肠胃之外,募原之间,留著于脉;稽留而不去,息而成积,或著孙脉,或著络脉,或著经脉,或著俞脉,或著于伏冲之脉,或著于膂筋,或著于肠胃之募原,上连于缓筋,邪气淫泆,不可胜论。

3.黄帝曰:愿尽闻其所由然。岐伯曰:其著孙络之脉而成积者,其积往来上下,臂手孙络之居也,浮而缓,不能句积而止之,故往来移行肠胃之间,水凑渗注灌,濯濯有音,有寒则膜膜满雷引,故时切痛;其著于阳明之经,则挟脐而居,饱食则益大,饥则益小;其著于缓筋也,似阳明之积,饱食则痛,饥则安;其著于肠胃之募原也,痛而外连于缓筋,饱食则安,饥则痛;其著于伏冲之脉者,揣之应手而动,发手则热气下于两股,如汤沃之状;其著于膂筋,在肠后者,饥则积见,饱则积不见,按之不得;其著于输之脉者,闭塞不通,津液不下,孔窍干壅。此邪气之从外入内,从上下也。

4.黄帝曰:积之始生,至其已成,奈何? 岐伯曰:积之始生,得寒乃生,厥乃成积也。

5.黄帝曰:其成积奈何? 岐伯曰:厥气生足悗,悗生胫寒,胫寒则血脉凝涩,血脉凝涩则寒气上入于肠胃,入于肠胃则膜胀,膜胀则肠外之汁沫迫聚不得散,日以成积。卒然多食饮,则肠满,起居不节,用力过度,则络脉伤,阳络伤则血外溢,血外溢则衄血;阴络伤则血内溢,血内溢则后血。肠胃之络伤,则血溢于肠外,肠外有寒,汁沫与血相搏,则并合凝聚不得散,而积成矣。卒然外中于寒,若内伤于忧怒,则气上逆,气上逆则六俞不通,温气不行,凝血蕴里而不散,津液涩渗,著而不去,而积皆成矣。

6.黄帝曰:其生于阴者,奈何? 岐伯曰:忧思伤心;重寒伤肺;忿怒伤肝;醉以入房,汗出当风伤脾;用力过度,若入房汗出,则伤肾。此内外三部之所生病者也。

7.黄帝曰:善。治之奈何? 岐伯答曰:察其所痛,以知其应,有余不足,当补则补,当泻则泻,毋逆天时,是谓至治。

【篇目纲要】

本篇共七节。概述百病始生的病因、病理。疾病始生,各有其病因、病理,生活起居不慎,则伤五脏成病。治疗以上各种疾病的法则。

【译释】

1.黄帝问岐伯说:百病开始发生,都是因风雨寒暑,清湿喜怒而生。按:湿从地起,雨从天降,其性虽同,生病有异。寒生于外,清发于内,起有内外,所病各异。喜属阳,主心,怒属阴,主肝,二者所起过分,则伤神魂。喜怒不节则伤脏,脏伤则病起于阴经,名为内伤,风雨袭虚则伤上,病起于上为阳,名为外感,清湿袭虚则病起于下,足阳经感邪则病起于阳,足阴经感之则病起于阴。三部之气,所伤不同,生病各异,愿听一听其总的情形。岐伯说:三部之气各不相同,有的从阴起,有的从阳起,我请求分别论其各部之处。喜怒不节,是五志之病,内伤于脏,所以病起于阴;清湿袭虚,阳邪在表,病起于上,这就是三部之候,发病之始。至其浸淫流洗,则变于不可胜数。

2.黄帝说:诸邪相传,变化为病,我确实无从数量,所以请教先师,愿详尽地听一听百病变化之理。岐伯说:风雨寒热,不得虚邪之气,不能单独伤人。按:虚邪是相对四时正气而言,风从四时正乡来为实风,从其他乡来都是虚邪之风。突然遭逢疾风暴雨而不生病,虽然不是四时正气,因不得虚邪之气,所以不能单独伤人。只有因虚邪之气,与形身虚相感,两虚相感,邪气客于形体而病生。两实相逢,众人肉坚。按:风雨寒暑,为四时正气,为实风。众人肉坚,为人之实形。两实相逢,无邪客之病,因于天时虚风,并身形虚,合以虚实,按:经文之"参"是合的意思,虚,形虚;实,邪气盛实。两者相合,大病则成。邪气定舍之处,即因病处以施病名,如邪舍形头,就为头痛、眩晕等头病名之,舍于腹即以腹痛泄利等腹病名之,舍于足,即以足痛等病名之。上下中外,即头面、尻足、腹及周身之外部,分为三员,即表、内和阴之三员。所以虚邪中伤人,从皮肤开始,表虚则皮肤缓,腠理开,腠理开则邪从毛发侵入,入则抵达深层,邪入深则毛发竖立而淅然发寒,所以皮肤为痛;邪气留滞不去,则入渐深,传舍于络脉,络比经浅,在络之时,痛于肌肉之间,肌肉之痛时渐止息,是邪将离络而深,大经代而受邪;邪留而不去,传舍于经,络浮而浅,经隐而深,邪气自络入经,犹为在表,洒淅恶寒,但经气连脏,因而喜惊;留而不去,传舍于输,凡诸输之穴,都是经气聚会之处,五脏二十五输,六腑三十六输,其所留止,必在关节溪谷之间,邪气自经传舍在输之时,六经为之不通,肢节为之而痛,腰脊为之而强,留而不去,传舍于伏冲之脉,按:伏冲之脉就是在脊之冲脉,以其最深,所以叫伏冲。在伏冲之时,为体重身痛等症。留而不去,传舍于肠胃,邪气自经入脏,邪在肠胃,为奔响腹胀之症,寒则澄澈清冷,水谷不分,为肠鸣飧泄,食不化之症,热则浊垢下注,为溏为糜之症;留而不去,传舍于肠胃之外,募原之间,即皮里膜外,为隐藏曲折之处,气血不易流通,则留著于脉;稽留而不去,止息成积,或著孙脉、或著络脉、或著经脉、或著输脉、或著于伏冲之脉、或著膂筋、或著于肠胃之募原,上连于缓筋,即足阳明筋,因阳明之气主缓,邪气淫泆之变,无处不到,不可胜数。

3. 黄帝说:愿详尽地听一听成积之因。岐伯说:邪著络脉细小之孙络而成积,其积能往来上下,积在大肠小肠之络,皆属手经,络脉浮而浅,缓而不急,不能拘束其积气而留止,所以往来移行于肠胃之间,胃肠之水津,则凑渗注灌,濯濯有声,有寒则为胀满,有雷鸣相引,不时切痛;其著于阳明之经,因足阳明经挟脐下行,所以其为积则挟脐而居,阳明属胃,受水谷之气,饱食则增大,饥饿则减小;其著于缓筋,即缓筋在肌肉之间,似阳明之积,饱则肉壅而痛,饥则气退而安;其著于肠胃之募原,肠胃募原,痛连缓筋,饱则内充,外舒而安,饥则内缩而痛;其著于伏冲之脉,其上行循背里,络于督脉,其下行,注少阴之大络,出于气街,循阴股内廉入腘中,揣按于股,则应手而动,起其手,则热气下行于两股间,如汤沃之状,邪之盛如此;其著于膂筋,脊内之筋叫膂筋,在肠胃之后,饥则肠空而积可见,饱则肠满蔽之,积不可见,按之难得;其著于输之脉,即足太阳脉,所以通血气,若闭塞不通,则津液干壅不下,孔窍干塞。这是邪气从阳而起,必自外而内,从上而下。

4. 黄帝说:积症始生,至其病成,是怎样的过程?按:聚是阳邪,在天叫生,积是阴邪,在地叫成。岐伯说:积之始生,邪得寒气,入舍于足,以为积始,所以叫得寒乃生,寒厥邪气上行入于肠胃,以成于积。

5. 黄帝说:积症是怎样生成的?岐伯说:寒厥逆于下,则足闷生而肢节痛滞不便利,闷生则阳脉虚而胫寒,胫寒则血气凝涩,血脉凝涩则寒气自下而上,渐入肠胃,肠胃寒,则阳气不化而为䐜胀,䐜胀则肠外汁沫迫聚不散,日以成积。突然多饮食,即食不从缓,多而暴,则肠满,肠胃运化不及,则汁溢膜外,与血相搏而成食积,如婴童痞疾之类,起居不节制,用力过度,致使阴阳之络以动其血,淤血得寒,汁沫相聚于肠外,乃成血积。阳络伤则血当内溢而为衄;阴络伤则血当内溢而去后有血。肠胃之络脉伤,则血当溢于肠外,其肠外有寒汁沫与此血相搏,所以并合凝聚,不得散释而积成。突然外中于寒,内伤于忧,有时而怒,则气上逆,气上逆则致使六经之输脉不通,热气不行,凝结蕴裹而不散释,津液凝濇,著而不去,而积之所以形成。

6. 黄帝说:积症从阴而起是什么原因?岐伯说:忧思必伤其心;重寒则伤其肺;忿怒则伤肝;方醉之时过性生活,以致汗出,又着风,则风邪入侵,则伤脾;用力过度,又过性生活,以致汗出,又去洗浴,则伤肾。这是或内或外,或上中下三部随各脏之经络而积病生成之因。

7. 黄帝说:好。怎样医治?岐伯回答说:察审其所痛之处,依次可知晓阴阳表里之病所应,有余不足,有余当泻,不足当补,当补则补,当泻则泻,不逆天时,如春气在肝,及月郭空,月满之类,这就是最好的医治之法。

行针篇第六十七

1.黄帝问于岐伯曰:余闻九针于夫子,而行之于百姓,百姓之血气,各不同形。或神动而气先针行;或气与针相逢;或针已出,气独行;或数刺乃知;或发针而气逆;或数刺病益剧。凡此六者,各不同形,愿闻其方。

2.岐伯曰:重阳之人,其神易动,其气易往也。黄帝曰:何谓重阳之人?岐伯曰:重阳之人,熇熇高高,言语善疾,举足善高,心肺之脏气有余,阳气滑盛而扬,故神动而气先行。黄帝曰:重阳之人而神不先行者,何也?岐伯曰:此人颇有阴者也。黄帝曰:何以知其颇有阴者也。岐伯曰:多阳者,多喜;多阴者,多怒,数怒者,易解,故曰颇有阴。其阴阳之离合难,故其神不能先行也。

3.黄帝曰:其气与针相逢,奈何?岐伯曰:阴阳和调,而血气淖泽滑利,故针入而气出,疾而相逢也。

4.黄帝曰:针已出而气独行者,何气使然?岐伯曰:其阴气多而阳气少,阴气沉而阳气浮者,内藏,故针已出,气乃随其后,故独行也。

5.黄帝曰:数刺乃知,何气使然?岐伯曰:此人之多阴而少阳,其气沉而气往难,故数刺乃知也。

6.黄帝曰:针入而气逆者,何气使然?岐伯曰:其气逆与其数刺病益甚者,非阴阳之气浮沉之势也。此皆粗之所败,工之所失,其形气无过焉。

【篇目纲要】

本篇共六节。概述临床针刺出现的六种症状、成因。

【译释】

1.黄帝问岐伯说:我从夫子你那里听了九针之法,施行于百姓,百姓之气血各不同形。有的神动而气先针以行,有的气与针相遇,有的针已出气独行,有的数刺才痊愈,有的针刺则气逆,有的数刺病情加重。凡此六个方面,情形各不相同,愿听一听其针法。

2.岐伯说:重阳之人,阳气有余,其神易动,其气易往。黄帝说:什么是重阳之人?岐伯说:重阳之人,熇熇而有火之上炎之势,高高而无卑屈之心,言语善急,举足甚高,心肺在上,脏气有余,阳气,即卫气滑盛而扬,用针之际,其神易动,气先针而行。黄帝说：为什么重阳之人却神不先行？岐伯说：此人阳中颇有阴。黄帝说：根据什么知晓其颇有阴？岐伯说：多阳之人必多喜；多阴之人必多怒，重阳之人而怒也数有，比重阴之人易解，所以叫颇有阴。阳中有阴，则阳被阴滞，初虽针入而与阳合，又因阴滞而又相离，所以其神气不能易动而先针以行。

3. 黄帝说：为什么针入则气至与针相逢遇？岐伯说：阴阳和平之人，其气和调，血气淖泽滑利，所以针入即气应相逢。

4. 黄帝说：针已出而气独行，是什么气独行？岐伯说：阴气多而阳气少，阴气多内藏，阳气少浮而在表，内藏，阴性迟缓，所以针虽出，但气随后，所以独行。

5. 黄帝说：数刺痊愈，是什么气导致的？岐伯说：此人阴多阳少，其气难宣，所以数刺才愈。

6. 黄帝说：刺之令人气逆，是什么气导致的？岐伯说：刺之令人气逆和数刺病情反而加重，不是阴阳之气有浮沉之势，按：营气主沉，卫气主浮，刺卫当浅，刺营当深。针入气逆，必是宜浅反深，宜深反浅所致。这都是医工针法不当所败，医工所失针法，不是阴阳表里形气之过。

上膈篇第六十八

1. 黄帝曰：气为上膈者，食饮入而还出，余已知之矣。虫为下膈。下膈者，食晬时乃出，余未得其意，愿卒闻之。岐伯曰：喜怒不适，食饮不节，寒温不时，则寒汁流于肠中，流于肠中则虫寒，虫寒则积聚，守于下管，则肠胃充郭，卫气不营，邪气居之。人食则虫上食，虫上食则下管虚，下管虚则邪气胜之，积聚以留，留则痈成，痈成则下管约。其痈在管内者，即而痛深，其痈在外者，则痈外而痛浮，痈上皮热。

2. 黄帝曰：刺之奈何？岐伯曰：微按其痈，视气所行，先浅刺其傍，稍内益深，逐而刺之，毋过三行，察其沉浮，以为深浅。已刺必熨，令热入中，日使热内，邪气益衰，大痈乃溃。伍以参禁，以除其内，恬憺无为，乃能行气，后以咸苦，化谷乃下矣。

【篇目纲要】

本篇共二节。阐释下膈之症的临床症状、病因、病理，针刺治疗的方法。

【译释】

1. 黄帝说：因气病在膈上，食饮一入，即时还出，我已经知晓了。虫为下膈病因虫则病在膈下，食入周时而复出，我不得其病因，愿详尽地听一听。岐伯说：喜怒不合，食饮不节，寒温失时，导致寒汁流入肠中，汁寒在肠中则虫寒聚于下脘，则在上之胃,在下之肠,都巳充郭,卫气不得上荣,邪气同居于肠胃之中。其人食饮,则虫上食,下脘空虚,下脘空虚则邪入,积聚巳留,留则痈成,痈成则下脘约紧。其痈在下脘之内,即按之其痛深,其痈在下脘之外,即按之其痛浮,痈上之皮也热。按:上膈下膈,就是膈食之症,非脉之关格之症。

2.黄帝说:怎样针刺医治?岐伯说:用手轻按痛上以候察其气,取知痛气所行,观其盛衰,度其浅深,定其刺处之要,视气所行,候其痛傍气来之处,气渐浅刺,后渐深入,反复针入,不能超过三行,候察其气滞沉浮,根据痛之浅深来行针。针刺之后,必须用火熨之,使其热入痛内,日日使之热,则寒邪之气日益衰退,寒去痛溃而愈。休息起居,必参伍宜否,守禁以除内之再伤,必恬淡无为,以养其气,则正气乃行,然后用咸苦等味,以化其谷,则食饮可从之而下。

忧恚无言篇第六十九

1.黄帝问于少师曰:人之卒然忧恚,而言无音者,何道之塞?何气出行,使音不彰?愿闻其方。少师答曰:咽喉者,水谷之道也。喉咙者,气之所以上下者也。会厌者,声音之户也。口唇者,声音之扇也。舌者,声音之机也。悬雍垂者,声音之关者。颃颡者,分气之所泄也。横骨者,神气所使,主发舌者也。故人之鼻洞涕出不收者,颃颡不开,分气失也。是故厌小而疾薄,则发气疾,其开阖利,其出气易;其厌大而厚,则开阖难,其气出迟,故重言也。人卒然无音者,寒气客于厌,则厌不能发,发不能下,至其开阖不致,故无音。

2.黄帝曰:刺之奈何?岐伯曰:足之少阴,上系于舌,络于横骨,终于会厌。两泻其血脉,浊气乃避。会厌之脉,上络任脉,取之天突,其厌乃发也。

【篇目纲要】
本篇共二节。概述忧恚无言之症的临床症状、病因、病理、针刺治疗之法。
【译释】
1.黄帝问少师说:人突然忧愁恨怒,言语无音声,是何道壅塞?何气出行,使音不响亮?愿听一听其病之所在。少师回答说:咽喉是水谷之道。喉咙是宗气上下出入之道。按:人有二喉,一软一硬,软者居后,是咽喉,即水谷之道,通于六腑,硬者居前,是宗气出入之道,所以行呼吸,通于五脏。会厌即喉间之薄膜,即声带,是声音之门户。按:喉间之薄膜,周围会合,上连悬雍,咽喉食息之道得以不乱,赖其庶厌,所以叫会厌。口唇是音声之扇,唇起则声扬。舌是声音之机,舌动则音生。

悬雍垂,即小舌,是音声之关,当气道之冲,是喉间要会。颃颡,即颈中之喉颡,当咽喉之上,悬雍之后,张口可见,颡前有窍,息通于鼻,是分气之所泄。横骨,即喉上之软骨,下连心肺,是神气所使,上连舌本,主举发舌机。所以人鼻洞,即涕液流泄于鼻,涕液流出不收,是颃颡之窍不开,清气不行,浊液聚而下出,是分气失职。所以会厌小而薄,则发气疾速,开阖滑利,出气容易;会厌厚大,则发气迟缓,开阖难,出气慢,所以言语謇涩而重言。人突然无音声,是寒气客于会厌,会厌不能发扬而高,即使发也不能抵抑而下,开阖都有不便,所以突然失音。

2. 黄帝说:怎样针刺医治?岐伯说:足少阴肾经所行之脉,上系于舌,又络于横骨,终于会厌,必两次泻其血脉,则浊气才可除去。会厌之脉,上络于任脉天突之穴,取此穴刺之,其厌才可发动,暴瘖可疗。

寒热篇第七十

1. 黄帝问于岐伯曰:寒热瘰疬在于颈腋者,皆何气使生?岐伯曰:此皆鼠瘘寒热之毒气也,留于脉而不去者也。

2. 黄帝曰:去之奈何?岐伯曰:鼠瘘之本,皆在于脏,其末上出于颈腋之间,其浮于脉中,而未内著于肌肉,而外为脓血者,易去也。黄帝曰:去之奈何?岐伯曰:请从其本引其末,可使衰去,而绝其寒热。审按其道以予之,徐往徐来以去之,其小如麦者,一刺知,三刺而已。

3. 黄帝曰:决其生死奈何?岐伯曰:反其目视之,其中有赤脉,上下贯瞳子,见一脉,一岁死;见一脉半,一岁半死;见二脉,二岁死;见二脉半,二岁半死;见三脉,三岁而死。见赤脉不下贯瞳子,可治也。

【篇目纲要】

本篇共三节。概述瘰疬之临床症状、病因、病理,诊断治疗此病的方法。

【译释】

1. 黄帝问岐伯说:先天水火寒热之毒气,留于脉中,在颈腋,病发鼠瘘瘰疬之疮,是何气致使而生的?岐伯说:这都是鼠瘘寒热之毒气,留滞其脉而不去造成的。按:瘰疬之状,累然而历贯上下,在颈腋之间都有。因其形如鼠穴,塞其一,复穿其一,又叫鼠瘘。因寒热之毒,留在经脉,联络不止。一叫结核,连续是瘰疬,俗称老鼠疮,形长如蚬哈之状,是马刀,又叫胁肋下是马刀。

2. 黄帝说:怎样除去?岐伯说:鼠瘘之本,都在五脏,其末上出于颈腋,浮于脉中,内没有附着肌肉,外还没有脓血,容易消除。黄帝说:怎样消除? 岐伯说:当从何脏之本,以引其在外之末,可使渐衰而绝其寒热。审按其脉道,来取穴而针刺,徐往徐来以去其病,内有小如麦粒之疮,一刺则知其病之将去,三刺则病自已。

3. 黄帝说:怎样判决其生死? 岐伯说:翻起眼皮审视,有赤脉上下贯穿瞳子,见一脉,一年则死;见一脉半,一岁半死;见二脉,二岁死;见二脉半,二岁半死;见三脉,三岁死。赤脉不上下贯瞳子,可以疗治而愈。按:目为宗脉所聚,瞳子是骨之精。寒热已成,成在太阳,太阳是目上纲,其脉下见,令太阳经溢入络中,甚者并于络中,下贯瞳子,为寒热所伤,所以可因脉贯瞳子之状,定其死期。

邪客篇第七十一

1. 黄帝问于伯高曰:夫邪气之客人也,或令人目不瞑,不卧出者,何气使然? 伯高曰:五谷入于胃也,其糟粕、津液、宗气,分为三隧。故宗气积于胸中,出于喉咙,以贯心脉,而行呼吸焉。营气者,泌其津液,注之于脉,化以为血,以荣四末,内注五脏六腑,以应刻数焉。卫气者,出其悍气之慓疾,而先行于四末分肉皮肤之间,而不休者也。昼日行于阳,夜行于阴,常从足少阴之分间,行五脏六腑。今厥气客于五脏六腑,则卫气独卫其外,行于阳,不得入于阴。行于阳则阳气盛,阳气盛则阳跻陷,不得入于阴,阴虚,故目不瞑。

2. 黄帝曰:善。治之奈何? 伯高曰:补其不足,泻其有余,调其虚实,以通其道,而去其邪。饮以半夏汤一剂,阴阳已通,其卧立至。黄帝曰:善。此所谓决渎壅塞,经络大通,阴阳和得者也。愿闻其方。伯高曰:其汤方,以流水千里以外者八升,扬之万遍,取其清五升,煮之,炊以苇薪,火沸,置秫米一升,治半夏五合,徐炊,令竭为一升半,去其滓,饮汁一小杯,日三,稍益,以知为度,故其病新发者,复杯则卧,汗出则已矣。久者,三饮而已也。

3. 黄帝问于伯高曰:愿闻人之肢节以应天地,奈何? 伯高答曰:天圆地方,人头圆,足方以应之。天有日月,人有两目;地有九州,人有九窍;天有风雨,人有喜怒;天有雷电,人有声音;天有四时,人有四肢;天有五音,人有五脏;天有六律,人有六腑;天有冬夏,人有寒热;天有十日,人有手十指;辰有十二,人有足十指,茎垂以应之,女子不足二节,以抱人形;天有阴阳,人有夫妻;岁有三百六十五日,人有三百六十五节;地有高山,人有肩膝;地有深谷,人有腋腘;地有十二经水,人有十二经脉;地有泉脉,人有卫气;地有草蓂,人有毫毛;天有昼夜,人有卧起;天有列星,人有牙齿;地有小山,人有小节;地有山石,人有高骨;地有林木,人有募筋;地有聚邑,人有胭肉;岁有十二月,人有十二节;地有四时不生草,人有无子。此人与天地相应者也。

4. 黄帝问于岐伯曰:余愿闻持针之数,内针之理,纵舍之意,扞皮开腠理,奈何? 脉之屈折,出入之处,焉至而出? 焉至而止? 焉至而徐? 焉至而疾? 焉至而入? 六腑之输于身者,余愿尽闻。少叙别离之处,离而入阴,别而入阳,此何道而从行? 愿尽闻其方。岐伯曰:帝之所问,针道毕矣。黄帝曰:愿卒闻之。

5. 岐伯曰:手太阴之脉,出于大指之端,内屈,循白肉际,至本节之后太渊,留以澹;外屈,上于本节之下;内屈,与阴诸络会于鱼际,数脉并注,其气滑利,伏行壅骨之下;外屈,出于寸口而行,上至于肘内廉,入于大筋之下;内屈,上行臑阴,入腋下;内屈,走肺。此顺行逆数之屈折也。

6. 心主之脉,出于中指之端,内屈,循中指内廉以上,留于掌中,伏行两骨之间;外屈,出两筋之间,上至肘内廉,入于小筋之下,留两骨之会,上入于胸中,内络于心肺。

7. 黄帝曰:手太阴之脉,独无俞,何也? 岐伯曰:少阴,心脉也。心者,五脏六腑之大主也,精神之所舍也,其脏坚固,邪弗能容也。容之则心伤,心伤则神去,神去则死矣。故诸邪之在于心者,皆在于心之包络。包络者,心主之脉也,故独无俞焉。

8. 黄帝曰:少阴独无俞者,不病乎? 岐伯曰:其外经病而脏不病,故独取其经于掌后锐骨之端。其余脉出入屈折,其行之徐疾,皆如手少阴心主之脉行也。故本俞者,皆因其气之虚实疾徐以取之,是谓因冲而泻,因衰而补,如是者,邪气得去,真气坚固,是谓因天之序。

9. 黄帝曰:持针纵舍奈何? 岐伯曰:必先明知十二经脉之本末,皮肤之寒热,脉之盛衰滑涩。其脉滑而盛者,病日进;虚而细者,久以持;大以涩者,为痛痹。阴阳如一者,病难治。其本末尚热者,病尚在;其热以衰者,其病亦去矣。持其尺,察其肉之坚脆,大小滑涩,寒温燥湿。因视目之五色,以知五脏,而决死生。视其血脉,察其色,以知其寒热痛痹。

10. 黄帝曰:持针纵舍,余未得其意也。岐伯曰:持针之道,欲端以正,安以静。先知虚实而行疾徐。左手执骨,右手循之。无与肉果。泻欲端以正,补必闭肤。辅针导气,邪得淫泆,真气得居。

11. 黄帝曰:扞皮开腠理,奈何? 岐伯曰:因其分肉,左别其肤,微内而徐端之,适神不散,邪气得去。

12. 黄帝问于岐伯曰:人有八虚,各何以候? 岐伯答曰:以候五脏。黄帝曰:候之奈何? 岐伯曰:肺心有邪,其气留于两肘;肝有邪,其气流于两腋;脾有邪,其气留于两髀;肾有邪,其气留于两腘。凡此八虚者,皆机关之室,真气之所过,血络之所游。邪气恶血,固不得住留。住留则伤筋络,骨节机关不得屈伸,故病挛也。

【篇目纲要】

本篇共十二节。概述失眠之症的临床病理,治疗此病的方法,介绍第十一方半夏秫米汤方,人与天地相应之象,手太阴、手心主、手少阴三脉的生理特征,持针纵舍之法。

【译释】

1. 黄帝问伯高说:邪气客人,有的令人目不得瞑,有的令人寐无从生不卧而出于外,是什么气造成的?伯高说:五谷入胃,其糟粕、津液、宗气,分为三隧。宗气积于胸中,从喉咙呼出,以贯心脉而行呼吸为上焦。营气从中焦而起,分泌五谷津液,变化成血脉,循脉营于手足四末,内回注入五脏六腑之中,百刻之内,其脉数与刻数相应。按:人一呼脉行三寸,一吸脉行三寸,呼吸总为一息,则脉行六寸,人一日一夜,计有一万三千五百息,脉行八百一十丈,五十营,水下百刻,其脉数与刻数相应。卫气是水谷之悍气,其气慓疾滑利,由下焦之气,以升于中上二焦,不随宗气以行,而先行于四肢、分肉、皮肤之间且不休。白天行于阳经,必从足太阳始,夜间行于阴经,必从足少阴始,即常从足少阴之分,间行于五脏六腑。今厥气客于五脏六腑,则卫气独卫其外而行于阳,不得内入于阴。行于阳则外之阳气盛,阳气盛则阳跷之脉不得入于阴,致内之营气虚陷,阴跷之脉不得与阳相通,致使阳盛阴虚,所以目不得瞑。

2. 黄帝说:好。怎样医治?伯高说:补其不足,即补阴跷所出足少阴之照海穴,泻其有余,即泻阳跷所出足太阳之申脉穴,若阴盛阳虚而多卧,自当补阳泻阴,调和虚实,以疏通其经脉之道而除去其厥逆之邪。既刺之后,当用药治之,凡失眠不卧之症,邪实则多属外因,营虚多属内因,饮用半夏汤一剂,厥气既消,内外气通,则目合,其卧立至。黄帝说:好。这就是沟渎水塞,决之则通,阴阳气塞,针液导之,则经络大通,阴阳调和相得。愿听一听半夏汤方。伯高说:半夏汤方用流水来自千里之外八升,沸扬万遍,滤清五升煮之,炊烧苇薪,火沸之时,放入秫米一升,治半夏五合,徐徐炊之,使之竭剩一升半,去其药渣,饮汁一小杯,一日服三次,稍有所益,自有所知觉,则渐可瞑目而卧,以知觉为停药之限度,所以病新生发,翻杯则卧,汗出则愈。病久远,饮三次则病愈。

3. 黄帝问伯高说:愿听一听人之肢节形体,与天地相应,是怎样比类相对应的?伯高回答说:天圆地方,人头圆,属阳居上而应天,人足方,属阴居下而应地。天有日月照临万方,人有眼目明见万象;地有九州,冀、兖、青、徐、扬、荆、豫、梁、雍,人有九窍,头七窍,下二阴,清阳出上窍,有阳中之阴阳,浊阴出下窍,有阴中之清浊;天有摧拉之风霖溃之雨,人有甘和之喜,雷霆之怒;阴阳相搏,天地发为雷电,情志所见,人物发为音声;天有春夏秋冬四时,人有左右上下手足;天有宫商角徵羽五音,人有肺心肝脾肾五脏;天有阴阳六律,即六阳律黄钟、太簇、姑洗、蕤宾、夷则、无射,六阴律大吕、夹钟、仲吕、林钟、南吕、应钟,人有胃、胆、大肠、小肠、三焦、膀胱六腑;天有寒冬暑夏,人有体寒身热;天有天干十日,人有左右十指;时辰有十二地支,人有足十指并生殖器相应,女子少此二节,以抱人形;天为阳,地为阴,夫为阳,妻为阴;一年有三百六十五天,人身有三百六十五骨节;地有高山,人有肩膝;地有深谷,人有腋腘;地有十二经水,人有十二经脉;泉脉流出地下,卫气行于肉中;地有草蕈之端,人有毫毛之美;昼为阳,人应阳而起,夜为阴,人应阴而卧;天有列星分布,人有牙齿满口;地有小山,人有小骨指节;地有山石凸露,人有高骨形身;地有林木幕覆,人有募筋联络;地有聚邑之众,人有䐃肉之肌;岁有十二月,人有十二节;地有四时不毛之处,人有不生不育男女。这就是人和天地相比类对应的情形。

4.黄帝问岐伯说:我愿听一听持针之法,所纳之理,或纵针而不持,或舍针而不再用,扞人之皮以开其腠理,是为什么?经脉有曲折出入之处,何所至而出针?何所至而止针?何所至用针徐迟?何所至用针疾速?何所至入针?六腑之经气运于人身,有别有离,我愿全部听一听用针之义。少叙别离之处,离阳而入于阴,别阴而入于阳,这是从什么脉道为之而行?愿全面听一听经脉出入离合之处。岐伯说:帝之所问,针道完备。黄帝说:愿全面听一听。

5.岐伯说:手太阴肺经之脉,出于大指之端少商穴,内屈循白肉之际,按:白肉属阴经,赤肉属阳经,阴阳之经以赤白肉际为界。至本节后太渊穴,凡脉会太渊,留止于此而淡渗诸经;从外而曲,上于本节之下;又从内而曲,上于本节之下;又从内而曲,与阴经诸络会于鱼际,数经之脉并注于此,其气滑利,伏行壅骨之下,即掌后高骨之下;外往少曲,出于寸口之太渊穴而行,所以叫脉会太渊穴而行,上从经渠、列缺、孔最,又至肘内之侠白穴,入于大筋之下;从内少曲,上行臑之阴廉,入腋下之云门、天府;又内曲走肺,此则从外而走内者为逆,若自云门、中府以出少商,则自内而出外者为顺。这就是顺行逆数之屈折。

6.心主之脉,即手厥阴心包络之脉,其脉行于中指之端中冲穴,从内少曲,循中指之内廉以上,留于掌中之劳宫穴,伏行于两骨之间;外曲而行,出于两筋之间,是骨肉之际大陵穴之所在,其气滑利,上于二寸之内关穴;又外屈出行两筋之间,上至肘之内廉曲泽穴,入于小筋之下,留于两骨之会,上入胸中之天泉、天池,而内络于心肺两经,这是心包络经顺行逆数之屈折。

7.黄帝说:为什么手少阴之脉独无治病之腧?岐伯说:手少阴经是心经之脉。心是五脏六腑之大主,是精神之所舍,其脏坚固,邪不能容,若邪气容留,则心伤神去而死。所以诸邪在心,都不在心而在心之包络。心包络是心主之脉,治疗心病,治心包络之经即可,所以手少阴之脉独无腧。

8.黄帝说:手少阴心经独无腧,难道无病吗?岐伯说:心经之病在外经而不在内脏,所以只取其本经掌骨之端神门穴。其余脉之出入曲折,所行之徐疾,都如手厥阴心包络之脉所行。所以本经《本腧》篇论治手少阴,即治心包络经,都是调其气之虚实疾徐以取穴,是因邪气所冲而泻之,真气衰而补之,如此则邪气去而真气固,这叫循天道四时之序。

9. 黄帝说:什么是持针纵舍之法? 岐伯说:必先明知手足十二经脉之本末,各经何起何止,皮肤之寒热,各经分肉,谁寒谁热,人迎气口之脉盛衰滑涩。若其脉滑且盛,病当日进;脉之虚细,病当久且持;若大而带涩,当为痛痹。如人迎气口若一,则脉成关格,病当难治。胸腹为本,四肢为末,本末尚热,其病还在;本末之热已衰,其病也去。必须按察尺部之脉,审其肉之坚脆,脉之小大滑涩,体之寒温燥湿。查看目之五色,以知其五脏,决其死生。检视其血脉是否陷下,察其五色,以知其寒热痛痹,然后才可以行持针纵舍之法。

10. 黄帝说:持针纵舍之法,我没有理解其含义。岐伯说:持针之法,要端且正,安且静。先了解病之虚实,根据虚实行疾徐之法。先用左指按病人之骨,右手循穴施针。针入时勿与肉相果,即进针速度要快。行泻法必须端且正,行补法必闭其肤之针孔。助针导气,邪气可淫泆而散,真气在内而居。

11. 黄帝说:怎样扞皮肤开腠理? 岐伯说:因其分肉之在何经而扞分其皮,以开其腠理而入刺之,按:恐伤其皮而开腠理。先用左手别其皮肤,右手微纳其针,徐徐端正其针以入之,其神气自然不散,邪气才得以离去,这就是扞皮肤开腠理之法。

12. 黄帝问岐伯说:人有八虚,各主候察什么? 岐伯说:可因八虚以察五脏之病。黄帝说:怎样候察? 岐伯说:肺心有邪气,邪气当流于两肘。按:肺经之脉,自胸之中府,以入两肘之侠白等穴;心之经脉,自肘上极泉,以行于少海等穴;肝之有邪其邪当流于两腋,按:肝之经脉,自足大指之大敦穴,以行于腋下之期门等穴。脾之有邪,其邪气当流于两髀;按:脾之经脉,自足大指之隐白穴,以行于髀之血海等穴。肾有邪,其邪气当流于两腘,按:肾之经脉,自足心涌泉穴,以行于腘之阴谷等穴。凡此八虚,都是机关之室,真气之所过,血络之所游。不是邪气恶血可以住留之所。若住留则经络伤,骨节机关不得屈伸,其病当成拘挛之疾。病始因五脏虚而邪气流于八所,所以八虚可以候五脏。

通天篇第七十二

1. 黄帝问于少师曰:余尝闻人有阴阳,何谓阴人? 何谓阳人? 少师曰:天地之间,六合之内,不离于五,人亦应之,非徒一阴一阳而已也,而略言耳,口弗能遍明也。黄帝曰:愿略闻其意,有贤人圣人,心能备而行之乎?少师曰:盖有太阴之人,少阴之人,太阳之人,少阳之人,阴阳和平之人。凡五人者,其态不同,其筋骨气血各不等。

2. 黄帝曰:其不等者,可得闻乎?少师曰:太阴之人,贪而不仁,下齐湛湛,好内而恶出,心和而不发,不务于时,动而后之,此太阴之人也。

3. 少阴之人,小贪而贼心,见人有亡,常若有得,好伤好害,见人有荣,乃反愠怒,心疾而无恩,此少阴之人也。

4. 太阳之人,居处于于,好言大事,无能而虚说,志发乎四野,举措不顾是非,为事如常自用,事虽败,而常无悔,此太阳之人也。

5. 少阳之人,諟谛,好自责,有小小官则高自宜,好为外交,而不内附,此少阳之人也。

6. 阴阳和平之人,居处安静,无为惧惧,无为欣欣,婉然从物,或与不争,与时变化,尊则谦谦,谭而不治,是谓至治。

7. 古之善用针艾者,视人五态,乃治之。盛者泻之,虚者补之。

8. 黄帝曰:治人之五态奈何?少师曰:太阴之人,多阴而无阳,其阴血浊,其卫气涩,阴阳不和,缓筋而厚皮,不之疾泻,不能移之。

9. 少阴之人,多阴少阳,小胃而大肠,六腑不调,其阳明脉小,而太阳脉大,必审调之,其血易脱,其气易败也。

10. 太阳之人,多阳而少阴,必谨调之,无脱其阴,而泻其阳。阳重脱者易狂;阴阳皆脱者,暴死,不知人也。

11. 少阳之人,多阳少阴,经小而络大,血在中而气外,实阴而虚阳。独泻其络脉则强,气脱而疾,中气不足,病不起也。

12. 阴阳和平之人,其阴阳之气和,血脉调,谨诊其阴阳,视其邪正,安容仪,审有余不足,盛则泻之,虚则补之,不盛不虚,以经取之。此所以调阴阳,别五态之人者也。

13. 黄帝曰:夫五态之人者,相与毋故,卒然新会,未知其行也,何以别之?少师答曰:众人之属,不知五态之人者,故五五二十五人,而五态之人不与焉。

14. 五态之人,尤不合于众者也。黄帝曰:别五态之人,奈何?少师曰:太阴之人,其状黮黮然黑色,念然下意,临临然长大,腘然未偻,此太阴之人也。

15. 少阴之人,其状清然窃然,固以阴贼,立而躁崄,行而似伏,此少阴之人也。

16. 太阳之人,其状轩轩储储,反身折腘,此太阳之人也。

17. 少阳之人,其状立则好仰,行则好摇,其两臂两肘,则常出于背,此少阳之人也。

18. 阴阳和平之人,其状委委然,随随然,颙颙然,愉愉然,暶暶然,豆豆然,众人皆曰君子,此阴阳和平之人也。

【篇目纲要】

本篇共十八节。概述五态之人各自的性情、生理特征、形态特征,治疗五态之人的处方。

【译释】

1.黄帝问少师说:我曾听说人有阴阳,怎样是阴人?怎样是阳人?少师说:天地之间,六合之内,数不离五,人也与之相对应,不只是一阴一阳而已,只是大略说说罢了,口说不能遍明。黄帝说:愿大略听一下其含义,有贤人圣人,其心智本异于常人,能够兼备阴阳而行之吗?少师说:有太阴之人,少阴之人,太阳之人,少阳之人,阴阳和平之人。凡此五种人,其情态不一样,其筋骨气血各不相同。按:一阴一阳,太极始生之两仪,应阴阳和平之人。太阴、少阴、太阳、少阳,应两仪所生之四象。太阴、少阴、太阳、少阳,不是经络之三阴、三阳,天赋之纯阴叫太阴,多阴少阳叫少阴,纯阳叫太阳,多阳少阴叫少阳,共分为五态。虽是以禀赋为言,至于血气疾病之变,也有纯阴纯阳、寒热微甚及阴阳和平之异。所以阳脏偏宜于寒,阴脏偏宜于热,或先阳而后变为阴,或先阴而后变为阳,医家临床,不可不察。

2.黄帝说:其不一样之处可以听一听吗?少师说:太阴之人,贪婪且不仁义,貌似谦下整齐,却内存阴险,外假谦虚,有所得则喜,有所费则怒,似和气,不即刻顺应,但或有举动,必定随人后起,观人利害,以为趋避。此其深情厚貌,奸狡虚诈之情如此。

3.少阴之人,小贪比太阴之人小异,其心以贼害为主,同等于太阴之不仁,即贪小利而心残贼,见人有所失则喜,若己有得,好伤好害,见人有荣耀则怒,若己有失,内心忌妒而无恩,幸灾乐祸。此阴险贪残,小人之品,少阴之人配之。

4.太阳之人,居处自足无争,说话喜夸张而虚说,必妄好强,事不怕人知,举措粗疏不精,为事庸常而喜自用,即使失败,却也自是不移,无反悔之心。此太阳之人有始无终,虎皮羊质之情态。

5.少阳之人,审而又审,小有聪明而妄自尊贵,有小小官则高自宜,局量褊浅,易盈满自大,好为外交而不内附,阳性外务,务虚文。此少阳之人妄自尊大,不识大体之情态。

6.阴阳和平之人,安静处顺而不妄动,心有所主,才能不动,贫贱不能移,威武不能屈,因而无惧惧之畏,利欲不为动,富贵不能淫,所以无欣欣之喜,时移则事变,世更则俗易,因时而致宜,能阴能阳,能弱能强,随机动静,与化推移,与时俱进,位尊而志谦,无为而治,不治之治,此阴阳和平之人的情态。按:人有三怨:爵高位尊,人妒之,官大权重,主恶之,禄厚财多,怨逮之。(狐丘丈人语)孙叔敖曰:吾爵益高,吾志益下,吾官益大,吾心益小,吾禄益厚,吾施益博。以是免于三怨可乎?《易》曰:天地盈亏而益谦,地道变盈而福谦,人道恶盈而好谦。谦尊而光,卑而不可踰,君子之终也。

7. 古之善用针灸之人,必定审视五人之态医治。偏阳之人,泻阳补阴,偏阴之人,泻阴补阳。

8. 黄帝说:怎样医治五态之人?少师说:太阴之人,无阳则气少,血浊不清,卫气涩滞,阴阳不和,气少不行,所以筋缓,阴体重浊,所以皮厚,筋缓且皮厚血浊,不疾泻不能移其病。

9. 少阴之人,多阴少阳,胃小则阳明之脉小,肠大则手太阳小肠之脉大,所以六腑不调,阳明脉小,生阳之本不足,太阳之气,生于水中,太阳脉大,寒水之气盛,必须候审调和,因气少不能摄血,所以易致其血易脱,气易败。

10. 太阳之人,多阳而少阴,必须谨慎调和,阴少则不可脱其阴,当可泻其阳。阳为阴之固,若阴气重脱,则为阳狂;阴阳皆脱,则暴死不知人,阳为阴之固,阴为阳之守,阳气生于阴中,阴重脱则阳也脱。

11. 少阳之人,多阳少阴,经脉深而属阴,络脉浅而属阳,多阳而络大,少阴而经小,血脉在中,气络在外,当实其阴经而泻其阳络。但如果单独泻络脉,则身强,少阳之人,以气为主,泻之太过,致气脱疾速而出,则中气不足,病不能起。

12. 阴阳和平之人,其阴阳之气调和,诊其阴阳,血有阴阳而调,视其邪正,安其容仪,察形中之阴阳,审其有余不足,盛则泻之,虚则补之,调其气之盛虚,气无盛虚,以经取之,调其血之虚实。这就是调和阴阳,区别医治五态之人的处方。

13. 黄帝说:五态之人,偶然相遇,突然相会,不知其行,根据什么分辨?少师回答说:平常之人,不能知晓五态之人,所以五音五五二十五人,和五态之人不一样。

14. 五态之人,尤其与众不同。黄帝说:怎样辨别五态之人?少师说:太阴之人,其外表色黑不明,意念不扬,临临然胭胫长大,直身而不伛偻,这是识别太阴无阳之人的情态。

15. 少阴之人,其外貌似清,行如鼠雀,残贼之心坚不可破,站立则躁而不静,阴险之性时多观望,其行伏如伛偻,内藏沉思反侧之心,这是识别少阴阴险之人的情态。

16. 太阳之人,其外貌高大轩昂,盈盈自得,仰腰挺腹,其胭似折,这是识别妄自尊大之太阳之人的情态。

17. 少阳之人,其外貌站立则好上仰而志务高,行则好摇而性多动,其两臂两肘常出于背,喜露而不喜藏,这是识别妄自尊贵,不识大体之少阳之人的情态。

18. 阴阳和平之人,其外貌雍容自得,和光同尘,尊严敬慎,悦乐可亲,周旋合度,磊落不乱,人人得而敬爱,都叫君子,这是识别得天地阴阳和平之正气的阴阳和平之人的情态。

卷之十一

官能篇第七十三

1. 黄帝问于岐伯曰:余闻九针于夫子,众多矣,不可胜数,余推而论之,以为一纪。余司诵之,子听其理,非则语余,请正其道,令可久传,后世无患。得其人乃传,非其人勿言。岐伯稽首再拜曰:请听圣王之道。黄帝曰:用针之理,必知形气之所在,左右上下,阴阳表里,血气多少,行之逆顺,出入之合,谋伐有过。知解结,知补虚泻实,上下气门,明通于四海。审其所在,寒热淋露以输异处,审于调气,明于经隧,左右肢络,尽知其会。寒与热争,能合而调之,虚与实邻,知决而通之,左右不调,把而行之,明于逆顺,乃知可治,阴阳不奇,故知起时。审于本末,察其寒热,得邪所在,万刺不殆。知官九针,刺道毕矣。

2. 明于五俞徐疾所在,屈伸出入,皆有条理。言阴与阳,合于五行,五脏六腑,亦有所藏。四时八风,尽有阴阳,各得其位,合于明堂,各处色部,五脏六腑,察其所痛,左右上下,知其寒温,何经所在。审皮肤之寒温滑涩,知其所苦;膈有上下,知其气所在。先得其道,稀而疏之,稍深以留,故能徐入之。大热在上,推而下之;从上下者,引而去之;视前痛者,常先取之。大寒在外,留而补之;入于中者,从合泻之。针所不为,灸之所宜。上气不足,推而扬之;下气不足,积而从之;阴阳皆虚,火自当之。厥而寒甚,骨廉陷下,寒过于膝,下陵三里。阴络所过,得之留止,寒入于中,推而行之;经陷下者,火则当之;结络坚紧,火所治之。不知所苦,两跷之下,男阴女阳,良工所禁,针论毕矣。

3. 用针之服,必有法则,上视天光,下司八正,以辟奇邪,而观百姓,审于虚实,无犯其邪。是得天之灵,遇岁之虚,救而不胜,反受其殃,故曰必知天忌。

4. 乃言针意,法于往古,验于来今,观于窈冥,通于无穷。粗之所不见,良工之所贵。莫知其形,若神髣髴。

5. 邪气之中人也,洒淅动形;正邪之中人也,微先见于色,不知于其身,若有若无,若亡若存,有形无形,莫知其情。是故上工之取气,乃救其萌芽;下工守其已成,因败其形。

6. 是故工之用针也,知气之所在,而守其门户,明于调气,补泻所在,徐疾之意,所取之处。泻必用员^①,切而转之,其气乃行,疾而徐出,邪气乃出,伸而迎之,遥大其穴,气出乃疾。补必用方^②,外引其皮,令当其门,左引其枢,右推其肤,微旋而徐推之,必端以正,安以静,坚心无解,欲微以留,气下而疾出之,推其皮,盖其外门,真气乃存。用针之要,无忘其神。

7.雷公问于黄帝曰:《针论》曰:得其人乃传,非其人勿言,何以知其可传? 黄帝曰:各得其人,任之其能,故能明其事。雷公曰:愿闻官能奈何? 黄帝曰:明目者,可使视色;聪耳者,可使听音;捷疾辞语者,可使传论;语徐而安静,手巧而心审谛者,可使行针艾,理血气而调诸逆顺,察阴阳而兼诸方;缓节柔筋而心和调者,可使导引行气;疾毒言语轻人者,可使唾痈咒病;爪苦手毒,为事善伤者,可使按积抑痹。各得其能,方乃可行,其名乃彰。不得其人,其功不成,其师无名。故曰:得其人乃言,非其人勿传,此之谓也。手毒者,可使试按龟,置龟于器下而按其上,五十日而死矣,手甘者,复生如故也。

校:①"圆"当为"方"。②"方"当为"圆"。

【篇目纲要】

本篇共七节。阐释针刺之道,诊断心法、针刺心法,介绍补用方、泻用圆的针刺手法,尽人之能各授其技的用人原则。

【译释】

1.黄帝问岐伯说:我从夫子你那听到的九针之法众多,不可胜数,我推演论证,可以作为总纲一纪。我诵咏你所传授的针理章句,你听其理,错误的地方告诉我,请纠正其法,使之可长久流传,后世无患。得逢其人才可传授,非其人不可言语。岐伯稽首再拜说:我请求听一听圣王之道。按:道在岐伯,授之与帝,帝得之于神,故称圣王之道。黄帝说:用针之理,必须知晓形中血气之所在,左右之上下,阴阳表里,血气多少,皮肤经脉之血气,交相逆顺而行,经脉外内之气血,本标出入之离合。有过之脉宜伐而去之,契绍之门户,有结而不通,宜解而开之,知晓六腑气街之门户,虚实之坚软而施补泻。明了通晓膻中、冲脉、胃腑、脑髓四海之出入,审其所在,寒热阴阳之血气,中焦所生之津液,当知膻中之宗气,输于经脉之外内,以应呼吸漏下;冲脉之血气,半输于十二经脉之中,半散于皮肤之外;胃腑所生之津液,淖泽注于骨而补益脑髓,知胃腑所出之血气,注于经隧,明确经隧是五脏六腑之大络,左右支络,左注右而右注左,左右上下,与经相干,分布四肢,出于络脉,与脉外之气血相会于皮肤分肉间。寒与热争,是阴阳之气不和,当合而调之;虚与实邻,是气和血不和,当知决而通之;左右不调,是人迎气口不调,当犯而行之。必明确经脉医治之逆顺,才可医治。阴阳不奇,是脏腑阴阳交相配合,十二经脉交相贯通,故知晓病发起之时,如乘秋则肺先受邪,乘春则肝先受邪之类。审察病之标本,候察寒热阴阳之邪,知阴阳血气流行出入,得知病邪之所在,则万刺也不会有危殆。知晓九针功能之所任,刺法之理就完备了。

2. 明知五输之虚实，则知针法徐疾之所在，脏腑之十二经脉，屈伸出入，都有循度之条理。按：五脏有井、荥、输、经、合之五输，五五二十五输，六腑有井、荥、输、原、经、合之六输，六六三十六输。论五脏六腑，合于天之阴阳，地之五行，五脏藏五神志，六腑传道水谷，胆是中精之腑，膀胱为津液之所藏。四时八风，全都有阴阳，即天道有阴阳五行，人身之面部，各得其五行之位，合于明堂及各处之色部，其面部之分为五脏六腑，可以察其身之所痛，其色见于左右上下，可以知其何经之寒温。审察皮肤之寒温滑涩，能知其病之所苦；膈有上下，心肺居膈上，脾居中州，肝肾居膈下，必知其病气所在。先得其经脉之道，然后用针，稀而疏之，以导气出，稍深以留，以致谷气，能徐而入之，知谷气已至，复使气入。有大热在上，则当推针而使之下，即高者抑之；热从下而上，当引针而去其邪，即外者发之；视先痛之处，当先取穴以刺之，即凡病必先治其本。大寒在外，当留其针以补之；大寒入中，当从合穴以泻之。凡病有针所不当用之处，当用灸以治之。上气不足，当推入其针以扬之；下气不足，当积其针以顺之，即气本于下之所生；阴阳皆虚，针所难用，用火灸之。厥而寒甚，或骨廉下陷，或寒过于膝，当取足阳明之下陵足三里穴以补之。阴络所过，为寒留止，寒入于中，必推其针而行以散之；经脉陷下，灸以当之；络脉结而坚紧，也用灸来医治。不知病之所苦，男子以阳跷为经，阴跷为络，女子以阴跷为经，阳跷为络，男忌取阴跷，女忌取阳跷，是良医所禁。针论全部完毕。

3. 用针之事，必有法则，当知天忌。当上视天光，因天之序，盛虚之时，移光定位，正立而待，候天之阳，以助人之气，下司八正，候八风之虚邪以时至，以避除奇邪，观察百姓，候审虚风实风，勿触犯其邪，得天之露，即清邪中上，阳中雾露之气，遇岁之虚，逢年之虚，值月之空，失时之和，救而不能胜邪，反受其灾殃。所以说必知天忌。

4. 针法之妙，取法往古，先知《针经》，验于来今，先知日之寒温，月之虚盛，以候气之浮沉，调之于身，观其立有所验，观于窈冥，形气营卫不形于外，医者独知，根据日之寒温，月之虚盛，四时气之浮沉，参伍相合而调之，医者常先见之，然而不形于外，通于无穷，可以传于后世。粗工凭意想，唯睹病人之形，不见天道，良医神使，独鉴其所贵，不形见于外。所以莫知其形，若神仿佛于真。

5. 虚邪中伤人严重，会令人洒渐动形；正邪中伤人轻微，先见于色而不知于身，若有若无，若亡若存，有形无形，不知其情。所以上工必先见三部九候之气，尽调不败而救其萌芽；下工不知三部九候之相失，救其已成，因病而败其形。

6. 所以医工用针，当知三部九候之病脉处而治之，即守其空穴门户疗之，明确调气补泻所在之处，徐疾之意，所取之穴处。泻必用方，因气方盛，因月方满，因日方温，因身方定，因息方吸而纳针，候其方吸而转针，候其方呼而徐引针，即切而转之，其气乃行，疾而徐出，邪气乃出，伸而迎之，必摇大其穴，邪气之出自速。补必用圆,圆即行,行即移,刺必中其营,因吸排针,外引其枢,右手推其肤,微旋而徐推其针,其针必端正安静,坚定信念,不可懈怠,如待贵人,不知日暮,神无营于物,微留其针,候气下而疾出针,即推其皮,以盖其外门,真气乃得存留。补泻虽殊,但用针之要法,当无忘人之神。

7. 雷公问黄帝说:《针论》中说,得获其人,才可传授针法,不是可传之人,不可言语,根据什么可以知道可传不可传?黄帝说:各得其人,因才而器使,人受命于天,各不同性,性既不同,所能各异,量能用人,则所为必当,能明其事。雷公说:愿听一听什么是官能?黄帝说:明目而俱视独见,可以视面部五行变色,知其善恶;聪耳而俱听独闻,听病人五音,即知吉凶;捷疾辞语,其辨敏捷,可开导、劝戒、解疑、辩正,可为物说道以悟人;语徐不苟,神清性明,安静不乱,手巧而轻重疾徐,能妙察机微,心审谛精无遗,可使行针艾,理血气而调逆顺,察阴阳而兼诸方;身缓节柔筋,心则和性调顺,可使之导引筋骨,调和形气。按:常见今按摩之流,不知利害,专用刚强手法,极力困人,开人关节,走人元气,而病者也认为法所当然,即又不堪忍受,也勉强忍耐,致使强者弱,弱者不起,不但旧病未去,反而增添新病,慎之。心嫉毒,恶口毒舌,禀赋所由,诸无所利却只利于唾咒疾病;爪手苦毒,近物易伤,为事善伤人,可使其按积抑痹。各得其能,才可人尽其用,其名方可彰显。不得其人,其功不成,其师无名。所以说:得获其人才可言传,不得其人,不可传授,就是这意思。爪手苦毒,可让其试按龟背,放龟于其手下而按龟背,五十天龟死则手毒,手甘则龟复生如故。

论疾诊尺篇第七十四

1. 黄帝问岐伯曰:余欲无视色持脉,独调其尺,以言其病,从外知内,为之奈何?岐伯曰:审其尺之缓急小大滑涩,肉之坚脆,而病形定矣。

2. 视人之目窠上微痈,如新卧起状,其颈脉动,时咳,按其手足上,窅而不起者,风水肤胀也。

3. 尺肤滑,其淖泽者,风也。尺肉弱者,解㑊,安卧;脱肉者,寒热,不治。尺肤滑而泽脂者,风也。尺肤涩者,风痹也。尺肤粗如枯鱼之鳞者,水泆饮也。尺肤热甚,脉盛躁者,病温也,其脉甚而滑者,病且出也。尺肤寒,其脉小者,泄,少气。尺肤炬然,先热后寒者,寒热也;尺肤先寒,久大之而热者,亦寒热也。

4. 肘所独热者,腰以上热;手所独热者,腰以下热。肘前独热者,膺前热;肘后独热者,肩背热。臂中独热者,腰腹热;肘后粗以下三四寸热者,肠中有虫。掌中热者,腹中热;掌中寒者,腹中寒。鱼上白肉有青血脉者,胃中有寒。

5.尺炬然热,人迎大者,当夺血;尺坚大,脉小甚,少气,悗有加,立死。

6.目赤色者病在心,白在肺,青在肝,黄在脾,黑在肾。黄色不可名者,病在胸中。

7.诊目痛:赤脉从上下者,太阳病;从下上者,阳明病;从外走内者,少阳病。

8.诊寒热:赤脉上下至瞳子,见一脉,一岁死;见一脉半,一岁半死;见二脉,二岁死;见二脉半,二岁半死;见三脉,三岁死。

9.诊龋齿痛:按其阳之来,有过者,独热,在左左热,在右右热,在上上热,在下下热。

10.诊血脉者:多赤多热,多青多痛,多黑为久痹,多赤、多黑、多青皆见者,寒热。

11.身痛而色微黄,齿垢黄,爪甲上黄,黄疸也。安卧,小便黄赤,脉小而涩者,不嗜食。

12.人病,其寸口之脉,与人迎之脉小大等,及其浮沉等者,病难已也。

13.女子手少阴脉动甚者,妊子。

14.婴儿病,其头毛皆逆上者,必死。

15.耳间青脉起者,掣痛。

16.大便赤瓣,飧泄;脉小者,手足寒,难已;飧泄,脉小,手足温,泄易已。

17.四时之变,寒暑之胜,重阴必阳,重阳必阴。故阴主寒,阳主热,故寒甚则热,热甚则寒,故曰寒生热,热生寒,此阴阳之变也。故曰:冬伤于寒,春生瘅热;春伤于风,夏生飧泄、肠澼;夏伤于暑,秋生疟;秋伤于湿,冬生咳嗽。是谓四时之序也。

【篇目纲要】

本篇共十七节。概述尺脉缓、急、大、小、滑、涩之脉象,肉之坚脆所主疾病,人体之不同部位所现之形、之色所主疾病,被四时寒暑所伤而生疾病的临床症状。

【译释】

1.黄帝问岐伯说:我要不待视面王之色,持手太阴之脉,只审尺部之脉与肉,据此论其病形,从外知内,怎样去做?岐伯说:候审其尺之缓、急、大、小、滑、涩,肉之坚脆,而病形确定。按:本经《邪气脏腑病形篇》所论:脉急者,尺之皮肤亦急;脉缓者,尺之皮肤亦缓;脉小者,尺之皮肤亦减而少气;脉大者,尺之皮肤亦贲而起;脉滑者,尺之皮肤亦滑;脉涩者,尺之皮肤亦涩。故善调尺者,不待于寸。盖脉在内,肉在外,内外相应,故审其脉,验其肉,而病形自定。

2. 视人之目窠上微有壅起，如新卧之状，其颈脉动时则必咳，因人迎、大迎之脉，都在颈上，属足阳明胃经穴，所以脉动发咳，按其手足，窅然不起，是风水肤胀之症。

3. 尺部皮肤润滑而淖泽，是风症。尺部肉弱，是懈惰安卧之症；肉软弱且脱，是寒热不可医治之症。尺部皮肤滑润且泽脂，是风症。尺部皮肤涩，是风痹。尺部皮肤很粗，如枯鱼之鳞，不只是燥涩，更是甚渴暴饮，水洗肠胃之外，皮肤之中。尺部皮肤很热，脉盛躁，当是温病，其脉虽盛不至于躁且带滑，则病当自出而愈。尺部皮肤寒冷，其脉小，当病主下泄及正气衰。尺部皮肤炬然如火，先发热，后发寒，是寒热之症。尺部皮肤先寒，久大而发热，也是寒热之症。

4. 肘所独热，腰以上必热；手臂之所独热，其腰已下必热。肘之前廉，即内廉独热，主前之膺前有热；肘之后廉，即外廉独热，主后之肩背有热。臂中独热，主腰腹热；肘后已下则为三四寸许，皮肤粗起，其间热，主肠中有虫。掌中热，主腹中热；掌中寒，主腹中寒。鱼际之上白肉际属阴经，内有青血脉来见，主胃中有寒。按：人之手，自曲池已上为肘，自曲池以下为臂。肘在上，应腰已上；手臂在下，应腰以下。

5. 尺之皮肤炬然而热，左手寸部人迎之脉大，当有夺血之症；尺之皮肤坚而且大，而脉则小甚，主正气衰少，若躁闷有加，则立死。

6. 目赤色，主病在心，白色，主病在肺，青色，主病在肝，黄色，主病在脾，黑色，主病在肾。恶黄之色，不可譬喻，主病在膈中。

7. 诊目痛之法：足太阳为目上纲，足太阳经从目内眦上额，有赤脉从上下贯瞳子，是太阳之络令人目痛，当疗足太阳经；手足阳明之经，并从鼻至目内眦，有赤脉从下上贯瞳子，是阳明之络令人目痛，当疗手足阳明之经；手足少阳经都从外来，去于目锐眦，走于目内，有赤脉从外入目，是少阳之络令目有痛，当疗手足少阳之经。

8. 诊瘰疬寒热之法：赤脉从上往下，是太阳之络下贯瞳子，太阳之气最大，独见一脉，一年死；见一脉半，一年半死；见二脉，二年死；见二脉半，二年半死；见三脉，三年死。

9. 诊龋齿痛之法：按：足阳明入上齿中，手阳明入下齿中。按其阳脉之来，其脉太过，其经必独热，在左左热，在右右热；在上上热，在下下热。

10. 诊血脉病之法：皮部之色多赤多热，多青多痛，多黑为久痹，多赤多黑多青皆见，是寒热之症。

11. 身痛而色微黄，身痛是病见于肉，色黄是病见于皮，齿垢黄，是病见于骨，爪甲上黄，是病见于筋，是黄疸脾家之病。脾病则懈惰安卧；小肠是赤肠，胃心之腑；心主血脉；小便赤黄，脉小且涩，不愿吃饭，病见于脉。

12. 人有病，其寸口之脉与人迎之脉大小相等，气口候阴，人迎候阳，春夏人迎微大，秋冬寸口之脉微大，寸口人迎浮沉相等，不偏阴则偏阳，病难愈。

13.女子手少阴脉跳动异常,是有身孕。按:女子少阴脉厥厥动摇,状如小豆,如同滑脉之流利,如珠同形,是内有孕而形之于外。

14.诊婴儿病法:婴儿发病,头毛逆上,则血枯而不润,如草之枯,必死无疑。按:人之血气,本于先天所生,上下环转。始生婴儿,纯阳之气,毛发是血之余,少阴精血所生,发复下垂,应人之血气,从下而升,升极而降,如上逆,是有升无降,升降息则必死。

15.诊身中掣痛之法:耳间有青脉隆起,是少阳、阳明诸经有寒,是身中牵掣而痛。

16.诊便泄难易之法:大便赤瓣,血秒成条成片且飧泄,是火居血分,脉小是手足寒,是脉症相反,难愈;飧泄且脉小,手足温,脾主四肢而脾气尚和,易愈。

17.四时有变,寒暑相胜,重阴,则变而为阳,重阳必变而为阴。所以阴主寒,寒甚则必热,阳主热,热甚则必寒,所以说寒生热,热生寒,这是阴阳之变。所以说:冬伤于寒,至春则变为瘅热之病;春伤于风,至夏则变为飧泄、肠澼之病,寒生热之义可见;夏伤于暑,至秋变为痎疟之病;秋伤于湿,至冬变为咳嗽之病,热生寒之义可见。这就是四时之变依四时之变依四时为序,上下升降之阴阳。

刺节真邪篇第七十五

1.黄帝问于岐伯曰:余闻刺有五节,奈何? 岐伯曰:固有五节,一曰振埃,二曰发蒙,三曰去爪,四曰彻衣,五曰解惑。黄帝曰:夫子言五节,余未知其意。岐伯曰:振埃者,刺外经去阳病也;发蒙者,刺腑俞,去腑病也;去爪者,刺关节肢络也;彻衣者,尽刺诸阳之奇俞也;解惑者,尽知调阴阳,补泻有余不足,相倾移也。

2.黄帝曰:刺节言振埃,夫子乃言刺外经,去阳病,余不知其所谓也。愿卒闻之。岐伯曰:振埃者,阳气大逆,上满于胸中,愤䐜肩息,大气逆上,喘喝坐伏,病恶埃烟,饲不得息,请言振埃,尚疾于振埃。黄帝曰:善。取之何如? 岐伯曰:取之天容。黄帝曰:其咳上气穷诎胸痛者,取之奈何? 岐伯曰:①取②之廉泉。黄帝曰:取之有数乎? 岐伯曰:取天容者,无过一里,取廉泉者,血变而止。帝曰:善哉。

3.黄帝曰:刺节言发蒙,余不得其意。夫发蒙者,耳无所闻,目无所见,夫子乃言刺腑俞,去腑病,何输使然? 愿闻其故。岐伯曰:妙乎哉问也! 此刺之大约,针之极也,神明之类也,口说书卷,犹不能及也。请言发蒙耳,尚疾于发蒙也。黄帝曰:善。愿卒闻之。岐伯曰:刺此者,必于日中,刺其听宫,中其眸子,声闻于耳,此其输也。黄帝曰:善。何谓声闻于耳? 岐伯曰:刺邪以手坚按其两鼻窍,而疾偃其声,必应于针也。黄帝曰:善。此所谓弗见为之,而无目视,见而取之,神明相得者也。

4.黄帝曰:刺节言去爪,夫子乃言刺关节肢络,愿卒闻之。岐伯曰:腰脊者,身之大关节也;肢胫者,人之管以趋翔也;茎垂者,身中之机,阴精之候,津液之道也。故饮食不节,喜怒不时,津液内溢,乃下留于睾,血道不通,日大不休,俛仰不便,趋翔不能。此病荥然有水,不上不下,铍石所取,形不可匿,常不得蔽,故命曰去爪。帝曰:善。

5.黄帝曰:刺节言彻衣,夫子乃言尽刺诸阳之奇俞,未有常处也,愿卒闻之。岐伯曰:是阳气有余,而阴气不足,阴气不足则内热,阳气有余则外热,内热相搏,热于怀炭,外畏绵帛近,不可近身,又不可近席。腠理闭塞,则汗不出,舌焦唇槁,腊干益燥,饮食不让美恶。黄帝曰:善。取之奈何?岐伯曰:取之于其天府大杼三痏,又刺中膂,以去其热,补足手太阴,以去其汗,热去汗稀,疾于彻衣。黄帝曰:善。

6.黄帝曰:刺节言解惑,夫子乃言尽知调阴阳,补泻有余不足,相倾移也,惑何以解之?岐伯曰:大风在身,血脉偏虚,虚者不足,实者有余,轻重不得,倾侧宛伏,不知东西,不知南北,乍上乍下,乍反乍复,颠倒无常,甚于迷惑。黄帝曰:善。取之奈何?岐伯曰:泻其有余,补其不足,阴阳平复,用针若此,疾于解惑。黄帝曰:善。请藏之灵兰之室,不敢妄出也。

7.黄帝曰:余闻刺有五邪,何谓五邪?③岐伯曰:病有持痈者,有容大者,有狭小者,有热者,有寒者,是谓五邪。黄帝曰:刺五邪奈何?岐伯曰:凡刺五邪之方,不过五章,瘅热消灭,肿聚散亡,寒痹益温,小者益阳,大者必去,请道其方。

8.凡刺痈邪,无迎陇,易俗移性。不得脓,脆道更行,去其乡,不安处所,乃散亡,诸阴阳过痈者,取之其输泻之。

9.凡刺大邪,日以小,泄夺其有余,乃益虚,剽其通,针其邪,肌肉亲视之,毋有反其真,刺诸阳分肉间。

10.凡刺小邪,日以大,补其不足,乃无害。视其所在,迎之界,远近尽至,其不得外侵而行之,乃自费,刺分肉间。

11.凡刺热邪,越而苍,出游不归,乃无病。为开通,辟门户,使邪得出,病乃已。

12.凡刺寒邪,日以温④,徐往徐来,致其神。门户已闭,气不分,虚实得调,其气存也。

13.黄帝曰:官针奈何?岐伯曰:刺痈者,用铍针;刺大者,用锋针;刺小者,用员利针;刺热者,用镵针;刺寒者,用毫针也。

14.请言解论,与天地相应,与四时相副,人参天地,故可为解。下有渐洳,上生苇蒲,此所以知形气之多少也。阴阳者,寒暑也,热则滋雨而在上,根茎少汁,人气在外,皮肤缓,腠理开,血气减,汗大泄,皮淖泽。寒则地冻水冰,人气在中,皮肤致,腠理闭,汗不出,血气强,肉坚涩。当是之时,善行水者不能往水,善穿地者不能凿冻,善用针者亦不能取四厥,血脉凝结坚搏,不往来者,亦未可即柔。故行水者,必待天温,冰释冻解,而水可行,地可穿也。人脉犹是也。治厥者,必先熨调,和其经,掌与腋、肘与脚、项与脊以调之,火气已通,血脉乃行。然后视其病,脉淖泽者,刺而平之;坚紧者,破而散之,气下乃止,此所谓以解结者也。

15. 用针之类,在于调气,气积于胃,以通营卫,各行其道。宗气留于海,其下者,注于气街,其上者,走于息道。故厥在于足,宗气不下,脉中之血,凝而留止,弗之火调,弗能取之。

16. 用针者,必先察其经络之实虚,切而循之,按而弹之,视其应动者,乃后取之而下之。

17. 六经调者,谓之不病,虽病,谓之自已也。一经上实下虚而不通者,此必有横络盛加于大经,令之不通,视而泻之,此所谓解结也。

18. 上寒下热,先刺其项太阳,久留之,已刺则熨项与肩胛,令热下合乃止,此所谓推而上之者也。

19. 上热下寒,视其虚脉而陷之于经络者取之,气下乃止,此所谓引而下之者也。

20. 大热遍身,狂而妄见、妄闻、妄言,视足阳明及大络取之,虚者补之,血而实者泻之。因其偃卧,居其头前,以两手四指挟按颈动脉,久持之,卷而切,推下至缺盆中,而复止如前,热去乃止,此所谓推而散之者也。

21. 黄帝曰:有一脉生数十病者,或痛,或痈,或热,或寒,或痒,或痹,或不仁,变化无穷,其故何也? 岐伯曰:此皆邪气之所生也。

22. 黄帝曰:余闻气者,有真气,有正气,有邪气。何谓真气? 岐伯曰:真气者,所受于天,与谷气并而充身也。正气者,正风也,从一方来,非实风,又非虚风也。邪气者,虚风之贼伤人也,其中人也深,不能自去。正风者,其中人也浅,合而自去,其气来柔弱,不能胜真气,故自去。

23. 虚邪之中人也,洒淅动形,起毫毛而发腠理。其入深,内搏于骨,则为骨痹;搏于筋,则为筋挛;搏于脉中,则为血闭,不通则为痈;搏于肉,与卫气相搏,阳胜者,则为热,阴胜者,则为寒。寒则真气去,去则虚,虚则寒搏于皮肤之间。其气外发,腠理开,毫毛摇,气往来行⑤,则为痒。留而不去,则痹。卫气不行,则为不仁。

24. 虚邪偏容于身半,其入深,内居荣卫,荣卫稍衰,则真气去,邪气独留,发为偏枯。其邪气浅者,脉偏痛。

25. 虚邪之入于身也深,寒与热相搏,久留而内著,寒胜其热,则骨疼肉枯;热胜其寒,则烂肉腐肌为脓,内伤骨,内伤骨,为骨蚀。有所疾前筋,筋屈不得伸,邪气居其间而不反,发为筋溜。有所结,气归之,卫气留之,不得反,津液久留,合而为肠溜。久者,数岁乃成,以手按之柔,已有所结,气归之,津液留之,邪气中之,凝结日以易甚,连以聚居,为昔瘤。以手按之坚,有所结,深中骨,气因于骨,骨与气并,日以益大,则为骨疽。有所结,中于肉,宗气归之,邪留而不去,有热则化而为脓,无热则为肉疽。凡此数气者,其发无常处,而有常名也。

校:①底本缺"岐伯曰"。②"或"应为"取"。③底本缺"何谓五邪"。④"除"应为"温"。⑤底本为"其气外发腠理开毫毛,淫气往来,"应从参校本。

【篇目纲要】

本篇共二十五节。概述针刺五节之名及其内涵,针刺五邪之法,所用之针,援物比类人之经脉气血之结的临床症状及解结的方法,几种临床疾病的针灸推拿之法,真气、正气、邪气的定义,虚邪中人的临床症状。

【译释】

1. 黄帝问岐伯说:我听说刺法有五节,五节是什么?岐伯说:的确有五节,一叫振埃,二叫发矇,三叫去爪,四叫彻衣,五叫解惑。黄帝说:夫子所论五节,我不理解其含义。岐伯说:振埃就是振落尘埃针法是刺其外经,以去其阳气大逆之病;发矇就是开发蒙聩,针法是刺其腑腧,以去其腑病;去爪就是如脱去其爪,针法就是刺其关节肢络;彻衣就是如彻去其衣服,针法就是尽刺诸阳经之奇腧;解惑就是如解其迷惑,针法就是尽知调阴阳诸经之虚实,补泻有余不足,泻阴补阳,泻阳补阴,使其平和,所以叫相倾移,移易其病。

2. 黄帝说:刺节叫振埃,夫子你说是刺外经去其阳病,我不知晓是什么意思。愿详尽地听一听。岐伯说:振埃就是因阳气大逆,上满于胸中,气愤而胀,竦肩而息,大气逆于上,为喘为喝,坐伏不常,病非常厌恶埃烟,嚏不得息,行振埃之法,疾于拂尘,即尚疾于振埃。黄帝说:怎样取穴?岐伯说:当取手太阳经天容穴。黄帝说:有咳而上气,穷屈胸痛,怎样取穴?岐伯说:取任脉廉泉穴。黄帝说:取穴有数吗?岐伯说:取天容穴,不可超过人行一里之路的时间,取廉泉穴,到其血变而止针。黄帝说:好。

3. 黄帝说:刺节论发矇,我不明白其意义。发矇就是耳无所闻,目无所见。夫子你却说刺腑腧以去腑病,是什么腧穴决定的?愿听一听病因。岐伯说:问的妙啊!这是刺法之大约,针法之极,神明之类,口述书卷,也不能及其所妙。我请求论一论发矇,刺耳之听宫,疾如发矇之速。黄帝说:好。愿详尽地听一听。岐伯说:针刺发矇,必须在日中刺其听宫,当中其眸子,矇眬速愈,能够声闻于耳,这就是其腧穴。黄帝说:好。神明是能够声闻于耳?岐伯说:刺邪用手竖按两鼻之窍,急偃其声,必定声应于针。黄帝说:好。这就是彼虽不见所为,但不必因有眼以为视,我能见而取之,真有神明相得之妙。

4. 黄帝说:刺节论去爪,夫子你却说刺关节肢络,愿详尽地听一听。岐伯说:腰脊是身体的大关节;手足肢胫是人之管,手足肢胫以趋翔,津液淖泽于肢胫,则筋骨利而胫能步趋,肢能如翼之翔;阴茎睾丸是身中之机关,阴精之候,津液之道。所以饮食不节,喜怒不调,则津液内溢,下留于睾丸阴囊之中,血道不通,其状日以益大,俯仰甚有不便,趋翔甚有不能,此病荥然有水,凝稸不行,所以不上也不下,即上气不通,下气不泄,若用铍石之针取之,则形虽大而不可复匿,日常不得隐蔽其水,所以名叫去爪。黄帝说:好。

5. 黄帝说:刺节论彻衣,夫子你却说尽刺诸阳之奇腧,没有常处,愿详尽地听一听。岐伯说:这是因阳气有余,阴气不足,阳邪盛而真阴衰,阴气不足则内有热,阳气有余则外有热,内热盛而相搏,致使阴虚,内热甚于怀炭,外热畏绵帛,不可近身,又不可近席,时则腠理闭塞,汗不得出,其舌焦,其唇槁而腊干,其嗌燥,口中无味,美恶不辨。黄帝说:好。怎样取穴疗治? 岐伯说:取手太阴肺经之天府穴、足太阳膀胱经之大杼穴各三次,又取足太阳膀胱经之中膂内俞,以去其热,补足太阴脾经、手太阴肺经,以出其汗,热去汗少,速如彻衣。黄帝说:好。

6. 黄帝说:刺节论解惑,夫子你却说尽知调节阴阳诸经之虚实,补泻有余不足,使之平和而相倾移,以移易其病,根据什么解惑? 岐伯说:大风之邪在身,血脉偏虚,虚则不足而轻,实则有余而重,轻重不相得,则当倾侧宛伏,神志迷惑,不知东西,不知南北,乍上乍下,乍反乍复,颠倒无常,其状甚于迷惑。黄帝说:好。怎样取穴疗治? 岐伯说:有余则泄之,不足则补之,阴阳诸经自然平复,快于解惑。黄帝说:好。请让我把其珍藏到灵兰之室,即藏书之府,不敢妄泄。

7. 黄帝说:我听说针刺分有五邪,什么是五邪? 岐伯说:病有持痛而滞,有容大,有狭小,有热症,有寒症,这叫五邪。黄帝说:怎样刺五邪? 岐伯说:刺五邪之方,不过五法,邪有热症,今行刺法,则瘅热消灭;邪有持痛,今行刺法,则肿聚散亡;邪有寒痹,今行刺法,则寒痹益温;真气小,刺之则益其阳;邪有容大,刺之则大者必使之归去,请言其处方。

8. 凡刺痛邪,不可迎其气之来隆,即避其气之来锐,如改变风俗,转变性情相似,须缓以待之。若不得脓,则或托其内,或温其外,或刺以针,或灸以艾,务化其毒,揉以脆之,去其痛肿之乡,彼当不安处所,就会自行散亡。凡诸阴阳经之有病生痛之处,当取其本经之穴以泻之,如手太阴腧穴太渊,手阳明腧穴三间。

9. 凡刺大邪,即实邪,日日渐使其小则可,当泄而夺其有余,则邪益虚,于是就可剿窃其通流之所,针其大邪之移,使邪气得去,肌肉相附,亲视之,不可使其反其真气,所取之穴,当刺诸阳经分肉之间。

10. 凡刺小邪,即虚邪,行补法,使其正气日大,不足而补,则真气当复而无害,视其分部所在,审视虚邪畔界,迎其气来而夺之,先补不足之经,后泻有余之经,远近之真气尽至,其邪不能外侵而行之,于是就会自废而不留存,当取有邪之分肉间。

11. 凡刺热邪,贵而速散,散而不复,才可不病,当开辟门户,使热邪得出,即泻其有余,则病自愈。

12. 凡刺寒邪,日日使温,用针之间,徐往徐来,以致其神气,使门户已闭,分气不泄,虚实得调,真气自存,则寒者自温。

13. 黄帝说:五邪之刺,官针各有所宜,怎样使用?岐伯说:针痈用铍针,铍针主刺大痈脓;锋针主痈热出气,刺大痈以锋针;圆利针主取远痹,刺小用圆利针;镵针主热在头身,刺热用镵针;毫针主热痛痹在络,刺寒用毫针。

14. 请说一说解结之论,人与天地相应,与四时相合,人身与天地四时相参,必合其道,所以可以与言解结。地下有伏泉,则上生苇蒲,人禀天地之气有厚薄,则有形气之多少。天地之阴阳,就是寒暑,暑热则地气上蒸而滋雨,气在上,物之气也在上,其根茎当少汁,人气在外,气当在表,皮肤当缓,血气当减,汗则大泄,皮上当淖泽。天地气寒,则地冻水冰,人气还在里,则皮肤致密,腠理则闭,汗则不出,血气强硬,肌肉坚涩。当是之时,其水成冰,即使善于行水,也不能使水往流,其他正冰,虽善穿地,也不能凿冻;人气在中,虽善用针,也不能取四肢厥逆之脉;血脉凝坚,结聚不能往来,不可使之立即能够和柔。所以行水,必待天温,冰释冻解,而水可行,地可穿。人体经脉也是如此。疗治四肢厥逆之脉,必先用热熨调,和其诸经,凡两掌、两腋、两肘、两脚、腘膝、项与脊,无不熨之,火气已通,血脉乃行。然后审视其病,脉淖泽是行之太过,当刺而平复之,其脉坚紧,是邪气实,当破而散之,厥逆除而宗气下,才可止针。这就是解结的含义。

15. 用针之类,必定在于调病人之气。人受气于谷,气积于胃,按:气义有三,即营气,卫气,宗气。清者是营气,营行脉中,浊者是卫气,卫在脉外,营卫内外相通,各行其道。宗气是大气,留止于上下之气海,下蓄于丹田,注足阳明之气街而下行于足,上积于胸中,出于息道而为呼吸。气自足而上厥,则上之宗气不降,脉中之血,凝而留止,不用火熨而调之,不可取穴行针。

16. 凡将用针,必须先候审经络或虚或实,实泻虚补,穴在何经,切而循之,按而弹之,视其变动,然后取穴下针,气自下而愈。

17. 六经之脉调和,是没生病,即使有病,也会自愈。内有一经之脉上实下虚而不通,此则必有经脉之横络,盛加于大经之中,令其不通,察审其可见之横络而泻之,这就叫作解结。

18. 凡上寒下热,先刺其项,是足太阳膀胱经穴,久留其针以补之,候其气至而热,方已入针之时,必熨项与肩胛中,令其热与下相合乃止针,这就是推其下而使之上之法。

19. 上热下冷,视其下脉之虚而陷于经络者补之,使其阳气下行而后止,这就是引而下之之法。

20.大热遍身,狂而妄听妄见,以无为有,足阳明经多气多血,是五脏六腑之海,当视其足阳明之大络取穴,虚则补之,实则泻之。趁病人安卧之际,医者居其头前,以两手大、食四指,挟其颈中动脉于人迎、大迎等处,自上而下按而久持之,卷而切推之,下至缺盆,止复如前,候其热去乃止。三阳在头,可独取人迎而推散其热。

21.黄帝说:有一经生数十种疾病,或痛或痛,或热或寒,或痒或痹,或不仁,变化无穷,是什么原因? 岐伯说:这都是邪气所生,虚邪贼风,善行而数变,所以疾病也变化多样。

22.黄帝说:我听说气有真气,有正气,有邪气。什么叫真气? 岐伯说:真气,即元气,在天受于鼻而喉主之,在水谷入于口而咽主之,未生之初叫先天之气,已生之后叫后天之气,在阳分叫阳气,在阴分叫阴气,在表叫卫气,在里叫营气,在脾叫充气,在胃叫胃气,在上焦叫宗气,在中焦叫中气,在下焦叫元阴元阳之气,与谷气相并而充满于身。正气就是正风,从一方来,不实不虚。邪气就是虚风贼伤人之不正之风,中人深,不能自去,变化无穷。正风中人浅,与真气合而自去,其气来柔弱,不能胜真气,所以自行离去。

23.虚邪中人,初时洒淅恶寒,振动形体,起人毫毛,发人腠理,邪既入深,内搏于骨,则为骨痹;搏于筋,则为筋挛;搏于脉中,则血闭不通而为痈肿,搏于肉而与卫气相搏,阳气胜则为热,阴气胜则为寒。寒则真气去而且虚,虚则寒,其寒搏于皮肤之间,邪气外发腠理,开其毫毛,摇气往来而行,则成病为痒。留而不去则为痹,卫气不行则为不仁,不知痛痒。

24.虚邪若中于半身,入深而重,深居营卫,则营卫衰,真气去,邪气独留,则病发偏枯。若邪在浅表,当病为半身偏痛。

25.虚邪入人身体既深,则寒与热相搏,如久留内著,则寒胜其热,就会骨痛而肉枯,热胜其寒,则为肉烂而肌腐,且为脓及内伤其骨,内伤其骨则为骨蚀。骨蚀则骨有所损,必有其所,内伤其筋,则疾在前筋,筋自屈而不得伸,邪气居其中而不出,则发为筋溜。筋溜就是筋有所流注,也必有其所,如邪气有所结,而归于内,卫气也留于内而不得出,却反于外,所以津液也久留于其中,则合而为肠溜,肠溜就是肠有所流注,久者数年才成,用手按之,则可至于柔软,也必有其所。邪气已有所结,则邪气归于内,津液留于内,若有邪气中之,就会日益容易凝结,遂致相连而聚于其内,就会成昔瘤,即非一日而成之疾,用手按之,则坚硬而有定所。若有所结,深入中骨,则邪气内因于骨,骨与气并,日以益大,则为骨疽,必有其处。若有所结,气中之于肉,上焦宗气正行于其所,被邪气留而不去,如有热则化而为脓,如无热则止为肉疽。凡此数等邪气,其发病虽无一定之处,但是各有一定之名。

卫气行篇第七十六

1. 黄帝问于岐伯曰:愿闻卫气之行,出入之合,何如? 岐伯曰^①:岁有十二月,日有十二辰,子午为经,卯酉为纬。天周二十八宿,而一面七星,四七二十八星。房昴为纬,虚张为经。是故房至毕为阳,昴至心为阴。阳主昼,阴主夜。故卫气之行,一日一夜五十周于身,昼日行于阳二十五周,夜行于阴二十五周,周于五藏。是故平旦阴尽,阳气出于目,目张则气上行于头,循项下足太阳,循背下至小趾之端。其散者,别于目锐眦,下手太阳,下至手小指之间外侧。其散者,别于目锐眦,下足少阳,注小趾次趾之间。以上循手少阳之分侧,下至小指之间。别者以上至耳前,合于颔脉,注足阳明以下行至跗上,入五趾之间。其散者,从耳下下手阳明,入大指之间,入掌中。其至于足也,入足心,出内踝,下行阴分,复合于目,故为一周。

2. 是故日行一舍,人气行一周与十分身之八;日行二舍,人气行三周于身与十分身之六;日行三舍,人气行于身五周与十分身之四;日行四舍,人气行于身七周与十分身之二;日行五舍,人气行于身九周;日行六舍,人气行于身十周与十分身之八;日行七舍,人气行于身十二周在身与十分身之六;日行十四舍,人气二十五周于身有奇分与十分身之二,阳尽于阴,阴受气矣。其始入于阴,常从足少阴注于肾,肾注于心,心注于肺,肺注于肝,肝注于脾,脾复注于肾为周。是故夜行一舍,人气行于阴藏一周与十分脏之八,亦如阳行之二十五周而复合于目。阴阳一日一夜,合有奇分十分身之四,与十分脏之二,是故人之所以卧起之时有早晏者,奇分不尽故也。

3. 黄帝曰:卫气之在于身也,上下往来不以期,候气而刺之,奈何? 伯高曰:分有多少,日有长短,春秋冬夏,各有分理,然后常以平旦为纪,以夜尽为始。是故一日一夜,水下百刻,二十五刻者,半日之度也,常如是毋已,日入而止,随日之长短,各以为纪而刺之。谨候其时,病可与期,失时反候者,百病不治。故曰:刺实者,刺其来也,刺虚者,刺其去也。此言气存亡之时,以候虚实而刺之,是故谨候气之所在而刺之,是谓逢时。在于三阳,必候其气在于阳而刺之;病在于三阴,必候其气在阴分而刺之。

4. 水下一刻,人气在太阳;水下二刻,人气在少阳;水下三刻,人气在阳明;水下四刻,人气在阴分。水下五刻,人气在太阳;水下六刻,人气在少阳;水下七刻,人气在阳明;水下八刻,人气在阴分。水下九刻,人气在太阳;水下十刻,人气在少阳;水下十一刻,人气在阳明;水下十二刻,人气在阴分。水下十三刻,人气在太阳;水下十四刻,人气在少阳;水下十五刻,人气在阳明;水下十六刻,人气在阴分。水下十七刻,人气在太阳;水下十八刻,人气在少阳;水下十九刻,人气在阳明;水下二十刻,人气在阴分。水下二十一刻,人气在太阳;水下二十二刻,人气在少阳;水下二十三刻,人气在阳明;水下二十四刻,人气在阴分。水下二十五刻,人气在太阳,此半日之度也。从房至毕一十四舍,水下五十刻,日行半度,回行一舍,水下三刻与七分刻之四。《大要》曰:常以日之加于宿上也,人气在太阳。是故日行一舍,人气行三阳,行于阴分,常如是无已,天与地同纪,纷纷盼盼,终而复始,一日一夜,水下百刻而尽矣。

校:①底本为"伯高曰",应从参校本。

【篇目纲要】

本篇共四节。概述人之卫气与天之二十八宿,地之十二时辰的对应之数,昭示针刺疾病应候气而刺。

【译释】

1.黄帝问岐伯说:愿听一听卫气之行,是怎样出入相合的?岐伯说:一年有十二月,周天三百六十五度四分度之一,一昼一夜,日随天道环转,绕地一周而过一度,一年三百六十五日有奇而一周天,日有十二辰,夜半为子,日中为午,日出为卯,日入为酉,子位于北,午位于南,卯位于东,酉位于西,子午为经,卯酉为纬,天周二十八宿,而一面七星,四七二十八星,分位于周天三百六十五度,房位于卯,昴位于西,虚位于子,张位于午,房昴为纬,虚张为经。房度在卯,毕度在酉,房至毕为阳,日随天道,自东而西,漏下二十五刻,日正中而行,至张度又二十五刻而行至毕度,昼日行于阳。昴度在酉,心度在卯,昴至心为阴,日随天道,自西而东,绕地环转,漏下二十五刻,夜正中而行至虚度又二十五刻,行至心度,夜行于阴。阳主白天,阴主夜晚。卫气之行,一日一夜五十周于身,营行脉中,卫行脉外,循脏腑之手足十二经脉、督脉、任脉、阳跷、阴跷之脉度而行,一呼一吸,脉行六寸,水下二刻,计二百七十息,脉行十六丈二尺为一周,白天夜晚各行二十五周,每周都是十六丈二尺之脉度,不分阴阳。周行于五脏,昼行于三阳之分,夜行于五脏之阴,与循经而行之气,各走其道,按:循经而行之卫气,与脉内之营气,交相循度环转,白天行于阳,夜晚行于阴,与脉外之营气相将而行,白天行于皮肤肌腠之间,夜晚行于五脏募原之内,与昼夜循行十六丈二尺之经脉五十周者不同。平旦阴气尽,阳气从目而出则目张,目开则卫气上行于头,循项下足太阳膀胱经之众穴,循背下至足小指之端至阴穴。其在头而散者,别于目之锐眦近听宫穴,下手太阳小肠经,至于手小指外侧之少泽穴。其在头又散者,别于目锐眦,即足少阳之瞳子髎穴,以下足之少阳经,而注于足第四指间之窍阴穴。又从身上循手少阳之分侧,以下至手小指之间关冲穴。其别而散者,以上至耳前,合于颔脉,上近足阳明经之承泣穴,注足阳明之经,下行至足跗面之冲阳穴,入次指之间历兑穴。其在头而散者,从耳下下行手阳明经之迎香穴,入手指商阳穴,入手掌中。其至于足少阴肾经,入足心之涌泉穴,出内踝下,行阴分,复合于目,故以为行阳一周。

2.日行一舍,就是日行一宿之度。人气行一周,就是卫气循经而行于十六丈二尺之一周与十分身之八,就是与昼行于阳之卫气也一周。日行一舍,人气行一周与十分身之八;日行二舍,人气行二周于身与十分身之六;日行三舍,人气行于身五周与十分身之四;日行四舍,人气行于身七周与十分身之二;日行五舍,人气行于身九周;日行六舍,人气行于身十周与十分身之八;日行七舍,人气行于身十二周在身与十分身之六;日行十四舍,人气二十五周于身有奇分与十分身之四,昼尽则阳尽,阳尽则阴受气而为夜。卫气夜行阴分,始于足少阴肾经以周五脏,其行以相克为序,肾注于心,心注于肺,肺注于肝,肝注于脾,脾复注于肾为一周。因此夜行一舍,人气行于阴脏一周与十分脏之八,也如阳行二十五周数同,也是二十五周,合五十周,复合于目,终而复始。卫气行于阴分二十五周则夜尽,夜尽则阴尽,阴尽则人气复出于目之睛明穴而行于阳分,这就是昼夜五十周之度。阴阳一日一夜,合有奇分十分身之四,与十分脏之二。按:所谓奇分,就是气有过度不尽。所以人卧起之时有早晚,是因为奇分不尽。按:日有五分则卧早,日有十分则卧晚,夜余五分则起早,夜余十分则起晚,这是假设人之卧起,以明昼夜阴阳之变化不测。

3.黄帝说:卫气在于人身,或上或下,或阴或阳,但期有不同,理当候其气之在阳在阴而刺之,候气之法是什么?伯高说:日之所分有多有少,春分后日长,秋分后日短,春夏秋冬其昼夜刻数各有分理,然后通常把平旦作为候卫气之纪,则知其行于阳经,把夜尽作为开端,则知其行于阴经。所以一日一夜水下百刻,二十五刻是半日之度,通常如是无已,日出而阳起,日入而阳止,各随日之长短,以察其阴阳之纪而刺之。谨候其时,则病可与期,若失时反候,则百病不治。所以说:病实当泻,宜乘其气之来而迎之;病虚当补,宜乘其气之往而随之。所谓气有来去,即气有存亡。气有存亡,即可候病有虚实而刺之,这叫作逢时。昼行于三阳,必候其气在于阳而刺之,夜行于三阴,必候其气在于阴而刺之。

4.漏水下一刻,卫气在足手太阳经;漏水下二刻,卫气在足手少阳经;漏水下三刻,卫气在足手阳明经。漏水下四刻,入足少阴经,按:本经《邪客》篇说:卫气者,出其悍气之慓疾,而先行于四末皮肤分肉之间而不休者也。昼日行于阳,夜行于阴,常从足少阴之分,间行于五脏六腑者也。所以本文中卫气在阴分,都是指足少阴肾经而言。水下五刻,人气在足手太阳经;漏水下六刻,卫气在足手少阳经;水下七刻,卫气在足手阳明经;水下八刻,人气在足少阴肾经;水下九刻,人气在足手太阳经;水下十刻,人气在足手少阳经;水下十一刻,人气在足手阳明经;水下十二刻,人气在足少阴肾经;水下十三刻,人气在足手太阳经;水下十四刻,人气在足手少阳经;水下十五刻,人气在手足阳明经;水下十六刻,人气在足少阴肾经;水下十七刻,人气在手足太阳经;水下十八刻,人气在手足少阳经;水下十九刻,人气在手足阳明经;水下二十刻,人气在足少阴肾经;水下二十一刻,人气在手足太阳经;水下二十二刻,人气在手足少阳经;水下二十三刻,人气在手足阳明经;水下二十四刻,人气在足少阴肾经;水下二十五刻,人气在手足太阳经。这是半日之间所行之度。从房至毕行一十四舍,则水下五十刻,再行半日,又日行半度,转行一舍,水下三刻与七分刻之四。《大要》中说,通常以日加于各宿之上,人气在手足太阳经。所以日行一舍,人气行三阳,行于阴分,常如是无已,与天地同纪,纷纷然,盼盼然,气虽似乱而似章,终而复始,一日一夜,水下百刻而尽。

九宫八风篇第七十七

1. 立夏四　夏至九　立秋二

春分三→中央招摇五←秋分七

立春八→冬至一　立冬六→

2. 太乙常以冬至之日,居叶蛰之宫四十六日,明日居天留四十六日,明日居仓门四十六日,明日居阴洛四十五日,明日居天宫四十六日,明日居玄委四十六日,明日居仓果四十六日,明日居新洛四十五日,明日复居叶蛰之宫,曰冬至矣。太乙日游,以冬至之日,居叶蛰之宫,数所在日,从一处至九日,复返于一。常如是无已,终而复始。太乙移日,天必应之以风雨,以其日风雨则吉,岁美民安少病矣。先之则多雨,后之则多汗。太乙在冬至之日有变,占在君;太乙在春分之日有变,占在相;太乙在中宫之日有变,占在吏;太乙在秋分之日有变,占在将;太乙在夏至之日有变,占在百姓。所谓有变者,太乙居五宫之日,病风折树木,扬沙石,各以其所主,占贵贱。因视风所从来而占之,风从其所居之乡来为实风,主生,长养万物;从其冲后来为虚风,伤人者也,主杀,主害者。谨候虚风而避之,故圣人日避虚邪之道,如避矢石然,邪弗能害,此之谓也。

3. 是故太乙入^①徙,立于中宫,乃朝八风,以占吉凶也。风从南方来,名曰大弱风,其伤人也,内舍于心,外在于脉,气主热;风从西南方来,名曰谋风,其伤人也,内舍于脾,外在于肌,其气主为弱;风从西方来,名曰刚风,其伤人也,内舍于肺,外在于皮肤,其气主为燥;风从西北方来,名曰折风,其伤人也,内舍于小肠,外在于手太阳脉,脉绝则溢,脉闭则结不通,善暴死;风从北方来,名曰大刚风,其伤人也,内舍于肾,外在于骨与肩背之膂筋,其气主为寒也;风从东北方来,名曰凶风,其伤人也,内舍于大肠,外在于两胁腋骨,下及肢节;风从东方来,名曰婴儿风,其伤人也,内舍于肝,外在于筋纽,其气主为身湿;风从东南方来,名曰弱风,其伤人也,内舍于胃,外在肌肉,其气主体重。此八风皆从其虚之乡来,乃能病人。三虚相搏,则为暴病卒死。两实一虚,病则为淋露寒热。犯其两湿之地,则为痿。故圣人避风,如避矢石焉。其有三虚而偏中于邪风,则为仆偏枯矣。

校:①底本无"人"字。

【篇目纲要】

本篇共三节。设九宫之图,述太乙在四立、二分、二至、中宫之日数、气候、物候、民病,八风之名。

【译释】

1.

東南	南	西南
陰洛宮 巽 弱風 立夏 四	上天宮 離 大弱風 夏至 九	坤 謀風 立秋 二 玄委宮
倉門宮 震 嬰兒風 春分 三	中央 招搖宮 五	兌 剛風 秋分 七 倉果宮
天留宮 艮 八 凶風 立春	一 坎 葉蟄宮 大剛風 冬至	六 乾 折風 立冬 新洛宮

(東) 左侧　(西) 右侧　東北　北　西北

2.按:太乙就是北极星。斗杓所指之辰,叫建,就是气令所主之方,月令五天是一候,三候是一气,三气是一节。冬至子之半,一阳初动,是岁时之首。太乙常在冬至之日,居叶蛰之宫,叶蛰就是坎宫,本宫居四十六日,明日居天留之宫四十六日,天留即艮宫,明日居仓门之宫四十六日,仓门即震宫,明日徙居阴洛之宫,阴络即巽宫,居四十五日,明日徙居天宫,天宫即离宫,居四十六日,明日徙居元委之宫,元委即坤宫,居四十六日,明日徙居仓果之宫,仓果即兑宫,居四十六日,明日徙居新络之宫,新络即乾宫,居四十五日,明日又居叶蛰之宫,是明年冬至。太乙一年所游,从冬至之日,居叶蛰之宫开始,以所在之宫,数至九日,又回返到本宫。常如是无已,终而复始。太乙移徙之日,天必以风雨相应,其本日风雨则吉,岁美民安少病。如先其而风雨,主多雨水,后期而风雨,则多旱燥。这是太乙出游之第一日,即移宫之第四十七日。二至二分,是阴阳离合之候,中宫是占八风之时。太乙在冬至之日有变,当占在君;太乙在春分之日有变,当占在相;太乙在中宫之日有变,当占在吏;太乙在秋分之日有变,当占在将;太乙在夏至之日有变,当占在百姓。所谓有变,就是太乙居东西南北中央五宫之日,所病者有大风折木,扬沙石。各以其所主之宫,与其分之贵贱,如君、相、吏、将、民之谓。风从其所居之乡来为实风,如冬至自北方来,春分自东方来,主生长以养万物;从其冲后来是虚风,主杀害以伤人,如冬至从南西二方来,春分从西北二方来。谨宜审候虚风而避之,所以圣人每日避虚邪之法,就像是避箭和流石一样,因而邪不能加害于他,就是这含义。

3. 太乙出游之第五日,立于中宫,乃朝八风以占吉凶。风从南方来,名叫大弱风,其伤人,内舍于心,外在于脉,南方属火,人心应之,气主热;风从西南方来,名叫谋风,其伤人,内舍于脾,外在于肌,其气主为弱;风从西方来,名叫刚风,其伤人,内舍于肺,外在于皮肤,其气主为燥;风从西北方来,名叫折风,其伤人,内舍小肠,外在手太阳脉,脉绝则溢,脉闭则结不通,令人善暴死;风从北方来,从坎宫寒水之方来,气寒则风烈,名叫大刚风,其伤人,内舍于肾,外在于骨、肩背膂筋,其气主为寒;风从东北方来,艮土之宫,阴气未退,阳和未盛,名叫凶风,其伤人,内舍于大肠,外在两胁腋骨,下及肢节,手阳明脉气所及;风从东方来,震木之宫,风生于东,名叫婴儿风,其伤人,内舍于肝,外在于筋纽,风本胜湿,其气主为身湿,因东南水乡,湿气所居,东风多雨;风从东南方来,巽木之宫,气暖风柔,名叫弱风,其伤人,内舍于胃,外在肌肉,其病气主体重。这八风都是从其虚之乡来,能使人发病。其人已虚,其风又虚,其岁又虚,三虚相搏,则为暴病猝死。人实岁实而风虚,病则为淋露寒热,因人被露所淋,必发为寒热。犯其雨湿之地,则成痿病。所以圣人避此虚邪之风,如避矢石。若有三虚而为邪风偏中之,则病成击仆偏枯。

卷之十二

九针论篇第七十八

1.黄帝曰:余闻九针于夫子,众多博大矣,余犹不能寤,敢问九针焉生,何因而有名? 岐伯曰:九针者,天地之大数也,始于一而终于九。故曰:一以法天,二以法地,三以法人,四以法时,五以法音,六以法律,七以法星,八以法风,九以法野。黄帝曰:以针应九之数,奈何? 岐伯曰:夫圣人之起天地之数也,一而九之,故以立九野。九而九之,九九八十一,以起黄钟数焉,以针应数也。一者,天也。天者,阳也。五脏之应天者肺,肺者,五脏六腑之盖也,皮者,肺之合也,人之阳也。故为之治针,必以大其头而锐其末,令无得深入而阳气出。二者,地也。人之所以应土者,肉也。故为之治针,必筩其身而员其末,令无得伤肉分,伤则气得竭。三者,人也。人之所以成生者,血脉也。故为之治针,必大其身而员其末,令可以按脉物陷,以致其气,令邪气独出。四者,时也。时者,四时八风之客于经络之中,为瘤病者也。故为之治针,必筩其身而锋其末,令可以泻热出血,而瘤病竭。五者,音也。音者,冬夏之分,分于子午,阴与阳别,寒与热争,两气相搏,合为痈脓者也。故为之治针,必令其末如剑锋,可以取大脓。六者,律也。律者,调阴阳四时而合十二经脉,虚邪客于经络而为暴痹者也。故为之治针,必令尖如氂,且员其锐,中身微大,以取暴气。七者,星也。星者,人之七窍,邪之所客于经,而为痛痹,合于经络者也。故为之治针,令尖如蚊虻喙,静以徐往,微以久留,正气因之,真邪俱往,出针而养者也。八者,风也。风者,人之股肱八节也。八正之虚风,八风伤人,内舍于骨解、腰脊节、腠理之间为深痹也。故为之治针,必长其身,锋其末,可以取深邪远痹。九者,野也。野者,人之节解皮肤之间也。淫邪流溢于身,如风水之状而溜,不能过于机关大节者也。故为之治针,令尖如挺,①其锋微员,以取大气之不能过于关节者也。黄帝曰:针之长短有数乎? 岐伯曰:一曰镵针者,取法于巾针,去末寸半,卒锐之,长一寸六分,主热在头身也。二曰员针,取法于絮针,筩其身而卵其锋,长一寸六分,主治分间气。三曰鍉针,取法于黍粟之锐,长三寸半,主按脉取气,令邪出。四曰锋针,取法于絮针,筩其身,锋其末,长一寸六分,主痈热出血。五曰铍针,取法于剑锋,广二分半,长四寸,主大痈脓,两热争者也。六曰员利针,取法于氂针,微大其末,反小其身,令可深内也,长一寸六分,主取痈痹者也。七曰毫针,取注于毫毛,长一寸六分,主寒热痛痹在络者也。八曰长针,取法于綦针,长七寸,主取深邪远痹者也。九曰大针,取法于锋针,其锋微员,长四寸,主取大气不出关节者也。针形毕矣,此九针大小长短法也。

2. 黄帝曰:愿闻身形,应九野,奈何?岐伯曰:请言身形之应九野也。左足应立春,其日戊寅己丑;左胁应春分,其日乙卯;左手应立夏,其日戊辰己巳;膺喉首头应夏至,其日丙午;右手应立秋,其中戊申己未;右胁应秋分,其日辛酉;右足应立冬,其日戊戌己亥;腰尻下窍应冬至,其日壬子。六腑下三脏应中州,其大禁,大禁太乙所在之日,及诸戊己。凡此九者,善候八正所在之处。所主左右上下身体有痈肿者,欲治之,无以其所直之日溃治之,是谓天忌日也。

3. 形乐志苦,病生于脉,治之以灸刺。形苦志乐,病生于筋,治之以熨引。形乐志乐,病生于肉,治之以针石。形苦志苦,病生于咽喝,治之以甘药。形数惊恐,筋脉不通,病生于不仁,治之以按摩醪药。是谓形。

4. 五脏气:心主噫,肺主咳,肝主语,脾主吞,肾主欠。

5. 六腑气:胆为怒,胃为气逆哕,大肠小肠为泄,膀胱不约为遗溺,下焦溢为水。

6. 五味:酸入肝,辛入肺,苦入心,甘入脾,咸入肾,淡入胃,是谓五味。

7. 五并:精气并肝则忧,并心则喜,并肺则悲,并肾则恐,并脾则畏,是谓五精之气并于脏也。

8. 五恶:肝恶风,心恶热,肺恶寒,肾恶燥,脾恶湿,此五脏气所恶也。

9. 五液:心主汗,肝主泣,肺主涕,肾主唾,脾主涎,此五液所出也。

10. 五劳:久视伤血,久卧伤气,久坐伤肉,久立伤骨,久行伤筋,此五久劳所病也。

11. 五走:酸走筋,辛走气,苦走血,咸走骨,甘走肉,是谓五走也。

12. 五裁:病在筋,无食酸;病在气,无食辛;病在骨,无食咸;病在血,无食苦;病在肉,无食甘。口嗜而欲食之,不可多也,必自裁也,命曰五裁。

13. 五发:阴病发于骨,阳病发于血,阴病发于肉,阳病发于冬,阴病发于夏。

14. 五邪:邪入于阳,则为狂;邪入于阴,则为血痹;邪入于阳,转则为癫疾;邪入于阴,转则为瘖;阳入之于阴,病静;阴出之于阳,病喜怒。

15. 五藏:心藏神,肺藏魄,肝藏魂,脾藏意,肾藏精②志也。

16. 五主:心主脉,肺主皮,肝主筋,脾主肌,肾主骨。

17. 阳明多血多气,太阳多血少气,少阳多气少血,太阴多血少气,厥阴多血少气,少阴多气少血。故曰刺阳明出血气,刺太阳出血恶气,刺少阳出气恶血,刺太阴出血恶气,刺厥阴出血恶气,刺少阴出气恶血也。

18. 足阳明太阴为里表,少阳厥阴为表里,太阳少阴为表里,是谓足之阴阳也。手阳明太阴为表里,少阳心主为表里,太阳少阴为表里,是谓手之阴阳也。

校:①底本为"其为之治针,令大小如铤"。②底本无"精"字。

【篇目纲要】

本篇共十八节。阐释九针取法之源,制针之理、针形和功能,九针名称、尺寸之数,人身应九官之数,几种临床症状的治疗方法,介绍五脏气、六腑气、五味、五并、五恶、五液、五劳、五走、五裁、五发、五邪、五藏、五主的内涵,针刺三阴三阳经应注意的问题。

【译释】

1. 黄帝说:我从夫子你那里听到的九针大道,众多博大。我还是不能理解,敢问九针是怎么产生的? 因何而有其名称? 岐伯说:九针是天地之大数,从一开始,到九终结。所以说一取法于天,法于阳,二取法于地,三取法于人,四取法于时,五取法于音,六取法于律,七取法于星,八取法于风,九取法于野。黄帝说:怎样以针应九之数? 岐伯说:圣人起天地之数,自一到九,所以立九野。九而九之,九九八十一而黄钟之数从此而起,黄钟是万事之本,所以针数也与之相应而变化无穷。一就是天,天就是阳。人之五脏只有肺最高而覆于脏腑之上,其象应天,肺合皮毛,也属于阳,因而为之造镵针,必须大其头,锋其末,所用在浅,只出其阳邪。二就是地。人与土相应是肉,因而为之造圆针,必筒其身,圆其末,针如卵形,以利导于分肉间,使其不能伤肉分,若伤肉分则气竭。三就是取法于人。人之生成在于血脉,因而为之造镍针,必须大其身,圆其末,用在按脉致气以出其邪,而不欲其过深,陷入血脉之分。四就是取法于时,应在四时八风之邪,客于经络之中成瘤邪之病,因而为之造锋针,必筒其身,锋其末,因其直壮而锐,可以泻热出血而取痈瘤之疾。五就是取法于音,音合五行而应天干,有冬夏子午之分,阴与阳别,寒与热争,两气相搏,合为痈脓,因而为之造铍针,必须使其末如剑锋,应用在治寒热,取大脓,以平阴阳之气。六就是取法于律。律应四时十二支,与人十二经脉相合,虚邪客于经络而成暴痹之疾,因而为之造圆利针,必须使针尖如氂,且圆且锐,中身微大,其用在利,可以取诸经暴痹之气。七就是取法于星。星与人之七窍相合,邪气客于经而成痛痹之疾,舍于经络,因而为之造毫针,令针尖如蚊虻喙,应用在于微细徐缓,渐散病邪,以养真气,可用于深刺、浅刺,治疗各种病症。八就是取法于风。风与人之股肱八节相合,人之八节,通身骨节皆其属,八正之虚风伤人,内舍于骨解腰脊节腠理之间,为深痹之疾,因而为之造针长针,必须针身长,锋锐其末,可取深邪远痹。九就是取法于野。野与人周身节解皮肤相应,淫邪流溢于肌体,为风为水,不能过于关节而壅滞为病,因而为之造大针,即火针,令小大如铤,其锋微圆,可用以取大气利关节。黄帝说:针的长短有定数吗? 岐伯说:一叫镵针,取法于巾针,离末寸半,突然锐利,长一寸六分,主治热在头身。二叫圆针,取法于絮针,筒其身而卵其锋,长一寸六分,主治分肉间之邪气。三叫鍉针,取法于黍粟之锐,长三寸半,主按脉取气令病邪出。四叫锋针,取法于絮针,筒其身,锋其末,长一寸六分,主治痈热出血。五叫铍针,取法于剑锋,宽二分半,长四寸,主治大痈脓两热相争。六叫圆利针,取法于氂针,微大其末,反小其身,令可深刺,长一寸六分,主取痈痹之疾。七叫毫针,取法于毫毛,长一寸六分,主治寒热痛痹在络脉。八叫长针,取法于綦针,长七寸,主取深邪远痹。九叫大针,取法于锋针,其锋微圆,长四寸,主取大气不出关节。针形完备,这就是九针大小长短之法。

2. 黄帝说:愿听一听形身是怎样与九野相对应的?岐伯说:请让我论一论身形与九野相对应。左足应立春,其日在戊寅己丑,在艮宫;左胁应春分,其日在乙卯,在震宫;左手应立夏,其日在戊辰己巳,在巽宫;膺喉首头应夏至,其日在丙午,在离宫;右手应立秋,其日在戊申己未,在坤宫;右胁应秋分,在兑宫,其日在辛酉;右足应立冬,其日在戊戌己亥,在乾宫;腰尻下窍应冬至,在坎宫,其日壬子。六腑膈下三脏应中州,三脏即肝脾肾,其大禁,即在太乙所在之日及各戊己日,戊己属土,虽寄王于四季,但实为中宫之辰,因而其气应也如太乙,太乙出游八宫各有定日,却不说中宫,其实太乙居八宫四季土王用事之日,即为居中宫之期。凡此九日,善候八方正气之所在之处,所主左右上下,凡身体有痈肿之处,要医治,勿在太乙所值之日疗治,恐走泄元气,触犯天忌而不吉利。

3. 形在外,志在内。外形虽乐,内志则苦,志属于心,心与脉合,因而病在于脉,宜灸刺随症医治。外形虽苦,内志则乐,则筋因劳而伤,病生于筋,当用火熨、导引医治。外形乐,内志也乐,是血气凝滞,病生于肉,当用针石医治。外形苦,内志也苦,是血气枯焦,病生于咽嗌,当用甘和之药医治。形受劳苦,数被惊恐,筋和血脉都不相通,则病生不仁,痛痹不知,当用按摩、酒药兼用医治。这是五形五志受病的临床情形。

4. 五脏之气发病的临床症状:心主噫,阴盛而上走阳明,阳明络于心,因而上走心为噫;肺主咳,肺在变动为咳;肝主语,肝在声为呼;脾主吞、即食咽;肾主欠,张口转气。

5. 六腑之气发病的临床症状:肝在志为怒,胆与肝互为表里而胆为怒;胃气不和则气逆为哕;大肠为传道之腑,小肠为受盛之腑,受盛之气虚,传道之司不禁,因而为泄利之症;膀胱之气不足而不能藏,病成遗溺之症;下焦之气不足,则泛溢成水病。

6. 五味入五脏:酸入肝,辛入肺,苦入心,甘入脾,咸入肾,淡入胃,这是五味所入。

7. 五脏之精气并于所虚之脏:肝虚而余脏精气得以并之,则为忧,肝在志为怒,而此为忧,是因肺气得以乘之;心虚而余脏精气得以并之,则为悲,心在志为喜,而此为喜,是固其所志,太过于喜则为病,肺虚而余脏精气得以并之,则为悲;肾虚而余脏精气得以并之,则为恐;脾虚而余脏精气得以并之,则为畏,脾在志为思,而此叫畏,因过思则畏胜,这是五脏之气虚而相并的情形。

8. 五脏所恶之邪:肝属木,其性与风气相通,感风则伤筋而恶风;心属火,其性与暑气相通,受热则伤脉而恶热;肺属金,其性本寒而恶寒;肾属水,其性喜润而恶燥;脾属土,其性喜燥而恶湿,这是五脏气之所恶。

9. 五脏受水谷之津液,淖注外窍成五液:津液奉心神化赤而为血,血之液为汗,心主汗,目是肝之窍,肝主泪,鼻为肺之窍而主涕,肾之液从任脉上出于舌下,所以肾主唾,口是脾之窍而主涎,这是五液所处。

10. 劳谓太过,必内有所损,血等有伤,五劳所伤:役心注目于色,久则伤心,心主于血,久视伤血;人卧则肺气难处,久卧伤肺,肺伤则气伤;人久静坐,脾则不动,不动不使,久坐伤脾,脾伤则肉伤;人之久立,则腰肾劳损,肾主骨,因而骨髓伤;人之久行,则肝胆劳损,肝伤则筋伤,这是五久劳所病。

11. 五味各有所走:酸走筋,筋病勿多食酸;辛走气,气病勿多食辛;苦走血,血病勿多食苦;咸走骨,骨病勿多食咸;甘走肉,肉病勿多食甘,这是五味所走。

12. 五味有五裁:病在筋,不可食酸;病在气,不可食辛;病在骨,不可食咸;病在血,不可食苦;病在肉,不可食甘。病则口欲嗜食,可酌其适中而不可多食,必须自行裁定,名叫五裁。

13. 五脏之病有所发:肾为少阴,主于骨,因而阴分之病发于骨;心为牡脏,主于血,因而阳分之病发于血;脾胃太阴,主肉,因而阴分之病发于肉;阳虚不能胜阴,因而阳病发于冬;阴虚不能胜阳,因而阴病发于夏。

14. 五邪为病:邪气不入于阴而入于阳,则阳邪有余而为狂;邪气不入于阳而入于阴,则阴邪有余而为血痹;邪入于阳转则为癫疾,因阳气上升,顶癫有疾,即头痛眩晕之症;邪入于阴则转为瘖,因阴为邪伤,则营气不足而为瘖;阳气之邪入之于阴,则其病能静;阴气之邪出之于阳,则其病多怒。

15. 五脏各有所藏之神:心藏脉,脉舍神;肺藏气,气舍魄;肝藏血,血舍魂;脾藏营,营舍意;肾藏精,精舍志。

16. 五脏之所主:心主身之血脉,肺主身之皮毛,肝主身之筋膜,脾主身之肌肉,肾主身之骨髓。

17. 阳明多血多气,太阳多血少气,少阳多气少血,太阴多血少气,厥阴多血少气,少阴多气少血。所以刺阳明出血气,刺太阳出血恶气,刺少阳出气恶血,刺太阴出血恶气,刺厥阴出血恶气,刺少阴出气恶血。按:此节与《素问·血气形志》篇,本经《五音五味》篇大同小异,当以《素问》为是。太阴一经论刺有异。

18. 足阳明太阴互为表里,少阳厥阴互为表里,太阳少阴互为表里,这就是足经阴阳。手阳明太阴互为表里,少阳三焦厥阴心主互为表里,太阳少阴互为表里,这就是手之阴阳。

岁露论篇第七十九

1. 黄帝问于岐伯曰:《经》言夏日伤暑,秋病疟,疟之发以时,其故何也? 岐伯对曰:邪客于风府,病循膂而下,卫气一日一夜,常大会于风府,其明日日下一节,故其日作晏,此其先客于脊背也。故每至于风府则腠理开,腠理开则邪气入,邪气入则病作,此所以日作尚晏也。卫气之行风府,日下一节,二十一日下至尾骶,二十二日入脊内,注于伏冲之脉,其行九日,出于缺盆之中,其气上行,故其病稍益。

2. 至其内搏于五脏,横连募原,其道远,其气深,其行迟,不能日作,故次日乃蓄积而作焉。

3. 黄帝曰:卫气每至于风府,腠理乃发,发则邪入焉。其卫气日下一节,则不当风府,奈何? 岐伯曰:风府无常,卫气之所应,必开其腠理,气之所舍节,则其府也。

4. 黄帝曰:善。夫风之与疟也,相与同类,而风常在,而疟特以时依,何也? 岐伯曰:风气留其处,疟气随经络,沉以内搏,故卫气应乃作也。帝曰:善。

5. 黄帝问于少师曰:余闻四时八风之中人也,故有寒暑,寒则皮肤急而腠理闭;暑则皮肤缓而腠理开,贼风邪气,因得以入乎? 将必须八正虚邪,乃能伤人乎? 少师答曰:不然。贼风邪气之中人也,不得以时,然必因其开也,其入深,其内极病,其病人也,卒暴。因其闭也,其入浅以留,其病也,徐以迟。

6. 黄帝曰:有寒温和适,腠理不开,然有卒病者,其故何也? 少师答曰:帝弗知邪入乎? 虽平居,其腠理开闭缓急,其故常有时也。黄帝曰:可得闻乎? 少师曰:人与天地相参也,与日月相应也。故月满则海水西盛,人血气积,肌肉充,皮肤致,毛发坚,腠理郄,烟垢著,当是之时,虽遇贼风,其入浅不深。至其[①]月郭空,则海水东盛,人气血虚,其卫气去,形独居,肌肉减,皮肤纵,腠理开,毛发残,膲理薄,烟垢落,当是之时,遇贼风则其入深,其病人也,卒暴。

7. 黄帝曰:其有卒然暴死暴病者,何也? 少师答曰:三虚者,其死暴疾也;得三实者,邪不能伤人。黄帝曰:愿闻三虚。少师曰:乘年之衰,逢月之空,失时之和,因为贼风所伤,是谓三虚。故论不知三虚,工反为粗。帝曰:愿闻三实。少师曰:逢年之盛,遇月之满,得时之和,虽有贼风邪气,不能危之也。黄帝曰:善乎哉论! 明乎哉道! 请藏之金匮,命曰三实[②]。然此一夫之论也。

8. 黄帝曰:愿闻岁之所以皆同病者,何因而然? 少师曰:此八正之候也。黄帝曰：候之奈何？少师曰：候此者，常以冬至之日，太乙立于叶蛰之宫，其至也，天必应之以风雨者矣。风雨从南方来者，为虚风，贼伤人者也。其以夜半至也，万民皆卧而弗犯也，故其岁民少病。其以昼至者，万民懈惰而皆中于虚风，故万民多病。虚邪入客于骨而不发于外，至其立春，阳气大发，腠理开，因立春之日，风从西方来，万民又皆中于虚风，此两邪相搏，经气结代者矣。故诸逢其风而遇其雨者，命曰遇岁露焉。因岁之和，而少贼风者，民少病而少死；岁多贼风邪气，寒温不和，则民多病而死矣。

9. 黄帝曰：虚邪之风，其所伤贵贱何如，候之奈何？少师答曰：正月朔日，太乙居天留之宫，其日西北风，不雨，人多死矣。正月朔日，平旦北风，春，民多死。正月朔日，平旦北风行，民病死者，十有三也。正月朔日，日中北风，夏，民多死。正月朔日，夕时北风，秋，民多死。终日北风，大病死者十有六。正月朔日，风从南方来，命曰旱乡；从西方来，命曰白骨，将国有殃，人多死亡。正月朔日，风从东方来，发屋，扬沙石，国有大灾也。正月朔日，风从东南方行，春有死亡。正月朔日，天和温不风，籴贱，民不病；天寒而风，籴贵，民多病。此所谓候岁之风，岐伤人者也。二月丑不风，民多心腹病；三月戌不温，民多寒热；四月巳不暑，民多瘅病；十月申不寒，民多暴死。诸所谓风者，皆发屋，折树木，扬沙石，起毫毛，发腠理者也。

校：①底本无"其"字。②底本无"命曰三实"四字。

【篇目纲要】

本篇共九节。阐释疟疾的临床病理，邪气伤人的病理机制，候八正之法，八正之候所主物候、气候、时病、民情。

【译释】

1. 黄帝问岐伯说：《素问·疟论》中说夏日伤暑，秋时病疟，疟按时发作，是什么原因？岐伯回答说：风寒之邪客于风府，病邪自项循脊膂而下行，卫气一日一夜环身五十度已毕，明旦又出于足太阳膀胱经之精明穴，上至于头，转行后项，大会于督脉之风府穴，其明日日下一节，因而其发作晚，这是由于此邪先客于脊背的缘故。因为卫气行于风府，始时邪气随腠理而入者，日下一节，按：凡人之项骨有三椎，三椎以下自大椎以下至骶骨，有二十一节，共为二十四节。至二十二日则入于脊肉，以注于伏冲之脉而上行，其行九日，此邪在前出于缺盆之中，其气上行而日高，所以其病上行而早。

2. 邪气内搏于五脏，邪留于五脏之募原，其道路远，其邪气深，其所出而行者迟，不与卫气俱行而皆出，所以不能在一日之内发作，而次日才发作。

3. 黄帝说：卫气每至于风府，则腠理乃发，发则邪气入侵。邪气随卫气日下一节，本应邪之所发，必从风府而出，但有不当风府而出，这是为什么？岐伯说：风之所府无常处,如《疟论》所谓卫气之虚实不同,邪中异所,则不能当其风府。因而邪中身体何处,邪至何处而病。卫气之所出,与邪气合,则必开膝理而病发,邪气所舍之处,就是其府。

4.黄帝说:好。风痉与疟疾相似,但风常在,疟却有时而休,是什么原因?岐伯说:风气为天之阳邪,客于其处,则也常留其处,所以常在而无作止,疟气则随经络而入,是风寒暑湿之邪,主阴阳寒热之往来,日沉而内搏,所以必同卫气相应而疟始发作。黄帝说:好。

5.黄帝问少师说:我听说四时八节虚邪贼风中人,因有寒暑,寒则皮肤紧而腠理闭,暑则皮肤缓而腠理开,贼风邪气,因之能够入侵吗?必须是四时八节虚邪贼风才能伤人吗?少师回答说:不是这样的。虚邪贼风伤人,不能按时节,但必定是因腠理开而入,其入深而内极病,因而其令人发病,至猝而暴。因其闭,入浅以留,因而发病,持迟以缓。

6.黄帝说:有寒温和适,腠理不开,但猝然发病,这是什么原因?少师回答说:帝不晓得邪气入侵人体吗?即使在平居之际,其腠理开闭缓急,也有定时。黄帝说:可以听一听吗?少师说:人与天地相参,与日月相应。天之月满,则地之海水西盛,人血气积于身,肌肉充实,皮肤致密,毛发坚韧,腠理有隙,烟垢内著,当是之时,即使遭遇贼风邪气,其入侵也浅而不深。至其月郭空,则海水东盛,人之气血也空虚,卫气减弱,形体独居,肌肉减瘦,皮肤缓纵,腠理开,毛发残脆,瞧理纵薄,烟垢也落,当是之时,一遇贼风,则入侵深,人发病猝暴。

7.黄帝说:人猝然有暴死暴病,是为什么?少师回答说:乘年之衰,如阴年岁气不及,邪反胜之,逢月之空,卫气始行,失时之和,如春不温,夏不热,秋不凉,冬不寒,客主不和,即三虚,人暴病而死。得三实,邪气不能伤人。黄帝说:愿听一听三虚。少师说:乘年之衰,逢月之空,失时之和,因被贼风所伤,这叫三虚。因而不晓知三虚之论,是粗工。黄帝说:愿听一听三实。少师回答说:逢年之盛,遇月之满,得时之和,即使有贼风邪气,也不能危伤,名叫三实。黄帝说:论的好啊!大道显明啊!请收藏在金匮。但这是一人之论。

8.黄帝说:愿听一听在同一年同受邪风,俱有伤害而病,是什么原因造成的?少师说:这是八节之正虚邪候。黄帝说:怎样候察?少师说:通常在冬至之日,太一立于叶蛰坎宫,天必应之以风雨。风雨从南方来,则为虚风,能贼伤人体。其因夜半而至,万民都卧床而勿犯,因而其年万民少病。其因白昼至,万民懈怠,皆中于虚风,因而民多病。虚邪入客于骨,却不发于外表,等到立春,则阳气大发,而腠理正开,因立春之日,风从西方来,万民又都中虚风,此两邪相搏,则经脉结代而为病。风是天之气,雨是天之露,所以诸逢其风而遇其雨,名叫遇岁露。因岁之和而少贼风,民少病而少死;岁多贼风而凶,邪气寒湿不和,则民多病而死。

9.黄帝说:虚邪之风,其所伤害是怎样的情形?怎样候察?少师回答说:正月初一,太乙居天留艮宫,其日西北风不雨,人多死亡。正月初一,平旦北风,春天到来,民多死亡;正月初一,平旦北风行,民病死者十分之三。正月初一,日中北风,到夏天,民多死亡。正月初一,傍晚北风,到秋天,民多死亡;终日北风,大病死者十分之六。正月初一,风从南方来,名叫旱乡,从西方来,名叫白骨,国家有大殃祸,人多死亡。正月初一,风从东方来,发屋扬沙石,国有大灾难。正月初一,风从东南方行,春天有死亡。正月初一,天和温不风,粮价贱,民不病;天寒且风,粮价贵,民多病。这就是候察岁风伤人之法。二月丑日不风,民多心腹之病;三月戌日不温,民多寒热之病;四月巳日不暑,民多瘅热之病;十月申日不寒,民多暴死。诸所谓风,都发揭屋顶,折断树木,飞扬沙石,毫毛竖起,开发腠理。

大惑论篇第八十

1.黄帝问于岐伯曰:余尝上于清冷之台,中阶而顾,匍匐而前,则惑。余私异之,窃内怪之,独瞑独视,安心定气,久而不解。独博独眩,披发长跪,俛而视之,后久之不已也。卒然自上,何气使然?岐伯对曰:五脏六腑之精气,皆上注于目而为之精。精之窠为眼,骨之精为瞳子,筋之精为黑眼,血之精为络,其窠气之精为白眼,肌肉之精为约束,裹撷筋骨血气之精,而与脉并为系。上属于脑,后出于项中。故邪中于项,因逢其身之虚,其入深,则随眼系以入于脑。入于脑则脑转,脑转则引目系急。目系急则目眩以转矣。邪其精,其精所中不相比也,则精散。精散则视歧,视歧见两物。目者,五脏六腑之精也,营卫魂魄之所常营也,神气之所生也。故神劳则魂魄散,志意乱。是故瞳子黑眼法于阴,白眼赤脉法于阳也。故阴阳合传而精明也。目者,心使也。心者,神之舍也,故神分精乱而不转。卒然见非常处,精神魂魄散不相得,故曰惑也。

2.黄帝曰:余疑其然。余每之东苑,未曾不惑,去之则复,予唯独为东苑劳神乎?何其异也?岐伯曰:不然也。心有所喜,神有所恶,卒然相惑,则精气乱,视误,故惑,神移乃复。是故间者为迷,甚者为惑。

3.黄帝曰:人之善忘者,何气使然?岐伯曰:上气不足,下气有余,肠胃实而心肺虚。虚则营卫留于下,久之不以时上,故善忘也。

4.黄帝曰:人之善饥而不嗜食者,何气使然?岐伯曰:精气并于脾,热气留于胃,胃热则消谷,谷消故善饥。胃气逆上,则胃脘寒,故不嗜食也。

5.黄帝曰:病而不得卧者,何气使然?岐伯曰:卫气不得入于阴,常留于阳。留于阳则阳气满,阳气满则阳跷盛,不得入于阴则阴气虚,故目不瞑矣。黄帝曰:病目而不得视者,何气使然? 岐伯曰:卫气留于阴,不得行于阳,留于阴则阴气盛,阴气盛则阴跷满,不得入于阳则阳气虚,故目闭也。

6. 黄帝曰:人之多卧者,何气使然? 岐伯曰:此人肠胃大而皮肤湿,而分肉不解焉。肠胃大则卫气留久;皮肤湿则分肉不解,其行迟。夫卫气者,昼日常行于阳,夜行于阴,故阳气尽则卧,阴气尽则寤。故肠胃大,则卫气行留久;皮肤湿,分肉不解,则行迟。留于阴也久,其气不清,则欲瞑,故多卧矣。其肠胃小,皮肤滑以缓,分肉解利,卫气之留于阳也久,故少瞑焉。

7. 黄帝曰:其非常经也,卒然多卧者,何气使然? 岐伯曰:邪气留于上焦,上焦闭而不通,已食若饮汤,卫气留久于阴而不行,故卒然多卧焉。

8. 黄帝曰:善。治此诸邪,奈何? 岐伯曰:先其脏腑,诛其小过,后调其气,盛者泻之,虚者补之,必先明知其形志之苦乐,定乃取之。

【篇目纲要】

本篇共八节。阐释邪气侵入而致眩惑、善忘等疾病的病理,医治这些疾病的方法。

【译释】

1. 黄帝问岐伯说:我曾经上于清冷之台,到中阶而回顾,匍匐而前行,则神魂惊荡而心生眩惑。按:小怪叫异之,大异叫怪之,台高则气寒,气寒则清冷。我私下生异,内心感觉大不寻常,合目睁眼,安心定气,长久不得其解。登高博望,目见非常之处,心生眩惑,披发长跪,往下直视,然后眩惑长久不止。此气猝然而上,是什么气造成的? 岐伯回答说:五脏六腑之精液和脏腑之清气,上升注目,为目之精,精之窠是眼,肾精主骨,骨之精气是目之瞳子,肝精主筋,筋气是精之黑眼,心精主血,血气是眼精赤络,肺精主气,气之精是白眼,脾精主肌肉,肉气之精是眼之束约里撷,四气之精并脉合为目系,其系上属于脑,后出项中。因逢其身之虚,则邪入深,即随眼系以入脑,由是脑因邪而转动,脑转动则牵引目系而急,目系急则目遂眩以转其睛。邪中其精,则五精不得比如,目系急则目眩精斜,左右之脉互有缓急,视歧失正,别有所见,视歧见于两物。目是五脏六腑之精所成,是营卫魂魄血气所营,是神明气之所生。因而神劳则魂魄散,志意乱,不免于眩惑。因此骨精瞳子,筋精黑眼,是肝肾二精,法于阴,窠气白眼,血之赤脉,是心肺两精,法于阳。肺虽少阴,犹在阳中,所以为阳,此阴阳四精和合,通传于气,所以叫精明。目是心之使,心脏是心之内形,心是神之用,神是心之主,所以神劳分散,则五精乱而不相传,猝然见非常之处,则精神魂魄,分散且不相得,所以惑乱。

2. 黄帝说:我怀疑这种解释。我每到东苑登台则惑,离开则复归于常,我只是为东苑劳神吗？怎么这样奇怪呢？岐伯说：不是这样的。按：心者神用叫情；情之所喜叫欲；情之起欲是神之所恶；神之所好，是心之所恶；因此，养神须去情欲，欲去则神安，长生久视；任心所为，则情欲百端；情欲既甚，则伤神害命。偶为游乐，则心有所喜，忽逢奇异，神则恶之，神有所恶，则志有不随，喜恶相感于猝然，所以精气为乱，目视误，遂至于眩惑，去之则神移，神气既定，乃复如初。所以轻则为迷，严重则惑乱。

3. 黄帝说：人善忘，是什么气造成的？岐伯说：上气不足，下气有余，肠胃居下实，而心肺居上虚，心肺虚则营卫之气留于下之肠胃，久之不按时而上，所以善忘。神气不能相周，阳衰于上之兆。

4. 黄帝说：人善饥而不嗜食，是什么气造成的？岐伯说：精气并于脾，热气留于胃，胃热则消骨而善饥。但胃气逆于上脘，则其中脘当冷，所以胃不开而不嗜食。

5. 黄帝说：人有病而不得卧，是什么气造成的？岐伯说：卫气不能入于阴分，常留于阳分，留于阳分则阳气满，阳气满则阳跷盛，不能入于阴，则阴气虚，所以目不得合。黄帝说：人有病而不能开目以视，是什么气造成的？岐伯说：卫气留于阴分，不能行于阳分，则阴气盛而阴跷满，所以不得行于阳，只因阳气虚，所以目不得开而闭合。

6. 黄帝说：人多卧床，是什么气造成的？岐伯说：这是因此人肠胃大且皮肤湿，并且分肉不解。肠胃大则卫气久留而不得出，皮肤湿而分肉不解，则卫气从身而出就迟缓。卫气昼日常行于阳经，夜行于阴经，阳经之气既尽则卧，阴经之气既尽则寤。所以肠胃大则阳道迂远，卫气行留于阴分久，皮肤湿，分肉不解则阳道舒迟，流于阴分久，阳气不精，则欲合目，所以多卧。其肠胃小，皮肤滑而缓，分肉解利，则卫气留于阳久长，所以少瞑、少卧。

7. 黄帝说：阴阳二跷，不是十二经之常经，猝然多卧，是什么气造成的？岐伯说：邪气客于上焦，闭而不通，已食若饮汤之后，则卫气久留于下焦，不得上升达于阳分而出，所以猝然多卧。

8. 黄帝说：好。此诸邪用何法医治？岐伯说：先取五脏六腑诸募等脏腑之上诸穴，除其微过，然后调其脏腑之俞，盛则泻之，虚则补之。补泻之前，必须先明确知晓其形志虚实苦乐之志，确定后，才可取穴疗治。按：志是精、神、魂、魄、志、意，形是荣、卫、血、气之所荣，所以志苦则伤神，形劳则伤精。

痈疽篇第八十一

1. 黄帝曰：余闻肠胃受谷，上焦出气，以温分肉，而养骨节，通腠理。中焦出气如露，上注溪谷，而渗孙脉，津液和调，变化而赤为血。血和则孙脉先满溢，乃注于络脉，皆盈，乃注于经脉，阴阳已张，因息乃行。行有经纪，周有道理，与天合同，不得休止。切而调之，从虚去实，泻则不足，疾则气减，留则先后。从实去虚，补则有余，血气已调，形气乃持。余已知血气之平与不平，未知痈疽之所从生，成败之时，死生之期，有远近，何以度之，可得闻乎？岐伯曰：经脉留行不止，与天同度，与地合纪。故天宿失度，日月薄蚀；地经失纪，水道流溢；草萱不成，五谷不殖；径路不通，民不往来；巷聚邑居，则别离异处。血气犹然，请言其故。夫血脉营卫，周流不休，上应星宿，下应经数。寒邪客于经络之中，则血泣，血泣则不通，不通则卫气归之，不得复反，故痈肿。寒气化为热，热胜则腐肉，肉腐则为脓。脓不泻则烂筋，筋烂则伤骨，骨伤则髓消，不当骨空，不得泄泻，血枯空虚，则筋骨肌肉不相荣，经脉败漏，熏于五脏，脏伤，故死矣。

2. 黄帝曰：愿尽闻痈疽之形，与忌日名。岐伯曰：痈发于嗌中，名曰猛疽。猛疽不治，化为脓，脓不泻，塞咽，半日死。其化为脓者，泻则合豕膏，冷食，三日而已。

3. 发于颈，名曰夭疽。其痈大以赤黑，不急治，则热气下入渊腋，前伤任脉，内熏肝肺。熏肝肺，十余日而死矣。

4. 阳气大发，消脑留项，名曰脑烁。其色不乐，项痛而如刺以针。烦心者，死，不可治。

5. 发于肩及臑，名曰疵痈。其状赤黑，急治之，此令人汗出至足，不害五脏。痈发四五日，逞焫之。

6. 发于腋下赤坚者，名曰米疽。治之以砭石，欲细而长，疏砭之，涂以豕膏，六日已，勿裹之。

7. 其痈坚而不溃者，为马刀挟瘿，急治之。

8. 发于胸，名曰井疽。其状如大豆，三四日起，不早治，下入腹，不治，七日死矣。

9. 发于膺，名曰甘疽。色青，其状如谷实栝楼，常苦寒热，急治之，去其寒热，十岁死，死后出脓。

10. 发于胁，名曰败疵。败疵者，女子之病也，灸之；其病大痈脓，治之；其中乃有生肉，大如赤小豆，锉陵翘草根各一升，以水一斗六升煮之，竭为取三升，则强饮厚衣,坐于釜上,令汗出至足已。

11. 发于股胫,名曰股胫疽。其状不甚变,而痛脓搏骨,不急治,三十日死矣。

12. 发于尻,名曰锐疽。其状赤坚大,急治之,不治,三十日死矣。

13. 发于股阴,名曰赤施。不急治,六十日死。在两股之内,不治,十日而当死。

14. 发于膝,名曰疵痈。其状大痈,色不变,寒热,如坚石,勿石,石之者,死,须其柔,乃石之者,生。

15. 诸痈疽之发于节而相应者,不可治也。发于阳者,百日死;发于阴者,三十日死。

16. 发于胫,名曰兔啮。其状赤至骨,急治之,不治害人也。

17. 发于内踝,名曰走缓。其状痈也,色不变,数石其输,而止其寒热,不死。

18. 发于足上下,名曰四淫。其状大痈,急治之,百日死。

19. 发于足傍,名曰厉痈。其状不大,初如小指,发,急治之,去其黑者;不消辄益,不治,百日死。

20. 发于足趾,名脱痈。其状赤黑,死不治;不赤黑,不死;不衰,急斩之,不则,死矣。

21. 黄帝曰:夫子言痈疽,何以别之?岐伯曰:营卫稽留于经脉之中,则血泣而不行,不行则卫气从之而不通,壅遏而不得行,故热。大热不止,热胜则肉腐,肉腐则为脓。然不能陷,骨髓不为焦枯,五脏不为伤,故命曰痈。

22. 黄帝曰:何谓疽?岐伯曰:热气淳盛,下陷肌肤,筋髓枯,内连五脏,血气竭,当其痈下,筋骨良肉皆无余,故命曰疽。疽者,上之皮夭以坚,上如牛领之皮。痈者,其皮上薄以泽。此其候也。

【篇目纲要】

本篇共二十二节。以自然现象、社会现象类比人体生理、病理变化,介绍各种痈疽的名称、临床症状、治疗方法,介绍第十二方豕膏方,第十三方菱翘方,归纳痈疽二名的由来、病理特征。

【译释】

1. 黄帝说:我听说肠胃受谷,化为精微之气,其宗气出于上焦,出喉咙,司呼吸,以温分肉,养骨节,通腠理。中焦出气如露,行于十二经隧之中,上溪谷,渗孙脉,内则津液和调,变化而赤为血。血和则孙脉先满溢,而后注入络脉,络脉皆满,而后注于经脉,阴阳诸经,因而张之,皆因呼吸而为之行。一如宗气所行,其行有经有纪,周之于身,有道有理,与天同行,不得休止。须知晓切而调之,实则从虚之法以去其实,泻则不足而为虚,疾去其针则邪气减,气至久留其针而不泻,则针与气先后不相得。从实之法以去其虚,补则有余而为实,补泻使血气调和,形与神相保守。血气平与不平我已知晓,但不知痈疽是怎样生成的,其成败之时,死生远近之期,怎样揣度?可以听一听吗?岐伯说:经脉流行不止,与天同度,与地合纪。所以天宿失度,则日月为之薄蚀;地经失纪,则水道为之流溢;草薁不成,则五谷为之不殖;径路不通,则民不能往来;虽巷聚邑居,却似乎别离异处。人身血气也是这样,请论其原因。人身血脉营卫,周流而不休止,上应天之星宿,下应地之经水之数。寒邪客于经络之中,则血涩不通,不通则卫气归于内而不能复返于外,所以痈疽乃生。寒气化为热,热胜则肉腐,肉腐则化脓,脓不泻则烂筋,筋烂则伤骨,骨伤则髓消,若不得骨空以泻之,则血枯空虚,筋骨肌肉不相荣泽,经脉败漏,内熏五脏,五脏伤,则死期至。

2.黄帝说:愿详尽地听一听痈疽的形状,死生忌日,痈疽的名称。岐伯说:痈发咽喉中,名叫猛疽。猛疽不治,则化为脓,脓不泻,则塞咽,半日死,其化为脓,泻则合猪大油冷食,三日则愈。按:以下痈疽形状及名称病发病之处,合二十一种。十八种有名有状,有所发之处,三种只有所发之处,无名无状,二十一种中,七种无死生忌日,余十四种,皆有忌日。

3.发于颈,名叫天疽。其痈大,色赤黑,不急疗治,则热气下入渊液,伤足少阳胆经,前伤任脉,内熏肝肺,熏肝肺十多天则死。

4.阳气大发,热邪盛,三阳之气并发,太阳经脉入于脑,出于项,因而消脑留项,名叫脑烁,心为阳中之太阳,心与太阳标本相合,心气受郁。其色不乐,项痛如用针刺,毒气锐,邪犯其脏而烦心,死不可治。

5.发于肩及肩下软白肉处,即臑,名叫疵痈。其状赤黑,急治之,此令人汗出至足,不害五脏。痈发四五天,宜急灸以除之。火气能消肺金之毒。

6.发于腋下,色赤且坚,名叫米疽。用砭石医治,砭石要细,勿伤肉,要长,用在深,宜疏不宜密,用猪大油外涂,六天痊愈,不要包裹。

7.其痈坚硬不脓溃,是马刀挟缨,即瘰疬,要急治疗,迟则伤人。

8.发于胸部,名叫井疽。其状如大豆,三四天起形,不及早治疗,则病毒入腹,不急治,七日死。

9.发于膺,名叫甘疽。色青,青状如谷实瓜蒌,软而不溃,即乳腺疾病,常苦寒热,宜急治之,去其寒热,十年死,死后出脓。

10.发于胁,名叫败疵。败疵是女子病,宜灸之;其病大痈脓,疗治之;其中有生肉,大如赤小豆,折连翘及其根各一升,用水一斗六升煮之,折数三升,强饮下,厚衣坐于锅上,令汗出至足。

11.发于股胫,名叫股胫疽。其外形不显著,痈脓搏骨,即着骨,令人叫贴骨痈,毒盛而深,能下蚀三阴阳明之大经,不急治,三十天死。

12.发于尻,名叫锐疽。其状色赤坚大,宜急治之,不治,三十日死。

13.发于股阴,名叫赤施,位置当足太阴箕门、血海及足厥阴五里、阴包之间,皆阴气所聚之处。不急治,六十日死。若两股俱病,伤阴之极,不治,十日死。

14.发于膝,名叫疵痈。其状如大痈,色不变,如皮肤相同,毒在外内之间,少阳主枢,色状如此而为寒热,入坚石,勿砭针之,砭针则死,因毒气入于内,须等到其变柔软,砭针之则活。

15.诸痈疽富裕关节,内与五脏相应,不可医治。发于三阳之分,百日死,日之终;发于三阴,三十日死,月之终。

16.发于胫,名叫兔啮。其状赤至骨,从外而内,宜急治之,不治疗,则害人。

17.发于内踝,名叫走缓。其状如痈,肉色不变,用砭石数砭其所肿之处,去其邪而止其寒热,则不会死。

18.发于足上下,名叫四淫。阳受气于四末,大痈淫于其间,阳毒之盛极,其状如大痈,当急治之,百日死。

19.发于足旁,名叫厉痈。其状不大,初始如小指,初发则当急治之,以去其黑,否则,寒淫而土败,不消辄益,则日以益大,百日死。按:此寒邪客于足阳明之脉而为通。足阳明之脉,起于足大指次指之历兑穴,所以发于足旁,名叫厉痈。

20.发于足指,名叫脱痈。其状赤黑,其毒尤甚,死不可治;不赤不黑,不死;不衰减,当急斩去其指,庶能保生,否则必死。按:六经原腧都在于足,所以痈发于足,多为凶候。

21.黄帝说:夫子论痈疽,怎样分辨?岐伯说:营卫稽留于经脉之中,寒气客之,则血涩不行,血涩不行则卫气从之而不通,壅遏而不得行,所以生热。大热不止,热盛就会肉腐,肉腐则化为脓,但不能陷骨髓,髓不为之而枯,五脏不为所伤,所以名叫痈。

22.黄帝说:什么叫疽?岐伯说:热气淳盛,下陷肌肉,筋烂髓枯,内连五脏,血气竭绝,当其痈下筋骨,良肉皆无余,所以名叫疽。疽上之皮肤黑暗不泽且坚硬,上如牛脖之皮。痈则皮上薄而有泽,这是候诊痈疮之法。